北京大学医学人文研究丛书

医学史手册

A Handbook for the History of Medicine

原　著　马克·杰克逊（Mark Jackson）

主　译　苏静静

本书的翻译出版得到国家社科基金重大项目
"当代重大疾病防治史研究及数据建设"的支持（20&ZD224）

北京大学医学出版社

YIXUESHI SHOUCE

图书在版编目（CIP）数据

医学史手册 / 马克·杰克逊（Mark Jackson）原著；苏静静主译.
—北京：北京大学医学出版社，2022.7
书名原文：A Handbook for the History of Medicine
ISBN 978-7-5659-2550-4

Ⅰ . ①医… Ⅱ . ①马… ②苏… Ⅲ . ①医学史 - 研究 - 世界
Ⅳ . ① R-091

中国版本图书馆 CIP 数据核字（2021）第 257917 号

北京市版权局著作权合同登记号：图字：01-2017-3015

原著：The Oxford Handbook of the History of Medicine, First Edition by Mark Jackson [ed.], ISBN
978-0-19-966839-7
The editorial Material and Arrangement © the Editor 2011
The chapters © the various contributors 2011

The Oxford Handbook of the History of Medicine, First Edition was originally published in English in
2011. This translation is published by arrangement with Oxford University Press. Peking University
Medical Press is solely responsible for this translation from the original work and Oxford University Press
shall have no liability for any errors, omissions or inaccuracies or ambiguities in such translation or for any
losses caused by reliance thereon.

The Oxford Handbook of the History of Medicine, First Edition 以英文形式于 2011 年首次出版。本译著
经 Oxford University Press 授权出版。由北京大学医学出版社负责翻译，Oxford University Press 对译
文中的错误、疏漏、不准确、歧义及因此而产生的损失不负有责任。

Simplified Chinese Translation © 2022 by Peking University Medical Press.
All Rights Reserved.
简体中文版 © 2022 北京大学医学出版社

医学史手册

主 译：苏静静
出版发行：北京大学医学出版社
地 址：（100191）北京市海淀区学院路 38 号 北京大学医学部院内
电 话：发行部 010-82802230；图书邮购 010-82802495
网 址：http://www.pumpress.com.cn
E-mail：booksale@bjmu.edu.cn
印 刷：中煤（北京）印务有限公司
经 销：新华书店
责任编辑：陈 奋 陶佳琦 责任校对：靳新强 责任印制：李 啸
开 本：787 mm × 1092 mm 1/16 印张：38.5 字数：840 千字
版 次：2022 年 7 月第 1 版 2022 年 7 月第 1 次印刷
书 号：ISBN 978-7-5659-2550-4
定 价：199.00 元
版权所有，违者必究
（凡属质量问题请与本社发行部联系退换）

的研究集群，如性、伦理和慢性病等章；消化性溃疡、糖尿病等慢性病也正在受到越来越多历史学家的关注。

在过去200年左右的时间里，医学思想和实践显然为构建工作、生活和亲密行为提供了一个普遍的框架。社会在很多方面都被医学化了，新的健康和风险预防标准越来越多地规范着我们的工作和生活。年龄的医学化是这一部分很重要的一个议题，身体不是暂时静止的，而是不断变化和衰老的。如何理解这些过程以及生命周期不同阶段的疾病问题，构成了历史研究中的新热点。艾丽莎·莱文（Alysa Levene）展示了青年在医学现代化中是如何被划分为婴儿期、童年期和青春期的，这一发展具有重要的医学意义；苏珊娜·奥特维（Susannah Ottaway）从另一个极端来探讨年龄问题——老年。正如罗德里·海沃德（Rhodri Hayward）在关于医学与心灵的章节中所暗示的那样，医学知识不是在孤立的真空中产生的，相反，它在很大程度上是由产生它的社会、文化和政治环境所塑造的。

本书全面回顾了34个不同的主题，并为医学史学者提供了有待关注的研究方向的建议。或许，这本书在未来几十年里都将忝列学术阅读清单上，希望我们中国的读者也能够通过阅读本书开阔视野、启迪思维。

2021 年 11 月

译者前言

自 2009 年以来，牛津历史手册系列丛书已出版约 20 余册，本书正是该系列丛书中的医学史分册。诚如主编马克·杰克逊（Mark Jackson）在导言中所写，本书提供了自比尔·拜纳姆和罗伊·波特的《医学史百科全书》（*Companion Encyclopedia of Medicine*）以来对医学史文献的首次全面回顾。

自 20 世纪 60—70 年代以来，医学史经历了一场深刻的变革。医学社会史研究蔚然成风，它强调将医学放在社会脉络中考察，甚至有历史学家主张将医学史视为一般史的一环。我们可以看到，强调医学进步主义和伟大医生的辉格史写作已基本消失，转而更多关注对过去的医疗行为、实践和身份的批判性的评估。我们确实清楚地看到，医学和健康涉及所有场域的核心，无论是政治、社会、文化还是知识，医史学家将自己的研究与各种不同的历史"类型"联系起来，极大地吸引了潜在受众，扩大了医学史的影响。

作为一门学科，医学史鼓励政策驱动的研究和与现代身体问题相关的研究，更重要的是，与公共利益相关的研究。事实上，第二次世界大战后，"医学"这个词也被赋予了多种新的含义，由此亦衍生出了大量新的问题，不仅包括医学内部的发展，还包括健康和疾病的模式、个人和群体的经验和反应以及影响保健和医学的一般社会和文化因素，这些对丰富医学史的学术视野和跨越学科壁垒创造了机遇。

本书作者中既有医学史名家，也有冉冉升起的学术新星。其架构并没有因循拜纳姆和波特《医学史百科全书》中涵盖的 70 个类别，而是另辟蹊径，围绕关键主题、方法和争论的医学史提供了一个雄心勃勃、发人深省的指南。本书共包括 33 章，分为 3 个主要部分。

第一部分是"编年史"，按时间顺序组织了 7 个时间段，追溯了从古希腊罗马到当代医疗观念和实践的发展。古代医学惊人的多样性，中世纪床边的医学实践，随着西方社会地理上的扩张而出现的殖民医学，随着政府的干预和医疗专业化而兴起的现代形式的生物医学和生物政治，开始深刻影响我们如何管理我们的身体以及社会如何监管我们的身体。弗吉尼亚·贝里奇（Virginia Berridge）在第一部分的结尾对当代医学进行了深刻的讨论，如艾滋病和吸烟。使读者在一个广阔的时间框架内把握医学的关键发展和主题。

第二部分是"区域史"，涵盖了几乎所有地理区域的医学发展，除了西方医学和殖民医学的崛起等预期领域，作者还将人们的注意力吸引到了不太熟悉的领域，尤其对东欧、拉丁美洲和非洲医学的历史和史学史进行了颇有价值的梳理。

第三部分"主题和方法"涵盖了 17 个关键主题，如儿童期与青春期、老年、死亡、慢性病、公共卫生、性别、道德、口述证词及医学电影和电视等。其中有医学史学科中新重大科研项目也开始设立相关的社会伦理法律问题研究专项。

医学人文学作为一个交叉学科群尚处于早期发展阶段。按照目前的学科划分，医学人文学科中的各门学科，如医学史、医学哲学、医学伦理学、医学人类学、卫生法学等分别属于科学技术史（或历史学下的专门史）、哲学、社会学、教育学、法学等不同学科门类。这种以知识源流为依据的划分，虽然可反映出分支学科与母体学科之间的衍生关系，但它忽视了学科研究对象的特殊性，由此造成了一种矛盾现象，即按照目前的学科划分，医学伦理学属于伦理学的分支中的应用伦理学的分支学科，医史学属于历史学的专门史分支学科，医学社会学属于社会学的分支学科等，但从实际的学术共同体、学科交叉研究的着眼点上看，医学伦理学与医学社会学、医史学的关系则更为密切。虽然，我们不必割断分支学科与母体学科之间的联系，更应该根据学科发展的内在规律，强化医学人文学科之间的有机联系。因此，以横向联系而不是纵向梳理构建学科群更适合于跨学科发展和交流的特点。

中国有着悠久的医学人文传统，同时面临着中西医学文化并存和新旧医学体制交替的局面，既存在着大量的问题，又有无限的机遇，为发展我国的医学人文学科创造了条件。目前迫切需要的是开展扎实的研究，无论是理论研究还是田野调查，都要善于运用交叉学科的方法，积极推进基础性、原创性的研究。鉴于目前我国医学人文学科发展的现况，要培养能打通医学史、医学哲学和医学社会学的跨学科人才，不仅能够从我国传统的文史哲不分家的大人文学科传统中汲取智慧，也需要借鉴国际医学人文学科的发展经验与理论成果。我们时常听到有人抱怨医学人文研究理论不足、方法陈旧，难以提升本学科在学术研究中的地位与价值，因此，在某种程度上，编辑出版一套"北京大学医学人文研究"丛书，有助于解决这一急迫的问题。

目前，人们开始认识到医学人文学科作为一类融合医学科学和人文学科的交叉学科的重要作用。尽管医学人文学科尚面临着许多困难，但有理由相信，通过学者们持续不断的努力，在不久的将来，我国的医学人文学研究的学术水平将有明显的提升，推进中国医学人文学科的建设与发展。我们诚挚地邀请国内医学人文研究的专家学者积极参与到"北京大学医学人文研究"丛书的编辑出版中，也期盼学界与读者不吝赐教，共同将丛书打造成为医学人文教学和研究的学术指南。

2021 年 10 月 18 日

"北京大学医学人文研究"丛书序

20世纪中期之后，以医学技术与医疗服务所引发的一系列社会、伦理、法律和文化问题为主要研究领域的医学人文学迅速崛起。与此同时，医学人文作为医学教育改革的重要内容，成为共同建构自然科学、医学科学和人文社会科学的新教育模式的一个板块，从而满足了对培养博学而人道的医务工作者的时代需求。人们已普遍认识到，若要解释与解决当代医学发展和医疗卫生服务所面临的诸多难题，需要开展多学科的综合研究和跨学科的知识交流。

虽然医学人文学（medical humanities）的概念已经获得了广泛接受与应用，但关于医学人文学的学科性质、研究领域、学术范式等却存在着不同的理解。医学人文学具有多重含义，狭义的医学人文可视为医学伦理学的同义词，也包括医患沟通技巧，而广义的医学人文学被看做是一个学科群，从历史、哲学、文学、艺术等学科的视角或维度来认识与理解健康、疾病、医学与社会、经济、文化等复杂的互动关系。医学人文学作为一种多学科与跨学科的研究，旨在探讨和阐释医学实践的性质、目的和价值，寻求一种对生命特性的科学理解和对个体经验的人文理解的集合，通过跨越医学与人文之间的学科藩篱，促进医学与人文的融通，维护医学的人道主义价值，使病人获得优质的医疗服务。

我国自20世纪80年代起，医学人文学科的教学和研究就在各医学院校陆续开展起来，与此同时，多所大学建立了以医学人文命名的学院、研究院、研究中心或学系，还有一些院校开始招收医学人文或人文医学方向的研究生，国家教育部成立的高等学校医药学科教学指导委员会中还专门设立有医学人文教学指导委员会，《中国医学人文评论》《中国医学人文》杂志等也陆续创办。因此，可以认为在建制层面，医学人文学科已经确立。

不过，若从医学人文学科建设的总体上看，一些理论性和根本性的问题依然没有得到很好的解决。首先，医学人文学的学科归属与划分尚未确定。尽管在理论上人们对交叉学科或跨学科研究给予很高的评价与期待，但在实际工作中交叉学科或跨学科的研究却因受到现有学科划分的掣肘，医学人文学科在传统的医学与人文学科中还没有确立自己的位置。例如，在国家自然科学基金和国家社会科学基金的指南中，均无医学人文学科的分类。从国际上看，医学科学、生物技术发展引发的一系列伦理、法律和社会问题，使人们认识到在研究生命和疾病过程、应用医学技术的同时，也应当充分考察与评估医学技术产生的社会文化后果及其对人类根本价值的冲击。因此，当代一些重大科学研究计划开展的同时也需要对该类计划本身可能引发的社会伦理法律问题进行研究。如，人类基因组计划、艾滋病研究等都设有相关的人文社会科学研究专项。进入21世纪以来，我国的一些

原著前言

这本书的出版是一整个团队努力的结果。编写本书的念头其实源于牛津大学出版社的克里斯托弗·惠勒（Christopher Wheeler）。我非常感谢克里斯托弗对这本书的最初设想以及他一以贯之的支持。我也非常感谢克里斯托弗的助手娜塔莎·奈特（Natasha Knight）、珍妮·汤森（Jenny Townshend）、斯蒂芬妮·爱尔兰（Stephanie Ireland）和艾玛·巴伯（Emma Barber）指导我主编本书，并持之以恒地承担起了网站的管理和维护工作。当然，如果没有各位编者的热诚和学识，这本书将只能是"一个想法"。与他们共事是一件愉快的事，这本书是各位同仁共同努力的结果，我们希望它成为医学史领域的一部重要成果。

我们也想向为本书插图的资源提供方表示感谢。第 20 章图 20.1 来自威格利（E. A. Wrigley）、戴维斯（R. S. Davies）、奥本（J. E. Oeppen）和斯科菲尔德（R. S. Schofield）合著的《从家庭重组看英国人口史：1580—1837 年》（*English Population History from Family Reconstitution，1580—1837*，Cambridge：Cambridge University Press，1997 年）。第 6 章表 6.27 来自国家统计局编纂的《死亡率统计：英格兰和威尔士死亡登记概览》（*Mortality Statistics：General Review of the Registrar-General on Deaths in England and Wales*，1998：Series DHI No. 31，London：The Sationery Office）和国家统计局的《英格兰和威尔士的中期生命年表》（*Interim Life Tables，Engiand & Wales，1980—1982 to 2006—2008*）。第 21 章的插图来自皇家内科医学院的《吸烟与健康：伦敦皇家内科医师协会关于吸烟与肺癌和其他疾病的关系的摘要和报告》（*Smoking and Health: Summary and Report of the Royal College of Physicians of London on Smoking in Relation to Cancer of the Lung and other Diseases*，1962 年皇家内科医师协会版权所有，经许可转载）。第 23 章图 23.1 和图 23.2以及表格是作者根据经济合作与发展组织（OECD）《2008 年健康数据》中的数据编绘的。封面插图经伦敦惠康图书馆许可转载，我非常感谢图像部瑞秋·约翰逊（Rachael Johnson）对我的帮助。

感谢惠康信托基金，不仅资助了我在医学史方面的许多研究工作，而且还在近几十年里为这一学科注入了活力。特别感谢马克·沃尔沃思（Mark Walport）、克莱尔·马特森（Clare Matterson）、托尼·伍兹（Tony Woods）、莉斯·肖（Liz Shaw）、尼尔斯·菲耶（Nils Fietje）、艾玛·杨（Emma Young）和苏·克罗斯利（Sue Crossley）的支持和友谊。我还要感谢埃克塞特大学医学史中心主任克莱尔·凯特（Claire Keyte），感谢她为本书初期的协调工作提供了宝贵的支持，感谢凯西·吉尔（Kathie Gill）和琳达·史密斯（Linda

Smith）细致的校对。

感谢家人，乔安娜（Siobhán）、席亚拉（Ciara）、赖尔登（Riordan）和科纳尔（Conall）不断地为我带来灵感，使我牢记促进健康和幸福对个人和政治的重要性。

目　录

原著编者列表

弗吉尼亚·贝里奇（Virginia Berridge）

英国伦敦卫生与热带医学学院（London School of Hygiene and Tropical Medicine）历史学教授和公共卫生史中心主任。曾在历史和非历史学术机构工作，也曾作为非历史学家，担任药物成瘾研究计划科学秘书。

圣乔恩·巴塔查里亚（Sanjoy Bhattacharya）

英国约克大学（University of York）历史系讲师。研究南亚及其他地区的全球和国际卫生规划历史，他目前正在分别完成关于孟加拉国和阿富汗根除天花的两本专著。圣乔恩曾深入参与世界卫生组织的全球卫生史倡议和全球卫生政策的评估，曾参与评估发展中国家和欠发达国家疫苗在预防疾病中的社会决定因素。

安妮－埃曼纽尔·伯恩（Anne-Emanuelle Birn）

加拿大多伦多大学国际卫生系主任，教授。著有 *Marriage of Convenience: Rockefeller International Health and Revolutionary Mexico*（罗切斯特大学出版社，2006 年）和 *Textbook of International Health: Global Health in a Dynamic World*（牛津大学出版社，2009 年，第 3 版）。

罗伯塔·比文斯（Roberta Bivins）

英国华威大学（University of Warwick）历史学副教授。在跨文化和非正统医学领域有多部论著，目前正在研究英美后殖民移民和医学研究之间的相互影响。

蒂姆·布恩（Tim Boon）

英国科学博物馆首席策展人（Chief Curator），负责管理专家主题策展人团队，也是博物馆高级管理团队的一员。他一直是一个活跃的展览策划人，作品包括 *Health Matters*（1994 年）、*Making the Modern World*（2000 年）、*Treat Yourself*（2003 年）和 *Films of Fact: The Origins of Science on Screen*（2008 年）。他在利兹大学和伦敦大学学院学习历史和科学史。他于 1999 年，获得博士学位，研究题目为 *Films and the Contestation of Public Health in Interwar Britain*。他就电影和电视在科学和医学中的应用发表了大量的演讲和文章。他

的第一部专著 *Films of Fact: A History of Science in Documentary Films and Television* 于 2008 年出版（壁花出版社）。他目前正在开展有关科学、技术和医学公共史的研究项目。

琳达·布莱德（Linda Bryder）

新西兰奥克兰大学历史学教授、新西兰皇家学会会员以及伦敦卫生和热带医学学院名誉讲席教授。她在 20 世纪公共卫生史上发表了大量著作，包括 3 部专著：*Below the Magic Mountain: A Social History of Tuberculosis in Twentieth-Century Britain*（1988 年），*A Voice for Mothers: The Plunket Society and Infant Welfare，1907—2000*（2003 年）和 *Women's Bodies and Medical Science: An Inquiry into Cervical Cancer*（2010 年）。她目前是《医学史》（*Medical History*）和《健康与历史》（*Health and History*）期刊编委，澳大利亚和新西兰医学史学会会长。

哈罗德·库克（Harold J. Cook）

曾在美国哈佛大学、威斯康星大学麦迪逊分校（University of Wisconsin-Madison）和伦敦大学学院（University College London）惠康信托医学史中心任教，并担任行政职务，目前正在布朗大学（Brown University）开展医学史研究。其发表的论文主要是关于现代早期欧洲国家医学史，特别是英格兰和荷兰医学史，并致力于研究医学界如何影响科学革命的主题。他帮助开创了医疗市场的研究方法，出版了获奖著作 *Matters of Exchange*（2007 年），探讨了荷兰黄金时代的医学、科学与商业的关系。

罗杰·库特（Roger Cooter）

英国伦敦大学学院惠康信托医学史中心的教授研究员。著有 *The Cultural Meaning of Popular Science*（1984 年），*In the Name of the Child: Health and Welfare，1880—1940*（1992 年），*Surgery and Society in Peace and War: Orthopaedics and the Organization of Modern Medicine，1880—1948*（1993 年）。并与约翰·皮克斯通（J. V. Pickstone）合著专著 *Medicine in the Twentieth Century*（2000 年）。

盖尔·戴维斯（Gayle Davis）

英国爱丁堡大学医学史系惠康讲师。她目前的研究考察了 20 世纪后期苏格兰对不孕症的社会、医疗和政治对策。出版作品包括 *"The Cruel Madness of Love": Sex, Syphilis and Psychiatry in Scotland，1880—1930*（2008 年）；*Stillbirth Registration and Perceptions of Infant Death，1900—1960: The Scottish Case in National Context*（2009 年）以及即将出版的与罗杰·戴维森（Roger Davidson）合著的 *The Sexual State: Sexual and Scottish Governance，1950—1980*。

霍尔莫兹·易卜拉欣内贾德（Hormoz Ebrahimnejad）

英国南安普顿大学（University of Southampton）人文学院惠康信托历史讲师。他在博士阶段研究的是18—19世纪伊朗的权力结构。他目前在医学史上的研究涵盖了医学与权力的关系、机构对科学发展的影响、中世纪及现代医学专业和医院机构的出现，以及它们与医学知识的关系等。著有 *Medicine, Public Health and the Qâjâr State: Patterns of Medical Modernization in Nineteenth-Century Iran*，目前正在研究伊朗传统医学从19—20世纪到现代医学的过渡。

菲利普·范德·艾克（Philip van der Eijk）

在荷兰莱顿大学（Leiden University）学习古典学和比较文学，并于1991年获得博士学位。在获得荷兰科学研究组织资助的研究奖学金后，他搬到纽卡斯尔大学（Newcastle University），并获得古典医学史的惠康信托大学奖（Wellcome Trust University Award in the History of Medicine in the Classical World）。1998年，被任命为纽卡斯尔大学希腊文教授，2005年被任命为研究教授。2003年，他与纽卡斯尔大学和杜伦大学（Durham）的同事，共同成立了医学史北方中心（Northern Centre of the History of Medicine），并在2009年之前一直担任该中心的主任。2010年，他搬到柏林洪堡大学（Humboldt University），担任亚历山大·冯·洪堡（Alexander von Humboldt）古典文学和科学史教授。著有 *Diocles of Carystus: A Collection of the Fragments with Translation and Commentary*（2000年）；*Medicine and Philosophy in Classical Antiquity: Doctors and Philosophers on Nature, Soul, Health and Disease*（2005年）；*Aristoteles. De insomniis. De divinatione per somnum*（1994年）；*Philoponus, On Aristotle on the Soul 1, 2*（2005年）。与夏普拉斯（R. W. Sharples）合著 *Nemesius of Emesa, On the Nature of Man*（2008年）；*Ancient Histories of Medicine: Essays in Medical Doxography and Historiography in Classical Antiquity*（1999年）；*Hippocrates in Context*（2005年）。与霍士曼肖夫（H. F. J. Horstmanshoff）、斯赫雷弗斯（P. H. Schrijvers）合著 *Ancient Medicine in Its Socio-Cultural Context*（1995年）。

凯特·费舍尔（Kate Fisher）

英国埃克塞特大学历史学高级讲师，现任医学史研究中心主任。其两本著作引用了口述历史资料，包括 *Birth Control, Sex and Marriage in Britain，1918—1960*（牛津大学出版社，2006年）以及与西蒙·史瑞特（Simon Szreter）合著的 *Sex before the Sexual Revolution: Intimate Life in Britain，1918—1963*（剑桥大学出版社，2010年）。

马丁·高斯基（Martin Gorsky）

英国伦敦卫生与热带医学学院公共卫生史中心，当代公共卫生史高级讲师。研究兴趣包括 19—20 世纪英国、美国和欧洲的公共卫生和医疗服务。他广泛发表了关于英国志愿医院和互助协会（如友好协会和医院捐助计划）的文章。他目前的研究项目包括英国 NHS 管理史研究、20 世纪波兰公共卫生海报史研究、来自疾病保险记录的发病率指数的构建和分析以及战时英国地方政府的卫生服务绩效研究。

克里斯托弗·哈姆林（Christopher Hamlin）

美国圣母大学（University of Notre Dame）历史系教授以及历史与科学哲学专业教授，伦敦卫生与热带医学学院公共卫生与政策系名誉教授。他从事公共卫生史、科学社会史和环境史等问题的研究。他的最新著作是 *Cholera: The Biography*（2009 年）。

马克·哈里森（Mark Harrison）

英国牛津大学医学史教授和惠康医学史研究室主任。著有多部疾病、医学和殖民主义史的论著，包括 *Public Health in British India*（1994 年）、*Climates and Constitutions*（1999 年）以及与桑杰·巴塔查里亚（Sanjoy Bhattacharya）和迈克尔·沃博伊斯（Michael Worboys）合著的 *Fractured States: Smallpox，Public Health and Vaccination Policy 1800—1947*（2006 年）。他与比斯瓦莫·帕蒂（Biswamoy Pati）合著了 *Health, Medicine and Empire: Perspectives on Colonial India*（2001 年）和 *Social History of Health and Medicine in British India*（2009 年）；与玛格丽特·琼斯（Margaret Jones）和海伦·斯威特（Helen Sweet）合著了 *From Western Medicine to Global Medicine: The Hospital Beyond the West*（2009 年）。

罗德里·海沃德（Rhodri Hayward）

伦敦大学玛丽皇后学院医学史系惠康讲师。他目前的研究探讨了现代英国精神病流行病学的兴起及其政治意义。他以前曾发表过关于梦的历史、五旬节派、鬼神学、控制论以及精神病学与初级保健关系史的文章。

百富勤·霍顿（Peregrine Horden）

英国伦敦大学皇家霍洛威学院的中世纪史教授，牛津全灵学院（All Souls College）杰出研究员。他广泛撰写了有关古代晚期和中世纪医学社会史、医院史和音乐疗法史以及环境史的文章。他著有 *Hospitals and Healing from Antiquity to the Later Middle Ages*（2008 年）。

马克·杰克逊（Mark Jackson）

英国埃克塞特大学（University of Exeter）医学史教授，并在 2000—2010 年担任该医学史中心主任。2003—2008 年，他担任惠康信托医学史基金委员会（Wellcome Trust History of Medicine Funding Committee）主席，目前是惠康信托医学史研究资源基金委员会的主席。他教授了 20 多年医学史、科学史和科学哲学的本科及研究生课程，并参与了英国普通中等教育资格（General Certificate of Secondary Education，GCSE）和英国中学高级水平考试（A-level）的医学史教学。他的著作包括 *Newborn Child Murder*（1996 年）、*The Borderland of Imbecility*（2000 年）、*Infanticide Historical Perspectives on Child Murder and Concealment 1550—2000*、*Allergy: The History of a Modern Malady*（2006 年）、*Health and the Modern Home*（2007 年）、*Asthma: The Biography*（2009 年） 和 *The Age of Stress: Science and the Search for Stability*（2012 年）。

罗伯特·柯克（Robert G. W. Kirk）

于 2006 年加入英国曼彻斯特大学科学技术和医学史中心及惠康医学史研究室，并在伦敦大学学院获得了医学史博士学位。他是 20 世纪医学、生物医学科学和生物伦理学家，对历史中的非人类动物特别感兴趣。他的研究探索了英国动物实验的发展，追踪了动物福利如何在没有实验室的情况下成为科学和道义上的必需品。通过追溯实验室实践的变化发展以及更广泛的公共和反活体解剖主义思想的转变（共同塑造了 20 世纪 70 年代"动物权利"运动的出现），将对目前支配当代动物实验实践的、占主导地位的功利主义形式的形成进行了历史化。他还研究药用水蛭的历史，并开始了有关心理药理学发展中实验室与临床实践之间关系的新项目。

艾丽莎·莱文（Alysa Levene）

英国牛津布鲁克斯大学早期近代史高级讲师。她致力于儿童健康和福利史，尤其是伦敦的贫困儿童、住院病人的儿童以及贫困的学徒。她特别关注医生和贫穷的执法人员将儿童当做单独的患者或穷人时的对待方式以及其与童年观念的改变的关系。她发表的作品包括 *Childcare, Health and Mortality at the London Foundling Hospital，1741—1800:"Left to the mercy of the world"*（2007 年）；*Pauper Apprenticeship and the Old Poor Law in London: Feeding the Industrial Economy ?*（2010 年）和 *Poor Families，Removals and "Nurture" in Late Old Poor Law London*（2010 年）。她还研究了 20 世纪的医学史，并且是 *Cradle to Grave: Municipal Medicine in Inter-war England and Wales*（2010 年）的联合作者。

安德烈亚斯-霍尔格·梅勒（Andreas-Holger Maehle）

英国杜伦大学（Durham University）医学和医学伦理学史教授，并领导医学和疾病史研究中心。他广泛发表了有关实验医学和医学伦理学的著作，其中包括 *Johann Jakob Wepfer（1620—1695）als Toxikologe*（1987 年）；*Kritik und Verteidigung des Tierversuchs: Die Anfänge der Diskussion im 17. und 18. Jahrhundert*（1992 年）；*Drugs on Trial: Experimental Pharmacology and Therapeutic Innovation in the Eighteenth Century*（1999

年）；与乔安娜·盖尔-科德施（J. Geyer-Kordesch）合著了 *Historical and Philosophical Perspectives on Biomedical Ethics*（2002 年）；与 Cay-Rüdiger Prüll 和罗伯特·哈利韦尔（R. F. Halliwell）合著了 *A Short History of the Drug Receptor Concept*（2009 年）；*Doctors, Honour and the Law: Medical Ethics in Imperial Germany*（2009 年）。

希拉里·马兰（Hilary Marland）

英国华威大学历史学教授和高级研究所所长。她是《医学社会史》（*Social History of Medicine*）的前任主编，从 2003 年至 2008 年担任沃里克医学史中心主任。她出版了有关助产和分娩、婴儿福利、妇女和医疗实践、替代医学、水肿以及妇女和疯癫历史的著作。2004 年，她出版了 *Dangerous Motherhood: Insanity and Childbirth in Victorian Britain*，目前正在撰写一份关于 19 世纪末 20 世纪初英国女孩健康的研究报告。她还与其他研究者合作开发了两个新项目，即 *Madness, Migration, and the Irish in Lancashire，c.1850—1921* 和 *Domestic Medical Practices and Technologies in the Modern Period*。

格雷厄姆·穆尼（Graham Mooney）

英国约翰斯·霍普金斯大学医学史研究中心助理教授，教授公共卫生史。他发表了许多有关 19 世纪和 20 世纪英国历史死亡率和流行病学变化的文章。他与乔纳森·雷纳兹（Jonathan Reinarz）合著了 *Permeable Walls: Historical Perspectives on Hospital and Asylum Visiting*（2009 年），并正在撰写一本关于维多利亚时期英格兰传染病监测的书。他目前是《医学社会史》的主编。

斯塔凡·姆勒-维尔（Staffan Müller-Wille）

英国埃克塞特大学高级讲师，并与 ESRC 社会基因组学中心和医学史中心有联系。他从德国比勒费尔德大学（University of Bielefeld）获得哲学博士学位，曾在德累斯顿的德国卫生博物馆和柏林的马克-普朗克科学史研究所工作。他出版了很多有关遗传和遗传学的历史著作。他出版的一本用德语撰写的专著 *Vererbung Geschichte und Kultur eines biologischen Konzepts* 被芝加哥大学出版社翻译成英文。

苏珊娜·奥特维（Susannah Ottaway）

美国卡尔顿学院历史学副教授，于 1998 年在布朗大学获得博士学位，此后一直居住在美国明尼苏达州的诺斯菲尔德。她出版了 *The Decline of Life: Old Age in Eighteenth-Century England*（2004 年），并撰写了一本有关"长时段"18 世纪英国济贫院的书籍。

埃德蒙德·拉姆斯登（Edmund Ramsden）

英国埃克塞特大学医学史研究中心研究员，致力于一项由惠康信托资助的压力史研究项目。他的研究方向是社会科学、生物科学及二者关系的历史和社会学，尤其是行为科学和人口科学方面。他目前正在完成一本有关优生学、人口控制和人口科学的历史专著，并正在撰写一本有关 20 世纪美国人口拥挤、压力和建筑环境的书。

托马斯·吕滕（Thomas Rütten）

执业医师，医学史讲师，目前是北方医学史中心（Northern Center for the History of Medicine）的纽卡斯尔分中心主任。在 2002 年进入纽卡斯尔之前，他曾在明斯特（大学）、威尼斯（德国威尼斯研究中心）、沃尔芬比特尔（赫尔佐格·奥古斯特图书馆）、普林斯顿（普林斯顿高等研究院）和巴黎（巴黎第七大学）的学术界工作。他发表了大量关于古代、早期现代以及 18 世纪和 20 世纪西医的文章。他的作品包括：*Demokrit -Lachender Philosoph und sanguinischer Melancholiker*（1992 年）；*Ars Medica-Verlorene Einheit der Medizin ？*（1994 年）；*Ihr sehr ergebener Thomas Mann*（2006 年）；*Geschichten vom Hippokratischen Eid*（2007 年）和 *Geschichte der Medizingeschichtsschreibung*（2009 年）。并独自编写了《医学史学》（*Medizing-eschichtsschreibung*, Gardez）。

琳·舒克梅克（Lyn Schumaker）

1994 年，获得美国宾夕法尼亚大学科学技术医学史与社会学博士学位，此前曾在密歇根州立大学接受过人类学和非洲历史的培训。著作 *Africanizing Anthropology: Fieldwork, Networks, and the Making of Cultural Knowledge in Central Africa* 于 2001 年由杜克大学出版社出版。她曾于 1994—2009 年在曼彻斯特的惠康医学史研究室工作，1999 年因对赞比亚殖民时期铜带的土著、传教和采矿医学的历史研究而获得惠康信托大学奖。她最近的工作是将抗反转录病毒疗法纳入赞比亚西药和本土药物的历史，并探索非洲对私人资助的医疗慈善事业的看法，例如比尔和梅琳达·盖茨基金会对疟疾、结核病、HIV 病毒和艾滋病研究的资助；矿业巨头切斯特·比蒂（A. Chester Beatty）对早期疟疾研究的资助。

克里斯托弗·塞勒斯（Christopher Sellers）

医学博士和哲学博士，纽约州立大学石溪分校（Stony Brook University）环境和医学史学家。他是 *Hazards of the Job: From Industrial Disease to Environmental Health Science*（1997 年）和 *Unsettling Ground: Suburban Nature and Environmentalism in Twentieth-Century America* 的作者，并著有多篇论文和编辑集。他目前正在从事美国和墨西哥工业危害的比较史研究。

斯佩里（E. C. Spary）

英国剑桥大学历史系讲师。她于 1993 年在剑桥大学获得博士学位，之后就职于英国华威大学和德国马克斯·普朗克科学史研究所（Max-Planck-Institut für Wissenschaftsgeschichte）。著有 *Utopia's Garden: French Natural History from Old Regime to Revolution*（2000 年）。此外，她还发表了许多短篇文章，并共同主编了两部关于博物学的论文集和一部关于化学史的论文集。她目前正在研究并撰写"长时段"18 世纪的食品和科学史，名为 *Eating the Enlightenment in Paris*。她的研究兴趣包括博物学、医学、饮食、健康、化学、农业以及从 17 世纪末到 19 世纪 10 年代的欧洲文化史。

朱莉－玛丽·斯特兰奇（Julie-Marie Strange）

英国曼彻斯特大学维多利亚研究高级讲师。她于 2005 年出版了 *Death，Grief and Poverty in Britain，1870—1914*（剑桥大学出版社），完成了由英国经济与社会研究理事会资助的项目 *Families Need Fathers? Paternity and Emotion in Working-Class Culture，1870—1910*。

卡斯滕·蒂默曼（Carsten Timmermann）

英国曼彻斯特大学惠康医学史研究中心讲师。他关注两次世界大战期间的德国医学史、20 世纪英国的医学科学和技术。他发表过关于高血压史和肺癌史的文章。

马里乌斯·图尔达（Marius Turda）

英国牛津布鲁克斯大学中欧和东欧生物医学的讲师。著有 *The Idea of National Superiority in Central Europe，1880—1918* 和 *Modern and Eugenics*，并与保罗·温德林（Paul weinling）合著了 *Blood and Homeland: Eugenics and Racial Nationalism in Central and Southeast Europe，1900—1940*。他的主要研究领域包括优生学史、种族主义、人类学和东欧民族主义，尤其关注匈牙利和罗马尼亚。他完成了一本关于匈牙利在 1904—1944 年优生学史的书籍。

迈克尔·沃博伊斯（Michael Worboys）

英国曼彻斯特大学科学技术和医学史中心主任，惠康医学史研究室主任。他关注殖民科学和医学史研究、传染病的历史以及生物医学科学的发展。他最近出版的作品是与尼尔·彭伯顿（Neil Pemberton）合著的 *Mad Dogs and Englishmen: Rabies in Britain，1830—2000*（2007 年）以及与弗鲁林·康德拉（Flurin Condrau）共同主编了 *Tuberculosis Then And Now: Perspectives on the History of an Infectious Disease*（2010 年）。他近期正在从事英国维多利亚时代纯种犬繁殖历史研究和近代实验室与诊所关系史研究。

第一章

引　言

马克·杰克逊（Mark Jackson）

过去从未死去，它甚至从未成为过去。

——威廉·福克纳（William Faulkner）

引自《修女安魂曲》（*Requiem for a Nun*，1953）

编写这部手册有两个目的。

首先，我们将回首过去。对医学知识和实践在不同时期和地域的发展进行分析，并批判性地总结最近几十年医学史中最主要的理论、概念和方法学问题的路径转变，历史上健康、疾病、经验和技能的特定模式，厘清并反思各种编史学趋势，即，影响过去和当下学界并为医学史所特有的史学进路。从这一角度出发，本手册旨在为读者提供一部医学综合史，借此了解医学史的过去和现在。

本书的第二个目的，即在回顾前人在编年史、区域史、主题史以及编史学成就的过程中，努力做到向前看，思考医学史在未来的发展走向。特别是在结论部分，每章还试图对未来医学史家在问题、资料和方法方面面临的部分挑战给予讨论，指导并推动学科的评估。在这一背景下，本手册希望为高年资和有志向的学者在日后的研究中提供一个实证经验和理论平台，并为医学史的学术讨论环境和更详尽的理论目标讨论提供建设基础。

当然，这不是第一本试图做这项工作的书。比尔·拜纳姆（Bill Bynum）和罗伊·波特（Roy Porter）合著的权威著作《医学史百科全书指南》（*Companion Encyclopedia of the History of Medicine*）早在二十多年前就已经率先迈出了第一步。在认识到医学史在 20 世纪下半叶的"超速"发展后，拜纳姆和波特的编著便收录了顶尖历史学家、临床医生和社会科学家的近 70 篇文章，探讨了医学史的众多主题和进路。全书共分 2 卷，为很多当今学者的研究提供了富有价值的路线图，其确立的诸多重要议题和进路，对医学和医学科学的历史研究产生了重要影响。但其中有某些章节对医学进展的反思相对较弱，但在冒着"组织造假和时代错误"的风险下，编者们依然指出了追踪长时连接链和科学范式转变的重要性。这一点是很明智的，拜纳姆和波特基本避免了"辉革史或时代划分的谬误"，并且有效地汲取了当今社会史和文化史学者的视野。

拜纳姆和波特的关键性工作于 1992 年在诸多方面都引发了变革。鉴于《医学史百科全书指南》的部分推动作用，历史研究者的队伍如今已明显壮大。不仅使医学史领域的主题和议题愈加广泛和丰富，还更多地将医学史作为一个学科概念和政治必要进行分析和问题化研究。近年来，除了对过去医学知识和实践更加聚焦以及（谨慎的）背景化的案例研究，全世界的医学史家也致力于为历史系和医学本科生撰写教科书，为公众讲述基础医学和临床医学的发展，并为该领域带来充满变化和活力的方法学设计。近几十年，有些历史学家承担起了拓宽医学史学科边界以及推进疾病和卫生保健的跨学科研究重任，本指南对其给予了相应的呈现。

与拜纳姆和波特的早期著作类似，为了理解医学史领域内的开拓（或者，如有些人所说的碎片化）进程，一系列合集都试图对该领域的发展和争论进行反思性回顾。其中非常值得注意的是两部论文集：由罗杰·库特（Roger Cooter）和约翰·皮克斯通（John Pickstone）所编写的《二十世纪的医学》（*Medicine in the Twentieth Century*），以及由弗兰克·豪斯曼（Frank Huisman）和约翰·哈雷·华纳（John Harley Warner）主编的《定位医学史：故事及其意义》（*Locating Medical History：The Stories and Their Meanings*）。库特和皮克斯通提出"医学史是 20 世纪历史必不可少的一部分"，并且认为"需要重新审视之前对这一时期所总结的历史特征"。基于越来越多的历史学家致力于更深入地探索现代（而不是古代、中世纪或现代早期）医学政治和职业动力学，他们将论著分为 3 个独立的部分，依次探讨了"国家政府组织医学的政治经济体制"（权力），"医学中变化的概念、表现与话语框架"（主体）以及"20 世纪医学所遭遇的主要事件"（体验）。库特和皮克斯通坚信，尽管历史是关于过去的，"但历史的解释是受当下概念框架和政治议程所驱动的"，这一点是非常有意义的，同时，争议也在所难免，本章稍后将会对此做进一步讨论。

豪斯曼和华纳的论著同样也是极有启发性的。该书着眼于"医学史应当如何被书写"，而不是"过去的医学知识和实践"，分章节对"传统的"医学史进行了厘清，即自 20 世纪 70 年代以来该领域的方法学转变，以及对"文化转向之后某些彼此相异的发展方向"进行了追溯。其结果是一系列对（至少在）西方学界医学史方法和意义的有活力、甚至有些彼此互相冲突的解读。本书的核心内容之一是"医学史不是铁板一块，并且从来都不是"。事实上，在编者对德国医学史发展的引导性讨论中可以看出，很明显，不仅医学史的方法学是多样的，而且因不同的目的和地点，其永远处于拉锯战中。近年来，有关该领域学科属性以及大多数方法学视角的争论，都在一定程度上延续了早期有关医学史如何被定义以及谁更适合做医学史的争辩。

本手册试图融合近年各种论丛中提及的视角和进路，探索历史发展和编史学趋势。在不同的章梳理医学和历史的过去、当下以及未来可能出现的部分挑战。本章作为引言，试图为理解医学史领域复杂的演化和"地形学"提供建设框架。由于拜纳姆和波特对本学科百科全书式的回顾以及海量的学者著述，本章对近期围绕医学史方法和意义的一些（有时十分激烈的）争论进行了评估，反思 21 世纪历史可能扮演的角色和相关性（relevance），梳理对本书中具有重要影响的学术信念（intellectual convictions）和结构决策（structural decision）。

寻找意义与方法

1970 年 5 月，医学社会史学会（Society for the Social History of Medicine）的首届年会于伦敦惠康医学史研究所召开，会上，伯明翰大学医学院社会医学教授托马斯·麦基翁（Thomas McKeown，1911—1988 年）受邀做开幕式致辞。不过，这次大会并不是 20 世纪英国医学史建制化开始的标志。1965 年，英国医学史学会（British Society for the History of Medicine）成立，并成为皇家医学会、药剂师学会（Worshipful Society of Apothecaries）、苏格兰医学史学会和伦敦奥斯勒俱乐部（Osler Club of London）的联合会，其中后两个学会自 1957 年开始合作，出版发行季刊《医学史》（*Medical History*）。英国医学史学会成立 3 年后，惠康信托的图书馆和博物馆联合成立了惠康医学史研究所，并在 1972 年合并成为一个学术研究单位。早在二战期间，类似的兼并和建制化过程已经在其他地方开展，如北美的约翰斯·霍普金斯医学院的医学史研究所成立于 1929 年，2 年后，开始发行《医学史公报》（*Bulletin of the History of Medicine*），并将其作为美国医学史学会的官方杂志；在欧洲，大约在 1900—1910 年，医学史期刊、学会和教席都已成立。

1970 年的首届医学社会史学会年会虽然不是医学史领域兴趣渐浓的风向标，但无疑引发了巨大的讨论，进一步塑造并划分了医学史学界。麦基翁提出，是社会经济状况而不是医学或公共卫生的进步，对现代英国死亡率的降低和人口的增加产生了主要作用。他认为医学史大多是"枯燥无聊的"，一部分原因是它过多地关注"伟大的问题和伟大的运动"，而不是社会背景，更重要的原因是它未能"参照当下医学面临的困难"。麦基翁主张，医学社会史家写古应是为了鉴今，应聚焦于过去健康和疾病的模式及决定因素、医学治疗和公共卫生倡议史以及医院和全科医学的演进。若没有将过去和现在、医学和历史做更近的连接，那么医学史势必会成为"圈内人的学问"（esoteric study），医学科学将"继续渐行渐远"。

尽管麦基翁的"社会学进路"体现出了十足的语境意识，但将社会史变成现代医学专属附庸的提议并没有得到广大社会史学家的普遍认同。在1973年，加拿大学者约翰·哈钦森（John F. Hutchinson）对麦基翁的观点便发表了尖锐的批驳。他的研究主要关注俄罗斯的健康与医学史，以及红十字会的历史。虽然他也接受了"很多医学史研究的确是无趣的"观点，并且大部分原因是它完全是"古代研究"，但他依然坚持认为麦基翁研究历史的主要动机是非历史性的，即"为改革当下的弊病提供必要的信息"。

"没有任何一位历史学家可以避开他所属的'当下'，而且也不必鼓励如此。但绝对不应该仅仅因受到当下短暂关注的引导去理解过去。比如，如果医学社会史学家认为医学就等同于现代的医学科学，那么他所写出的历史不过是一部真理不断战胜谬误并且终将取得胜利的传说。这样的进路会歪曲历史，也可能会歪曲现在，就如同19世纪辉格派历史学家所撰写的大革命一样。"

通过将麦基翁的医学社会史和之前的辉格史进行类比，哈钦森试图揭示出在他看来的麦基翁的基本错误，即他的假设："医学史是不同于人类其他历史的"。哈钦森认为，在资料、方法和解读方面，医学史面临着其他社会史家同样面临的问题：在所有的历史研究中，关键的讨论并不应单纯地围绕如何从"过去吸取教训"，而应围绕着"历史视角的实质，历史中一般化的局限，历史判断的客观性或主观性"。麦基翁未能认识到社会史和医学史之间固有的相似性，使医学社会史家与他们理应最亲近的同事之间拉起了一道"哲学和方法学的屏障"。

面对哈钦森的批评，麦基翁的回应被发表在同一期的《医学史》杂志上，语言也是同样的犀利。特别是，他强调历史研究能够"为某些当下的医学问题提供有价值的视角"。比如健康干预手段对疾病模式可能产生的影响，特别是在发展中国家，他认为有些历史问题只有在那些拥有现代医学知识的研究者中才能找到满意的答案。麦基翁认为哈钦森对"历史兴趣的学术定义"过于狭隘，"超出这样的范围对过去进行考察，其结果是可信的，并且被证明是有用的"，如若按照哈钦森的定义，则无法使历史研究发挥优势。

当然，这场针尖对麦芒的史学纷争是有特殊的专业背景的，是受到当时历史和医学内部争论影响的。在20世纪60年代，一大批著名的历史学家纷纷刊文，围绕历史的性质和目的掀起了一场论战。比如，1969年，剑桥大学现代英格兰史教授帕朗柏（J. H. Plumb）提出将"过去"和"历史"进行区分。过去是"被有目的地创造出来的认识论，是用来控制个人、激励社会或鼓舞阶级的"，容易遭受腐败的破坏，而历史是"一个智识过程"，其目标不仅是揭示"事物本来的面貌"，还要"按照并且只能按照历史依据来记述社会改变的过程"。尽管帕朗柏文采飞扬，但他的观点有明显的问题。正如他本人所承认的，过去和现在之间有其相似性和可比性，由于历史学家无法做到完全摆脱"道德或政治判断"，过去和历史之间的区隔则势必会被模糊掉。不过，帕朗柏的观点依然是"历史和历史学家的未来是从那些有意为之的过去中洗净那些具有欺骗性的幻境，剥离出来的人类的故事"。

帕朗柏显然已经敏锐地捕捉到了卡尔（E. H. Carr）的相对主义与埃尔顿（G. R. Elton）更为传统的史学方法之间关键的学科差异。前者认为历史学是"过去和现在无止境的对话"，后者认为历史是一种追寻客观真相的研究，而客观真相唯有历史学家才能发现。两种认识论立场在 20 世纪 80 年代受到后现代主义语言学转向的挑战，按照后现代的观点，历史学家实际上是在为过去创造他们自己的叙事和意义。关于历史的性质和目的的这场争论也一直都未曾停止，有些评论者将其称为"医学史领域的信任危机"，鼓舞着历史学家们捍卫自己研究的理论、方法和实证的有效性。

麦基翁和哈钦森之间的交手除了揭示出当时学术史内的学科张力外，也反映出二战后几十年中，医学和社会福利之间相互竞争的政治图景。正如桃乐茜·波特（Dorothy Porter）曾经提出的，医学社会史学会最初就是由一群不仅对公共卫生运动的历史感兴趣，而且有志于从事"社会医学"的公共卫生学家和历史学家创立的。在英国，受到詹姆斯·罗瑞莫·霍利迪（James Lorimer Holliday）心理社会医学模式和约翰·莱尔（John Ryle）"社会病理学"的影响，社会医学为当时健康和疾病的过于技术化进路提供了一种备择选项，即强调疾病原因和预防的社会经济因素。在北美，类似的社会经济改革和预防医学项目也得到了社会精神病学拥趸的推动，并获得了肯尼迪总统的认可。托马斯·麦基翁在医学社会医学史学会的开幕式致辞，以及学会的早期会员和目标，反映出当时专业（尽管有些边缘化）医学界为推进预防和临床医学的发展，探索和理解"医学与社会的关系"的热情。从这种临床和预防医学视角来看，医学史仅仅是用于查询的附属工具。

不过，20 世纪 70 年代，随着学会开始吸纳来自其他学科的会员，其使命也开始发生转移。1976 年查尔斯·韦伯斯特（Charles Webster）当选医学社会学史学会主席，至 20 世纪 70 年代末，医学社会史开始被认为是一种"独立的学术追求，有其自身的方法学和参量"，已摆脱早期的"政策和管理的职业取向"。这并不是说"意义"对于医学史学家来说不再重要了，而是说，历史分析反映了"一种更深在的相关性"，并不只是从过去吸取简单的教训，然后将其用到当下的问题中。在哈钦森看来，这似乎满足了麦基翁的唯一目的，但历史分析的使命却更多地体现在对某些健康和疾病模式被体验的社会、政治和文化背景的关注上。如此一来，在学术上，医学史不仅与医学、医学行业和政治议题达成了联盟，还与社会史的方法和进路联系在了一起。

随着医学史逐渐融入社会史的队伍，新的方法也被引入这一领域，正如亚瑟·马威克（Arthur Marwick）等知名历史学家曾指出的，在 20 世纪 70—80 年代，"人类经历和活动的各个层面都是社会建构的结果，也就是说，并没有完全客观的科学、历史和文学研究，一切都受到社会的影响，而且它们是在社会中被创造的"。尽管马威克的观点很大程度上受到卡尔和埃尔顿之间论战的影响，即有关历史知识的决定因素和史学目的之争，但在韦伯斯特等人的领导下，社会建构论成为新的医学社会史的重要特征。医学社会史学会执行委员会委员卢德米拉·乔达诺瓦（Ludmilla Jordanova）对这一时期医学史学也产生了重要的影响。根据她的观点，社会建构论为该领域带来了理论凝聚力，使得学者可以更加清楚地理解医学和社会之间的关系：

> "社会建构论为医学社会史开辟了一方天地。通过强调科学、医学观点和实践是在某个特定的环境中被塑造的，它将历史学家们整合在一起，来理解、解释和阐释其发生的过程。老派的辉格史学派是不允许这样的空间存在的。"

在20世纪末，社会建构论为很多医学史研究提供了或明或暗的方法学框架，至少在英国是这样的，因此有人声称这一亚学科终于"成熟"了。但正如乔达诺瓦等人所指出的那样，这种所谓的成熟也许本身就是不成熟的表现。尽管对社会建构的学术关注将医学史学科内彼此分散的进路整合在一起，并且拉近了医学史学家与社会史和文化史的距离，但是学界依然被不同的方法和资源划分成不同的派别，而且依然深陷于各种争论的旋涡，包括医学史的目的、医学史与历史的关系、医学史与医学的关系等。在一定程度上，社会建构论在不同的智识和政治根源所导致的争议中依然存在。在乔达诺瓦看来，社会建构的概念是在20世纪60—70年代由于多种相关的毗邻的发展才被人所熟知的，即科学哲学、"对辉格史的反判"、知识社会学、人类学影响、女性主义的医学批评、对"利益如何影响知识"的日益关注、关于科学和医学话语中使用"性质"（nature）一词的争论、对特殊地域的历史学关注。尽管主要发展的是史学理论和方法，但它们却带有明显的政治色彩。因此，尽管医学社会史学家开始是因揭示和分析医学知识和实践、疾病体验的决定性背景而团结在一起的，但他们中的一部分人却参与到了政治场中，对现代医学和科学的文化霸权地位提出了挑战，从而使得麦基翁和哈钦森论争中显见的裂痕依然横亘在那里。

在21世纪初，顶尖的医学史学家再次质疑该学科的意义和目的，以及医学史与其研究对象之间的紧张关系，医学史内的这些裂纹不但没被弥合，反而被进一步加深了。以往是作为科学家的麦基翁和作为历史学家的哈钦森之间的争论，但在最近的分析中，传统的学科导向被反转了。2001年，保罗·帕拉迪诺（Paolo Palladino）对库特和皮克斯通的《二十世纪的医学》一书发表了书评，在这篇颇具颠覆性的文章中，他出人意料地指出，尽管编者们有着深厚的史学素养，但是他们并未能认识到自身学科的不确定性，并且未能完全融入过去、现在与未来的张力之中。相比较起来，尽管临床医生所撰写的医学史会表现出"编史学上的不足"，但他们往往准确地认识到"讲述历史的关键所在，即未来"。

帕拉迪诺在暗暗地向麦基翁致敬，在他看来，医学社会史在某种程度上来说已经丧失了方向，至少这一观点得到了其他学者的认同。罗德里·海沃德（Rhodri Hayward）指出，近年，美国的医学史学术会议上不仅重现了"临床医生和社会史学家之间古老的领土之争"，医学社会史和文化史家对社会建构论的广泛应用也使他们与来自流行病学、皮肤病学和经济史的同行们渐行渐远。然而与帕拉迪诺相比，海沃德对医学史领域怀有一种更为乐观的态度，他曾指出，查尔斯·罗森伯格的"架构"（framing）理论或最近对"emergence"的研究十分有潜力使学术界重赋活力，但他也认识到，医学史家正面临着两难的困境，而仅靠使用医学社会史家惯用的那些相对不稳定的范畴是无法解决的，比如"语言、病原体、身份或技术"。海沃德承认科学和历史模式对改变医学史的价值，强调追求一种综合的进路是弥足重要的，即建设性地处理这种普遍性和宽容性，并且他认为这种普遍性正在"使这个领域变得无效"。

2007 年，罗杰·库特（Roger Cooter）对医学史学科发起了一轮更为激烈的挑战，与多年前麦基翁充满激情地呼吁一部更为"多产"（fertile）的医学史不相上下。尽管从建制化程度上来说，医学史正处于蒸蒸日上的状态，但库特认为，它在政治和思想上是"毫无建树的"，已经"丧失了认真参与的能力"。在福柯和后现代主义的强攻之下，医学社会史已经不堪重负，濒临崩溃，因此仅仅是顺应当下的政治、文化和经济状况从编史学上扭转这一亚学科，或者仅仅通过细枝末节的改变，将番号更改为"医学文化史"，是不可能使其重焕活力的。概念和方法学的问题要比学科美学来的深。已有的分析范畴已被瓦解，（麦基翁致辞中提出的）医学社会史最初的政治动力也已然被抛弃，库特认为，解决之道在于，历史学应更加具有批判性地加入到"医学与身体的重构"（re-configurations of medicine and body）中，医学与身体的重构正是现代生物医学的潮流所在，新的知识类型不仅需要重新思考现在和未来，还要思考过去。

库特对医学史核心的智识、情感及空白的诊断和改善健康的处方，并未被他的同行们普遍接受。尽管乔纳森·汤姆斯承认库特的分析让我们得以反思医学史领域，但并不认同库特等所倡导的"以医学为中心的历史学家，用权力或知识理论为武器，用他们的'技能'来指导现代生物医学和生物政治学"可以有效地解决"后现代困境"（postmodern predicament），相反，他认为应该认可那些已有的研究，特别是那些聚焦于"行业政治和行业自我利益"的研究。这场有关医学史方法和意义的论战恰恰回应了 20 世纪 70 年代麦基翁和哈钦森之间的那场争论。如今，医学史处于和那时一样模糊的状态，处于过去和现在、医学和历史以及争夺权力和权威的不同学科之间。这些论证中最关键并且持续存在的问题之一便是医学史学的意义，这也拓展了历史学的领域，我在下一章将就这一问题展开论述。

历史的意义

1997 年，理查德·埃文斯（Richard J. Evans）在《历史的辩护》（*Defense of history*）一书中，曾提醒同行们注意在不同编史学进路之间"拉起学科吊桥"的危险性，他曾经对 19 世纪晚期汉堡的霍乱进行了里程碑式的研究。埃文斯认为，历史学家已经从社会科学的方法和洞察中获益，并回应了卡尔早前的预设，即过去和现在之间的交流是复杂但必要的，他认为从历史分析的替代模式中所提出的问题不仅鼓励历史学家更具建设性地"重新审视自己学科的理论和实践"，还承载着更为宏大的社会意义。

在这个意义上，历史学家如何把握关于过去的知识（译注：历史），他们能否取得这项事业的空前成功，这些问题意味着社会可以在多大程度上对我们时代的重大问题取得客观的确定性，从而以此作为 21 世纪为未来做出重要决策的可靠基础。

埃文斯呼吁历史学家采用更开阔的方法学视野，并反思自己所偏爱的编史学进路。背后激发这种偏好的其实是一种信念，即认为关于历史方法的争论和历史分析的结果对当今社会承载着潜在的意义，这种信念定期在人类公共价值的争论中被重申。在医学史上，这种意义一直受到特别的关注，一部分原因是本学科在历史上来源于社会医学，一部分原因是该领域已经显见的多样的方法学，还有一部分原因则是项目资助的倾向性，至少在英国是这样的。自 20 世纪中叶的争论以来，很多英国和部分海外的医学史研究都受到了惠康信托的资助。庞大资金支持的影响是明显的。在最近几十年，医学史已经深深嵌入很多英国大学的机构建设中，对学科的活跃性和学术力量贡献良多。不过，作为一个通过致力于投资科学和临床研究来促进人类和动物健康的慈善组织，毫不意外的是，它鼓励学者对历史和人类学研究的意义给予更多的关注，从而成为"关键的媒介，传播有关健康和科学的历史信息"。

正如本指南的意义所在，医学史之于现代社会的意义或工具价值是在多个层面上体现的，它不仅有助于对语境的分析，而且可以加深我们对当今卫生政策和医疗实践的理解，明晰某些特殊的流行病学和人口学问题。首先，历史的价值来自于它对医学知识和实践在不同时间和空间的语境的决定因素的关注。历史方法不再需要备受争议地从过去直接推断现在，其本身就可以对社会、生物、政治、经济和文化因素之于健康和疾病的模式、体验以及诊断和治疗的霸权地位所发挥的作用提出重要的问题。比如，一部完全基于语境、建构主义的医学史能够解释临床实践是如何以及为什么能够随时间改变而改变或保持相对恒定的；健康和疾病的定义（formulation）如何以及为什么会在特定的历史时刻变得突出。理解过去医学知识和病人体验的（复杂的）连续决定因素，不仅可以加深现代社会的历史素养，而且可以为评估和见证当下的知识主张（knowledge claims）提供建设性的分析模型。

这类历史研究的学术价值是显而易见的。比如，菲利普·范德·艾克（Philip van der

Eijk）用确凿的证据为我们打破了单一希腊 - 罗马医学的神话，他强调古代世界的医学理解、临床进路和患者体验是多样的。比如，在希腊医学文献中，有关精神疾病的记载是多样的，医生之间的矛盾和争论也提醒我们假定或武断地做出哲学统一性和治疗一致性的结论是危险的。类似地，罗德里·海沃德集中关注了 18 世纪晚期以来心理临床模型的不断变化，对现代的精神观念提出了挑战，即认为精神是"具有一致特征的实体"，他强调了精神现象是如何"按照不同的日程，并用不同的想象素材被反复重构的"。同样的，苏珊娜·奥塔韦（Susannah Ottaway）在讨论健康和老年的关系是如何随时间和文化发生改变时发现，它们不仅受到生命中基本变迁的影响，还被社会期望和经历的重大改变所左右，从而揭示出这些看似固定的医学和社会范畴也是具有流动性和争议性的。在本手册中，从有效性和稳定性出发，多位医学史学家批判性地反思了许多有关过去和现在的史学假设。

其次，也许是从更有争议性和狭隘的角度来说，历史对现代社会具有实用性。正如弗吉尼亚·贝里奇（Virginia Berridge）和菲利普·斯特朗（Philip Strong）在进行艾滋病的历史研究时所言，很多想当然地被认为是创新的卫生政策都拥有"深深的历史渊源"，历史学家恰好是揭示这种根源的最佳人选："历史学家，要比大多数社会学家，更有能力将政策的改变置于过去的实践环境中，从中寻找到适合当今政策发展的先例和趋势"。当然，正如弗吉尼亚·贝里奇在本书和其他文章中所明确的，书写当代史会面临特殊的挑战，其中最值得注意的是，有可能被卷入进步和发展的目的性论述风险中。以这种方式来使历史研究变得实用，会过度强调现代史或当代史的重要性，而牺牲掉一些更为久远的研究。不过，显然，在当今世界，公众参与度和影响力日益成为学术历史学家（academic historians）最主要的灵感来源，甚至有些情况下，也是继续资助的首要原则，因此，对当代政策和实践进行全面的语境化研究，使历史学家有机会为当下围绕两难困境的辩论提供资鉴。正如乔治·罗森（George Rosen）在很多年前坚称的，有些学者所谓的"批判性的应用历史"（critical applied history）或"实践历史主义"（practical historicism）对医学教育也将有所助益，使学生以及医生能够了解知识和实践背后复杂的历史和语境性的决定因素。

2002 年成立的"历史与政策网络"（History and Policy Network）证明了与政策相关而非以政策为主导的史学对于研究和教育具有潜在的影响。正如 Simon Szreter 讨论并提醒政策决策者和执行者注意过往福利改革的模式那样，在自由民主社会，历史的价值之一可能是"通过提供关键的'智识资源'，为深思熟虑的政策制定提供信息"，要认识到历史能够作为当下语境的决定因素之一，为我们提供一种新的思考方式："思考社会及其组成部分，思考改变的纷乱、冲突和协商过程，思考不同中介视角的差异，以及成为一种可能辅助政策制定和实施的工具"。医学史家为如火如荼的政策争论提供了一种视角和语境，本手册的多个章都为我们展示了这种可能性。如，克里斯托芬·塞列尔（Christopher Seller）在关于环境卫生改革的历史中，颇具挑战性地强调了有关健康干预的非医学学科（包括昆虫学、工程学和生态学）以及非专业的概念和范畴都具有其影响。通过他清楚的阐释，我们看到在此过程中，现代医学知识和实践已经、并且会继续受到彼此竞争的不同中介经济和政治利益的塑造。同样地，马丁·高斯基（Martin Gorsky）有关福利的政治经济学研究也探讨了不同国家的卫生体制是如何融入特殊的人口学、资金和技术改变的，或者因此而发生变化的。在此过程中，高斯基的研究不仅为正在茁壮成长的医学比较史和医学跨国史贡献了力量，并且揭示了福利改革的语言和机制不仅不是价值中立的，而且不是透明的。

高斯基反思了其他福利制度对健康的影响，为医学史提出了一种更加直接务实的角色。在最近几十年，历史研究对我们理解流行病学的转变（即认为发病率、死亡率和生育率的复杂模式导致了现代西方人口预期寿命的大幅增加）贡献良多。由于托马斯·麦基翁对19世纪中期以来传染病减少和英国死亡率下降的纲领性研究，抑或者是由于他在1970年医学社会史学会的开幕致辞时对医学史学家发起的挑战，历史研究的这一领域得到了大大地推动。尽管历史人口学在医学史研究中的地位最近已被越来越时髦的社会史和文化史替代，但众多学者仍然延续了对发病率和死亡率的历史分析，以增进我们对历史上疾病的负担和体验的理解，以评价公共卫生措施和临床干预手段的效果。对健康和死亡率进行定量研究的顶尖历史学家罗伯特·伍兹（Robert Woods）提出，应当对此类流行病学和人口学问题给予更多的学术关注。尽管他承认发展"循证医学史"（evidence-based medical history）来检验医学干预的结果面临着重重困难，但他依然认为医学史学家应该更多地投身到当下有关公共卫生措施和现代治疗有效性的争论中："健康影响评价（health impact assessment，HIA）需要在医学史中占据核心位置，如同在当代医学实践中那样"。

伍兹壮志满怀、振臂高呼恢复麦基翁在40多年前提出的跨学科议程，提醒人们注意和接受医学史的双重传统，这在激励人心的同时也令人不安。一方面，它为医学史学家走近医生、政策制定者和公众提供了一个独特又受人欢迎的连接点，从而提高了历史的教育意义和实用价值，推进了医学人文的传播；另一方面，它要求历史学家搁置、至少是暂时性放下过于严苛的批判，这种批判恰恰是很多堪称范例的研究（有关医学知识和实践在过去是如何被构建的）的基础。有些让人惊讶的是，尽管社会建构论的进路在最近几十年内被广为追捧，但本指南的编者依然渴望见缝插针地挖掘其中的不确定性。如桑杰·巴塔查里亚（Sanjoy Bhattacharya）、安妮-埃曼纽尔·伯恩（Anne-Emanuelle Birn）、克里斯托弗·哈姆林（Christopher Hamlin）的章节并未抛弃对历史偶然性以及实践和政策争议性的关注，而是共同指出了公共卫生和疾病消除战略的全球史研究的政策相关性，指出了历史和实践之间富有成效的（也许具有某种争议性的）交互作用，也指出了在有关健康测量和提高健康水平的争论中，历史有机会扮演的"少一些反抗性、多一些综合性（也许仍具批判性）"的角色。

结论：主题与方向

本手册有两个彼此关联的信念。

首先，我们深信医学史的实用性不仅体现在更广延的社会史中，而且表现在当下有关健康和医学的争论中。尽管史学方法主要关注过去，也就是说医学史为理解"健康和疾病在过去是如何被体验和管理的"开辟了新的道路，但是医学史的范围和意义也是受到当今各种争论的形塑的，并且对这些争论贡献颇多。从这个视角出发，历史不仅为联结过去和现在提供了颇有助益的关键点，还揭示（或者更加批判性地例证）了过去继续影响当下的方式。用一种较为抽象和数字化的表述来说，在某种程度上，过去和当下既是先后存在的，又是同时存在的。更具体地说，正如威廉·福克纳（William Faulkner）在引言开头的隽语中所说，"过去从未死去，它甚至从未成为过去"。

其次，本手册还坚信，医学史除了作为过去和现在的临界面，它还是其母学科的衔接点。大概自它诞生之始，医学史就受到医学和历史的启发和滋养，但也遭受着由其不确定的学科地位所造成的身份危机之苦。专业的不确定性和模糊的学科界限已经多次引爆历史学家和医生围绕医学史性质和目的的纷争。不过，尽管医学史家深感本学科的学术和专业传统之间存在着模糊地带，并且周期性地因此而感到困扰，但该学科的双重身份也享受着其特有的优势。正如本手册中的研究一样，由于医学史研究的多重进路和兴趣，使它拥有了数倍的受众，增大了影响力，并且在资源、方法、解释和实用性上，激发了必要的反思和讨论。在这一背景下，本指南并没有试图指明和实施一种所谓完美的医学史方法，而是承认也乐见其方法和主题的"显著多样性"，这在过去的半个多世纪的时间里，鼓舞了众多医学史家，与此同时，也希望为将来的研究提供资鉴。

本手册共分为 3 个部分。第 1 部分聚焦于不同时间段的医学史，探索在古代、中世纪、现代早期、启蒙运动、工业革命时期以及近代，与健康和医学相关的历史和编史学问题。尽管这种编史学分期可能较为常见，但是本手册的编者们对时代的划定方式和历史分析的目的提出了疑问，并且也考虑了长时段（longue durée）进路之于历史学的价值，从而对惯用的编史学传统做出了挑战。开篇提出的一个主要问题是，迫切地需要对古代和中世纪不同版本的文本进行更具批判性和语境性的分析。此外，尽管第一部分的编者主要着眼于西方传统，但他们也强调了智识和地理广度在塑造历史叙事中的重要性。

本手册的第 2 部分探讨了医学传统在世界不同地区的演进以及编史学的发展。指出了医学和疾病跨国比较史的重要性以及全球史的潜在价值，引人深思。这一部分的目标之一是反对以西方为中心的医学史占据统治地位，并且鼓励更加关注那些当代编史学较少关注的地理区域。因此，除了有关西欧和北美的章节，这一部分还收录了有关东欧、拉丁美洲、南亚、撒哈拉以南的非洲、澳大利亚的历史研究以及有关中国和伊斯兰医学传统的反思。正如多位编者所明确提出的，这些地区的医学史不应当从西方的视角来书写，只关注那些为西方所认同的疾病、文化成见、专业实践以及制度建设，事实上，他们应当从自己的视角出发，探索当地的医学传统，以及塑造它们的多重社会和文化因素。

第3部分主要从主题的角度梳理过去。所选的主题并非以全面为目的，除了受到学者研究主题的限制，选择这些主题还是为了展示近几十年中医学史所特有的各种相互交织的主题和方法。另外，为了明晰研究的新兴领域、未开发使用的方法以及有待学者努力挖掘的一手资料，每位编者都十分清楚地表达了自己的观点。这些章节对于拓宽和挑战传统的医学史边界提供了颇有说服力的例证，无论是地理上、编年上、概念上还是方法学上。它们不约而同地证明，医学史研究乃是一种振奋人心而且富有意义的活动，本书对于当下有关历史和医学的过去、现在和未来的争论，势必贡献颇多。

（苏静静 译）

参考书目

BERRIDGE, VIRGINIA, 'History Matters? History's Role in Health Policy Making', *Medical History*, 52 (2008), 311–26.

BYNUM, W. F., and ROY PORTER (eds), *Companion Encyclopedia of the History of Medicine* (London/New York: Routledge, 1992).

COOTER, ROGER, 'After Death/After-"Life": The SocialHistory of Medicine in Post-Postmodernity', *Social History of Medicine*, 20 (2007), 441–64.

———, and JOHN PICKSTONE (eds), *Medicine in the Twentieth Century* (Amsterdam: Harwood Academic, 2000).

EVANS, RICHARD J., *In Defence of History* (London: Granta Books, 1997).

HUISMAN, FRANK, and JOHN HARLEY WARNER (eds), *Locating Medical History: The Stories and Their Meanings* (Baltimore: Johns Hopkins University Press, 2004).

HUTCHINSON, JOHN F., 'Historical Method and the Social History of Medicine', *Medical History*, 17 (1973), 423–8.

JORDANOVA, LUDMILLA, 'The Social Construction of Medical Knowledge', *Social History of Medicine*, 8 (1995), 361–81.

MCKEOWN, THOMAS, 'A Sociological Approach to the History of Medicine', *Medical History*, 14 (1970), 342–51.

PORTER, DOROTHY, 'The Mission of Social History of Medicine: An Historical Overview', *Social History of Medicine*, 8 (1995), 345–59.

PLUMB, J. H., *The Death of the Past* (London: Macmillan, 1969).

WOODS, ROBERT, 'Medical and Demographic History: Inseparable?', *Social History of Medicine*, 20 (2007), 483–503.

注释

(1.) W. F. Bynum and Roy Porter (eds), *Companion Encyclopedia of the History of Medicine* (London/New York: Routledge, 1992).

(2.) Roy Porter and W. F. Bynum, 'The Art and Science of Medicine', in Bynum and Porter (eds), *Companion Encyclopedia*, 3–11.

(3.) For examples of broader studies, see: Lawrence I. Conrad, Michael Neve, Vivian Nutton, Roy Porter, and Andrew Wear, *The Western Medical Tradition: 800 BC to AD 1800* (Cambridge: Cambridge University Press, 1995); Roy Porter, *The Greatest Benefit to Mankind: A Medical History of Humanity from Antiquity to the Present* (London: HarperCollins, 1997); Jacalyn Duffin, *History of Medicine: A Scandalously Short*

Introduction (Toronto: University of Toronto Press, 1999); John Pickstone, *Ways of Knowing: A New History of Science, Technology and Medicine* (Manchester: Manchester University Press, 2000); John Burnham, *What is Medical History?* (Cambridge: Polity Press, 2005); W. F. Bynum, Anne Hardy, Stephen Jacyna, Christopher Lawrence, and E. M. Tansey, *The Western Medical Tradition 1800–2000* (Cambridge: Cambridge University Press, 2006).

(4.) Roger Cooter and John Pickstone, 'Introduction', in *eidem* (eds), *Medicine in the Twentieth Century* (Amsterdam: Harwood Academic, 2000), xiii–xix.

(5.) Frank Huisman and John Harley Warner, 'Medical histories', in Frank Huisman and John Harley Warner (eds), *Locating Medical History: The Stories and Their Meanings* (Baltimore: Johns Hopkins University Press, 2004), 1–30.

(6.) Dorothy Porter, 'The Mission of Social History of Medicine: An Historical Overview', *Social History of Medicine*, 8 (1995), 345–59.

(7.) Huisman and Warner, 'Medical Histories', 11.

(8.) Thomas McKeown, 'A Sociological Approach to the History of Medicine', *Medical History*, 14 (1970), 342–51.

(9.) Ibid. 351.

(10.) John F. Hutchinson, 'Historical Method and the Social History of Medicine', *Medical History*, 17 (1973), 423-8.

(11.) Ibid. 424.

(12.) Ibid. 427.

(13.) 'Dr. Thomas McKeown Replied to Dr. Hutchinson's Comments as Follows', *Medical History*, 17 (1973), 428-31.

(14.) J. H. Plumb, *The Death of the Past* (London: Macmillan, 1969), 11-17.

(15.) Ibid. 16-17.

(16.) E. H. Carr, *What is History?* (London: Macmillan, 1961), 24.

(17.) Richard J. Evans, *In Defence of History* (London: Granta Books, 1997), 3-9.

(18.) Porter, 'The Mission of Social History of Medicine'.

(19.) James L. Halliday, *Psychosocial Medicine: A Study of the Sick Society* (London: William Heinemann, 1949); Dorothy Porter, 'Changing Disciplines: John Ryle and the Making of Social Medicine in Britain in the 1940s,' *History of Science*, 30 (1992), 137-64.

(20.) George Rosen, 'Social Stress and Mental Disease from the Eighteenth Century to the Present: Some Origins of Social Psychiatry', *Millbank Memorial Fund Quarterly*, 37 (1959), 5-32; Matthew Smith, 'Psychiatry Limited: Hyperactivity and the Evolution of American Psychiatry, 1957-1980', *Social History of Medicine*, 21 (2008), 541-59.

(21.) Quoted in Porter, 'The Mission of Social History of Medicine', 346.

(22.) Ibid. 352-3.

(23.) The thrust of Webster's presidential address is quoted in ibid. 351.

(24.) Arthur Marwick, *The Nature of History*, 3rd edn (Basingstoke: Macmillan, 1989), 21.

(25.) Ludmilla Jordanova, 'The Social Construction of Medical Knowledge', *Social History of Medicine*, 8 (1995), 361-81.

(26.) Andrew Wear (ed.), *Medicine in Society* (Cambridge: Cambridge University Press, 1992), 1.

(27.) Ludmilla Jordanova, 'Has the Social History of Medicine Come of Age?', *The Historical Journal*, 36 (1993), 437-49. See also David Harley, 'Rhetoric and the Social Construction of Sickness and Healing', *Social History of Medicine*, 12 (1999), 407-35.

(28.) Jordanova, 'The Social Construction of Medical Knowledge'.

(29.) Paolo Palladino, 'Medicine Yesterday, Today, and Tomorrow', *Social History of*

Medicine, 14 (2001), 539–51.

(30.) Rhodri Hayward, 'Review Article: "Much Exaggerated": The End of the History of Medicine', *Journal of Contemporary History*, 40 (2005), 167–78.

(31.) Roger Cooter, 'After Death/After-"Life": The Social History of Medicine in Post-postmodernity', *Social History of Medicine*, 20 (2007), 441–64.

(32.) Ibid. 444–5, 455–7.

(33.) Jonathan Toms, 'So What? A Reply to Roger Cooter's "After Death/After-'Life': The Social History of Medicine in Post-Postmodernity"', *Social History of Medicine*, 22 (2009), 609–15.

(34.) Evans, *In Defence of History*, 9.

(35.) For a recent expression of this position, see British Academy, *Past Present and Future: The Public Value of the Humanities and Social Sciences* (London: British Academy, 2010).

(36.) Virginia Berridge, 'History Matters? History's Role in Health Policy Making', *Medical History*, 52 (2008), 311–26.

(37.) Philip van der Eijk, 'Medicine and Health in the Graeco-Roman World', Chapter 2 in this volume.

(38.) Rhodri Hayward, 'Medicine and the Mind', Chapter 29 in this volume.

(39.) Susannah Ottaway, 'Medicine and Old Age', Chapter 19 in this volume.

(40.) Virginia Berridge and Philip Strong, 'AIDS and the Relevance of History', *Social History of Medicine*, 4 (1991), 129–38.

(41.) Virginia Berridge, *Marketing Health: Smoking and the Discourse of Public Health in Britain, 1945–2000* (Oxford: Oxford University Press, 2007); *eadem*, 'History matters?'.

(42.) John Tosh, *Why History Matters* (London: Palgrave Macmillan, 2008), cited in Simon Szreter, 'History, Policy and the Social History of Medicine', *Social History of Medicine*, 22 (2009), 235–44.

(43.) George Rosen, 'The Place of History in Medical Education', *Bulletin of the History of Medicine*, 22 (1948), 594–629; Brian Dolan, 'History, Medical Humanities and Medical Education', *Social History of Medicine*, 23 (2010), 393–405.

(44.) Szreter, 'History, Policy and the Social History of Medicine', 240.

(45.) Christopher Sellers, 'Health, Work, and Environment: A Hippocratic Turn in Medical History', Chapter 25 and Martin Gorsky, 'The Political Economy of Health Care in the Nineteenth and Twentieth Centuries', Chapter 24, both in this volume.

(46.) Simon Szreter, 'The Importance of Social Intervention in Britain's Mortality Decline *c*.1850–1914: A Re-interpretation of the Role of Public Health', *Social History of Medicine*, 1 (1988), 1–37; Richard M. Smith, 'Demography and Medicine', in Bynum and Porter (eds), *Companion Encyclopaedia of the History of Medicine*, 1663–92; Simon Szreter, *Fertility, Class and Gender in Britain, 1860–1940* (Cambridge: Cambridge University Press, 1996), Andrew Cliff, Peter Haggett, and Matthew Smallman-Raynor,

Deciphering Global Epidemics: Analytical Approaches to the Disease Records of World Cities (Cambridge: Cambridge University Press, 1998); James C. Riley, *Rising Life Expectancy: A Global History* (Cambridge: Cambridge University Press, 2001).

(47.) Thomas McKeown, R. G. Record, and R. D. Turner, 'An Interpretation of the Decline of Mortality in England and Wales during the Twentieth Century', *Population Studies*, 29 (1975), 391–422: Thomas McKeown, *The Modern Rise of Population* (London: Edward Arnold, 1976); *idem*, 'Fertility, Mortality and Causes of Death: An Examination of Issues Related to the Modern Rise of Population', *Population Studies*, 32 (1978), 535–42.

(48.) Robert Woods, 'Medical and Demographic History: Inseparable?', *Social History of Medicine*, 20 (2007), 483–503.

(49.) See Christopher Hamlin, 'Public Health', Chapter 23; Sanjoy Bhattacharya, 'Global and Local Histories of Medicine: Interpretative Challenges and Future Possibilities', Chapter 8; and Vivienne Lo and Michael Stanley-Baker, 'Chinese Medicine', Chapter 9, all in this volume.

(50.) William Faulkner, *Requiemfor a Nun* (London: Chatto and Windus, 1953), 85.

(51.) Dolan, 'History, Medical Humanities and Medical Education'.

(52.) Huisman and Warner, 'Medical Histories', 3; Mark Jackson, 'Review Article: Disease and Diversity in History', *Social History of Medicine*, 15 (2002), 323–40.

(53.) Ilana Löwy, 'The Social History of Medicine: Beyond the Local', *Social History of Medicine*, 20 (2007), 465–81.

第一部分

编 年 史

第二章

古希腊罗马时代的医学与健康

菲利普·范德·艾克 (Philip van der Eijk)

古希腊-罗马医学在医学史的总论中一直占有稳固的地位，通常位于开篇。这不仅反映了其在时间顺序上的优先，也体现了古代医学在某种程度上是西方医学传统的基础或摇篮。在这里，"医学之父"希波克拉底和"内科医生王子"盖伦的知识遗产不断被传承，留下了二位先哲深刻的个人印记。从这个角度来看，古希腊-罗马医学不仅在时间上是"古典的"，而这个说法在范式上讲也是如此。《希波克拉底誓言》对医生提出了较高的道德标准，为医学伦理奠定了基础。希波克拉底的《流行病学篇》是基于对实地观测的精心记录，堪称临床病史的典范。希波克拉底的《论圣病》（*On the Sacred*）对迄今为止被认为是神圣和超自然的现象进行了先进的、理性的、自然的解释。盖伦在解剖学和药理学方面的实验研究，以及他个人对人体的系统性理论和对逻辑学严谨性的坚持，建立起了一个把理想的实际观察和严密的推理方法相结合的理想方法。因此，希波克拉底和盖伦的著作一直到19世纪（甚至在某些地方持续的时间更长）仍然在医学理论、教学和实践方面具有影响力，这丝毫不令人感到奇怪。医生们著书立说的标准版本是在这段时间被出版的，今天仍在学术界被使用。这并非巧合，从1839年起，法国医师埃米尔·利特雷（Emile Littré）出版了十卷本的《希波克拉底全集》（*Oeuvres Completes D'hippocrate*）。19世纪初，德国医生卡尔·格特洛布·库恩（Karl Gottlob Kühn）整理编纂了22卷本的《盖伦全集》（*Opera Omnia*）。

这种观念如此持久的原因之一是，希腊-罗马医学曾经是两派学生的领域，每派学生都有自己的理由珍视这一被理想化的领域。一方面是古典主义者。对于他们而言，希腊医学的兴起是希腊"奇迹"的一部分，所谓的希腊奇迹是指公元前5世纪希腊文明、理性和伦理思想的突然崛起，《希波克拉底文集》等文献为证明古典文明研究对当今现实世界的重要意义提供了有力的支持。另一方面，也有些医生（通常是退休的医生），他们曾接受了古典语言的出色培训（可以追溯到学生时代），他们认为自己的医疗实践承袭自悠久而古老的传统，其血统可以追溯到古希腊时代。然而，在过去的几十年中，有许多新的进展，使得希腊 - 罗马医学与医学史的关系变得不那么直接。这些进展构成了本章的分析重点。

古代医学编史学进路的变化

显然，全球化、替代医学的出现以及当今医学世界中医学传统的多元化，都对早期希腊中心论的编史学进路提出了质疑，并对希腊医学在历代医学生和大众心目中的特权地位提出了质疑。有人认为，与其他"传统"体系（如阿育吠陀医学或中国传统医学）相比，在今天，古希腊 - 罗马医学对于今天的治疗实践可能是影响力最小的一种，或者至少是影响最不明显的体系，那么为什么医学史译著要从古希腊开始讲起呢？

随着医学史发展成为一门学科，特别是医学史领域中社会和文化进路的兴起，使古希腊 - 罗马医学的学生们意识到语境化研究可以给这一主题带来的好处。但这并非易事。希腊和拉丁医学文本（有时现存的只有阿拉伯语和叙利亚语版本）作为主要的证据，是技术性的，其研究极其困难且耗时，需要高度专业化的技能。这些文本中的大多数仅保存在中世纪的手稿中，意味着在写成后几个世纪的传播阶段，在人工抄写过程中，均会出现潜在的改变和错误。研究文本的传输过程，需要进行艰苦的收集、解密和对不同文本版本进行比对。"某个"文本的构成（通常只是作者的近似假设）本身就是一个独立的领域，通常不会为情景化的、社会的或文化的观点留出余地。因此，长期以来，对希腊 - 罗马医学的专业研究一直被所谓的"语言学范式"支配，这种学术话语专注于讨论手稿的传统、文本变体、同一文本的不同版本、来源、影响，"师承关系"、文本层次以及某个术语的语义。除了一些例外，这种范式也并不鼓励学者超越文本，它给人的印象是古代医学史是一个"文字的世界"，是一个医学文本的作者互相阅读和回应、接纳彼此的观点、撰写文章、互相发表评注的文本结构和互文网络，而没有过多地考虑这些文本可能发挥的作用或它们可能反映的世界。此外，如若没有足够的拉丁语或希腊语基础，缺乏技巧，无法解释过于复杂的文本和语言学学术成果，这种方法会使越来越多的学者和学生无法涉足该学科。长期以来，这一直阻碍着古代医学的学生们与从事近现代医学史或非西方医学史的历史学家开展对话。

在过去的几十年中，古典医学（在某种程度上，还包括中世纪医学）学生和近现代史（或非西方世界史）学生之间的鸿沟已大大缩小，但仍有一段的路要走，且绝非是一蹴而就的。除了可及性问题外，古希腊罗马时期的文献资源有限且零散，并且由于证据匮乏，对于近现代史学家的研究问题（如社会人口问题、与患者视角相关的问题）提供的答案很大程度上也只是假设性的。此外，当在对不同的时间框架之间进行比较时，或者用"卫生保健制度""医学化"等术语来描述 1700 年之前的时代时，有时给人一种时代错误甚至业余的感觉。尽管如此，该学科已经进行了许多成功的尝试来弥合鸿沟，并将很多议题向更多的学者开放。几乎所有版本的希腊或拉丁医学文本都有现代语言的翻译版本，通过专著和期刊文章的发表，非古典学的读者亦可参与。此外，许多学者一直试图将古希腊 - 罗马医学的研究与后期的发展建立起更加紧密的联系，或者将它们与世界不同地区的医学和科学发展进行比较。各学科之间也开始了合作，包括生物考古学和医学科学，这是令人振奋的，虽然医学史的社会和文化进路的出现最初导致了医学被边缘化，但现在人们越来越重新意识到其社会文化进路确实具有贡献性。

长期以来"理性"被认为是使希腊医学与众不同、独树一帜的标志，然而，最近该领域的进展发现，"理性"已不再被视为古希腊医学最有趣的方面或最有研究价值的理由。过去人们一直将希腊"理性"医学的出现，视为理性对抗迷信的胜利，但是现在这一执念远没有 20 世纪中叶那般强烈，显然，这种观点是受到医学编史学中的进步主义范式的驱动，或者更广泛地说，是受到西方社会世俗主义的驱动。相比之下，现在人们对希腊医学的"非理性"面有了更充分的认识，不仅包括宗教、治疗性崇拜和魔法的作用、"世俗"医学出现后持续发挥的重要作用，还包括大部分希腊"科学"深谙的宗教本质。盖伦认为人身体的设计是源于神圣的、上天的目的，这是柏拉图和亚里士多德观点的延续，或是赫洛菲勒斯（Herophilus）所谓药物是"上帝之手"的观点。这表明，希腊医生没有让神或神录在理论和实践中发挥太多明确的作用。但该现象不应被解释为宗教信仰的减少，更不用说作为无神论了。我们对于希腊医学理论中思辨的和理性上不自洽的部分，逐渐有了越来越多的认识，例如数字象征主义在希腊胚胎学和危象学说中的作用。许多希腊生理学思想（例如体液论）的基础其实是不加批判的假设，很少存在确凿的实证证据。进一步来说，与巴比伦医学和埃及医学相比较，希腊医学与毗邻的近东医学（通常被贬低为"非理性的"和"迷信的"）拥有超出学者过去的想象的共同点。最后，并不意外的是，在后现代主义思潮中，学术界对希腊罗马世界中理性的多元性和不同的思考方式变得更为敏感。其推理方式的逻辑合理性并不直观或存在争议，如隐喻、类比和其他"对应"关系在希腊科学思想中的作用；或者某个子学科存在纯属幻想的特性，如占星医学、炼金术和药理学的特定方面。

这些发展与"医学史是什么"这一更为广泛的问题相关，换言之，它与医学"科学"的历史有关。为了避免使用"医学科学史"这一词汇，在 1900 年之前，曾使用"知识医学史""医学思想史""医学理念史"或"医学探究史"等相同意义的词汇，或更广泛的"人类应对疾病史"和相关现象（如疼痛、年老、死亡）的历史性词汇。长期以来，医学史的"思想史"（intellectualist）视角一直在各类叙事中占据主导地位，以致几乎所有的注意力都放在了医学观念、医学哲学和医学论领域，以及那些被认为是现代医学知识前体的早期医学知识领域。在过去，它导致了医学史强调了对成就、发现、进步和进展的记录，而忽视或边缘化了对非理性、迷信、失败和挫折（或所谓的挫折）的记录。

对古代医学史的研究兴趣最初是由将希腊医学视为目的论发展的基础和起点的愿望所激发的，这种目的论发展在我们今天所熟悉的生物医学中达到了顶点。最近，基于不同的前提，希腊医学的思想史研究从古代哲学研究中得到了进一步的提升，人们对盖伦、狄奥克莱斯（Diocles）以及伊雷西斯垂都斯（Erasistratus）等医学家以及这些医学家的哲学思想贡献产生了兴趣，特别是其关于医学的方法论、认识论和伦理学以及诸如身心交互作用等特定领域。然而，这种"思想史"话语也出现了变化，在早期历史研究中，会认为希腊医学的"哲学"和"理论"方面对"实证"医学的发展构成了"认识论上的障碍"，而现在的主流观点是，理论与经验是相互交织的，不可能将两者截然分开。从更广泛的意义上讲，学界是推崇古代世界中医学与哲学之间密切的互动的，这种观点由来已久，并且在最近导致了不同"学科"之间的界限变得模糊。这反映了智识史、思想史逐渐普遍的趋势，以及广义上的科学社会史、科学建制史以及科学知识社会学中，观念、智识的进程甚至整个智识"学科"的语境化和历史化，并且部分通过参考社会和文化因素来解释具体思想的产生、传播和确立。

然而，医学史的定义现在变得愈加宽泛，包括对过去的疾病、人类苦难和疾病的历史以及个人和社会团体对疾病的不同应对的研究。这种"应对"可以反映在有关疾病和身体的观念和理论上，也体现在相应的治疗实践上。然而，正如医学人类学、卫生保健社会学和医学比较史所表述的那样，这种信念和实践会有多种不同的呈现形式，受不同的社会、文化和制度影响。而我们所称的"医学"，或者实际上是医学"科学"（或试图保持这一特性），只是多种应对中的一种，这种应对的多样性始自个体经验的层面（特定社会中个人或群体所体验到的疼痛、疾病、残疾或不适，这是因人而异的）。如果从人们如何理解、概念化、命名、标签化、分类和系统化疾病体验的层面来看，这种多样性则更为丰富。当讨论人们如何处理这些体验时，多样性就更加复杂了（从治疗、治愈、抵抗、幻化和仪式化病理现象到适应、接受、合理化、放弃抵抗甚至欢迎他们进入自己的"世界观"而言）。这些不同的反应可能采取不同的社会和文化形式，在西方医学传统中我们所熟悉的制度化医疗只是其中之一，此外还有很多，例如寺庙医学、医治崇拜、家庭或宗族习俗以及宗教团体。

21世纪，很多医学史学家的措辞反映了这种对疾病态度多元化的学术意识，在提及更远的医学史时，他们变得越来越谨慎，他们更喜欢称之为"治疗者"和"治疗干预"，而不是"医生"或"医学"，因为后者隐含了西方生物医学的倾向。这也对古希腊罗马时代的健康和疾病研究产生了重要的影响，促进古代医学的古典主义者和历史学家重新思考研究希腊和罗马医学的原因和方法。对希腊医学研究的主要原因不再是其中"奇迹"的一部分，甚至也不仅仅因为它对"西方医学传统"的形成产生影响（尽管后一点仍然很重要），而是因为希腊人和罗马人对健康和疾病的态度和理解反映了希腊和罗马思想理念、道德价值观以及社会和文化历史的信息之源。的确，这是古代医学在英国越来越多的大学中，古典学和古代史学位课程将古代医学史列为选修课的原因之一。但同时，希腊中心主义时代已经结束，早期的古典学者和医学史学家倾向于将某些对疾病的"反应"优先于其他反应，例如希腊的"理性"反应优先于巴比伦人或埃及人的"非理性""前理性"或"巫术"的反应。利用与当代医学标准的近似程度评价对疾病的反应，这种倾向已经在很大程度上被摒弃了。

医学史现在还关注到健康的议题，包括躯体健康、心理健康以及相关主题，例如生活方式、生活质量、幸福、健身和"生活积极"程度。这种研究兴趣不仅与关心过去的（自然、环境以及人为干预带来的）生活状况有关，还涉及健康经验、理解和定义，这些经验、理解和定义随着时间以及与其他社会价值的关系而不断变化。就像疾病一样，"健康"不再是一个不证自明的单一概念，对这一概念存在着不同的理解，有时甚至是相互不一致的理解，即从没有疾病（无论如何定义）到幸福以及心理或灵魂的健康。因此，医学史学家对历史上人们如何体验或理解健康，如何能够在私人和公共场域维持、管理、控制和增进健康，以及如何定义"身体"和"精神"健康的兴趣日益浓厚。这种视角也被应用到古代世界，对于大多数古希腊和古罗马医学著作的作者，以及他们的读者而言，这是完全恰当的。在医生的业务内容中，维护健康、促进健康与疾病的治疗一样重要，他们极其详细地界定了何为健康并明确了其要求。现存的证据表明，在公元前 5 世纪—前 4 世纪，健康（health，hugieia）成为希腊医学作家和哲学家最关心的主题，健康研究（ta hugieina）针对个体或社会特定群体的健康，作为一门学科开始兴起。众所周知，希腊的"diaita"（摄生法）概念囊括了与身体照护有关的所有内容以及我们现在所说的"生活方式"，并且对提高"生活质量"的关注丝毫不亚于疾病的预防。研读希腊医学文献，可以得出一种与近现代医学史研究相互印证的观点，即"健康"和"疾病"并不是绝对严格划分开的概念，而是一个与个人、社会、环境状况相关的概念。同样，医学史学家最近对诸如"身体""残疾"和"衰老"等主题的兴趣，也启发了对希腊语和拉丁语文本的比较研究，包括医学和非医学的文本，这些主题在这类研究中有着强烈的存在感，虽然这些话题在古代的论述并不总是完全与现代相匹配的。

这些发展的结果是，古代医学史学中对思想史的倚重并没有完全消失。这是无法想象的，因为大多数证据所代表的是古代社会中一小部分上层知识分子的思想和信仰，且已或这样那样地被修改。早期的实证主义、进步主义、现在论和目的论的观点已被更为中立的"智识史"进路所取代，这一进路最主要的兴趣点并不是在于，相对我们自身观念而言，特定医学概念是否真实、有趣、有影响力或是重要，是否或已经"证明了它的价值"，而是在于思想本身，思想的产生方式，如何发展、交流和被接受的过程，以及这些过程与所处历史背景是如何相互作用的。因此，古代医学的智识史已成为古代世界更广泛的文化历史中的一部分，将健康和疾病观念语境化。研究其如何产生和发挥作用，如何获得认可，如何把医学作为一种职业、一门科学和（或）艺术，抑或是作为建立在理论之上的治疗实践有哪些依据。该研究议程还涉及医学与其他学科和专业知识领域（例如哲学、宗教和法律）之间不断变化的关系，随之而来的是权威、正统、多元化、问责制和创新等问题以及医学专业知识的主张与其他社会和文化权威领域的主张之间的辩论。

此外，研究者对古希腊罗马时代时，人们对健康和疾病领域的"非科学"或"非知识分子"反应也越来越感兴趣。对古代宗教治疗实践的研究激增，涉及巫术、民间疗法、邪教迷信和神灵启示仪式。随之而来的是人们对"日常生活"医学的兴趣日益浓厚，尤其是从患者的角度而言，人们对古代世界中的性别和"身体"的研究也已小有规模。对非文字证据也予以了越来越多的重视，例如石刻、纸草书和物质文化。对古代世界的健康与疾病的生物考古学研究不仅包括医疗器械、提供医疗保健的结构和场所、人体和营养的残留物以及生活状况（社会状况和自然条件），还包括使用物质文化来推演隐含的医学信仰和价值观，例如丧葬习俗。

这使我们在古代医学研究方面有了进一步的发展，我们逐渐认识到圣徒化（canonization）塑造了我们看待古代医学世界的视角。相对而言，虽然医学文本保存的范围远远大于其他科学研究领域，古代医学的现存书面证据数量是相当可观的，但留存下来的医学文献仅是当时所存在医学文献的一小部分，因此，我们对古代世界的医学观念和医学实践有了一种非常有选择性且有可能被扭曲的看法。这种选择过程早在古代就已开始，且塑造了后来的看法。因此，在医学著作中，希波克拉底和盖伦的名字吸引了几乎所有人的注意力。虽然几十年来，很多人认为这是理所当然的，但学者们已经意识到这只是圣徒化过程（和历史学表述）的结果。这一过程起步很早（可能早在公元前3世纪初），以希波克拉底为例，有大量医学论著（很明显是由许多不同作者撰写而成的）的作者的知识领域、所处地区和历史时期各不相同，但他们撰写的论文都打着杰出的医生和医学教育家——希波克拉底的名号。《希波克拉底文集》随着时间的推移不断累积，成为医学文献的经典，不断被复制，以用于医学的学习和教学，并且影响着同时期的其他医学文献。希腊和罗马记录下了希波克拉底及其对治疗疾病和保持健康的具体方法，涌现出了大量的传记、史志和哲学家论述集，为这一过程提供了支持。至于盖伦，很大程度上是由于盖伦自身就在贬低其他医生，以确保自己的作品传世。盖伦的许多著作得以幸存，而其他医生的作品被边缘化，这导致近古时期大部分医学被贴上了"盖伦主义"（Galenism）的标签。这两个医学文集对其他的文献影响十分巨大，以至于许多文献经常被大而化之地套上"希波克拉底式的"或"盖伦式的"帽子，有时甚至到了毫无意义的地步。直到最近，这种巨大的影响才被正视，现在，人们越来越认识到"非希波克拉底的"医学文献的存在和贡献，其中包括其他医生的著作，例如狄奥克莱斯（Diocles）、普拉克萨哥拉斯

（Praxagoras）、赫洛菲勒斯（Herophilus）、埃拉西斯特拉图斯（Erasistratus）、赫亚克里德斯（Heraclides）以及其他对医学感兴趣的"哲学家"（例如柏拉图和亚里士多德）的贡献。事实上，并非所有近古医学都是"盖伦主义的"。此外，如上所述，也存在着医学纸草书、碑刻和物质文化等海量的证据。纸草书通常反映了普通人日常生活中的健康和疾病问题。

此外，长期以来，古代医学的研究一直受到古希腊罗马世界文化其他领域类似经典著作的影响，这其中，人们最关注的是公元前 5 世纪和公元前 4 世纪希腊的"经典"著作以及公元前 1 世纪和公元 1 世纪罗马的"经典"著作，大多数其他作品均被视为"次等"或古罗马"衰落"的证据。总体而言，直到 19 世纪末，从事古典研究的学者们才开始认真对待"希腊化时期"的政治和文化成就，而古罗马或罗马帝国时期得到正视的时间甚至更晚。有关希腊化时期和罗马帝国时期的医学史研究中，也存在类似的变化，对它们的了解很少会超越某些重大"突破"，例如，希腊化的亚历山大里亚（这里允许进行人体解剖和活体解剖）的医生赫洛菲勒斯和埃拉西斯特拉图斯发现了神经系统；脉搏理论的建立；盖伦的解剖学和生理学理论。同样的，当这些医学作者的研究变得更为历史化时，应当将他们贡献所处的政治、社会和文化背景一同予以审视。因此，当对盖伦进行研究时，越来越多地应当是将他作为罗马社会自诩为知识分子的代表，分析其与公元 2 世纪罗马的社会文化生活的关系，并将其作为了解当时社会文化生活的资料来源。古代医学史现已不再只研究盖伦，学术界经典研究已显著转向了"近古时代"，长期以来，学界一直认为这一时期的医学与大多数学术活动一样，是停滞不前的，没有任何创新的，但如今，学术界对公元 4—5 世纪医学家们带来的变化和发展给予了越来越高的评价。

对"后古典"时代的这种重新评估进一步导致人们越来越关注"文化认同"在希腊和罗马世界医学思想和实践中的作用。因此，"罗马"医学作为历史学、编史学、医学人类学范畴，在一定程度上可以与"希腊"医学进行比较，并受到学界广泛的关注。这些概念的使用当然具有历史合理性，因为"希腊"医学在罗马引入的过程中，正是使用了这些概念，在罗马，希腊医学与不同的健康观和疾病观、治疗实践和各种形式的社会组织产生了碰撞。老普林尼（Pliny the Elder）和塞尔苏斯（Celsus）等作家有时确实会自诩自己的医学思想和文化背景为"罗马的"，然而，这种区分在某种程度上是人为的，并且由于确定散在的"罗马"元素在很大程度上需要依赖于先前希腊传统，这种区分常常是有问题的。同样的，在罗马帝国广阔的领土上，人们对健康和疾病的态度和反应是十分多元的，其意涵远远超过划分为"希腊"医学和"罗马"医学，或者"希腊—罗马"医学和"本土"医学的分类法，更不用说，随着"基督教"对健康和疾病的信仰和态度的明显发展，早期基督教对"异教徒"治疗方法也存在逐渐侵蚀和吸收的过程。进一步研究罗马各省提供的医疗服务，可能会得出一幅更为细致的画面（如果资料允许）。

即使是这样，这一发展也使人们对罗马医学家的工作进一步产生了新的兴趣，例如塞尔苏斯（公元 1 世纪）或凯利乌斯·奥雷利亚努斯（Caelius Aurelianus，可能是公元 5 世纪），过往学界研究这些作家，是认为他们的作品反映、传播或"翻译"了早期的希腊文献，但事实证明，这些作品中也包含了他们自己的声音。他们使用和协助创造的语言是一个独特的要素，因此，人们对"医学拉丁语"（包括术语和话语）的形成和发展进行了许多研究，并对过去被视为只负责翻译或编纂的作者所做的积极、原创贡献进行了研究。

多元化与能力

　　上面概述的发展的最终结果是，学术界现在对古代医学的多元性和多面性有了更强烈的认识，并对它的多元性和统一性同样重视。这种多元性的一个突出例子是——体液理论。著名的四体液学说（血液、黏液、黄胆汁和黑胆汁）最早出现在《希波克拉底文集》中的"论人的自然性质"（约公元前 400 年）中，一直被认为是整个古代被普遍接受的、成为大多数医学理论的基础，至今仍然被认为是希腊 - 罗马医学的重要特征之一。然而，四体液理论在最初被提出时，只是众多生理学说中的一种，其具体来历也尚不明晰，这一理论在当时并没有我们所想象的那样受人尊敬。早在公元前 5 世纪（希波克拉底文集出现的时期），就出现了许多不同的生理学理论，分别提出了不同的体液，并认为它们具有不同的作用、功能、位置和运动。因此，在希波克拉底的一些病理学著作中，胆汁和黏液经常扮演致病因子的角色，而不是构成体质的自然组成。在亚里士多德生理学中，黏液、黄胆汁和黑胆汁与其他废物一起被归为营养的"残渣"，没有任何作用，如果处理不当，可能对健康有害；在柏拉图的《蒂迈欧篇》（*Timaeus*）中，再次出现了有关论述，黑胆汁的类别被进一步的细分。然而，一些医学思想学派，尤其是埃拉吉斯塔特（Erasistratus）、阿斯克雷庇阿德（Asclepiades）和方法论者，完全没有采用体液理论。四体液理论的经典化、随后在古代晚期和中世纪早期的思想中的标准化（当它与四种"气质"理论，多血质、黏液质、胆汁质和抑郁质联系在一起时）在很大程度上是由于盖伦在公元 2 世纪将其提升为权威的作用，从而有效、有力地消灭或边缘化了其他竞争理论。

　　多元化不仅涉及关于健康和疾病的观念和学说，而且涉及权威和专业化问题。在一个群体或社会中，谁拥有足够的能力、技能和权威，来决定什么是健康、什么是疾病，标准在哪里以及标准如何应用和授权，是存在分歧或冲突的。至于一个人是健康还是患病的，由谁来决定，谁拥有权威，是医生还是患者、个体还是社会、医学还是哲学、是主观的经验还是客观的"科学"定义等以及应当采取何种措施治疗病人或预防疾病亦是如此，古希腊著名的竞争环境呈现多元视角，这是任何其他古代文明所无法比拟的。

　　我们可以从《希波克拉底文集》中争论性的篇章中初步了解到对这种在健康和疾病领域中能力的争夺。因此，《论神圣病》（*On the Sacred Disease*，约公元前 425 年）不仅批评了关于疾病的巫术信仰和习俗，而且有趣的是，它使疾病（nosos）——特别是我们所说的精神疾病——脱离了宗教和道德的辖域：作者认为，不是因为某个人做错了什么，得罪了神录或伤害了其他人而得了癫痫，而是因为这个人的大脑有问题。癫痫不是痒气，不是由某种道德、宗教或礼拜方面的罪行引起的污染，不能通过宗教或仪式实践加以纠正，而是具有自然和原因的自然现象（phusis kai prophasis），并且可以通过饮食治愈。

在希波克拉底的《论摄生法》（公元前 4 世纪初）中，对医学作家在健康领域的能力范围，有着类似的辩论，通过把人的梦和占卜区分开来，界定了医学预后的分野（译注：摄生篇最后 10 条是关于梦，后人多把这部分单独命名为《论梦》）。梦境预兆了即将来临的疾病，作者们认为以此基础对相应的健康挑战预防性地采取应对措施（由预后饮食师巧妙地加以区分），有别于占卜师根据宗教指示而采取的措施。但是，古代文献中也发现了相反的情况，其中也保留了巫医（miracle healer）们与之相反的论述，例如：生活在前苏格拉底时代的哲学家恩培多克勒（Empedocles）（有时被认为是《希波克拉底文集》作者未言明的辩论对象）就对当时的医生不能解释一名停止呼吸 30 天的妇女何以复活，或不能处理西西里小镇塞利农特（Selinunte）瘟疫而感到羞愧。

流行病是在整个所谓"希腊理性时代"一直存在争议的领域之一。在相当长的时期内，古希腊人在思考健康与疾病时，总是会将个人的健康或疾病与其周围环境的健康或疾病联系在一起。这种关联可以朝两个方向发展：按照"原始"（archaic）或前"希波克拉底"范式，一个城市的疾病可能是由于某个居民（如俄狄浦斯所见证的）的不虔诚所导致的，健康的维持或恢复则是所有居民和统治者的正义和智慧的结果。然而，因果关系也可以颠倒过来：健康或疾病状况可被视为由健康或不健康的环境因素所致的。这就是希波克拉底《论流行病》（*Epidemics*）中所说的"katastasis"，即某个地方在某个定时期或季节的健康状态，这种状态是由气候和其他因素所决定的。在这里，我们找到历史上最早的所谓"人口统计学"医学史的尝试，即根据具体的年龄、性别、职业和背景等社会因素来描述健康和疾病的集体经历。

精神健康、疾病和残疾

一边是传统的宗教解释方式始终强势，一边是世俗的解释，希腊医学、哲学、文学和宗教的主张亦颇有说服力，若从二者的争论和有关权威的竞争而言，人类健康不论哪个方面都无法与精神健康相提并论。学术界对希腊世界多元反应的认识与精神病（或者说精神病范围的界定）的史学研究发展是并行的。首先从定义开始："精神疾病"的概念，以及精神健康和躯体健康，精神疾病与躯体疾病之间的分野存在争议或至少有不同的理解。例如，在希腊悲剧中，很常见到疯癫的刻画，并且通常归因于对神圣力量的冒犯或愤怒，精神问题的标准术语是"nosos"，即"疾病"，但没有明确说明受累的部位。在欧里庇得斯（Euripides）和索福克勒斯（Sophocles）的剧本中，各类精神问题之间似乎不存在明显的区别，如赫拉克勒斯（Heracles）的精神狂热，菲罗克忒忒斯（Philoctetes）神秘的慢性病或淮德拉（Phaedra）的相思病。它们都是与神有关的病痛，只有神能够治愈（假若可能治愈的话）。至于草药（例如菲罗克忒忒斯的疾病），似乎只能舒缓和缓解疼痛，而不能将其治愈。

在被冠以希波克拉底之名的医学文集中，是否存在精神疾病的概念是个问题。当然，他们描述了心理功能的紊乱，也拥有丰富的词汇用以描述这一领域，其中许多词汇直到最近仍具有影响力。但是，并没有独立的精神健康或精神疾病这一类别。躁狂、谵妄或抑郁症等一系列病症被归因于躯体因素，比如胆汁或黏液，相应地，治疗的实施也是完全根据躯体因素来进行的。精神健康也是如此。因此，《论神圣病》的作者讨论了各种不同形式的疯癫是由胆汁或黏液影响大脑及其与身体其他部位而引起；精神健康完全由大脑的正常运作和通过人体血管的不间断的呼吸流组成：

"基于这些原因，我认为大脑是人类最强大的部分。只要它是健康的，它就可以解释从空气进入身体的东西。大脑的意识是气提供的。眼、耳、舌、手和脚执行大脑的决定，因为在整个身体中，意识的程度与其所接受的空气量成正比。就理解而言，大脑是传递空气的部位，因为当吸气时，空气首先到达大脑，然后从那里散布到身体的其他部分，而留在大脑的是最好的部分，以及具有智慧和洞察力的东西（gnômê）。如果空气首先到达身体其他部位，然后进入大脑，它将把思考能力留在血肉之中。当进入大脑时，将是热的，不再是纯净的状态，而是混合了来自肉体和血液的湿气，不再准确。因此，我认为大脑是理解的解释者。"（《论神圣病》，第 16 ~ 17 条）

有趣的是，作者在任何地方都没有使用"灵魂"（psuchê）一词，而是将所有精神过程（思维、情感和感知）定位在躯体器官和组织中，其中大脑具有重要地位。他将思想"自然化"，这与彼时希腊人更广泛的自然主义思潮有关，在当时，很多自然现象，除了打雷或地震，也包括疯癫和癫痫发作，都被解释为神灵的作用，而这种思潮试图给这些现象提供自然解释。与其他希腊思想家一样，他正在寻找事物的"自然本质"，所谓的"phusis"。像其他医学作家一样，他正在追问人的本性：人是什么？他是如何组成的？他是如何工作的？人的衰弱、虚弱、疾病在身体和精神上的本质是什么？

同样，《论摄生法》的作者从躯体的角度讨论了心理健康和疾病：

"关于所谓灵魂的智慧和无知，情况如下。当最湿的火和最干的水在体内混合时，会产生最强大的智慧，因为火有水的湿，水有火的干……具有这种混合的灵魂是最聪明的，并且具有最好的记忆力……如果混合了最纯净的火和水，而火比水稍少，那么这些人也很聪明，但是比不上前一种……这些人的注意力始终集中，若是采用正确的摄生法，这种人可能后天变得更加聪明和敏锐。对于这样的人，使用偏火的摄生法，而不过多摄入食物或饮料，会更有益处。他应当快跑……但是摔跤、按摩或类似的锻炼对他不利，不过，散步有益，（催）吐也是有益的……与沐浴相比，涂油更有益于这种人，水起势时性交频率宜比火起势时高。但是，如果火在很大程度上被灵魂中的水所控制，那么我们就会看到一些'蠢笨'和'大愚'之人。他们无缘无故地哭泣，杞人忧天，为无谓之事伤怀，他们的感觉实际上根本不是理智的人所感觉到的。让这些人蒸气浴，随后用黑黎芦催泄，并采用与前一种相同的摄生法，可获益，宜减肥和保持干燥。"

　　作者明确并分析了一系列不同的精神状态或疾病，从乐观到悲观，是希腊医学对健康特征的量化并划分层级的范例。但是，这种差异最终归因于个人特异性的身体基础，以火与水之间的特定比例为特征，其间有无穷无尽的变化。另一个引人注目的方面是精神健康和精神疾病会受到饮食措施的影响，例如饮食、运动、工作和休闲、性活动、睡眠 - 清醒模式。健康（包括精神健康）是能够管理、维持、恢复或增强的；膳食家有能力做到这一点，他为每个人发明了可以最大程度祛除疾病的方法。

　　这种在心理健康和疾病方面的"唯物主义"方法在古希腊罗马时代都有悠久的历史。然而，这一方法面临来自哲学界的极大抵制。因此，我们注意到，柏拉图的《蒂迈欧篇》(Timaeus) 已经对"灵魂的疾病"与"身体的疾病"有所区分（86B2 ff.）。考虑到柏拉图关于灵魂与身体之间不适关系的一般观点，这种区分并不令人意外。而将精神疾病归因于对身体的管理不善，认为精神健康的保持需要遵循摄生法，严格管控身体及其对激情和欲望的影响，也就不足为奇了。对柏拉图而言，心理健康首先是道德问题，其基础是节制的生活方式，以理性为指导，不仅个人要对此负责，城市或社区的统治者也要约束自己。在柏拉图看来，健康的身体在本质上不止是基石，而且是实现精神、心灵健康的物质基础。如果身体之于该层面的精神健康没有贡献，更枉论构成它；至多，其影响是中立的，但是在大多数情况下，它对哲学家所定义的美好生活构成了威胁。

　　亚里士多德对精神和身体健康的论述是更为"整体论"的观点，无疑是将哲学和医学更为成功地融合在了一起。亚里士多德是柏拉图的学生，是一名御医的儿子，在他的工作中，他对医疗事务表现出极大的兴趣。众所周知，亚里士多德心理学理论的基本观点是，灵魂和身体不是彼此分离的实体，而是构成生命互为补充且不可分割的两方面——"形式"和"物质"。亚里士多德提出了情绪的心理 - 身体理论，以愤怒为例，他提出了两个互补的定义，"胸中的灼热"和"报复的欲望"（《论灵魂》403a：30-31）：这是同种情绪状态的两种互补的描述，前者指身体，后者指心理。同样，亚里士多德对情绪的观点比柏拉图更为中立，情绪在人的自然特性中占有一席之地。他提出了著名的"卡塔西斯"理论（catharsis，又译精神宣泄），认为这些情绪有节制的表达或者宣泄，都有益于健康和精神稳定。在亚里士多德看来，精神健康是自然和文化因素的总和，包括躯体、心理和道德。他将身体健康定义为各构成要素的"良好平衡"，在此基础上，将心理健康解释为构成因素之间的平衡，比如基本元素和冷热比例的平衡。因此，亚里士多德将认知和心理美德归因于物质因素，这些物质因素有益于健康、不受干扰地运用"心理能力"。他提到血液、肤质甚至心脏和大脑大小的变化都与感知、思维的敏锐性和情绪稳定性有关。在这背后就是"krasis"的概念，要素或元素按照比例进行"混合"，都是亚里士多德对希腊医学理论的借鉴。

亚里士多德还考虑到了饮食和地理因素的作用。众所周知，他认为环境的变化构成智力和道德的变化。同样，亚里士多德将精神健康和道德低劣归因于身体、环境和饮食因素的影响，正如他在对"akrasia"（不能自制，即缺乏自我约束）的著名讨论。他描述这种道德缺陷及其"被治愈"可能性，使用了不同于类比的惊人医学术语：

> "不受约束的人天生就会追求过度的、违反正确原则的身体愉悦，但却不相信自己应该这样做，而挥霍无度的人则坚信自己应该追求这类愉悦，因为他天生就会追求这些快乐。因此，很容易说服前者改变主意，而后者则不能……不受约束的人知道这一权利，不是因为某个人有意识行使这种知识，而只有睡着或喝醉了才可以说知道某事……放任自流的抑郁型人比那些刻意做什么但不能坚持自己决定的人更容易被治愈。而那些习惯不受束缚的人比那些自然不受束缚的人更容易被治愈，因为习惯因素比自然因素更容易得以治愈……身体愉悦似乎比其他事物更为愉悦，因为愉悦消除了痛苦，过度痛苦导致人们寻求过度愉悦，而一般来说，身体愉悦是一种治愈方法。有些人无法享受其他快乐，因此会寻求身体的快感，这主要是因为身体的快感十分强烈。由于身体禀赋的原因，很多人在处于平和的状态下就会感到痛苦。同样，年轻人由于正在成长，其状态就类似于醉酒状态，年轻本身就是令人愉快的。抑郁症患者一直需要这种治疗方法：它们的身体混合物（krasis）使他们一直处于刺激状态，食欲持续活跃。因此，任何愉悦，如果强大的话，都可以消除痛苦。"

显然，亚里士多德将"akrasis"状态视为一种医学状态，这是一种身体上瘾，不仅使个人失能并使他们无法处于健康状态，需要治疗（therapeia）和治愈（iatreia），在不同程度上，还需通过摄生法和道德或心灵指导相结合的方式进行治疗。

因此，我们看到哲学与医学在竞争其在健康、精神和躯体诊断和治疗方面的权威作用。在整个古代，这种竞争就一直在进行。因此，斯多葛派和伊壁鸠鲁派对于精神和心理活动的看法本身就是"唯物主义"的，并将他们的哲学理论作为"心灵疗法"来提供。而盖伦在颇有影响力的《论灵魂的机能取决于身体的混合物》中认为，通过饮食和药物治疗可以提高或削弱智力和认知能力，这暗示着心理的健康福祉既是哲学家的领域，同时也是内科医师的范畴。但是，仍然存在争议的是，这是否适用于所有精神状态，还是某些状态"超出"了身体能够产生的影响力，从而只能通过心理或精神手段来治愈。

结 论

对古代医学的研究正在蓬勃发展，特别是在英语世界中，古典主义者和古代史学家已在这一领域取得了丰硕的成果，也将其作为有关古罗马思想、文化和精神状态的丰富信息来源，但在许多方面还未进行充分研究。医学作家们对认识论、科学方法论和心身问题的辩论做出了大量贡献，并且广泛应用哲学概念和方法，从而吸引了越来越多的古代哲学学生。同样的，古代文学和语言学的学生也极为欣赏古代医学著作的丰富性，特别是其修辞和隐喻的使用以及医学术语的发展。古代医学已展现了作为所谓的希腊罗马世界文化史中颇具启发性的研究领域，对古代医学的研究充分彰显了融合语言学、哲学、历史学和考古学的研究方法的益处。对希腊 - 罗马医学的研究受益于对其他时间和世界其他地区的医学史、科学文化史的关联和比较研究。与此同时，在医学文献对古代医学思想的编纂、翻译、评论以及解释等较传统的研究领域，仍大有可为。未来学者面临的最大挑战是，在不影响古典学研究特色的前提下，如何从姊妹学科中取它山之石。

（苏静静 译）

参考书目

VAN DER EIJK, P. J., *Medicine and Philosophy in Classical Antiquity* (Cambridge: Cambridge University Press, 2005).

———, H. F. J. HORSTMANSHOFF, and P. H. SCHRIJVERS (eds), *Ancient Medicine in its Socio-Cultural Context*, 2 vols (Amsterdam/Atlanta: Rodopi, 1995).

——— (ed.), *Hippocrates in Context* (Leiden: Brill, 2005).

GRMEK, M. D., *Diseases in the Ancient Greek World* (Baltimore: Johns Hopkins University Press, 1989).

———, *Storia del pensiero medico occidentale*, vol. 1: *Antiquità e medioevo* (Bari: Laterza, 1993).

HANKINSON, R. J., *The Cambridge Companion to Galen* (Cambridge: Cambridge University Press, 2008).

JACKSON, R., *Doctors and Diseases in the Roman Empire* (London: British Museum, 1988).

JOUANNA, J., *Hippocrates* (Baltimore: Johns Hopkins University Press, 1999).

LLOYD, G. E. R., *In the Grip of Disease* (Oxford: Oxford University Press, 2003).

NUTTON, V., *Ancient Medicine* (London: Routledge, 2004).

注释

(1) The word 'Hippocratic' is used here and throughout this chapter in the sense of 'attributed, at some stage during its transmission, to Hippocrates'. For none of the treatises collected under the rubric 'Hippocratic Corpus' has the authorship of Hippocrates been satisfactorily proven.

(2) E. Littré, *Oeuvres complètes d'Hippocrate*, 10 vols (Paris, 1839–61); C. G. Kühn, *Claudii Galeni opera omnia*, 22 vols (Leipzig 1821–33).

(3) P. J. van der Eijk, *Medicine and Philosophy in Classical Antiquity* (Cambridge: Cambridge University Press, 2005), 1–8; V. Nutton, 'Ancient Medicine: Asclepius Transformed', in C. Tuplin and T. Rihll (eds) *Science and Mathematics in Ancient Greek Culture* (Oxford: Oxford University Press, 2002), 242–55; V. Nutton, 'Ancient Medicine, from Berlin to Baltimore', in F. Huisman and J. H. Warner (eds), *Locating Medical History* (Baltimore: Johns Hopkins University Press, 2004), 115–38; G. E. R. Lloyd, 'The Transformations of Ancient Medicine', *Bulletin of the History of Medicine*, 66 (1992), 114–32.

(4) For an account of pluralism's impact on medical historiography, see W. Ernst (ed.), *Plural Medicine, Tradition and Modernity 1800–2000* (London: Routledge, 2002).

(5) P. J. van der Eijk, H. F. J. Horstmanshoff, and P. H. Schrijvers (eds), *Ancient Medicine in Its Socio-Cultural Context*, 2 vols (Amsterdam/Atlanta: Rodopi, 1995).

(6) Early exceptions to this pattern are: F. Kudlien, *Der Beginn des medizinischen Denkens bei den Griechen* (Zurich/Stuttgart, 1967); E. J. Edelstein and L. Edelstein, *Asclepius*, 2 vols (Baltimore: Johns Hopkins University Press, 1945); H. Sigerist's *History of Medicine* (Oxford/New York: Oxford University Press, 1961), volume 2 of which explicitly considered healing practices beyond the texts of learned medicine.

(7) Helen King, *The Disease of Virgins: Green-Sickness, Chlorosis and the Problems of Puberty* (London: Routledge, 2003); Helen King, *Midwifery, Obstetrics and the Rise of*

Gynaecology (Aldershot: Ashgate, 2007); Vivian Nutton, *Theories of Fever from Antiquity to the Enlightenment* (London, 1981); Vivian Nutton, *From Democedes to Harvey: Studies in the History of Medicine* (London: Ashgate, 1988); Dominic Montserrat, *Changing Bodies, Changing Meanings: Studies into the Human Body in Antiquity* (London: Routledge, 2004).

(8) G. E. R. Lloyd, *Adversaries and Authorities* (Cambridge: Cambridge University Press, 1996); G. E. R. Lloyd and Nathan Sivin, *The Way and the Word* (New Haven, CT: Yale University Press, 2002); G. E. R. Lloyd, *The Ambitions of Curiosity* (Cambridge: Cambridge University Press, 2002).

(9) M. D. Grmek, *Diseases in the Ancient Greek World* (Baltimore: Johns Hopkins University Press, 1989); R. Sallares, *The Ecology of the Ancient World* (London: Duckworth, 1991); R. Sallares, *Malaria and Rome* (Oxford: Oxford University Press, 2002); Piers Mitchell, *Medicine in the Crusades: Warfare, Wounds and the Medieval Surgeon* (Cambridge: Cambridge University Press, 2004); Vivian Nutton (ed.), *Pestilential Complexities: Understanding Medieval Plague* (London: Routledge, 2008).

(10) J. Longrigg, *Greek Rational Medicine* (London, 1993); J. Jouanna, *Hippocrates* (Baltimore: Johns Hopkins University Press, 1999).

(11) B. Wickkiser, *Asklepios, Medicine, and the Politics of Healing in Fifth-Century Greece* (Baltimore: Johns Hopkins University Press, 2008); J. W. Riethmüller, *Asklepios, Heiligtümer und Kulte, Studien zu antiken Heiligtümern* (Heidelberg: Winter, 2005); C. Nissen (ed.), *Entre Asclépios et Hippocrate. Étude des cultes guérisseurs et des médecins en Carie*, Kernos Supplements 22 (Liège, 2009).

(12) D. Sedley, *Creationism and Its Critics in Antiquity* (Berkeley: University of California Press, 2008).

(13) H. R. J. Horstmanshoff and M. Stol (eds), *Magic and Rationality in Ancient Near Eastern and Graeco-Roman Medicine* (Leiden: Brill, 2004); M. J. Geller, *Ancient Babylonian Medicine: Theory and Practice* (London: Wiley Blackwell, 2010).

(14) This touches on the broader question of the relationship between the history of medicine and the history of science: while the former was long regarded as a species of the latter, many medical historians nowadays prefer to regard their discipline as partly overlapping with, but not necessarily being completely subsumed by, history of science.

(15) Examples include M. Frede, *Essays in Ancient Philosophy* (Oxford: Oxford University Press, 1987); J. Barnes, 'Galen on Logic and Therapy', in R. J. Durling and F. Kudlien (eds), *Galen's Method of Healing* (Leiden: Brill, 1991), 50–102; R. J. Hankinson (ed.), *The Cambridge Companion to Galen* (Cambridge: Cambridge University Press, 2008).

(16) P. Unschuld, *Was ist Medizin?* (Munich: Beck, 2003), distinguishes between 'Medizin' and 'Heilkunde'.

(17) H. King (ed.), *Health in Antiquity* (London: Routledge, 2005); M. C. D. Peixoto (ed.), *Saúde dos Antigos—Reflexões Gregas e Romanas* (São Paulo: Ediçoes Loyola, 2008).

(18) P. J. van der Eijk, *Diocles of Carystus* (Leiden: Brill, 2000–1); G. Wöhrle, *Studien zur Theorie der antiken Gesundheitslehre* (Stuttgart: Steiner, 1990).

(19) H. E J. Horstmanshoff, *Patiënten zien. Patiënten in de antieke geneeskunde* (Leiden: Leiden University Press, 2004).

(20) H. King, *Hippocrates' Woman* (London: Routledge, 1998); L. Dean-Jones, *Women's Bodies in Greek Science* (Oxford: Oxford University Press, 1994); R. Flemming, *Medicine and the Making of Roman Women* (Oxford: Oxford University Press, 2000).

(21) E. Samama, *Les médecins dans le monde grec: sources épigraphiques sur la naissance d'un corps medical* (Paris: Droz, 2003); N. Massar, *Soigner et servir: histoire sociale et culturelle de la médecine grecque à l'époque hellénistique* (Paris: De Boccard, 2005); M. -H. Marganne, 'The Role of Papyri in the History of Medicine', *Histoire des sciences médicales*, 38 (2004), 157–64; I. Andorlini Marcone, *Greek Medical Papyri* (Florence, 2001); Andorlini Marcone, 'L'apporto dei papiri alla conoscenza della scienza medica antica', *Aufstieg und Niedergang der römischen Welt* II.37.1 (1993), 458–562; D. Leith, 'The Antinoopolis Illustrated Herbal (P. Johnson + P. Antin. 3. 214 = MP3 2095)', *Zeitschrift für Papyrologie und Epigraphik*, 156 (2006), 141–56; A. E. Hanson, 'Greek Medical Papyri from the Fayum Village of Tebtunis: Patient Involvement in a Local Health-Care System?', in P. J. van der Eijk (ed.), *Hippocrates in Context* (Leiden: Brill, 2005), 387–402; R. Jackson, *Doctors and Diseases in the Roman Empire* (London: British Museum, 1988); E. Kunzl, *Medizin in der Antike* (Darmstadt: Wissenschaftliche Buchgesellschaft, 2002).

(22.) C. Roberts et al., 'Health and Disease in Greece: Past, Present and Future', in King (ed.), *Health in Antiquity,* 32–58; P. A. Baker, *Medical Care for the Roman Army on the Rhine, Danube and British Frontiers from the First through Third Centuries AD* (Oxford: Oxbow, 2004); P. A. Baker and G. Carr (eds), *Practitioners, Practices and Patients: New Approaches to Medical Archaeology and Anthropology: Conference Proceedings* (Oxford: Oxbow, 2002).

(23) P. J. van der Eijk (ed.), *Ancient Histories of Medicine: Essays in Medical Doxography and Historiography in Classical Antiquity* (Leiden: Brill, 1999); P. J. van der Eijk, 'On "Hippocratic" and "Non-Hippocratic" Medical Writings', in L. Dean-Jones and R. J. Hankinson (eds), *What Is Hippocratic about the Hippocratic Corpus?* (Leiden: Brill, in press).

(24) H. Schlange-Schöningen, *Die römische Gesellschaft bei Galen: Biographie und Sozialgeschichte* (Berlin: De Gruyter, 2003).

(25) M. Formisano, *Tecnica e scrittura* (Rome: Carocci, 2001).

(26) V. Nutton, 'Roman medicine: tradition, confrontation, assimilation', in *Aufstieg und Niedergang der römischen Welt* II.37.1 (1993), 49–78.

(27) O. Temkin, *Hippocrates in a World of Pagans and Christians* (Baltimore: Johns Hopkins University Press, 1991); D. Amundsen, *Medicine, Society and Faith in the Ancient and Medieval Worlds* (Baltimore: Johns Hopkins University Press, 1996); R. W. Sharples and P. J. van der Eijk, *Nemesius: On the Nature of Man* (Liverpool: Liverpool University Press, 2008), 11–14.

(28) G. Sabbah and P. Mudry (eds), *La médecine de Celse* (Saint-Etienne: Centre Jean-Palerne, 1994); P. Mudry (ed.), *Le traité des Maladies aiguës et des Maladies chroniques de Caelius Aurelianus: Nouvelles Approches* (Nantes: Institut Universitaire, 1999).

(29) D. R. Langslow, *Medical Latin in the Roman Empire* (Oxford: Oxford University Press, 2006).

(30) On the pendulum swing between stressing unity and stressing diversity in the historiography of ancient medicine, see van der Eijk, 'On "Hippocratic" and "Non-Hippocratic" Medical Writings'.

(31) J. Jouanna, 'La postérité du traité hippocratique de la Nature de l'homme: la théorie des quatre humeurs', in C. W. Müller, C. Brockmann, and C. W. Brunschön (eds), *Ärzte und ihre Interpreten* (Leipzig: Saur, 2006), 117–41.

(32) L. Grams, 'Medical Theory in Plato's *Timaeus*', *Rhizai*, 6 (2009), 161–92.

(33) P. J. van der Eijk, 'Aristotle's Psycho-Physiological Account of the Soul—Body Relationship', in J. P. Wright and P. Potter (eds), *Psyche and Soma: Physicians and Metaphysicians on the Mind—Body Problem* (Oxford: Oxford University Press, 2000), 57–77.

第三章

中世纪医学

百富勤·霍顿（Peregrine Horden）

如果断了一根手指，这是一种质的病，还是一种量的病？痔疮是每个人都势必会发生的吗？如果一个孩子天生就患有严重足部畸形，这应该是暂时的疾病（ill ut nunc，偶然地），还是单纯就是病了（simpliciter，单纯地）？童男子比被阉割者更容易得痛风吗？黑色尿液一定是死亡的征兆吗？营养与生长是完全相同的吗？中风有两种还是三种？这些都是中世纪欧洲一些医学名家在论著中辩论的问题，可能也是在课堂上争论不休的问题。

这就是所谓的经院医学。"经院"一词原本是中性的，始于约 11 世纪，最初指的是教堂学校，后来指的是大学。不过，此后它就逐渐被滥用了，直到今天依然如此。即便是经院医学所属的年代，它也被广泛批评为是一种诡辩术。正如 13 世纪中叶，罗吉尔·培根（Roger Bacon）所批判的那样，经院医学是"无数的问题和无用的论据"。尤其是在量化的倾向上，这种医学就像中世纪神学家痴迷于探讨"针尖上能有多少个天使舞蹈？"的问题一样蠢 [译注："有几个天使能在大头针上跳舞？"不管是开玩笑的还是认真的，这个问题被认为是基于托马斯·阿奎那的《神学总论》（约公元 1270 年）所提出的。在书中，他提出了几个关于天使的问题，如"几个天使能出现在同一个地方吗？"]。莫里哀（Molière）在 1673 年出版的戏剧《无病呻吟》（*le malade imaginaire*）中设计了用催眠能力（virtus dormitiva）来解释鸦片作用的桥段。讽刺的是，在 13 世纪甚至还曾有一段关于消化能力是否真的是负责消化的严肃的讨论。

在莫里哀时代，文艺复兴时期的人文学者已经在经院哲学中有了发言权。医学人文学者曾试图回到"纯粹"的知识来源上来，即未受到中世纪欧洲词汇和观念影响的希腊文本。但由于语言的"腐败"，经院医学被等同于"下里巴人"。于是也就创造出了所谓的

"中世纪医学"，其隶属于文艺复兴时期所定义的文艺复兴与其所推崇的古典世界之间"黑暗的"中间时期。

然而，中世纪医学的内容并不像看上去的那样荒诞。从两个意义上说，经院医学是中世纪的主要医学。第一，它最早被人文主义者界定为"中世纪"医学；第二，在我们看来，它是完整反映这一时期特征的一种医学形式，尽管它的大部分内容在文艺复兴时期都遭受了偏见。虽然它可能在其他地方也取得了蓬勃发展，但它具有中世纪独有的制度化场所：首先是 12 世纪学院，特别是（虽然不仅限于）意大利南部的萨勒诺学校；从 13 世纪开始，在意大利和法国的大学中，出现了与神学院和法学院并列的医学院。

这种机构设置是全新的。首先，在地理上，它比古希腊罗马时期的分布更广泛和同质化（尽管具有明显的区域特殊性），在古希腊罗马时期，除了在著名的亚历山大里亚以外，几乎没有其他的医学教育中心。其次，随着机构的改变，也带来了一种独特的教学风格。这在很大程度上归功于亚历山大里亚医学中心的教学大纲，但同时也在以新的方式继续发展。其核心文集是由希波克拉底和盖伦编纂的拉丁文本，以及从阿拉伯语翻译的医学理论合集，共同构成了 12—16 世纪早期的标准医学概要。此外，还包括各种讲座、辩论和典籍的评注等，特别是阿维森纳的拉丁语著作《医典》和盖伦的解剖学和生理学著作，其中阿维森纳（又被译为伊本·西纳，公元 1037 年去世）在拉丁西部可谓家喻户晓，而亚历山大里亚希腊化中止并在 14 世纪重新复兴的人体解剖活动为盖伦的著作提供了依据。最后，经院医学作为一种最主要的中世纪医学，深植于中世纪一系列学科范畴之中。这是亚里士多德意义上的科学（scientia），从某个广为接受的前提出发，通过三段论的推理，可以产生某种普遍真实的知识。事实上，在欧洲学者可以通过拉丁语译本了解亚里士多德的物理和伦理著作之后，就发现了经院医学与亚里士多德物理（physics）和伦理著作之间的关系是如此密切，许多"有争议的问题"（类似于那些开篇的例子）集中体现在盖伦和亚里士多德之间的分歧上。这就是为什么医生，以前在拉丁语中被称为"meidici"，但是在亚里士多德的著作中被称为"physica"，并在 12 世纪演变为"physician"。然而，如果说经院医学是一门科学，那它同时也是一门艺术，特别是考虑到医学课程与"通识课程"（liberal arts，包括基本语言学、逻辑学和数学）之间密切的关系时。所有这些都源自于古代典籍。但是在中世纪，大学内这些学科的结合是全新的。这是一套连贯的基于哲学的医学思想，其强调的内容意味着它区别于古代典籍。例如，它强调肤色或气质（热、冷、湿、干等元素的平衡），而不是希波克拉底所说的体液。

经院医学的另一个独特的方面是其在"市场上的统治地位"。在古代，存在一些具有竞争性的医学理念，如"理性主义""方法主义""经验主义"等。在 16 世纪，帕拉塞尔苏斯主义开始逐渐成为替代盖伦主义的选择。但与 16 世纪不同的是，中世纪经院医学在知识界没有像样的竞争对手，没有人能全然拒绝经院医学，也没有其他严格的医学思想流派。在 14 世纪鼠疫流行之后（实际上当时还没有任何治疗措施），涉及炼金术和占星术的

"神秘"医学变得越来越流行。但是，不论从哪个意义上来看，它们（或瘟疫本身）都没有动摇经院医学的地位。

的确，自 13 世纪晚期开始，经院医学一直都是金标准。少数从业者经过了大学课程的学习，其中更少数人取得医学学位。然而，这一小撮人不仅为欧洲朝臣和城市精英们打造了一种所谓的"品位"，还在森严的医生等级体系中利用其政治和治疗资质占据了极高的地位，执照制度也在一定程度上巩固了这一等级结构。在大学医生之下，是"理性"的外科医生，后者在获得知识谱系方面在快速地效仿前者。再往下是各种各样的"经验主义者"，他们没有理论指导，仅依赖所谓的"事实"。最底层的是村里的庸医、巫女、巫师、助产士，在上层从业者看来，他们的无知和迷信是难以言喻的。

然而，尽管经院医学是理论化的医学，但在治疗中，它的实用性并不比这些"未受过教育"的农村医生差。与古代亚历山大里亚情况不同，中世纪大学并没有理论与实践的分野。教授的大部分收入来自利润丰厚的私人执业。他们并不会只专攻富人的疾病。塔迪奥·奥尔德洛蒂（Taddeo Alderotti，卒于 1295 年）是博洛尼亚大学（在 13 世纪末，这所大学就相当于今天的约翰斯·霍普金斯大学）最负盛名的教授，他发明了一种特殊泻药，专门针对"高贵而娇贵的人"。然而，他的病人从铁匠到威尼斯总督，地位范围却很广。如果有人告诉他，他在著作中讨论的问题证明了他与病人是完全脱节的，他也许会很震惊。他的银行家朋友和他的学生也会感到惊讶，因为临床经验是学位课程的一部分，没有理性的经验是没有用的，反之亦然。最后，他的病人也会感到惊讶。因此，经院医学是一种充分需要获得病人信任和认可的医学。

即便是最好的学院派医生，也已经拥有了所有的哲学武器，也会对他们乃至整个医学所能达到的目标怀有十分谦卑的希冀。根据现代生物医学的干预主义倾向，加之对前现代医学大量使用放血和催吐催泄的固有成见，我们会想当然地认为，中世纪的医生同样会采取积极的干预性治疗措施。尽管有些人可能有些激进，利用各种途径对病人进行"泄导"，但当时的诊范实际上并没有那么极端，而且按照生物医学的标准，也没有那么大的破坏力。预防医学在当时占有很高的分量，疾病治疗通常是采取良好的摄生法（摄生法的范围比现代饮食调整更广，还包括心理调节），在大多数情况下采用轻微的药物治疗（一般不会超过护理和草药的治疗程度）以及谈话治疗。在当时，医师们都接受过修辞学训练，这是从事医学研究的前提条件，说的比做的多。他们依照哲学理论做出预后的判断，从而给病人以慰藉。他们理解患者的困境，即使他们无法帮助患者摆脱困境，特别是当他们真的无法帮助患者摆脱困境时。他们对体征和症状做出解释，然后用患者可以理解和接受的说法表述出来。

根据拉丁文文本和越来越的白话文译本记录，这种医学变得非常流行，也许比古代时期的任何一种医学学派的思想体系（包括盖伦的医学思想）都受欢迎。举个例子：1304年，巴塞罗那附近的"巫女"瓜拉拉·德·科迪内斯（Gueraula de Codines）被主教指控不合法行医，当被问到其是否掌握医学知识时，她说"不"，但是她却可以从尿液诊断出病人的病情：黄水晶色（citrine）的尿液表明持续发烧，朱砂色（vermeyla）的尿液提示间日热（tertian fever），茜草汁色（rubia）的尿液提示为四日热（quartan fever）的最初阶段，而白色泡沫状尿液表明存在脓肿。她说她是从一个外国医生那里学到的。

瓜拉拉的案例只是经院医学的一个涟漪。她对经院医学颇有涉猎。她的验尿术与宫廷御医每天早上的验尿几乎没有什么不同。关于验尿术，有大量的技术文献，其中一篇是由伟大的加泰罗尼亚医生韦兰诺瓦（Villanalova）所著。从她所使用的术语就可以知道，她不知不觉地遵循了阿诺德（Arnald）的建议，在无法解释尿液时，就诊断为肝脏阻塞，并使用"oppilatio"一词，"因为病人不明白这个词是什么意思"。

迈克尔·麦克沃格（Michael McVaugh）认为，经院医学之所以盛行更多的是响应大众的需求，而不是来自上层压力，即学院派医生的行业主张。因此，在中世纪社会，人们对经院哲学基础知识的了解可能远比我们直接探知得多。书呆子似的医师和"经验主义者"或许只是多元的医学文化中的两个极端代表，而不是两大阵营的代表。"传统疗法与盖伦的医学理论并存于乡村经验主义者和大学老师中"。

从这些方面来看，尽管欧洲经院医学是中世纪医学最主要的形式，与古代医学有着鲜明的对比，但它秉承了古代的盖伦主义，在某些方面，也与文艺复兴时期和近代早期不同。虽然从思想上来说，文艺复兴时期被看做是经院主义的延续和改进，但文艺复兴时期出版的评注目前仍然被现代历史学者在反复引用。

编 史 学

以上，我们已经深入研究了历史中最为晦涩的领域，并了解了经院医学惊人的成功，接下来，我们可以更仔细地重新评估研究这段历史所需的学术累积。在撰写中世纪医学编史学的历史时，您可能会发现它走过的轨迹与近现代医学编史学略有不同。19世纪后期，医学史学术领域先驱（主要是卡尔·苏德霍夫，1853—1938年）开创了这一新的学术领域，最初主要的是编辑文本。由于希波克拉底-盖伦体液论已经式微，不再是"活的医学"，这使他们的著作成为了史料，而不是医学文本。现在，"古代人"已不再是智慧的来源，而是成为了学术研究的对象。但是，与18—19世纪初医学编史学相比，也许研究中世纪史的学者更容易避开盲目的胜利主义，为迈向"真理"的伟人们撰写历史。研究中世纪史的学者正在应对这样一个时期：在这个时期内，来自遥远的过去（希波克拉底、盖伦）或远方（伊本·西那，即阿维森纳）的人名依旧如雷贯耳。他们尚未完全消除关于学习掌握的医学传统中相对停滞的观点。然而，他们确实试图通过严格的文本研究，从整体上仔细地予以爬梳，既研究山峰也研究山谷。一个典型的例子是查尔斯·塔尔伯特（Charles Talbot，1906—1993 年）所撰写的《中世纪英格兰医学》（*Medicine in Medieval England*），通俗易懂，没有脚注，从接触手稿这个第一手资料时就被"发掘"出来，并通过淡化萨勒诺医学院早期医学教学的独特性和独创性来对已有的纪事年表进行修订。塔尔伯特的章节标题触及了当前学术研究的大本营。该书出版于 1967 年，尽管彼时的医学史正在致力于从对退休医生群体的歌功颂德中突围出来，但这本书仍然颇值得一读。

在此基础上，现代医学史的研究应运而生。现代医学史界已经瞄准了学院派医生们海量的评注和其他著述，可谓直捣黄龙、击中要害。研究发现，这些著述、当时的文学和哲学文化以及对它们的理解方式有着密切的关系。这有助于我们理解为什么一位欧洲医生会认为值得倾其一生洋洋洒洒，为阿维森纳写一篇数百万字的《医典》评注。

最近较新的历史记录已经充分揭示了经院医学的实际意义，其意义在解决盖伦和亚里士多德之间的冲突上以及在对特定药物的讨论中。无论是对于古代社会还是对于伊斯兰社会而言，这绝不是一个盛名之下其实难副的传统。在已有的体液和肤色理论框架内，新的发现是完全能够想象得到的，毕竟其影响超过了 18 世纪，更超过了文艺复兴时期，并且在某些方面也取得了进展。例如，外科技术在中世纪得到了完善和改进，专业术语和词汇也更具有学术性和哲学性，当然，当时并没有消毒和有效的麻醉方法。

瓜拉拉的插曲只是普遍现象中的一个例子，我们在后面将进一步探讨。在中世纪的最后几百年，这些医学知识通过口头和书面翻译成为了欧洲的主要语言。一些掌握了验尿术的江湖医生将它们传递给了农村或底层的"瓜拉拉们"。对于没有拉丁语能力的读者，无论是从业者还是患者，或者仅出于好奇心的读者，这些翻译也使学院派医学的影响远远超出了学院范围。

这一需求的最好证明大概是犹太医生在基督教主导的欧洲日趋强盛，几乎渗透道了各个层面——从廉价雇佣的公民医生到教皇的朝臣。对于犹太医生并没有任何法律或文化歧视，他们在获得阿拉伯语或希伯来语的文本学习资源方面，与大学里的同行们并没有差别。

大学教授、犹太医生和其他得益于白话文学习的人为这个广袤的领域贡献良多，我们从中可以清楚地看到，医学史亚学科已经高度成熟，在更宏大的文化语境中可以对其予以更好的理解。这个亚学科会如何继续发展？从一个方面讲，不要刻意去发展新的议题，不要进入新的议程，更多的是要重复相同的事情。如果无法获取这些医学著作的更多版本或是开展更多研究（不论是学术研究、准学术研究还是科普），就不能充分勾画这一学科（而这些研究自 1500 年以来就没有得到足够的重视）。但是，可能有另一种方法可以补充哲学分析的细微之处，即尝试从整体上进行鸟瞰，模拟人类学上"保持距离"的研究方法。这是"不好的药"吗？比安慰剂还差吗？或者是这类药物具有一些最有学识的医生所承认的"心理"价值，也就是我们说的安慰剂效应吗？这是一种依赖言辞推销的药物吗？以现代实验室中可衡量的结果为基石的"有效性",是正确的表述吗?我们是否应该从"成功"的角度来理解这一问题:医学本质上是一种旨在使患者"满意"的语言和姿态表演,"满意"这种状态可能仅相当于我们现在所说的身体健康状态的改善?

床旁的男人和女人

要找到这些问题的部分答案,不得不求助于理论著作,这些著作大抵"充满"了各种修辞,而另一部分答案必须来自患者的视角。我们从大学教室开始谈起。现在该看一下"病床"了。这项工作很难,即使对于受过良好教育的从业者,他们的病历记录都很难找到,更不用说有关文盲医生们的临床行为证据了。当然,经院医生给我们留下了很多东西,他们为某些特定的疗法和技术写下了操作手册(practica)。他们给同事或远方的患者写下了指南(consilia)。但是,这些无一能使我们远离理论的场域。在某种程度上,这些著作总是流于自我推销,旨在展示其操作的科学性,操作的理论性,但远离了个体的症状、诊断和治疗。

为了更接近"病床",我们有时可求助实验(experimenta),即经过检验的疗法,这与现代意义上的实验是不同的。它仅仅是"实验性"的,因为没人知道它们为什么起作用(尽管学者对"特定形式"和"隐藏属性"讳莫如深)。阿诺德·威兰诺瓦(Arnald of Villanova)记录了他在1305—1311年向阿维尼翁教廷和各界名流提供的73种成功的"实验性"治疗方法。尽管某些治疗方法需要宝石、金、汞和酒精,但阿诺德的疗法通常很简单,远没有他在理论作品中阐述的(也许给同事或患者所留下深刻印象的)那样繁复。在"实验"中,动用到体液或肤色的部分远比我们预期的少。而且,有些疾病(不论性别)似乎都不值得动用他这种"高级医生",比如痔疮、皱纹、脱发、跳蚤、健忘症和牙痛。如果这是最接近学院医生临床工作的真实情况,那么它与经院医学教学中不吻合的部分,仍需要大量的探索和研究,不过这的确对大量课堂与临床实践之间的关系提出了疑问,历史学家也还远未解决这些问题。

但是,也有一些例子是更"常规的"非大学医生记录的观点、治疗和病历。以托马斯·费雷福德(Thomas Fayreford)为例,他是一名乡村医生,于约1425—1450年在英格兰西部的德文郡(Devon)和萨默塞特郡(Somerset)行医。他似乎在牛津生活过一段时间,可以阅读和写作拉丁文、"盎格鲁-诺曼"(Anglo-Norman)法文和"中古英语",而且他对几种主要医学著作也很熟悉,虽然可能是从二手资料学习了解的。没有迹象表明他能在牛津大学继续深造(那时牛津仍是医学界的一潭死水)。不过,他作为全科医生,在社会各界、各阶层都确立了自己的行医资质,上到当地的男爵和夫人,下到神职人员和磨坊主、管窖人等。他还收集整理了大量有关预后和医学处方的医学文本。

其本人有两种类型的著作。第一种列出了他成功治愈的 100 多位患者，以及每个病例的主要症状。费雷福德同时治疗男性、女性和孩子。他的病人中至少有 63 位是男性，42 位是女性，其中有 10 位女性患有"子宫窒息"（suffocation of the womb）。这个诊断从本质上来讲是子宫发生了游移，而导致横膈膜处于沉重的压力下，这种说法在中世纪一直备受争议。然而，费雷福德似乎以治疗这种病见长，其方法是将子宫恢复到适当的位置。

费雷福德的另一类手稿，是两套操作手册，其本质是普通的书籍，包括了内科学和外科学，根据症状分类编纂，每页都有一个标题，下面记录着相应的治疗方法。内科学和外科学之间的界限是模糊的，比如，与外伤和烧伤一样，制作糖浆和治疗胃病都出现在外科学一类。虽然费雷福德经历过大学科班训练，但他还有两个令人惊讶之处，首先是治疗方法来源的多样性（当地男爵的妻子为他提供了一种偏头痛的治疗方法），其次是他乐于接受符咒、祈祷之类的巫术"实验治疗"。他记录了 43 种用于治疗的咒语，没有区分需要仪式性言语的疗法和完全"自然"的咒语（对于癫痫："在羊皮纸上写下一个具有魔力的词，Ananizapta，并在脖子上戴上槲寄生"）。他还吸纳了一些治疗操作，这些操作在我们看来都是象征性的。对于龋齿，他会："捉一只在圣地树上跳跃的绿色青蛙，用这种绿色的物质涂在任——颗将要脱落的牙齿上"。正是由于这种治疗方法的存在，1322 年女医生雅各芭·费利西（Jacqueline Felicie）被巴黎医学界的大师们起诉，控告她无证行医。

阿诺德（Arnald）和托马斯（Thomas）都曾接诊过女性患者，托马斯对"子宫游走"保持了高度的警惕。他们的诊疗行为已经使"女人的健康是女人的事，男人只治疗男人"的观念被摒弃了。女人可以做什么？雅各芭可能是中世纪最著名的女医师，这要得益于她的审判文件尚存于世。她不是男性沙文主义法律制度的受害者。在中世纪后期，人们试图将医疗实践的权利仅赋给受过教育的人，以使医疗变得（据推测）更可靠，雅各芭便受到了这一运动的波及。1322 年 11 月，她与两名男子以及其他三名妇女（其中一个是犹太人，另一个是犹太皈依者）一起被驱逐出境并被处以罚款。

雅各芭在审判中提出了两方面的辩辞。首先，她不属于法律所针对的那些"文盲"。从社会阶层上讲，她声称自己比"文盲"高贵——"高贵的女士雅各芭夫人"。她声称了解医学理论，证人在审判中一致证明，她的行医看起来像训练有素的医生（与瓜拉拉有限的手段有所不同），她会检查脉搏和尿液，触摸和触诊，开具处方并用药。她治愈了病人，才和病人签约并收取费用。她说："如果相信我，上帝保佑，我将治愈你"。实际上维拉诺瓦的阿诺德（Arnald of Villanova）或塔代奥·阿尔德罗蒂（Taddeo Alderotti）也会使用这套说辞。雅各芭本人赢得了巴黎人的信任，包括巴黎医院的一个"兄弟"——欧多勋爵（Lord Odo），除了在她自己家中，她还曾在医院、浴池为这位勋爵进行治疗。

雅各芭的另一方面的辩辞与巴黎大学的老师们毫无关系。这是一种"谦逊的理由"，即女性治疗师可以给女性看诊，并在必要时检查女性的"私处"，而男性则不能。在欧洲的某些地区，这种说法可能很有分量（例如，在意大利南部），但巴黎不在其中。通常，似乎男性和女性医生、外科医生、药剂师和乡村"经验主义者"都在以一种令人惊讶的无差别方式对男人和女人进行检查和治疗。

到目前为止，我们已经研究了5个代表人物。有两名活跃在大学学术中心的经院医生，维拉诺瓦的阿诺德或塔代奥·阿尔德罗蒂。然后是一个农村的"女巫师"（瓜拉拉），她对塔代奥和阿诺德所用的技术和词汇使用熟练，令人印象深刻。之后是一位一只脚迈入经院学术界的乡村医生费雷福德。最后的这位巴黎女性雅各芭，自认其医术即使是男性医生也难出其右。这个小小的展示共介绍了几个主题。其中最主要的是自觉的"专业化"，内科医生要宣誓自己的优越感，未来的外科医生也是如此，他们精准地提升了自己的知识阶层，效仿内科医师取得了同样的地位。我们还注意到，通过许可制度，他们更加强化了这种地位，巩固了犹太从业者的地位（他们自己的学习有助于需求的满足，而基督徒无法独自提供），强化了医学的通俗化，这使得更多的医生和患者可以接触到医学知识，远远超过了大学的范围。

不论论述的篇幅如何，这些主题都值得被详细地阐释，而且应延伸到相关的主题。例如，前面的小插曲强调的是疾病及其治疗方法。但是，从博学的医生如何分配其工作时间和写作内容的角度来看，摄生法或饮食疗法，即预防医学，可能是更为广阔的领域。在另一方面，我们也看到了男人试图控制或限制女人的一般治疗活动。这就提出了一个问题，即这些努力是如何具体到妇科的，例如，著名的特罗特拉（Trotula）医书等文本是如何产生的？至少其中的部分文本是由女性撰写的，而且在这方面似乎是独一无二的。

医学理论、巫术和宗教

这些小故事本身也提出了一些紧迫的问题。首先，中世纪医学的理论和实践之间是否存在显著性的差异？一方面是打着"肤色"旗号的繁复疗法，另一方面是实践中没什么"理论"含量的药物？只有通过进一步阅读手稿和早期的文本，才能窥探这一问题的究竟。其次，医学和巫术之间有什么联系？在大多数情况下，这是一个概念性问题。显然，仪式化的、准宗教的符咒和护身符等内容贯穿"实验类"（experimenta，与符咒类 magica 同源）医学文献和学术文本始终。这种符咒类的治疗方法用通常的理论术语是无法解释的，它被视为最后的救命稻草，也可以被看做是更简单、便宜的替代方法。几乎没有作者能够完全拒绝符咒疗法，即便有个别作者完全拒绝，有时也只得承认其宽慰病人的价值。相比找到科学（scientia）和符咒（magica）的分野，价值和权威的问题也许才更重要。这些不同寻常的技术是否会产生有益的效果，有关其效果的报告来源是否可靠？如果确实如此，这些符咒可能会被医生推荐，由患者尝试，并且不会有严重的违规行为。

具体来说，我们可以用爱丽丝·奥里戈（Iris Origo）笔下著名的"普拉托商人"弗朗切斯科·达迪尼（Francesco Datini）和他的妻子玛格丽塔（Margherita）为例。他们婚后一直没有生育。他们生活在 14 世纪 90 年代初期，朋友们纷纷给他们写信，推荐各种医生的"生育疗法"。玛格丽塔的姐姐推荐了一个女性医生，她制作了一种浓稠的糊状膏药，可涂在腹部；一位医生朋友在给弗朗切斯科的信中认为，其妻子的生育能力与月经前的疼痛有关，并提供了一种被证实有效的治疗方法，建议弗朗切斯科请他的医生看一下是否可以采用；玛格丽塔的姐夫尼可洛（Niccolò）则转达了姐姐的另一条建议：一条腰带形状的护身符。尼可洛（Niccolò）代他的妻子写道：

> "它应该由仍是童子之身的男孩束上，应当首先说出'以上帝、圣父、圣子、圣灵三位一体和圣凯瑟琳之名，我们的天父和圣母玛利亚'。皮带上写的字母要直接和肚子的肉接触……但是，我，尼可洛认为，如果玛格丽特在 3 个星期五为 3 个乞丐提供食物，并且停止女人的喋喋不休，那会更好，更有助于得到她想要的东西。"

玛格丽塔的朋友和家人一共推荐了 4 种不同的疗法（请注意，不论男女，显然没有一个人针对她丈夫提出任何治疗建议）。这里的医生是一位男士，一般服务于主教、红衣主教和分娩妇女，代表了大学医学。并非巧合的是，他是唯一一位做出诊断的人。制作膏药的佛罗伦萨妇女是一个"经验主义者"，在社会地位上与瓜拉拉是类似的。护身符腰带并不能归类为巫术。它的功效取决于上面写的文字、祷告以及童男子的象征性力量。男孩代表了最大的繁殖潜能，可能通过腰带转移到这位母亲裸露的肉身上。最后，她姐夫认为，最好避免"妇女的唠叨"（不具权威性的治疗措施），并建议不要用大学医学进行治疗，而是通过单纯的虔诚获得教会牧师的庇佑。

因此，这里自然主义医学有两种分类："高的"和"低的"，或者说"学院的"和"经验主义的"。涉及了两种仪式，可能都涉及祈祷，但其中一种是"巫术"，另一种是"正统"的基督教疗法。玛格丽塔家境殷实，可以买得起最昂贵的药。然而，她似乎对所有这些建议都持开放态度。她和她的丈夫显然认为所有不同的治疗方法都是兼容的，不论是医学的，"巫术的"还是宗教的。

这个意大利的小插曲引出了一个更为广泛的问题，即在基督教时代，欧洲医学与宗教之间是如何相互作用的。巧合的是，除了阿诺德以外，上文所提到的医生中没有一位是牧师。但是，确实有许多被封圣的人在行医，尤其是在英国和法国。一位医学作家，被称为"西班牙的彼得"，可能就是未来的教皇约翰二十一世（卒于 1277 年）。教皇定期聘用医师或咨询医师，包括犹太人和基督教徒。截至中世纪后期，人们在许多情况下都会咨询医师，而在几个世纪以前，这是不可想象的。例如，在封圣的过程中，他们被称为治愈奇迹的"专家证人"。这与一种现象有关，夸张一点说，就是社会的"医疗化"，就像教会的医学化一样。然而，它仍然表明，最高层次的教会统治者是高度重视自然医学的。

在中世纪，教会从未禁止牧师或平民求助世俗医学，只有在特殊情况下，才会限制担任主要圣职或某些教堂的牧师行医或进行手术。一些极端主义者可能只能限制自己使用纯粹的信仰医学，包括祈祷、禁食、施舍、圣餐等。对于大多数人而言，信仰与治疗之间相互妥协适应的条件只有 1 个，即医生能够摆正自己在这个世上的位置，始终记住健康和治疗的终极来源。正如神父们在 1215 年第四次拉德朗会议上所指出的，如同许多拉丁基督教世界的样板，因为"身体疾病"有时（并非总是）是"罪恶的结果"，因此应该由医生采取临床措施。如果这一原则受到尊重，那么它就代表了对世俗医学能力的些许赞赏。这种医学模式提供了一种权威性，经院神学家、传教士和忏悔者将其作为令人信服的隐喻，即基督耶稣是人性的医师。

当然，基督教优于所有的世俗医生。13 世纪，后来成为巴黎主教的拉努夫·德拉·霍布隆涅尔（Ranulphe de la Houblonniere）在一次布道中表示，这种优越性体现在耶稣基督在受难过程中给予自己的治疗。他禁食 40 天，吞下醋和胆汁混合的苦味药，被捆绑起来（像疯子一样），之后在十字架上放血，用自己的血沐浴，将所有的人性清洗干净。没有任何一位人类医生可以与之媲美。然而，恰恰是通过选择作为其载体的意象，他不仅宣告了信仰医学的绝对优越性，也肯定了世俗医学的潜力。只有这样的一套观念才能充分传达耶稣死在十字架上所带来的救恩效果。毫不奇怪的是，牧师拉努夫本身就在大学工作，彼时正处于大学医学院开始确立自己的地位之时，他的这种类推也就不足为奇了。

当然，这种中世纪巴洛克文学幻想的根源与基督教一样古老。基督教医学（Christus medicus）是教会的神父们，特别是奥古斯丁提出的一个构想。像刚才讨论的其他主题一样，对医学与宗教之间相互作用的讨论不能仅限于中世纪晚期（即公元 12—15 世纪末）的医学院校和大学医学院的世界。虽然到目前为止，所提供的例子都发生在中世纪晚期。很多时候，讨论都开始于此，结束与此。在医学院之前的世界似乎十分陌生。在欧洲，中世纪早期（大约在公元 700—1050 年）的医学确实是相对未知的。我们对它的轮廓特征并不了解，尽管经常会感到这种认识的匮乏。"如果是要研究古典时期晚期和中世纪早期的医学知识，那真是令人遗憾。"这句话写于 1984 年，现如今已经很少有人会这样说了。尽管如此，与古典时代和稍晚的中世纪使其（一个拥有大学的未来）相比，即使在最好的学术研究中，对中世纪早期的贬损也仍然是含蓄的，这反映了中世纪早期所面临的困难。

中世纪早期

在整个中世纪，尤其是早期阶段，治疗世界中任何一个特定"部门"的证据量都是与它对病人的相对重要性成反比的。圣徒传记为这一时期的"日常生活"提供了最丰富的证据，也为治疗实践提供了最丰富的证据，但它并没有使我们超越说教的小插曲，而且它所证明的奇迹般的治愈也只能使少数幸运者受益，只有为数不多的医生为人所知。中世纪史的学者们没有铭文和莎草纸，无法阐明古典世界医学"职业"的底层。法律文书、各类章程、忏悔书和历史叙述只是历史之一瞥。"巫医"则更是让人匪夷所思。通常，由妇女进行的家庭治疗是最常见的医学类型，但关于这部分几乎没有任何史料记载。

那么，我们能说些什么呢？坦率地说，中世纪早期的西欧有各种各样的治疗文化，涉及各种各样的"医生"：圣人、牧师、受过良好教育的外行人、巫师、"经验主义者"，当然还有僧侣。而这种多样性大致可以与中世纪后期的中心文化媲美。问题在于，每当我们试图将其更加具体地描述出来，都会发现中世纪早期呈现的图景太过分散和混乱，历史学家很难从中找到什么意义。把前后两个时期对比一下会发现，古典时代晚期可以被概括为医疗"行业"的缓慢基督教化、盖伦学说的胜利以及在百科全书和手册中对盖伦遗产传承的过程。正如我们所看到的，中世纪后期是由大学医学的"金标准"所主导的。这两种情况都可以围绕一些中心特征来构建叙述。但是中世纪早期没有提供这样的中心。盖伦学说或其他的理论已经从现存的医学文献中提取出来，那时没有医学院校，没有权威的教科书，也没有百科全书式的参考书目。

相反，所有的一切都是可变的。从公元750—900年流传下来的160多部医学手稿各有特色，通常是短篇文章的无序选集或长篇文章的节选。有些文本是成组复制的，但是内容、排列和作者归属各有不同。因此，很难一概而论。尽管尚存的手稿可能对理解过去有一定的指导意义，但一种文本相对于另一种文本在受欢迎程度方面并没有明显的演变。

这些中世纪早期的材料在解释上存在着很大的难度，我们随便翻开某份手稿的一页，就可以窥见一二。大约在公元800年，在加洛林帝国某地，一名誊写者发现了一本大抄本的空白页，它不是文集正文中的某一页，而是上古经典文集——迪奥斯科里德斯（Dioscorides）的《论药物》（*Materia medica*）第一卷的结尾。空白页是非常罕见了，而且价格不菲，不能浪费，一页空白页可以写不少草药方。然而，我们的誊写者在这一页上抄写了一封有关秃鹫医学的书信。这无关兽医的问题，而是从新捕获秃鹫的尸体中提取的治疗措施。开头是"现在开始是一封秃鹫之信"（Here begins the Letter of the Vulture），用的是不标准的拉丁语，文本被设计成一封来自罗马国王的来信。

"人类不知道秃鹫有多少功效（virtus），它对健康有多大的促进作用。"至于它的功效，并没有给出解释。我们只被告知应该在抓住秃鹫后 1 小时内用锋利的芦苇杀死它。在将其斩首之前，应该诵读："天使，阿多奈，亚伯拉罕，预言已实现"。在将其切开时，应当再重复一遍，并将头骨包裹在鹿皮中，以用于治疗偏头痛；用狼皮包裹眼睛，可解决眼问题；狮子皮或狼皮包裹心脏，可以治疗痴呆等。秃鹫不仅可以促进健康，它还可以帮助改善财运和人缘。把它的舌头放在你右脚的鞋子里，你的敌人会喜欢你。将它的油脂擦到你要出售的牲畜上，会卖出高价。誊写者抄录的清单到此结束。他写下了"finit finit"，表示毫无疑问。翻过这一页来，又回到了迪奥斯科里德斯的文章。

于是，一些概念性的问题立刻被提出来，这和前文提到的佛罗伦萨书信类似。这种基督教化的"巫术"能够从生物学的角度解释吗？秃鹫能吃下并消化腐肉，实际上是在消灭疾病吗？誊写者是期望用这封信达到治疗的实际效果吗？他很可能是住在修道院，但这是修道院医学吗？修道院的劳工可能对以高价出售动物感兴趣。但这个又怎么说呢？"你把（秃鹫）的肾脏和睾丸晒干磨碎，让无法与妻子进行性交的男人用酒服下"这是有用的医学信息吗？这是给未来"牧师"的医嘱吗？无论如何，在教堂之内或之外容易执行这条医嘱吗？秃鹫、狼和鹿都可以抓到，但是容易抓到吗？还是说这条信息本身形式大于内容？这就引出了一个问题，此类书信是医学知识吗？还是"大自然的秘密"，只是藏在了手稿里？鉴于手稿的厚度（超过 320 个对开页），它更像一本参考书，而不是一本床头读物。

另一个基本的问题是，给谁看？这一时期的手稿，大约属于欧洲的加洛林时代，通常与特定的生产中心有关，在某些情况下与某位赞助人有关。然而我们无法说明它为什么会被复制，或者是针对什么样的读者群。幸存下来的书籍几乎完全来自最有能力保存它们的机构：修道院以及之后的教堂学校。然而，其中一些书籍可能是为"俗人"（非修道士和非文书人员）和家庭准备的，或可能是从俗人拥有的范例中复制而来的。这就是我们所能推测出来的全部内容。这些书籍内容到底有多大可能是床头读物，就只能靠猜想了。

但是，面对这样的材料，我们应该尽量避免将我们自己的困惑投射回中世纪时期。中世纪早期医学资料很少被认为是匮乏的，其中大部分是大学中以哲学为目标的材料，几乎没有对中世纪早期医学进行的分析研判。从某种程度上来说，中世纪早期医学在本质上是古典医学（例如迪奥斯科里德斯）通过其他方式的延续。但这也是（后来的）中世纪医学。在大多数情况下，加洛林时代的手稿并不是现存手稿的终结。"秃鹫医学"在整个中世纪仍然在继续流行，尤其是在白话中。13 世纪的一份德国文献为我们提供了重要的信息："我必须出其不意地抓住秃鹫，事先警告，它可能会吞下自己的大脑。"

结论：回到未来

　　有时，医学史学科被认为容易重复类似的反应，即吞咽并反刍自我设定的狭隘议程。接下来，应该前往何方？迄今为止，中世纪医学史学的主要成就是对许多主要文本进行了评价，避免提及生物医学，并首先将这些文本放在知识背景中，然后在证据允许的范围内，把文本放在社会背景中。未来几十年的议程应该是什么？有些人主张概念上的"永久革命"是前进的唯一途径。但是，与其阅读更多的福柯（以福柯为例）相比，中世纪史的研究者应该按照上面的建议，编辑更多的文字。令人沮丧的是，即使是主要著作，也缺乏批评性版本或简单的阅读版本和翻译。中世纪早期的拉丁语文本（那些令人沮丧的选集）和中世纪后期的方言材料尤其如此。除了中世纪英语文本以外，这些文本都还有待调查。

　　在重新阅读更多文本的过程中，需要将另外两种类型的证据整合到更大的新图景中。这两者都已经拥有了自己的历史，但是这只是渗透性地融入"主流"中：其中一种类型是手稿、早期印刷书籍或墙壁图像，这些图像种类众多，与文本的关系极为多样和复杂。主流历史学家可能过于习惯从字面意义上理解这些图像，同时把它们简单地当做我们已经从文本中了解到的东西的例证。我们需要使用一种更为规范的精细方法，将视觉证据纳入其主要历史分析资源，而不仅仅是补充。证据的另一种类型则是由实体展示构成的，即考古学。也许应该将两者结合起来考虑，因为它们提供了医学物质文化的历史。同样，当务之急是允许原来被认为是起辅助作用的史料能够以独立的声音讲话。在中世纪的鼎盛期，对医疗器械的考古可能仍然有限，但是对药物的考古——实用药物的沉积——无疑是有潜力的。在中世纪早期，手术实践证据还很有限，必须对发掘的仪器、手术或矫形手术的古病理学痕迹进行分析，以便对整体图景做出更大的贡献。当然，古生物学的一项现代化发展是 DNA 提取，它已被用于不同的方向，用于历史疾病的"诊断"，尤其是"黑死病"。该技术的应用比重必须超越仅对诸如"黑死病是鼠疫耶尔森菌感染还是其他疾病的流行"这样简单问题的回答，它还应涵盖所有可以通过恢复骨骼或生物分子证据的疾病——不仅包括疟疾，还包括身体残障等。在此过程中，必须解决一些主要的概念性问题。我们如何将古代人物疾病的现代生物学与当时（中世纪）的文化理解和表征联系起来？当时医生的诊断（甚至是想象中的疾病）是历史学家唯一可以接受的诊断么？还是说，可以同时考虑古病理学的诊断？在这种检验诊断哲学战线上，我们需要有针对性地对这种自然或文化争论进行研究，这样医学史学家在撰写的疾病史时，才能既考虑历史记录，又不回避生物学证据。

　　"因为我们不确定疾病是什么，或者曾经是什么，在给医学下定义的时候才可能会有更坚实的基础"，这种安全感可能是错误的。或者，也许应该让它看起来是错误的。在上面例子中，我们看到了经验丰富的内科医生和外科医生，以及男女或经验治疗师，他们提出的不同的治疗方案、做出的预后判断和进行的治疗。我们没有讨论护士、助产士、医院护工，探访并给患者用药、开展礼拜祝福活动的牧师，占星家，药品和化妆品供应商以及通过其遗物开展行动的圣人们，在理想情况下也应该对他们展开讨论，甚至不仅限于此。

研究也不应仅限于人。圣像、花园、音乐和自然的声音，这些也可能对灵魂产生影响，从而间接影响身体。医学博士和神学博士可能用不同的术语解释这种效应，但是他们的解释或多或少地都只集中在心身上。也许我们需要的是治疗史，或治愈史，而不是医学史，并强调不同史料类型之间的相互作用。在托马斯·费雷福德和达蒂尼家族的案例中，我们已经看到，通过书信往来，各种疗法得到了相互交流。尽管大学里的学院医学备受欢迎，但关于治疗的"自由市场"绝不总是被医学精英所支配。对可能的治疗来源（人、手工艺品、自然），将包罗万象，涵盖各种相互作用的网络。

这在 20 世纪后期的医学史中是很受追捧的。然而，正如我们所看到的，很难用中世纪的证据来重现它。例如，对环境疗法的重视可能解决了医院历史上不必要的棘手问题：它们的目的是"照护"还是"治疗"？或者，换句话说，它们是怎样医学化的、又是何时开始的？意思就是说医生何时开始在场并在一定程度上掌握控制权？我们不仅要讨论医院的医生，还要讨论整个医院中工作的群体，更要对整个环境的设施、它的建筑，它的物质文化，它所处的自然环境进行讨论。随之而来的，可能是另一幅关于其治疗能力的图景浮现出来，即似乎医生的存在与否不再那样具有决定性了。

不过，医院史的研究需要更广阔的背景。除了明显存在且已经被充分研究的性别问题之外，还有有关治疗史的研究进路，一种关乎空间的导向。治疗发生于什么地方，是大学讲堂、医院还是神殿，它们之间是如何相互联系的？这就提出了一个更大的问题，也是和空间有关的问题：中世纪医学发生在哪里？

所谓的中世纪是文艺复兴时期所发明的，适于整个欧洲。13—15 世纪占主导地位的经院医学，与之前几个世纪系统性较差的医学著作之间存在差异，但我们不应夸大这一差异，因为更早期的材料一直在被复制和使用。尽管如此，经院医学确实定义了一个时代。这种对比是真实的，它或多或少符合中世纪主义者通常使用的分期。然而，我们不应期望这种"时代标签"在其他地方也奏效。

例如，在拜占庭，医学仍然是一个普遍被忽视的领域，通过医学院（例如亚历山大里亚的医学院）传给东罗马帝国的盖伦学派传统并没有中断。在这方面，中世纪早期的拜占庭帝国当然不能与西欧的中世纪相比，后者在 6—7 世纪时已经与希腊的学术传统断绝了联系。拜占庭医学进步所需的大多数手稿，都是来自西方中世纪学者所说的中世纪晚期。从现存的主要文本来看，应与古典时代晚期（公元 4—7 世纪初）百科全书式的医学相区分，将盖伦学派的医学知识"重新格式化"，缩写和简化成大型手册，以易于理解和使用。然后是实质性编纂的"中期"阶段，本质上仍然是对古典时代（晚期）遗产（第9—11 世纪？许多作家对年代仍然有争议）进行的整理。最后是"晚期"阶段，在拉丁帝国（1204—1261 年）劫掠之后，其中一些哲学医生（姓名和生卒年份明确的个人）占据了中心位置。然而，在这种三方划分的基础上，是一种更持续的"低阶"医疗传统：普通但足够有文化的农村医生和医院医护人员收集的实用疗法。这些似乎与欧洲中世纪早期的疗法杂集类似，但是其中的许多还需要适当的研究。我们尚需假以时日，才能拥有一部完整的医学史，可以笼统地对待东方和西方。

伊斯兰医学有不同的分期。它的古典时期自公元 9 世纪翻译运动开始（主要是从希腊语到阿拉伯语），以阿维森纳 1037 年去世（尽管稍晚的人物也可以被认为是属于"黄金时代"）为终点。不管分期如何划分，总体上都认为较早时期优于后续时期（可以说该时期以奥斯曼帝国对中东的完全统治而告终）。这实际上与西方中世纪学者含蓄的评价正好相反。由于价值判断所隐含的可疑之处，对伊斯兰教中早期和晚期中世纪医学之间的假定差异进行重新评价的时机似乎成熟了。

（葛海涛　苏静静　译）

参考书目

Bjork, Robert E. (ed.), *The Oxford Dictionary of the Middle Ages*, 4 vols (Oxford: Oxford University Press, 2010), 'Medicine'.

Green, Monica H., 'Integrative Medicine: Incorporating Medicine and Health into the Canon of Medieval European History', *History Compass* 7 (2009), available at .

———, *Making Women's Medicine Masculine: The Rise of Male Authority in Pre-Modern Gynaecology* (Oxford: Oxford University Press, 2008).

Grmek, Mirko D. (ed.), *Western Medical thought from Antiquity to the Middle Ages* (Cambridge, MA/London: Harvard University Press, 1998).

Horden, Peregrine, 'Sickness and Healing', in T. F. X. Noble and Julia M. H. Smith (eds), *Early Medieval Christianities, c.600–c.1100* (Cambridge: Cambridge University Press, 2008), 416–32.

———, 'What's Wrong with Early Medieval Medicine?,' *Social History of Medicine* 24 (2011), 5–25.

McVaugh, Michael, *Medicine before the Plague: Practitioners and their Patients in the Crown of Aragon, 1285–1345* (Cambridge: Cambridge University Press, 1993).

Rawcliffe, Carole, *Medicine and Society in Later Medieval England* (Stroud: Allan Sutton, 1995).

SIRAISI, NANCY, *Medieval and Renaissance Medicine* (Chicago/London: University of Chicago Press, 1990).

WALLIS, FAITH (ed.), *Medieval Medicine: A Reader* (Toronto: University of Toronto Press, 2010).

注释

(1.) Nancy Siraisi, *Taddeo Alderotti and His Pupils* (Princeton, NJ: Princeton University Press, 1981), 237-68, 305-410; Danielle Jacquart, 'Medical Scholasticism', in Mirko D. Grmek (ed.), *Western Medical Thought from Antiquity to the Middle Ages* (Cambridge, MA/London: Harvard University Press, 1998), 197-240.

(2.) Roger Bacon, 'On the Errors of Physicians,' trans. Edward Withington, in Charles Singer and Henry E. Sigerist (eds), *Essays on the History of Medicine* (London: Oxford University Press; Zürich: Verlag Seldwyla, 1924), 144.

(3.) Nancy Siraisi, *Medieval and Renaissance Medicine* (Chicago/London: University of Chicago Press, 1990), 48-78. For Salerno, Monica H. Green, *The 'Trotula': A Medieval Compendium of Women's Medicine* (Philadelphia: University of Pennsylvania Press, 2001), 3-14.

(4.) Katharine Park, *Secrets of Women* (New York: Zone Books, 2006).

(5.) Jerome J. Bylebyl, 'The Medical Meaning of *Physica*,' *Osiris*, 2nd series, 6 (1990), 16-41.

(6.) Peter Murray Jones, '*Complexio and experimentum*; Tensions in Late Medieval Medical Practice', in Elisabeth Hsu and Peregrine Horden (eds), *The Body in Balance* (Oxford: Berghahn, forthcoming).

(7.) Siraisi, *Medieval and Renaissance Medicine*, 17-47; Michael McVaugh, *Medicine before the Plague: Practitioners and Their Patients in the Crown of Aragon, 1285-1345* (Cambridge: Cambridge University Press, 1993), 108-35.

(8.) Siraisi, *Taddeo Alderotti*, 277.

(9.) Marilyn Nicoud, *Les régimes de santé au Moyen Âge*, 2 vols (Rome: École française de Rome, 2007).

(10.) Luke Demaitre, 'The Art and Science of Prognostication in Early University Medicine', *Bulletin of the History of Medicine 77* (2003), 765-88.

(11.) McVaugh, *Medicine before the Plague*, 139-42.

(12.) Siraisi, *Taddeo Alderotti*, 282.

(13.) McVaugh, *Medicine before the Plague*, 2-3.

(14.) Gert Brieger, 'The Historiography of Medicine', in W. F. Bynum and Roy Porter (eds), *Companion Encyclopedia of the History of Medicine* (London and New York: Routledge, 1993), vol. 1, 24–44; Frank Huisman and John Harley Warner (eds), *Locating Medical History: The Stories and their Meanings* (Baltimore, MD, and London: Johns Hopkins University Press, 2004).

(15.) C. H. Talbot, *Medicine in Medieval England* (London: Oldbourne, 1967).

(16.) Danielle Jacquart, *La médecine médiévale dans le cadre Parisien XIVe-XVe siècle* (Paris: Fayard, 1998); Joseph Ziegler, '*Ut dicunt medici*; Medical Knowledge and Theological Debates in the Second Half of the Thirteenth Century', *Bulletin of the History of Medicine* 73 (1999), 208–37.

(17.) Roger French, *Canonical Medicine: Gentile da Foligno and Scholasticism* (Leiden: Brill, 2001).

(18.) Michael McVaugh, *The Rational Surgery of the Middle Ages* (Florence: SISMEL, Edizioni del Galluzzo, 2006).

(19.) The Middle English corpus has been the most fully surveyed. See the electronic revised version of Linda Ehrsam Voigts and Patricia Deery Kurtz, *Scientific and Medical Writings in Old and Middle English* (2000); accessible via the databases link on the Medieval Academy of America's home page; also Irma Taavitsainen and Päivi Pahta (eds), *Medical and Scientific Writing in Late Medieval English* (Cambridge: Cambridge University Press, 2004). For one theme in the vernaculars, see Monica H. Green, *Making Women's Medicine Masculine: The Rise of Male Authority in Pre-Modern Gynaecology* (Oxford: Oxford University Press, 2008), Ch. 4.

(20.) Joseph Shatzmiller, *Jews, Medicine, and Medieval Society* (Berkeley: University of California Press, 1994).

(21.) Elisabeth Hsu, 'Medical Anthropology, Material Culture, and New Directions in Medical Archaeology', in Patricia Anne Baker and Gillian Carr (eds), *Practitioners, Practices and Patients: New Approaches to Medical Archaeology and Anthropology* (Oxford: Oxbow, 2002), 1–15.

(22.) Michael McVaugh, 'The *Experimenta* of Arnald of Villanova,' *Journal of Medieval and Renaissance Studies* 1 (1971), 107–18.

(23.) Peter Murray Jones, 'Thomas Fayreford: An English Fifteenth-Century Medical Practitioner', in Roger French et al. (eds), *Medicine from the Black Death to the French Disease* (Aldershot: Ashgate, 1998), 156–83.

(24.) Green, '*Trotula*', 22–34; Helen King, *Hippocrates' Woman* (London: Routledge, 1998), Ch. 11.

(25.) Lea T. Olsan, 'Charms and Prayers in Medieval Medical Theory and Practice,' *Social History of Medicine* 16 (2003), 343–66.

(26.) Monica H. Green, 'Conversing with the Minority: Relations among Christian, Jewish, and Muslim Women in the High Middle Ages,' *Journal of Medieval History* 34 (2008), 105–18, at 108.

(27.) Green, *Making Women's Medicine Masculine*, 113–14.

(28.) Green, 'Trotula'.

(29.) McVaugh, '*Experimenta*' 111; compare Emilie Savage-Smith; 'The Practice of Surgery in Islamic Lands: Myth and Reality', *Social History of Medicine* 13 (2000), 307–21.

(30.) McVaugh, 'The "Experienced-Based Medicine" of the Thirteenth Century,' *Early Science and Medicine* 14 (2009), 105–30, at 123–4.

(31.) Katharine Park, 'Medicine and Magic: The Healing Arts', in Judith C. Brown and Robert C. Davis (eds), *Gender and Society in Renaissance Italy* (Harlow: Longman, 1998), 129–49.

(32.) Iris Origo, *The Merchant of Prato* (London: Jonathan Cape, 1957), 161.

(33.) Joseph Ziegler, 'Practitioners and Saints: Medical Men in Canonization Processes in the Thirteenth to Fifteenth Centuries,' *Social History of Medicine* 12 (1999), 191–225.

(34.) Darrel W. Amundsen, *Medicine, Society and Faith in the Ancient and Medieval Worlds* (Baltimore: Johns Hopkins University Press, 1996), Ch. 8.

(35.) Canon 22, in Norman P. Tanner (ed.), *Decrees of the Ecumenical Councils*, 2 vols (London: Sheed and Ward, 1990), 1: 245–6.

(36.) Joseph Ziegler, *Medicine and Religion c.1300: The Case of Arnau de Vilanova* (Oxford: Oxford University Press, 1998), 186.

(37.) Rudolph Arbesmann, 'The Concept of *Christus Medicus* in St. Augustine,' *Traditio* 10 (1954), 1–28.

(38.) Gerhard Baader, 'Early Medieval Latin Adaptations of Byzantine Medicine in Western Europe,' *Dumbarton Oaks Papers* 38 (1984), 251–9, at p. 251.

(39.) Vivian Nutton, *Ancient Medicine* (London/New York: Routledge, 2004), Ch. 19.

(40.) Augusto Beccaria, *I codici di medicina delperiodopresalernitano* (Rome: Edizioni di Storia e Letteratura, 1956), 157–9.

(41.) Loren C. MacKinney, 'An Unpublished Treatise on Medicine and Magic from the Age of Charlemagne,' *Speculum* 18 (1943), 494–6.

(42.) Francis B. Brévart, 'Between Medicine, Magic and Religion: Wonder Drugs in German Medico-Pharmaceutical Treatises of the Thirteenth to Sixteenth Centuries,' *Speculum* 83 (2008), 1–57, at p. 40.

(43.) See Jean A. Givens et al. (eds), *Visualizing Medieval Medicine and Natural History, 1200–1550* (Aldershot: Ashgate, 2006).

(44.) Vivian Nutton (ed.), *Pestilential Complexities: Understanding Medieval Plague* (London: Wellcome Trust Centre for the History of Medicine at UCL, 2008).

(45.) Andrew Cunningham, 'Identifying Disease in the Past: Cutting the Gordian Knot,' *Asclepio* 54 (2002), 13–34.

(46.) Peregrine Horden, 'A Non-Natural Environment: Medicine without Doctors and the Medieval European Hospital,' in Barbara S. Bowers (ed.), *The Medieval Hospital and Medical Practice* (Aldershot: Ashgate, 2007), 133–45.

(47.) Patricia Anne Baker et al. (eds), *Medicine and Space: Body, Surroundings, and Borders in Antiquity and the Middle Ages* (Leiden: Brill, 2011).

(48.) *Symposium on Byzantine Medicine, Dumbarton Oaks Papers* 38 (1984).

(49.) Barbara Zipser (ed.), *John the Physician's 'Therapeutics': A Medieval Handbook in Vernacular Greek* (Leiden: Brill, 2009).

(50.) Peter E. Pormann and Emilie Savage-Smith (eds), *Medieval Islamic Medicine* (Edinburgh: Edinburgh University Press, 2007), Ch. 2; N. Peter Joosse and Peter E. Pormann, 'Decline and Decadence in Iraq and Syria after the Age of Avicenna?' 'Abd al-Latif al-Baghdadi (1162–1231) between Myth and History,' *Bulletin of the History of Medicine* 84 (2010), 1–29.

(51.) Vivienne Lo and Christopher Cullen (eds), *Medieval Chinese Medicine: The Dunhuang Medical Manuscripts* (London/New York: Routledge, 2005).

(52.) Forthcoming work by Ronit Yoeli-Tlalim. See also *Asian Medicine* 13, 2 (2008).

第四章

现代早期医学

托马斯·吕滕（Thomas Rütten）

在时间轴上，现代早期医学指的是公元 14—17 世纪的医学。一般编史学认为，中世纪在公元 1500 年左右结束，现代早期始自公元 1450 年左右开始。现代早期起始点的这一选择，是回应意大利的编史学传统，并由整个欧洲对早期现代医学的观点促成的。在公元 14 世纪的意大利，中世纪的秋意已经渐浓，预示着现代的早春即将到来。若要理解中世纪医学相关的社会结构、机构、观念和实践一直延续到现代早期新纪元之后的原因，则需要考虑这一点。从地域上讲，现代早期医学不仅跨越了欧洲和"新世界"的医学，还融合了多种多样的非欧洲医学，如中医、阿育吠陀、尤那尼医学和秘鲁医学，其中秘鲁医学在这一时期与西方医学的相互联系日渐紧密。

在这一章中，我将集中讨论所谓的"西方医学"，其形式为学院医学，与神学和法学并列为三大高级学院。教学分布从科英布拉（译注：葡萄牙北部城市）到达帕特（译注：德国城市），从墨西拿（译注：意大利港口城市）到乌普萨拉（译注：瑞典东南部城市），教规是对某些希腊语和阿拉伯语经典文集的拉丁译本。特别是在意大利，医生在接受医学训练之前必须先经历哲学训练。由于战争、宗教分裂、经济压力和知识分子求知欲的影响，很多人在欧洲广泛地游历，这种现象是学院医学和大众医学的表现。

现代早期的健康照顾的提供者们跨越教派、地理和语言的屏障，建立起了沟通良好的网络，这要归功于其拥有的共同语言（拉丁语）、共同的历史遗产、类似的社会结构以及城邦和教会的权力配置。即使那些不擅长拉丁语的健康照顾提供者也必需参与到拉丁语的话语体系中，而本地的医学文献事实上基本也要遵从以上规定。但值得注意的是，只有 30% ~ 40% 的男性和 10% 的女性识字。希波克拉底 - 盖伦医学不仅影响着大学中的医学培训，也深刻地渗透到民间医学的实践中。仅次于希波克拉底（约公元前460—约公元前375年）和盖伦（公元129—约210年）、柏拉图（公元前428/7—349/8年）和亚里士多德（公元前384—322年），老普林尼（Pliny the Elder，公元23/24—79年）、迪奥斯科里德斯（Dioscorides，约公元50年）和塞尔苏斯（Celsus，公元1世纪）可能是古代与医学最为相关和重要的作者。

在现代早期，教会与医学之间的关系是复杂的，特别是在宗教改革（1517—1555/1560年）和反宗教改革（1555/1560—1689年）的紧张时期，除了在北美的新教徒（清教徒），在美洲、东印度群岛、日本和中国，天主教和犹太教之间，路德教派和加尔文教派之间，墨兰顿派（Phillipists）和纯正路德宗（Gnesio-Lutherans）之间，抗辩派（Remonstrant）和反抗辩派（Counter Remonstrant）以及天主教传教士［耶稣会、道明会（Dominican）和方济各会］之间始终存在着宗派冲突［法国宗教战争（1562—1598年）、荷兰争取独立的斗争以及三十年战争（1618—1648年）］和根深蒂固的明争暗斗。尽管如此，天主教会在很大程度上塑造了医学，其权利机器可以合理地浓缩为三段论，即"裁决、禁书审定和教化（Inquisition，Index and Indoctrination）"。

按照时间顺序，人们也可以把握早期现代医学中的主题，笔者将在下文中介绍其中的一部分。这些主题存在一定程度的时空连贯性，借此可以梳理现代早期西方医学的一些特征，不过，一般来说，在进行大而化之的概括时应当极为慎重。现代早期的西方医学是对旧的医学传统的重新挖掘、整理和修缮，包括古典医学（盖伦和希波克拉底）和中世纪医学（阿维森纳，1037年；阿威罗伊，Averroës，1198年）。它深受文艺复兴人文主义的影响，重新强调语言的重要性，用拉丁语来翻译古代经典（例如西塞罗尼亚语），将希腊语和希伯来语［基督教希伯来语（Christian Hebraism）；卡巴拉（Cabala）］与西方话语体系之间搭建了沟通的桥梁。作为高文化层次的群体，人文主义者强调正确的说话、写作和思考之间的相关性，并将其道德化，试图用修辞学来塑造更真实的人类（homines humani）。这对整个现代早期的医生都很有吸引力。它确实有其应用意义，使我们可以更全面和更好地了解过去的医疗经验，更准确地鉴别植物和药物。不过，它也做出了提高社会地位和职业成就的承诺：认可修辞技巧价值的并不仅限于病人和医生。修辞技巧被认为可以在民众之间建立信任，并稳固主顾关系。最重要的是，与非人文主义的健康照顾提供者相比，它们成为了一种区分标准，成为了规范医疗行业的有效工具。

在本章接下来的内容中，笔者将省略"西方"二字，而以"现代早期医学"来命名。现代早期医学的另一个特征在于新的学科设置，它将医学、自然史（又译为博物志）和炼金术盘根错节在一起：一个是高级学院科学（医学），一个是追求现代早期"大科学"的新兴科学群体（自然史），一个是在大学不受欢迎、但在宫廷却蓬勃发展的研究领域（炼金术）。因此，现代早期医学的特点越来越复杂。它进一步与占星术、炼金术、哲学、历史和古物学等学科交叉融合，为临床和学院派的医生提供灵活的职业发展道路，也为患者提供更多的选择。这种复杂化需要新的方法来吸收、传播、检查、存储和呈现。印刷文化、科普书籍、词典、禁书索引、书展、私人和"公共"图书馆的出现，插图重要性的日益增加以及笔记记录技术的变化，共同创造出了新的形式，用以生产、传播和消费医学知识，或用以审查其传播。

现代早期医学的另一个特征是，它在各种当代背景中的深层嵌入。除了宗教，还有宫廷、大学、学院、教宗、乡镇、医院等；跨越了从医生（包括江湖医生、镇医生、宫廷医生和非正式医生）到其他卫生保健提供者（包括助产士、药剂师、理发师、外科医生以及江湖郎中），再到其他社会阶层（城市人与农村人，有文化的人与文盲，土著人与外国人）的范围。此外，地理、环境和气候因素也在形塑着现代早期医学。从社会学角度出发，医患之间的主顾关系和契约关系都是现代早期医学必不可少的，这就好比社会（及其统治者）与人体（及其医生）之间的关系。精磨玻璃、金属加工和建造测量仪器中的技术进步对视觉辅助器械的效果、外科器械的构造和生理实验的可行性产生了立竿见影的效果。文化实践（从生活方式到性别角色，从诞生到垂死，从经历痛苦和损伤到以治疗为目的器乐和戏剧）形成了早期现代医学构成的背景全景。

此外，现代早期医学越来越多地融入到由医生和知识分子创建的"文人共和国"（Republic of Letters，Respublica Literarum）中，例如尼古拉斯 - 克劳德·法布里·德·皮雷斯（Nicolas-Claude Fabri de Peiresc，1580—1637 年）、马林·梅森（Marin Mersenne，1588—1648 年）、阿塔纳斯·珂雪（Athanasius Kircher，1602—1680 年）、塞缪尔·哈特利布（Samuel Hartlib，卒于 1662 年）、马丁·李斯特（Martin Lister）（约 1638—1712 年）、戈特弗里德·威廉·莱布尼兹（Gottfried Wilhelm Leibniz，1646—1716 年）等。通过与新科学（scientia nova）的交叉融合，它变得更加强调经验（弗朗西斯·培根，1561—1626 年）和数学（伽利略，1564—1642 年）。在这些因素的推动下，医化学学派和医物理学派开始兴起（并且在一定程度上彼此融合）。医学仍然充满了哲学论述，特别是在认识论、自然哲学、道德哲学和逻辑学领域。

然而，总的来说，早期的现代医学是从多个方面来界定的，似乎有必要从主顾（何人）、时间点（何时）、地点（何地）、一系列的事件（如何）以及动机（为什么）入手来做细致的区分，从而回答根本性的编史学问题，这对于一个研究者来说显然是难以完成的。帕拉塞尔苏斯（Paracelsus，1493—1541 年）作为盖伦和亚里士多德的反对者，他对医学的看法不同于同时代的托马斯·雷内克（Thomas Linacre，约 1460—1524 年），而对于盖伦解剖学著作与人类尸体解剖发现之间的差异，雅各布·西尔维尔斯（Jacobus Sylvius，1478—1555 年）所得出的结论与他的学生安德里亚·维萨里（Andreas Vesaliu，1514—1564 年）有根本的不同。外科医生莱昂纳多·菲奥拉万蒂（Leonardo Fioravanti，1517/1518—1588 年）终日在威尼斯的药房制作蒸馏药物，与代尔夫特的市政医生"荷兰医学之父"彼得·范·弗里斯特（Pieter van Foreest，1522—1597 年）相比，二人的工作安排看起来也不尽相同。他们都属于或声称属于接受过大学教育的医生阶层，并且在这个程度上可以构成一个专业群体（无论如何，这个群体都要比未受过大学教育的健康照顾提供者要少），他们是同质的，但这个团体成员的社会概况，他们各自如何接受和重构医学传统，他们在相互冲突的医学观念、机构和联盟中如何自处以及他们的神学观和哲学观，甚至他们在医疗保健市场的自我表现都有着很大的不同。

在 1350—1700 年，世界变了，医学也随之改变了：它几乎不可能保持不变，因为宗教改革和教派之争，印刷术的传入，宗教裁判所，哥白尼革命和女巫审判已然改变了世界。反亚里士多德主义和反盖伦主义、新柏拉图主义，怀疑主义和原子论都撼动了医学哲学的根基，而殖民化、传教活动以及医学网络的全球化无不扩展了医学的地理疆域（疾病、药材和医方），望远镜和显微镜扩大了医学的认知疆域。培根经验主义和笛卡尔主义改变了医学的方法论和证明程序。与此同时，赫尔墨斯神智学（hermeticism）、帕拉塞尔苏斯主义、化学和医物理学侵蚀了医学行业的同质性。除了中世纪的知识中心（演讲厅、图书馆和王室宫廷），许多新的场所开始兴起，包括贵族宫廷、解剖演示厅、集市、手工车间、植物园、博物馆、学院（如猞猁学院，Accademia dei Lincei）和实验室。有些学者还主张要加入咖啡馆，在 17 世纪末，沙龙也开始成为重要的场所。每一个都削弱和限制了观察者看待自然的视角，相应地也改变了对人类本质的看法。每个空间都各自形成了产生、记录和传达知识的公约。在每个空间，每个执业者都找到了职业规划：从尊贵到轻贱，从挣钱养家的普通人到满腹经纶的艺术家，对于他们来说，医学只是众多有用的艺术和科学之一。由于方法论的多样性，以及对大而化之的一般概况日渐谨慎，现代早期医学史已变得更加复杂。

方　法　论

根据保罗·韦恩（Paul Veyne）的说法，"历史学议题的延伸"决定了过去一个世纪对早期现代医学的探索，在此纲领下，多种方法论进路兴起，至今依然在研究领域拥有牢固的地位。

传记研究一直着眼于历史进程中的关键参与者，例如马西里奥·圣索非亚（Marsilio Santa Sofia，约 1338—1405 年）、帕拉塞尔苏斯、安德里亚·维萨里（1573—1654 / 1655 年）和威廉·哈维（William Harvey，1578—1657 年）。这类研究越是将核心的医学人物放在宏观背景下，而不狭隘地单单聚焦于个人，就越会更有助于我们理解现代早期医学，厘清构成医学的维度，即患者和社会的维度。今天，人学研究（prosopographical studies）经常被用于群像研究，这使得定量方法的应用成为可能。这些研究并不总是针对医学权威，他们通过出版物掌握着医学话语权，经由监管机构的会员制主导着卫生保健市场。相反，这些人学研究已经引起了学界对广大健康保健提供者的关注，如果仅仅根据与患者的接触时间来衡量，他们更应当被视为早期现代医学的代表，即使他们从未将自己定义为作者、收藏家、艺术家或其他人。未公开出版的《伦敦和东英格兰医师传记索引》（*Biographical Index of Medical Practitioners in London and East Anglia*）为玛格丽特·佩林（Margaret Pelling）的《现代早期伦敦的医学冲突》（*Medical Conflicts in Early Modern London*）提供了重要的线索，它聚焦于低层次的从业者，但也涵盖了那些当时认为是从事医学实践、手术或助产的人，以试图避免在刻画医学从业者时，过度偏向所谓的学术合格医生。

虽然观念史研究已开始关注健康、疾病、卫生、饮食学（dietetics）和自然等早期现代概念的转变，观念史也已经解决了柏拉图［通过普罗提诺（Plotinus，204 / 205—270年）和马尔西利奥·费奇诺（Marsilio Ficino，1433—1499年）］和亚里士多德哲学的基本要义以及他们对盖伦主义的影响，但盖伦主义仍然是现代早期医学理解人体、疾病和康复的核心。机构史的成果推动了对现代早期医院、约诊、医生公会和协会（例如伦敦皇家医学院）和大学的历史研究。类似的，法律建制的历史研究已经开始集中关注不断修订的医学法律，包括法医尸体解剖、由继承法驱动的剖宫产，以及"刑事宪法"（Constitutiones Criminales）语境中的基本医学法律。

接受史（reception history）的研究已关注到现代早期所有古代经典文化的接受情况，除了医学。截至目前，文化基于文本，经由"模仿、竞争和叠加"（imitatio, aemulatio, and superatio）三部曲，被注入拉丁语和后来的希腊语学术话语体系中，然后进一步跨越巨大的地理屏障，被接受到本国话语和当代时间中。一方面，这样的研究记录了盖伦主义的胜利，人文主义医生认为接受的目的在于整合希波克拉底、柏拉图和亚里士多德的智慧遗产，进而将其拟人化为"当代弦乐四重奏的第一小提琴手"，只不过是视觉上的。另一方面，这一研究按照编年史记载了希波克拉底主义从盖伦主义中被解放出来的过程。在这一时期，希波克拉底被视为思想进步的医生和博物学家的楷模。而随着维萨里证明了盖伦的无数个错误，并提醒同时代的人，盖伦的解剖理论并不是基于人体解剖，而是基于动物解剖，盖伦的市场价值开始下沉。当威廉·哈维发现血液循环并在 1628 年发表他的结论时，盖伦医学就进一步没落了，它只是将盖伦的生理学引向了荒谬，因为当时正值在三十年战争期间，威廉·哈维的研究结果被版印在法兰克福的劣质纸张上，导致医学界迟迟没有接受这一发现。此外，从彼特拉克（Petrarch，1304—1374 年）到医学笛卡尔主义，从黑死病（顶峰在 1348—1350 年）到启蒙运动初期，前后 400 年的历史，中世纪医学已被广泛研究。迄今为止，这些研究涵盖了文本（拉丁文、波斯文、阿拉伯文和犹太文）、机构（医院、大学和公会等）和医学实践（验尿术或静脉切开术）等。相对于古代医学的复兴，中世纪医学并不那么广为人知。

社会史视角的研究进路已经将现代早期的研究转向结构（包括教会、国家和社会）和过程（职业化、法规、医学化）以及发展和定性定量评估相关且连续的材料。医学社会史研究揭示了现代早期欧洲丰富多样的医疗职业和社会阶层，特别是"非正规执业者"。这项工作帮助审视了其他卫生保健提供者的作用，如理发师、外科医生、药剂师、助产士、蒸馏师、化学家、药商和江湖郎中。这些从业者努力地想在缺乏监管的医疗市场上立足，医疗市场本身是由供给和需求决定的。医学社会史研究揭示了由非正规执业者组成的中产阶级的一个集体现象，即以中产阶级的意识形态为特征，得到宫廷的认可，摆脱积极的政治生活，并孤立于公民责任（的群体）。

作为更广泛的方法论的共同特征，日常生活的历史可以被描述为体验微观历史，旨在复原历史中的个人形象。它描述了现代早期那些确诊或疑似患病者的现代日常生活，其中包括儿童、女人、男人、疯子、残疾人、孕妇和自杀者，同性恋者和受伤的退伍军人。因此，它提醒人们关注到彼时医生、病人和医学共同组成的多样体，医学是由医生、病人和社会共同定义、争论和经历的。现代早期医学的新史学已经出现，它较少关注结构，更多关注"小事件"；较少关注建制上统治阶级的权力（从国家到教会），更多关注人与人之间非正式行使和经历的权力，选取自下而上的视角和有代表性的案例进行研究。

地方史和区域史的研究考虑到了地理坐标的因素，对于重建现代早期医学史具有至关重要的意义，因为只有它们能够提供有关这一时期智识、政府、法律、宗教和社会等一般状况的具体数据，因此它们均对医学产生了影响。在这一背景下，对早期现代医学的国家历史进行权威研究（Magisterial studies）也是颇有价值的。在较小的地理范围内，早期的现代大学医疗中心已经得到审视，如帕多瓦、博洛尼亚、费拉拉、比萨、巴塞尔、蒙彼利埃、巴黎、莱顿、瓦伦西亚和萨拉曼卡，以及其他推动现代早期医学发展的医疗中心，事实上，还包括很多宫廷（虽然医生并没有在宫廷中发挥重要的作用）。近年，研究宫廷医生及其病人的专著也取得了瞩目的成绩，比如对西奥多·德·梅耶恩（Theodore De Mayerne，1573—1654 / 1655 年）及其病人的研究，他先是活跃在法国亨利四世（1553—1610 年）的宫廷，后来活跃在英格兰的詹姆斯一世（1566—1625 年）和查尔斯一世（1600—1649 年）的宫廷。对一个或多个欧洲宫廷的医学历史研究也已出现，有关现代早期宫廷医学的学会会议得以召开，可见这一研究领域的活跃程度。相应地，有关宫廷医学与大学医学的历史研究之间还引起了某种对抗。宫廷医学越来越吸引人的地方在于，它为研究医学和政治的联结提供了理想的场域。宫廷医生被委以大使的使命；星相和星相预测可以作为工具，服务于政治。同样吸引研究人员的是，许多欧洲宫廷盛行的前沿医学思想和行为，而且往往是非正统的（例如意大利宫廷的炼金术和占星术，以及德国宫廷的帕拉塞尔苏斯主义），这是由于宫廷医生相对自由，不必依循正统医学，也由于统治者对学术交流的兴趣，如费德里科·达·蒙特费尔特罗（Federico da Montefeltro，1422—1482 年）及其医生米德尔堡·保罗（Paul of Middelburg，1445—1533 年）；马克西米利安一世（Maximilian Ⅰ，1459—1519 年）、费迪南德一世（Ferdinand Ⅰ，1503—1564

年）、乔治·坦斯特（Georg Tannstetter，1482—1535 年）、奥古斯塔斯萨克森选侯（Augustus, Elector of Saxony，1526—1602 年）和卡斯帕·伯根（Caspar Peucer，1525—1602 年）；查理八世（Charles Ⅷ，1470—1498 年）、法兰西路易十二世（1462—1515 年）、洛林安东尼公爵（Duke Antoine of Lorraine，1489—1544 年）和西姆福里安·尚皮埃尔（Symphorien Champier，1472—约 1535 年）；加莱阿佐·玛利亚·斯福尔扎（Galeazzo Maria Sforza，1444—1476 年）和拉斐尔·维默卡蒂（Raffaele Vimercati）；尼古拉三世·埃斯特（Nicolo Ⅲ d'Este，1383—1441 年）、莱昂内洛·达埃斯特（Leonello d'Este，1407—1459 年）和米歇尔·萨沃纳罗拉（Michele Savonarola，1385—1478 年）；鲁道夫二世（Rudoff Ⅱ 1552—1612 年）和马丁·鲁兰长老（Martin Ruland the Elder，1532—1602 年）。

　　文化史加深了我们对道德和实践的理解，例如笑、梦、恶心、感觉、性交、居住和工作。它还有助于我们重建在近代早期合法化、规训和保存这类实践的医学话语。从这个角度来看，医学似乎已经成为特定人群特征性文化、信仰、认知和实践的组成部分。随着解剖实践在现代早期成为城市文化生活的一种常态，其也开始隶属于这一语境。16 世纪中叶，它出现在了解剖演示厅。表演不仅包括解剖尸体，而且包括骨架和其他解剖工具的虚拟舞台布景，这些吸引了各种各样的观众，包括医生、艺术家、神学家和其他感兴趣的市民。通过将人体之书与解剖者和演示者的精湛技艺结合在一起，现代早期的解剖学教授维萨里在观看者的眼前，实现了手艺和智识的统一。维萨里和他的跟随者提升了理论医学和外科医学，这是人体解剖的长期教育目标。并且保持了阅读权威（尤其是盖伦）之书和阅读自然之书之间的平衡。同时，出席这种活动的文化团体也在为曾被死刑犯所违背的秩序得以恢复而庆祝，这是因为：人类的解剖将人体打开，揭示出造物主的权宜之计，并直接从（盖伦的）人体器官的目的论中得出人类的道德宗教目的。

　　自 1545 年帕多瓦的奥托植物园（orto botanico）开始，新的文化实践从药用植物的检验萌生，到在各大城市的植物园中进行系统培育，从墨西拿到乌普萨拉，从瓦伦西亚到莱比锡，无数个城市都是如此。就如解剖学领域一样，将词（verber）与物（rse）一一对应，即将预期的自然现象（包括人体或植物的组成部位）安上权威性文本中正确的词汇，否则也会存在着致命的危险。而植物最初根据其药用价值归类并被作为符号来看待，之后，它们被按照物种分门别类，并开始被以科学和商业的角度看待，植物学逐渐成为了独立的领域。像解剖演示厅一样，植物园构成了人工场所，不论在世界上哪个地方被看到，都是被浓缩和摆弄，用来服务于观察、教学和研究目的，也是为了游客的自然神学教育。植物园和解剖学演示厅最初都是为了验证和优化书本学习而出现的，如今成为经验主义的繁衍地，但在 17 世纪，尤其是在培根的影响下，越来越多的人认为，这种盘点和归纳是一种团体协作，并宣布自然才是最高的权威。

　　身体史已经照亮了现代早期人体的性别化、医学化和法制化。研究表明这一时期的身体正在经历转型：天堂和地狱之间（女巫的迫害）；本国和异国之间（殖民化、流行病学媒介、气候变化）；内疚和赎罪之间（对自杀者的肉体惩罚和死刑犯的尸体解剖）；人类和类动物之间（变狼狂）。这种编史学认为，现代早期的身体是一种表达被定义的社会、宗教和意识形态立场的方式，是有关国家和宗派的话语中医学思想和隐喻丛的存在。对现代早期身体的研究与关于现代早期解剖学的研究以及对尸解和解剖中人类身体的寓言化、司法化、戏剧化和性别化的审视，是密切相关的，事实上，有时是融合在一起的。身体史不仅聚焦于尸体，而且凸显了活体。它与视觉文化领域相互联系，并对视觉、社会功能及其意义在视觉文化中的作用予以了考量。视觉转向关注图像及其感知、可视化技术以及观众的反应。随之而来的是听觉的转向，关注现代早期体验声音和音乐及其对人体的影响方式。

最后，从方法论的角度来看，妇女研究、性别研究和性别行为研究对比了生物学的原始形式，用不同的社会性别建构模式来描述女性（或者是男性，视情况而定），这已经引起了对历史事件中女主人公（女性病人、女性健康保健提供者、女性顾客）的关注。强调以女性为导向的编史学的必要性（不仅是在早期现代医学领域），并修正过去性别化的叙事，这种进路彻底颠覆了早期现代医学的编史学，事实上，这一点并不令人惊讶，因为至少到20世纪中叶，医学的历史研究几乎完全是由男人写的、为男人写的，有关于男人的。

史料来源

在过去的四十年中，所有这些方法论都可以在有关现代早期医学史的优秀著作中被找到。它们有助于发现和分析来源丰富的各种资料，亦可以佐证现代早期医疗市场的多姿多彩。

首先，是数量庞大的手稿，包括当代文本和现代早期的文本。希波克拉底和盖伦文本的手稿属于后者，他们的发现、诊断、收藏和编纂成为文艺复兴时期医学的重要组成部分，被认为充满了进步的乐观主义和改革思想。在公元14世纪和15世纪，猎书者们将大量的希腊手稿从东方运到意大利，并在那里进行复制和进一步传播。这些手稿被文化水平很高的人文主义者（但其中很少有医生）发现，对在西方被广为接受的拉丁文版本的希波克拉底和盖伦著作提出了可靠性、真实性和完整性的挑战。希腊语和希伯来语研究承袭了伊拉斯谟范式，似乎也是为了便于医生阅读。他们设置了一个进程，这个进程伴随着文艺复兴医学的希腊化在16世纪30年代达到顶峰，是由威廉·柯普（Wilhelm Copp，1460—1532年）、贾努斯·科纳留斯（Janus Cornarius，约1500—1558年）和约翰·凯乌斯（John Caius，1510—1573年）等医生推动的。

读者们在这些原始材料中以旁注和行间词汇的形式留下了许多蛛丝马迹，使手稿材料变得愈加有趣。通过这些痕迹，手稿与其他文本互为连接，并对同时代的文献进行了重新编排。至于这种手写的源材料，还有大量的，有时是原封未动的档案资料，包括：医生的个人文件、医院规划图、医疗诉讼记录、书信往来、病历本、资料汇编、未发表的论文、处方和绘图等。社会史学家的挖掘，尤其是对遗产账户、教区和市政记录，学徒制争端，税务记录，教会访问和教会许可证记录的审查以及经济史学家对税率簿的审查，导致了更加早期的现代医疗保健市场。

自 15 世纪中叶印刷术传入西方，无数的手稿与大量印刷品交杂在一起，流入欧洲的图书市场，并随着时间推移不断壮大，直到"三十年战争"爆发。尽管印刷术确实是一场媒体革命，一方面是狂欢的进步乐观主义观点，另一方面是保守的悲观主义观点，但它绝不意味着手稿时代的终结。欧洲印刷术的引入使一般知识，特别是医学知识，能够更快更有效地获得，但也导致了手写材料近乎矛盾地增加。这方面的例子包括印刷品中的手写痕迹，例如所有权证明、批注、标记下划线和修正，也包括存档的手稿材料，它反映了一种新的需求，随着书籍市场蓬勃发展而衍生出的对组织和利用知识的需求。许多新的手稿作为印刷品的初级版本被制作出来。

在现代早期，与医学相关的印刷文本有多种体裁，其中有代表性的包括教科书、说理诗（didactic poems）、讲座和讲义、评论、医案（consilia）、观察报告（observationes）、问题论（problemata）、词典、论文、书信体文集（epistolary collections）以及宣言性讲话、法律案例集、秘籍、百科全书和小说等。在现代早期作家处理医疗问题时，有一套完整的文体可供选择，他可以选择任何适合他的文体，以增加传播性，达到预期的影响力，并且使出版目的与所选文体的规范相一致。语言学（包括希腊语、拉丁语或希伯来语研究）、古生物学以及对编码和档案的研究对于早期现代医学史学家来说是不可或缺的史学辅助学科。

除了众多的书籍之外，从 15 世纪末开始的约 200 年的时间里，大幅报纸（broadsheet，译注：单面全版大幅信息，仅印一面的大幅纸张，又译为大开本报纸）在医学领域发挥了重要作用。它们结合了符号和语言，具有承载能力和传播速度，以及它们的起源与当时的出版中心（巴塞尔、斯特拉斯堡、奥格斯堡、纽伦堡、法兰克福）共同发挥了作用。事实上，已经清楚的一点是，书籍、印刷品、出版物和图书馆的历史以及水印历史的研究，都为早期现代时期的医学史学家提供了不可或缺的帮助。

过去二十年，历史学家也聚焦于印刷品的材质及其所属的图书馆，某个版本的不同副本之间的独特性，及其特殊的接受史。在书籍的文本元素方面也有新的着眼点，比如装订，有时由出版商或书商处理，但有时留给买方自由发挥。因此，通过装订，有价值的信息被传递给今天的研究人员，如最初买家对买这本书的重视程度，他如何在知识地图上定位这本书。除了书展、书籍交易、审查制度、盗版和剽窃的作用之外，研究需要审查的是，书籍代理人在王储、教皇、贵族和学者的指导下所发挥的作用。

　　大幅报纸打开了图片资源的大门，它首先以木刻形式出现在手稿中，之后是以木刻、铜板雕刻或蚀刻出现在印刷材料中。对于研究现代早期医学的学者来说，可用的图画资源包括油画、肖像、漫画和手绘中涉及的医学相关主题和表征，在早期现代医学及其编史学语境中，对它们做出正确的评价和阐释都需要艺术史学家的专业知识。

　　最后，不得不提及物质文化的广大领域。与医学史相关的早期现代材料涵盖了从化石的发现、人类尸骸的出土，到机器和珍奇柜，通过这些，包括医学在内的世界被具象地微缩起来。从遗传学到医学仪器的研究都成为现代早期医学研究的辅助科学。物质文化的组成来自于 16 世纪中叶以来意大利贵族的博物学收藏。他们利用了人文主义者的自然转向，以及他们对地理疆域的拓宽作为收集大自然奇迹的机会，并将这些收藏品放在宫廷、修道院和学术社会中。

结　论

　　（现代早期的）医学史是一个真正的跨国家和跨学科的事业，其中任何主题都可以称得上是一门主要"学科"（和一门语言），并且其他主题的研究对于该领域来说是"辅助研究"。鉴于潜在主题的广泛性，几乎来自任何该领域的相关技能、方法学和学科导向的最新技术组合在一起都是可以被接受的。从方法论和史料类型的角度来说，现代早期的研究者最好不要虔诚地归依于某个学科从属关系之中，而应当对研究的主题进行了概念化和语境化，超越了他们原来学科的舒适区（尽管他们一直接受的都是这个学科的训练）。能力的冲突（例如历史学家和医生之间）是毫无助益的，教条地把一种方法论作为黄金标准（例如社会史）也是一样。这种意识形态上可疑的论述并不能使当前问题的多元性和复杂性被合理化。例如，基因技术和古生物学方法如何对早期现代的物理证据（人的骨骼、牙齿等）的检查进行进一步补充、挑战，甚至彻底改变我们对现代早期传染病、流行病、营养学、应激和创伤的历史研究的看法，这将是非常有趣的，因为这些史学研究主要基于文献证据。当然，科学共同体根据研究资料不同、附属机构不同、研究技巧和方法而划分，如果能够看到他们彼此之间如何交流研究，并且谈判和辩论这些议题，肯定会饶有趣味。

　　许多现代早期研究者惊叹于希波克拉底和盖伦的研究者们仍然可以帮助我们去了解古代作家对于现代早期医学的影响（这一事实）。《翻译与评注目录》（*Catalogus Translationum et Commentariorum*）中关于希波克拉底和盖伦的内容基本可以称得上是一部完整的专著，它朝这个方向迈出了重要一步，因为它将印刷书籍、戏剧、歌曲、诗歌进行编目和分析，以图像的方式向早期的现代观众展示了他们的医疗遗产。希波克拉底和盖伦在现代早期医学和文化中的存在，是不容低估的。显然，古代医学史学家对研究早期现代医学文本的传播和使用的历史，对医学手稿进行古生物学和药物学以及所谓的新史料（recentiore）的挖掘是有贡献的，并且他们将早期现代大量的拉丁语和希腊语医学文献提供给学界（毕竟精通这两种语言的人已经越来越少）。然而，除了古典学或古典研究，他们的工作必须借助多个学科辅助开展，这也有助于突显希波克拉底和盖伦的许多重要发明。

在未来，将关于"精英"医学、拉丁医学的科学话语与非精英医学的科学话语融合是至关重要的，后者是以家庭医学、民间医学，外行从业者和医疗消费主义为代表的。目前，仍然缺乏一种良好的解释语言既适用于早期现代医学精英学派的研究又适用于非经营学派的研究。同样，医生的视角需要经由患者的视角来补充，而不是对立，反之亦然。女性的视角之于男性的视角，街道的视角之于宫廷的视角，亦是如此。为了实现这一点，尽管所有的政治动员都亟待解决"大问题"，即我们需要用丰满的描述和广泛的背景来完成更多的案例研究，但它们将在医学所不可避免嵌入的宗教、法律、社会、文化及科学等现代早期的背景中，强调医学的本质、意义和功能，并提供杰出的教学材料。

在现代早期，文本版本的重要性是再怎么强调也不为过的，无论是否翻译。学者对马西里奥·菲奇诺（Marsilio Ficino）的《德·维特里·特里普里奇》（*De Vita Triplici*）、让·费内尔（Jean Fernel）的《论事物的隐性》（*On the Hidden Causes of Things*）、吉罗拉莫·梅丘里（Girolamo Mercuriale）的《艺术体操》（*Dearte Gymnastica*）或罗伯特·伯顿（Robert Burton）的《忧郁的解剖》（*Anatomy of Melancholy*）等文本已经做出很好的示范，对现代早期医学史研究具有重要的影响。然而，迄今为止，绝大多数与医学史相关的现代早期文本仍未被编辑，这种局面亟待改变。在这一领域，现代早期出现的或重新制作的医学文本的关键版本将仍然是支撑研究的支柱。

在我看来，编史学未来最大的挑战仍然是叙事，在过去四十年里，历史学、语言学和符号学的分析哲学，以及文学批评和读者反应理论（reader response theory）都共同推动了叙事这一理念的发展。反过来，历史理论对历史与文本之间关系的讨论，逐渐唤醒了我们对这一事实的认识，即这种关系已成为历史思想和编史学中的一个原始问题。我们思考和谈论历史的历史，我们书写历史的历史，在很大程度上与我们思考文本与历史、语言和（历史）现实之间的关系的历史是吻合的。我们在多大程度上可以真正读懂一部历史学的学术著作呢？可以作为一种语言的人工产物和创造性想象的产物，将其作为一种方法学合理的、批判性验证的、理论创新的，并且可以按照时间顺序和因果关联理性梳理的历史事实呈现？这样的著作与小说有关系吗？是什么关系？从某些角度来看，现代早期医学的历史学家是叙事者、故事讲述者以及富有想象力的作家。在未来，这样的见解可能会使早期现代医学的史学研究更加自由、活跃，释放历史想象的全部潜力，这些历史想象力往往直到现在都被客观的本质主义观点和对大师的死忠所约束。相反，它也可以使更多的人看到小说作者是史实和医学诊断的编年史者，作为病人体验的或者在环境中遇到的所谓的医学，是他们研究的。小说作为现代早期医学史重要的资料来源，是否合格呢？

最后，希望终有一天，现代早期医学的历史能被建制化为解放的医学史的一个亚学科，而不是历史、医学或科学的亚学科。

致　谢

感谢南希·西拉伊西（Nancy Siraisi），克里斯托夫·鲁西（Christoph Lüthy）、乔恩·阿里扎巴拉加（Jon Arrizabalaga）和马克·杰克逊（Mark Jackson）阅读本文的草稿，并给出了宝贵的建议。我同样非常感谢他们和玛格丽特·贝尔（Margaret Bell）对本文文笔的润色。

（苏静静　译）

参考书目

ARRIZABALAGA, JON, JOHN HENDERSON, and ROGER K. FRENCH, *The Great Pox: The French Disease in Renaissance Europe* (New Haven, CT/London: Yale University Press, 1997).

BROCKLISS, LAURENCE, and COLIN JONES, *The Medical World of Early Modern France* (Oxford: Clarendon Press, 1997).

COOK, HAROLD J., *Matters of Exchange. Commerce, Medicine, and Science in the Dutch Golden Age* (New Haven, CT/London: Yale University Press, 2007).

EAMON, WILLIAM, *The Professor of Secrets: Mystery, Medicine, and Alchemy in Renaissance Italy* (National Geographic, 2010).

FINDLEN, PAULA, *Possessing Nature: Museums, Collecting, and Scientific Culture in Early Modern Italy* (Berkeley, CA: University of California Press, 1994).

GREEN, MONICA H., *Making Women's Medicine Masculine: The Rise of Male Authority in Pre-modern Gynaecology* (Oxford: Oxford University Press, 2008).

HENDERSON, JOHN, *The Renaissance Hospital: Healing the Body and Healing the Soul* (New Haven, CT/London: Yale University Press, 2006).

JACQUART, DANIELLE, *Scientia in margine: Études sur les marginalia dans les manuscrits scientifiques du Moyen Âge à la Renaissance* (Genève: Librairie Droz, 2005).

PARK, KATHARINE, *Secrets of Women: Gender, Generation, and the Origins of Human Dissection* (New York: Zone Books, 2006).

Pelling, Margaret, *Medical Conflicts in Early Modern London: Patronage, Physicians, and Irregular Practitioners 1550–1640* (Oxford: Clarendon Press, 2003).

Pomata, Gianna, *Contracting a Cure: Patients, Healers, and the Law in Early Modern Bologna* (Baltimore/London: Johns Hopkins University Press, 1998).

Siraisi, Nancy G., *The Clock and the Mirror: Girolamo Cardano and Renaissance Medicine* (Princeton: Princeton University Press, 1997).

Trevor-Roper, Hugh R., *Europe's Physician: The Various Life of Sir Theodore de Mayerne* (New Haven, CT: Yale University Press, 2006).

Wear, Andrew, *Knowledge and Practice in English Medicine, 1550–1680* (Cambridge: Cambridge University Press, 2000).

注释

(1.) Ilja Micek, 'Die Frühe Neuzeit: Definitionsprobleme, Methodendiskussion, Forschungs-tendenzen', in Nada Boskovska Leimgruber (ed.), *Die Frühe Neuzeit in der Geschichtswis-senschaft: Forschungstendenzen und Forschungserträge* (Paderborn: Schöningh, 1997), 17–38.

(2.) Harold J. Cook, *Matters of Exchange. Commerce, Medicine, and Science in the Dutch Golden Age* (New Haven, CT/London: Yale University Press, 2007); Nancy G. Siraisi, *Medieval and Early Renaissance Medicine: An Introduction to Knowledge and Practice* (Chicago: University of Chicago Press, 1990); Andrew Wear, 'Medicine in Early Modern Europe, 1500–1700', in Lawrence I. Conrad, Michael Neve, Vivian Nutton, Roy Porter, and Andrew Wear (eds), *The Western Medical Tradition 800 BC to AD 1800* (Cambridge/New York: Cambridge University Press, 1995), 215–70.

(3.) Hiro Hirai, *Medical Humanism and Natural Philosophy: Renaissance Debates on Matter, Life and the Soul* (Leiden: Brill, forthcoming).

(4.) Margaret Pelling, *Medical Conflicts in Early Modern London: Patronage, Physicians, and Irregular Practitioners 1550–1640* (Oxford: Clarendon Press, 2003), 9; Ole Peter Grell, Andrew Cunningham, and Jon Arrizabalaga (eds), *Centres of Medical Excellence?: Medical Travel and Education in Europe, 1500–1789* (Farnham, UK/Burlington, VT: Ashgate, 2010).

(5.) Pedro Conde Parrado, *Hipócrates latino: El* De Medicina *de Cornelio Celso en el Renacimiento* (Valladolid: Secretariado de Publicaciones e Intercambio Editorial, Universidad de Valladolid, 2003). The most revealing instrument to measure Galen's influence on Renaissance medicine is Richard J. Durling, 'A Chronological Census of Renaissance Editions and Translations of Galen', *Journal of the Warburg and Courtauld Institute* 24 (1961), 230–305.

(6.) Ole Peter Grell and Andrew Cunningham (eds), *Medicine and the Reformation* (London: Routledge, 1993); *eidem* (eds), *Religio medici: Medicine and Religion in Seventeenth-Century England* (Aldershot: Scolar Press, 1998); Luis García Ballester, *Los moriscos y la medicina: Un capítulo de la medicina y la ciencia marginadas en la España del siglo XVI* (Barcelona: Labor, 1984); John M. Effron, *Medicine and the German Jews: A History* (New Haven, CT: Yale University Press, 2001); David B. Ruderman, *Jewish Thought and Scientific Discovery in Early Modern Europe* (Detroit: Wayne State University Press, 2001).

(7.) Woulter Bracke and Herwig Deumens (eds), *Medical Latin: From the Late Middle Ages to the Eighteenth Century* (Brussels: Koninklijke Academie voor Geneeskunde van België, 2000).

(8.) Bruce Moran, *The Alchemical World of the German Court: Occult Philosophy and Chemical Medicine in the Circle of Moritz of Hessen, 1572–1632* (Stuttgart: Franz Steiner, 1991); William R. Newman, *Secrets of Nature: Astrology and Alchemy in Early Modern Europe* (Cambridge, MA: MIT Press, 2001); William R. Newman, *Promethean Ambitions: Alchemy and the Quest to Perfect Nature* (Chicago: Chicago University Press, 2005); Lawrence M. Principe (ed.), *Chymists and Chymistry: Studies in the History of Alchemy and Early Modern Chemistry* (Sagamore Beach, MA: Science History, 2007); Didier Kahn, *Alchimie et paracelsisme à la fin de la Renaissance (1567–1625)* (Genève: Droz, 2007).

(9.) Nancy G. Siraisi, *History, Medicine, and the Traditions of Renaissance Learning* (Ann Arbor: University of Michigan Press, 2008).

(10.) Ian Maclean, 'The Medical Republic of Letters before the Thirty Years War', *Intellectual History Review* 18 (2008), 15–30.

(11.) Ole Peter Grell (ed.), *Paracelsus: The Man and His Reputation, His Ideas and Their Transformation* (Leiden/Boston/Cologne: Brill 1998); Charles Webster, *Paracelsus: Medicine, Magic and Mission at the End of Time* (New Haven, CT: Yale University Press, 2008).

(12.) Francis Maddison, Margaret Pelling, and Charles Webster (eds), *Essays on the Life and Work of Thomas Linacre, c. 1460–1524* (Oxford: Clarendon Press, 1977).

(13.) Gerhard Baader, 'Jacques Dubois as a practitioner', in Andrew Wear, Roger K. French, and Iain M. Lonie (eds), *The Medical Renaissance of the Sixteenth Century* (Cambridge: Cambridge University Press, 1985), 146–54.

(14.) William Eamon, *The Professor of Secrets: Mystery, Medicine, and Alchemy in Renaissance Italy* (National Geographic, 2010).

(15.) Henriette A. Bosman-Jelgersma (ed.), *Pieter van Foreest: de Hollandse Hippocrates* (Krommenie: Knijnenberg, 1996); Henriette A. Bosman-Jelgersma et al. (eds), *Petrus*

Forestus Medicus (Amsterdam: Stichting, 1996).

(16.) James Hankins, *Plato in the Italian Renaissance* (Leiden: Brill, 1994); Alessandro Pastore (ed.), *Girolamo Fracastoro fra medicina, filosofia e scienze della natura* (Florence: Olschki, 2006); Concetta Pennuto, *Simpatia, fantasia e contagio: il pensiero medico e il pensiero filosofico di Girolamo Fracastoro* (Rome: Ed. di Storia e Letteratura, 2008); Alessandro Roccasalva, *Girolamo Fracastoro: astronomo, medico e poeta nella cultura del Cinquecento italiano* (Genova: Nova Scripta Ed., 2008); Richard H. Popkin and Charles B. Schmitt (eds), *Scepticism from the Renaissance to the Enlightenment* (Wiesbaden: Harrassowitz, 1987); Kurd Lasswitz, *Geschichte der Atomistik vom Mittelalter bis Newton*, 2 vols (Hamburg/Leipzig: L. Voss, 1890); Andrew Pyle, *Atomism and Its Critics: Problem Areas Associated with the Development of the Atomic Theory of Matter from Democritus to Newton* (Bristol: Thoemmes, 1997); William R. Newman, *Atoms and Alchemy: Chymistry and the Experimental Origins of the Scientific Revolution* (Chicago: University of Chicago Press, 2006).

(17.) Brian W. Ogilvie, *The Science of Describing: Natural History in Renaissance Europe* (Chicago: Chicago University Press, 2006); José M. López-Piñero, 'The Pomar Codex (ca. 1590): Plants and Animals of the Old World and from the Hernandez Expedition to America', *Nuncius* 7 (1992), 35–52; Patricia Vöttiner-Pletz, *Lignum Sanctum: zur therapeutischen Verwendung des Guajak vom 16. bis zum 20. Jahrhundert* (Frankfurt am Main: Govi, 1990).

(18.) Moran, *Patronage and Institution*.

(19.) Gottfried Richter, *Das anatomische Theater* (Berlin: Ebering, 1936).

(20.) John Prest, *The Garden of Eden: The Botanical Garden and the Re-creation of Paradise* (New Haven, CT: Yale University Press, 1981); Karen Reeds, *Botany in Medieval and Renaissance Universities* (New York: Garland, 1991).

(21.) Paula Findlen, *Possessing Nature: Museums, Collecting, and Scientific Culture in Early Modern Italy* (Berkeley: University of California Press, 1994).

(22.) Vincenzo Pirro (ed.), *Federico Cesi e iprimi Lincei in Umbria* (Arrone: Thyrus, 2005).

(23.) Cases in point are the physicians Martin Lister and John Evelyn. See Anna Marie Roos, *The Salt of the Earth: Natural Philosophy, Medicine, and Chymistry in England, 1650–1750* (Leiden and Boston: Brill, 2007); Gillian Darley, *John Evelyn: Living for Ingenuity* (New Haven, CT/London: Yale University Press, 2006).

(24.) Paul Veyne, *Comment on écrit l'histoire* (Paris: Éditions du Seuil, 1978), 140–56. Quoted from Ian Maclean, *Logic, signs and nature in the Renaissance. The case of learned medicine* (Cambridge: Cambridge University Press, 2002), 3.

(25.) Karl Sudhoff, *Paracelsus: Ein deutsches Lebensbild aus den Tagen der Renaissance*

(Leipzig: Bibliographisches Institut, 1936); Charles D. O'Malley, *Andreas Vesalius of Brussels: 1514-1564* (Berkeley: University of California Press, 1964); Geoffrey Keynes, *The Life of William Harvey* (Oxford: Clarendon Press, 1966); Tiziana Pesenti, *Marsilio Santasofia tra corti e università: La carriera di un* monarcha medicinae *del Trecento* (Treviso: Antilia, 2003).

(26.) Andrea Cristiani, *I lettori di Medicina allo Studio di Bologna nei secoli XV e XVI* (Bologna: Analisi Trend, 1987); Francesco Raspadori, *I maestri di medicina ed arti dell' Università di Ferrara 1391-1950* (Florence: Olschki, 1991).

(27.) Pelling, *Medical Conflicts in Early Modern London*, 344.

(28.) Klaus Bergdolt, *Wellbeing: A Cultural History of Healthy Living*, trans. Jane Dewhurst (Cambridge: Polity, 2008); Jon Arrizabalaga, John Henderson, and Roger K. French, *The Great Pox: The French Disease in Renaissance Europe* (New Haven, CT/ London: Yale University Press, 1997); Luke Demaitre, *Leprosy in Premodern Medicine: A Malady of the Whole Body* (Baltimore: Johns Hopkins University Press, 2007); Nancy G. Siraisi, 'Disease and Symptom as Problematic Concepts in Renaissance Medicine', in Eckhard Kessler and Ian Maclean (eds), *Res et verba in the Renaissance* (Wiesbaden: Harrassowitz, 2002), 217–40; Heikki Mikkeli, *Hygiene in the Early Modern Medical Tradition* (Helsinki: Acad. Scientiarum Fennica, 1999).

(29.) Teodoro Katinis, *Medicina e filosofia in Marsilio Ficino: il Consilio contro la pestilenza* (Rome: Ed. di Storia e Letteratura, 2007); Charles Lohr, *Latin Aristotle Commentaries*, vol. 2: *Renaissance Authors* (Florence: Olschki, 1988); Charles Schmitt, 'Aristotle among the Physicians', in Wear et al., *The Medical Renaissance of the Sixteenth Century*, 1–15; Owsei Temkin, *Galenism: Rise and Decline of a Medical Philosophy* (Ithaca: Cornell University Press, 1973).

(30.) John Henderson, *The Renaissance Hospital: Healing the Body and Healing the Soul* (New Haven, CT/London: Yale University Press, 2006).

(31.) David Gentilcore, *Healers and Healing in Early Modern Italy* (Manchester: Manchester University Press, 1998); Andrew W. Russell (ed.), *The Town and State Physician in Europe from the Middle Ages to the Enlightenment* (Wiesbaden: Harrassowitz, 1981); John Tate Lanning, *The Royal Protomedicato: The Regulation of the Medical Profession in the Spanish Empire* (Durham, NC: Duke University Press, 1985); María Luz López Terrada and Àlvar Martínez Vidal (eds), 'El Tribunal del Real Protomedicato en la Monarquía Hispánica', *Dynamis* 16 (1996), 17–259.

(32.) George Clark, *A History of The Royal College of Physicians of London*, 2 vols (Oxford: Clarendon Press, 1964); Harold J. Cook, *The Decline of the Old Medical Regime in Stuart London* (Ithaca: Cornell University Press, 1986).

(33.) Nancy G. Siraisi, *Medicine and the Italian Universities, 1250-1600* (Leiden/Boston:

Brill, 2001); Maclean, *Logic, Signs and Nature in the Renaissance*; Hilde D. Ridder-Symoens, *A History of the University in Europe*, vol. 2: *Universities in Early Modern Europe (1500-1800)* (Cambridge: Cambridge University Press, 1996).

(34.) Monica Green and Daniel Lord Smail, 'The Trial of Floreta d'Ays (1403): Jews, Christians, and Obstetrics in Later Medieval Marseille', *Journal of Medieval History* 34 (2008), 185–211; Silvia de Renzi, 'Witnesses of the Body: Medico-legal Cases in Seventeenth-Century Rome', *Studies in History and Philosophy of Science* 33 (2002), 219–42; Jonathan Seitz, '"The Root is Hidden and the Material Uncertain": The Challenges of Prosecuting Witchcraft in Early Modern Venice', *Renaissance Quarterly* 62 (2009), 102–33; Cathy McClive, 'Blood and Expertise: The Trials of the Female Medical Expert in the Ancien-Régime Courtroom', *Bulletin of the History of Medicine* 82 (2008), 86–108.

(35.) Consider the 'error' literature produced in the wake of Leoniceno's attack on Pliny by doctors such as Symphorien Champier, Giovanni Manardo (1461–1536), Leonhart Fuchs (1501–66), and Girolamo Cardano.

(36.) Anthony Grafton, Glenn W. Most, and Salvatore Settis (eds), *The Classical Tradition* (Cambridge, MA: Harvard University Press, 2010).

(37.) See the woodcut of Symphorien Champier, *Symphonia Platonis cum Aristotele et Galeni cum Hippocrate* (Paris: Badius, 1516). On Champier, see Brian P. Copenhaver, *Symphorien Champier and the Reception of the Occultist Tradition in Renaissance France* (The Hague/Paris/New York: Mouton, 1978).

(38.) Nancy G. Siraisi, *Avicenna in Renaissance Italy: The Canon and Medical Teaching in Italian Universities after 1500* (Princeton: Princeton University Press, 1987).

(39.) See Monica Berté, Vincenzo Fera, and Tiziana Pesenti (eds), *Petrarca e la Medicina* (Messina: Centro Interdipartimentale di Studi Umanistica, 2006); Klaus Bergdolt, *Arzt, Krankheit und Therapie bei Petrarca: die Kritik der Medizin und Naturwissenschaft im italienischen Frühhumanismus* (Weinheim: VCH, Acta Humaniora, 1992).

(40.) Gerrit Lindeboom, *Descartes and Medicine* (Amsterdam: Rodopi, 1978); Franco Trevisani, *Descartes in Germania* (Milano: Angeli, 1992); Vincent Aucante, *La philosophie médicale de Descartes* (Paris: Presses universitaires de France, 2006).

(41.) An example of a phenomenon bridging medieval and early modern medicine is the Articella: Jon Arrizabalaga, 'The Death of a Medieval Text: The *Articella* and the Early Press', in Roger French et al. (eds), *Medicine from the Black Death to the French Disease* (Aldershot: Ashgate, 1998), 184–220; Jon Arrizabalaga, *The Articella in the Early Press c. 1476-1534* (Cambridge: Wellcome Unit for the History of Medicine; Barcelona: Department of History of Science, 1998).

(42.) Andrew Cunningham and Ole Peter Grell (eds), *Health Care and Poor Relief in Protestant Europe, 1500-1700* (London: Routledge, 1997); Ole Peter Grell, Andrew

Cunningham, and Jon Arrizabalaga (eds), *Health Care and Poor Relief in Counter-Reformation Europe* (London: Routledge, 1999).

(43.) Pelling, *Medical Conflicts in Early Modern London*; Doreen Evenden, *The Midwives of Seventeenth-Century London* (Cambridge/New York: Cambridge University Press, 2000); Hilary Marland, *The Art of Midwifery: Early Modern Midwives in Europe* (London: Routledge, 1993); David Gentilcore, *Medical Charlatanism in Early Modern Italy* (Oxford: Oxford University Press, 2006); Teresa Huguet-Termes, Jon Arrizabalaga, and Harold J. Cook (eds), *Health and Medicine in Hapsburg Spain: Agents, Practices, Representations* (London: Wellcome Trust Centre for the History of Medicine at UCL, 2009).

(44.) In this context, studies from economic history, devoted for example to drug imports, ought to be mentioned: Patrick Wallis, 'Consumption, Retailing, and Medicine in Early-Modern London', *Economic History Review* 61 (2008) 26–53; Pamela H. Smith and Paula Findlen (eds), *Merchants and Marvels: Commerce and the Representation of Nature in Early Modern Europe* (New York: Routledge, 2002).

(45.) Helmut Puff, *Sodomy in Reformation Germany and Switzerland 1400–1600* (Chicago: University of Chicago Press, 2003).

(46.) See, for example, H. C. Erik Midelfort, *A History of Madness in Sixteenth-Century Germany* (Stanford: Stanford University Press, 1999).

(47.) Thomas Rütten, 'Masquerades with the Dead: The Laughing Democritus in an *Observatio* on Melancholy by Pieter van Foreest', in Yasmin Haskell (ed.), *Diseases of the Imagination and Imaginary Disease in the Early Modern Period* (Turnhout: Brepols, in press), 227–54.

(48.) Laurence Brockliss and Colin Jones, *The Medical World of Early Modern France* (Oxford: Clarendon Press, 1997); Andrew Wear, *Knowledge and Practice in English Medicine, 1550–1680* (Cambridge: Cambridge University Press, 2000); Luis García Ballester, *La búsqueda de la salud: sanadores y enfermos en la España medieval* (Barcelona: Península, 2001).

(49.) Jerome J. Bylebyl, 'The School of Padua: Humanistic Medicine in the Sixteenth Century', in Charles Webster (ed.), *Health, Medicine and Mortality in the Sixteenth Century* (Cambridge: Cambridge University Press, 1979), 335–70; Gianna Pomata, *Contracting a Cure: Patients, Healers, and the Law in Early Modern Bologna* (Baltimore/London: Johns Hopkins University Press, 1998); Vivian Nutton, 'The Rise of Medical Humanism: Ferrara: 1464–1555', *Renaissance Studies* 11 (1997), 2–19; Patrizia Castelli (ed.), '*In supreme dignitatis …*' Per la storia dell'Università di Ferrara 1391–1991 (Florence: Olschki, 1995); Mario Dal Tacca, *Storia della medicina nello studio generale di Pisa dal 14° al 20° secolo* (Pisa: Primula, 2000); Albrecht Burckhardt, *Geschichte der medizinischen Fakultät zu Basel* (Basel: Friedrich Reinhardt, 1917); Louis Dulieu, *La Médecine à Montpellier*, II: *La Renaissance* (Avignon: Presses universelles, 1979);

Danielle Jacquart, *La Médecine médievale dans le cadre parisien, XIVe–XVe siècle* (Paris: Fayard, 1998); Françoise Lehoux, *Le Cadre de vie des médecins parisiens aux XVIe et XVIIe siècles* (Paris: Picard, 1976); Cook, *Matters of Exchange*; Jonathan Israel, *The Dutch Republic: Its Rise, Greatness, and Fall, 1477–1806* (Oxford: Clarendon Press, 1998); Teresa Santamaría Hernández, *El humanismo médico en la Universidad de Valencia (Siglo XVI)* (Valencia: Consell Valencià de Cultura, 2003); Jesús Pérez Ibáñez, *El humanismo médico del siglo XVI en la Universidad de Salamanca* (Valladolid: Secretariado de Publicaciones e Intercambio Científico, Universidad de Valladolid, 1997); Katharine Park, *Doctors and Medicine in Early Renaissance Florence* (Princeton: Princeton University Press, 1985); Claudia Stein, *Die Behandlung der Franzosenkrankheit in der Frühen Neuzeit am Beispiel Augsburgs* (Stuttgart: Steiner, 2003).

(50.) Hugh R. Trevor-Roper, *Europe's Physician: The Various Life of Sir Theodore de Mayerne* (Yale: Yale University Press, 2006); Stanis Perez, *La santé de Louis XIV: Une biohistoire du Roi-soleil* (Seyssel: Champ Vallon, 2007).

(51.) Alexandre Lunel, *La Maison médicale du roi. XVIe–XVIIIe siècles* (Paris, 2008); Vivian Nutton (ed.), *Medicine at the Courts of Europe, 1500–1837* (London/New York: Routledge, 1990).

(52.) Dirk Jan Struik, 'Paul van Middelburg (1445–1533)', *Mededeelingen van het Nederlandsch Historisch Instituut te Rome* 5 (1925), 79–118.

(53.) Franz Stuhlhofer, 'Georg Tannstetter, Astronom und Astrologe bei Maximilian I. und Ferdinand I.', *Jahrbuch des Vereins für Geschichte der Stadt Wien* 37 (1981), 7–49.

(54.) Claudia Brosseder, *Im Bann der Sterne: Caspar Peucer, Philipp Melanchthon und andere Wittenberger Astrologen* (Berlin: Akademie Verlag, 2004).

(55.) Copenhaver, *Symphorien Champier*.

(56.) Monica Azzolini, 'The Politics of Prognostication', *History of Universities* 23 (2008), 6–34.

(57.) Chiara Crisciani, 'Michele Savonarola, medico tra università e corte, tra latino e volgare', in Nadia Bray (ed.), *Filosofia in volgare nel medioevo. Atti del convegno della Società italiana per lo studio del pensiero medievale, Lecce, 27–29 settembre 2002* (Louvain-la-Neuve: Fédération Internationale des Instituts d'Études Médiévales, 2003), 433–49.

(58.) Robert John Weston Evans, *Rudolf II and His World: A Study in Intellectual History, 1576–1612* (Oxford: Clarendon Press, 1973); Steven vanden Broecke, *The Limits of Influence: Pico, Louvain, and the Crisis of Renaissance Astrology* (Leiden: Brill, 2003).

(59.) See, for example, Heli Tissari, Anne B. Pessi, and Mikko Salmela (eds), *Happiness, Cognition, Experience, Language* (Helsinki: Helsinki Collegium for Advanced Studies, 2008); Quentin Skinner, *Visions of Politics*, 3 vols (Cambridge: Cambridge University

Press, 2002), vol. 3.

(60.) Paula Findlen, 'Anatomy Theatres, Botanical Gardens, and Natural History Collections', in Katherine Park and Lorraine Daston (eds), *The Cambridge History of Science*, vol. 3: *Early Modern Science* (Cambridge: Cambridge University Press, 2006), 277; Andrea Carlino, *Books of the Body: Anatomical Ritual and Renaissance Learning*, trans. John Tedeschi and Anne C. Tedeschi (Chicago: Chicago University Press, 1999); Giovanna Ferrari, *L'esperienza del passato: Alessandro Benedetto filologo e medico umanista* (Florence: Leo S. Olschki, 1996); Andrew Cunningham, *The Anatomical Renaissance: The Resurrection of the Anatomical Projects of the Ancients* (Brookfield: Scolar, 1997); Katharine Park, *Secrets of Women: Gender, Generation, and the Origins of Human Dissection* (New York: Zone Books, 2006).

(61.) Allen G. Debus and Michael T. Walton (eds), *Reading the Book of Nature: The Other Side of the Scientific Revolution* (Kirksville, MO: Sixteenth Century Journal Publications, 1998).

(62.) Nicholas Jardine, James A. Secord, and Emma C. Spary (eds), *Cultures of Natural History* (Cambridge: Cambridge University Press, 1996); Findlen, 'Anatomy Theatres, Botanical Gardens, and Natural History Collections', 282; Margherita Azzi Visentini, *L'Orto botanico di Padova e il giardino del Rinascimento* (Milan: Edizioni il Polifilo, 1984).

(63.) Gianna Pomata and Nancy G. Siraisi (eds), *Historia: Empiricism and Erudition in Early Modern Europe* (Cambridge, MA: MIT Press, 2005).

(64.) Richard M. Golden (ed.), *Encyclopedia of Witchcraft: The Western Tradition* (Santa Barbara, CA: ABC-CLIO, 2006); Stuart Clark, *Thinking with Demons: The Idea of Witchcraft in Early Modern Europe* (Oxford: Clarendon Press, 1997).

(65.) Lieven Vandekerckhove, *On Punishment: The Confrontation of Suicide in Old-Europe* (Leuven: Leuven University Press, 2000); Michael MacDonald and Terence R. Murphy, *Sleepless Souls: Suicide in Early Modern England* (Oxford: Clarendon Press, 1990).

(66.) Caroline Oates, 'Metamorphosis and Lycanthropy in Franche-Comté, 1521–1643', in Michel Feher et al. (eds), *Fragments for a History of the Human Body, Part one* (New York: Zone, 1989), 305–63; Walter Stephens, *Demon Lovers, Witchcraft, Sex, and the Crisis of Belief* (Chicago/London: University of Chicago Press, 2002); Erica Fudge (ed.), *Renaissance Beast: Of Animals, Humans, and Other Wonderful Creatures* (Urbana: University of Illinois Press, 2004); Erica Fudge, *Brutal Reasoning: Animals, Rationality, and Humanity in Early Modern England* (Ithaca: Cornell University Press, 2006); Brett D. Hirsch, 'Lycanthropy in Early Modern England: The Case of John Webster's *The Duchess of Malfi*', in Haskell (ed.), *Diseases of the Imagination* (in press).

(67.) Park, *Secrets of Women*; Bette Talvacchia, *Taking Positions: On the Erotic in Renaissance Culture* (Princeton: Princeton University Press, 1999), 161–87; David Hillman and Carla Mazzio, *The Body in Parts: Fantasies of Corporeality in Early Modern*

Europe (New York/London: Routledge, 1997); Jonathan Sawday, *The Body Emblazoned: Dissection and the Human Body in Renaissance Culture* (London: Routledge, 1995).

(68.) Michael Stolberg, *Homo patiens: Krankheits- und Körpererfahrung in der Frühen Neuzeit* (Köln: Böhlau, 2003).

(69.) David Garrioch, 'Sounds of the City: The Soundscape of Early Modern European Towns', *Urban History* 30 (2003), 5–25.

(70.) Monica H. Green, *Making Women's Medicine Masculine: The Rise of Male Authority in Pre-modern Gynaecology* (Oxford: Oxford University Press, 2008); Susan Broomhall, *Women's Medical Work in Early Modern France* (Manchester: Manchester University Press, 2004); Juliana Schiesari, *The Gendering of Melancholia: Feminism, Psychoanalysis, and the Symbolics of Loss in Renaissance Literature* (Ithaca/London: Cornell University Press, 1992); Doreen Evenden, *The Midwives of Seventeenth-Century London* (Cambridge: Cambridge University Press, 2000); Lynette Hunter and Sarah Hutton (eds), *Women, Science and Medicine 1500–1700* (Stroud: Sutton, 1997).

(71.) The exception to this rule is at best Elseluise Haberling (1888–1945): Henry Wahlig, 'Elseluise Haberling', in Hiram Kümper (ed.), *Historikerinnen: Eine biobibliographische Spurensuche im deutschen Sprachraum* (Kassel: Stiftung Archiv der Deutschen Frauenbewegung, 2009), 98–9.

(72.) For handwritten material, see, for example, the approximately 1,200 medicine-related pages of Leibniz's papers at the Niedersächsische Landesbibliothek of Hanover, not to mention Leibniz's various correspondences with physicians. See also the Clusius project conducted in Leiden (approximately 1,300 letters exchanged between Carolus Clusius, 1526–1609, and approximately 300 correspondents), as well as the numerous letters of Theodor Zwinger (1533–88) kept in Basel and currently part of a research project conducted at Würzburg University and entitled 'Frühneuzeitliche Ärztebriefe'.

(73.) Pearl Kibre, *Hippocrates Latinus: Repertorium of Hippocratic Writings in the Latin Middle Ages*, rev. edn (New York: Fordham University Press, 1985). For Greek manuscripts of Hippocratic and Galenic works, see Hermann A. Diels, *Die Handschriften dergriechischen Ärzte. Unveränderter fotomechanischer Nachdruck [der Ausgabe von Berlin] 1905–1907* (Leipzig: Zentralantiquariat der DDR, 1970); Robert E. Sinkewicz, *Manuscript Listings for the Authors of Classical and Late Antiquity* (Toronto/Ontario: Pontifical Institute of Medieval Studies, 1990).

(74.) Remigio Sabbadini, *Le Scoperte di Codici Latini e Greci ne' Secoli XIV e XV, Edizione anastatica con nuove aggiunte e correzioni dell' autore a cura di Eugenio Garin* (Florence: Sansoni Editore, 1967); Nigel G. Wilson, *From Byzantium to Italy: Greek Studies in the Italian Renaissance* (London: Duckworth, 1992); Robert R. Bolgar, *The Classical Heritage and Its Beneficiaries: From the Carolingian Age to the End of the Renaissance* (Cambridge: Cambridge University Press, 1958); Robert R. Bolgar, *Classical Influences on European Culture A.D. 1500–1700* (Cambridge: Cambridge University Press, 1976).

(75.) Vivian Nutton, 'Hellenism Postponed: Some Aspects of Renaissance Medicine, 1490–1530', *Sudhoffs Archiv* 81 (1997), 158–70; Stefania Fortuna, 'Wilhelm Kopp possessore dei *Par. gr.* 2254 e 2255? Ricerche sulla sua traduzione del *De victus ratione in morbis acutis* di Ippocrate', *Medicina nei secoli arte e scienza* 13 (2001), 47-57; Marie-Laure Monfort, *L'apport de Janus Cornarius (ca. 1500–1558) à l'édition et à la traduction de la collection hippocratique*, Thèse de doctorat, Université de Paris-Sorbonne, 1998; Vivian Nutton, *John Caius and the Manuscripts of Galen* (Cambridge: Philological Society, 1987).

(76.) Danielle Jacquart, *Scientia in margine: Études sur les marginalia dans les manuscrits scientifiques du Moyen Âge à la Renaissance* (Genève: Librairie Droz, 2005).

(77.) For example, the astrologers Simon Forman's and Richard Napier's casebooks encoded in an astrological system and recording more than 50,000 consultations between 1596 and 1634 held in the Bodleian Library: Alfred L. Rowse, *Simon Forman: Sex and Society in Shakespeare's Age* (London: Weidenfeld and Nicholson, 1974); Barbara Traister, *The Notorious Astrological Physician of London: Works and Days of Simon Forman* (Chicago: University of Chicago Press, 2001); Lauren Kassell, *Medicine and Magic in Elizabethan London: Simon Forman, Astrologer, Alchemist, and Physician* (Oxford: Oxford University Press, 2005).

(78.) Ian Mortimer, *The Dying and the Doctors: The Medical Revolution in Seventeenth-Century England* (Suffolk/Rochester, NY: Boydell, 2009).

(79.) Pelling, *Medical Conflicts in Early Modern London*. Published listings or indexes for England used in the same monograph include parish registers and accounts, freemen's rolls and apprenticeship enrolments, marriage licences, household accounts, denizations, naturalizations, and other records relating to strangers.

(80.) Adrian Johns, *The Nature of the Book: Print and Knowledge in the Making* (Chicago: University of Chicago Press, 1998).

(81.) Vatican City, Biblioteca Apostolica Vaticana, Vat. gr. 278 (= W), which is a transcription of Hippocrates from a Greek manuscript completed by Marco Fabio Calvo (d. *c.* 1527) on 24 July 1512 in preparation of his famous Latin translation of the Hippocratic Corpus printed in 1525.

(82.) Emidio Campi, Simone de Angelis, Anja-Silvia Goering, and Anthony Grafton (eds), *Scholarly Knowledge: Textbooks in Early Modern Europe* (Geneva: Droz, 2008).

(83.) Jole Agrimi and Chiara Crisciani, *Les 'consilia' médicaux* (Turnhout: Brepols, 1994).

(84.) Gianna Pomata, 'Sharing Cases: The *Observationes* in Early Modern Medicine', *Early Science and Medicine* 15 (2010), 193–236.

(85.) William Eamon, *Science and the Secrets of Nature: Books of Secrets in Medieval and Early Modern Science* (Princeton: Princeton University Press, 1994).

(86.) Andrea Carlino, *Paper Bodies: A Catalogue of Anatomical Fugitive Sheets 1538–1687* (London: Wellcome Institute for the History of Medicine, 1999); Heike Talkenberger, *Sintflut: Prophetie und Zeitgeschehen in Texten und Holzschnitten astrologischer Flugschriften 1488–1528* (Tübingen: Niemeyer, 1990).

(87.) Andreas Speer (ed.), *Die Bibliotheca Amploniana: Ihre Bedeutung im Spannungsfeld von Aristotelismus, Nominalismus und Humanismus* (Berlin/New York: de Gruyter, 1995); Kathrin Paasch, *Die medizinischen Schriften in der Bibliotheca Amploniana* (Erfurt: LC Erfurt Amplonius, 2001); Bernd Lorenz, 'Humanistische Bildung und fachliches Wissen. Privatbibliotheken deutscher Ärzte. I. Teil', *Philobiblon* 41 (1997), 128–152; II. Teil, *Philobiblon* 42 (1998), 253–300; III. Teil, *Philobiblon* 43 (1999), 294–314; IV. Teil, *Philobiblon* 44 (2000) 105–51; Anna Manfron (ed.), *La biblioteca di un medico del Quattrocento: I codici di Giovanni di Marco da Rimini nella Biblioteca Malatestiana* (Torino: Allemandi, 1998); Robert Kolb, *Caspar Peucer's Library: Portrait of a Wittenberg Professor of the Mid-Sixteenth Century* (St. Louis: Center for Reformation Research, 1976).

(88.) Jean A. Givens, Karen M. Reeds, and Alan Touwaide (eds), *Visualizing Medieval Medicine and Natural History, 1200–1500* (Aldershot: Ashgate, 2006); Sachiko Kusukawa, *Picturing the Book of Nature* (Chicago: Chicago University Press, forthcoming).

(89.) Jonathan Sawday, *Engines of the Imagination: Renaissance Culture and the Rise of the Machine* (London: Routledge, 2007); Andreas Grote (ed.), *Macrocosmos in Microcosmo. Die Welt in der Stube. Zur Geschichte des Sammelns 1450–1800* (Opladen: Leske und Budrich, 1994).

(90.) Jane E. Buikstra and Lane E. Beck, *Bioarchaeology: The Contextual Analysis of Human Remains* (Amsterdam: Elsevier; Boston: Academic Press, 2006); Charlotte A. Roberts and Jane E. Buikstra, *The Bioarchaeology of Tuberculosis: A Global View on a Reemerging Disease* (Gainesville: University Press of Florida, 2003); Gino Fornaciari et al., 'The "Medici Project": First Anthropological and Paleopathological Results of the Exploration of the Medici Tombs in Florence (15th–18th centuries)', *Medicina nei secoli* 19 (2007), 521–44; Sachiko Kusukawa and Ian Maclean (eds), *Transmitting Knowledge: Words, Images, and Instruments in Early Modern Europe* (Oxford: Oxford University Press, 2006); Inge Keil, *Augustanus Opticus: Johann Wiesel (1583–1662) und 200 Jahre optisches Handwerk in Augsburg* (Berlin: Akademie Verlag, 2000).

(91.) Anthony Grafton and Nancy Siraisi (eds), *Natural Particulars: Nature and the Disciplines in Renaissance Europe* (Cambridge, MA: MIT Press, 1999).

第五章

启蒙运动时期的健康与医学

斯派里（E.C.Spary）

在近几十年，18 世纪这一时期引起了医学史家们的特别关注。在 20 世纪 60 年代，主导这一领域的是关于医院医学的研究以及关于医学先驱和疗法的圣徒传记或胜利主义记录，大多是由医生所写。之后，很快出现了一系列医学哲学、医学社会学、医学社会史与医学文化史的重要论著。像法国哲学家米歇尔·福柯（Michel Foucault，1926—1984 年）、英国社会史学家罗伊·波特（Roy Porter，1946—2002 年）、德国历史学家芭芭拉·杜登（Barbara Duden，1946—）等人的著作，在短短十余年的时间里，为 18 世纪医学的社会史与文化史研究奠定了纲领性的基础。这些新的史学发展通常采取了修正主义立场。社会史家反对以专业人员为中心的自上而下的进路，为医学史提供了"自下而上的"历史进路，而文化史学者家则始终坚持医学语言与意义的偶然性（contingency）。福柯认为，18 世纪末，医学隐含在政府的实践措施内，将规训控制与监控延伸到人体自身的构造。他揭示了医学知识与政治之间的联系，同时代的其他学者伊万·伊里奇（Ivan Illich，1926—2002年）和托马斯·萨斯（Thomas Szasz，1920—2012 年）持有类似的观点，但也有些人认为这种观点破坏了医学干预的道德正当性，进而成为了西方医学事业的威胁。

因此，福柯的著作仍然富有争议性，也从未被完全融入医学史中。当然，它与医学史过往对语言、权力和身体的"天真"描述已彻底决裂。在其之后，医疗活动在认识论上不再被认为是纯洁的交易，一方是无私的执业医生，一方是被动接受其技术带来的恩泽、满怀感激的受益者，而是在 18 世纪晚期发明出的新模式，是医疗权力的平衡。通过政府的裁决，医疗权力开始从精英客户向有执照的执业医生手中让渡。这种转变绝不是不可避免的，因为正如文化史学家所观察的，18 世纪医疗实践的特征就在于医疗市场的蓬勃发展。

商品化和印刷品给予了病人更多的自主权，颠覆了他们对疾病、治疗和健康的体验。18世纪，医学从关注衣食住行转变为启蒙运动中专注的自知和自治，其意义仍然被历史学家们探索。对欧洲不同地区的医疗从业者群体进行大规模研究，也为我们提供了一幅更加丰富而完整的图景，包括医疗服务的实质和盈利能力，以及那些有行医资质的医生的社会出身、医学训练、日常生活等细节，这类研究往往是由社会史学家精心设计的。

18世纪仍然被认为是医学史上的关键时期，因为在这个一百年，身体成为大规模政治干预的对象，从对瘟疫的集体反应和群众性疫苗接种项目，再到世纪末死亡登记表的普及。事实上，身体是18世纪医学史学变革的核心。身体曾经作为医疗干预理所应当的主体，此时变成了生活经验发生的所在，成为铭写医学、政治和个人权威的重写本，成为塑造个人认同、主体性、自我的重要位点。人类学家、哲学家和社会学家已经拼装出新医学史的工具箱，而不再接受医学执业者关于疾病、健康、治疗本质的表面说法。

医学实践：正统、改革和挑战

纵观18世纪，只有部分医学执业者能够接触到学术和印刷文化：内科医生、外科医生和药剂师。在社会、法律和历史层面上，他们所受的训练和他们所扮演的角色都是特殊的。内科医生接受的是大学训练，基于希波克拉底、盖伦等人的经典理论，跟外科医生不同，他们不会与病人有直接接触，而是通过客户（client）所描述的症状推理出病因和病情。想要获得行医资格，需要多年的训练，医学学位和医学院的教资资格通常是很昂贵的。学位的授予通常只代表在某一特定地理范围内有正式的行医资格，但回报可能是巨大的，因为内科医生通常服务于社会精英。外科医生负责处理一些需要手术干预的疾病状况，比如膀胱结石、瘘管或放血。药剂师代表内科医生制备处方，平日也会制作和贩卖一些药品和保健品。

在实践过程中，虽然诊断权和处方权在法律上经常是赋予医生的，尤其是城市中的医生，但其他的医学执业者（不论是否有行医执照），也在常规从事这两项工作。无论是民间、地方还是官方中央，对于医学和商业实践之间边界的监督，都是不稳定、无效和腐败的，各种医疗工作者都在借机敛财。有行医执照的部分从业者则利用他们的法律特权，试图压制和监管那些没有执照、没有特权的从业者，甚至其他有执照的从业者。然而，从18世纪初开始，一些明星执业者和医学企业家利用颇有观赏性的公开治疗或是新的疗法，在贵族和宫廷圈里获取了强力的支持，无论是否拥有执照。所以医疗服务的提供是参差不齐的，反映了医疗市场和医疗主顾关系的乱象以及中央集权式的立法制度。

在有资证的医学执业者中，内科医生通常是最富裕的群体，他们咨询和开处方收费高昂，因而迈入了中产社会中的上流阶层。自17世纪末开始，许多外科医生和药剂师也变得非常富裕，开始跻身于城市商圈最成功和杰出的人群。内科医生几乎可以与自己的士绅平起平坐，因为大学学历要高于普通的商人阶级，提升了他们的社会地位。这种医学等级制度自中世纪便已在欧洲盛行。在18世纪，其他类型的医学从业者开始寻求更高的社会地位，诉诸医生传统观念之外的知识形式与技能，对医疗实践产生了深远的影响。药剂师（apothecaries）利用其化学与植物学知识，摇身一变为药师（pharmacists），而外科医生则把自己包装为解剖学和生理学专家。由于掌握某种专门技能，并且成立或加入科学社团之中，这些处于从属地位的从业者开始摆脱过去被认为是不学无术的商人帽子，继而可以指责内科医生们对人体和疗法缺乏基本知识。因此，18世纪是一个外科和药学权威得以巩固和建制化的时期，一般认为这个过程是缓慢前进的。一直到18世纪末，一些资金丰厚的新型机构开始出现，例如1777年成立的巴黎药学院（Collège de Pharmacie），1800年特许成立的皇家外科学院（Royal College of Surgeons）。药师和外科医生的专业知识训练，有些来自于大学医学教育，如拉丁语或哲学，有些来自新的科学领域。因此，外科医生和药剂师的社会地位提升到绅士，是善用了新旧两种学习形式。

然而，这三个持有执照的医学执业群体也许仅仅代表了欧洲广大治疗者中很少的一部分。除了他们之外，在城市、宫廷、乡镇、村庄之中，涌现出许多没有"在编"的医者：拔牙匠（toothpullers）、巫婆、偏方郎中（patent remedy vendors）、草药郎中（herbalists）、游医（pedlars）、占卜师（diviners）、占星术士、信仰治疗者。患病者可以接触到形形色色、风马牛不相及的治疗方法，从浴疗法、万灵药到占星术、咒语。从客户的角度来看，医疗境遇是一个自我实验的过程，固定某一个医生或是疗法通常会受到谣言、别人的推荐以及是否听闻了更有效的疗法、更有学问的执业医生，抑或是对于疾病的本质和过程有更可靠的解释的影响。新的疗法有时被人追捧，有时昙花一现，而在众多的疗法和学说中，到底信哪个、不信哪个，也并没有中心框架可被人们遵循。个体经验、个人的背书、公开发表的病历以及广告（这一时期的一大创新）和新闻，是人们选择疗法时的主要依据。医学与公共领域紧密相连，随着印刷品的流通，各种新奇的和传统的疗法被带到穷人和远离都会的地方。可及性也是另一大难题。在农村地区，有执照的医生寥寥无几，大部分医学治疗都是由当地有声望或掌握某种祖传良方、独门秘技的郎中来进行的，而这些疗法往往是和家里做馅饼和油漆的方子抄录在一起的；而城市地区的医学客户可以获得的医疗种类、风格相比之下要多得多，甚至包括最新的医学创新，比如新的疝气带、饮食或酏剂等。

在18世纪，女性是被排除在官方的医学训练和医疗实践之外的。然而，在家中、在其他一些特殊情况下，譬如妇科病和生孩子，仍然是她们在肩负医疗照顾的责任。女性们长期垄断这一治疗和健康领域的状况在18世纪后半叶被打破，因为有执照的男性医者努力维护他们在医疗实践上的权威性。依靠"男性助产士"（man-midwives），抛弃襁褓包，母乳喂养首次成为上流阶层的时尚，被精英内科医生们大力推广。就像他们对待下级的持证医者团体一样，内科医生的正规组织机构企图获得某些高于助产士和医院护士拥有的特定法律和社会权力（在一些地方，这种诉求的借口主要来自宗教秩序），例如有权限制她们的权力，改革她们的组织和训练，检查她们的工作。他们也试图在许多领域的医疗实践中消灭掉女性术士或女巫师，但收效甚微。

在这些案例中，正规执证的医疗工作者倾向于使用一种常用策略：盗用其他医者所控制的某些特定有用的技能或治疗方法，削弱其他医者在医疗知识和专业性上的见解，从而打击他们在公众权威、认识论和社会公信力上的竞争对手。拥有执照的医疗从业者拥有制度制裁权和社会权威地位，这是那些竞争对手、那些江湖术士们难以企求的东西（除非这些江湖术士们也建立起一个这样的机构实体）。因此，对内科医生的权威能够真正有效的挑战，都是来自于有组织化的团体，例如护理修女（nursing sisters）、助产士、理发师（外科医生）或是药剂师。然而，医学客户拥有医疗实践的多种选择权，这远胜过执证医者和统治者实施医学领导集权的企图。事实上，统治者他们自己也容忍或鼓励那些已建制的医疗指导及机构的权威的挑战者们，更倾向于支持个人医药产业或新的医药管理机构。以下两个例子都是如此：在哈勃斯堡帝国（Hapsburg Empire），约瑟夫皇帝在 1784 年建立了圣约瑟夫学院（Josephinum），这是一所内科和外科学院，与位于维也纳的医学院竞争；而在法国，国王路易十六在 1778 年批准成立皇家医学会（Société Royale Médécine），负责审查医药发明，管理全国范围的公共卫生项目。

医学化：强加还是挪用？

18 世纪被描述为西方社会逐步医学化的一段时期，医学化通常被描述为医学从业者在日常生活中权力的增加，在实际生活中被理解为外行人日渐"拥抱"医学。"医疗市场"这一表述很巧妙地捕捉到了这一时期医疗客户和最优质的医疗工作者之间的关系。尤其是在城市环境内，普通人们有充足的机会去了解医学和科学的最新进展，可以从众多的医疗工作者中进行选择。而了解生理学和医学知识，并用这些知识指导自己的生活方式，以管理好自己的健康，成为了病人的负担。经过 18 世纪，医疗保健市场，尤其是健康产品和健康教育市场，已有了实质性的成长。对于几乎所有已知的疾病，治疗或预防工具及疗法均已激增，从"液体鼻咽"（Liquid Snuff）和杜佛氏散（Dover's Powder，注：含有鸦片的一种糖浆）到浴缸和眼镜，应有尽有。到了 20 世纪中期，"家庭健康手册"成为了一种非常成功的文学体裁，其中包括威廉·巴肯（William Buchan）的《家庭医学》（*Domestic Mdicine*，1769 年）、约翰·卫斯理（John Wesley）的《简明医学》（*Premitive Physick*，1747 年）、萨缪尔-安德烈·蒂索（Samuel-André Tissot）的《大众指南》（*Avis au peuple*，

1763 年）等最知名的出版物，而这些出版物没有一本是内科医生写的。

这些作品通常使用病理、治疗，尤其是卫生学或预防医学的标准模式，而这来自于大学的常规教材：①体液医学，基于希波克拉底和盖伦学派的原则之上；②摄生法，即六大非自然过程（non-naturals）的管理，包括睡与醒、饮与食、作与息、排泄与滞留、呼与吸、激情，是治疗与预防疾病的中心，也是日常生活的核心；③身体禀赋，反映了人体四种体液（melancholic 黑胆汁；bilious 黄胆汁；sanguine 血液；phlegmatic 黏液）在身体内的比例，这种认识形塑了日常生活、社会关系、家务管理的许多方面。对大多数接触到印刷文化而非尊崇医学从业者权威的人来说，自我知识对身体的自我建构起着核心作用。在摄生医学中，非常强调认识论的自主性、个体性以及对病人的责任感，而非所有身体的普遍可替换性。疾病经常被描绘为个人摄生错误的结果，通常是由于无法实行理性的自我控制以及养成了长期坏习惯所致。因此，病历中对疾病的描述也成为了生活方式的延伸性叙述。与此同时，疾病也自然化了，不再被当成是因为宗教僭越而遭到神的干预或惩罚，它们更常被解释为需要自然解释的自然现象。

这一世俗化过程意味着，疾病变成了个人理性状态和对自我身体控制程度的标志。如今，卫生学或准医学的实践成为理性世俗德行的标志。个人经由理性和科学知识的学习承担起了对自己健康的责任，而这些知识将"非理性"定义为病理状态，为卫生学的重塑提供了一个平台，不仅要求个人的改革，也亟待社会的改革。健康规划的政治含义经由从根本上改变生活方式的建议可以清楚地看到，如清淡饮食或素食主义，对自我的改革有益于整个国家。当疾病成为关乎生活方式的事情，那么它就可能与社会分化实践紧密相关，例如消费异域食品或奢侈食品。生活奢靡的男性更可能会罹患痛风或夜遗，而农民似乎拥有更为壮硕、结实的身体。通过书写疾病的主诉、病因及治疗，内科医生可以对各行各业盛行的行为作出道德上的判断。对奢侈、放纵或陋习的医学批判，都建立在这样一种说法上，即这些遗留下来的持久的生理踪迹可能只会在晚年时才显现出来。这种关于消费的医学政治成就了大规模的个人风尚。

个人禀赋的多样性，加上精英群体逐渐深信个人的力量，可以作为审美和道德表现来实现健康，这与当时的其他观念相左：不同性别或文化的个人之间存在着固有的差异，这会体现在生理学和解剖学上。从实际治疗的目的出发，身体禀赋的重要性胜过解剖学；通常认为女人的身体比男人更加柔软和潮湿。从 18 世纪 70 年代左右开始，具有"男性气概"的身体，以健壮和体力强大为特征，在许多地方成为政治参与的条件，这也促进了运动产品市场的扩大。把某种身体特征呈现为公民解放的条件，意味着女性和其他的那些没有达到如此标准的人会被越来越多地被排除在公民身份之外，从而导致男性气概与女性气质或女人的娇柔之间形成两极对立，而解剖学、体液理论和道德医学都将这一切进一步合法化。基于体液理论的身体和性别特异性的立法并不是新鲜事，真正出现改变的是男性气概被重塑，它与某一特定的身体状况相关，与自然法则相关，并取代了基于等级和出身的多样性。这种身体化改变颠覆了 1770—1800 年现代早期西方文明中某些特征性的社会秩序。

人们对某些健康状况的关注迅速攀升，如在手淫（onanism）和痛风等生活方式中可见到这种变化。手淫被认为是由于身体内营养体液的过度累积，剥夺了体内某种确保男性健康和活力的精妙的生命元素。城市生活催生了当时未知的疾病的出现，例如抑郁（vapours）、歇斯底里、疑病症（hypochondria），这些疾病被认为会明显影响女性以及生活奢侈、久坐不动的男性。在 18 世纪初，感性被认为是一个有礼貌的思想和身体所应具备的普遍和可取的特征，后来变得日益性别化和病态化，最终消逝于多愁善感之中，被认为是一种最适合女人和老人的轻松的情感状态。因此，在这一时期，性别的政治影响日益自然化。从某种程度上来说，"女性化"身体的出现，使这一时期男性气概被重塑为理想政治和躯体状态的副产品。彼时，这被用来号召女性们应把自己限缩在生儿育女和操持家务上。

种族的医学建构也发挥了类似的用途，为所谓的政治选举权塑造了身体与精神的模范，而将那些不尽完美的人排除在政治合法化之外。然而，出于同样的原因，这些排他主义论调的批评者经常会挪用体液理论中身体和精神的可塑性，来批判那些认为某些人群应当停止政治评论和实践的说法。此外，再说一次，随着世俗的自然主义解释取代宗教的解释，身体状态与社会的正常运转和未来之间的联系，变得越来越紧密。

殖民医学

在 18 世纪后半叶，疾病的气候或大气模型得到了几乎所有内科医生的支持。身体被普遍理解为一种可以被体液或液体渗透的系统，这些液体在管道内流动，与空气混合透过毛孔（微孔）进行物质交换。疾病可能源于体液流动受阻、有毒的空气、空气湿度或温度失衡。像化脓、腹泻等症状是健康好转的征象，证明人体正努力排出有害或腐败的体液来净化身体。皮肤成为主要的排泄部位。纵观整个 18 世纪，实验者们重新确认了这种无法感受的（或无法觉察的）皮肤蒸腾作用是饮食消耗的重要通道。空气中存在着有营养的以及有害的粒子，这一点在自然哲学家们的化学实验中得到了印证，例如斯蒂芬·哈尔（Stephen Hale，1677—1761 年）在 18 世纪 30 年代的实验。但是从 18 世纪 70 年代开始，英国持反对意见的化学家约瑟夫·普利斯特里（Joseph Priestley，1733—1803 年）认为，空气并非单一成分而是多种不同空气成分的混合物，后来被称之为"气体"。这种新的气动医学（pneumatic medicine）产生了商业上的影响，例如人工矿泉水产品、空气疗法企业、洗浴业，同时内科医生解决了由屠宰场、墓地、下水道、船舱底的污水、矿井产生的瘴气问题，并在新的医院中安装通风系统等。早期的消毒剂主用于空气净化，而非根除病菌。

空气之于身体的影响构成了 18 世纪下半叶殖民医学的基础。在殖民地，医疗从业者、殖民者、奴隶、土著居民都与未知疾病和异国的治疗做法搏斗，而许多医疗上的治疗是由奴隶们去承担的。殖民社会主要由来自世界上几个不同地区的移民所支配，这些脆弱人是紧张的、来到这里的时间是很短暂的，尤其是刚来到殖民地的白人和黑人移民，其死亡率都很高。当时的医疗工作者将造成死亡的原因解释为暴露于与其故土不同的气候之下，为了能够使所有移民能适应新环境的水土，人们都需要经历一种生理学调整过程，即发热。正如英国医生詹姆斯·林德（James Lind，1716—1794 年）在 1768 年所写的："假以时日，欧洲人只要不反复遭受到疾病的侵害，他们的体质就能适应东印度和西印度的气候，欧洲人习惯之后，通常就很少再遭受海外疾病了，就像他们在故乡待着时一样"，林德因使用酸橙汁治愈坏血病这种气候性疾病而出名。来到美洲大陆的非洲奴隶因其来自热带地区，因此遭受水土不服的冲击更小；在殖民地出生的人也被认为其遭受炎热气候影响的风险更小。

因而，殖民地成为了评估医学地形学（medical topography）预测的实验场。然而，医学地形学尤其关注医学社会和欧洲的统治者，而这些仅仅是医学地形学研究网络中一个小结点而已。将对气候和地形学的观察与某些疾病（尤其是流行病）的发病率建立联系，可以得出关于气候、政府和疾病的完整联系。关注异域的疗法和食物消费的日益增长（例如吐根、金鸡纳树皮、咖啡、茶）是特别重要的。早期的近代传教士博物学者和殖民地外科医生致力于将欧洲的疗法推广到海外以及寻找新的异域疗法。其后，在 18 世纪，通过对全世界范围内，以显露其药用价值为目的的对自然产物的描述及对标本校对的大规模尝试，耶稣会士长期垄断金鸡纳树皮贸易。随着欧洲对来自异域的本草（materia medica）及食物消费的指数增长，异域资源以及殖民地栽种成为了贸易公司们日益重要的收入来源。因为这些远方的食品和药品交易通常是被外国人、药材商、药剂师或是批发商垄断的，因此 1650 年之后，对全球化和异域品消费的批判经常是来自于被这些医疗界同行竞争者威胁到的内科医生。把健康当成一种可以通过预防而非治疗达到的良性状态概念，并将其与对药学的指责相联系（指责称药学强调化学和异域的药物，这给人们提供了一种治疗的幻觉，这与其说是治疗不如说是毒害），积极呼吁对进口替代物研究的正是内科医生。

实验疗法

无数个数学和实验自然哲学塑造了医学，气学（penumatics）和流体力学（hydrostatics）仅仅是其中的两个领域。作为 17 世纪医化学学派的主要挑战者，在 18 世纪初期的几十年间，医物理学派兴起，它对动物经济学的机械力学论述就是例证，例如苏格兰医学教授阿奇博尔德·皮特凯尔内（Archibald Pitcairne，1652—1713 年）或亚美尼亚人古罗·

巴格利维（Armenian Gjuro Baglivi，1668—1707 年）等内科医生将身体重塑为由各互动部位组成的机械系统就属于该学派的应用。在接下来的几十年，自然哲学家所研究的液体和活性要素也很快被引入医疗实践和商业。这种自 18 世纪 40 年代以来被实验性论证的东西，迅速地产生出新的医学疗法，例如针对牙痛和瘫痪的，且被试用于私人沙龙、学术实验室甚至是新的公共机构中的疗法。卫理公会的创建者约翰·卫理（John Wesley，1703—1791 年）强烈鼓吹电疗法，推测"唯一的元素或纯净之火"可能是"市井烹饪之火"的起源，也是"至关重要的引起人身体所有运动之火"，这种预测得到了波伦亚内科医生伽伐尼（Luigi Galvani，1737—1798 年）在该世纪末的实验的强力支持。詹姆斯·格雷厄姆（James Graham）在伦敦蓓尔美尔街开了一家"健康与处女膜殿堂"，给顾客提供通上电的"仙人床"（celestial bed），保证能产生完美的后代，每次收费 1 克朗。相似的商业化情形也出现在了磁学中。1781 年，维也纳内科医生弗朗茨·安东·麦斯麦医生（Franz Anton Mesmer，1734—1815 年）定居巴黎，他提供一种特别的疗法，改变人体内动物磁力（磁力液体至关重要的形式）的方向，以此去除堵塞以恢复健康。这种疗法迅速风行起来，吸引了来自法国和法国之外的大量顾客和医者。然而，不像医用电学，动物磁力没有得到广泛的机构支持；医者身体的特权化，患者（经常是女性）道德和身体状态的改变，推动着性规范和政治秩序界限的移动。

对医用电学和动物磁力的追求，证明了当时对这种动物身体力量的特别本质的兴趣程度。大概在 1710 年，生理现象被用化学发酵或是机械运动来解释。18 世纪 30 年代，据德国内科医生乔治·斯塔尔（Georg Ernst Stahl，1659—1734 年）称，动物运动是由灵魂支配的，这与新方法是吻合的，即身体现象在化学和生理上不同于以动物物质（brute matter）为主体的现象。某种活力元素支配着活的身体，使其从根本上不同于非生命物质。这类解释模型通常被统一命名为"活力论"（vitalism），尽管其时间和空间跨度非常之大。

医学中心化与地方多样性

在整个 18 世纪期间，疾病的中心化管理成为了欧洲管理部门关注的焦点。医疗行政机构依赖新技术以"制造"医疗事实，例如整理疾病观察报告以及将其简化为定量和表格形式；17 世纪后半期发明的死亡率表已经成为了构建和监测新的医疗实体的人群的主要工具。在一些国家，例如哈布斯堡帝国，已经建立起协调管理流行病和卫生恐慌管理的国家医疗行政网络，例如鼠疫的暴发和在 18 世纪早期的吸血鬼迷信。这种对政府官僚机构、权力当局以及终极力量的利用，将人群的健康纳入医疗政治的管理之下，在欧洲大陆已经明确提出这样的计划，而在英国尚未如此。这一主题的主要出版物是由德国作家所写的，例如约翰·海因里希·戈特洛布·冯·尤斯蒂（Johann Heinrich Gottlob von Justi，1717—1771 年）和约翰·彼得·弗兰克（Johann Peter Frank，1745—1821 年），他们把健康视为重商主义的一部分，是一门代表政府进行资源管理的科学。考虑到人口是一种国家资源，医学监察（medical police）包含医学的所有方面。在托马斯·马尔萨斯（Thomas Malthus）于 1798 年发表的《人口论》（*An Essay on the Principle of Population*）之前，大多数医生认为欧洲人口正在衰退，而大量的国家资源被投入进去，以纠正这一局面。医学监察的某些优先事项与 19 世纪公共卫生项目的优先事项是截然相反的。医学监察被认为是公共健康与卫生学的同义词。而事实上它的目的更加广泛，涉及维持道德秩序和社会等级制度、慈善管理、商业规范的诸多方面。它涵盖了各个层面，从职业病、卖淫、弃儿，到公共安全议题，如食品掺假、危险物质、瘴气等。

　　量化与监测，是若干个大规模健康管理项目的共同特征。其中被研究得最为充分的当属人痘接种（inoculation），自西非和奥斯曼帝国传入欧洲。尽管自 18 世纪 20 年代以来，西方世界各国政府均支持接种项目，但是这种预防性措施的执行在许多地方受阻，有时候接种不得不被强制推行。其主要原因是对人痘接种的陌生感以及接种实践与欧洲体液论之间的矛盾。尽管存在争议性，但人痘接种依然彰显了医疗客户和医学权威之间关系的转变。为了支持广泛的、面向人群的、有纪律性的医疗干预，接种项目的确抛弃了所谓的个人体质多样性。随着新疗法的成功，公众的争论也达到了鼎沸状态，尤其是考虑到政府对人痘运动强有力的支持以及其实施的规模时。人痘接种项目的命运表明了，中心化和医学化与地方知识和实践之间的冲突或融通。当医疗对象处于权力从属地位或是被限制于被规训的空间内时（例如医院、监狱、济贫院、船上），认购接种和其他群众性医疗实践就能成功。在这些情况之中，卫生学更容易从个人卫生的自我管理转向为大规模的身体管理。

临床医学的再造

　　在 18 世纪的大部分时间，欧洲医院是由宗教团体来管理的，与过去的几百年并无差别。在莱顿，博学的内科医生赫尔曼·布尔哈维（Herman Boerhaave，1668—1738 年）引入了定期查房和诊断制度。这种做法后来在爱丁堡、维也纳和帕维亚实施开来。纵观整个 18 世纪，医院变得日渐世俗化，逐渐从一般性的慈善救助中分化出来。分诊制度（即伤员验伤分类）的广泛引入，使得贫苦者、老人、弃儿与病人、疯人相分离。医院得以改革，有时甚至参考有关疾病传播、营养、通风的最新科学进展，被重新设计。广泛的宣传运动把旧式医院描绘为不卫生的死亡陷阱，是非理性和非人道的余孽。新的现代化医院则被呈现为世俗的、开明的、卫生的医疗保健中心，而临床医学是医院的心脏。在世纪末，临床医学的进路发生了改变：以前是以患者的主诉为基础，而新的临床医学则越来越多地依赖于对患者内部疾病的外部诊断，而患者的主诉变得无足轻重。这种做法以前只是外科医生给死者尸检时才用的，现在却被广泛地应用于临床医学中，尤其是随着新的病理学的兴起，内部器官的病损可以经由各种新的医学实践（比如听诊）表现出的许多迹象推断出来，且通过验尸的观察证实。在此情形之下，病历被认为是第二重要的，而内科医生的检查支配着医疗过程。这种转换之所以成为可能，主要还是因为内科医生、外科医生、药师之间的边界在1770—1830年的医学专业化和医院组织化的彻底改革过程中被侵蚀。现在，医生的训练已经常规性地包含了外科和化学知识。

医院转变为规训的场所，意味着身体与知识之间形成了一种新的权力关系。医学客户原本在医院之外拥有身体的自主权和体质唯一性，但在医院里却转变为共通的和可量化的身体，供医学从业者调查研究。在新型临床医学模式所主导的巴黎，医院变成了教学、研究和医学治疗的地方，而不再是慈善护理的地方。几十年中，由法国大革命引起的资金波动和管理混乱意味着医院护理也许还不如旧制度下的医院好。然而，将死亡率作为评价医院医疗护理场所的评价原则，利用它作为推进身体知识和医学治疗项目的实验和规训场所的原则以及作为积极的医疗工作者日常照顾病患的原则，到世纪末已经被坚实地建立了起来。巴黎的临床医学成为了19世纪其他地区临床实践的模范；许多医生到巴黎接受训练然后归国行医。医学在18世纪末的转变代表着医学从业者训练以及身体史的变迁。

结 论

有所谓的"启蒙医学"吗？大多数18世纪的医疗工作者，和他们的精英顾客一样，声称在欧洲大陆培养理性的过程中已经被启蒙。宗教异端和政治改革及宽容为特征的独特的启蒙运动，在延伸到医学时出现了问题。虽然许多医学人物被书写在启蒙运动的经典中，如约翰·洛克（John Locke，1632—1704年）、朱利安·奥夫鲁瓦·德·拉·梅特里（Julien Offroy De La Mettrie，1709—1751年）、伯纳德·曼德维尔（Bernard Mandeville，1670—1733年）等，但其他很多人，当然也包括大量的医疗从业者，从宗教和政治上看，是很正统的。特地去寻找医学的启蒙运动可能只是混淆视听，然而，在18世纪，身体作为物质和自然的客体，的确日渐成为知识的中心，正如对生命死亡、对认为肉体躯体参与了耶稣复活的观点或对非自然物（non-natural）和激情的日益增长的兴趣所论证的观点一样。从约1650年起，关于身体与理性的关系、生理学在多大程度上构成了政治的基础，有诸多争论。《人权宣言》（*The Declaration of the Rights of Man*）作为法国大革命的纲领性文件，开宗明义地宣布了每个人生而享有的自由和平等。然而，对于理性、具体化身、自然之间关系宣言，并没有如此直白地被转化到医学中，事实很显然，大革命也废除了之前的医学资格制度和教育。换句话说，医学从业者并没有垄断身体上的自然法则，而医学启蒙的探索是多样，甚至矛盾的，正如其他知识改革的尝试一样，要描绘这些知识课题，描绘出它们所有的复杂性，历史学者们仍然需要开放地将 18 世纪医学知识作为政治事业的全部意涵。在对 18 世纪医学的"道德地理"的描绘之中，历史研究还有许多蹊径有待挖掘。

（苏静静 译）

参考书目

BROCKLISS, LAURENCE, and COLIN JONES, *The Medical World of Early Modern France* (Oxford: Clarendon Press, 1997).

CUNNINGHAM, ANDREW, and ROGER FRENCH (eds), *The Medical Enlightenment of the Eighteenth Century* (Cambridge: Cambridge University Press, 1990).

DUDEN, BARBARA, *The Woman Beneath the Skin: A Doctor's Patients in Eighteenth-Century Germany* (Cambridge, MA/London: Harvard University Press, 1991).

ELMER, PETER, *The Healing Arts: Health, Disease and Society in Europe, 1500–1800* (Manchester: Manchester University Press, 2004).

GENTILCORE, DAVID, *Healers and Healing in Early Modern Italy* (Manchester: Manchester University Press, 1998).

GRELL, OLE PETER, and ANDREW CUNNINGHAM (eds), *Medicine and Religion in Enlightenment Europe* (Aldershot: Ashgate, 2007).

———, and ROBERT JÜTTE (eds), *Health Care and Poor Relief in 18th and 19th Century Northern Europe* (Aldershot: Ashgate, 2001).

———, and BERND ROECK (eds), *Health Care and Poor Relief in 18th and 19th Century Southern Europe* (Aldershot: Ashgate, 2005).

LINDEMANN, MARY, *Health and Healing in Eighteenth-Century Germany* (Baltimore: Johns Hopkins University Press, 1996).

PORTER, DOROTHY, and ROY PORTER, *Patient's Progress: Doctors and Doctoring in Eighteenth-Century England* (Cambridge: Polity Press, 1989).

PORTER, ROY, 'The Eighteenth Century', in Lawrence I. Conrad et al. (eds), *The Western Medical Tradition: 800 b.c. to a.d. 1800* (Cambridge: Cambridge University Press, 1995),

371–475.

——— (ed.), *Medicine in the Enlightenment* (Amsterdam: Rodopi, 1995).

———, and DOROTHY PORTER, *In Sickness and In Health: The British Experience 1650–1850* (London: Fourth Estate, 1988).

注释

(1.) George Rosen, *A History of Public Health* (New York: M.D. Publications, 1958); Leslie T. Morton and Robert J. Moore, *A Bibliography of Medical and Biomedical Biography* (Aldershot: Scolar, 1989).

(2.) Michel Foucault, *The Birth of the Clinic: An Archaeology of Medical Perception* (London: Tavistock, 1973); Roy Porter, *A Social History of Madness: Stories of the Insane* (London: Weidenfeld and Nicolson, 1987); Barbara Duden, *Geschichte unter der Haut: ein Eisenacher Arzt und seine Patientinnen um 1730* (Stuttgart: Klett-Cotta, 1987).

(3.) Nicholas Jewson, 'The Disappearance of the Sick-Man from Medical Cosmology, 1770–1870', *Sociology* 10 (1976), 225–44.

(4.) Colin Jones, 'The Great Chain of Buying: Medical Advertisement, the Bourgeois Public Sphere, and the Origins of the French Revolution', *American Historical Review* 101 (1997), 13–40.

(5.) Ole Peter Grell, Andrew Cunningham, and Robert Jütte (eds), *Health Care and Poor Relief in 18th and 19th Century Northern Europe* (Aldershot: Ashgate, 2001); David Gentilcore; *Healers and Healing in Early Modern Italy* (Manchester: Manchester University Press, 1998).

(6.) Bryan S. Turner, *The Body and Society: Explorations in Social Theory* (Oxford: Blackwell, 1984); Nikolas Rose, *Governing the Soul: The Shaping of the Private Self* (London: Routledge, 1989).

(7.) Laurence Brockliss and Colin Jones, *The Medical World of Early Modern France* (Oxford: Clarendon Press, 1997); Margaret Pelling, 'Medical Practice in Early Modern England: Trade or Profession?', in Wilfrid Prest (ed.), *The Professions in Early Modern England* (London: Croom Helm, 1987), 90–128; Teresa Ortiz Gómez, Carmen Quesada Ochoa, José Valenzuela Candelario, and Mikel Astrain Gallart, 'Health Professionals in Mid-Eighteenth Century Andalusia: Socio-Economic Profiles and Distribution in the Kingdom of Granada', in John Woodward and Robert Jütte (eds), *Coping with Sickness: Historical Aspects of Health Care in a European Perspective* (Sheffield: European Association for the History of Medicine and Health Publications, 1995), 19–44. On privileged physicians, see Vivian Nutton (ed.), *Medicine at the Courts of Europe, 1500–1837* (London: Routledge, 1990).

(8.) Toby Gelfand, *Professionalizing Modern Medicine: Paris Surgeons and Medical Science and Institutions in the 18th Century* (Westport, CT: Greenwood Press, 1980); Susan C. Lawrence, 'Private Enterprise and Public Interests: Medical Education and the Apothecaries' Act, 1780-1825', in Roger French and Andrew Wear (eds), *British Medicine in an Age of Reform* (London/New York: Routledge, 1991), 45-73.

(9.) William Coleman, 'The People's Health: Medical Themes in Eighteenth-Century French Popular Literature', *Bulletin of the History of Medicine* 51 (1) (1977), 55-74; Roy Porter 'The People's Health in Georgian England', in Tim Harris (ed.), *Popular Culture in England, c. 1500-1850* (London: Macmillan, 1995), 124-42; Jones; 'Great Chain of Buying'; Louise Hill Curth (ed.), *From Physick to Pharmacology: Five Hundred Years of British Drug Retailing* (Aldershot: Ashgate, 2006).

(10.) Sara Pennell and Elaine Leong, 'Recipe Collections and the Currency of Medical Knowledge in the Early Modern "Medical Marketplace"', in Mark S. R. Jenner and Patrick Wallis (eds), *Medicine and the Market in England and Its Colonies, c. 1450-c. 1850* (London: Palgrave Macmillan, 2007), 133-52; Thomas A. Horrocks, *Popular Print and Popular Medicine: Almanacs and Health Advice in Early America* (Amherst: University of Massachusetts Press, 2008).

(11.) Brockliss and Jones, *Medical World*, 610-17; Adrian Wilson, *The Making of Man-Midwifery: Childbirth in England, 1660-1770* (Cambridge, MA: Harvard University Press, 1995); Nina Rattner Gelbart, *The King's Midwife: A History and Mystery of Madame du Coudray* (Berkeley/London: University of California Press, 1998).

(12.) Manfred Skopec, 'Development of Hygiene in Austria', in Teizo Ogawa (ed.), *Public Health: Proceedings of the 5th International Symposium on the Comparative History of Medicine: East and West* (Tokyo, Saikon, 1981), 128-44; Johannes Winmer, *Gesundheit, Krankheit und Tod im Zeitalter der Aufklärung: Fallstudien aus den habsburgischen Erbländern* (Wien: Böhlau, 1991); Matthew Ramsey, *Professional and Popular Medicine in France, 1770-1830: The Social World of Medical Practice* (Cambridge: Cambridge University Press, 1988).

(13.) Roy Porter, *Health for Sale: Quackery in England 1660-1850* (Manchester/New York: Manchester University Press, 1989); Mark S. R. Jenner and Patrick Wallis (eds), *Medicine and the Market in England and Its Colonies, c. 1450-c. 1850* (Basingstoke: Palgrave Macmillan, 2007); Jean-Pierre-Goubert (ed.), *La médicalisation de la société française, 1770-1830* (Waterloo, Ontario: Historical Reflections Press, 1982).

(14.) William Coleman, 'Health and Hygiene in the Encyclopédie: A Medical Doctrine for the Bourgeoisie', *Journal of the History of Medicine* 29 (1974), 399-421; Roy Porter (ed.), *The Popularization of Medicine, 1650-1850* (London/New York: Routledge, 1992); Dorothy Porter and Roy Porter, *Patient's Progress: Doctors and Doctoring in Eighteenth-Century England* (Cambridge: Polity Press, 1989), 97, 150; Georges Vigarello, *Histoire des pratiques de santé: Le sain et le malsain depuis le Moyen Age* (Paris: Editions du

Seuil, 1999); Michael Stolberg, *Homo patiens: Krankheits- und Körpererfahrung in der frühen Neuzeit* (Köln: Böhlau, 2003); Deborah Madden, *'A Cheap, Safe and Natural Medicine': Religion, Medicine and Culture in John Wesley's Primitive Physic* (Amsterdam: Rodopi, 2007).

(15.) Sean M. Quinlan, *The Great Nation in Decline: Sex, Modernity and Health Crises in Revolutionary France, c. 1750–1850* (Aldershot: Ashgate, 2007); Porter and Porter, *Patient's Progress*, Chapter 3. On religion and medicine, see the essays in Ole Peter Grell and Andrew Cunningham (eds), *Medicine and Religion in Enlightenment Europe* (Aldershot: Ashgate, 2007). On the non-naturals, see Antoinette Emch-Dériaz, 'The Non-Naturals Made Easy', in Porter (ed.), *The Popularization of Medicine*, 134–59.

(16.) There are conflicting interpretations of the extent of what Michel Foucault termed the 'great confinement' of the mad that began in the 1660s: Michel Foucault, *Madness and Civilization: A History of Insanity in the Age of Reason* (New York: Pantheon, 1965); Roy Porter, *Mind-Forg'd Manacles: A History of Madness in England from the Restoration to the Regency* (London: Athlone Press, 1987); Andrew Scull, Charlotte MacKenzie, and Nicholas Hervey, *Masters of Bedlam: The Transformation of the Mad-Doctoring Trade* (Princeton: Princeton University Press, 1996).

(17.) Anita Guerrini, *Obesity and Depression in the Enlightenment: The Life and Times of George Cheyne* (Norman: University of Oklahoma Press, 2000); Lucia Dacome, 'Living with the Chair: Private Excreta, Collective Health and Medical Authority in the Eighteenth Century', *History of Science* 39 (2001), 467–500; Colin Spencer, *The Heretic's Feast: A History of Vegetarianism* (London: Fourth Estate, 1993); Timothy Morton, *Shelley and the Revolution in Taste: The Body and the Natural World* (Cambridge: Cambridge University Press, 1994); Roy Porter and George S. Rousseau, *Gout: The Patrician Malady* (New Haven, CT: Yale University Press, 1998); Roy Porter, 'Gout: Framing and Fantasizing Disease', *Bulletin of the History of Medicine* 68(1) (1994), 1–28.

(18.) On the debate over whether male and female bodies were anatomically and physiologically distinct, see: Londa Schiebinger, 'Skeletons in the Closet: The First Illustrations of the Female Skeleton in Eighteenth-Century Anatomy', *Representations* 14 (1986), 42–82; Wendy Churchill, 'The Medical Practice of the Sexed Body: Women, Men, and Disease in Britain, circa 1600-1740', *Social History of Medicine* 18(1) (2005), 3–22; Karen Harvey, *Reading Sex in the Eighteenth Century: Bodies and Gender in English Erotic Culture* (Cambridge: Cambridge University Press, 2004); section 'Critiques and Contentions', *Isis* 94(2) (2003), 274–313. On political legitimacy and corporeal condition, see Patricia Vertinsky, 'The Social Construction of the Gendered Body: Exercise and the Exercise of Power', *International Journal of the History of Sport* 11(2) (1994), 147–71; Georges Vigarello (ed.), *Le gouvernement du corps* (Paris: Seuil, 1993).

(19.) Thomas Laqueur, *Solitary Sex: A Cultural History of Masturbation* (New York: Zone, 2003); Michael Stolberg, 'An Unmanly Vice: Self-Pollution, Anxiety, and the Body in the

Eighteenth Century', *Social History of Medicine* 13(1) (2000), 1–21; Anne C. Vila, *Enlightenment and Pathology: Sensibility in the Literature and Medicine of Eighteenth-Century France* (Baltimore/London: Johns Hopkins University Press, 1998), Ch. 7; Anne Vincent-Buffault, *The History of Tears: Sensibility and Sentimentality in France* (Basingstoke: Macmillan, 1997); Fernando Vidal, 'Onanism, Enlightenment Medicine, and the Immanent Justice of Nature', in Lorraine Daston and Fernando Vidal (eds), *The Moral Authority of Nature* (Chicago/London: University of Chicago Press, 2004), 254–81; Lindsay Wilson, *Women and Medicine in the French Enlightenment: The Debate over Maladies des Femmes* (Baltimore: Johns Hopkins University Press, 1993), Ch. 6; Günter B. Risse, 'Hysteria at the Edinburgh Infirmary: The Construction and Treatment of a Disease, 1770–1800', *Medical History* 32 (1988), 1–22; Roy Porter and Dorothy Porter, *In Sickness and In Health: The British Experience 1650–1850* (London: Fourth Estate, 1988), Ch. 12; John Mullan, 'Hypochondria and Hysteria: Sensibility and the Physicians', *Eighteenth Century: Theory and Interpretation* 25(2) (1983), 141–74; Roy Porter, 'Civilisation and Disease: Medical Ideology in the Enlightenment', in Jeremy Black and Jeremy Gregory (eds), *Culture, Politics and Society in Britain, 1660–1800* (Manchester: Manchester University Press, 1991), 154–83.

(20.) Caroline Hannaway, 'Environment and Miasmata', in William F. Bynum and Roy Porter (eds), *Companion Encyclopedia of the History of Medicine*, 2 vols (London: Routledge, 1993), 1: 292–308; 'Medicine and Air', special issue of *Vesalius* 13(2) (2007); Simon Schaffer, 'Measuring Virtue; Eudiometry, Enlightenment and Pneumatic Medicine', in Andrew Cunningham and Roger French (eds), *The Medical Enlightenment of the Eighteenth Century* (Cambridge: Cambridge University Press, 1990), 281–318; Matthew Eddy, 'An Adept in Medicine: Rev. Dr. William Laing, Nervous Complaints and the Commodification of Spa Water', *Studies in the History and Philosophy of the Biological and Biomedical Sciences* 39 (2008), 1–13; Christopher Hamlin, 'Chemistry, Medicine, and the Legitimization of English Spas, 1740–1840', in Roy Porter (ed.), *The Medical History of Waters and Spas* (London: Wellcome Institute for the History of Medicine, 1990), 67–81.

(21.) Quoted in Mark Harrison, '"The Tender Frame of Man": Disease, Climate, and Racial Difference in India and the West Indies, 1760–1860', *Bulletin of the History of Medicine* 70 (1996), 68–93, esp. 74–5. See also Karol Kovalovich Weaver, 'The Enslaved Healers of Eighteenth-Century Saint Domingue', *Bulletin of the History of Medicine* 76 (2002), 429–60; Eric T. Jennings, 'Curing the Colonizers: Highland Hydrotherapy in Guadeloupe', *Social History of Medicine* 15(2) (2002), 229–61.

(22.) Roy Porter, 'Medicine, the Human Sciences, and the Environment in the Enlightenment', in Felix Driver and Gillian Rose (eds), *Nature and Science: Essays in the History of Geographical Knowledge* (Cheltenham: Historical Geography Research Group, 1992), 27–36; Harriet Deacon, 'The Politics of Medical Topography: Seeking Healthiness at the Cape during the Nineteenth Century', in Richard Wrigley and George Revill (eds), *Pathologies of Travel* (Amsterdam/Atlanta: Rodopi, 2000), 279–97; Conevery Bolton

Valenčius, 'Histories of Medical Geography', in Nicolaas A. Rupke (ed.), *Medical Geography in Historical Perspective* (London: Wellcome Trust Centre for the History of Medicine, 2000), 3–28; James C. Riley, *The Eighteenth-Century Campaign to Avoid Disease* (New York: St. Martin's Press, 1987).

(23.) Sabine Anagnostou, 'Jesuits in Spanish America: Contributions to the Exploration of the American Materia Medica', *Pharmacy in History* 47(1) (2005), 3–17; Renate Wilson, *Pious Traders in Medicine: A German Pharmaceutical Network in Eighteenth-Century North America* (University Park: Pennsylvania State University Press, 2000); Alix Cooper, *Inventing the Indigenous: Local Knowledge and Natural History in Early Modern Europe* (Cambridge: Cambridge University Press, 2007).

(24.) Anita Guerrini, 'Archibald Pitcairne and Newtonian Medicine', *Medical History* 31(1) (1987), 70–83; Marina Benjamin, 'Medicine, Morality, and the Politics of Berkeley's Tar-Water', in Cunningham and French (eds), *Medical Enlightenment*, 165–93; Andrew Cunningham, 'Sydenham Versus Newton: The Edinburgh Fever Dispute of the 1690s between Andrew Brown and Archibald Pitcairne', *Medical History*, suppl. 1 (1981), 71–98; Theodore M. Brown, 'Medicine in the Shadow of the *Principia*', *Journal of the History of Ideas* 48(4) (1987), 629–49; Sergio Moravia, 'From *Homme Machine* to *Homme Sensible*: Changing Eighteenth-Century Models of Man's Image', *Journal of the History of Ideas* 39(1) (1978), 45–60; J. R. Milton, 'Locke, Medicine and the Mechanical Philosophy', *British Journal for the History of Philosophy* 9(2) (2001), 221–43; Paola Bertucci and Giuliano Pancaldi (eds), *Electric Bodies: Episodes in the History of Medical Electricity* (Bologna: CIS, 2001); Paola Bertucci, 'Revealing Sparks: John Wesley and the Religious Utility of Electrical Healing', *British Journal for the History of Science* 39(3) (2006), 341–62. Quotation from Francis Schiller, 'Reverend Wesley, Doctor Marat and their Electric Fire', *Clio Medica* 15(3–4) (1981), 159–76, p. 169.

(25.) Simon Schaffer, 'Self Evidence', *Critical Inquiry* 8 (1992), 328–62; Patricia Fara, *Fatal Attraction: Magnetic Mysteries of the Enlightenment* (Thriplow: Icon, 2005).

(26.) Roger French, 'Sickness and the Soul: Stahl, Hoffmann and Sauvages on Pathology', in Cunningham and French (eds), *Medical Enlightenment*, 88–110; Guido Cimino and François Duchesneau, *Vitalisms: From Haller to the Cell Theory* (Florence: Olschki, 1997); Peter Hanns Reill, *Vitalizing Nature in the Enlightenment* (Berkeley/London: University of California, 2005).

(27.) Ursula Backhaus, 'Johann Heinrich Gottlob von Justi (1717-1771): Health as Part of a State's Capital Endowment', in Jürgen Georg Backhaus (ed.), *The Beginnings of Political Economy: Johann Heinrich Gottlob von Justi* (Boston: Springer, 2009), 171–95; Patrick E. Carroll, 'Medical Police and the History of Public Health', *Medical History* 46(4) (2002), 461–94; George Rosen, *From Medical Police to Social Medicine: Essays on the History of Health Care* (New York: Science History Publications, 1974), J.-P. Desaive et al., *Médécins, climat et épidémies à la fin du XVIIIe siècle* (Paris: Mouton, 1972).

(28.) Antoinette S. Emch-Dériaz, 'L'Inoculation Justifiée—Or Was It?', *Eighteenth-Century Life* 7(2) (1982), 65–72; Sara Stidstone Gronim, 'Imagining Inoculation: Smallpox, the Body, and Social Relations of Healing in the Eighteenth Century', *Bulletin of the History of Medicine* 80 (2006), 247–68; Adrian Wilson, 'The Politics of Medical Improvement in Early Hanoverian London', in Cunningham and French (eds), *Medical Enlightenment*, 4–39; Andreas-Holger Maehle, 'The Ethics of Prevention: German Philosophers of the Late Enlightenment on the Morality of Smallpox Inoculation', in John Woodward and Robert Jütte (eds), *Coping with Sickness: Perspectives on Health Care, Past and Present* (Sheffield: European Association for the History of Medicine and Health Publications, 1996), 91–114; Andreas-Holger Maehle, 'Conflicting Attitudes towards Inoculation in Enlightenment Germany', and Andrea Rusnock, 'The Weight of Evidence and the Burden of Authority: Case Histories, Medical Statistics, and Smallpox Inoculation', both in Roy Porter (ed.), *Medicine in the Enlightenment* (Amsterdam: Rodopi, 1995), 198–222 and 289–315; Andrea Rusnock, *Vital Accounts: Quantifying Health and Population in Eighteenth-Century England and France* (Cambridge: Cambridge University Press, 2002), Ch. 4.

(29.) This was also true in the colonies: Weaver, 'Enslaved Healers'.

(30.) Ann F. La Berge, 'The Early Nineteenth-Century French Public Health Movement: The Disciplinary Development and Institutionalization of *Hygiène Publique*', *Bulletin of the History of Medicine* 58 (1984), 363–79; William Coleman, *Death is a Social Disease: Public Health and Political Economy in Early Industrial France* (Madison: University of Wisconsin Press, 1982).

(31.) Günter B. Risse, 'Clinical Instruction in Hospitals: The Boerhaavian Tradition in Leyden, Edinburgh, Vienna and Pavia', *Clio Medica* 21 (1987–8), 1–19; *idem*, *Mending Bodies, Saving Souls: A History of Hospitals* (New York/Oxford: Oxford University Press, 1999), Chs. 5 and 6; Caroline Hannaway (ed.), 'Medicine and Religion in Pre-Revolutionary France', forum in *Social History of Medicine* 2(3) (1989); Dora B. Weiner, *The Citizen-Patient in Revolutionary and Imperial Paris* (Baltimore/London: Johns Hopkins University Press, 1993); Colin Jones, *The Charitable Imperative: Hospitals and Nursing in Ancien Régime and Revolutionary France* (New York: Routledge, 1989); Susan C. Lawrence, *Charitable Knowledge: Hospital Pupils and Practitioners in Eighteenth-Century London* (New York: Cambridge University Press, 1996); Mary E. Fissell, *Patients, Power, and the Poor in Eighteenth-Century Bristol* (New York: Cambridge University Press, 1991); Louis S. Greenbaum, 'Science, Medicine, Religion: Three Views of Health Care in France on the Eve of the French Revolution', *Studies in Eighteenth-Century Culture* 10 (1981), 373–91; *idem*, 'Nurses and Doctors in Conflict: Piety and Medicine in the Paris Hôtel-Dieu on the Eve of the French Revolution', *Clio Medica* 13(3–4) (1979), 247–68.

(32.) Jewson, 'Disappearance of the Sick-Man'; Mary E. Fissell, 'The Disappearance of the Patient's Narrative and the Invention of Hospital Medicine', in Roger French and Andrew

Wear (eds), *British Medicine in an Age of Reform* (London/New York: Routledge, 1991), 92–109.

(33.) Othmar Keel, *L 'avènement de la médécine clinique moderne en Europe, 1750–1815: Politiques, institutions et savoirs* (Montreal: Presses de l'University de Montréal, 2001); Toby Gelfand, 'Gestation of the Clinic', *Medical History* 25 (1981), 169–80; Dora B. Weiner and Michael J. Sauter, 'The City of Paris and the Rise of Clinical Medicine', *Osiris* 18 (2003), 23–42; Erwin Ackerknecht, *Medicine at the Paris Hospital, 1794–1848* (Baltimore: Johns Hopkins University Press, 1967); Foucault, *Birth of the Clinic*; Jacalyn Duffin, 'Private Practice and Public Research: The Patients of R. T. H. Laennec', in Ann La Berge and Mordechai Feingold (eds), *French Medical Culture in the Nineteenth Century* (Atlanta/Amsterdam: Rodopi Press, 1994), 118–48.

(34.) For studies challenging traditional models of what it meant to be an enlightened medical practitioner, see especially Laurence Brockliss, *Calvet's Web: Enlightenment and the Republic of Letters in Eighteenth-Century France* (Oxford: Oxford University Press, 2002), and several essays in Grell and Cunningham (eds), *Medicine and Religion*. On the Enlightenment, see Dorinda Outram, *The Enlightenment* (Cambridge: Cambridge University Press, 2005); and Roy Porter, *The Enlightenment* (Basingstoke: Palgrave, 2001).

(35.) Roy Porter, *Flesh in the Age of Reason* (London: Allen Lane, 2003).

(36.) David M. Vess, *Medical Revolution in France, 1789–1796* (Gainesville: University Presses of Florida, 1975).

(37.) Steven Shapin and Simon Schaffer, *Leviathan and the Air-Pump: Hobbes, Boyle and the Experimental Life* (Princeton, NJ: Princeton University Press, 1985), 6.

第六章

医学与现代性

罗杰·库特（Roger Cooter）

不论是"现代性中的医学"，还是"医学中的现代性"，均尚未得到历史学家的充分挖掘。实际上，它们几乎是完全未开垦过的处女地。虽然历史学家对于现代医学的许多方面已经着墨良多，诸如治疗的变迁，政治、文化、经济及伦理等，但未曾有历史学家试图将医学放入现代性的一般框架中予以理解。"现代性"（modernity）通常被认为是"现代"（modern）的近义词，常与"现代化"（modernization）、"现代主义"（modernism）等概念相混淆。即使在题为"医学与现代性"的历史专论中，作者也鲜少会专门谈及现代性并进行概念化分析，更枉论与其他概念的辨析。《医学与现代主义》（*Medicine and Modernism*，2008 年）一书的作者也许给出了尚可的答案：

> "历史学家所说的'现代性'和'现代化'指的是在长时段的 19 世纪，发生在西方社会的一系列彼此关联的经济、社会和政治转型。城市化、工业化以及市场资本主义是这些变化中最突出的特征。"

在这一点上，现代性无疑是某个特定历史时期所特有的社会经济进程或物质力量。现代性具有时间和空间两个维度，并且具有明显的影响。正如福柯曾指出的，它不是一种和"反现代性"（counter-modernity）相抵的"态度"；也正如韦伯所理解的，它不是一种对世界的特别理解和组织。如同后现代主义者所理解的，它也不是一种不断受到各种支持和批评的智识建构、理想主义或者"研究项目"，这也是我将要详述的另一个主题。

对于现代性与医学关系的批判性分析，走进这个场域的历史学家寥寥无几，将身体的某些具体的方面置于关于现代性的社会文化史和智识史的宏大研究中，大概这是其中距离最近的研究了。安森·拉宾巴赫（Anson Rabinbach）是一个很好的例子，他对19世纪中期至20世纪中期欧洲劳工管理观念变迁的历史予以了研究，其副标题为"能量、疲劳与现代性的起源"。拉宾巴赫梳理了当时心理学家和生理学家的研究，他们将人的身体重新定义为能生产体力和脑力劳动的"人类马达"，而体力劳动和脑力劳动的数量都是可以测量和监管的。沃尔夫冈·施菲尔布泽（Wolfgang Schivelbusch）关于铁路的历史研究是另一个关注到医学与现代性关联的典型范例。铁路作为最生动的现代性符号，曾引发了有关现代生活对人类机体影响的医学争论。铁路事故，甚至火车空前的高速和刺耳的颠簸声，都被普遍认为是产生"铁道脊椎"（railway spine）的诱因。有趣的是，这种疾病状况在寥寥数篇将医学和现代性明确关联的文献中显得非常突兀（尽管它集中关注到主题情感，是一部心理学和精神病学史的著作；尽管该研究与现代主义的文学分析有更多的相似性，而与现代性的历史和社会考察的相似性较少）。

一些医学社会学家已将现代性的某些方面纳入他们的研究视野（但是一般回避了对现代性本身的探讨）。20世纪80—90年代，对于那些试图揭示医学的身体观是怎样服务于社会监管、行政法规和自我调节等方面的研究，尤其如此。这些作者把医学同现代化叙事相类比，后者与学科的建立、知识以及技术密切相关，为个体的行为提供指导。他们的研究强调医学知识的重要性和卫生制度的"规范化"，医学知识和卫生制度将个体规训于现代社会更大的目标之中。尽管他们对身体的控制、对服务于管理规范和标准的设定及医学活动的监管进行了鞭辟入里的讨论，但他们并没有对这种情况的由来予以细节的阐述。他们提供的仅只是大而化之的假设，至多是医学史的"寄生虫"。不过，可悲的是，历史学家们自己并没有关注到这些主题。

关于现代化现象与医学的关系也同样缺乏认真的历史反思。现代化通常和发展中国家的政治规划有关，包括疾病根除计划、建设医院、诊所等，这些通常被认为是所谓"发展"（development）的基础。诚然，医学现代化往往被认为是普世的"善举"，有时可能被等同于邪恶的"军国主义"，但关于医学现代化的讨论并没有论及"医学化"或以经济或军事利益为目的而操纵人口的生命政治。并不意外的是，这类文献并未认识到所谓"发展"（development）这一概念本身便是生物话语的例子。

在"现代主义计划"的搭建和开展中，医学和身体观拥有不可替代的地位，本章将对此进行梳理。在某种程度上，它是建立在对现代性在"后现代性"中的超越的理解之上的，在本章后半部分我将对此予以阐明。循此，我们也将简略地讨论现代主义在医学中的地位。我们有必要对医学中的"现代"做以简单调查，如果只是废除在后现代转向之前的医学现代性讨论，其结果只能是回溯性的和过时的。

医学中的现代

所谓"现代思想"中的"现代"最初源于 16—17 世纪，属于行动者的范畴。当时最重要的行动者活跃在人体描绘的前沿领域，其中最著名的是安德里亚·维萨里（Andreas Vesalius，1514—1564 年）和威廉·哈维（William Harvey，1578—1657 年）。在 17 世纪后期，著名的"古代"与"现代"之争中，维萨里炫目的解剖学图谱和哈维的血液循环描述都被放在了"现代"一边，即推崇实验的方法，反对"古代"的亚里士多德主义、经院哲学和教条主义的教学方法。他们的工作被认为推动了"现代"科学的自然主义、经验主义、客观主义和理性主义。不过，维萨里和哈维并无意于被推到这样的位置。维萨里是一位文艺复兴时期的人文主义者，并不认为自己是现代性的开荒者，他的兴趣在于纠正和发扬古代的智慧和盖伦的权威，他的作品是为了补充盖伦的著作。哈维一方面对经院哲学的方法深信不疑，与此同时他也进一步发展了身体的机械论（主要应当感谢法国哲学家勒内·笛卡尔对该问题的关注），使之成为现代理性思想中必不可少的一部分。和现在一样，人们并不认为新的知识体系和研究方法一定会取代旧的体系和方法。他们也不再寄希望于能够更好地说明问题，或者一个方法较另一个更为优越。"现代"一词在 17 世纪的使用十分有限，意指"现在"，有别于"过去"，和我们现在等同于"好"或"更好"是不一样的。直到 20 世纪，"现代"一词才"等同于进步的、令人满意的或有效率的，指某些事物确实有利或令人期待"，一如雷蒙·威廉斯（Raymond Williams）晚年曾简洁明了地分析那样。

对医学来说，直到 20 世纪 30 年代（通常反映在"现代"医院建筑上），尤其是在 20 世纪 40 年代（一般认为医学到这时才有能力不再伤害病人）青霉素出现之后，"现代"作为一个形容词，听起来才不带有贬义。然而，好景不长，20 世纪 60 年代初，沙利度胺的悲剧之后，"现代"的负面意涵又回来了，与替代疗法的优点（社会政治的以及疗效上的）相较而言，"现代医学"再次沦为被嘲讽的对象。自 18 世纪开始，尽管"进步"一词逐渐被视作正面词汇，理性医学和科学医学是带来"进步"的方式，但"现代"则仍然是另一回事。它日益成为道德沦丧和文明衰退的恐怖根源。正因如此，它成为 19 世纪中叶神经衰弱和退化症的具体表现。

纽约神经学家和电疗学家乔治·米勒·彼尔德（George Miller Beard，1839—1883 年）曾对神经衰弱做出了著名的描述，神经衰弱被认为是现代生活给神经系统提出的前所未有的要求所致的。彼尔德称，"蒸汽动力、周期性的压力、电报、科学、妇女的精神活动"都是使人神经衰弱的因素，患者大多是受过良好教育的、中产阶级的、在城市从事脑力劳动的白种人。

因此，神经衰弱既是一种医学理论，又是对现代性的社会批判。同样的，退化理论与现代性的关系也是如此。在进化自然主义的阴影之下，退化理论被表述为"某些部位结构的病变，或者高级结构被低级结构所取代"，这一理论尤其得到了精神病学和明显医学化的犯罪人类学的热烈欢迎。神经衰弱着眼于现代生活对个人体质的恶劣影响，而退化理论与之不同的地方在于其将社会整体病理化了。尽管这两种表达背后都有许多动机，也蕴含了各种信息，但却都暗示了一种对社会的看法，"像一具能够生长、发育的身体一般，遭受着病痛、危象甚或死亡"。或许是见证了"不洁的"移民、罪犯、遗传易感性酗酒者、智力缺陷者、种族退化者，或者仅仅是发育不良、过度繁殖、不负责任的"底层阶级"，主张退化论的人担心现代社会的治理会失去控制，会把现代文明想象成一列在暗夜中疾驰而无人驾驶的火车。

不过，按照新近流行的理论，神经衰弱和退化症本身便是医学现代性的体现。从辩证法的角度来看，它们斩断了一条医学思考的社会进路，同时也修建了一条重新思考社会和个体身份认同的医学化道路。同样明确的现代主义特征也可以在医学的世俗化发展中找到，其中最重要的，大概就是实验医学的兴起。但这并不是因为实验医学"导致"或"造就"了现代医学（这一点和通常认为的不太一样），恰恰是因为实验医学挑战了传统的思考模式，无论是医学的还是非医学的。在医学内部，它用科学抽象和还原论的方法挑战了"床边"医学（指临床医学）对"艺术"的尊崇。如此一来，正如在19世纪中叶的俄国，实验医学成为了"现代性和科学思想的象征"。然而，它对主流社会文化规范也发起了挑战，当它的倡导者们（再次，在俄国）将它视为一种进步的唯物主义力量时，不仅破坏了专制的宗教信仰，也摧毁了关于医学知识的绝对主义宏大理论。换言之，实验医学和方法之所以是"现代主义"的，并不是因为它们自身是现代主义的，或它们具有现代主义的属性，抑或因为它们契合了现代主义的历史叙事，相反，恰恰是因为它们代表了对偶像崇拜的破坏。

韦伯的现代性

当社会学先驱马克斯·韦伯（Max Weber，1864—1920年）阐释现代性的特质时，并没有对医学和社会中"落后的"或"传统的"价值予以抨击。韦伯的著作完成于第一次世界大战期间，他根据自己对周遭的观察，总结出一系列社会过程和形式，在他看来，这些都是19世纪末工业社会祛魅的特征之一。其中包括官僚制度以及其他组织和管理制度的形成、分化和整合，行政活动的标准化、集中化和程序化，以及雇佣专家来对这些制度进行界定和规范。韦伯认为，统一和均质是"现代"社会的基础，这一点不同于"传统"社会。尽管传统社会体系经由多种形式的社会互动和纽带来运作，但现代社会则希望通过强制推行官僚计划和行政管理实现统一。正如韦伯所称的"理性"社会，其背后隐含的是一种可计算的、可评估的逻辑形式，将官僚结构拓展到社会生活的更多方面。韦伯认识到，这一理性的重要表达是科学和技术成果的开发与应用，它们更进一步地改变了旧社会的合法性和认知方式。

韦伯完成有关现代性的论著时，医学的很多上述特征已经变得根深蒂固。实际上，韦伯对这一领域产生兴趣不是偶然的，这可能与一战期间他被委派监督某地区的医院行政管理有关。不过，在此很久之前，在德国，尤其是在美国，已经实施了对医院和诊所的管理改革，韦伯后来将之综合地运用于整个社会。在梅奥诊所（19世纪90年代创立于明尼苏达州罗切斯特市远郊）等机构，这些特征与产业的"科学管理"（例如专业化的劳动分工、时间管理、记录保存、成本核算等）日益紧密地结合，在医学和外科手术实践中找到了它们的容身之地。科学管理之父弗雷德里克·温斯洛·泰勒（Frederick Taylor，1856—1915年）正是在梅奥诊所走到了他人生的终点，手里还紧紧攥着他臭名昭著的用于时间和运动校准的秒表。将医院门诊部转型为具有专科功能的综合诊所（"迷你型"梅奥诊所）成为19世纪重要的转变。医学慈善事业也服从于中央集中式的理性和协调。在医院门诊部，据说浪费的和无效的慈善投入及花费被英国慈善组织学会（Charity Organization Society）制止。医学福利中旧有的面对面的社会福利消失了。总体而言，医学实践逐渐趋向于卫生保健系统的企业化，其背后的动力更多地来自于对追求集体效率的管理考量，而不是对追求建立医生个人的主顾关系或医生之间的竞争的考量。因此，计数的思想在医学中产生了，并且经由医学得以执行。

医疗照顾和医学慈善的社会和知识基础被以效率之名重新塑造了。部分原因是在19世纪末，医学与工业、商业之间的纽带被不断夯实。产业家将医院作为维持工人道德健康和身体健康的手段，与此同时，医院管理者从金融和商界吸引来了新的经理。这些人强调将商业原则应用于医学慈善的经济优势（如他们引入了统一会计系统等）。他们还建立了联合不同医院的经济合作组织，以摒除重复服务所造成的浪费。

医生们同样也被卷入其中，他们开始寻找改进工作效能和效率的方法。这在外科领域尤其明显，更加复杂的新的手术使他们掌握了新的管理模式。在19世纪末，外科学维持"坚定的商业式习惯"（business-like habits）变成了一件值得骄傲的事，同时，低年资医生在资深外科医生手下工作，（帮助）搭建起了一种新的等级制组织，而"牢固"成为这一组织颇值得称颂的优点。

显然，充分的证据显示，临床工作的"理性"重组可以保证可观的效率提升。在20世纪初，在利物浦崭露头角的整形外科医生罗伯特·琼斯（Robert Jones，1857—1933年）将他在皇家海军医院的门诊进行了重组，使之成为效率管理的样板。重组后的诊所能够处理近乎海量的受伤的码头工人。正如他的一位同事曾骄傲地回忆道：

"（琼斯）完成了海量的工作……之所以能够实现，是由于系统地术前准备和麻醉工作。在前一位病人的手术完成时，麻醉师已经为下一位病人做好了术前准备……他周围有一群助手，有些是乐于积累经验的医生，还有专门训练过如何使用夹板和熟石膏的护理人员……另外，还有其他接受过培训的工人，密切关注病人在家里的状况，包括他们的饮食并定期按摩，或者负责在医院进行专门的治疗。"

许多去过琼斯门诊的人也印证了上述观察，包括梅奥诊所的威廉·梅奥（William Mayo，1861—1939 年）。这是医学现代性的一个缩影，他们热烈推崇琼斯门诊对人力的精打细算，使生产率的巨大提高成为可能。当然，虽然琼斯门诊只是一个极端个案，但是它显示了 20 世纪初，西方世界怀有的那种追求临床医学效率的组织逻辑。

这并不是说，在医学文化实践中不存在对这些管理创新的反对或阻力。尤其是在走向专科化及技术效率的医院实践中，它容易被精英医学的社会关系抗衡所限制。许多医院医生对于医院专科化的兴起及其对医院社会关系带来的潜在变化深感矛盾甚至充满敌意。这些变化对已有的精英医生私人开业模式带来了冲击，而他们的担忧也集中在这方面。在伦敦尤其如此，精英医生是由全科医生构成的，他们在慈善志愿医院免费提供服务，目的是维持利润丰厚的私人开业模式。一批年轻有为的医生建立起独立的专科门诊，结果招致了精英医生的谴责（因为他们感觉自己舒适而排他的小世界遭到了威胁）。他们提出，专科化沾染了商业活动和美国式自由市场竞争的气味；不再依赖既有的主顾网络，而是要利用江湖郎中之术骗取公众的信任。因此，新兴的国际超新星外科专家联盟中的英国专家坚决维护全科医生的地位，然而实际上，他们所从事的工作与专科医生全然无异。例如，1907 年，威廉·梅奥就对罗伯特·琼斯有这样的描述："（她）曾经是，如今依然是一名普通外科医生，硬是被海量的工作逼成了一个专科医生"，梅奥也是如此。

两次世界大战之间，医学活动和建制化仍然大多局限在主顾和精英慈善文化之内。但与此同时，医学也在一种企业经营的氛围内运作。几乎无可避免地，天平在向后者倾斜。政府的原因决不可轻忽，政府也在被日益增长的效率意识驱动，其不仅将效率应用于国家公医制度（首先是公共卫生、济贫法和军事医学）上，还应用到了生物政治学上，即提高军事和产业生产和复制效率上。在世纪之交，国家效率运动也拥护这种意识形态，对人口健康，特别是妇女和儿童的健康投入空前的热诚。英国和西欧诸国的国家卫生保障制度在很大程度上也是为了促进人口健康，最重要的是，战争也是如此。

战争、医学与现代性

韦伯充分认识到，现代战争趋向于将知识和行动方式集团化和行政化。他认为官僚主义现代性的特征在军队中得到了集中体现：行政权集中在军士长手中；森严的等级制度和严格的从属地位；追求技术的掌握、速度、精度、明确、谨慎、保密；最重要的是，"根据可精算的规则执行任务，不需要考虑个人"。因此，可以说现代战争（在韦伯看来）是"理性屠宰场"的缩影。开展大规模的商业、慈善、产业所必需的理性主义，逐渐被认为是大规模军队有效运作的关键。韦伯认为这一过程是源于军事领域："军队的纪律孕育了一切纪律"，他对周遭的"秩序的狂怒"（rage of order）以及军事和民事的规训扩张深感不屑。然而，其他人并不认同，如法国诗人和哲学家保罗·瓦莱里（Paul Valery，1871—1945年）就指出，军事命令结构是"现代社会经济组织"的缩影和典范。

多数历史学家倾向于将战争、医学和现代性的联系追溯到1861—1865年的美国内战，尤其是1870—1871年的普法战争，尽管在这些例子中，现代性经常被简单等同于工业化，而非根植于效率管理。美国内战之所以引人注目，不仅在于其对铁路、蒸汽轮船和早期机械枪械等的应用，还在于对于"平民兵"的大规模动员，以及管理规程与技术的常规化和标准化。后者包括收集和整理人口信息（特别是士兵身体方面的数据）以及旨在对军事人力进行更大控制和提高效率的监视和管理技术。普法战争进一步推进这一发展，使战争组织堪比科学管理工厂，或者像丹尼尔·皮克（Daniel Pick）颇有画面感的说法，与19世纪60年代巴黎新式屠宰场系统化的屠杀和屠宰一样。理性化的屠宰场追求生产和利润最大化，战争亦是如此。劳动分工的专门化、统一化，劳动纪律的集约化监视，标志着人类活动成为一种新的和更具系统化的组织。战争的发动和对敌人的杀戮成为一桩效率驱动的机械工业过程。

医学操作和实践理性化使得战争效率提高的历史至少可以追溯到拿破仑战争时期，不过，直到第一次世界大战期间（1914—1918年）这些过程才变得明显。就像维多利亚晚期的城市一样，公共设施彼此融合，并不断扩张，战场通过铁路和电报线通讯以及急诊医学服务的专业化和协调化实现网络化。由于在战争最初几年的大量投入，健康的新兵日益短缺，以至于人员需求更加迫切。因此，出于效率和损耗的考量，伤病的救治成为军事战略中需要计算的部分。至1915年中期，一套完整的系统逐渐初见雏形，虽然并不是总能如设想一般运转无碍，但至少是经过了缜密的设计。下达命令的等级链条中有着清晰的沟通渠道；在担架搬运员、伤员清理站、后方医院内部和彼此之间有着高效的劳动分工；不同外伤类型的分诊和运输；供给和临床规程的标准化；统一的外科治疗方案以及持续的病人照料和术后护理，如同工厂的科学管理模式一样，这个综合调控系统的设计旨在尽可能高效和经济地"加工"产品。通过设计出统一化的记录卡系统，实现对治疗质量的建立、控制和监测，"团队作业"（一词在战时被引入医学）成为当时的主流。甚至有人试图在骨折治疗中直接引入泰勒的"工时"原则。与此同时，"产业组织生理学"（physiology of industrial organization）被应用于战争伤残者的再就业。所谓生理学是集体系统的隐喻，将医生和病人的工作和工作场所有机地组织在一起，并将人体比作"完美机器"，而将工程学原理应用于重建人体的生理效率上。在德国，数十种不同种类的人工手臂和人工腿被用来模拟运动功能，至今，历史学家们依然誉之为"战争期间医学中最具戏剧化的成就"。

一战期间，医学的理性化或"现代化"也是由像罗伯特·琼斯这样注重效率的土耳其年轻人推动的。琼斯处理创伤的方法受到了维多利亚晚期和爱德华时期经济理性化的形塑和影响，因此，当面对军队伤残军人逐渐增多，军事效率和经济堪忧，与现代工业类似的状况时，他的临床方法广受欢迎也就不足为奇了。实际上，截至 1916 年，战争实际上已经构成了一种社会经济语境，随着兵力供应量的下降，士兵的价值也在上升，国家（像雇主一样）开始意识到医学对于解决人力短缺的问题是至关重要的。因此，除了整形外科之外，心脏病学和神经病学能够成为对"工业战略"贡献最多的医学领域，也就并非巧合了，这两个专业也吸引医学从业者对"人体马达"予以生理学介导的"经济学"理解。实际上，身体的生理学或功能主义的理解为综合性（也就是成本 - 效益）医学服务管理提供了隐喻。

这里不是讨论第一次世界大战之后专业化如何得到发展的地方。似乎也没有必要在地方、全国及世界政治史的问题上纠结，尽管政治激发了人们对优化非军事医疗管理的认识，而其成功在很多情况下似乎模糊了医疗保健在福利和战争中的区别。这些故事以及那些二战的贡献在其他地方也是俯拾即是。正如韦伯所理解的，两次世界大战极大地拓展了现代性的形式和过程（包括官僚系统的规模、管理者的数量、平民和军事一体化的程度，制造武器的规模和复杂性及其对身体创伤的常规化处理），这种说法是完全站得住脚的。尽管韦伯对人体在战争中是如何被理性化的并无特别的兴趣（经由军事越来越多地采用简化的单一因果科学医学），历史学家们也无需脱离他们对现代世界的理解就可以理解身体是如何成为现代性的一个对象（一如医学实践所做的那样）。对于军事来说，医学科学是一种低成本地处理无生产力病人的方式，因为一旦认为患病的身体在本质上是相同的，则可以像工厂中的产品或者军团中的士兵那样用标准化的方式去处理。对一个士兵有益的东西对所有士兵都有益，更枉论 20 世纪 40 年代之前，可用的疗法只有寥寥数种。19 世纪晚期的天花和伤寒疫苗接种、白喉的抗毒素血清疗法，已经证明了"科学"医学的价值，而在第一次世界大战期间更进一步发现了体虱和斑疹伤寒之间的因果关系。

第二次世界大战期间以及战后数年，随着西方身体被标准化、规范化和常规化到空前的地步，医学的现代性可谓如日中天。比如，个体代谢和生理机能都让位于理想体重。直到 20 世纪 80 年代艾滋病之后，才开始摆脱过去的"医学黄金年代"还原论的"群体医学"，即认为在疾病应答和可能的"灵丹妙药"方面，所有的身体都是相同的。卫生保健的私有化和对健康产品个人消费的强调，加速了这一摆脱的进程。尽管并没有回归到前现代的完全个体化治疗，但是面对各种疾病和健康状况的多因素解释，生物医学的普适性已不再那么尖锐了。

现代主义与后现代性的登场

韦伯关于构建现代"理性"世界的论述，让我们很容易理解现代性（和医学中的现代性）医学，而现代性是嵌入在具体社会经济现实中的。但其没有揭示出：其分析的现代性本身便是现代性的产物，是现代性文化所孕育的知识集合，并试图解释现代性文化。要做到这一点，我们需要一种后现代的视角，或者后结构主义的视角，来审视社会连接的世界迈向官僚理性主义的进程。对于生活在后冷战时期的后现代主义者来说，世界并没有呈现韦伯所描述的统一、综合和标准化；相反，它经历了深刻的碎片化、断裂和多元化。如果说，现代性是通过普遍意义和逻辑使世界变得完整，那么后现代主义和后结构主义旨在揭示我们最初是怎么形成这种思考的，以及这种思考所服务的目的。韦伯的分析与马克思的分析、弗洛伊德关于"人性"的分析类似，被后现代主义者视为典型的现代主义分析，它提供了一种历史元叙事方式，凝聚了对世界及其居民的"理性的"理解。到 20 世纪后期，后现代主义者深感现代性不过是"宏大叙事"（master narratives）的仆人，可能会遮蔽对当代（后现代）世界的理解。

后现代主义作为一场文学和语言学的智识运动，在提醒西方世界前社会和政治凝聚力消亡方面（以及随之而来的工业加工型态）可能并不是必不可少的。战争也不再是群众动员的工具。鼓吹个人主义心理学和消费主义的新自由主义政治家——英国首相撒切尔夫人（Margaret Thatcher，1925—2013 年），其宣言中似乎回应了后现代主义的主张，即"没有所谓的社会"。彼时，学术界对"旧的社会分析框架已经失去了政治兴趣"。然而，文学后现代运动提供了一个审视现代性的视角，将其作为一个创造了某些现实和理性配置的"项目"。其中包括种族主义和民族主义的叙事，以及社会主义、启蒙运动、进步以及现代性本身的大叙事。虽然出人意料的是，在后现代主义的分析中对后者缺乏系统的分析，但后现代主义者的确清晰地揭示，之前对现代性的批评都是不完整的，因为在不同程度上，它们依然与现代性的话语交织在一起，特别是现代理性主义思想的类别和基础假设。现代性话语中，诸如"社会""阶级"和"个人"等概念在认识论上仍然是自主的，因此看起来客观、自然、公正并且无可争辩。换句话说，现代性的话语"凝练"出一系列的概念和范畴，它们是历史创造出来的语言产物，服务于政治权力和政治秩序迫切需求的必要工具。

后现代主义将其问题化，从而削弱了它们作为普遍主义和历史先验范畴的吸引力。理性本身是被普遍经历的，"科学理性"被作为现代性的全部，因此被理解为文化建构的结果。总的来说，后现代学者建立的是现代性而不是"现代化"的新纪元或分支，是一种话语，或说话的方式和概念化"现实"的方式，从而通过言语和思想来编造"现实"。

有趣的是，虽然有些令人困惑，但后现代的思维方式开始渗透到历史实践中，主要是在有关一战与现代主义关系的文学研究中。这些研究并没有受到韦伯的启发。他们讲述了"现代美学的诞生"，这一点从高雅文化（high culture）的表达方式中可见一斑，如斯特拉文斯基的音乐，蒙克和达达派的绘画以及萨松、布鲁克和艾略特的诗歌。在有关莫德里斯·埃克斯坦斯（Modris Eksteins）、萨谬尔·海因斯（Samuel Hynes）和保罗·福塞尔（Paul Fussell）的文学和文化史研究中，"现代主义"被理解为"我们时代的主要动力"，诞生于第一次世界大战期间，斩断了当下与过去之间"信仰、价值观和想象力"的纽带。它发现了一种独特的"现代记忆"（modern memory）的声音，对佛兰德斯大屠杀之前的事件概不知情。

鉴于这批文学作品对第一次世界大战共同的社会经验中记忆和认同的心理学感兴趣，关于"炮弹和休克"的讨论成为其中的重点也就不意外了。然而，不同于战争期间医学史和医学专科化的进程，这类文学存在于一个与现代性的历史和社会学考察无关的时空之中。在这个层面上，现代性与大规模的 X 射线检查、脚踏镜和灭菌油毡，甚至爵士乐、科学社会主义、飞机和手扶电梯都未建立联系，相反，它完全存在于一些天才的文学表达中，或者不同的社会假设和经验之间的张力和矛盾中。矛盾和模棱两可当然是文学的素材，但在"真实的"物质世界中，个人在不同的、不一致的社会制度和逻辑之间轻松地移动只需要按照惯习惯，是不需要思考的。如今，历史学家在现代性和后现代逻辑之间移动的方式就是一个例子，在 16—17 世纪，安德烈亚斯·维萨里（Andreas Vesalius）和威廉·哈维（William Harvey）便是如此，一只脚站在在古代的阵营，另一只已经踏进了现代。

在任何情况下，如果认为韦伯对现代性的社会学论述与现代主义的原始后现代主义文学论述是相悖的，这显然是错误的。文学现代主义与 20 世纪初的建筑现代主义可能是平行的，后者的重点是用简洁明了的超新"世界主义"线条取代过去的"不理性"设计。最近，对维也纳一间享誉国际的骨折诊所的研究表明，追求临床医学的科学管理很容易与现代主义美学相协调，甚至为这种美学做出贡献。如果说这种历史描绘寥寥无几，那它只是对总体而言。文学和美学研究更接近于后现代主义的观点，而韦伯式的现代性是一种现代主义的产物，因此不适合对其进行后现代的分析。面对后现代作者们的焦虑感（而这种焦虑感大多笼罩在身体周围），韦伯对当时社会经济现实的看法已经变得越来越乏善可陈，使之成为了这一新的智识时代的受害者。

后现代主义的身体，现代主义的历史

正如 17 世纪晚期有关现代人和古代人的争论一样，20 世纪晚期，后现代主义者和现代主义者之间的争论源于法国文学文化。然而，它很快超越了国家和学科的边界，最终渗透并撕裂了几乎每一个西方学术领域，就像理性主义的现代思想曾经做过的一样。由此带来了诸多影响，包括将身体提升到一个现代性分析的特权场域。这不是在孤立的思想中实现的，它也需要优先于身躯的自我文化，其中关注健康、节食、减肥、肥胖、个人装扮，性"增强"和心理"增强"的药品、文身、打孔、整容手术、变性、器官移植等，将 20 世纪 60 年代和70 年代的社会政治远远地抛于脑后。当然，在 20 世纪 80 年代和 90 年代，艾滋病对于开启这种对身体的关注不能谓之为不重要，但身体也已经成为一个大产业，庞大的、在国际上扩张的消费文化的焦点。虽然身体之于人类的存在一直是重要的，特别是在社会秩序方面，但到了 20 世纪末，身体已经成为"自我实验的特权场所"，尤其是在西方社会。

今天，很少有历史学家，甚至更少的文化分析家，会对身体史构成了当代思想史上的重要篇章有争议。有形的身体和身体的疾病已成为社会和文化研究的必经之路。这一"肉体的转向"在很大程度上是受到米歇尔·福柯（1926—1984 年）的影响，他是 20 世纪下半叶最杰出的知识分子之一。从 20 世纪 60 年代起，福柯以各种学科技术对个人身体进行微观管理，尤其围绕着医学知识和医疗机构，提出了权力的概念（及其研究方法）。他认为，权力并非简单地衍生于社会和政治制度，也不仅仅是通过强制来发挥作用。相反，它通过身体来发挥作用，并被铭刻在身体上。身体"直接参与非政治领域，权力关系直接掌控身体，为身体投资，标记、训练、折磨身体，强迫身体完成任务、举行仪式、释放信号"。福柯和他的对话者坚持认为，身体"被认为是历史上权力最可怕、最放纵的化身"。

在分析身体化的权力过程中，福柯剥夺了医学权力这一社会学概念的核心地位，并对将生命还原为生物学的本质主义提出了挑战。在国家倡议方面，医疗权力不能被工具性地理解，也不再能够简单地在医生和医学机构的历史中被寻找。相反，它是在个人的身体工作的学科话语的隐性规则中。权力被认为无涉"主权"，不是单一集权，也不再被认为由明显的代理人所使用。相反，它被理解为嵌入健康的社会体之中，自 18 世纪以来，健康已经构成了我们以"生物社会"躯体为中心的文化中。因此，福柯越来越多地利用生命权力（biopower，以及随之而来的生命政治）来指代知识生产的过程和战略，由此来建制化地定义、衡量、分类和构建身体，并逐渐形塑所有的生命经验、生命意义和对生命的理解。

许多话语分析者转向了身体和身体史，来探讨福柯的权力 - 知识关系的概念，以更好地理解其历史原因并讨论"人是如何通过真实的生产来治理自己和他人的"。其结果是

"文学转向"的肉体渗透。很快，学者们揭示了"身体"和"历史"两个范畴之间的相互映照：现代史的学科化，旨在将历史客体化。巧合的是，现代医学的事业化，旨在将身体客体化。历史和现代医学相互协作，两者都被理解为现代主义项目的产物，并首次引出了学科的概念。

因此，历史学家和医学史家最初回避后现代话语分析并不足为奇，因为他们本身就越来越被视为现代性研究的对象（问题的一部分）。对一些历史学家来说，他们的"手艺"已经是"一个陨落的领域"。还有一些人认为，若是对大多数核心概念（比如"经验"）无法予以话语和政治本质的批判，便是一个不具有批判性的认识论框架，将历史研究与之捆绑是无望的和不幸的。不仅历史学家被指是天真的经验主义者，现代性的评论大家罗伯特·穆西尔（Robert Musil）也曾经被指为"事实的酒疯子"。但他们的著作本质上可以被认为是现代主义的，因为他们试图诉诸历史叙事，通过历史叙事来加强对当下的理（误）解。换言之，现代史（大部分是线性和因果关系）所服务的逻辑，是与现代身体或现代性中的身体相同的。

然而，在千禧年之交，有许多迹象表明，历史学家正越来越多地适应后现代主义的热潮，涌现出海量以"身体"为主题的书籍和文章。他们更注重这些概念的话语和历史本体论，通常采用比较少的叙事，更多地使用民族志方法。然而，这种转变所回应的潮流已经开始彻底转向。对后现代主义的反击开始出现，其中一些明确地寻求恢复"过去比今天更常见的历史议程"，包括对新"全球史"的贡献（部分），它们以一种刻意反后现代的方式追求固有的统一"全球"概念。与此相适应的是历史写作中流行的"神经学转向"，在某些情况下，这是由那些曾在社会建构论和文学后现代主义前沿的学者引发的。据推测，这一变化与我们的"神经时代"相关，但在那些对科学史和医学史知之甚少、甚至一无所知的历史学家们看来，这一变化充满了政治色彩。正如中世纪研究者丹尼尔·洛德·斯梅尔（Daniel Lord Smail）在其所著的《深度历史与大脑》（*On Deep History and the Brain*，2008 年）一书中所说的，科学结果开始被用作书写过去的工具，但忽视了工具本身是历史产物的事实。其结果不仅是在新的神经历史元叙事中萌生了生物本质主义和生物还原主义，还出现了生物史，这从社会文化分析的角度来看，也许是全新的、完全没有价值的东西。神经史的作者和他们的评论者似乎并没有认识到这一点。参考著名的科学社会学家的观点，斯梅尔的著作是"英文世界中自后现代主义者海登·怀特（Hayden White）的《元史记》（*Meta-history*）后最重要的工作"。然而，历史写作非但没有走进更加后现代，后现代与历史写作之间的桥梁也正在迅速烧毁。在"贪婪的还原主义"和"生物公民"时代，批判性思维本身似乎处于科学化的崖边，科学与人文之间的分野正处于解体的边缘。这种"回归现代性是否有优势"可能是一个争论点。虽然人类被建构为"大脑主体"是历史学家长期以来认为与现代性有关的过程，但在当前的时刻看来，更重要的是监测"神经潮"（neuro tide）的文化进程，并对其潜流中的政治引力保持警惕。

结 论

"医学与现代性"似乎脱口而出,朗朗上口,但这是假象。正如我们所看到的,在医学史和史学史上,对现代性的探索不仅仅在于简单地追求创新,也在于挑战界定健康和疾病地位的科学机构和权威。首先,所谓现代性的概念,或"它的新颖性是一种新的新颖性",已经成为 16 世纪以来讽刺、焦虑和争议(医学等的争论)的主要来源。另外,身体概念和精神理论已经成为概念的一部分。19 世纪中期在现代性的社会批判内嵌入神经衰弱和退化主义的概念,使其概念变得有血有肉,后现代的批判同样如此,只不过是通过与现代性形成启发式的相互依赖,特别是肉体转向的方式。夹在两者之间的是作为行政理性的韦伯式的现代性的统一概念。虽然韦伯没有对 19 世纪末的医学社会经济变化入手予以阐述,正如我们所看到的那样,但这一进程在许多方面集中体现了出来,特别是在战争期间。因此,不仅是医学史,现代思想史亦取决于对医学中现代性的理解和对现代性医学的理解。面对历史上的"神经转折",它不仅威胁到后现代主义和后结构主义的批判性视角和进路,还威胁着历史的人文主义目的,这种理解的需求正变得越来越高。

致 谢

本章在很大程度上依赖于我之前发表的文章,前半部分主要节选自我与史蒂夫·斯特迪(Steve Sturdy)合著的文章,后半部分则是与克劳迪亚·斯坦(Claudia Stein)合著的。在此,对两位同事,以及多年来给我提出建设性批评的所有同事们致以诚挚的感谢。再次感谢惠康基金的慷慨支持!

(苏静静 译)

参考书目

BAYLY, C. A., *The Birth of the Modern World* (Oxford: Blackwell, 2004).

COOTER, ROGER, *Surgery and Society in Peace and War: Orthopaedics and the Organization of Modern Medicine, 1880–1948* (London: Macmillan, 1993).

———, 'The Turn of the Body: History and the Politics of the Corporeal', *ARBOR Ciencia, Pensamiento y cultura* (forthcoming).

FOUCAULT, MICHEL, 'The Birth of Bio-Power' in Paul Rabinow and Nikolas Rose (eds), *The Essential Foucault* (New York: The New Press, 2003), 202–7.

JAMESON, FREDERIC, *Postmodernism or the Cultural Logic of Late Capitalism* (London: Verso, 1991).

LERNER, PAUL, and MARK S. MICALE (eds), *Traumatic Pasts: Studies in History, Psychiatry and Trauma in the Modern Age* (Cambridge: Cambridge University Press, 2001).

ROSE, NIKOLAS, and PAUL RABINOW, 'Biopower Today', *Biosocieties*, 1 (2006), 195–218.

SEARLE, G. R., *The Quest for National Efficiency*, 2nd edn (London: Ashfield Press, 1990).

SHILDRICK, MARGRIT, *Leaky Bodies and Boundaries: Feminism, Postmodernism and (Bio)ethics* (London: Routledge, 1997).

THOMSON, MATHEW, 'Psychology and the Consciousness of Modernity in Early Twentieth Century Britain', in Martin Daunton and Bernhard Rieger (eds), *Meanings of Modernity: Britain from the late-Victorian Era to World War II* (Oxford: Berg, 2001), 97–115.

注释

(1.) L. S. Jacyna, *Medicine and Modernism: A Biography of Sir Henry Head* (London: Pickering and Chatto, 2008), 4.

(2.) Michel Foucault, 'What is Enlightenment?', in Paul Rabinow and Nikolas Rose (eds), *The Essential Foucault* (New York: The New Press, 2003), 48.

(3.) A. Rabinbach, *The Human Motor: Energy, Fatigue and the Origins of Modernity* (Berkeley: University of California Press, 1992).

(4.) W. Schivelbusch, *The Railway Journey: The Industrialization of Time and Space in the Nineteenth Century* (Leamington Spa: Berg, 1977).

(5.) Deborah Lupton, *The Imperative of Health: Public Health and the Regulated Body* (London: Sage, 1995), 9.

(6.) R. Williams, 'Modern', in his *Keywords: A Vocabulary of Culture and Society* (London: Fontana, 1976), 174–5.

(7.) G. Beard, *American Nervousness: Its Causes and Consequences* (New York, 1881), vi. See also M. Gijswijt-Hofstra and Roy Porter (eds), *Cultures of Neurasthenia from Beard to the First World War* (Amsterdam: Rodopi, 2001).

(8.) *Oxford English Dictionary*, quoted in Daniel Pick, *Faces of Degeneration: A European Disorder, c.1848–1918* (Cambridge: Cambridge University Press, 1989), 216.

(9.) Ibid. 61.

(10.) Galina Kichigina, *The Imperial Laboratory: Experimental Physiology and Clinical Medicine in Post-Crimean Russia* (Amsterdam: Rodopi, 2009), 158.

(11.) Max Weber, 'Bureaucracy', in H. H. Gerth and C. Wright Mills (trans and eds), *From Max Weber: Essays in Sociology* (London: Routledge, 1948), 196–244.

(12.) Steve Sturdy and Roger Cooter, 'Science, Scientific Management, and the Transformation of Medicine in Britain, c.1870–1950' *History of Science* 36 (1998), 421–66.

(13.) On the origins of the term, see ibid, 453–54, n.26.

(14.) Charles Macalister, *The Origin and History of the Liverpool Royal Southern Hospital with Personal Reminiscences* (Liverpool, 1936), 61–2.

(15.) William Mayo, 'Present-Day Surgery in England and Scotland: From Notes Made on a Recent Short Visit', reprinted from *Journal of the Minnesota State Medical Association* (1 December 1907), 6.

(16.) Weber, 'Bureaucracy', 205.

(17.) Daniel Pick, *War Machine: The Rationalization of Slaughter in the Modern Age* (New Haven, CT: Yale University Press, 1993).

(18.) Max Weber, 'The Meaning of Discipline', in Gerth and Mills (eds), *From Max Weber*, 261.

(19.) Cited in Pick, *War Machine*, 101.

(20.) Pick, *War Machine*, 165–88.

(21.) Robert Weldon, *Bitter Wounds: German Victims of the Great War, 1914–1939* (Ithaca: Cornell University Press, 1984), 61.

(22.) Mark Harrison, *Medicine and Victory: British Military Medicine in the Second World War* (Oxford: Oxford University Press, 2004).

(23.) Gerald Kutcher, *Contested Medicine: Cancer Research and the Military* (Chicago: University of Chicago Press, 2009).

(24.) Ulrich Beck, 'How Modern is Modern Society?', *Theory, Culture and Society* 9:2 (1992), 163–9, at 163.

(25.) Sandra Harding, *Sciences from Below: Feminisms, Postcolonialities, and*

Modernities (Durham, NC: Duke University Press, 2008).

(26.) Modris Eksteins, *Rites of Spring: The Great War and the Birth of the Modern Age* (New York: Doubleday, 1989), xvi.

(27.) Samuel Hynes, *A War Imagined: The First World War and English Culture* (New York: Atheneum, 1991).

(28.) Paul Fussell, *The Great War and Modern Memory* (Oxford: Oxford University Press, 1975). Pick, *War Machine*, and Jay Winter, *Sites of Memory, Sites of Mourning: The Great War in European Cultural History* (Cambridge: Cambridge University Press, 1996), both contest the decisiveness of the war in the making of the modern.

(29.) Thomas Schlich, 'The Perfect Machine: Lorenz Böhler's Rationalized Fracture Treatment in World War One', *Isis* 100 (December, 2009), 758-91. On English modernism, see Stella Tillyard, *The Impact of Modernism, 1900–1920* (London: Routledge, 1988).

(30.) Nikolas Rose, *The Politics of Life Itself: Biomedicine, Power, and Subjectivity in the Twenty-First Century* (Princeton: Princeton University Press, 2007), 26.

(31.) Michel Foucault, *Discipline and Punish: The Birth of the Prison*, trans. Alan Sheridan (New York: Vintage, 1979), 25.

(32.) Erin O'Connor, *Raw Material: Producing Pathology in Victorian Culture* (Durham, NC: Duke University Press, 2000), 215.

(33.) Michel Foucault, 'Questions of Methods', in G. Burchell, C. Gordon, and P. Miller (eds), *The Foucault Effect: Studies in Governmentality*, (Chicago: Chicago University Press, 1991), 79.

(34.) Lisa Long, *Rehabilitating Bodies: Health, History, and the American Civil War* (Philadelphia: University of Pennsylvania Press, 2004).

(35.) Jose Harris, *Private Lives, Public Spirit: Britain 1870–1914* (New York: Penguin, 1994), cited in Martin Daunton and Bernhard Rieger (eds), *Meanings of Modernity: Britain from the late-Victorian Era to World War II* (Oxford: Berg, 2001), 5.

(36.) Joan W. Scott, 'The Evidence of Experience', *Critical Inquiry* 17 (Summer 1991), 773-97.

(37.) Robert Musil, *The Man without Qualities*, trans. Sophie Wilkins and Burton Pike (London: Picador, 1997), 231.

(38.) Martin Kemp, *Seen/Unseen: Art, Science, and Intuition from Leonardo to the Hubble Telescope* (Oxford: Oxford University Press, 2006), 2.

(39.) Steve Fuller, review of Smail in *Interdisciplinary Science Reviews*, 34 (2009), 389.

On the scientificity of contemporary 'neuro-talk' and its dangers, see Matthew B. Crawford, 'The Limits of Neuro-Talk', *The New Atlantis* (Winter 2008), 65–78.

(40.) Daniel Dennett, *Darwin's Dangerous Idea: Evolution and the Meanings of Life* (London, 1995), 477, Nikolas Rose and Carlos Novas, 'Biological Citizenship', in Aihwa Ong and Stephen J. Collier (eds), *Global Assemblages: Technology, Politics, and Ethics as Anthropological Problems* (Oxford: Blackwell, 2005), 439–63.

(41.) Fernando Vidal, 'Brainhood, Anthropological Figure of Modernity', *History of the Human Sciences* 22 (2009), 5–36; Fay Bound Alberti, *Matters of the Heart: History, Medicine, and Emotion* (Oxford: Oxford University Press, 2010).

(42.) Arjun Appadurai, *Modernity at Large: Cultural Dimensions of Globalization* (Minneapolis: University of Minnesota Press, 1996), 1.

第七章

医学与健康的当代史

弗吉尼亚·贝里奇（Virginia Berridge）

    1928 年，斯拉夫和东欧研究学院研究中欧史的马萨里克讲席教授罗伯特·斯通·沃森（Robert Seton Watson）教授在伦敦大学曾做了一场克莱顿讲座，讲座的主题是当代史。他避免做出太精确的定义。把当代历史称为人们仍处于权力巅峰时可以回顾的历史也许就够了。在 1928 年，究竟是 1871 年、1878 年还是 1890 年还不清楚，这一领域的定义依然在随着时间改变。与都铎王朝和斯图亚特王朝的历史不同，它们的时间框架是不会更改的，但当代史势必会随着时间的流逝而改变。定义时间框架也面临着同样的问题。很多年前，当代史指的是第二次世界大战以及稍后的一段历史。历史学家可能会很谨慎地涉足 20 世纪 40 年代末和 50 年代初。不过，时间的屏障已经改变。在 20 世纪 90 年代初，我对 20 世纪 80—90 年代艾滋病政策的历史研究，对于史学界来说已是十分特殊，因为这项历史分析是围绕刚刚发生过的事件，甚至是研究开始时尚未发生的事件。20 世纪 70—80 年代的著作可能更为常见。关于健康和医学的当代史研究已经拓展到新的领域和时间框架，尤其是国家之间的差异，这也告诉我们了解不同的国家史也会有所启发。正如罗德尼·罗伊（Rodney Lowe）所指出的，"作为一个职业化的历史学家，始终怀疑'当代史'只不过是一种重复的说法"，不过这种态度已经不像以前那么普遍了。本章认为健康和医学的当代史对历史学家与其研究课题的相关性、当代史与其他学科的关系以及与政策研究的关系，带来了一些特殊的挑战。如果过多地参与到当代争论中，而不是分析这些争论，势必会带来新辉格医学史的危险。

当代史学的建立

在英国，当代史兴起并成为一个学术子领域始于 20 世纪 80 年代。当代史研究领域热潮的核心正是战后福利国家兴起的理论基础以及是否有所谓的政治共识。当代英国史研究所创建于 1986 年，创始人是彼得·罕尼诗（Peter Hennessy）和安东尼·塞尔登（Anthony Seldon），当代史始于一种"高级政治"和经济财富史。在欧洲的其他地区也陆续建立了类似的当代史研究中心，随着苏联解体，共产主义阵营的瓦解，为了了解当代史，部分国家，如捷克共和国、斯洛文尼亚和罗马尼亚也建立起了当代史研究机构。在其他国家，方法学成为当代史发展的主要动力，即法国、瑞典和荷兰的口述史和妇女史。在美国，一部分动力来自于总统图书馆和健康及医学档案馆的建立以及美国国家卫生研究所（NIH）设立的官方历史学家岗位。

健康和医学并不会自动成为当代史发展的议题。1996 年，当代史手册发表，在讨论电子档案保存的部分，简短地提及了健康。直到 2007 年，在一部当代英国手册中才出现了专门讨论健康的章节。有两个发展在这其中产生了重要的影响，其一，是来自英国政府的正史项目。项目设于内阁办公室，正史的目的一方面是保存政策制定者们的集体记忆，另一方面是"给真相一个快速的开始"，从而让历史学家可以对当下的过去做出清楚和独立的记录。国家卫生服务部的官方历史已有两个版本，为查尔斯·韦伯斯特（Charles Webster）1988 年版和 1996 年版，故事延续至 1979 年，这是第一次直接关于医疗卫生的项目。韦伯斯特曾参与关于共识的争论，后在 1998 年为纪念国家卫生服务部成立 50 周年，专门又发表了一部 NHS 政治史。

其二，是 20 世纪 80 年代艾滋病的兴起。艾滋病作为一种"无人"的疾病，在英美历史学和时事界引发了广泛的关注。鉴于当时对如何应对毫无范本参考，历史是否能够提供资鉴呢？在 1988 年，美国伊丽莎白·费（Elizabeth Fee）和丹尼尔·福克斯（Daniel Fox）发表了论文集《艾滋病：历史的负担》（*AIDS：The Burdens of History*），将古今加以类比和比较。过去的瘟疫可以告诉我们如何应对艾滋病吗？过去关于隔离检疫或"卫生的加强"的争论似乎是十分恰当的。1992 年，第 2 卷发表，不过重点稍有不同。他们认为"艾滋病史是一个当代史问题"。本书的内容就反映了这一变化：其中收录了关于艾滋病当代史的文章，而删去了历史与当下的类比。艾滋病本身就是历史。不过，剥离了的语境是无法理解艾滋病的历史的，因此，学者们对与之互动的"前史"也产生了兴趣。这必然会让历史学家关注战后的历史，或更遥远的历史发展。

当代健康和医学史的最新趋势

现今有很多关于史学的综述已经追溯了 19—20 世纪的历史研究，并将故事延续到了今天。那些只关注战后史的研究大多关注福利主题，只有一篇聚焦于健康。由罗杰·库特和约翰·皮克斯通主编的《20 世纪医学史》（*Medicine in the Twentieth Century*）在 2000 年出版，意义重大。该书试图突破传统的核心国以及卫生服务的核心问题，围绕"权力""身体"和"经验"等主题，试图揭示医学是如何成为国家、产业经济和个人福利的重心的。虽有部分章节讨论了 1945 年前后的历史，但作者也深感综述这一时期的历史研究资料的匮乏。本书的价值还在于跨国多元的视角，包括了来自欧洲大陆、英国和美国等地的学者。

在此之后，当代史领域的发展如何呢？自 2000 年以来，在对三大医学史期刊 [英国的《医学社会史》（*Social History of Medicine*）和《医学史》（*Medical History*），美国的《医学史公报》（*Bulletin of the History of Medicine*）] 上发表的当代史（关注的时段为 1945 年之后）研究论文的内容分析发现，在 1945 年后的历史研究明显增多，而且相比于美国期刊，这一趋势在英国期刊上表现得更为明显。在英国，推动当代史研究的动力主要来自社会史研究。在 21 世纪初，《医学史》杂志发表当代史文章的频次低于《医学社会史》杂志。不过，自 2006 年以来，三本杂志上当代史研究的文章显著增加，其中《医学史》杂志更为关注欧洲大陆，而《医学史公报》刊发的癌症专刊里收录了多位英美学者的当代史研究。透过这些论著，我们发现当代健康史共同关注了某些主题和领域。随着战后生物医学的兴起，性与性健康、毒品、制药企业和临床试验都激发了英国、美国和欧洲学者们的研究兴趣。不过，研究这类主题的视角是不同的，美国、英国和欧洲呈现出鲜明的特色。总体来说，美国学者大多关注个人或疾病，而英国学者则对地方和国家层面的政策更有兴趣。在当代史领域，传统的英美医学史阵营似乎较为式微，英国和欧洲研究者体现了更为广泛的兴趣同质性。

研究和发表的"艾滋病效应"依然在延续。在英国和欧洲，对性、性健康和性健康政策的研究推动了学术界对艾滋病前史的关注。欧洲社会科学史（European Social Science History）会议对于健康史学家与相关研究领域的学者建立学术联系十分重要，在这类会议上，我们可以看到关于性和性政治（sexual politics）分论坛融合之深入，而其中很多研究都关涉当代史的议题。在有些国家，在性健康方面开展了一系列一致的工作，比如有着独特、更具惩罚性的公共卫生传统的苏格兰和荷兰。性、计划生育、避孕药的历史是英美历史学家的常见议题，可能更多是始于早期的妇女史研究，而不是"艾滋病效应"。

在美国，依然有不少学者在直接关注艾滋病本身的历史（在英国似乎较少关注）。自 20 世纪 80 年代末 90 年代初，发表政策案例研究文集以来，彼得·鲍德温（Peter

Baldwin）第一次基于跨国比较对艾滋病应对进行分析研究。他认为，一些国家的公共卫生传统决定了它们对艾滋病的应对策略，不过这一观点并没有获得学界的广泛支持。英美艾滋病口述史著作的陆续出版也为当代史研究提供了原始资料。美国的性史研究也有不同的关注点。关于塔斯基吉梅毒试验的历史研究融合了对种族、试验伦理学和性的关注，体现了美国当代史研究特色鲜明的学术视野。除美国以外，艾滋病史也已成为热门领域。对南非艾滋病史以及总统塔布·姆贝基（Tabo Mbeki）作用的历史研究成为理解南非应对策略的尝试，而对非洲艾滋病史更为全面的回顾也已发表。也有学者利用政治学的"路径依赖"理论对瑞典和丹麦艾滋病政策予以了审视。

关于违禁药物史的研究也已日渐生动和多样。多年前，我曾经哀叹原创性的研究论著之少，所用的也不外乎乏善可陈的档案资料和陈词滥调的政策条例。如今关注战后的新研究已是层出不穷：英美的毒品政策和研究，荷兰的治疗政策，LSD 治疗，国际毒品政策与控制，口述史等。新的学术网络已经成型。之前主要关注美国戒毒史的专业学会和期刊都已开始关注毒品史，并发表当代史的研究。对胎儿酒精综合征（foetal alcohol syndrome）也有很多重要的历史研究，可见美国这一疾病建构的重要，但对美国酒精政策的研究还远不如英国充分。吸烟也是另一种"物质滥用"。阿兰·布兰特（Allan Brandt）的《烟草世纪》（Cigarette Century）部分关注了战后阶段，对产业档案进行了分析，强调了美国烟草产业的混乱。贝里奇的《健康上市》（Marketing Health）着眼于英国战后的历史，不过采取了一种不同的视角，将吸烟问题置于英国发展的具体历史语境中，并将吸烟视为 1945 年之后公共卫生新方式的集中体现。罗斯玛丽·艾略特（Rosemary Elliot）采用口述方式对妇女和吸烟予以了研究，强调性别的重要性。

吸烟和药物与当代史的两个方面相互作用，即公共卫生和精神卫生。公共卫生作为一门科学和实践，有多重的意涵。其一是服务的组织。简·路易斯（Jane Lewis）在 20 年前曾审视了公共卫生理论的变迁以及 20 世纪 70 年代初英国公共卫生配置的转变，此后尚未见大规模的全面研究。不过，地方卫生官员的传记也对辩护前以地方政府为基础的卫生体制贡献了依据，在莱斯特和曼彻斯特的卫生服务也有较好的研究成果。诸如肺结核和小儿麻痹症等疾病也引起了学界的关注，一部分原因是它们在 20 世纪后期重新成为重要的公共卫生问题。战后公共卫生意识形态改变以及对"生活方式"的强调都已得到考察，特别是经由对公共卫生学和流行病学史学兴起的研究。这是"艾滋病效应"的一部分，即流行病学在定义新综合征时的作用。饮食、肥胖和心脏病都是吸烟带来的平行问题，已经引起学界的兴趣。Offer 对体型的研究独辟蹊径，认为战后体重增加存在着心理学和经济学动力。国家和国际公共卫生政策制定的历史依然有待于进一步探索：20 世纪 80 年代关于英国首席医疗官（Chief Medical Officer）历史的研究和 90 年代公共卫生见证者研讨会的历史研究都提示我们仍有很大的进一步研究的空间。

关于精神卫生史的研究也已取得了一定的发展。医学史对疯癫史的兴趣由来已久，这也标志着该领域向战后史研究的拓展。吉丁由于他自己对精神病机构这一缺失的世界的个人情结和同情，在对精神病医院的研究中，他将它们视为"整体机构"。心理治疗和心理学，以及精神病学的战后"药物革命"也已被探索。消费者运动也是战后的特征之一，最早得到社会学背景的史学界的关注，但来自历史学的工作也已出现。

战后精神卫生领域的发展恰好佐证了人们对科学权力和新型药物治疗的乐观态度。很多当代史都来自于科学史：科学研究和科学知识社会学对当代健康和医学史具有重要的影响。对于精神卫生来说，药物治疗的来临受到了积极的欢迎，后续由于效应才变得热情减退。关于抗抑郁药和精神药理学口述史研究和历史批评出现了。随着战后临床试验和科学/产业复合体的兴起、药物治疗和制药行业的发展，甚至后者日渐成为临床医学和政策中重要行动者的历史，都已经有所涉及。沙利度胺和避孕药的故事对战后药物及监管的历史具有决定性的意义。医学技术提供了新的可能性，并且将理性的问题纳入了议程。诸如分子生物学和新"遗传学"等领域似乎都带来了新的科学可能性。

当代史并不是英国和美国专属的领地。越来越多的欧洲研究者也参与其中，包括挪威和荷兰，甚至更遥远的新西兰和南非。在法国亦然，科学史和医学史学者也都在积极地研究战后科学史及其与公共卫生交叠的界面。跨国的比较研究虽然数量有限，但也提供了有价值的视角，如 Marks 对英国和美国对避孕药安全性不同应对的比较研究；Bryder 对结核病卡介苗在各国应用的研究；Lindner 和 Blume 对欧洲国家疫苗政策的研究。他们发现英国、德国和荷兰的公共卫生部门在 20 世纪 50 年代中期对索尔克脊髓灰质炎疫苗和几年后沙宾脊髓灰质炎疫苗采取了不同的应对策略。Lindner 和 Blume 总结道，除了卫生体制结构之间的差异，疫苗生产与公共卫生体制的关系不同，国家对疫苗接种以及疫苗的态度也起到了一定的作用。

克里斯托弗·塞勒斯在第二十四章探讨了职业卫生和环境史等领域，也弥补了当代史研究的维度。国际卫生史也是日渐发展的领域，比如世界卫生组织在战后的兴起及其在疟疾、疫苗接种运动中的作用，初级卫生保健的理论发展，经由世界卫生组织和其他研究者的推动，在该领域也诞生了大量的研究。在国际层面上，全球化作为一种"新发展"，也为历史学家解构话语和实践带来了机会。

令人出乎意料的是，当代史研究的某些领域并没有按照预期的方式发展。卫生服务部的历史便是其中之一。在当代史领域，似乎并没有类似"艾滋病效应"的"NHS 效应"。2008 年 NHS 六十周年，并没有以此为契机出现更多关于卫生服务史的发表作品。不过，马丁·高斯基在编史学综述中曾评价，学科内的分析还是非常少的。在美国，关于卫生体制改革的争议也引发了更多的讨论。尽管如此，依然有学者在研究英国战后服务史。如全科医学的历史和卫生服务成本的问题也引发了关注。20 世纪 80 年代，循证医学以及证据、政策和实践的关系最早受到关注。Mohan 对医院规划、发展和治理的研究也包含了纽卡斯尔地区医院发展，包括医院计划（Hospital Plan）的实施。核心政策制定也吸引了一些关

注：见证者研讨会和关于不平等的其他材料、1980 年的《布莱克报告》（*Black Report*）、关于格里菲斯管理改革的报告也为进一步分析提供了数据。卫生服务史学家并不愿意将视野迁移到两次世界大战之间，他们的工作主要集中在这一时期。

很多卫生和医学当代史学家都关注跨国的问题，但学者们分析的路径并不一致。在美国，大概是因为美国政治属性的不同，除去药物政策外，政策制定和治理引擎方面的研究还非常少。康托尔关于 20 世纪癌症史的专著和文章（部分涉及战后史）也体现了这一差异。英国的研究大多深植于机构史和政策史，如关于医学研究委员会的研究，皇家内科学会与政府的关系，地方政府在健康教育和疾病筛查中的作用，英国的学者更多地关注个人的体验和历史。

谁来做当代史？如何做？

当代史并不是职业历史学家专属的。在英国，有些领先的历史学家，如彼得·亨内斯（Peter Hennessy）便是记者出身。政治科学等相关的学科为其提供了颇有价值的理论视角和框架，比如"路径依赖"和"政策共同体"或"行动者网络"，可以丰富历史学家对事件的阐释。在历史学其他领域和医学史领域，参与者与"行动者"的作用也是当代史中常被探讨的问题。退休的医生和科学家也已经在书写医学史。他们在该领域的参与度也使他们所记录的历史在当代健康领域获得了更高的知名度。他们在当代史的作用可能是有问题的，下文将继续讨论。历史进路尽管在很多方面都与其他学科或者健康领域的参与者息息相关，但也有一些差异。一位评论者称之为"慢新闻"。但远不止于此：它带来了距离，对时间上的变化和延续性进行了评价，对不同档案资料评价的基础进行语境化研究。

在一些方面，学习当代史与其他时期的历史并无差别。它涉及评价证据的不同形式和风格，社会科学家称之为"三角形"，做出分析的过程需要承受同事们的批评。不过，在当代史领域还有一些特殊的方法学挑战。当代史档案可能并不总是和其他阶段一样组织有序。20 世纪 90 年代，我正在从事艾滋病政策制定的研究工作，我称之为"行进中的档案"。近期大多数官方政府档案可能都将关闭，因此档案只能在某些地方被找到。在相当长的时间里，我每个周四下午都会待在一位顶尖的艾滋病医生的办公室里，而这个时候他都在查房。他让我在那里研读一些由他担任委员的主要学会的材料。那个时候，这些档案还不能向英国国家档案馆（The National Archive，TNA）的研究人员开放，他们的查档要求是遵循"三十年准则"（英国基本档案管理规定）。如果允许，这就意味着要去兰开夏郡尼尔森市查阅卫生部的档案。

现在，问题不一样了。信息自由法案已经要求开放近期的文献获取，提交自由化信息申请已经在 TNA 申请过程中实现建制化。不过，这并不能保证获取，档案保存的方式在不同部门是存在差异的。20 世纪 70 年代，有学者在研究药物试验受试者中介和用药者团体的作用时，发现英国内政部（Home Office）并不能找到志愿者部门（Voluntary Sector Unit）在 20 世纪 70 年代的档案，该部门曾资助志愿者组织。同样的，从退休的精神科医生手上借阅未归类的"借阅中的档案"是一个有效的策略。组织的变化通常也意味着，部门更迭中的档案记录会被丢失，而其价值也往往不被重视。一个特例是英国中央政府的健康教育职能部门，该系列部门发生了很多变化，以致很多核心档案未能妥善地保存，而一些很有价值的"灰色档案"都遗失了。若是英国档案政策能够改为 15 年开放而非 30 年，对于当代史研究将有更为深远的影响。

由于更多的档案可在网上获取，这也促使线下档案日趋开放。在英国，TNA 正在将档案数字化，大多与研究家族谱系史的历史学家有关。内阁纪要已在网上开放，政府部门也在逐步开放档案。不过，查阅次数最多的文献已被放在网上，它们可能是疯牛病调查或者哈罗德·希普曼的档案资料，后者是一位杀死多位老年病人的全科医生。不过，网络可能会在一夜之间彻底改变。一位博士生就曾发现由于网站修改，关于英国生物样本库的资料就毫无预警地全部消失了。TNA 也在归档一些网站，以应对这一问题。并非只有官方网站会出现这种情况。美国来自烟草公司的烟草业档案也已在网上公开，并作为司法裁决的一部分。这些先例在一定程度上已改变了当代史学家"做历史研究"的方式，也使得档案的使用者有别于以往利用文本档案进行语境化研究的方式。似乎也有一些综述概览性质的研究，试图让人们重视当代史研究档案资料，并增加其可及性。对艾滋病档案的研究就是这一路径的早期范例，志愿者组织或非政府组织的档案资料也大多实现了网络化，并保存在伯明翰大学。不过，在当代史研究领域，这种更大的开放性尚不普遍。如果所涉及的人员还在世，那么由于数据保护的问题，这些人的档案资料可能会不准查阅。即使研究者对病人的资料不感兴趣，依然会面临这种问题。

口述史依然是当代史研究重要的资料来源。自 20 世纪 70 年代以来，该领域的主要问题是"自下而上的历史"，这就是方法的应用，重新发现这些"隐藏于历史"中的个人生活经历。"从下而上的历史"是当代史中重要的领域。不过，精英的历史虽十分重要，但利用口述史方法的研究还比较少。卫生政策本身的历史，权力之间的掣肘与网络也可以经由该法案得到很好的审视。鲁道夫·克莱因（Rudolf Klein）作为一个内（外）观察者，对卫生政策进行研究，并将卫生政策作为背景信息。一些当代史学家也开始将口述史作为一个显性的方法学。尽管如此，在纪念"NHS 成立六十周年"时，几乎没有引用关于 NHS 政策制定的口述史资料。在卫生服务领域之外，卫生政策制定的很多方面还可以用这种方法来研究。

在当代健康史领域，精英口述史的方法也已经被分析，这对于研究者和被研究者之间的关系也将有重要的意义。比如，形式也会对之产生影响。有时，通过访谈可以获得更多的信息，有时，见证者座谈会是极佳的形式。在有关《布莱克报告》的见证者座谈会上，见证者们共同回忆了一个大家熟知的故事，即保守党政府是如何禁止该报告的发布和发表的。不过，经由研讨会上的互动，一些其他的维度被提了出来。社会学家彼得·汤森（Peter Townsend）谈到，他和公共卫生研究者杰瑞·莫里斯（Jerry Morris）无法对数据的意义达成共识，因此这份报告被延迟完成；报告是要交给当时执政的工党政府，而不是后来上台的保守党。在座谈会上，两位公务员就之前谁有责任对不公平进行调研，表达了他们对科学家们的不满，进而在前首席科学家阿瑟·布勒（Arthur Buller）爵士和道格拉斯·布莱克（Douglas Black）爵士之间引发了讨论。相比单纯一对一的采访，这进一步丰富了故事的内容。

对当代健康史来说，伦理审查也有更重要的意义，特别是对于在医疗机构开展的研究。NHS 病案记录需经由地方伦理委员会审批才能看到，若是考虑开展访谈，则也必须向上属机构申请伦理审查。研究方法是在医疗机构中开展访谈，而不是调查研究或随机对照试验，这可能并不总是被理解，这也可能会为获批带来一些麻烦。历史研究本质上是探索性的，而不是以假说为主导的，这对于（更适于科学或公共卫生模式的）伦理委员会审查来说也是非常不利的。

当代史学家的定位

在书写当代史的过程中，历史学家艾瑞克·霍布斯鲍姆（Eric Hobsbawm）所说的"历史气候的短期波动"。丹尼尔·福克斯将其称之为"对抗历史"，随着事件的展开，历史学家的定位也将转变。这一问题也使历史学家们对当代史颇为警惕。历史学家距离当代事件太近，能否进行独立和详尽的分析？在某些层面上，任何历史都存在这样的问题，都与时间和人息息相关。不过，近年来，这种担心对当代健康和医学史研究领域的影响尤为明显。此类研究在探索比较远的历史时更为直接地影响到了历史定位的问题。当代史学家应该用历史来"站队"吗？近期，美国药物史学家大卫·科德赖特（David Courtwright）区分了他所谓的"政策冷却剂"和"政策加热剂"。历史学家将后一种历史作为当代事件中的破城槌、活动工具，而前者则保持了一种更远和独立的角度。关注一些仍然"活跃"的政策问题，似乎也会影响这类历史研究。

这一问题在美国医学史家内部也是分裂的，也使其区别于英国和欧洲当代史，本章将进一步予以阐述。激进主义（activism）是美国历史学家的紧迫问题。在美国体制中，司法过程的使用对此也稍有影响。涉及产业利益的法律案件审理中，历史学家也多次为原告或被告出庭作证，如，在职业卫生相关的案件中或者支持或反对烟草行业。历史也被用作权利运动的工具，美国史学家对于这一点也与有荣焉。罗斯纳（Rosner）和马克维兹

（Markowitz）曾参与职业卫生的立法，布兰特作为专家证人出庭过诉讼烟草产业。罗斯曼也认为当代史学家既可担任克里奥又是委托人（Clio and client）（译注：Clio，克里奥是希腊神话中九位缪斯女神之一，司掌历史），不过他又总结道"出庭是要做很多事情，但不包括做历史。我们对历史研究最为珍视的一个品质是它置身世外。分析的范围是很窄的，其想象力是被限的，好奇心也被削减"。在英国，旨在促进健康的司法过程是比较特别的，总体来看，历史并不会进入法庭，一个特例是理查德·埃文斯（Richard Evans）参与到大卫·欧文（David Irving）案件中，因为这个案件涉及对二战如何解读的问题。在当代英国史和欧洲史领域则比较鲜见这种激进的立场。

因此，与其他健康研究相比，历史研究的目标也许不同，不过研究所用的原始资料是类似的。在这一点上，我们对吸烟的研究便是一个例子。我的采访对象主要是公共卫生官员和其他对吸烟问题有兴趣的官员，我认为他们代表了战后公共卫生理论的变化，我的档案研究涵盖了一系列的政府、烟草行业和压力集团（通过政治压力以扩展他们本身利益的集团）。在另一方面，我的公共卫生同事采取了一种积极的、反烟草行业的立场，因此他们的研究只采用烟草行业的档案，并且提前预设了仅关注烟草行业所干的坏事。历史学的目的与当下政策的导向之间始终存在着张力。历史研究和解释已经被政策制定者们诟病，他们由于不理解历史学家的论证方式，会仅以"站队"的角度来看问题。

落入"英雄与恶棍"的窠臼，对于当代史来说是危险的。它将开启医学史的新辉格史进路，预设一种"全球史"，即由美国已经发生的事情所主导。几十年前，医学社会史作为新兴的领域，曾讨论过派别之争和缺乏批判距离的问题，显然这种视角会让这类问题再次凸显。该假设是，当前问题分析的方式"恰好"是社会史学家们曾经批判过的"右派"，因此，这种立场被认为是在透过望远镜错的一端看历史，而且历史学家试图用自己的方式理解过去。这种立场还应该被用于当代史研究：昨天的经验绝不可能被照搬在今天。我们不可能也不应该仅仅因为采访或者分析了这些政策制定者而成为吸烟的支持者或者药品自由化的倡导者。尽管并不是所有的评论家都赞成，但历史学家必须保持一定的距离，否则我们所写的历史就都成了"倡导历史"了。

尽管如此，历史学家们并不一定要与当下的政策做切割，事实上，关注当代史的研究很难做到这一点。与其说是抛弃用对与错的眼光审看过去的发展，不如说是开启了讨论和思考的新思路和新选择。近年来，在基金提供者看来，尤其是英国，历史学家越来越有必要改善自己与政策制定者的关系，以证明自己的研究对政策具有"影响力"。在英国，一个名为"历史与政策"的网站就致力于将历史学的视角与政策制定更加紧密地连接在一起。历史学的影响和作用是一个远比第一眼看上去更为复杂的问题。阿比盖尔·伍兹（Abigail Woods）关于屠杀和免疫接种的历史研究为手足口病的政策应对提供了另一种选项，在2001年手足口病爆发时，这段历史也被媒体重新构建。从近年医疗卫生圈对研究-政策关系的广泛讨论，不难窥见证据（包括历史）与政策和政策制定者联系之紧密。因此，理性的关系已被打折，所谓研究的"启蒙作用"等理论也正日渐泛滥。基于研究审视历史如何在实践中影响政策以及在何种情形下产生影响，已揭示了一系列严峻的问题。掌握政策制定的网络是十分重要的，通常需通过作为"代理历史学家"的社会科学家（来知晓）。发表的时机、刊物和机构也会影响到研究的影响力，有必要将历史呈现为解释性的研究，而不是采取事实堆砌的方式。一位政策受访者曾指出，历史学家应当更加准确地表述，因为他们不是"通常的嫌疑人""他们不告诉我们做什么"。这显然与美国活动家风格的"专家见证"史完全相反。考虑到英国的国家性质和权力机构与大西洋彼岸大相径庭，因此在英国，这种方式产生影响的范围要比美国远得多。

结论：当代史将走向何方？

当代史研究还有很长的路要走。健康和医学的当代史对于二战后的图像、电影和电视等资料的挖掘利用还十分少。通过网关和进一步培训，网上还有更多的媒体资料有待历史学家们使用。在欧洲和北美之外的国家，健康和医学的当代史也有待发展，在热带国家将会有更多的工作。战后医学文化史、战后公众对健康和科学的态度等历史研究尚较少见。在美国，南希·托姆斯（Nancy Tomes）对健康消费主义的研究使得探讨现代医学的文化语境成为可能。最近，空间和文化地理学的合作研究也已成为新的研究焦点。更多的"从下而上"和"从上而下"的口述史研究还有待开展，这种方法学可以更好地融合到主流当代史研究中。卫生政策和服务的历史也需要进一步开展。同样有待提上日程的还有地方性的研究、区域研究以及国家层面的研究、志愿主义和健康压力团体等。这些组织在跨国和国际层面上的角色和影响是下一步的工作。在美国当代史研究中，种族和民族已被充分研究，在其他国家还几乎没有引发任何关注。当代史主要是定性的，不过通过将现有的研究资料重新挖掘和分析可能将大有可为。比如，在20世纪50年代亚伯丁儿童发育调查中，流行病学家和其他卫生研究者已经为流行病学家和历史学家在未来的合作指明了道路。健康史需要进一步确立自身的实体性，而不是作为福利的附属品。

该领域显然并不缺乏活力，时间的流逝本身会带来新的领域和时间框架。对于"历史的用途"，最理想的状况下，医学和健康史领域会对政策制定者有影响。历史的使用依然不是自然的，而是需要论证的。那些试图让自己的研究具有影响的历史学家可能需要更加谨慎为之，并且要对这些关系周围的边界有更好的认识。他们应该避免仅仅迎合当下的偏见，摒弃这些先入为主的观念。

（苏静静 译）

参考书目

BERRIDGE, V., *Health and Society in Britain since 1939* (Cambridge: Cambridge University Press, 1999).

———, *AIDS in the UK: The Making of Policy, 1981–1994* (Oxford: Oxford University Press, 1996).

CANTOR, D. (ed.), *Cancer in the Twentieth Century* (Baltimore: Johns Hopkins University Press, 2008).

COOTER, R., and J. PICKSTONE (eds), *Medicine in the Twentieth Century* (Amsterdam: Harwood Academic, 2000).

FEE, E., and D. FOX (eds), *AIDS: The Burdens of History* (Berkeley: University of California Press, 1988).

———, and ———, *AIDS: The Making of a Chronic Disease* (Berkeley: University of California Press, 1992).

GORSKY, M., 'The British National Health Service, 1948–2008: A Review of the Historiography', *Social History of Medicine*, 21 (2008), 37–60.

LOWE, R., *The Welfare State in Britain since 1945* (Basingstoke: Palgrave Macmillan, 2005).

WEBSTER, C., *The Health Services since the War*, 2 vols (London: Stationery Office, 1988–96).

———, 'Conflict and Consensus: Explaining the British Health Service', *Twentieth Century British History*, 1 (1990), 115–51.

注释

(1.) R. Seton Watson, 'A Plea for the Study of Contemporary History', in D. Bates, J. Wallis, and J. Winters (eds), *The Creighton Century, 1907–2007* (London: Institute of Historical Research, 2009), 57–79.

(2.) V. Berridge, *AIDS in the U.K.: The Making of Policy 1981–1994* (Oxford: Oxford University Press, 1996).

(3.) R. Lowe, 'Official History' webpage, available at http://www.history.ac.uk/makinghistory/resources/articles/official_history.html, accessed 30 July 2009.

(4.) M. Kandiah, 'Contemporary History' webpage, available at http://www.history.ac.uk/

makinghistory/resources/articles/contemporary_history.html, accessed 30 July 2009.

(5.) E. Higgs, 'Electronic Record Keeping in the UK Government and the NHS: Opportunity, Challenge or Threat?', in B. Brivati, J. Buxton, and A. Seldon (eds), *The Contemporary History Handbook* (Manchester: Manchester University Press, 1996), 451–61.

(6.) J. Welshman, 'Health', in P. Addison and H. Jones (eds), *A Companion to Contemporary Britain, 1939–2000* (Oxford: Blackwell, 2007), 296–314.

(7.) C. Webster, *The Health Services Since the War*, 2 vols (London: Stationery Office, 1988–96); *idem*, *The NHS: A Political History* (Oxford: Oxford University Press, 1998); *idem*, 'Conflict and Consensus: Explaining the British Health Service', *Twentieth Century British History* 1 (1990), 115–51.

(8.) E. Fee and D. M. Fox (eds), *AIDS: The Burdens of History* (Berkeley: University of California Press, 1988); *eidem* (eds), *AIDS: The Making of a Chronic Disease* (Berkeley: University of California Press, 1992).

(9.) V. Berridge and P. Strong (eds), *AIDS and Contemporary History* (Cambridge: Cambridge University Press, 1993).

(10.) R. Lowe, *The Welfare State in Britain since 1945* (Basingstoke: Palgrave Macmillan, 2005); N. Timmins, *The Five Giants: A Biography of the Welfare State* (London: Fontana, 1996); V. Berridge, *Health and Society in Britain since 1939* (Cambridge: Cambridge University Press, 1999).

(11.) R. Cooter and J. Pickstone, *Medicine in the Twentieth Century* (Amsterdam: Harwood Academic, 2000).

(12.) R. Davidson, *Dangerous Liaisons: A Social History of Venereal Disease in Twentieth Century Scotland* (Amsterdam: Rodopi, 2000); A. Mooij, *Out of otherness: characters and narrators in the Dutch Venereal Disease Debates, 1850–1990* (Amsterdam: Rodopi, 1998).

(13.) Hera Cook, *The Long Sexual Revolution: English Women, Sex and Contraception, 1800–1975* (Oxford: Oxford University Press, 2004); Lara Marks, *Sexual Chemistry: A History of the Contraceptive Pill* (New Haven, CT: Yale University Press, 2001).

(14.) P. Baldwin, *Disease and Democracy: The Industrialised World Faces AIDS* (Berkeley: University of California Press, 2005); R. Bayer and G. Oppenheimer, *AIDS Doctors: Voices from the Epidemic* (Oxford: Oxford University Press, 2000).

(15.) J. Iliffe, *The African AIDS Epidemic: A History* (Oxford: James Currey, 2006); K. van Rijn, 'The Politics of Uncertainty: The AIDS debate, Thabo Mbeki and the South African Government Response', *Social History of Medicine*, 19 (2006), 521–38; S. Vallgarda, 'Problematizations and path dependency: HIV/AIDS policies in Denmark and Sweden', *Medical History* 51 (2007), 99–112.

(16.) A. Mold, *Heroin: The Treatment of Addiction in Twentieth Century Britain* (DeKalb: Northern Illinois University Press, 2008); N. Campbell, *Discovering Addiction: The Science and Politics of Substance Abuse Research* (Ann Arbor: University of Michigan Press, 2007); E. Dyck, *Psychedelic Psychiatry: LSD from Clinic to Campus* (Baltimore: Johns Hopkins University Press, 2008); G. Edwards; *Addiction: Evolution of a Specialist Field* (Oxford: Blackwell, 2002).

(17.) B. Thom, *Dealing with Drink: Alcohol and Social Policy: From Treatment to Management* (London: Free Association Books, 1999); J. Greenaway *Drink and British Politics since 1830: A Study in Policy Making* (Basingstoke: Palgrave Macmillan, 2002); E. M. Armstrong, *Conceiving Risk, Bearing Responsibility: Fetal Alcohol Syndrome and the Diagnosis of Moral Disorder* (Baltimore/London: Johns Hopkins University Press, 2003).

(18.) A. Brandt, *The Cigarette Century: The Rise, Fall and Deadly Persistence of the Product That Defined America* (New York: Basic Books, 2007); V. Berridge, *Marketing Health: Smoking and the Discourse of Public Health in Britain, 1945–2000* (Oxford: Oxford University Press, 2007); R. Elliot, *Women and Smoking since 1890* (London: Routledge, 2008).

(19.) J. Welshman, *Municipal Medicine: Public Health in Twentieth Century Britain* (Oxford: Peter Lang, 2000); E. L. Jones and J. V. Pickstone, *The Quest for Public Health in Manchester: The Industrial City, the NHS and the Recent History* (Manchester: NHS Primary Care Trust, 2008).

(20.) R. Coker, 'Civil Liberties and Public Good: Detention of Tuberculous Patients and the Public Health Act 1984', *Medical History* 45 (2001), 341–58; J. Welshman, 'Tuberculosis and Ethnicity in England and Wales, 1950–70', *Sociology of Health and Illness* 22 (2000), 858–82; A. Bashford, *Medicine at the Border: Disease, Globalization and Security, 1850 to the Present* (Basingstoke: Palgrave Macmillan, 2006); T. Gould, *A Summer Plague: Polio and Its Survivors* (New Haven, CT/London: Yale University Press, 1995).

(21.) L. Berlivet, '"Association or Causation?": The Debate on the Scientific Status of Risk Factor Epidemiology, 1947–c.1965', in V. Berridge (ed.), *Making Health Policy: Networks in Research and Policy after 1945* (Amsterdam: Rodopi, 2005), 39–74; W. G. Rothstein, *Public Health and the Risk Factor: A History of an Uneven Medical Revolution* (Rochester, NY: University of Rochester Press, 2003).

(22.) A. Offer, 'Body Weight and Self-control in the US and Britain since the 1950s', *Social History of Medicine* 14 (2001), 79–106.

(23.) S. Sheard and L. Donaldson, *The Nations Doctor: The Role of the Chief Medical Officer, 1855–1998* (Oxford: Radcliffe, 2005); V. Berridge, D. A. Christie, and E. M. Tansey (eds), *Public Health and the 1980s and 1990s: Decline and Rise?* (London: Wellcome Trust Centre for the History of Medicine, 2006).

(24.) D. Gittins, *Madness in Its Place: Narratives of Severalls Hospital, 1913–1997* (London: Routledge, 1998).

(25.) M. Thomson, *Psychological Subjects: Identity, Culture, and Health in Twentieth-Century Britain* (Oxford: Oxford University Press, 2006); J. Moncrieff, *The Myth of the Chemical Cure: A Critique of Psychiatric Drug Treatment* (Basingstoke: Palgrave Macmillan, 2008); J. Swazey, *Chlorpromazine in Psychiatry: A Study of Therapeutic Innovation* (Cambridge, MA: MIT Press, 1974).

(26.) N. Crossley, 'Transforming the Mental Health Field: The Early History of the National Association for Mental Health'. *Sociology of Health and Illness* 20 (1998), 458–88; A. Mold and V. Berridge, *Voluntary Action and Illegal Drugs: Health and Society in Britain since the 1960s* (Basingstoke: Palgrave Macmillan, 2010).

(27.) D. Healy, *The Antidepressant Era* (Cambridge, MA: Harvard University Press, 1997); D. Healy, *The Creation of Psychopharmacology* (Cambridge, MA: Harvard University Press, 2002).

(28.) V. Quirke, *Collaboration in the Pharmaceutical Industry: Changing Relationships in Britain and France, 1935–65* (New York: Routledge, 2008); T. Pieters, *Interferon: The Science and Selling of a Miracle Drug* (Abingdon: Routledge, 2005); J. Goodman and V. Walsh, *The Story of Taxol: Nature and Politics in the Pursuit of an Anti-cancer Drug* (Cambridge: Cambridge University Press, 2001); P. Keating and A. Cambrosio, *Biomedical Platforms: Realigningthe Normal and the Pathological in Late Twentieth Century Medicine* (Cambridge, MA: MIT Press, 2003).

(29.) A. Daemmrich, *Pharmacopolitics: Drug Regulation in the United States and Germany* (Chapel Hill: University of North Carolina Press, 2004).

(30.) J. Stanton (ed.), *Innovations in Health and Medicine: Diffusion and Resistance in the Twentieth Century* (London: Routledge, 2002); J. Stanton, 'The Cost of Living: Kidney Dialysis, Rationing and Health Economics in Britain, 1965–1996', *Social Science and Medicine* 49 (1999), 1169–82.

(31.) S. de Chadarevian and H. Kamminga (eds), *Molecularising Biology: New Practices and Alliances, 1910s–1970s* (Amsterdam: OPA, 1998).

(32.) L. Bryder, *A History of the 'Unfortunate Experiment' at National Women's Hospital* (Auckland: Auckland University Press, 2009); *eadem, Women's Bodies and Medical Science: An Inquiry into Cervical Cancer* (Basingstoke: Palgrave Macmillan, 2010).

(33.) J.-P. Gaudilliere and I. Lowy, 'Science, Markets and Public Health: Contemporary Testing for Breast Cancer Predisposition', in V. Berridge and K. Loughlin (eds), *Medicine, the Market and the Mass Media: Producing Health in the Twentieth Century* (Abingdon: Routledge, 2005), 266–88; L. Berlivet, 'Uneasy Prevention: The Problematic Modernisation of Health Education in France after 1975', in Berridge and Loughlin (eds),

Medicine, the Market and the Mass Media, 95–122.

(34.) L. Marks, '"Not Just a Statistic": The History of USA and UK Policy over Thrombotic Disease and the Oral Contraceptive Pill, 1960s- 1970s', *Social Science and Medicine* 49 (1999), 1139-55; L. Bryder, '"We Shall Not Find Salvation in Inoculation": BCG Vaccination in Scandinavia, Britain and the USA, 1921-1960', *Social Science and Medicine* 49 (1999), 1157-67; U. Lindner and S. Blume, 'Vaccine Innovation and Adoption: Polio Vaccines in the UK, the Netherlands and West Germany, 1955-65', *Medical History* 50 (2006), 425–46; I. Lowy and J. Krige (eds), *Images of Disease: Science, Public Policy and Health in Post war Europe* (Luxembourg: Office for Official Publications of the European Community, 2001).

(35.) T. Brown and E. Fee, 'The World Health Organisation and the Transition from "International" to "Global" Public Health', *American Journal of Public Health* 96 (2006), 62–72; S. S. Amrith, *Decolonising International Health: India and South East Asia, 1930–65* (Basingstoke: Palgrave Macmillan, 2006); P. Greenough, 'Intimidation, Coercion and Resistance in the Final Stages of the South Asian Smallpox Eradication Campaign, 1973-5', *Social Science and Medicine* 41 (1995), 633–45; S. Bhattacharya, *Expunging Variola: The Control and Eradication of Smallpox in India, 1947-77* (London: Sangam, 2006).

(36.) M. Gorsky, 'The British National Health Service, 1948-2008: A Review of the Historiography', *Social History of Medicine* 21 (2008), 37-60.

(37.) I. Loudon, J. Horder, and C. Webster (eds), *General Practice under the National Health Service* (Oxford: Clarendon Press, 1998); A. Cutler, 'Dangerous Yardstick? Early Cost Estimates and the Politics of Financial Management in the First Decade of the National Health Service', *Medical History* 47 (2003), 217–38.

(38.) J. Daly, *Evidence-Based Medicine and the Search for a Science of Clinical Care* (Berkeley: University of California Press, 2005); J. Welshman, 'Ideology, Social Science and Public Policy: The Debate over Transmitted Deprivation', *Twentieth Century British History* 16 (2005), 306–41; Berridge (ed.), *Making Health Policy*.

(39.) J. Mohan, *Planning, Markets, and Hospitals* (London: Routledge, 2002).

(40.) V. Berridge and S. Blume (eds), *Poor Health: Social Inequality before and after the Black Report* (London: Frank Cass, 2003); the witness seminar on Griffiths management reforms is available at www.lshtm.ac.uk/history

(41.) D. Cantor (ed.), *Cancer in the Twentieth Century* (Baltimore: Johns Hopkins University Press, 2008).

(42.) G. Rivett, *From Cradle to Grave: Fifty Years of the NHS* (London: Kings Fund, 1998).

(43.) K. Loughlin and V. Berridge, 'Whatever Happened to Health Education? Mapping the Grey Literature Collection Inherited by NICE', *Social History of Medicine* 21 (2008), 561–72.

(44.) J. Foster, *AIDS Archives in the UK* (London: London School of Hygiene and Tropical Medicine, 1990); for further discussion of oral history, see Chapter 33 by Kate Fisher, in this volume.

(45.) R. Klein, *The New Politics of the National Health Service from Creation to Reinvention*, 5th edn (Oxford: Radcliffe, 2006).

(46.) Virginia Berridge, 'Hidden from History?: Oral History and the History of Health Policy', *Oral History*, 38 (2010), 91–100.

(47.) Berridge and Blume (eds), *Poor Health*.

(48.) D. Courtwright, 'Drug Wars: Policy Hots and Historical Cools', *Bulletin of the History of Medicine* 78 (2004), 440–50.

(49.) D. J. Rothman, 'Serving Clio and Client: The Historian as Expert Witness', *Bulletin of the History of Medicine* 77 (2003), 25–44.

(50.) http://www.historyandpolicy.org, accessed 6 January 2010.

(51.) V. Berridge, 'Public or Policy Understanding of History?', *Social History of Medicine* 16 (2003), 511–23.

(52.) V. Berridge, 'History Matters? History's Role in Health Policy Making', *Medical History* 52 (2008), 311–26.

(53.) The Wellcome film project will help with online access: http://library.wellcome.ac.uk/doc_WTX058737.html, accessed 6 January 2010. See also the discussion by Tim Boon in Chapter 34.

(54.) Nancy Tomes, '"Skeletons in the Medicine Closet": Women and "Rational Consumption" in the Inter-war American Home', in Mark Jackson (ed.), *Health and the Modern Home* (New York: Routledge, 2007), 177–95.

第二部分

区 域 史

第八章

医学的全球史与区域史： 解释的挑战与未来的可能

圣乔恩·巴塔查里亚（Sanjoy Bhattacharya）

近年来，医学史中的全球视角已被广泛采纳。与此同时，对于"全球"概念的意义，目前仍未达成任何共识。在学术界，"全球"有时会与"跨国"和"国际"等概念混用，用以指代一系列不同的文化范式。对于部分历史学家来说，全球视角意味着对就职于帝国或民族国家政府机关之内和之外个人的态度和行为的研究。部分研究覆盖不同的主题，跨越不同的疆界，关注以探险为使命、以开疆扩土、牟取商业利益为目的的机构和个人的观念和行动，并讨论移民和租界与多种资金提供方、已有的社会框架之间复杂的互动。还有一部分学者从整体上讨论了 20 世纪不同时间节点的某些发展，并试图提出全球史研究需要探讨个人和私立机构在跨越国界之上的能动性。其中有些研究通过审视热带医学的传播和转移，探讨了欧洲、北美及其属地之间的社会经济联系。还有一些全球史研究追溯了某一疾病或控制某一疾病传播的历史，其中有的描述了私人企业在促进医药产品多面向贸易中的作用。在医学史中还有一个重要的领域采用了全球视角，即评价不同联合国机构在二战后国家和国际卫生规划（斯堪的纳维亚国家的援助和合作发展规划）中的作用，比如世界卫生组织（WHO）和联合国儿童基金会（UNICEF）。总之，这类研究呈现研究焦点和分析模式多样化的特点。

尽管全球史学已经蔚然，提醒我们注意到多种新的议题和问题，但是这一视角的局限性也是难以忽视的。相对少数人宣扬的观点和行动经常被用来描述大规模的、复杂的运作：帝国主义大厦、国家政府和非政府组织，以及多层面的社会政治结构。结果带来的只有精英主义和选择主义的全球主义和国际主义，尤其是少数学者在审慎地探讨发展中国家或者"全球之南"（global south）的医学趋势和国际卫生规划时。过度依赖国际机构和国家政府的作用，已经让学者们要么忽视，要么低估了地方机构的作用。这继而会让他们的著作也忽视掉很重要的一点，即不同时间、不同国家和不同社会中相互矛盾的观念。鉴于该领域的观念和实践都存在差异，认识到这一点便可以动摇掉原本让我们忽略掉的概括，而这种概括是建立在最为简单粗放的全球史观之上的，如此一来，这些趋势也就不难解释了。简单地说，全球医学史的历史学家需要更多地在研究中引入跨越边界的各种声音。我们不应该假定某种观点能够取代和主导其他的观点（这势必会导致制定和实施高度统一的实践模式），而应该用复杂的分析模型来评价卫生服务提供方一直存在的差异性及其影响，这或许更有意义。因此，挑战在于如何搭建理论框架，让我们在分析中可以借此融合各种观点，并更好地理解这对于医学和公共卫生趋势的影响。事实上，至关重要的一点是，历史学家能够认识到有必要绘制一幅包含理论和实践的复杂图画，在其中各种观点被交流，且在无形之中被改变（而不仅仅被某一方传入，而被另一方毫无疑问地接受），政策实施的不同进路依然是流动的，并且通常是互相依赖的（并不是单一或不变的）。

　　本章将以根除天花的全球史为例，试图梳理出健康和医学全球史的各种理论框架。这是一个颇值得分析的案例研究，不仅是因为它的年代清晰、有丰富的档案资料，而且因为这段历史特别容易陷于狭隘的全球史观，即主要用英雄主义的视角来描述相当少部分人的工作。本章将有意识地避免过度依赖世界卫生组织总部少数几位高级官员已发表的和公开表达的观点。相反，我们将探讨不同的声音，并审视各个人群是如何与不同的政治和社会选民进行复杂的沟通以消除天花的。这一进路作为一种研究模式，试图走到层层幕布之后观看后台的景象，然后评估政策实施所带来的争论、讨论和争议。

全球根除天花的艰难准备

　　如果仅仅是浅显地回顾全球天花根除规划，很可能会认为该规划所谓的加强阶段发生在 1969 年。对这一规划充满热情的描述并不是完全毫无根据。自 1969 年开始，从一定程度上来说，该规划在日内瓦总部层面的推进是非常显著的。20 世纪 60 年代初，WHO 高级官员对根除天花持深深的、广泛的怀疑态度，甚至是冷漠的，至 60 年代末，天花根除开始变得充满前景。天花根除小组（smallpox eradication unit）开始获得 WHO 预算的资金支持，小组官员得以在总部的框架中成立一个专门的基金会并负责基金的管理。此外，非常重要的一点是，小组管理者在募集资金、人员以及疫苗（雄心勃勃的亚洲和非洲项目需要大量的疫苗）方面开始越来越多地获得总干事办公室的公开支持。不过，其他层面的形势却并不尽如人意。与国家卫生官员的协商并不顺利，所有的共识随时都有被推翻的可能。值得注意的是，1967—1968年，WHO国家代表在与印度联邦政府磋商时就不得不支付了一笔不菲的费用。唯有在WHO总部承诺为印度提供相当的基础建设支持并帮助印度贯彻实施所谓的加强项目后，全球天花根除规划的印度篇才真正地开始落笔。早期测算认为WHO将需要支付50%甚至更高的费用，国家预算提供剩余必需的资金和基础设施，大多数印度官员期望WHO能够承担至少一半的项目成本，而且后期一直希望能够争取到更多的资金。

不过，面对严重的资金短缺，尤其是对于全球天花根除项目，WHO并不容易做出这种慷慨的姿态。同样地，WHO的协调官员也不断地试图说服捐款方能够增加资金支持。事实上，为了满足接下来全球根除天花运动的需要，在日内瓦的天花根除小组在1967年和1968年都在努力寻找合格的冻干疫苗生产厂家和仓库。介于这个原因，WHO总部期望国家政府，比如印度和巴基斯坦，能够与各种资助机构达成双边援助协定，目的是募集到足够的天花疫苗和资金，从而可以招募到足够的田野卫生工作人员。除此之外，这类问题也使得WHO协调官员清醒地认识到有必要动员高收入国家政府，从而获得持续的支持，于是WHO与多个国家展开了长期的磋商，这当然也带来了一些不良后果。大多数富裕的工业化国家经由接种疫苗、隔离检疫等措施，已经完成了本国的天花根除。这也导致欧美国家的政府首脑怀疑参与资助根除疾病的全球项目是否明智或有必要。雪上加霜的是，关于是否能够真的根除天花，对于捐款国内也有广泛的争议。

天花几次意外传入欧洲恰好为WHO协调官员战略背书了。天花根除的倡导者在与政府和援助机构在制定措施时可以严正地提出，地球上没有任何一个地方可以免受天花的危害。他们不可辩驳地指出，随着越来越多的人乘坐飞机，天花会跨越国界在全世界迅速传播。在磋商过程中，被反复强调的一点是，天花很可能会在那些已经消除天花的国家卷土重来，不论是作为流行病还是地方病。欧美政府也并非没有认识到这一严酷的状况；各国在焦虑地盯着全世界的情况，比如美国，由于大量的人口在大西洋上空飞来飞去，因此其官员也尤其关切天花在西欧的输入。欧美国家的官员认识到整个新一代的公共卫生和医务工作者都缺乏对天花症状的一手了解，通过实施专门的隔离措施阻断天花传播亦是困难重重，天花重新进入欧洲和美洲的危险便愈加可怕了。这些国家政府在与存在天花地方性流行的WHO办事处磋商中，这种焦虑表现得更为明显，他们试图为天花病例提供公共卫生、医疗服务和隔离部门运营方面的实践培训。

当然，对无法控制天花传播的恐惧并没有直接转化为对根除天花的建制和资金支持。WHO总部对于启动这样一个不明确的规划并不团结，国家基金机构也并不能持续地提供较高水平的支持，取而代之，高收入国家在机场、港口和火车站投入了越来越多的资金用来进行疾病监测和控制，目的是在乘客中辨认天花患者，并使他们远离一般人群。但是，这一制度非常昂贵，并且很难做到万无一失：病例层出不穷，对于遏制天花感染的传入，这种监控网络显然是不合格的，尤其是总有人试图手持假冒接种证通过管控区域，疾病的标记被监测者遗漏，携带者穿过管制不善的边界等。

有趣的是，20 世纪 60 年代末，资金捐赠方漠不关心的浪潮开始扭转，至少从公开宣示来看，WHO 的复杂结构与国家天花根除运动复兴呼声达成一致，国家间和地区间的合作机制也已确立。WHO 总部通过一系列高可见度的事件，不断强调全球根除天花的经济收益。1966 年的世界健康日就是一个典型的例子，试图使人们更加认识到天花输入的危险，强调根除天花的益处。这一事件背后隐含的一条信息后来被反复地重申，尤其在与高收入捐款国和被认为是天花疫源地国家进行沟通的过程中，即：将钱花在靡费的、持久的全球根除项目上是有意义的，因为这项投资将会有巨大的、长期的回报，因为解除定期疾病监察、控制和接种等，机构会省下大笔的开支。重要的是，WHO 高级官员认识到，为了消弭天花带来的痛苦与死亡，这套逻辑可以吸引到强势国家执政部门的注意力，并放松他们的预算约束。

与美国国际开发署（US Agency for International Development，USAID）和瑞典国际开发署（Swedish International Development Agency，SIDA）的讨论就很好地说明了这一点。值得注意的是，20 世纪 70 年代初，这些机构提供的资金对于推进南亚国家天花根除运动是至关重要的，南亚是全球天花根除运动的里程碑国家。另外要注意的是，这些沟通总是要消耗大量的时间，而且总会伴有反复和曲折。这一状况主要的原因是在关键地区频繁地发布时间表，不断地强调因此造成的全球规划的滞后，比如印度和东巴基斯坦 / 孟加拉国等，这些操作层面的困难也让捐赠方对继续予以支持不断地产生疑虑，只有通过一系列耐心的沟通，最终才会得以消除。令人惊讶的是，有时还会对捐赠机构动用花言巧语哄骗，甚至是恐吓，告诉他们天花流行可能会穿过国界，完全失控。

一个很好的例子是，为了募集到 600 万美元来完成印度和孟加拉国的天花根除工作，WHO 天花根除组的组长亨德森（D.A. Henderson），与斯德哥尔摩的 SIDA 官员有过这样一番沟通：

"在过去的两年中，由于依然存在天花地方流行的国家，已消灭天花的国家仍不断地出现输入性病例，如日本和英国。1972 年，从伊拉克回到南斯拉夫的朝圣者中由于存在被感染的病例就导致南斯拉夫暴发了疫情。尽管卫生部门已经对国际游客进行了控制，但直到最后一例天花被彻底根除，每个国家依然存在危险。全世界在 1974 年消灭天花的希望寄托于在最后四个天花依然地方流行的国家正在开展的天花根除加强运动，特别是印度和孟加拉国，因为它们的基础设施问题比较特殊。两个国家政府都全力支持这一规划的开展，而且也取得令人瞩目的成绩。不过，由于石油价格的飙升，交通运输工具的缺乏，我们目前面对着巨大的困难。因此在这个关键的时期，为了不使该规划功亏一篑，还需要国家和国际层面上更多的投入，SIDA 若能为 WHO 天花根除规划专项慷慨解囊，将无异于雪中送炭，为实现全球根除天花助一臂之力。"

这次的募资是十分成功的，对于南亚次大陆的工作开展递了一根救生索。有趣的是，WHO 总部后来不止一次地向 SIDA 寻求进一步的援助。印度和孟加拉国的项目一直持续到 20 世纪 70 年代中期，驻日内瓦的 WHO 官员向该机构募集到了更多的资金。其中一次是在 1974 年夏天，比哈尔（印度东北部一座城市）暴发了一次天花疫情，导致过去所有的心血一夕尽毁。SIDA 在这个紧要关头及时注入资金，为了不让全球天花根除规划的所有投入皆付之东流。随着全球天花根除规划在 1975 年、1976 年和 1977 年的继续开展，其管理者始终都在与资金困难斗争。募集应急基金来应对天花的暴发流行相对容易，较难的是说服捐赠方持续支持一个不断延期的项目。事实上，WHO 高级官员称之为"捐款疲劳"，亨得森等人开始接触新的组织，比如加拿大国际开发署，为完成印度、孟加拉国和埃塞俄比亚的项目争取其他的资金援助。

WHO 争取疫苗捐赠的谈判过程甚至更为复杂。与不同的国家政府广泛地谈判，游说他们向日内瓦的专门"账户"捐赠疫苗。20 世纪 60 年代末和 70 年代初，为了满足全球规划的日常需求，这个账户是靠苏联、美国、英国、法国、丹麦、巴西、瑞士、瑞典、西德、荷兰、科尼亚、芬兰以及很多其他国家的捐赠来维持的。WHO 总部的卫生官员与国际各大实验室网络进一步接洽，利用其设施对不同批次的天花疫苗进行安全性和效能检测。这些接洽也并不顺利。20 世纪 60 年代末和 70 年代初，苏联等主要的捐款国并不能或者可能不愿意按照 WHO 的请求，为亚洲和非洲的天花根除项目提供所需数量的疫苗。事实上，苏联政府通常更愿意通过与国家政府的双边协定捐赠疫苗（比如，印度从苏联通过双边援助获得了数千万支疫苗）。在这种情况下，特别是在全世界不同地区都在采取紧急措施对抗天花流行时，疫苗捐赠是在应急的状况下被接受和分发的，结果后来发现有些疫苗是无效的，甚至导致了严重的后果。1972 年的事件便是经典案例，WHO 总部将南斯拉夫捐赠的疫苗株援助给了赞比亚。其中有些批次的疫苗是在萨格勒布（南斯拉夫西北部城市）的免疫学研究所生产的，后来发现接种后会导致脑炎；更让人懊恼的是，这些疫苗在非洲国家还引起数例死亡。尽管疫苗很快被撤回，但这次事件教会 WHO 总部的官员们一条一直铭记于心的教训。自此之后，更多的资金、时间和精力投入在了对将用于全球天花根除规划的捐赠疫苗进行独立核查，并通常在实施地对专项划拨的疫苗批次进行二次核查。

国家政府、WHO 协商与全球天花根除

显然，在天花根除项目上，WHO 官员与成员国不同行政部门之间长期的协商过程

是全球规划中重要的一方面。这类协商始终盘桓在若干个重要的议题上。20 世纪 70 年代，面对资源有限的困境，为天花根除提供更多的资金支持在官方协商中始终占据很大的篇幅。WHO 官员鼓励国家政府通过双边协定从其他国家和援助机构募集资金。1973 年，WHO 东南亚地区办事处与总部天花根除小组就这一问题就曾有过一次有趣的意见交换。区域办事处的官员发现美国和印度联邦政府达成了提供 260 亿卢比资金（40 亿美元，根据当时的汇率折算）的协议，通过向印度次大陆出口小麦的方式来提供。尽管双方都清楚，这笔钱至少可以用来勉强支撑印度的国家消除规划，但协商依然是冗长、艰难和险象环生的。在这里，值得注意的一点是，很多一揽子援助都是由政治领导人讨论和拍板的，而并没有知会 WHO 官员，这也就意味着他们对于款项会如何被国家和地方官员分配和使用几乎毫不知情。这些援助是高度政治化的，因为它们深切地受到"捐赠国"和"受援国"相关行政部门、经济和社会利益的影响；因此，后者尽量确保这些资金能够被"自主地"使用，而不需要受到外部干扰或指导。有趣的是，对于在 20 世纪 60 年代和 70 年代初摆脱殖民统治的国家来说，从双边斡旋的记录来看，其政府内部对 WHO 区域办事处怀有十分矛盾的态度，甚至在一些需要与 WHO 总部开展密切合作的地方也是如此。

这种状况也出现在其他来源的资助上。比如，1974 年印度和孟加拉国政府在关键时刻终止了对全球规划的资助，当时 WHO 天花根除特殊规划已经几乎弹尽粮绝。WHO 总部高级官员同时致电新德里和达卡，希望他们能够接触印度和孟加拉国联邦官员以争取一笔紧急资助，这些请求得到了支持，为应对该全球规划提供了江湖救急。比如，在印度，中央政府决定从 SIDA 借款 250 万美元，汇入 WHO 特别账户。这些款项最初是经由双边协定捐赠给新德里的，作为国家天花根除项目之用。正是由于经费始终短缺，以致 WHO 总部官员不得不支持驻新德里的代表处在当地募款，包括从公共基金和私人捐赠。1974 年，在杰汉吉尔·拉坦吉·达达博伊·塔塔（Jehangir Ratanji Dadabhoy Tata，译注：生于法国巴黎，印度企业家、塔塔集团董事长）的帮助下，比哈尔邦暴发疫情期间先后动员了数百名医务人员加入，这是一个特别的胜利，塔塔提供的援助确保了印度和全球项目没有完全偏离轨道。

然而，人事方面的挑战使本已困难重重的行政和政治局势进一步复杂化。由于国际工作人员无法独立执行所有的天花搜索和遏制任务，因此在 20 世纪 60 年代末至 70 年代初，他们仍然依靠本国各级工作人员进行项目的日常执行。人员的调动只有在各国政府的协助下才能实现，这些政府将工作人员从中央卫生服务部门释放出来，以保持国家根除天花方案的运作；联邦政府的支持也有助于促使省和地区一级的工作人员加入，尽管这些努力在当地工人对其工作生活享有高度自主权的情况下产生了好坏参半的结果。对根除天花项目的行政支助水平的不平衡和不断变化，迫使 WHO 工作人员在所有国家与政府官员不得不进行长期的协商。直接结果是，WHO 总部在南亚和东非部署了更多的国际职员来管理巡回天花搜索和遏制小组，直到 20 世纪 70 年代中期，这都是全球天花根除规划的重中之重。尽管对于外国流行病学家和管理人员参与不同周期的 WHO 项目，一些联邦卫生部门的官员表现得非常积极，但如果在没有国家政府许可的情况下，这是不可能做到的。在所有情况下，所有人员的档案必须由 WHO 总部提交给国家安全机构进行审查，只有这样候选人才能获得批准，此外，国际职员的行动是受到限制的，在没有特别许可证的情况下，不得进入战略敏感地区。WHO 在处理与南亚和非洲角的关系问题上的经验，最能说明谈判的复杂性。在 20 世纪 70 年代初，印度政府宣布不允许国际人员进入政治敏感的印度东北部地区，该区域是由曼尼普尔邦、那加兰邦、特里普拉邦、米佐拉姆邦、梅加拉亚邦、锡金、北东部边境机构（现在更名为阿鲁纳恰尔邦）共同组成的。这对将信息在极其有限的地区进行密集搜索的计划造成很大的麻烦，但 WHO 官员仍然普遍认为有必要允许印度有关部门制定人员部署的条件。

在诸如孟加拉国、莫桑比克和索马里等国，反对国际职员的力量绝不仅来自于联邦政府，某些省级和区级政府也反对引进大量外国工人的意见，要求严格控制他们的数量。由于各种因素，他们反对国家和地方一级的国际参与。这种反对部分是出于政治动机。在一些国家，有些带有社会主义倾向的政府官员或政治家会反对引入来自美国和西欧的国际职员，并坚持由来许多国家的工人组成混合团队。对国际工作人员在场的反对，也是巡回根除天花小组对区级卫生工作加强监督的结果，对一些政府官员来说，这缩小了私人操作的利润空间，而这些行为显然违背了他们的雇用合同。在一些情况下，区级卫生工作人员有时会辩称外国流行病学家和工作人员需要他们提供语言和行政的支持，这反而分散了他们完成日常工作的精力和时间，而这一点有时不无道理。事实上，一些观察者指出，持续参与搜索和遏制运动会使卫生工作者深感"疲劳"，时间一长，势必会对他们的日常工作表现产生不利影响。然而，需要指出的是，相当一部分批评是源于初级卫生保健的意识形态，这种意识形态在国际社会和 WHO 颇有影响力的部门逐渐被凝聚起来。对国际职员在场的抵制至少一部分是反对强制接种运动的直接结果，而强制接种恰恰是搜索和遏制运动的基础。尽管这种战略相对罕见，但有关它的消息广为传播，引发了外国工人对巡回队伍的敌意，城市中心对外来者的敌意，地区内部对"合作者"的敌意，出现了各种模式和强度的暴力抵抗，从当地复杂的种族、阶级和性别考量与不同行政和政治议程的纠结可见一斑。

结　论

人们普遍认为，世界范围内的天花根除计划是基于一套明确的观念和行为的，而这些观念和行为属于相对较少的一群人，这也是一个神话。本章凸显了全球根除天花运动操作的复杂性。该计划是多面向的，涉及区域、国家和地方的不同层面，本文旨在揭示这些层面，作为协商和适应的场所，涉及来自不同体制和国家背景的工作人员，他们的行动受到千变万化的政治、经济和社会现实的深刻影响。本章的基本论点是，仅仅研究与 WHO 日内瓦总部有关的少数高级官员与各国政府之间的互动，然后想当然地假定实地工作人员毫无疑问地执行了他们的指示，是不够的。恰恰相反，WHO 各级办公室和部门的卫生官员、国家和地方行政管理部门的工作人员，尤其是各种基金会和援助机构的代表，他们的计算和活动都应予以详细的审视，因为他们在全球根除天花计划上留下了不可磨灭的烙印。同时，重要的是要认识到一些相关的观点：少数官员的信念不可能被强加于错综复杂的政府或社会环境中，而是各种观点并存于所有机构语境中，形成了相互交织的政策复合体。正如这里提供的证据所表明的，各种的想法和行动并存，形成了复杂的活动模式，几多欢喜，几多忧愁。在行政和社会的各个层面，响应的模式和动态因地而异。值得注意的是，人们可以在公共场所和私人场所采取截然不同的态度，并且随着时间和地点的变化而改变他们的态度和行为。因此，全球根除天花计划的区域、国家和地方篇章从未循规蹈矩地沿着某些 WHO 和政府高级官员所预定的路径发展。

（苏静静 译）

参考书目

BASTOS, CRISTIANA, *Global Responses to AIDS: Science in Emergency* (Bloomington: Indiana University Press, 1999).

BHATTACHARYA, SANJOY, *Expunging Variola: The Control and Eradication of Smallpox in India, 1947–77* (Hyderabad: Orient Longman, 2006).

BRIMNES, NIELS, 'Vikings against Tuberculosis: The International Tuberculosis Campaign in India, 1948–1951', *Bulletin of the History of Medicine* 81 (2) (2007), 407–30.

———, 'BCG Vaccination and WHOs Global Strategy for Tuberculosis Control 1948–83', *Social Science and Medicine* 67 (5) (2008), 863–73.

CUETO, MARCOS, *Cold War, Deadly Fevers: Malaria Eradication in Mexico, 1955–1975* (Baltimore: Johns Hopkins University Press, 2007).

ENGH, SUNNIVA, 'The Conscience of the World?: Swedish and Norwegian Provision of Development Aid', *Itinerario* 33 (2009), 65–82.

PACKARD, RANDALL, *The Making of a Tropical Disease: A Short History of Malaria* (Baltimore: Johns Hopkins University Press, 2007).

Webb Jr., James, *Humanity's Burden: A Global History of Malaria* (Cambridge: Cambridge University Press, 2008).

注释

(1.) For two fascinating studies within an impressive range of scholarship, see: Kapil Raj, *Relocating Modern Science: Circulation and the Construction of Knowledge in South Asia and Europe, 1650–1900* (Basingstoke/New York: Palgrave Macmillan, 2007); Sujit Sivasundaram, *Nature and the Godly Empire: Science and Evangelical Mission in the Pacific, 1795–1850* (Cambridge: Cambridge University Press: 2005).

(2.) Cristiana Bastos, 'Migrants, Settlers and Colonists: The Biopolitics of Displaced Bodies', *International Migration* 46 (5) (December 2008), 27–54; Erica Wald, 'From *begums* and *bibis* to Abandoned Females and Idle Women: Sexual Relationships, Venereal Disease and the Redefinition of Prostitution in Early Nineteenth-Century India', *Indian Economic and Social History Review* 46 (January/March 2009), 5–25; Margaret Jones, 'Heroines of Lonely Outposts or Tools of Empire? British Nurses in Britain's Model Colony: Ceylon, 1878–1948', *Nursing Inquiry* 11 (3) (2004), 148–60.

(3.) Kai Khiun Liew, 'Terribly Severe though Mercifully Short: The Episode of the 1918 Influenza in British Malaya', *Modern Asian Studies* 41 (2) (2007), 221–52.

(4.) See, for instance: Randall Packard, *The Making of a Tropical Disease: A Short History of Malaria* (Baltimore: Johns Hopkins University Press, 2007); and Warwick Anderson, *Colonial Pathologies: American Tropical Medicine, Race, and Hygiene in the Philippines* (Durham, NC: Duke University Press, 2006).

(5.) See, for example: James L. A. Webb, Jr., *Humanity's Burden: A Global History of Malaria* (Cambridge: Cambridge University Press, 2008); and Marcos Cueto, *Cold War, Deadly Fevers: Malaria Eradication in Mexico, 1955–1975* (Baltimore: Johns Hopkins University Press, 2007).

(6.) Guy Attewell, *Refiguring Unani Tibb: Plural Healing in Late Colonial India* (Hyderabad: Orient Longman, 2007); Maarten Bode, *Taking Traditional Knowledge to the Market: The Modern Image of the Ayurvedic and Unani Industry 1980–2000* (Hyderabad: Orient Blackswan, 2008); Madhulika Banerjee, *Power, Knowledge, Medicine: Ayurvedic Pharmaceuticals at Home and in the World* (Hyderabad: Orient Blackswan, 2009).

(7.) Niels Brimnes, 'Vikings against Tuberculosis: The International Tuberculosis Campaign in India, 1948–1951', *Bulletin of the History of Medicine* 81 (2) (2007), 407–30; *idem.*, 'BCG Vaccination and WHOs Global Strategy for Tuberculosis Control 1948–83', *Social Science and Medicine* 67 (5) (2008), 863–73; Sunniva Engh, 'The Conscience of the World?: Swedish and Norwegian Provision of Development Aid', *Itinerario* 33 (2009), 65–82.

(8.) Warwick Anderson, 'Indigenous Health in a Global Frame: From Community Development to Human Rights', *Health and History* 10(2) (2008), 94–108; Sunil Amrith, *Decolonizing International Health: India and Southeast Asia, 1930–65* (Basingstoke: Palgrave, 2006).

(9.) R. N. Basu, Z. Jezek, and N. A. Ward, *The Eradication of Smallpox from India* (New Delhi: WHO SEARO, 1979).

(10.) Memorandum from D. A. Henderson, Chief, Smallpox Eradication, WHO HQ, Geneva, to Regional Director, WHO Regional Office for South East Asia [WHO SEARO], New Delhi, 24 July 1968, File 416, Box 193, World Health Organization/Smallpox Eradication Archives (WHO/SEA).

(11.) A general call made by the WHO Director General in July 1963 for gifts of free vaccine yielded disappointing results. Memorandum on Smallpox Eradication Special Account, WHO HQ, Geneva, 17 January 1964, File SPX-1, Box 545, WHO/SEA. Also see the letter from Ernest S. Tierkel, USAID, New Delhi, to D. A. Henderson, Chief, Smallpox Eradication, WHO HQ, Geneva, 4 April 1967, File 416, Box 193, WHO/SEA, and the memorandum from D. A. Henderson, Chief, Smallpox Eradication, WHO HQ, Geneva, to the Director, Communicable Diseases, WHO HQ, Geneva, 14 April 1967, File 416, Box 193, WHO/SEA.

(12.) For references to USAID assistance to the Indian national smallpox eradication programme, see, for instance, *Report from the Ministry of Health, Government of India, 1962–63* (New Delhi: Government of India Press, n.d.), 8, Shastri Bhavan Library, New Delhi, India. The press in India was well aware of the significant levels of assistance provided by USAID through the 'PL-480' programme (this fund was created by the US Government through rupee sales of wheat to India; the money thus raised was offered to the Indian authorities for various developmental projects). An influential national newspaper calculated that PL-480 assistance had added up to Rs. 1,483.7 crores by February 1965 (an equivalent of US$3115.7 million at the time). See, 'PL-480 and India', *Hindustan Times* (9 February 1965). For references to the earmarking of PL-480 funds for the development and the running of the Indian campaigns and the role of bilateral funding arrangements in sustaining other South smallpox eradication programmes, see letter from D. A. Henderson, Chief, Smallpox Eradication, WHO HQ, Geneva, to C. Mani, Regional Director, WHO SEARO, New Delhi, 4 August 1967, File 416, Box 193, WHO/SEA.

(13.) See, for instance, memorandum from D. A. Henderson, Chief, Smallpox Eradication, WHO HQ, Geneva, to Regional Director, WHO SEARO, New Delhi, 24 October 1968, File 416, Box 193, WHO/SEA.

(14.) As air travel became cheaper and quicker in the 1960s, European government officials noted that this mode of transport began to be used by growing numbers of people, especially by those based in ex-colonial and colonial territories to travel to imperial metropoles. See, for instance, minutes for meeting held at the British Ministry of Health (MoH) on 5 January 1962, MH 55/2520, The National Archives, Kew, UK (hereafter, TNA). Several cases of smallpox importations into Britain, from Pakistan, were reported in January 1962. This caused great nervousness within the British MoH, which feared that these cases could snowball into a major epidemic. See, for instance, statement released by the MoH, 12 January 1962, MH 55/2520, TNA.

(15.) For good examples of US Government fears about cases of imported smallpox in Europe, see memorandum by J. G. Tefler, Chief, Division of Foreign Quarantine, US Government, to Chief, Epidemiology Branch, CDC HQ, Atlanta, 10 April 1962, Box 18875, Folder 14, Federal Record Center (FRC), East Point, Georgia, USA. The American media was, of course, not immune to such nervousness and the European smallpox outbreaks were reported by a variety of newspapers. See, for example, articles titled 'British Rush For Smallpox Shots As Sixth Person Dies', *Atlanta Journal* (15 January 1962). and 'Smallpox Won't Spread to US, Officials Say', *Washington Star* (20 January 1962), in Box 124597, Folder 3, FRC. At another level, it is worth noting that reports of smallpox outbreaks in Britain caused international restrictions to be placed on travellers from the country, which was considered to be both embarrassing and disruptive. See, for example, telegram from Sir R. Black, British representative, Hong Kong, to Secretary of State for the Colonies, 3 March 1962, MH 55/2520, TNA.

(16.) Memorandum from Director, Communicable Disease Section, WHO HQ, Geneva, to Regional Director, WHO SEARO, New Delhi, 28 October 1960, File SPX-1, Box 545, Smallpox Eradication Archives, WHO/SEA.

(17.) For a representative assessment of cases where smallpox symptoms were not recognized by port medical officials in Europe, which, in turn, resulted in localized outbreaks of the disease, see letter from R. T. Ravenhoff, Consultant Epidemiologist, CDC HQ, Atlanta, to J. Buchness, Foreign Quarantine (Europe), US Government, 1 June 1962, in Box 124597, Folder 3, FRC.

(18.) It is important to note this is a situation where speeches and writings by WHO officials about the long-term financial savings promised by global smallpox eradication have been taken far too literally by historians who downplay the variations in vision and policy implementation within a complex organization. See, for instance, Harish Naraindas, 'Charisma and Triage: Extirpating the Pox', *Indian Economic and Social History Review* 40 (4) (2003), 425–58.

(19.) 'Draft Justification for Proposal to SIDA', by WHO SEARO, New Delhi, *c.*1973, appendix to File 948, Box 17, WHO/SEA.

(20.) Interview with Dr. D. A. Henderson, London, March 2007.

(21.) Letter from D. A. Henderson, Chief, Smallpox Eradication Unit, WHO HQ, Geneva, to Mr. R. Lickfett, Senior Programme Officer, SIDA, Stockholm, Sweden, 1 July 1974, File 948, Box 17, WHO/SEA.

(22.) Interview with Dr. D. A. Henderson, London, March 2007.

(23.) Letter from D. A. Henderson, WHO HQ, Geneva, to Mr. R. Binnerts, Connaught Laboratories, Canada, 24 June 1975, File 586, Box 321, WHO/SEA.

(24.) For communications exchanged between the WHO HQ and WHO regional offices with a range of national donors in the first half of the 1970s, see File 240, Box 304, WHO/SEA.

(25.) A select few—like the Rijks Institute based in Utrecht in the Netherlands, the Connaught Laboratories in Canada, and the Lister Institute of Preventive Medicine in Britain—were asked for assistance in the 1970s on a regular basis and, therefore, accorded the status of 'WHO reference laboratories'. See, for instance, the memorandum from Dr. Isao Arita, WHO HQ, Geneva, to Director, WHO Eastern Mediterranean Regional Office, Alexandria, 5 May 1970, File586, Box 321, WHO/SEA, and the letter from Dr. R. J. Wilson, Chairman and Director, Connaught Laboratories Limited, Ontario, Canada, to Dr. Ruperto Huarta, Chief, Communicable Diseases Section, Pan American Health Organization, Washington, DC, 29 January 1975, File 586, Box 321, WHO/SEA.

(26.) See restricted report on field trial of reactivity of smallpox vaccines (Krapina community), c.1973, attached to letter from Professor D. Ikic, Director, Institute of Immunology, Zagreb, Yugoslavia, to D. A. Henderson, WHO HQ, Geneva, 26 June 1973, File 240, Box 304, WHO/SEA, and restricted memorandum from D. A. Henderson, WHO HQ, Geneva, to Director, WHO AFRO, 11 July 1973, File 240, Box 304, WHO/SEA.

(27.) Personal letter from Dr. L. B. Brilliant, WHO SEARO, New Delhi, to D. A. Henderson, Chief, Smallpox Eradication, WHO HQ, Geneva, 20 July 1973, File 388, Box 194, WHO/SEA.

(28.) See, for instance, 'unsanitized' [sic] minutes on a meeting between Peter C. Bourne and an unnamed doctor representing Mozambique at the World Health Assembly of 1977 in WHO HQ, Geneva, Switzerland, US Department of State, Document issue date: 1 May 1977, Date of declassification: 11 December 1996, Document Number CK3100097424, Declassified Documents Reference System, Cambridge University, UK.

(29.) WHO HQ and WHO SEARO, 4 March 1974, File 948, Box 17, WHO/SEA.

(30.) Memorandum from D. A. Henderson, Chief, Smallpox Eradication, WHO HQ, Geneva, to Dr. L. Bernard, WHO HQ, Geneva, 7 March 1974, File 948, Box 17, WHO/SEA.

(31.) Personal letter from Dr. L. B. Brilliant, Medical Officer, WHO SEARO, New Delhi, to Mr. J. R. D. Tata, Tata Industries Private Ltd., Bombay, 25 June 1974, File 388, Box 194, WHO/SEA, and personal letter from Mr. J. R. D. Tata, Tata Industries Private Ltd., Bombay, to Dr. L. B. Brilliant, Medical Officer, WHO SEARO, New Delhi, 28 June 1974, File 388, Box 194, WHO/SEA.

(32.) The nationalities represented amongst WHO SEARO staff in India in 1973 were as follows: USSR, USA, Czechoslovakia, Mexico, Brazil, Singapore, and France. See memorandum, WHO SEARO, New Delhi, *c.*1973, File 388, Box 194, WHO/SEA. For a description of the surveillance work planned and conducted in Bhutan in the 1970s, see File 826, Box 192, WHO/SEA.

(33.) National and local government administrators would often point out that the arrival of international workers increased their workload, as this required them to provide a variety of support services while also looking after their pre-existing responsibilities. A good assessment of these trends is provided in the unsanitized minutes on a meeting between Peter C. Bourne and Mr. Rabile, Minister of Health, Somalia, at the World Health Assembly of 1977 in WHO HQ, Geneva, Switzerland, US Department of State, Document issue date: 1 May 1977; Date of declassification: 11 December 1996; Document Number CK3100097516, Declassified Documents Reference System, Cambridge University Library, UK.

(34.) Sanjoy Bhattacharya, *Expunging Variola: The Control and Eradication of Smallpox in India, 1947–77* (Hyderabad: Orient Longman: 2006).

(35.) See, for instance, Ian Glynn and Jennifer Glynn, *The Life and Death of Smallpox* (Cambridge: Cambridge University Press, 2004).

第九章

伊斯兰世界的医学与伊斯兰医学

霍尔莫兹·易卜拉欣内贾德（Hormoz Ebrahimnejad）

对很多历史学家来说，"伊斯兰医学"（Islamic medicine）的说法带有浓厚的宗教色彩，要清除其宗教色彩，他们经常要用一长段的警告，警告称，伊斯兰医学不只是伊斯兰或阿拉伯医学，还包括非阿拉伯和非穆斯林医学，如波斯人、犹太人、印度人，甚至欧洲人的医学。"伊斯兰医学"指的是一个同质的系统，尽管在 19 世纪之前的伊斯兰国家，不论是俗人还是医生都没有用过这个词，而"伊斯兰世界的医学"（medicine in Islam）则涵盖了一系列实践和理论，从体液论到信仰疗法、巫术。然而，出于两个原因，我们可以称这种医学为"伊斯兰医学"，首先因为它是在伊斯兰统治者的庇护下发展起来的；其次因为它通过将宗教和科学联系起来，成为伊斯兰教义形成过程的一部分，伊斯兰学院（madrasas）的课程体系印证了这一点。

19 世纪以来的医学史并未探究"伊斯兰"一词背后的智识和社会政治因素。本章并不旨在书写一部关于"伊斯兰医学"的历史，而是试图利用（前）伊斯兰相关的资料，通过考量其理论、实践和机构特征，以及这些特征出现和发展的方式，审视推动伊斯兰医学建立的主要发展情况。直到现代之前，前伊斯兰和伊斯兰两分法所带来的困境已经被伊斯兰学者经历和讨论。然而，伊斯兰教作为一种新兴的宗教和新兴的政治力量，由于借鉴了异教文化，其"优越性"和区别更加突出。正是这种努力最终促成了伊斯兰世界医学的发展，本章将对此进行讨论。

伊斯兰早期的医学

关于先知穆罕默德（公元 570—632 年）时代的医学知识和实践，如今可靠的资料非常稀少。可靠的资料来源主要是《古兰经》（Koran），但《古兰经》中关于医学的内容，无非是诸如"信徒生病祈祷时应该如何洗手""蜂蜜有治疗作用"或"吃喝，但不要过量"之类的建议。先知关于健康和医学的语录最初是经由口口相传，代代相传，后来在先知往生后，结集整理出版《先知医学》（Tibb al-nabi），因此它可能不能代表穆罕默德时代贝都因医学的原貌。然而，先知医学对祝祷术治疗效果的强调能让人联想到阿拉伯贝都因人的超自然治疗方法。除了物理治疗，如拔火罐、烧灼、静脉切开放血、接骨术等一系列实践，还有巫术和超自然疗法，这些疗法可能来自于当地，而不一定是引自希腊医学。

在《古兰经》中，作为一种超自然的精神，"镇尼"（音译，jinn，意为精灵）和人类一样，被创造出来是为了向真主祈祷。这精神灵的概念与当代流行文化中的神灵并不是没有关系，因为神灵既可以致病，也可以恢复健康。根据疾病的万物有灵论，疾病被认为是居住在人类中的灵性存在，在阿拉伯半岛各部落中广泛传播的偶像崇拜中大概可以找寻它的根源。然而，就像在其他社会一样，巫术或信仰疗法与医学治疗是补充或替代的关系，它们都主要基于人们的日常经验。草药和食物的药用价值是众所周知的，伊斯兰世界依然延续了这一习俗。随着时间的推移，其中一些物品也沾染了宗教内涵。椰枣是先知时代的主食，在一些伊斯兰国家已成为一种神圣的食物，特别是在宗教节日捐赠枣被认为是一种奖励。

从《古兰经》《旧约》《新约》中相同的术语和概念中，可以看出伊斯兰教、犹太教和基督教之间的相似之处，在医学领域亦是如此。阿拉伯人要么在波斯和拜占庭这两大帝国的管辖范围内，要么与他们有关系，因此在医学知识和实践方面也出现了一些相似之处。从当代阿拉伯诗歌所使用的希腊词汇就足见希腊医学的影响，从拜占庭和波斯帝国所属地域被伊斯兰人所占领的 100 年中，这一影响是在不断增加的。在口述文献中，我们可以找到一些有关人体器官的解剖学知识，如肝脏、心脏、脾脏、胃和肠。肝脏是饥饿、口渴和激情（包括愤怒）所在的地方，肾脏是贪婪的所在，智慧则是在大脑之中。先知建议用杯吸法（类似拔罐术）来治疗头痛，但按照大众哲学，小脑是记忆的所在，因此不宜在颈后进行拔罐。

盖伦－伊斯兰医学的原理

大多数伊斯兰医学手册都是综合性的，涵盖了病理学、病因学、药理学、解剖学、养生或健康恢复的准则等诸多方面。拉兹（Al-Rāzi，公元 865—925 年）将医学定义为"保护健康、对抗疾病和帮助病人恢复健康的艺术"。按照胡纳因·伊本·伊斯哈格·伊巴蒂（Ḥunayn ibn Isḥāq，al-'Ibādī，约公元 809—873 年）的理论，医学被分为理论和实践两个领域。阿维森纳（或伊本·西那，Ibn Sīnā 或 Avicenna，公元 980—1038 年）认为，所谓理论医学（ṭibb nazari）指的是学习医学的"原理"，如，发烧有三种类型，性情有九种类型；所谓实践医学（ṭibb 'amali）由实践的方法组成。"如，治疗热性炎症时，医生应该先使用一种能阻止炎症扩散的药物，然后再使用一种降温药物，最后使用润肤剂"。有时，实践医学等同于"动手"医学（manual medicine）。伊本·里瓦（Ibn Ridwā，公元 988—1061 年）认为，实践医学指的是研究骨折和脱臼的复位、切开、缝合、烧灼、穿孔、眼科和其他所有外科术式。医学手册大多先讨论了医学的首要原则和理论纲领，比如肿瘤、发热、症状、解剖，然后是探讨疾病防治药物的药理学和处方。

伊斯兰药理学的两个主要来源分别是狄奥斯科里迪斯（Dioscorides）的《论药物》（*On Medicinal Substance*）和盖伦的《论简单药物的效力》（*On the Powers of Simple Drugs*）。狄奥斯科里迪斯指出每一种物质（植物、矿物和动物）都具有一定的属性，如软化、温热、收敛、利尿和催吐。盖伦将药物的质量从弱到强进行了四个不同程度的细化，使每一种药物能进一步量化。辣椒比甘松热，因为它的热度是第三级，而甘松在第二级。医生对药性的判断并不总是一致的。例如，bannā' 在印度被认为性冷，但哈基姆·穆罕默德·谢里夫（Hakim Mohammad Sharif）认为即使酸的 bannā' 也并非不具有热性，而甜的 bannā' 被认为可以强身健胃，热性属第二级，干性属第三级。在治疗中，根据健康的状态或疾病的程度来选择药性适度的药物。拉兹建议，在治疗疾病时，最重要的是饮食；但如果病情太复杂，不能通过饮食治好，则根据病情的严重程度开具单方或复方药物。Arzāni，Qarābādin 来自希腊语，意为复合药。阿维森纳在《医典》（*al-Qānun fi'l-Ṭibb*，*Canon of Medicine*）第五卷专门讨论了这一问题，复合药之所以有必要，原因在于疾病通常是复杂的，往往是多个病理问题综合的结果。

体液在体内循环的观念似乎是日常观察到液体（血液和脓液）流出体外的投射。不过，融合了这一普遍概念的体液论是希波克拉底提出的，盖伦（公元 129—216 年）进一步完善了其形式。根据这一理论，人体是由三部分组成：器官（a'ḍā，'u ḍv 的复数形式），它们是实质性的；体液（akhlāt，khilṭ 的复数形式）和灵力（arvāḥ，ruḥ 的复数形式）。体液分 4 种：血液（dam）、黑胆汁（sawdā）、黄胆汁（safrā）和黏液（balgham）。每种体液

（khil ṭ）对应四种特质中的两种，又称气质（mizāj），其字面意思是不同特质的混合。血液对应热和湿，黑胆汁是冷和干，黄胆汁是热和干，黏液是冷和湿。如果某个人体内这几种体液特质和质量（khil ṭ 还有混合物之意）大体上是平衡的，则是健康的。体液失衡则会导致疾病，一旦恢复平衡就可以治愈。

除了人，宇宙间万事万物，都与体液学说有关，包括季节、行星、植物、动物和药物。由血液过多或腐败引起的炎症可用寒性药物予以治疗。每个季节都有其特定的气质和品质（冷、湿、热），可以致病也可以治病。据称，秋末冬初必有大疫。疾病的预后取决于月相和运动，与行星和黄道二十宫有关的矿物、植物和动物被收集起来，并被组合为药物，专门用于治疗星星引起的疾病。

希腊科学与伊斯兰医学

在 11 世纪中期，阿巴斯哈里发东部的内沙布尔市（Neishābur）有一位著名的阿卜杜勒·拉哈曼·伊本阿比·萨德克·内沙布尔医生（死于 1068 年），被大家亲昵地称为"希波克拉底第二"（Buqrāt-e Thāni）。希腊医生的名字作为头衔，在伊斯兰历史上是很常见的，可见希腊知识分子对伊斯兰教的影响。尽管学者们在细节上有所不同，但总的来说，他们支持这样一种观点，即希腊科学被伊斯兰教同化是前伊斯兰教时期希腊影响在伊斯兰教扩张地区的延续，这主要是由于亚历山大大帝征服马其顿后希腊文化的传播。除了以尼西比斯和伊德萨的聂斯脱利主义为代表的东正教（Eastern Christianity），琐罗亚斯德教（Zoroastrian religion）也受到希腊文化思想的影响，尤其是亚里士多德主义的影响。在蒙哥马利·瓦特（Montgomery Watt）看来，希腊文化传播的途径是倚赖亚历山大里亚（埃及）、贡迪沙布尔（伊朗西南）和哈兰（土耳其东南部）等不同学派的传统。但是，随着以亚里士多德哲学为主导的亚历山大里亚医学校经由教师和部分图书馆迁徙，于 718 年最早抵达安提阿，然后在一个世纪后至哈兰，最后抵达巴格达，其影响力才达到了顶峰。

根据乌尔曼（Ullmann）的说法，希腊科学传入伊斯兰世界的关键因素是地中海南部和东部的基督教化。随着基督教化，希腊语不再是通用语，希腊科学被翻译为当地的语言，比如叙利亚语、科普特语和巴列维语，随着伊斯兰教的出现，它们又被译成了阿拉伯文。同时，基督教化也改变了教学大纲，取消了诗歌、悲剧和史学，保留了哲学、医学和精确科学。乌尔曼指出，伊斯兰教尤其继承了这一趋势，因为伊斯兰神学鼓励采用这些科学，其逻辑和辩证法为伊斯兰教的教条提供了重要的基础。另外，迪米特里·古塔斯（Dimitri Gutas）发现希腊科学的整合并不是源于埃德萨学派和东方基督教传统智识发展的延续，而是在萨珊帝国的意识形态向伊斯兰教的转移，这鼓励了阿巴斯王朝将希腊科学译为阿拉伯文。

　　然而，我们不应忽视宗教对希腊文化持续性的反对。拜占庭帝国对基督教的皈依导致了东正教的发展，继而导致异教的希腊科学遭到取缔。类似的现象也发生在萨珊帝国。阿尔塔薛西斯一世（Ardeshir-e Pâpakân）的中央集权统治和琐罗亚斯德教的改革都试图消除其异教元素，此外，在帝国统治中发挥重要作用的琐罗亚斯德教祭司将除了琐罗亚斯德教和"亚里士多德之剑"（指古希腊的多神论和哲学）之外的所有的信仰也都取缔了。然而，与拜占庭不同的是，萨珊王朝出于政治原因接纳了非袄教团体。这一策略预示了穆斯林对待非穆斯林的方式。

　　与萨珊时期的折衷主义倾向相比，希腊科学之所以在伊斯兰世界最受欢迎，是因为经由新柏拉图主义，亚里士多德神学对其教义的阐释具有至关重要的意义，新柏拉图主义借鉴了亚历山大学派的观点，因为其基本信条与古兰经的一神论十分接近。Mu'tazilites 和 Ash'arites 之间的思想辩论和政治冲突以及传统主义的最终胜利，见证了伊斯兰作为宗教和政治权力的扩张与形成过程。以 al-Ghazzāli（公元 1058—1111 年）为例，他反对哲学但利用了哲学，见证新创建的动态扩张和伊斯兰教宗教和政治权力的形成。

　　哲学和医学之间的内在关系是基于亚里士多德的自然哲学（hikmat tabī ʻī），从阿拉伯语中的"医生"（hakīm，医生 - 哲学家）一词可见一斑。"本质"和"物质"的困境，它们的代际顺序，它们不同的特质和特点，人的灵魂和身体的组成，灵魂的恒常和身体的衰老，它们与宇宙的关联，亚里士多德所理解的它们与宇宙的联系，无不将医学中心置于伊斯兰科学的中心。因此，不意外的是，在翻译运动中，医学和占星术分别占据了第一和第二的地位。

　　据称，哈奈因·伊本·伊斯哈格（Hunayn ibn Ishāq，公元 809—873 年）翻译了不少于 129 部作品，其中大部分是盖伦所整理的希波克拉底文本，包括希波克拉底的《格言医学论》（*Foṣul Buqrat*）。他还翻译了亚里士多德的《范畴篇》（*Categories*）、《工具论》（*Organon*）和《物理学》（*Physics*），欧几里得的《几何原本》（*Elements*）以及柏拉图的《理想国》（*Republic*）。汇总起来，哈奈因把 95 本盖伦著作翻译成叙利亚语，39 本翻译成阿拉伯语，另外 70 本书被他的学生翻译成为阿拉伯文，6 本翻译为叙利亚文。其他多部希腊科学的著作是在哈奈因之前被翻译成了阿拉伯文。得益于这种翻译文化，许多希腊学者的论著虽然遗失了原版，但其阿拉伯语的版本却得以幸存下来。例如，盖伦的《论医生的检查》（*On the Examination of the Doctor*）在希腊并不知名，但这本书在亚历山大里亚和布尔萨有两个阿拉伯版本。盖伦对希波克拉底的评注《论空气》（*About the Atmosphere*）也是如此，其希腊文版本只留下了四个很短的段落，保存在奥利巴休斯（Oribasius，公元 320—400 年）的引注中。不过，在公元 9 世纪，哈奈因将这个评注翻译成为了叙利亚文，后来他的学生胡拜什（Hubaysh）又将其从叙利亚文翻译成了阿拉伯文。很多希腊文著作中遗失的篇章在阿拉伯文译本中得以幸存，如鲁弗斯（Rufus）21 个临床报告合集。除此之外，还有其他已经不复存在的希腊著作的阿拉伯文译本，我们通过后来的学者引用才了解它们的存在的。盖伦的《三段论》（*De demonstratione*）便是这种情况，我们是经由拉兹和伊本·鲁世德（Ibn Rushd，公元 1198 年）才得以知晓。

希腊医学与伊斯兰教的融合是伊斯兰教形成过程中的一部分："阿巴斯哈里发不允许神学家和那些对法律问题感兴趣的学者之间存在分歧和差异，他会迫使他们克服分歧，拥有共同的愿景"。从这个意义上讲，在伊斯兰世界，科学的发展（包括医学在内）与他们权力的确立以及伊斯兰教教义的阐释密切相关。这一过程影响了伊斯兰医学被认知和实践的方式。所有需要被同化的知识和技术都得到了宗教的祝福。在一些重要的典籍中，通常是在公元 10 世纪之后的典籍中会有一段介绍性的段落，引用先知或可兰经的语录来为医学知识加持，证明其教育是正确的。其中最常被引用的一句便是"科学是双重的：身体的科学和宗教的科学（Al -'ilm'ilman：'ilm al-abdān wa 'ilm al-adyān）"。有些作者甚至会声称，身体的科学（'ilm al-abdān）要比宗教的科学（'ilm al-adyān）重要得多，因为没有健康的身体，信徒将无法准确地践行他们的宗教。

伊斯兰医学文本的格式

伊斯兰学者通过翻译接纳了希腊的文学样式，搭建了伊斯兰教医学知识发展的脉络，并充实了医学教育的内容。哈奈因及其学生翻译的大多数医学文本都是由以教学为目的的评注和摘要组成的。哈奈因可能沿袭了亚历山大里亚的医学文献，主要包括盖伦的 16 部典籍和相应的《亚历山德里亚概要》（*Summaria alexandrinorum*）。阿维森纳《医典》的评注不下十三篇。通常，作者声称，他们评注的目的是澄清模糊的观点、纠正错误的医学观点或解释。尽管如此，在伊斯兰医学文献中，评注也是一种写作风格和方法，而不是为了做出批判。例如《质疑盖伦》（*Shokuk 'alā Jālinus*）是对盖伦的批判，结果遭到了 Ibn Abi Sādeq Neishaburi（以 Buqrāt thāni 著称）的批评。Ridwān 对盖伦的著作写了 6 部评注，尽管他本人认为评注文学是造成医学衰落的原因："概要无法涵盖盖伦所有的思想，而评注增加了医学学习的时间，分散了学生学习的注意力，因为他们必须将它们与原作放在一起比对阅读。"

伊斯兰医生采用一问一答的形式或以诗歌的形式再现医学格言，可见其他"前伊斯兰"文学形式也在被使用。哈奈因的眼科专著之一《眼睛问题之书》（*Masā'il fi l-'ayn*）专门讨论了眼睛的生理学和病理学，采取了问答形式，哈奈因另一部重要的著作《医学之问题》（*Masā'il fi l-ṭibb*）亦是如此。对大师的经典之作予以评注构成了大部分的海量伊斯兰文献，并且在古代晚期亚历山大里亚的医学圈是非常流行的。有些论著是由杰出的医生撰写的，采用了与希腊前辈们完全一样的标题。拉兹就学习鲁弗斯和奥利巴休斯也写了一本《无医可治》（*Man lā yaḥḍuruhu Tabib*）。这种方法一直延续到现代。在 18 世纪，阿奇里（'Aqili）所著的 Maj ma' al- javā me' 是一部医学文摘，其中收录了古典秩序中所有必要的信息。19 世纪中期，《论霍乱》（*vabā'iyye*）的删减本和完整本便让人不禁联想到公元 9 世纪 Ibn Sarābiyun 所著的《大小纲要》（*the Small and Large Compendiums*）。

随着医学文本的外部配置，希腊（特别是亚历山大里亚）发展出的各种医学范式、不同的医学学派（包括临床医学、解剖学和外科学）以及巫术/宗教和医学之间的关系都被传入了阿拉伯世界。亚历山德里亚医学派受到亚里士多德以及强调解剖学重要性的教条主义者的深刻影响。与更专注于临床和临床医学的鲁弗斯不同，盖伦融合了哲学、临床医学和解剖学，将教条主义和经验主义以及希波克拉底学派的各种取向综合在了一起。这种综合很重要，因为在希腊化时期，这些不同的取向是不可调和的，被视为相互敌对的派别。甚至希波克拉底学派的作者对体液学说的看法也不是一致的。这种分歧也使伊斯兰医生被划分成了不同阵营。公元 17 世纪，米尔扎·卡兹·本·卡谢夫（Mirzā Qāzi ibn Kāshef）曾为艾玛-丁·穆罕穆德（'Emād al-Din Mahmud）关于土茯苓的著作撰写了评注，在评注中认为物质不是单一特性的，而是由不同体液和特性的组合而成的，因此在治疗疾病时，用只具有一种相反特质（冷或热；湿或干）的药物是不恰当的。例如，土茯苓性属热，但被用于治疗同属于热性的梅毒（atashak），这在原则上是矛盾的。然而，事实上，土茯苓和其他很多物质一样，如小扁豆、玫瑰或葡萄酒，都是由具有不同特性的特质所组成的。

巫术与医学

巫术和咒语是前伊斯兰阿拉伯医学的主要特征。如公元 541 年的瘟疫流行被认为是敌人委托镇尼带来的。罹患发热的人被认为已被超自然的神灵渗透。这些信仰与偶像崇拜文化以及对事物和神灵的崇拜是吻合的，而这与穆罕默德宣扬的新一神教是相反的。因此，伊斯兰教反对万物有灵论和魔咒，就不足为奇了。但是，这种反对受到了宗教或政治启发，因此，在诊断和治疗方面，巫法只是披上了伊斯兰教的新外衣：上帝取代了巫术的道具。由于疾病是上帝带来的，那么只有他才能去除疾病。就像公元 6 世纪中叶的瘟疫一样，巫术在 14 世纪公众应对黑死病的流行中起着重要的作用。

以体液生理学为基础的新医学与旧的习俗达成的和解体现在了先知医学（medicine of the Prophet）中。这种现象为伊斯兰教中理性和非理性医学的融合或并置提供了理论框架。19 世纪中叶，米尔扎·穆萨·萨瓦吉（Mirzā Musā Sāvaji）关于霍乱（vabā）的论文第一章是以体液论为基础，专门研究了医学治疗的标准方法，在第二部分则专门讨论了霍乱预防和治疗的祈祷、咒语和"符咒"。在伊斯兰医学文献中理性医学和巫术医学始终并存的现象，证明伊斯兰文献大量借鉴了希腊文献的文体，同时也充分挖掘了上文所说的文化和社会遗产。盖伦的作品中确实存在巫术的成分，尽管在治疗方面以一种保守和温和的形式存在，然而，特拉勒的亚历山大（公元 6 世纪末）却允许人们在学习盖伦的同时充分发挥这些非理性的取向。同样地，我们可以发现医学典籍之间密切的相似性，如 *Mokhtaṣar-e mofid* 和 *Khavāss al-ashyā* 在疾病的治疗部分突出强调了某些具有神奇疗效的物品，而在阿佛洛狄西亚的诺克拉底（Xenocrates of Aphrodisias，约公元 70 年）的书中则推荐了一些使用人和动物的器官及分泌物的交感巫术来进行治疗。拉兹也推荐在某些疾病的治疗时使用交感巫术。

解剖学与外科学

解剖学是有关人体结构的理论知识，通过解剖实践来获得，用于外科、病理和医学治疗。被翻译成阿拉伯语的希波克拉底和盖伦的著作中涉及了所有这些医学分支。被翻译成阿拉伯语的解剖书籍包括《解剖全书》（*The Great Book on Dissection*）、《关于死动物的解剖》（*Dissection of the Dead Animals*）、《关于活动物的解剖》（*Dissection of the Living Animals*）、《关于希波克拉底论解剖》（*On Hippocrates Knowledge of Dissection*）以及《亚里士多德论解剖》（*Aristotle's Knowledge of Dissection*）。但这些文本均未收录在《亚历山大里亚纲要》中（该书汇编了伊斯兰世界的医学教科书）。

盖伦对通过解剖获得解剖学知识的重要性的论述，一直被伊斯兰医生反复强调。然而，这样的强调并不是因为解剖实践的必要性。虽然如阿维森纳《医典》和 al-Majusi 的 *Kāmel al -Ṣenā'* 等评论或概要都有包括解剖学的章节，但伊斯兰医生的作品中甚至没有一部能与盖伦的解剖学著作相媲美。解剖学的目的是了解神经、静脉和骨骼的位置及其相互关系，以避免在放血或接骨时出现错误。获得身体知识的目的也是为了理解造物主的神奇，并能够接受神祇。伊斯兰文献中的解剖学知识完全基于盖伦的发现，而解剖学家似乎对把它弄清楚并不关心，"因为盖伦已经充分地观察和描述了身体，他们不需要亲自进行解剖"。拉兹在《论医生的检查》（*Mihnat al-atibbā wata'yeenihi*）中特别指出，医学生除了要掌握理论和实践知识，还应该具备解剖学、活体解剖和天文学知识，这一点具有高度的意义。不过，据我们已掌握的资料，并没有拉兹亲自进行活体解剖或人体及动物解剖的记载。如此看来，拉兹之所以特别点到解剖或活体解剖，并不是因为他觉得有必要，而是因为盖伦曾在 *Examining Physicians* 中指出解剖的必要性。

伊本·伊利斯（Ibn Elyâs）所著的 *Tashrih-e Man Suri* 是唯一一部包含盖伦著作中未曾出现过的静脉、骨骼和神经插图的著作。在部分版本中，还补充了胎儿的插图。不过，伊本·伊利斯的插图是出自埃伊纳岛的保罗（Paul of Aegina，约公元 625—690 年），正如 Abul-Qasim al-Zahrawi（公元 936—1013 年）所画的外科插图就是临摹了保罗《缩影》（*Epitome*）的第六卷。在伊斯兰医学，唯一一本基于人体解剖的解剖书大概是猷哈纳·伊本·马萨维伊（Yuhanna ibn Masawayh）的《医学事典》（*Kitab al-Tashrih*），不过现在已经遗失。根据伊本·阿比（Ibn abi Usaybi'a）的记述，加之回历 221 年（公元 836 年 8 月）曾发生的一桩事件发现，伊本·马萨维伊养了猴子，其目的是"解剖它们，并就盖伦的问题写一本书"。但他放弃了自己的计划，因为"它们体内的动脉、静脉和神经太细了"。不过，在哈里发穆阿台绥姆（Al-Mu'taṣim）恩赐了一只大猴子后，他如愿完成了这一计划，他写出了一部连他的敌人都认为值得称赞的作品。

　　甚至伊本·纳菲斯（Ibn al-Nafis）发现的肺循环也不是基于此的解剖观察，而是思辨。根据伊本·纳菲斯对阿维森纳的《医典》的评注，阿维森纳继承了盖伦的观点，认为血液是通过分隔两腔的壁上看不见的孔从右心室到左心室，虽然盖伦也观察到了肺静脉分支和动脉之间有微小的连接。但伊本·纳菲斯认为：

　　　　"当右腔的血液变稀时，必须转移到左腔，左腔是产生元气的空腔。但两腔之间没有通道，不论是可见的还是不可见。因此，当血液变稀时，流经肺动脉进入了肺脏，在那里与空气混合。血液中最稀薄的部分流入了肺静脉，抵达心脏左腔，与空气混合后，变得适于产生元气。"

　　不过，伊本·纳菲斯的评注中的这种见解似乎是偶然的。事实上，伊本·纳菲斯（Ibn Nafis）本身是一名法学家，他明确地指出，"对宗教法律的否决和我们内在的慈善情感都阻止了我们进行解剖。这就是为什么我们愿意将有关内部器官的知识仅停留在前人的说法"。

　　伊斯兰医学中解剖的缺失常常被归因于宗教禁令。但是，《古兰经》甚至先知的语录中都没有这种禁令。这大概是由于技术或文化上的障碍，导致解剖实践无法实施。实验解剖学和动物解剖的障碍似乎是认识论的瓶颈。以调查和研究为基础的知识是希腊和希腊化医学的特点，而在伊斯兰世界中被以文本的传统、传播和权威为基础的知识所取代。阻碍医生调查身体内部的是"科学调查的自由"丧失了，科学调查违背了既得的（宗教）利益，而希腊化时期的异教文化使科学调查不受任何限制，如亚里士多德和盖伦所开展的研究。

　　外科涵盖了一系列的手术，从放血和正骨，从脓肿和疖子的切开引流到器官的切除。在伊斯兰世界，医生是知识渊博的人，从不会让外科手术的血玷污他们的衣袍。然而，这并不妨碍他们在书中插入一章关于外科的内容。这在中世纪的伊斯兰世界是很典型的，就连外科手术都是用文字来表述的，而不是在手术室里，而解剖学和解剖也是书本里的画框。大多数情况下，手术是在极端情况下发生的，比如战争期间或是以惩罚为目的的。哈吉姆·穆罕默德（Hakim Mohammad）所著的《外科》（*Zakhira ye Kamela*，或 *Jarrahiya*）一书，成书于 1642 年之前，书中共 30 章，涉及需要外科手术的 30 种伤害或疾病。不过侵入性的手术只涉及 2 种损伤。第 1 章讨论了剑、刀、箭和子弹造成的创伤，第 6 章"国王下令的惩罚"（*siyasat-e padishah*，译注：shah 是伊朗国王旧时称号，沙）列举了外科医生遵照国王的命令，要执行的一些外科手术，作为一种惩罚的手段，其中包括截断手、腿和阴茎，用烧红的烙铁（铁针）来烧灼角膜，剥夺视力。

虽然临床医学在伊斯兰学院派的医生中很受欢迎，但外科手术却留给了技术并不高明、通常没有解剖学知识的外科医生（jarrah）。西里尔·艾尔古德（Cyril Elgood）学习借鉴了摩苏尔（伊拉克北部城市）的 Amar b.'Ali 的做法，在他做手术时，只有两三个学生跟着他。艾尔古德将这与拉兹临床课堂上学生云集的状况进行了比较。扎哈拉维（Al-Zahrawi）因发明了很多种外科手术工具而得名，他就强调在他所生活的年代"医术高明的外科医生基本没有"，这与公元 10 世纪（他所生活的时代）伊斯兰世界医学地位之高形成了鲜明的对比。

医学行业

国家的支持对伊斯兰医学行业的形成至关重要。在阿拉伯早期，奥马亚德（Omayyad，661—750 年）和阿巴斯德（Abbasid，750—1258 年）会从他们征服的地区已有的医疗行业中招募医生。因此，他们中的大多数人都是基督徒或犹太人。国家的赞助在发展医学知识和文献方面也发挥了重要的作用。国家资助的翻译运动为医疗行业树立了典范——一个与国家或贵族紧密关联的典范。正如戈伊坦（Goitein）所指出的，几乎所有杰出的医生都忝列国王、苏丹、大臣或总督的随从。例如，叶海亚·伊萨·贾兹拉（Yahya b. Isa b. Jazlah，死于 473 年）之所以能够行医，是由于他皈依了伊斯兰教，巴格达首席大法官（the qadi al-qudat）给他提供了职位和薪水。他显然有这样一笔收入，支持他为病人治病，甚至免费提供药物。宫廷或贵族患者委托的主要医书后来以单行本的形式出售或供个人使用。宫廷医学对医学文献的影响是显而易见的，因为它关心的主要问题是饮食、保健、性交的益处和过度性交所造成的伤害以及发明新的复方药物来增加幸福感。例如，迈蒙尼德（Maimonides）的卫生学专著是为苏丹·萨拉丁（Sultan Saladin）的儿子写的，萨拉丁曾短暂地统治过埃及。

然而，医疗职业并不局限于少数在宫廷或贵族中任职的学院派医生或级别高的医生。根据罗森塔尔（Rosenthal）的观点，精英医生团体的存在表明一定有一个广泛的支持基础，向大部分穆斯林社会提供医疗服务。经典名著和其他不专业的书也涌现了一大批劣质的抄本，支持了这一观点。许多医学手稿都是用拙劣的手工抄写的，并且有拼写错误。大多数人认为自学就能掌握医学，可以用这种手册来用药或治疗他人的疾病，这可能会导致治疗或用药上的失误。伊本·里德万（Ibn Ridwan）或迈蒙尼德（Maimonides，出生于西班牙的犹太哲学家、科学家及神学家）都是自学成才的名医。

对于同时掌握伊斯兰和前伊斯兰科学的学院派医生和掌握基本医学实践知识的医生会有专门的术语予以区分，分别是医生-哲学家（tabib 或 hakim）和执业医生（multitabbib），不过学院派医生也经常会谦虚地称自己为 mutitabbib。根据盖伦的说法，"完美的医生也应该同时是一位哲学家"。然而，在实践中，人们很难给每一个类别都确定一个知识或技能的水平，尤其是在没有标准的学习方法的情况下。

能够掌握以上所述书籍的医生数量，甚至支付得起学费的医生是有限的。另外，大多数医生都感觉学一下小册子和基本的医学知识就够了，而不必阅读和学习这些所谓的经典文本。不过，除了传闻，关于这些从业者的数量并没有确凿的数据。根据伊本·奇夫提（Ibn al Qifti）的记载，公元 939 年成功通过宫廷御医 Sinan B. Thabit B. Qurra 考试的人数达到 860 人，此外还有一些不需要考试和为哈里发穆塔达尔宫廷服务的御医。考虑到教育和社会背景对医疗实践的影响，很难确定伊斯兰医学行业的界限所在。

外行的医学文本

现存的医学文献可分为学术医学文献和外行的医学文本。将民间医学和学术医学一分为二是不准确的，因为人们在学术文献和外行的医学文本中都能够找到民间医学的要素。盖伦医学在学术医学和民间医学中广泛渗透是由于它融入了伊斯兰世界观之中。学院派的医生虽然主要用理性的方法来进行教育和治疗，但有时他们也会用巫术或不理性的方法来治疗。《医学粹要》（*Mokhtasar f'il Tibb*）一书主要讲如何通过食物和饮食来治疗疾病并保持健康，'Abd al Malek b. Habib 就借鉴了先知医学的传统和希腊的体液理论。Mirza Musa Savaji 在 1853 年就写下了这样的观点：

"流行病（YDEÃ）的两个原因：①遥远/神圣的原因（asbab-e ba'ida），可能是上帝的意志，或者命运，或者是行星的影响，无论哪种原因，在这种情况下都应在通过布施、忏悔、祈祷和祷告寻求治疗；②近处/实在的原因，就像空气的腐败，（预防性的）解决方案是逃离污浊的空气，而他们也应该求助于祈祷和祈求来避开苦难以及其他预防措施，如催吐、催泻、闭尿和使用适当的饮食。"

不过，学术性医学文献区别于外行医学文本的是它们的质量、原创性和知识水平。有时，学院派的医生也会为不同类型的读者撰写著作。拉兹的《大陆》（Continent）和《天花与麻疹》（Smallpox and Measles）是基于长时间的临床观察所写。拉兹还写了一部名为《没有医生时怎么办？》（What to Do in the Absence of Doctor？）的书，显然是面向普通读者的。这本书也被叫做《致穷人的医书》（Medicine for the Poor），是给那些没有钱看医生的人阅读的。Allah Abadi 是 muhibb al atibba 的作者，他在书的引言中写道，他写这本书的目的是为了让读者在需要医生时知道怎么处理。

体液理论与民间医学的融合以及由有学识的医生采用的民间魔术疗法，都基于渗透到各个阶层的现有文化和宗教信仰。在这种情况下了解到医生并没有矛盾，把神奇的治疗和理性的医学结合在一起。也许，普通人和学医结合的社会框架应该归因于医疗职业在制度上是松散的。缺乏明确的机构和专业界定，使得各种医疗观念和做法得以结合，就像它有利于有学问和无学问之间的密切接触和对话一样。

先知医学

关于先知和伊玛目（Imams）医学的著作至少有 9 部，但其中只有少部分得以现存或者发表。Haji Khalifa 在 1658 年就曾提到 7 部著作，包括 Shiite Imam 'Ali b. Reza（约 765—818 年）和 Abd ar-Rahhman al-Suyuti（1445—1505 年）。在此基础上，还要加上 Shams al-Din al Zahabi（1274—1348 年）和 Ibn Qayyim al-Jawziyya（死于 1350/1351 年前后）的著作，Al-Suyuti 参考了这两本书。需要指出的是，先知医学是后世伪造的产物，通过几代哲学和意识形态的学者的一系列叙述而来。比如 Al-Suyuti 属于 15 世纪沙斐仪学派（Shafi'ī），精通希腊医学。Al-Suyuti 在 Tibb al-Nabbi 开篇第 1 章就介绍了体液医学、养生和六元素的病因学。另外，As-Sanowbary（死于 1412 年）在《医德智慧之书》（Book of Mercy on Medicine and Wisdom）一书中，简要地提到了体液理论，并引述了希波克拉底和盖伦的观点，但他的书大部分都是引用巫医和护身符疗法。

Al-Jawziyya 和 Al-Suyuuti 为每一疾病给出了体液论的描述、一种药物或一种食物，然后联系穆罕默德言行录（古兰经的补充）对它开示。例如，对于头痛，Al-Jawziyya 根据疼痛的解剖位置给出了不同的类型，然后列举了各种原因，如一种体液的优势、胃溃疡和胃静脉的炎症。治疗头痛的方法中先后列举了先知的说法、杯吸法和应用指甲花。指甲花可以抵消了上升到头部引起疼痛的热，因为指甲花首先是冷的，其次是干的。Al-Jawziyya 和 Al-Suyuuti 所写的 Tibb al-Nabbi 也证明体液医学的原则阐述谚语的先知。简而言之，所谓的先知医学的文献遵循了盖伦 - 伊斯兰医学手册的议程，并补充了先知传统的参考文献。

因此，先知医学并不反对希腊医学，不过，它认为伊斯兰教义包含了信徒所需要的所有知识。先知医学是希腊医学在融入伊斯兰世界的大趋势中发展起来的。这种同化是相互的。接受过盖伦 - 阿维森纳医学教育并信奉这种医学的医生也在他们的医学中引入了宗教概念。根据‘Aqili（18 世纪）的观点，医生应当学习其他科学，比如法理学（fiqh）和传统（hadith），道德哲学、逻辑、自然、科学、几何学、天文学、算术、占卜术和洞察术。

在民间医学的文献中也可以找到类似的联系。*Dallakiyya* 是一部关于沐浴的论著，作者在文中分享了两种不同的观点：第一种观点，沐浴是所罗门的发明，第二种观点，它是医生的发明。感染有时会归因于不干净的工具（如毛巾），或公共浴室中的死水，这些因素应该避免。然而，这篇论文也指出，水应该用火来加热，而不是引入热的矿泉水，因为矿泉水的温度或热量是来自地狱的。通过摩擦去除污垢，可以打开皮肤上的毛孔，有利于身体的挥发，同时也清除了撒旦穿透身体所需要的途径，即污垢。该指南还警告说，感染传染病的人不要使用摩擦手套或毛巾。卫生与宗教仪式总是交织在一起的。

对希腊医学的反对不是来自于先知医学，而是来自于传统主义学者对医学知识和实践的认识，这些学者本身便具有"理性主义"精神。比如，Ghazzali 是一名哲学家和神学家，他相信自然科学，包括医学在内，并在论述中会使用逻辑和辩证法，但他主张自然哲学家（Tbi‘iyun）看不到超越自然之外的部分，无法参透使自然运转的根本原因。他还认为，"知识"比信仰更重要，有知识的人比那些不知道就相信的人更接近先知。Ghazzali 并不反对医学，但认为单靠药物和医生是无法治愈疾病的，除非先知通过信仰或天使将正确的用法启示给了信徒。他认为：

> "人们认为（对于治病来说）只要按医生的处方买药并服用就足够了。这是错误的，因为在采取任何行动之前，医生应该先把最好的选择告诉病人，然后才是最好的而最有效的药物，对于它的剂量和使用时间，医生必须要得到神的启示。没有信仰和上天的启示，错误的治疗方法也会被误认为是正确的。信仰和神旨只能在天使的宝库中找到，而无法在任何药店里找到。除了祈祷，没有办法从天使的宝库中买到灵感（khazaneh-ye malaekeh）。"

现代阶段

从 18 世纪开始，所有造就"伊斯兰医学"特征并推动其在整个中世纪发展的因素也影响了它与现代西方医学的相遇。一个关键的因素是国家或君主的支持，没有这些支持，中世纪的伊斯兰医学就不可能发展成现在的样子。同样，在现代，没有国家的支持，现代医学的引进是无法想象的。医疗改革与其说是社会政治发展的推动，不如说是军事现代化的国家规划。正是国家规划带来了快速的制度变革，而不是理念上的变化。

医学现代化的形式、强度和程度取决于国家权力机构的结构或性质。至 19 世纪末，在突尼斯，随着殖民势力影响的日益扩大，当地医生的地位也得到了认可。在伊朗，当地医学的地位并没有下降，但与此同时，现代医学和宫廷中的西方医生越来越多地出现并受到尊重。穆罕默德·阿里所统治的埃及并非一个殖民国家，法国 Clot-bey 医生在埃及统治者穆罕默德·阿里的权威下，试图与当地医疗机构建立起和谐的关系，例如撰写阿拉伯语的教科书供现代医学研究之用。然而，在本世纪末，随着英国的占领，医学教育被认为是过时的，根据 1894 年一封书信的说法，在医学教学过程中，疗法使用的是欧洲的语言，而不是阿拉伯语，并且学校的教学人员无一例外被全部替换了。

虽然现代科学和生物医学的概念对于排挤传统盖伦医学至关重要，但制度因素也同样重要。他们在中世纪伊斯兰医学的消亡中扮演了更为重要的角色。每当传统医学得到社会、机构或文化的支持时，它就会存活下来，即使有必要进行一些重新的适应。其中的一个例子是先知医学，在穆斯林社区依然很受欢迎，甚至在西方社会。阿育吠陀和尤纳尼（希腊）医学在印度次大陆的生存和广泛实践与反殖民运动密切相关。它们被用作国家身份的代表和抵抗殖民科学及医学的象征。另外，在伊朗和土耳其等国家，传统体液医学失去了国家的支持，到 20 世纪中期，它不再占据主导地位。

比较中世纪将希腊医学在伊斯兰世界的传入与 19 世纪和 20 世纪盖伦 - 伊斯兰医学的现代化，其主要区别似乎在于前者是通过将伊斯兰教作为一种宗教或世界观的形成引入的，而后者是通过现代民族国家的形成而得到整合。在后续的发展中，由于宗教和信仰的关系，盖伦 - 伊斯兰医学在现代社会宣告失败。18 世纪后期杰出的医生穆罕默德 - 侯赛因·阿奇里（Mohammad-Hosein'Aqili）在向医学生推崇哲学、辩证法和逻辑的学习时，坚持认为这不应该被用来反对宗教，但对于加强伊斯兰法，是一种理解的手段，而不是一种根据自己的意志和观点开展个人和独立调查的手段。

结　论

盖伦 - 伊斯兰医学继承了希腊医学的风格并对其内容进行了再次挖掘和利用。学院派的"伊斯兰医学"的优势在于教学，而不是创新。阿维森纳和马居斯（al-Majusi）等作者是海量信息的伟大组织者，根据连贯的理论和分类，促进了信息的同化。现在的问题是，为什么"伊斯兰医学"把医学理论变成教条，并冻结了探究和观察的精神，而这些精神在希波克拉底和盖伦的著作中是最基本的，通过盖伦的著作被神圣化了。直到 18 世纪主张回归希腊本源的新希波克拉底主义出现才开始出现新的发展。

　　本章认为，伊斯兰医学是在发展过程中吸收了希腊医学才呈现如此的样貌。毫无疑问，进一步解释伊斯兰医学的发展需要东方伊斯兰世界和西方拉丁世界的智识史和社会史研究，同样，希波克拉底医学的出现也需要在古希腊深刻的社会转型中予以理解。

致　谢

　　本章是作为威廉信托基金资助的研究的一部分而准备的。我要感谢卢茨·里克特-伯恩伯格（Lut. Richter-Bernburg）对本文早期版本的深度解读。

（米卓琳　苏静静　译）

参考书目

Bos, G., *Ibn al-Jazzār on Sexual Diseases and Their Treatment: A Critical Edition of Zâd al-musāfir wa-qut al-Ḥā ḍir* (London: Kegan Paul, 1997).

———, *Ibn al-Jazzār on Fevers: A Critical Edition of Zâd al-musāfir wa-qut al-Ḥâ ḍir* (London: Kegan Paul, 2000).

Burnett, C., and D. Jacquart (eds), *Constantine the African and 'Alī ibn al-'Abbās al-Magūusī The Pantegni and Related Texts* (Leiden: Brill, 1994).

Conrad, L. I., '*Tâ'ûn* and *wabâ*': Conceptions of Plague and Pestilence in Early Islam', *Journal of the Economic and Social History of the Orient* 25 (1982), 268–307.

Crussol des Epesse, B. T. de, *Discours sur l'oeil d'Esmā'il-e Gorgāni* (Tehran: Presses universitaires d'Iran; Institut Français de Recherche en Iran, 1998).

Dols, M. D., 'The Origins of the Islamic Hospital: Myth and Reality', *Bulletin of the History of Medicine* 61 (1987), 367–90.

Good, B. J., *Medicine, Rationality, and Experience: An Anthropological Perspective* (Cambridge: Cambridge University Press, 1994).

Gutas, D., *Avicenna and the Aristotelian Tradition: Introduction to Reading Avicenna's Philosophical Works* (Leiden: Brill, 1988).

Jacquart, D., and F. Micheau, *La médecine arabe et l'occident médiéval* (Paris: Maisonneuve et Larose, 1990).

Maddison, F., and E. Savage-Smith, *Science, Tools and Magic*, 2 vols (Oxford: Oxford University Press, 1997).

Newman, A., 'Tashri ḥ-e Man ṣuri: Human Anatomy between the Galenic and Prophetical Medical Traditions', in Ž Vesel et al. (eds), *La science dans le monde iranien à l'époque islamique* (Tehran: Institut Français de Recherche en Iran, 1998; 2nd edn, 2004), 253–71.

Pormann, P. E., 'La querelle des médecins arabistes et hellénistes et l'héritage oublié', in V. Boudon-Millot and G. Cobolet (eds), *Lire les médecins grecs à la Renaissance: Aux origines dé l'édition médicale, Actes du colloque international de Paris (19–20 septembre 2003)* (Paris: De Boccard Edition-Diffusion, 2004), 113–41.

Savage-Smith, E., 'Attitudes toward Dissection in Medieval Islam', *Journal of the History of Medicine and Allied Sciences* 50 (1995), 67–110.

———, 'The Practice of Surgery in Islamic Lands: Myth and Reality', in Peregrine Horden and Emilie Savage-Smith (eds), *The Year 1000* (2000), 307–21.

Temkin, O., *Galenism: Rise and Decline of a Medical Philosophy* (Ithaca, NY: Cornell University Press, 1973).

注释

(1.) Lawrence I. Conrad, 'Arab-Islamic Medicine', in R. Porter and W. Bynum (eds), *Companion Encyclopedia of the History of Medicine* (London: Routledge, 1993), 1: 676–727; P. Pormann and E. Savage-Smith, *Medieval Islamic Medicine* (Edinburgh: Edinburgh University Press, 2007), 2; M. Ullmann, *Islamic Medicine* (Edinburgh: Edinburgh University Press, 1978), xi; D. Campbell, *Arabian Medicine and Its Influence on the Middle Ages*, Vol. 1 (Mansfield Centre: Martino, 2006), xi; De Lacy O'Leary, *How Greek Science Passed to the Arabs* (London: Routledge and Kegan Paul, 1979), 5. This edition is also available through Assyrian International News Agency, Books Online: http://www.aina.org

(2.) F. Rosenthal, 'Al-Biruni between Greece and India', in *Science and Medicine in Islam*, Variorum reprint (1990), 11–12.

(3.) Arthur John Auberry, *The Koran Interpreted* (Oxford: Oxford University Press, 1964), 79, 100, and 265–6.

(4.) Conrad, 'Arab-Islamic Medicine', 678–82.

(5.) G. E. R. Lloyd (ed.), *Hippocratic Writings* (London: Penguin Books, 1987), 166.

(6.) TheKoran, sura 51/.ayah 56.

(7.) Conrad, 'Arab-Islamic Medicine', 679.

(8.) Ullmann, *Islamic Medicine*, 2.

(9.) Kamal S. Salibi, *A History of Arabia* (Delmar, NY: Caravan Books, 1980), 27 ff.

(10.) The use of mil, or 'probe' (from Mele, a Greek term), in surgery is underlined by Pormann and Savage-Smith, *Medieval Islamic Medicine*, 7–8.

(11.) Ullman, *Islamic Medicine*, 2–3, 6.

(12.) C. Elgood, *A Medical History of Persia and the Eastern Caliphate* (Cambridge: Cambridge University Press, 1951), 64.

(13.) Cited in S. Hamarneh, 'The Physicians and the Health Professions in Medieval Islam', *Bulletin of NY Academy of Medicine* 47(9) (1971), 1088–110, at 1090.

(14.) Ibid.

(15.) Ibn Sinā, *Qānun dar Ṭebb* [*Canon of Medicine*], Persian translation, vol. i:3–4; Mohammad-Ḥossein 'Aqili, *Kholāsat al-ḥekmat* [*Digest of Medicine*], lithograph edn (Bombay, [1261] 1845), 2.

(16.) A. Z. Iskandar, 'An Attempted Reconstruction of the Late Alexandrian Medical Curriculum', *Medical History* 20 (1976), 235–58, at 243.

(17.) Pormann and Savage-Smith, *Medieval Islamic Medicine*, 52–3; Y. Tzvi, 'Another Andalusian Revolt? Ibn Rushd's Critique of al-Kindi's *Pharmacological Computus*', in Jan P. Hogendijk and Abdelhamid I. Sabra (eds), *The Enterprise of Science in Islam: New Perspectives* (Cambridge, MA/London: MIT Press, 2003), 354.

(18.) Hakim Mohammad Sharif-Khan, *Ta'lif-e Sharif*, Persian manuscript ([1206] 1792), Wellcome Manuscripts (WMS.) Per. 582, fol. 12.

(19.) Ḥamarneh, 'The Physicians and the Health', 1091. For a debate amongst early Islamic scholars on the qualities of drugs and their classification according to their potency, see Tzvi, 'Another Andalusian Revolt?'.

(20.) Mohammad Arzāni, *Qarābādin-e qāderi*, WMS. Per. 544, fol. 2a. *Qarābādin*, or *aqrābādin*, is a corruption of the Greek term *graphidion* meaning 'prescription'—Pormann and Savage Smith, *Medieval Islamic Medicine*, 54.

(21.) *Qānun dar Ṭebb*, 5: 229–30.

(22.) Campbell, *Arabian Medicine*, 4.

(23.) Emād al-Din Mahmud Shirāzi, *Resāleh*, Persian MSS, WMS. Per. 293(A), fol. 2.

(24.) *Qānun dar Ṭebb*, 1: 4.

(25.) Michael Dols, *Medieval Islamic Medicine: Ibn Ri ḍwān's Treatise on the Prevention of Bodily Ills in Egypt* (Berkeley: University of California Press, 1984), 100.

(26.) David Pingree, 'Astrology in Islamic Times', in E. Yarshater (ed.), *Encyclopaedia Iranica* (New York: Columbia University, 2008), see online version at http://www.iranica.com/articles/astrology-and-astronomy-in-iran-

(27.) Ullmann, *Islamic Medicine*, 15; F. E. Peters, *Aristotle and the Arabs: The Aristotelian Tradition in Islam* (New York: New York University Press, 1968), 35–47, 54.

(28.) W. Montgomery Watt, *Islamic Philosophy and Theology* (Edinburgh: Edinburgh University Press, 1962), 42–3.

(29.) Ullmann, *Islamic Medicine*, 7; Conrad, 'Arab-Islamic Medicine', 695–6.

(30.) D. Gutas, *Greek Thought, Arabic Culture* (London/New York: Routledge, 1998), Chapter 2.

(31.) Elgood, *A Medical History of Persia*, 37–8.

(32.) Michael G. Morony, *Iraq after the Muslim Conquest* (Princeton: Princeton University Press, 1984), 4.

(33.) Montgomery Watt, *Islamic Philosophy*, 46; Etienne Gilson, *La philosophie au Moyen Âge: des origines patristiques à la fin du XIVe siècle*, 2nd edn (Paris: Payot, 1952), 347–9, 352–7.

(34.) For a list of Hunayn's books, see: Dehkhodā, *Loghatnāmeh*, 6: 9226–7; Lucien Leclerc, *Histoire de la Médecine Arabe* (Paris, 1876), 1: 143–52.

(35.) Ullmann, *Islamic Medicine*, 31, 33–4.

(36.) Ibid. 36.

(37.) Peters, *Aristotle and the Arabs*, 19.

(38.) Montgomery Watt, *Islamic Philosophy*, 38–9.

(39.) 'Aqili, *Kholāsat al-Ḥekmat*, 3.

(40.) Ibn Riḍwān, *Useful Book*, MS. Tibb 483, 31, ll. 2–18, cited in Iskandar, 'An Attempted Reconstruction of the Late Alexandrian Medical Curriculum', 242.

(41.) Elgood, *A Medical History of Persia*, 139.

(42.) Pormann and Savage-Smith, *Medieval Islamic Medicine*, 15.

(43.) Conrad, 'Arab-Islamic Medicine', 706, 725, quoting Fuad Sezgin, *Geschichte des arabischen Schrifttums*, vol. 3: *Medizin—Pharmacie—Zoologie—Tierheilkunde bis ca. 430 H.* (Leiden: Brill, 1970), 65, 154, 258.

(44.) Mohammad Taqi Shirāzi Malek al-Atebbā, *vabā'iyye-ḥe Ṣaqira* [*Lesser Treaty on Cholera*] ([1283] c.1867); *vabā'iyye-he kabira* [*Greater Treaty on Cholera*] ([1251] 1835), lithograph edn, Tehran, Library of Majles.

(45.) Pormann and Savage-Smith, *Medieval Islamic Medicine*, 35.

(46.) V. Nutton, *Ancient Medicine* (London/New York: Routledge, 2004), 140; Ullmann, *Islamic Medicine*, 21; H. Ebrahimnejad, 'Jālinus', in Yarshater (ed.), *Encyclopaedia Iranica*, 14: 420–7; also available online at http://www.iranica.com/articles/jalinus

(47.) Lloyd (ed.), *Hippocratic Writings*, 27.

(48.) *Montakhab az resālah —ye Mirzā Qāzi*, WMS. Per. 293 (B), 1–4. Similarly, Hakim Mohammad Hāshem Tehrāni, writing about china root, calls into question the principle of treating a disease by the drug of a temperament opposite to that of the disease by stating that *teriaq* is hot but is beneficial also for diseases of hot temperament (*Eyn al-ḥayāt dar sharāye ṭ -e chub-e chini*, WMS. Per. 352, Fol. 6).

(49.) Conrad, 'Arab-Islamic Medicine', 683–4.

(50.) M. Dols, *The Black Death in the Middle East* (Princeton: Princeton University Press, 1977), 121–2. The saying attributed to the Prophet, (فان الذي انزل الداء انزل الدواء)('The one who sent disease sent also its remedy') echoes this concept.

(51.) Dols, *The Black Death*, 122.

(52.) Mirzā Musā Sāvaji Fakhr al-Atebbā, *Dastur al-a ṭebbâ fi ʿalāj al-vabā* [*Prescription of Physicians for the Treatment of Cholera*] ([1269] 1852), lithograph edn, Tehran, Library of Majles.

(53.) Ullmann, *Islamic Medicine*, 22; Conrad, 'Arab-Islamic Medicine', 682, 688.

(54.) Anonymous Persian manuscript, Medical Library of UCLA, MS 80 ([1240] 1824), fols. 3–48; Hakim Mohammad Beg, *Khavāa ṣṣ al-ashyā'*, WMS. Per. 10, fols. 3–9.

(55.) Ullmann, *Islamic Medicine*, 19.

(56.) Ibid. 44. Supernatural healing could be seen in almost all human societies. The practice of seeking cure during sleep with the hope of visiting the spirit of the healer in a dream, or leaving the sick at the temple of the healing god in ancient Greece, can be seen amongst Jews as well as Moslems—Max Meyerhof, *Studies in Medieval Arabic Medicine*, ed. by P. Johnstone (London: Variorum, 1984), Chapter 8, 'L'oeuvre médicale de Maimonide', 136.

(57.) This book has been translated into English from the extant Arabic version: Galen, *On*

Anatomical Procedure, trans. by W. L. H. Duckworth, ed. by M. C. Lyons and B. Towers (Cambridge: Cambridge University Press, 1962).

(58.) *The Fihrist of al-Nadim: The Tenth-Century Survey of Muslim Culture*, ed. and trans. by Bayard Dodge (New York: Columbia University Press, 1970), 2: 682–3. See also Ibn al Qifti, *Târikh al-ḥokamā*, Persian translation of 17th-cent. edn, ed. Bahman Dârayee (Tehran: University of Tehran Press, [1371] 1992), 179 ff.

(59.) C. Elgood, *Safavid Surgery* (Oxford: Pergamon Press, 1966), 23;ʻAgili *Kholā ṣat al-hekmat*, lithograph edn (Bombay, [1261] 1845), 4.

(60.) It is significant that even for refuting Galen's theory of the passage of blood between the two cavities of the heart, Ibn Nafis explicitly relied on Galen's anatomical dissection.

(61.) Cited in Gary Leiser, ʻMedical Education in Islamic Lands from Seventh to the Fourteenth Century', *Journal of the History of Medicine and Allied Sciences* 38 (1983), 48–75, at 68. On Rāzi see also Lutz Richter-Bernburg, ʻAbubakr Muḥammad al-Rhazi's Medical Works', *Medicina nei Secoli* 6 (1994), 377–92.

(62.) Albert Z. Iskandar, ʻGalen and Rhazes on Examining Physicians', *Bulletin of the History of Medicine* 36 (1962), 362–5.

(63.) Campbell, *Arabian Medicine*, 12.

(64.) Ibn al Qifti, *Tārikh al-Ḥokamā*, 514. Al-Qifti cites only one book on anatomy, but Ibn abi Uṣaybiʻa names another book of Masawayh on anatomy, *The Book of the Formation of Man and His Various Parts, on the Number of the Muscles, Joints, Bones, and Blood Vessels, and on the Causes of Pain* (Elgood, *Safavid Surgery*, 24).

(65.) Cited in Elgood, *Safavid Surgery*, 24.

(66.) Pormann and Savage-Smith, *Medieval Islamic Medicine*, 47; M. Meyerhof, ʻIbn An-Nafis (XIIIth cent.) and His Theory of Lesser Circulation', in *Studies in Medieval Arabic Medicine* (London: Variorum, 1984), 100–1.

(67.) Cited in Toby E. Huff, *The Rise of Early Modern Science: Islam, China and the West* (Cambridge: Cambridge University Press, 2003), 168.

(68.) Elgood, *Safavid Surgery*, 25; Huff, *The Rise of Early Modern Science*, 169; Conrad, ʻArab-Islamic Medicine', 712.

(69.) Huff, *The Rise of Early Modern Science*, (1993 edition), 1.

(70.) Techniques of surgery and surgical operations constitute a chapter in almost every compendium. See, for instance, the Zakhira of Jorjāni and the Canon of Ibn Sinā.

(71.) Ḥakim Mohammad, *Zakhirah-ye kāmela*, Persian manuscript ([1209] 1794), Library of the University of Tehran, no. 8825.

(72.) Elgood, *Safavid Surgery*, 19.

(73.) Albucasis, *On Surgery and Instruments: A Definitive Edition of the Arabic Text with English Translation and Commentary*, trans. M. S. Spink and G. L. Lewis (London: Wellcome Institute of the History of Medicine, 1973), 2 ff.

(74.) S. D. Goitien, 'The Medical Profession in the Light of the Cairo Geniza Documents', *Hebrew Union College Annual* 34 (1963), 177—cited in Franz Rosenthal, 'The Physician in Medieval Muslim Society', in *Science and Medicine in Islam: A Collection of Essays* (London: Variorum, 1991), 477.

(75.) Ibn al Qifti, *Tārikh al-ḥokamā*, 498–9.

(76.) Rosenthal, 'The Physician in Medieval Muslim Society', 477.

(77.) *Mofradāt-e Hendi* (*Simplesfrom India*), WMS. Per. 519.

(78.) J. Schacht and M. Meyerhof, *The Medico-Philosophical Controversy between Ibn Butlan of Baghdad and Ibn Ridwan of Cairo*, Faculty of Arts publication 13 (Cairo: Egyptian University, 1937), 77.

(79.) Leiser, 'Medical Education in Islamic Lands'.

(80.) Ibn al Qifti, *Tārikh al-ḥokamā*, 265–6.

(81.) David Waine, 'Dietetics in Medieval Islamic Culture', *Medical History* 43 (1999), 228–40: 233.

(82.) Fakhr al-Ḥokamā va Zubdat al-Ateebbā Ḥāji Mirzā Musā Savaji, *Dastur al-atebbā fi 'alāj al-vabâ*, lithograph edn (Tehran: Majles Library), 43–6.

(83.) Conrad, 'Arab-Islamic Medicine', 706.

(84.) Allāh Abādi, *Mu ḥeb al-Atebbā*, Persian MSS, WMS. Per 353, 1.

(85.) Elgood, *A Medical History of Persia*, 259.

(86.) Cyril Elgood, *Ṭibb-ul-Nabbi or Medicine of the Prophet*, Osiris 14 (1962), 33-192, at 40–1.

(87.) Pormann and Savage-Smith, *Medieval Islamic Medicine*, 74.

(88.) Ibn Qayyim al-Jawziyya, *The Medicine of the Prophet*, ed. and trans. Penelope Johnstone (Cambridge: Islamic Text Society, 1998), 63–8. See also Jalalu'd-Din Abd'ur-Rahman Al-Suyūṭī, *Medicine of the Prophet* (London: Ta-Ha, 1994), 100–1.

(89.) Mohammad Hādi al-'Alavi al-'Aqili-ye Shirāzi, *Kholā ṣat al-ḥekmat* (Bombay, [1261] 1845), 7.

(90.) Karim b. Ebrahim, *Resālah-ye dallākiyya*, Persian manuscript, National Library, St Petersburg, no. 434, fols. 6a, 7b, 23b, 24, 27, 43a.

(91.) Ghazzāli, *Makātib-e Fārsi*, 64.

(92.) Ghazzāli, *Book of Knowledge*, section I, available at http://www.ghazali.org/works/bk1-sec-1.htm

(93.) Mohammad Ghazzāli, *Fazā'el al-ānām min rasāyel ḥujjat al-eslām (or makātib-e fārsi-ye Ghāzzāli)* (Persian writings of Ghazzāli), ed. Abbas Eqbāl (Tehran: Ebne Sina, [1333] 1954), 63.

(94.) Nancy Gallagher, *Medicine and Power in Tunisia, 1780–1900* (Cambridge: Cambridge University Press, 1983), 1.

(95.) Anne Marie Moulin, 'Disease Transmission in Nineteenth-Century Egypt', in H. Ebrahimnejad (ed.), *The Development of Modern Medicine in Non-Western Countries* (London/New York: Routledge, 2009), 44.

(96.) 'Medical Education in Egypt', *British Medical Journal* (7 July 1894).

(97.) Conrad, 'Arab-Islamic Medicine', 717–18.

(98.) 'Aqili, *Kholā ṣat al-ḥekmat* ,6.

第十章

西欧医学史

哈罗德·库克（Harold J. Cook）

要用简短的篇幅来介绍西欧医学是一项艰巨的任务。因为它与我们通常所说的西方医学传统是迥然不同的。与"西方医学传统"（western medical tradition）相比，所谓"西欧医学"（medicine in Western Europe）更鼓励讨论快速多变的医学实践，这些实践是以保持健康和治疗疾病为目的的，前者指的是一套延续了数百年相互连贯的思想和实践，而这些思想和实践使西欧不同于其他地区。当然，从欧洲有文字记载开始，作者们对前面几代人的文本和传统是知悉的，并且会时不时地对前辈的工作予以评注，这一文学传统经由殖民主义、帝国主义和适应辗转传播到其他更多地区。在近几个世纪以来，来自希腊、罗马与基督教世界的文学传统共同形塑了所谓共同的"欧洲遗产"，这体现在医学或生活的诸多方面。自19世纪晚期以来，在欧洲、英国和美国建立了大量的医学图书馆，目的是把现代医学与这一学术传统联系起来。在冷战时期，"西方"逐渐开始代表一种文明的扩张形式，囊括了欧洲西部、加拿大、美国和日本，是以民主制为基石建立在科学和技术进步之上的发展体制。因此，西方医学传统指的是西方文明中最优秀的部分，最初植根于古代、繁盛于文艺复兴和启蒙运动时期，并在进步的现代主义取得了丰硕的成果。事实上，"现代医学"本身在很大程度上彰显了西方世界对改善人类物质和精神文明的承诺。

在过去，文明被认为是基于经典文本传统的大成，因此，西方医学传统也是根据一些重要的思想来爬梳的。西方医学传统起源于古典时期希波克拉底传统的理性医学，并被继承者发扬光大，在伊斯兰世界被重新发掘和整理，在中世纪经由翻译和评注重返欧洲，在文艺复兴时期被分析和凝练，从17世纪开始，逐渐发展成为科学医学，通过巴黎的医院医学、德国的实验室医学、英国的卫生运动和美国的研究机构，共同孕育出了今天强大的生物医学。在这一主干智识史的基础上，学者们又增添了职业化、疾病史以及近年来阶级、性别、种族和病人视角等的历史论述。为了从事西方医学传统的教学和研究，大部分的医学史学家以及队伍庞大的医疗专业人员已经掌握文本批评和档案研究的技能，几乎所有的医学史论述都是以此为框架，甚至当他们开始反对这样的方法，或者尝试在这一叙事中补充来自其他"传统"的经验时，亦难逃其窠臼。

然而，如果说西方医学传统是一种构想，那么找到另一种方式来重新讲述连贯的西欧医学史绝不是一件容易的事情。"医学"本身就是一个充满问题的范畴，它是基于多种活动之上的抽象，而这些活动本身随时空变化巨大。而且，宗教本身也很难定义，现在我们所称谓的"欧洲"并没有清晰的地理界限将其与亚洲区分开，在东欧和西欧之间亦是如此。与自然划分最接近的是语言，西欧是一片以德语、罗马语和凯尔特语为主，不断变化和渗透的地理范围。西欧也一直与世界上的其他地方保持融通。西欧的大部分领土可经海上航线数日抵达，此外还有多条可通航的河流，意味着这片欧洲次大陆只有极少部分可以被认为是内陆，可以相对容易地把人和货物从一个地方运送到另一个地方，或者穿越周围的海洋和东欧抵达对岸或其他地区，甚至在"科学"医学的近代，欧洲人与其他地区的商业、殖民和帝国关系共同促进了欧洲医学的成形。

那么，西欧不可能有关于医学的宏大叙事。笔者接下来将定位于某一主题，以把握整个西欧地区的变化。西欧某些医疗活动的传播方式是不同于其他大多数地区的，在过去的一千年中，"社团"（corporation）作为一种合法的形式发展迅速，使得许多非正式的社会建制成为了具有自我意识和稳定的实体。所谓正式的社会建制包括行会、大学、医学院、医院和实验室，集体但"私立"的商业。西欧医学的特别之处大概可以归结为：集体"传统"的身体化和经由个人身体代际传承的赋权。身体之所以能够适应关键的挑战而不失去自我的身份认同，是因为它不仅仅是一系列的观念、实践和个体。

习俗与做法

西欧与其他地方一直都是相通的。公元前 5500 年前后，最早来自从近东地区的农耕者迁徙到了东欧和中欧。但是，公元前 2000 年晚期至公元前 1000 年，西欧主要的印欧语系（包括凯尔特语、德语和意大利语）传入到东部地区。大约在公元前 2400 年，青铜时代早期的冶金术（在其他地方也已出现）开始出现于西欧的伊比利亚半岛，在接下来的1000 年，逐渐传遍了整个西欧。有健康问题的人们会向家人、朋友、邻居以及社区中在医学知识和实践方面享有盛誉的人求助。最近发现的新石器时代奥兹冰人（Ötzi，译注：1991 年在奥地利和意大利边界发现的一具古尸）便颇有指导价值，他生活在约 5000 年前，他身上的桦滴孔菌是一种有效的抗菌剂，抑或是一种驱虫剂（anthelminthic）。更令人惊讶的是，在奥兹的腰椎下段、左膝后侧、右踝有几处文身，有人认为这几处曾经被扎入某种东西用来缓解疼痛。如果像学者提出的，它的确是一种早期的针灸，则说明一些医疗实践在欧亚大陆是非常普遍的。医疗实践如此广泛地传播，不应使我们感到惊讶，因为人们不仅从遥远的地方来到欧洲，还从事某种商业活动，通过漫长的人类接触链运送珍贵物品。

稍晚的移民建立起了城邦，留下了文字记载，其中一部分现存于世。比如，罗马人主要鼓励将经验方法与宗教实践相结合的家庭医学，一些为一家之主编写的手册中会收录家庭医学的内容。的确，在塞尔苏斯（活跃在大约公元前 25 年—公元前 50 年）汇编的大部头中，医学部分保留了这部分内容，一般用《论医学》（De Medicina）的标题。但是其中大量的信息是塞尔苏斯等希腊医学家所掌握和理解的非希腊医学，总体来说，他的著作中主要混合了经验和宗教的治疗建议，同时期百科全书式的学者老普林尼亦是采取了这样的进路，记录了各种物质的药用价值。然而，以擅长哲学思辨闻名的说希腊语的外来移民也从东方来到了罗马。据说阿尔卡加萨斯（Archagathus）在公元前 219 年来到希腊，因医术精湛而被授予了公民身份，但是大约一个世纪之后，波地尼亚的阿克列比德（Asclepiades of Bythnia）成为一名声誉颇佳的"饮食"内科医生，他声称掌握了自然事件的根本原因，可以根据每个人的体质给出如何生活的指导建议，以保持或恢复健康。哲学在罗马也赢得了越来越多的尊重，公元 46 年，希腊医生和教师获得了罗马的公民身份，在罗马帝国，其他主要城市开始委派精通医学哲学的城市医生去帮助穷人并且给市府官员提供建议。事实上，因为希腊的哲学发展得特别好，讲希腊语的哲学医学家——帕加马的盖伦，在公元 161 年前后也游历到了罗马，并且在那里声名鹊起。在接下来的近 50 年，他写了很多百科全书式的著作，以清晰和准确的哲学语言提出问题、回答问题，并且犀利地回击他的对手，从而使得医学哲学前人和同辈人的作品被保存下来。

在罗马时期，也有许多新的治疗方法沿着长途贸易路线由国外引入西欧。比如，来自东南亚的丁香和胡椒似乎都是在公元 1 世纪前后首次出现在罗马人的烹饪食谱和药方中的。普林尼从东南亚来到埃及后，知道种植的蔗糖由于过于昂贵，只能用做药物。但是，很难将植物、动物和矿物的医学用途与关于人体功能的一般哲学原理匹配起来。就像百科全书一样，药物学著作仍旧是经验性的，即便是著名的百科全书作家迪奥斯科里得斯（约公元 65 年），他列出了大约 600 种药用植物，这些药物的来源和潜在的意义至今仍旧难以破解。

"罗马的衰落"（公元 410 年的城市洗劫便是佐证）同时意味着医学资料的衰落。包括希腊医学在内的古代哲学知识在罗马帝国的东部仍然存在，但是在讲拉丁语的西部仅保留下了很少的一部分。记录传统哲学和医学的地方之一是基督教的教堂。意大利某修道院团的创始人卡西奥多罗斯（Cassiodorus，公元 480—575 年）制定了一套规则，其中包括复制文本的要求，以确保一些文献可以被保存下来。这类修道院还建立了学校和医院，以照顾病人和朝圣者。然而，基督徒这么做主要是为了发展他们的宗教思想与实践，事实上，对"异教"哲学反对的声浪也在日益强烈。公元 600 年左右，塞维利亚的大主教伊多西（Isidore, Archbishop of Seville）试图将所有的知识囊括进《词源学》（Etymologies）中，其中包括学院医学，他将所有的内容压缩，篇幅相当于 300 页左右的现代印刷品。到公元 8 世纪末，西欧与其他地区的贸易跌至谷底。因为大多数人依赖于地方的药物和习俗，这些变化很可能表明其来源没有多少改变，不过阿尔卑斯山北部当地暴乱频发，人口数量大量下降，从公元 200 年的 1200 万人下降到公元 600 年的 1000 万人。

在公元 800 年左右，北欧也出现了进口香料，更多用于医药而非烹饪，并且与阿拉伯药理学相关的药物开始出现，这表明随着城市商业的复兴，这里的药典也在不断地发展。当盎格鲁 - 撒克逊人开始编纂手册时，在很多方面都与罗马先驱们类似，它们包含了大量的医学信息以及咒文、护身符和其他治疗方法。在公元 1000 年到 1348 年的几个世纪，这里相对繁荣，人口数量加倍。公元 10 世纪晚期，吉尔伯特（Gerbert）得以在修道院中为阅读拉丁文经典打下了扎实的基础，在历任权威领导下发挥自己研究和管理才能，帮助兰斯的大主教（Archbishop of Rheims）修订和扩充修道院的七艺课程，并升任教皇西尔维斯特二世（Sylvester Ⅱ）。在 11 世纪后半叶的意大利南部，他的一些追随者为文艺复兴奠定了基础，意大利南部是一个拉丁、拜占庭、伊斯兰和犹太文化交融的地区。在蒙特卡西奥（Montecassio）古老的本笃会修道院和萨勒诺主教附近，来自希腊和拉丁的知识被整理和概括后用于教学。一位名叫康斯坦丁诺斯·阿弗里卡纳斯（Constantinus Africanus）的翻译家出生于北非迦太基的一个商人家庭，曾在东方游历多年，公元 1077—1087 年，致力于将医学著作从阿拉伯文翻译为拉丁文，因此而赢得了传奇式的声誉。在接下来的一个世纪，克雷莫纳的杰拉德（Gerard of Gemona）成为最著名的翻译家，他和讲阿拉伯语和希伯来语的同事们在伊比利亚的宗教边界合作，将古希腊古罗马和伊斯兰世界的医学典籍翻译为拉丁文，包括盖伦的医学著作、阿维森纳的《医典》和拉兹的《医学集成》。

因此，透过西欧早期的医学史，可以看出人们主要依赖当地的医术和资源，以及口述传统，一些新的文本不断被挖掘，一些专注于医学知识和实践的从业医生也补充进来。医学知识可能通过家庭或学徒制不断向下传递。通过学习不同的文本和传统，凡是有志通过各种文本和传统来学习知识的人都可以走上这条道路，找到有声望的老师来学习，当感觉学成了，便会换下一位老师，可能最后停下来行医，然后自己招收徒弟。尽管当时有各种思想"学派"，但没有正式的医学校、学位或执照，仅有一些医学从业者，从可能会骨折的铁匠到熟知草药和法术的神婆，到兜售药物的商人，再到能够阅读（有时能写作）医书而自诩哲学家的人，许多都是承袭了那些遥远的先贤们的智慧。由于人、医学和思想的传播十分之广泛，这里几乎没有哪块土地可以与欧洲或世界的其他地方切断联系，事实上，无论是远距离的医学贸易，还是将阿拉伯文本翻译成拉丁文，都不难看出医学是生活的一部分，若是机会恰当，人们又是多么愿意借鉴和接纳它。

行会与方剂

学术复兴改变了西欧组织的性质，其后果之一便是发展了一种在其他地方不为人所知的事物，使医学群体集团化，即 corporation（行会、法人团体、公司主意）。今天，这个词广泛地被使用，主要指大型的商业公司，它被理解为一个法律虚体，允许一部人成为法律意义上的一个人或者一个主体（团体）。为了特殊的目的，他们可以像一个人一样起诉或被起诉，持有财产，承担特定的义务，行使特定的权利，但延续的时间远超过一个人一生的时间。在虚体内部，成员有其明确的权利和义务。行会不会依赖或代表某个人的观点，通常需要经过正式的讨论，依据其管理规则，以一个团队的方式来运作。虽然医疗创新是由个人创造的，但往往是由集体和正式组织接受这种创新，与以往研究进行融合和适应，再将其作为好的方法传给下一代，方能使之成为权威。换言之，现在有一种新的代理人或组织参与到医学互动中，这种代理人或组织具有长期记忆和多种能力。

到 11—12 世纪，城市以"行会"的形式来保障自己的权利已经很普遍了，在城市中，商人和手工业者通过建立从属的公司来保障自己的权利，在英语中通常称之为 guilds（行会）。在许多地方，如伦敦，公民权利（即授予一个人在城市法院出庭和选举投票的权利）本身主要是通过公司的成员资格授予的。工会反过来采取行动保护其成员的特权不受无执照营业者或公司竞争对手的侵犯。在早期的行会里可以发现一些从事医学职业的人，在接下来的几个世纪，他们分离出来并建立了他们自己的行会，尤其是一些理发师-外科医生、外科医生和药剂师（一些进口外国药物和香料的商人）。

同样地，早期大学的建立也是教师或学生获得行会权利的结果。在一些地方，许多人聚集在一起向老师学习，比如博洛尼亚就是一个法律教师和学生们的聚集地，学生们联合在一起形成了行会（大约在 1150 年，拉丁术语的大学 universitas 才开始使用）。到 13 世纪，借助要从博洛尼亚集体撤离的威胁，该大学获得了确定图书和宿舍价格、出台教育法规等的权利。反过来，教授们建立了他们自己的行会（collegium，学院），设定了团体的准入要求，最重要的是，由同行认定教授是否具有传授一门学科的基本能力。因此，他们建立了有效的执教资格分级制度，即艺术硕士学位，法学、医学和神学博士学位。由于大学是由学生参与办学的性质，如博洛尼亚、帕维亚和蒙彼利埃，教学上则倾向于强调实践研究，尤其是法学和医学。在更偏北的地方，更加强调哲学和神学的大学开始出现，它们是由教师而不是学生来管理的。巴黎便是最好的例子，巴黎圣母院的院长有权授予教师在教区任教的资格。随着大学作为学术中心的声望不断提高，学生们蜂拥而至，但并不是所有的学生都能进入有执照的教师门下，这导致许多教师在教堂法律管辖范围之外的塞纳河左岸（或拉丁区）任教。在 1200 年，学校和学生之间的冲突愈演愈烈，导致一些学生被杀害，法兰西国王颁布了一个法律声明，给予学生和教师特殊的保护，并认可了教师为独立的团体。二十年后，进一步的冲突使教皇授予教师和学生特权，并引入了正式的学业证书（即学士学位），这成为他们进入快速发展的教堂和国家机构的入场券。学院逐渐分成四部分：艺术、医学、法学和神学。在三个高等学院中，确保教学权利和学位的授予要基于利用从古至今的注解来评价和讨论古代哲学书籍内容的能力，其中医学主要是基于从阿拉伯语翻译过来的著作。大学里的医生行会，即医学院，不仅负责教学，而且也负责医学实践的规范。有时，若有医生拒绝遵守，则要缴纳罚金或驱逐出巴黎。在其他的大学城，也有类似的冲突。

在黑死病世界大流行期间，这类新行会的重要性是很显著的。在 1348—1349 年，黑死病第一次传入西欧，在接下来的 3 个世纪，黑死病又以流行病浪潮的形式多次出现。它最初是由从黑海归来的商人引入热那亚的，然后向外传播到欧洲其他大部分地区。少数地区逃过一劫，而其他地区的死亡率则接近 90%，据估计，整个西欧的总死亡率远远超过30%。直到两个世纪后，西欧人口数才恢复到黑死病前的水平。然而，到黑死病发生的时候，在许多大城市和许多大人物的家中都可以找到受过大学教育的内科医生和学徒制的外科医生与药剂师。在现代人看来更重要的是，许多欧洲城市开始实施检疫措施，由具有法人资格的医疗人员监督，以防止鼠疫患者与健康人接触。这些措施似乎对逐渐减少疫情的反复起到了重要作用，直到它在西欧消失。最近一次大暴发是在 1720 年的马赛。

尽管 14 世纪晚期和 15 世纪的流行病造成了大量的死亡，但商业和公司使欧洲的城市得以持续繁荣，也使其努力找到向南和向东绕过非洲抵达盛产香料的南亚和东亚的海上商路。在西欧，由于军事统治手段从封建征税转向使用由国家收入支付的工程师和炮兵军官，因此可征税的商业活动受到鼓励。一些商业利润被用于重新发掘古代的秘密，另一些则支持了机器制造业、建筑和美术方面的创新。到 15 世纪末，随着欧洲的商业版图拓展到了印度洋和更远的地区，甚至进入新大陆，关于世界的全新信息如潮水般迅速涌来，与此同时，人们对公认的观点也产生了严重的怀疑。这些发展的汇合，导致了所谓的文艺复兴，但是唯物主义价值观的传播意味着为拉丁基督教的未来而进行的抗争重新焕发了活力，在宗教改革期间，教会分崩离析，裂解为多个相互竞争的机构。

对于医学知识，对文艺复兴文本批判的结果是指引了许多经典被广泛地接受，但是商业利益也强调了精确信息的重要性。与此同时，来自亚洲和新世界的新物质也流于市场上，其支者持认为在治疗疾病方面，它们和以前发现的任何物质一样好，甚至更好。验证这些说法需要内科医生不仅通晓文本和哲学，还要像药剂师一样掌握自然细节方面的知识，甚至更多的知识，在此影响下，1514 年罗马的天主教大学设立了第一个本草学教席。到 16 世纪晚期，几乎每所有志求索最新植物学知识的医学院都试图寻找植物园。市政府会聘请内科医生撰写药典，帮助他们巩固比药剂师更高的权威地位，同时也拟定了经官方批准的药用植物清单。然而，对已被接受的治疗方法的挑战也来自类似的方面，比如来自加勒比的愈创木被普遍认为是梅毒的治疗药物，虽然土茯苓和随后的洋菝葜（也是源自美洲）取代了它。一些在医学方面提出创新方法的个人得到了广泛欢迎，他们经常利用印刷这种新媒介的优势来传播他们的观点。法国外科医生安布罗斯·巴累（Ambroise Pare，1510—1590 年）完成了一项非常成功的创新，他因记录了自己在军事战役中治疗火器伤的经历而广为人知。当时一般用热油灼烧来治疗，由于热油用完了，只好用一种温和的药膏（是他早期从一个江湖医生那里获得的配方）作为替代品，结果发现那些使用灼烧法的患者预后要差得多。有些从业医生提出促进人类健康的方法应该从个人经验中获取而不是单纯学习书本，尽管并不是所有的经验疗法都能取得相同的成功，但很多成功的案例有力地声援了这些医生们。对他们而言，行会内的医生会接受一些创新方法，有时会采用一些新的做法和理念，其他时候可能会退回到原来的做法，甚至试图扼制那些他们认为危险的做法。

行会内的医疗机构面临的最大挑战来自于医学化学家，他们的许多成功创新都基于在大学或协会中无立足之地的理念和实践。部分原因是它们与古典传统格格不入。罗马人已经知道玻璃制作等工艺，但是蒸馏等化学方法和其他分离、萃取的工艺在中世纪早期也从亚洲传入了欧洲（很可能起源于中国），但其经常被冠以阿拉伯语的名字，比如酒精（alcohol）、碱（alkali）和炼金术（alchemy）。到 13 世纪，蒸馏的仪器已经足够先进，能够提取出酒中的"精华"（酒精，生命之水，aqua vita）。到 15 世纪晚期，各种酒精（烈性酒）也都可以从植物中提取出来，制备出浓烈的香甜酒（cordials，本意是使心脏温暖且有力量）。其他加工重金属（如金和汞）的方法可以使其适于饮用，以增加其强身健体之效。许多炼金术士也在尝试制备一种称为"哲人石"的物质，希望可以从中可以提炼出黄金和长生不老药。在 16 世纪中期，瑞士医化学医生和宗教改革家帕拉塞尔苏斯（1493—1542 年）发表了一系列的著作，帕拉塞尔苏斯（Paracelsus，1493—1542 年）是他更被人所知的笔名，他的著作成为了争议的焦点。然而，医学化学获得了许多统治者的支持，如鲁道夫二世、伊丽莎白一世和菲利普二世，这些非经典的疗法和理念及其与异端分子如帕拉塞尔苏斯的相关性，也导致很多宗教、政治权威以及医学机构怀疑医化学这一医学分支的意义。

然而，随着时间的推移，隶属于行会的内科医生和药剂师也开始采用医化学派的疗法，同时以唯物主义驯服了激进主义。在 17 世纪早期，最有名的化学家、医生及贵族琼·巴普蒂斯塔·范·海尔蒙特（Joan Baptista van Helmont，1579—1644 年）进一步发展了帕拉塞尔苏斯关于生命灵力源于元气的观点，莱顿大学医学教授西尔维厄斯（Franz de le Boë Sylvius，1614—1672 年）也抛弃了之前关于非物质力量的假说。到了 17 世纪中叶，化学成为常规医学课程的补充课程，在进一步实验研究的基础上，他记录了发酵和泡腾（是第一个明确区分它们的人），并将物质分为固定盐、酸和"挥发性盐"（碱），它们可以在没有神秘力量的影响下相互反应。在 1675 年，法国皇家药剂师尼古拉斯·勒默里（Nicholas Lemery，1645—1715 年）出版了颇有影响力的教材，他在书中进一步抨击了炼金术士的"迷信"做法，并且根据构成物质实体的粒子大小和形状来解释化学反应。

我们还可以注意到，唯物主义在医学学习中开辟了另外两个著名的领域——解剖学和生理学。通过解剖检查死者的遗体始于中世纪晚期，一部分是因为修女和其他宗教团体试图在那些被认为特别圣洁的身体上找到不同寻常的印记，另一部分是外科医生，他们呼吁能够进行法医鉴定，找到猝死者的死因。到 14 世纪，在博洛尼亚大学，偶尔会有解剖学的公开讲座，比照教科书，找到书里所描述的器官。然而，到 16 世纪早期，医学教授及其学生们开始更加细致地研究尸体，目的是确认或否认新编古典教材的细节，并经常对过去的无知提出尖锐的批评。在这方面最为著名的是安德烈亚斯·维萨里（Andreas Vesalius，1514—1564 年），他在帕多瓦大学教授解剖学，编写了一部内容丰富、图文并茂的人体解剖学著作，即《人体构造》（*De Humani Corporus Fabrica*），1543 年在巴塞尔首次出版印刷。在不到一个世纪的时间里，新解剖学谨慎的唯物主义已经彻底颠覆了生理学理论，他们通过实验发现血液是在全身循环流动的，而不需要灵力的驱动。英国的威廉·哈维（William Harvey，1578—1657 年）在 1628 年出版了《心血运行论》（*De Motu Cordis et Sanguinis*），从根本上挑战了自盖伦时代就被接受的各器官之间相互依赖的理论对身体各个部分的作用提出了疑问，由他开展的一系列新的研究，之后在很多地方被延续。关于心血运动的原因也引发了很多质疑，哈维拒绝对此进行猜测，事实上，他反对使用灵气等旧的术语。对于许多思想家来说，哈维的论述是关键思想，即将身体视为一系列物质结构，而不再诉诸灵魂，为完整地描述身体提供了更多的可能性。如笛卡尔（René Descartes，1594—1650 年）对化学和解剖学有着浓厚的兴趣，他根据最新的研究以及自己的研究提供了一套身体的机械论解释。

在一些大学的医学院里，一种唯物论逐渐形成并持续存在，成为对人类的一些激进观点的新来源。如在莱顿大学，18 世纪初最著名的医学教授赫尔曼·布尔哈维（Herman Boerhaave，1668—1738 年）虽然有着非常坚定的宗教信仰，但是他认为真正的医学知识来自对物质事实的关注，所以理解事物的第一原因（译注：即上帝）并不是医生的事。朱利安·奥弗瑞·拉·梅特里（Julien Offray de la Mettrie）曾慕名来到莱顿大学，跟随布尔哈维学习，他提出了脑和神经系统的有机过程可以解释生命的全部特征。他的著作《人是机器》（*L'Homme machine*，1748 年）经常被谴责为是激进的感觉主义和无神论的源头。相反地，像哈勒的乔治恩斯特·斯塔尔（Georg Ernst Stahl，1659—1734 年）和蒙彼利埃的各种老师们继续明确提出，如果不援引生命灵的概念，生命过程是无法解释的。但是，他们也认为在发现新知识的过程中化学的和物理学研究也是至关重要的。

真正的知识是有形的，这种认识也促进外科医生在医学行业崭露头角。许多外科医生成为医学权威源于他们照顾了那些在数次战争中受伤的士兵和水手。其中用到的一些方法来自于新兴医院中发展的外科技术。比如在法国，1686 年，查尔斯 - 弗朗索瓦·费利克斯（Charles-François Félix，1650—1703 年）成功为路易十四实施了肛瘘手术（在无数个医院病人身上实验后），此后外科医生获得了新的合法性。在路易十五和路易十六统治时期，巴黎外科医生取得了和大学内科医生几乎相同的地位。在他们不断地接触到身体的过程中，外科医生也进一步树立了他们的唯物主义观念。

在医学行会的内部，新的疗法也标志着民间医学在医学行业内的驯化。比如，威廉·维瑟林（William Withering，1741—1799 年）在 1785 年的一本书中向学院派医生们介绍了使用毛地黄来加速血液循环的方法，不过这种方法最初来自于一个善用符咒和草药的传统郎中，是一个治疗水肿的复方。维瑟林认为疗效势必来自于处方中某种单方的物质属性，最后鉴别出了紫花毛地黄（Digitalis purpurea）的作用。为了预防天花的传播，也使用了两种来自民间传统的方法。一种是接种人痘，由玛丽·沃特利·蒙塔古夫人（Mary Wortley Montague，1689—1762 年）在 18 世纪 20 年代从近东和非洲引入英国，在 1798 年，爱德华·詹纳（1749—1823 年）公开发表了他对这种方法的改良，他不再用轻型天花进行接种，受格勒斯特郡挤奶女工感染牛痘后不再患天花的启发，他给受试者接种了牛痘，詹纳的"牛痘接种法"（vaccus 在拉丁语中是牛的意思）很快被接受，并传遍全世界。

换句话说，到 18 世纪，宗教机构的权力在逐渐衰弱，医疗商业和服务于国家的医疗团体权威不断提高，甚至教授们也同意医学知识的基础已经更新为经验的和实验的研究，至少在某些情况下，动物身体的功能和治疗可以不用没有肉体的灵魂来解释。但在这一时期，实践创新、个人创意、大学内的集体辩论和不断增加的其他医疗机构，其管理结构往往会给予其成员安全感和自信心，使这些观点被内化为新的主流学说，并蓬勃发展。

民族国家与医学化

从 18 世纪末到 19 世纪末，西欧被城市化、工业化和殖民主义所改变，从 19 世纪晚期以来，又被民族国家所改变，民族国家为大部分市民提供了物质利益，包括医疗服务。医学唯物主义为欧洲以及其他地区生活条件的改善提供了实证和理论框架，但是医疗关系本身越来越多地依赖于公共服务的提供和管理，从医院到健康保险。当然，非正式医患关系的依然存在、财富经由税收实现再分配以及通过官僚制度对医疗许可和医疗费用报销的控制，无不赋予了国家政府更大的权利和责任。在以最惠及市民为目的做出改变时，部长们认为实验室科学和其他唯物主义知识领域是做出选择的适宜工具。因此，国家试图把许多问题置于医学的名义下来解决，甚至通过人口和疾病的数据来衡量国内政府的治理是否成功。在过去一个多世纪中，生活的"医学化"被认为是集体知识为国家服务的权力标志。然而，至少是在西欧，医学化可能是行会和专业组织不断拓展和膨胀的结果，他们继续保护其组织成员的利益以及他们病人的利益，至少在他们看来是如此。

造成现代社会变革最重要的原因当属人口革命，人口革命最初是由出生率高而非死亡率下降所引发的，尽管有人移民国外（尤其是去美国），西欧人口仍然从 1750 年的约 1 亿 2000 万增加到 1850 年的约 2 亿 6500 万。人口压力加速了农业革命、工业革命、城市化、移民以及创造财富和贫困的步伐。1830 年，可怕的霍乱流行第一次在欧洲出现，随后一系列流行在 1847 年、1853 年和之后暴发，并不断地引发公共危机。许多政府开始介入，采取更好的措施来救助穷人，包括医疗救助。一如往常，欧洲与世界上其他地区的紧密联系产生了重要的影响：许多欧洲国家的应税财富中很大一部分来自海外贸易和殖民地，这使对公共设施的改善成为可能。

许多国家的政策依赖于对人口数据的大量收集；从 18 世纪晚期，很多国家开始强制性进行常规人口普查。统计学研究不断发展。比如，在 19 世纪早期，路易斯·维勒梅（Louis Villermé，1782—1863 年）在收集数据的基础上开展了公共卫生研究，最初是军队，其次是监狱犯人，最后是巴黎附近的社区，从中试图分析各地死亡率的差异。他认为导致疾病（和高死亡率）的主要原因是肮脏，进而将肮脏与贫穷联系起来。在 1839 年，英格兰委派威廉·法尔（William Farr，1807—1883 年）担任登记总监，负责这项关于死亡原因的研究；大概在同一时间，新任济贫法委员会主席埃德温·查德威克（Edwin Chadwick，1800—1890 年）委托了一份初步报告和随访研究，进一步研究疾病与贫穷之间的关系。他的《大不列颠劳动人口卫生状况调查报告》（*Report on the Sanitary Condition of the Labouring Population of Great Britain*，1842 年）证明了疾病与贫穷的关系，提供了功利主义的建议，即对控制疾病的措施进行公共投资作为拉低贫困率的方法，为疾病买单。弗里德里克·恩格斯（Friedrich Engels，1820—1895 年）因所见所闻而变得很激进，他在 1845 年发表的宣言《英国工人阶级的劳动条件》（*The Condition of the Working Class in England*）中大量引用了查德威克的报告，宣言的结论是，既然社会很清楚会导致早亡和非自然死亡的生活条件，他们的死亡应该被视为有预谋的谋杀。截至 19 世纪 50 年代中期，在伦敦街头出现了市府委派的卫生医学官员，很快其他地区也出现了类似的官员，充当政府官员在当地的耳目。虽然在其他国家类似的安排会有细节上的差异，但不断增加的城市人口、贫穷与疾病负担，使得医学情报的收集对于政府来说至关重要。

到了 19 世纪 50 年代，疾病原因的论述主要集中在无处不在的污染物上。1847 年，在维也纳，伊格纳兹·塞麦尔维斯（Ignaz Semmelweis，1818—1865 年）证明了用含氯的漂白粉洗手可以防止将致病的颗粒从停尸间带到产房。在 1854 年，伦敦大规模暴发霍乱，约翰·斯诺（John Snow，1813—1858 年）将许多人死于该病的原因归结为宽街的一个水泵，并将其手柄移除，随后附近地区的死亡率大幅度下降。1853 年至 1856 年，在克里米亚战争期间，弗洛伦斯·南丁格尔（1820—1920 年）在大不列颠医院也开始了与污垢和疾病的斗争，成功降低了医院的死亡率，在随后的卫生运动中，将新鲜的空气和整洁的环境列为第一准则。大规模的公共工程项目解决了塞纳河和泰晤士河等散发着巨大恶臭的城市河流，将有机污染物疏导出去，并用管道输送干净的水。尽管很难准确地估计污水处理和供水工程对改善城市疾病和死亡的重要性，但 1892 年的汉堡给很多人上了重要的一课，当时汉堡由于霍乱流行遭到了毁灭性的打击，其根本原因就是之前没有投入足够的资金来净化水源。

从 19 世纪 60 年代开始，从有机污物到"细菌"的思维转变进一步帮助政府更准确地找到许多传染病的致病原因。这又是一种新的行会组织形式，即实验室团队的产物，由国家、大学以及慈善基金所支持。这种观念也起源于一系列大学、医院和农业研究机构中生理学和化学的发展。在 1838 年和 1839 年，施莱登（Matthias Schleiden，1804—1881 年）和施旺（Theodore Schwann，1810—1882 年）提出，生物体的所有部分包括牙齿，都是由细胞产生的。19 世纪 50 年代中期，鲁道夫·魏尔肖（Rudolf Virchow，1821—1902 年）进一步提出了细胞病理学的概念（在他看来最终终结了体液病理学），疾病的位置总是可以在细胞中找到。然而，疾病可能是由细胞有机体所致的理论是由化学家路易斯·巴斯德（Louis Pasteur，1822—1896 年）提出的，他认为应该用自己的知识来为国家服务。为了验证古代的自然发生说，他通过设计精巧的实验，证明微生物不会简单地从人类赖以生存的空气和营养物质中产生，而是源于漂浮于空气中的其他微生物。19 世纪 70 年代晚期，由政府资助的德国医生罗伯特·科赫（Robert Koch，1843—1910 年）更有说服力地证明了微生物的生命周期以及它是如何导致炭疽发生的。19 世纪 80—90 年代，越来越多的实验室研究者发现很多疾病都是由细菌引起的。欧洲殖民地被发现是开展此类研究最好的场所。

细菌理论对公众健康具有重大影响。由政府资助的现场调查员们得到了实验室的支持，传染源可以被令人信服地鉴别出来并清除；通过化学处理的废物可以避免细菌的传播；供应肉、奶和其他食物的来源可以被检查，如果发现对港口有危险的病菌则直接中止交易；在家庭和厨房开展向细菌宣战的群体活动；疾病的携带者可以被发现并得到治疗，甚至在没有患病体征的情况下（如伤寒）。一些措施可能具有争议性，但是一些作家，比如慕尼黑的卫生学教授马克斯·约瑟夫·冯·佩滕科费尔（Max Joseph von Pettenkofer，1818—1901 年）认为，狭隘的接触传染论（如细菌理论）是错误的乐观主义，只会削减我们克服贫穷和恶劣生活条件的努力，从而损失了其对健康促进的正面作用。为了证明这一点，他公开吞下了一小瓶霍乱弧菌，而没有产生任何不良反应。

这种新的实验室科学迅速地得到了政府当局的支持，他们认为它将可以预防富人和穷人深受传染病肆虐的苦，从而解决许多问题。实验室方法的发展作为临床医学的辅助手段，也为政府提供了经由科学医生教育、维持社会运转和分配社会资源的可能性。经由官僚机构控制的医疗监管、医疗保险和全社会使用的医院医学的发展，逐渐形成了一种新的统一的医疗职业。它有时会将优秀医生和普通医生对立起来，前者希望保留自己的专业自主性，后者则欢迎国家财政支持。它还建立了一个相对昂贵、有效、以科学为导向的医学，并成为批评其他医学的标准。

在19—20世纪，医院变成了科学医学的主要场所之一。在欧洲大部分地区，这些为病人设立的医疗机构是政府为穷人提供服务的一部分，但这种情况在19世纪末发生了转变。随着麻醉和无菌手术的发展、护理的专业化、实验室诊断技术和治疗技术的普及，越来越多的普通人开始考虑走进原本只为穷人服务的医院，并为治疗支付费用。在同一时期，医务人员开始控制住院标准。由于大量技术困难的诊断和治疗制度得到发展，医学将更多的注意力转向了那些需要专门服务的病人，医生也成为医院董事会中更为常见的成员。在所有的西欧国家，更复杂的外科手术需要专门的手术室、受过良好培训的医疗团队和专门的术后康复手段，受到了更多的重视。附属的实验室也同样如此，这些实验可以对许多疾病进行明确诊断，引入X射线和其他电器设备进行放射治疗，（在第一次世界大战之后）进行血型鉴定和血库的建立等。随着"最好"的医疗服务与最"先进的科学进展"越来越紧密地联系在一起，医院从中获益，在激励机制下从业医生选择进入医院，或者至少为他们的病人争取入院权。

这些空间有助于形塑新的医学专业。在不同国家，医学行业的状况存在细节上的差异，但可以观察到在整个西欧却都是一致的。比如在英国，虽然旧的行会团体得以幸存，1858年《医疗法案》（Medical Act）设立了医务委员会（General Medical Council），以监督不同团体的认证过程，并为所有合格人员建立正式的"名录"。在德国境内，大学认证和国家考试都是很普遍的，到19世纪，多项法律严格地禁止任何未经国家批准的人开业行医。因此，政府也越来越多地为国家认可的专业人员调整补偿方法。1883—1911年，德国、奥地利、比利时、法国、丹麦、挪威、瑞典和英国先后通过了国家健康保险的立法，为疾病、事故、老年人和死亡提供报销。希望参加保险制度的医生通常可以依靠稳定的收入作为大量繁重工作的报酬所得，不过，医生与官僚体制之间在医学治疗上产生冲突的可能性也在攀升。从20世纪初开始，国家政府通过建立食品和药品监管制度，来干预医疗市场。这些措施，再加上在公共卫生和环境卫生方面的巨大投资产生了深远的影响，20世纪的疾病负担从传染病转移到了慢性病。

然而，到20世纪初，西欧已经被"医学化"。由政府资助的科学医学不仅逐渐主导了传染病预防措施，而且控制着卫生保健的提供、食品和药品的监管甚至普通人寻医就诊的行为。在第二次世界大战的危机和后续福利制度的刺激下，西欧医学变得愈加科学，更多地受到官僚体系的控制，不过，自20世纪60年代后期以来，在政府提供医疗护理的整体框架下，以病人为中心的进路得到了更多鼓励。另外，随着政府参与调控和支付，甚至控制提供卫生服务的医学机构，负责监督医学教育和培训、拟定职业伦理和标准的专业学会对新观念和新方法的认可已变得越来越无能为力了，对丧失专业自主性的恐惧在20世纪仍然强烈。

结　论

当代世界的简单模式往往会将私人与公共置于对立的两端，将政府提供的医疗保健与个人支付的医疗保健相对立。很显然，这太过简单化。当需要的时候，人们仍然常常依赖自己、家庭、朋友、邻里和就近的从业医生，他们可以通过返回好处、其他的个人信用或支付的方式得到补偿。但是他们也会求助于"正规的"医疗从业者，也就是那些受行会或政府机构监管的医生。从公元 11 世纪开始，各种类型的行会承担起为其成员和其他从业者予以认证和许可、检查和监督的责任。政府——最初是市政府，后来是国家政府，发现可以让行会参与其中并调节彼此之间的纠纷，让这些"私人"机构出于公共利益的考虑与之结盟，这是符合自身利益的好办法。在近几十年，病人可能只会去找那些可以通过保险和公共支付报销的从业者，这些从业者由国家政府监管或者由财政收入支持，另外，这些病人也只会光顾由政府监管和资助的诊所或医院。在这个意义上，医疗救助的层次逐渐从私营发展到公立，支付方式也从非正式转向货币，再到公共投资。然而，从业者和教育者对专业行会的重要性依然十分重要，行会可以动员其成员开展志愿工作。西欧人一直与其他地方和实践密切联系，很多知识和财富也应该归功于他们。但是，在法人团体的法律形式中，其成员从事医疗活动逐渐形成了一种公民身份，拥有相关的责任和特权，这也是西欧医学中可以看到的最重要的和持久的遗产之一，不管他们现在是否正受到民族国家新组织形式威胁以及威胁的程度。各国政府在医疗服务和公共卫生基础设施建设问题上，从未像以往那样严格地对公众进行审查。医学当然不再是私人的事情，不过它也不单纯是一项公共事务。

然而，对于西欧医学，以下几点可能是确定的：当居住在该地区的人们在试图预防、缓解或减轻身体和精神的疾患时，他们总是以各种各样的方式这样做。然而，作为构成公共生活组成部分的某种合法形式的发展，不仅使长期存在的行会机构得以延续，并且使其成为了一种构建人、活动和思想集合的组织，就是我们所谓的医学。以行会团体为中心的医疗活动影响着精力和资源的动员和花费，进而催生了一种官方的正规医学，构建了其他的想法和实践的讨论，并进一步影响着政治经济和人口的发展，将健康作为善的衡量标准之一。在思考西欧医学史时，或许可以不将"观念"和"实践"视为医学传统中不同的子集，而是将它们视为以祛病延年为目的的努力和工作组织化的抽象概念。

（苏静静 译）

参考书目

Brockliss, Laurence, and Colin Jones, *The Medical World of Early Modern France* (Oxford: Clarendon Press, 1997).

Carlino, Andrea, *Books of the Body: Anatomical Ritual and Renaissance Learning*, trans. John Tedeschi and Anne C. Tedeschi (Chicago: University of Chicago Press, 1999).

Delaporte, François, *Disease and Civilization: The Cholera in Paris, 1832*, trans. Arthur Goldhammer (Cambridge, MA: MIT Press, 1986).

Evans, Richard, *Death in Hamburg: Society and Politics in the Cholera Years 1830–1910* (Oxford: Oxford University Press, 1987).

Fissell, Mary E., *Patients, Power, and the Poor in Eighteenth-Century Bristol* (Cambridge: Cambridge University Press, 1991).

Geison, Gerald L., *The Private Science of Louis Pasteur* (Princeton: Princeton University Press, 1995).

Gradmann, Christoph, *Laboratory Disease: Robert Koch's Medical Bacteriology*, trans. Elborg Forster (Baltimore: Johns Hopkins University Press, 2009).

Hamlin, Christopher, *Public Health and Social Justice in the Age of Chadwick: Britain, 1800–1854* (Cambridge: Cambridge University Press, 1998).

Hardy, Anne, *The Epidemic Streets: Infectious Disease and the Rise of Preventive Medicine, 1856–1900* (Oxford: Clarendon Press, 1993).

Harrison, Mark, and Biswamoy Pati (eds), *Health, Medicine and Empire: Perspectives on Colonial India* (New Delhi: Orient Longman, 2001).

Nutton, Vivian, *Ancient Medicine* (New York: Routledge, 2004).

Park, Katherine, *Secrets of Women: Gender, Generation, and the Origins of Human Dissection* (New York: Zone, 2006).

Porter, Dorothy, *Health, Civilization, and the State: A History of Public Health from Ancient to Modern Times* (London: Routledge, 1999).

Risse, Guenter B., *Mending Bodies, Saving Souls: A History of Hospitals* (New York/Oxford: Oxford University Press, 1999).

Webster, Charles, *Paracelsus: Medicine, Magic and Mission At the End of Time* (New Haven, CT: Yale University Press, 2008).

注释

(1.) Lawrence I. Conrad et al., *The Western Medical Tradition, 800 BC to AD 1800* (Cambridge: Cambridge University Press, 1995); William F. Bynum et al., *The Western Medical Tradition 1800 to 2000* (Cambridge: Cambridge University Press, 2006).

(2.) For one clear formulation of the ideology, see the later edition of a book first published in 1960, W. W. Rostow, *The Stages of Economic Growth: A Non-Communist Manifesto*, 3rd edn (Cambridge: Cambridge University Press, 1990).

(3.) See, for instance, the definition of 'civilization' in Marshall G. S. Hodgson, *Rethinking World History: Essays on Europe, Islam, and World History*, ed. Edmund Burke, III (Cambridge: Cambridge University Press, 1993), 81–5.

(4.) For some recent examples, see Conrad et al., *The Western Medical Tradition*; Bynum et al., *The Western Medical Tradition 1800 to 2000*; Roy Porter, *The Greatest Benefit to Mankind: A Medical History of Humanity* (New York: Norton, 1998); Jacalyn Duffin, *History of Medicine: A Scandalously Short Introduction* (Toronto: University of Toronto Press, 1999). For further accounts of the historiography, see Frank Huisman and John Harley Warner (eds), *Locating Medical History: The Stories and Their Meanings* (Baltimore: Johns Hopkins University Press, 2004).

(5.) Paolo Palladino and Michael Worboys, 'Science and Imperialism', *Isis* 84 (1993), 91–102, Shula Marks, 'What is Colonial about Colonial Medicine? And What Has Happened to Imperialism and Health?', *Social History of Medicine* 10 (1997), 205–19; Warwick Anderson, 'Postcolonial Histories of Medicine', in Huisman and Harley Warner (eds), *Locating Medical History* , 285–306.

(6.) L. Capasso, 'A Preliminary Report on the Tattoos of the Val Senales mummy,' *Journal of Paleopathology* 5 (1993), 173–82.

(7.) Owsei Temkin, *Galenism: Rise and Decline of a Medical Philosophy* (Ithaca: Cornell University Press, 1973).

(8.) For a fresh approach, see Laurence M. V. Totelin, *Hippocratic Recipes: Oral and Written Transmission of Pharmacological Knowledge in Fifth- and Fourth-Century Greece* (Leiden: Brill, 2009).

(9.) Michael McCormick, *Origins of the European Economy: Communications and Commerce, AD 300–900* (New York: Cambridge University Press, 2002), 791; Linda E. Voigts, 'Anglo Saxon Plant Remedies and the Anglo Saxons', *Isis* 70 (1979), 250–68.

(10.) Antony Black, *Guilds and Civil Society in European Political Thought from the Twelfth Century to the Present* (New York: Methuen, 1984).

(11.) Jerome J. Bylebyl, 'The School of Padua: Humanistic Medicine in the Sixteenth

Century', in Charles Webster (ed.), *Health, Medicine and Mortality in the Sixteenth Century* (Cambridge: Cambridge University Press, 1979), 335-70.

(12.) Harold J. Cook, *The Decline of the Old Medical Regime in Stuart London* (Ithaca: Cornell University Press, 1986).

(13.) Bruce T. Moran, *DistillingKnowledge: Alchemy, Chemistry, and the Scientific Revolution* (Cambridge, MA: Harvard University Press, 2005); Charles Webster, *Paracelsus: Medicine, Magic and Mission at the End of Time* (New Haven, CT: Yale University Press, 2008).

(14.) Katherine Park, *Secrets of Women: Gender, Generation, and the Origins of Human Dissection* (New York: Zone, 2006); Andrea Carlino, *Books of the Body: Anatomical Ritual and Renaissance Learning*, trans. John Tedeschi and Anne C. Tedeschi (Chicago: University of Chicago Press, 1999).

(15.) Thomas Fuchs, *The Mechanisation of the Heart: Harvey and Descartes* (Rochester: University of Rochester Press, 2001).

(16.) Kathleen Wellman, *La Mettrie: Medicine, Philosophy and Enlightenment* (Durham, NC: Duke University Press, 1992).

(17.) Owsei Temkin, 'The Role of Surgery in the Rise of Modern Medical Thought', *Bulletin of the History of Medicine* 25 (1951), 248-59; Toby Gelfand, *Professionalizing Modern Medicine: Paris Surgeons and Medical Science and Institutions in the Eighteenth Century* (Westport, CT: Greenwood, 1980); Laurence Brockliss and Colin Jones, *The Medical World of Early Modern France* (Oxford: Clarendon Press, 1997).

(18.) Anne Hardy, *The Epidemic Streets: Infectious Disease and the Rise of Preventive Medicine, 1856-1900* (Oxford: Clarendon Press, 1993); Francois Delaporte, *Disease and Civilization: The Cholera in Paris, 1832*, trans. Arthur Goldhammer (Cambridge, MA: MIT Press, 1986).

(19.) Dorothy Porter (ed.), *The History of Public Health and the Modern State* (Amsterdam: Rodopi, 1995); Christopher Hamlin, *Public Health and Social Justice in the Age of Chadwick: Britain, 1800-1854* (Cambridge: Cambridge University Press, 1998); Richard Evans, *Death in Hamburg: Society and Politics in the Cholera Years 1830-1910* (Oxford: Oxford University Press, 1987).

(20.) Gerald L. Geison, *The Private Science of Louis Pasteur* (Princeton: Princeton University Press, 1995); Christoph Gradmann, *LaboratoryDisease: Robert Koch's Medical Bacteriology*, trans. Elborg Forster (Baltimore: Johns Hopkins University Press, 2009).

(21.) Bruno Latour, *The Pasteurization of France*, trans. Alan Sheridan and John Law (Cambridge, MA: Harvard University Press, 1988); Mark Harrison and Biswamoy Pati (eds), *Health, Medicine and Empire: Perspectives on Colonial India* (New Delhi: Orient

Longman, 2001); Warwick Anderson, *The Collectors of Lost Souls: TurningKuru Scientists into Whitemen* (Baltimore: Johns Hopkins University Press, 2008).

(22.) Mary E. Fissell, *Patients, Power, and the Poor in Eighteenth-Century Bristol* (Cambridge: Cambridge University Press, 1991); Guenter B. Risse, *Mending Bodies, Saving Souls: A History of Hospitals* (New York/Oxford: Oxford University Press, 1999).

(23.) Dorothy Porter, *Health, Civilization, and the State: A History of Public Health From Ancient to Modern Times* (London: Routledge, 1999).

第十一章

东欧与俄罗斯医学史

马里乌斯·图尔达（Marius Turda）

在过去三十年间，欧洲医学史已逐渐巩固了其相比其他学科的学术地位。除了对国家医学传统的持续关注，国际优生学、卫生组织和跨国福利运动等议题也已有了持续的历史分析并成果斐然。相对于传统的医学史学，即主要叙述某个国家的成就，新的编史学认为有必要在对同一时间跨国家和地区的医学传统进行比较的基础上，将医学思想按照社会进行重新分类。这种新的编史学的支持者们认为医学史应当不断更新，不论是研究的主题还是理论框架，以此才能和与时俱进的新方法及新学科相匹配。

无疑，这种进路并不会弥补其重要的缺陷，即有限的地域性。除了俄罗斯和苏联医学史，东欧鲜少会在国际医学通史中被提及。比如，在著名的劳特利奇（Routledge）医学社会史丛书中，就没有任何一本谈及东欧。造成这种遗漏的原因是多方面的，包括苏联时期意识形态的封锁隔离，该地区语言的复杂性，对医学史落后的观念始终存在。尽管伴随着20世纪90年代政治的变革，东欧学术界的国际化日渐纵深（体现在迅速与前沿的编史学和方法学接轨），但这对东欧医学史研究的影响甚微。在西方，涉及东欧医学史的章节已在一些论文集中收录，这对于以往寥寥无几的几位学者单枪匹马地强调东欧对于理解更宏大的欧洲医学史，甚至国际医学史和医学发展史的重要性，无疑是一大补充。

纵然如此，在21世纪初，医学史界开始出现明显的转变。关于东欧国家的专著和论文集日渐增多，这一趋势的出现一方面在于新一代医学史家的成长，同样重要的是，他们定义了一个新的学术领域，尤其是在过去十年间。造成这种状况的因素很多，包括更多的档案开放，第一次世界大战后医学文本的重新出版，西方学术界的融入以及最重要的是，国外求学归来的东欧学者。比如，更多的档案开放使得可以用更为翔实的历史档案分析来理解 20 世纪一些迄今无法触及的议题背后的"真相"，比如东欧医生参与大屠杀的历史。尽管利用这些档案并不一定会导致观念上的共识，但这种编史学进路的支持者们一致认为这些档案对于重构医学历史至关重要。

　　20 世纪 90 年代之后，对不同的医学传统进行比较分析的研究路径也开始成形。相比第一类研究，后一种编史学进路试图抵制对文本进行教条的还原主义分析，并通过开始历史写作的某种方式超越国家利益，即通过跨学科的方法进行无偏移的历史叙事。现有的东欧医学史综合了这些不同的写作风格，试图在理论和主题上进行创新，并注意到迄今为止尚未研究的主题。将医学思想置于更宏大的国家和国际政治与文化的语境中予以考虑，也是同样重要的趋势。在追求新的身份认同的过程中，俄罗斯和东欧的史学界不仅将其作为社会史、政治人口学和文化人类学领域的一部分，整合了医学中重要的议题和发展，而且有力地融入了涉及这些国家传统的部分核心主题。尽管在新一代医学史家和其他史学家之间依然存在概念的鸿沟，但后者的霸权地位也已经受到了挑战。

　　本章的目的是试图描绘出俄罗斯（苏联）和东欧医学史研究的大体脉络。无论是处理技术进步还是医学思想集群，东欧国家的医学史与俄罗斯都有某些的叙事、观念和方法学的惯例。本文中的"东欧"指的是东欧的前社会主义国家，尤其是波兰、捷克斯洛伐克、匈牙利、罗马尼亚、南斯拉夫和保加利亚，特此说明。另外，本文所说的比较思想史不仅是指对被忽视的国家予以更多的案例研究，医学通史也亟须被更为广延地讨论。不过，为了提高史学界对这些议题的关注，在地区和国际层面上引入比较史的视角，大量的研究和分析依然十分必要。

俄罗斯医学史

　　自十月革命（bolshevik revolution）开始，医学被视为苏联国家建设规划中不可或缺的一部分。在第一次世界大战期间和之后，由于恶劣的卫生条件，民众开始重新审视医学，将其作为社会运动和国家动员的来源。此外，斑疹伤寒流行的影响如此严重，以至于列宁在 1919 年毫不犹豫地宣布"社会主义与虱子势不两立"。双方都未取得完全的胜利，但是通过这个宣言可见，社会主义建设新社会、打造新个人的决心。

　　因此，社会主义医学最重要的表现不仅在于医学机构的建立，还在于共产主义的意识形态本身。正如马克·菲尔德（Mark G. Field）所指出的，"这种意识形态认为疾病和（过早）死亡主要是病态或生病的社会的产物，即资本主义，要先由社会主义控制，然后由共产主义来控制"。自 1918 年卫生保护军需部（Commissariat of Health Protection）成立，直到整个新经济政策（1921—1928 年）时期，苏维埃政权开始挑战传统俄罗斯医学的有效性，同时批评了西方不能理解新兴的"无产阶级"医学。比如，瑞士裔美国医学史家亨利·西格里斯特在 20 世纪 30 年代访问苏联后，就曾经明确地表达：

> "我得出的结论是，今天苏联所竟之事业是医学史上一个新的开始。医学史上过去 5000 年所取得的成就不过是一个序曲，即治疗医学时期。现在，一个新的时代，即预防医学的新时代，已经在苏联开始。"

不过，其他的西方医学史家并不愿意赞美苏联医学，而是用一种更为批判的眼光审视它。继霍斯利·甘特（Horsely Gantt）、亚瑟·纽肖姆（Arthur Newsholme）、约翰·金伯利（John A.Kingsbury）和亨利·西格里斯特（Henry Sigerist）等人的先驱性的研究之后，20 世纪 60—70 年代，更为审慎的分析开始出现，尤以马克·菲尔德（Mark G. Field）、洛伦·格雷厄姆（Loren R. Graham）和肯德尔·拜尔斯（Kendall E. Bailles）等人为代表。在 20 世纪 80 年代和 90 年代初，俄罗斯和苏联医学史走向多元化，新的主题被提出，包括医学的专业化、公共卫生史和社会卫生史，这与西欧医学史的编史学发展是一致的。南希·弗里德（Nancy Friede）、珍妮特·图夫（Jeannete Tuve）、约翰·哈钦森（John Hutchinson）和苏珊·所罗门（Susan Soloman）等学者用确凿的证据，证明了健康观和卫生观在俄罗斯和苏联医学文化的形成中所起的作用，这些作者认为其医学文化是多种因素的结果，包括社区医学（Zemstvo）的历史传统、新兴的苏联国家和政治机构的财政危机、布尔什维克领导层环境主义的意识形态（在塑造新的"苏维埃"人方面，后天培养相比天生更重要）。

此外，这些新的进路也关注到了俄国和后来的苏联医生是如何推动医学和社会议程的。事实上，这些医生受到社会 - 政治环境的局限，他们自己的社会卫生、公共卫生和预防医学观念受到国家权力和控制机制的制约和检验。正如苏珊·所罗门曾对社会卫生学家在 20 世纪 20 年代的职能提出：

> "在苏联公共卫生中，社会卫生的关键作用不仅是将新的专家团体崭露头角，而且拓宽了公共卫生本身的范围和方向。在委托医生从事公共卫生研究的过程中，国家也将一系列之前被视为法律和法规范畴的问题医学化了。"

同样地，以制药产业的技术进步为例，技术发展除了被视为重要的医学进步，正如玛丽·舍弗·康罗伊（Mary Schaeffer Conroy）所注意到的，体现了一种以群体为中心的健康观看重苏联资助科学研究和发展、国民生产、医药分配以及药品消费的能力。

在前苏联改革之后，伴随着知识分子的逐渐自由化，其他研究领域也日益受到关注，共同将医学史作为观点、个人和国家机构的动态整体，而不仅仅是医生和医疗机构的总和。此类新的议题包括性别和生殖政治，科学知识在苏联和其他欧洲国家质检的传播以及优生学等。自 20 世纪 70 年代末开始，对苏联和俄罗斯性别、生殖和鼓励生育政策的关注已日渐蔚然，这与人文学科整体的发展是同等的，其核心是米歇尔·福柯等人关于性和权力的新理论。

其他学者试图从国际语境中的医学研究的经验中搜集证据，并揭示这一经验是如何渗透到国家卫生和健康领域，来梳理政治与医学之间的复杂关系。医学史国际和国家维度的互动是十分宝贵的，除了现代文化对科学知识的转移、挪用和拒绝。数个论文集将俄罗斯和西方学界整合，从而成功克服了苏联研究的传统政治叙事。约翰·库尔（John H.Cule）和约翰·兰开斯特（John M. Lancaster）主编的论文集就收录了马克·米尔斯基（Mark B. MIrsky）、弗拉基米尔·维比茨基（Vladimir M.Verbitski）和塔季扬娜·索罗基纳（Tatyana S. Sorokina）的文章。这三位俄国医学史家分别讨论了 1918 年之前的俄国国家医学，19 世纪的妇产科学以及 1771 年和 1772 年莫斯科鼠疫流行期间的国家预防手段和国家对卫生保健供应的干预。

俄国医学史家开始日益关注学界存在争议的问题，比如医学与大屠杀的关系，和优生学的历史等。比如，鲍里斯·尤丁（Boris Yudin）对 20 世纪前几十年俄国和苏联医学研究及人类试验的伦理学争议，给予了令人信服的研究。朱莉娅·格拉茨科娃（Julia Gradskova）、埃琳娜·伊尔斯卡亚（Elena Iarskaia-Smirnova）和帕维尔·罗曼诺夫（Pavel Romanov）对性别、社会公正和儿童等议题进行了研究，尤莉亚·汗（Yulia V. Khen）则对俄国鲜少讨论的优生学问题予以了讨论。这些学术成果之间并非彼此孤立。2006 年，苏珊·所罗门主编的论文集探讨了两次世界大战之间苏 - 德在医学和公共卫生合作史上的一系列问题。其中收录俄国医学史家玛丽娜·索罗基纳（Marina Sorokina）和尼古拉·克雷门索夫（Nikolai Krementsov）的文章，前者梳理了苏联科学院 200 年的历史，后者对 1939 年爱丁堡召开的第 7 届国际遗传学大会上关于优生学的争论予以了分析。他们认为俄国与欧洲科学家之间的合作，特别是与德国科学家的合作，既是个人层面的合作，也是更广泛的国际发展和科学趋势的反映。

优生学史和遗传学史是对国际合作和知识传播开展研究的产物之一。比如，克雷门索夫就自认自己是一位关注斯大林时期苏联遗传学的科学史家。洛伦·格雷厄姆（Loren R.Graham）对 20 世纪 20—70 年代德国和俄国优生运动中类似的议题予以了关注，在过去 20 年，更广泛的优生学话语也持续受到学界的关注，尤为典型的是马克·亚当斯（Mark B. Adams）的著作。在苏联，遗传学的故事永远离不开李森科主义，主导 20 世纪 40—60 年代领导苏联遗传学家的官方科学政策。农学家特罗菲姆·李森科（Trofim Lysenko，1898—1976 年）一直备受俄罗斯和西方很多医学史家的关注。自 1936 年起，李森科的农业生物学（环境主导遗传）已被冠以"社会主义生物学"和经典遗传学的名号。在 1948 年之后，这一矛盾开始影响苏联和共产主义东欧的医学演进。同年，列宁农业科学院在莫斯科召开会议，苏维埃共产党给予李森科权威地位，破坏了东欧遗传学的研究。关于这一插曲对东欧医学史的影响目前研究依然较少，但已经可以看到学术进步的迹象。

在 20 世纪 90 年代，随着共产主义阵营的瓦解和俄罗斯医学史家对社会和科学的非马克思主义解释的转向，呈现出一种重新审视 19 和 20 世纪医学史的势态。同样，正如我们在下一节中将看到的，1989 年后东欧逐渐兴起的新医学史也呈现学科交叉的面貌。这也是对其进行梳理的价值所在，正如俄罗斯的情况、理念的日渐多样化，使我们能够重新思考既往根据地理和文化划分的医学史。反过来，只要关于国际语境的历史研究更为完善和科学，那么对东欧医学与国际语境之间关系势必会有更为细致的阅读。

东欧医学史

传统意义上，东欧医学史的研究仅仅关注重要医生的生活和活动，这也许并不奇怪，在这些国家，医学史大多是由医生书写的，或者一般考虑的是医生们对科学知识整体的贡献。在这个问题上，其他的史学家与医学史家并没有差异。

面对档案资料的难以获取，研究的方向最初是集中在 1918—1940 年洛克菲勒基金会在东欧建立卫生学和公共卫生研究所方面的作用。在第一次世界大战之后，人们试图建立起卫生防线（cordon sanitaire）来防止德国帝国主义的复活。在这样的语境下，洛克菲勒基金会提供了另一种医疗保护和资金支持的愿景，即基于社会卫生学和公共卫生的规划。除了向医生和护士提供现代公共卫生服务方法的训练，一战后纷纷成立的卫生学和公共卫生机构便是这些规划的一部分。为了打造专业的专家团队，无数的基金和奖学金以及向这些新的机构直接予以资金支持，以期他们能够成为本国的公共卫生管理者，事实上，他们也的确成为了负责本国公共卫生的行政部门。

此外，除了乡间医士所用的方法，在东欧国家，传统医学实践和民间医学一直延续到了 20 世纪。艾达·布连科（Aida Brenko）、泽尔科·杜加克（Zeljko Dugac）、米尔贾纳·兰迪奇（Mirjana Randic）和米乔·乔尔吉耶夫（Mincho Georgiev）等学者已经用克罗地亚和巴尔及利亚的例子告诉我们，在 20 世纪初，在传统的卫生学和疗法已成为受过现代科学医学教育的医生抨击的目标。另外，在 1920—1921 年《和平条约》之后，在疆域上获益的国家，比如罗马尼亚和捷克斯洛伐克，都不得不解决新增疆域上的地区差异以及不同的体制传统。比如说，罗马尼亚王国和赛尔维特作为独立的民族国家，有完整的卫生系统，而特兰西瓦尼亚、克罗地亚、波斯尼亚、斯洛文尼亚在 1918 年 11 月之前一直隶属于哈普斯堡帝国，这两类国家之间就存在这样的差异。在这种情况下，像克罗地亚的安德里亚·司丹巴（Andrijia Štampar，1888—1958 年）、匈牙利的贝拉·约翰（Bela Johan，

1889—1983 年）、罗马尼亚的格奥尔格·巴努（Gheorghe Banu，1889—1957 年）和尤留·摩尔多瓦（Iuliu Moldovan，1882—1966 年）等重要的卫生改革家，在建立中央集中制的卫生体制方面发挥了决定性的作用。将卫生体制国有化的思路是一战后的重要观念，在这一时期的南斯拉夫、匈牙利和罗马尼亚卫生部中，这些医生发挥了重要的作用。即使在司丹巴被迫离职并成为国际联盟卫生组织的首要专家之后，他的思想依然举世瞩目，在不同国家之间传播，尤其是在巴尔干地区的公共卫生学界。

在东欧，在处理共产主义框架下性别和生殖等主题时，医学中的民族主义话语也体现在折中主义的编史学上。最初，大多数探讨这一问题的学者是来自西方，但近年来，性别研究和妇女研究也开始受到本土史学研究的滋养，既包括强烈的女权主义，又包括医学史的许多分支领域。随着期刊《阿斯帕西娅》（Aspasia）的创刊，之前一直缺席的东欧学者终于找到了合适的平台发声，表达他们的社会、文化和政治主张。

不过，对于东欧医学在地理上的差异和历史传统的多样，可能最好是经由国际化的团队来解决，而不是某个学者的单打独斗。一个范例便是库伊特·希尔德（Kuit Schilde）和达格玛·舒尔特（Dagmar Schulte）共同主编的关于东欧职业福利的文集。编者们用口述史的方法对微观进行了梳理，为东欧社会卫生史上的一系列事件描绘了一幅令人信服的画卷。文集涵盖了匈牙利、波兰、巴尔及利亚、克罗地亚、苏联、罗马尼亚、斯洛文尼亚和拉脱维亚等国的社会政策以及机构和成就。比如，米莲娜·安杰洛娃（Milena Angelova）概述了 1908—1944 年保加利亚抗击结核病协会的活动。多罗蒂娅·西克拉（Dorottya Szikra）以及埃斯特·瓦尔萨（Eszter Varsa）分别研究了社会工作者在一战后的罗马尼亚以及 20 世纪 40 年代布达佩斯的定居行动（settlement movement）中所面对的挑战。这些话题广泛的地域跨度是一个积极的发展，不过也带来了概念交流的问题：医学社会史的不同领域所使用的语言是迥然而异的，比如公共卫生、流行病、卫生学史、社会保护主义和优生学等。萨宾·海宁（Sabine Hering）和特克·瓦德吉克（Berteke Waadldijk）在关于1900—1960 年东欧福利史的论著中解决了这一认识论难题。

这些论文集的出版为福利史、社会卫生史和公共卫生史等过去被忽视的主题提供了新的视角。而挖掘和编撰公共卫生史和医学史中被遗忘的档案资料，为这些工作提供了重要的补充。罗马尼亚医学史家瓦伦汀-贝隆·托玛（Valentin-Veron Toma）、屋大维·布达（Octavian Buda）和匈牙利的加伯·帕洛（Gabor Pallo）在这一领域尤其活跃。此外，以巴尔及利亚的克里斯蒂娜·波波娃（Kristina Popova）为代表，曾有力地分析了一战后儿童福利和国家意识形态的关系。民族健康的观念也充斥于一战后致力于改善农民卫生状况的卫生改革家的论著中，正如朱迪特·比罗（Judit Bíro）在 2006 年汇编了匈牙利 20 世纪 30 年代和 40 年代有关农村公共卫生的文本，其中收录了一些很有影响力的著作，比如拉斯洛·科博特（László Kerbolt）所著的《生病的农村》（The Sick Village，1934 年）和贝拉·约翰的《治愈匈牙利农村》（Healing the Hungarian Village，1939 年）。科伯特和国家卫生学研究所（布达佩斯）所长约翰都主张改善国家卫生政策，并对匈牙利农村的工作条件、贫穷和疾病进行评估。他们尤其关注农村环境、营养不良、社会疾病（比如酒精成瘾）、性传播疾病（特别是梅毒）、婴儿高死亡率、排斥现代医学以及坚持传统疗法的主题，这些构成了匈牙利的卫生政策和社会卫生学在一战后兴起的决定因素。在洛克菲勒基金会的支持和约翰的监督下，20 世纪 20 年代末，匈牙利在农村组织了公共卫生示范活动公共卫生部门，其目标是使农村人口熟悉现代卫生学方法、定期进行卫生筛查和预防保健。

比罗的文集重要侧重社区和地方主义，以及一战后有关由国家控制的公共卫生和社会卫生规划之于东欧农村地区人口影响的辩论。在公共卫生改革家针对这些地区形成的医学理论中，最为核心的当属社区人口的生物学状况可以经由外部因素得到改善，比如教育，可以通过控制环境因素以及实证卫生和更好的住房条件，预防和根除传染病和寄生虫病。

另一个研究方向有力地阐述了这一过程：东欧国家一直都是多宗教和多民族的国家，因此，在 1900—1945 年，统一的民族国家是最主要的健康言论。在这类情况下，健康和卫生成为更宏大的优生学和生物政治学议程的一部分，成为传播社会和政治信息的纽带，并超越了政治差异，冲破了意识形态的敌对阵营。所谓健康民族的概念在意识形态上和地理上都是多样的：医生、科学家和政治精英无不遵从于它，不管其是否属于不同的政治和文化阵营。不同于苏联，优生学在东欧直到最近才重新复苏，成为一个学术选题。虽优生学的存在已被本土的医学史家所承认，但总体来看，依然被认为是不重要的。例如，格奥尔格·布拉特斯库（Gheorghe Bratescu）认为在罗马尼亚，优生学是"十分式微的"。相似的，在 20 世纪 70 年代，匈牙利医学史家恩德雷·雷蒂（Endre Réti）审视了达尔文对 20 世纪初匈牙利医学思想的影响，不过将匈牙利医生对优生学的主要兴趣做了模糊处理。在同一时期，遗传史学家恩德雷·哲泽尔（Endre Czeizel）发表了关于优生学史的若干篇文章，但只关注了弗朗西斯·加尔顿（Francis Galton）和卡尔·皮尔森（Karl Pearson）在优生学学科化中的作用，而没有提及匈牙利优生学家所做出的理论贡献。

更近一些，玛丽亚·布克（Maria Bucur）出版了关于东欧优胜运动的首部专著，稍后玛格达莱娜·加温（Magdalena Gawin）关于波兰优生学史，热尔加纳·米尔切娃（Gergana Mirceva）关于巴尔及利亚优生学的讨论陆续问世。在东欧，达科·波塞克（Darko Polšek）、阿蒂拉·梅莱格（Attila Melegh）和马里乌斯·图尔达（Marius Turda）都曾经提出，优生学也有独特的民族色彩，因每个国家的文化和社会语境不同而异。探讨这些特异性的组合需要能够捕捉优生学思想多样性的语言学和分析工具。我们必须在特定的地区或国家语境中审视优生学思想和实践，与此同时，我们还要将这些现象融合到国际语境中。新一代的优生史学家尊崇比较史学的方法，并认为优生学史需要在更为广延的欧洲和国际框架下研究，传统学者更倾向于强调国家的特殊性。在东欧国家，关于优生学理论和实践的历史研究是普遍被压抑的，并不应该将其仅仅视为单个国家传统的附属物，有必要在自己国家整体的语境中予以考察和讨论，将其作为一战后更宏大的欧洲国际优生学运动的一部分。

这一新的轨道也包括一些比较棘手的议题，比如优生节育或二战期间精神病人的治疗，这两个议题都是最近才有历史学家敢于碰触的领域。在这方面，值得一提的是布里吉塔·巴兰（Brigitta Baran）和加伯·加兹达格（Gabor Gazdag）的工作，他们集中关注到，在 20 世纪 30 年代的科学论战使得匈牙利精神病学家卡罗莉·舍弗（Karoly Schaffer，1864—1939 年）和拉斯洛·本尼德克（Laszlo Benedek，1887—1945 年）开始参与到优生运动中；他们也发现这些优生运动影响到了二战期间的公共卫生政策和精神病人的治疗。同样重要的是，20 世纪上半叶，欧洲精神病学发展过程中对舍弗及其学派的态度。历史记忆的补充是至关重要的，一方面，这些国家需要与多舛的过往和解；另一方面，一战后优生学运动的历史需要借由本土、区域、国家和国际背景来进行全面的分析。

结　论

俄罗斯和东欧医学史终于到了在国际舞台上站稳脚跟的时候了。当然，仍然存在有待于改进的空间，特别是方法学和档案资源的获取方面。虽然全面综合性的著作已经出现，但抛弃医学史狭隘定义的研究、更具深度的理论和分析研究还亟待开展。直到 1993 年，卢德米拉·乔丹多娃对医学社会史作为一个学科是否已经赢得学术尊重进行了深刻的探讨。据她理解，要实现这一点，学科首先需要建立"大量的一手资料，活跃的学者都知晓这一信息，相当的比例存在于公共场域，非常容易获取，如果可能的话，以某种形式公开出版"。其次，乔丹多娃继续提出，医学社会史"需要一张基本的地图来进行知识导航。这个地图不论有多大的争议，都可以提供关于构建叙事、编年记录和框架所必要的结构"。其他必要的条件是二手资料，"足够多样，足够丰富，可以构成学术批评的基数"。最后，"一个成熟的领域可以开展有深度的讨论，可以鼓励更缜密的解读，如果必要的话，可能会出现颠覆性的观点"。

尽管在上述转述中或许遗漏了一些细微的信息，但乔丹多娃所主张的是细致地探讨医学文本与其社会、文化、经济和政治语境之间的互动，这也是我深表赞同的。当然，并不是说这一学术纲领在俄罗斯和东欧更为重要。医学史是全面发展的，它反映了历史境遇的变化，也在影响着历史境遇的变迁，既是历时的还是共时的。除了要在俄罗斯和东欧本国经典以及国际框架之间协调，还要在这些地区错综复杂又彼此交织的历史框架中厘清这些现象，换言之，从地区和跨国的视角来审视具体某一国家的医学传统，进而对这些民族文化所谓独特性和相似性的竞争予以挑战。

　　医学史对于这些地区一般史学传统的重要性仍有待确定，不过，越来越多的俄罗斯和东欧历史学家开始对优生学、医学人类学、精神病学和犯罪人类学有兴趣，也是不争的事实。相比于 1989 年之前的阶段，这一不断成长的学术领域开始比较少地受到意识形态的影响，强调不偏不倚的解读和分析。但是，这些新的学术项目是否会对历史学，尤其是医学史产生正面影响，仍要拭目以待。目前，在俄罗斯和东欧，关于民族历史意义的争论和争议仍然高涨，这充分说明这一地区学者们最终能够书写出不同的，乃至是竞争性的历史。医学史当下也正在经历着重大转型——一方面，社会需要参与到科学进步以及由此带来的伦理悖论中，另一方面，原本被边缘化的案例研究已被重视起来。因此，俄罗斯和东欧医学史与已被深入研究的西欧国家都进入生机勃勃的史学视野中，不仅会在被忽视的国家案例研究方面很快出现大量的原创研究，还会重新定义医学在欧洲近现代史中的核心地位，拓展讨论的维度和广度。

（苏静静 译）

参考书目

BOROWY, IRIS, and WOLF D. GRUNER (eds), *Facing Illness in Troubled Times: Health in Europe in the Interwar Years, 1918–1939* (Bern: Peter Lang, 2005).

———, and ANNE HARDY (eds), *Of Medicine and Men: Biographies and Ideas in European Social Medicine between the World Wars* (Bern: Peter Lang, 2008).

BYNUM, W. F., and ROY PORTER (eds), *Companion Encyclopedia of the History of Medicine*, 2 vols (London: Routledge, 1993).

COOTER, ROGER, and JOHN PICKSTONE (eds), *Medicine in the Twentieth Century* (London: Routledge, 2000).

FARLEY, JOHN, *To Cast Out Disease: A History of the International Health Division of the Rockefeller Foundation (1913–1951)* (Oxford: Oxford University Press, 2003).

PORTER, ROY (ed.), *The Cambridge History of Medicine* (Cambridge: Cambridge University Press, 2006).

PROMITZER, CHRISTIAN, SEVASTI TRUBETA, and MARIUS TURDA (eds), *Health, Hygiene, and Eugenics in Southeastern Europe to 1945* (Budapest: Central European University Press, 2011).

RODRÍGUEZ-OCAÑA, ESTEBAN (ed.), *The Politics of the Healthy Life: An International Perspective* (Sheffield: EAHMHP, 2002).

Solomon, Susan Gross (ed.), *Doing Medicine Together: Germany and Russia between the Wars* (Toronto: University of Toronto Press, 2006).

———, Lion Murard, and Patrick Zylberman (eds), *Shifting Boundaries of Public Health: Europe in the Twentieth Century* (Rochester, NY: University of Rochester Press, 2008).

Turda, Marius, *Modernism and Eugenics* (Basingstoke: Palgrave Macmillan, 2010).

———, and Paul J. Weindling (eds), *Blood and Homeland: Eugenics and Racial Nationalism in Central and Southeast Europe, 1900–1940* (Budapest: Central European University Press, 1997).

Weindling, Paul (ed.), *International Health Organisations and Movements, 1918–1939* (Cambridge: Cambridge University Press, 1995).

Woodward, John, and Robert Jütte (eds), *Coping with Sickness: Perspectives on Health Care, Past and Present* (Sheffield: EAHMHP, 1996).

注释

(1.) This is not to say that informative accounts of Eastern Europe medicine and health have not been produced by Western scholars, especially during the 1960s and 1970s, when reliable data were still available. Such studies include E. Richard Weinerman, *Social Medicine in Eastern Europe: The Organization of Health Services and the Education of Medical Personnel in Czechoslovakia, Hungary, and Poland* (Cambridge, MA: Harvard University Press, 1969); Michael Kaser, *Health Care in the Soviet Union and Eastern Europe* (London: Croom Helm, 1976); Michael Ryan, *The Organization of Soviet Medical Care* (Oxford: Blackwell, 1978); Gordon Hyde , *The Soviet Health System: A Historical and Comparative Study* (London: Lawrence and Wishart, 1974); and William A. Knaus, *Inside Russian Medicine: An American Doctor's First Hand Report* (New York: Everest House, 1981).

(2.) Chapters on Russia, Poland, and the Czech Republic are included in William C. Cockerham (ed.), *The Blackwell Companion to Medical Sociology* (Oxford: Blackwell, 2001); on Czechoslovakia and Croatia in Iris Borowy and Wolf D. Gruner (eds), *Facing Illness in Troubled Times: Health in Europe in the Interwar Years, 1918–1939* (Bern: Peter Lang, 2005); and on Hungary and Croatia in Iris Borowy and Anne Hardy (eds), *Of Medicine and Men: Biographies and Ideas in European Social Medicine between the World Wars* (Bern: Peter Lang, 2008).

(3.) Paul J. Weindling, *Epidemics and Genocide in Eastern Europe* (Oxford: Oxford University Press, 2000); Patrick Zylberman , 'Mosquitos and the Komitadjis: Malaria and Borders in Macedonia (1919–1938)', in Borowy and Gruner (eds), *Facing Illness in Troubled Times*, 305–43; Lion Murard and Patrick Zylberman, 'French Social Medicine on the International Public Health Map in the 1930s', in Esteban Rodríguez-Ocaña (ed.), *The*

Politics of the Healthy Life: An International Perspective (Sheffield: European Association for the History of Medicine and Health Publications, 2002), 197–218.

(4.) Petr Svobodný and Ludmila Hlaváčková, *Dějiny lékařství v českých zemích* (Prague: Triton, 2004); Károly Kapronczay and Katalin Kapronczay (eds), *Az orvostörténelem Magyarországon* (Budapest: Semmelweis Orvostörténeti Múzeum, 2005); and Radu Iftimovici; *Istoria universală a medicinii și farmaciei* (Bucharest: Editura Academiei Române, 2008).

(5.) Quoted in Mark G. Field, 'Soviet Medicine', in Roger Cooter and John Pickstone (eds), *Medicine in the Twentieth Century* (Amsterdam: Harwood Academic, 2000), 51–66, at 52.

(6.) Ibid.

(7.) Henry E. Sigerist, *Socialized Medicine in the Soviet Union* (New York: Norton, 1937), 308.

(8.) Horsley W. Gantt, *A Medical Review of Soviet Russia* (London: British Medical Association, 1928); Arthur Newsholme and John A. Kingsbury, *Red Medicine: Socialized Health in Soviet Russia* (Garden City, NY: Doubleday, 1933); Sigerist, *Socialized Medicine in the Soviet Union*; idem, *Medicine and Health in the Soviet Union* (New York: Citadel Press, 1947).

(9.) Mark G. Field, *Doctor and Patient in Soviet Russia* (Cambridge, MA: Harvard University Press, 1957); idem, *Soviet Socialized Medicine: An Introduction* (New York: Free Press, 1967); Loren R. Graham, *Science and Philosophy in the Soviet Union* (New York: Alfred Knopf, 1972); idem, *Between Science and Values* (New York: Columbia University Press, 1983); Kendall E. Bailes, *Technology and Society under Lenin and Stalin: Origins of the Soviet Technical Intelligentsia, 1917–1941* (Princeton: Princeton University Press, 1978).

(10.) Mark G. Field, 'The Hybrid Profession: Soviet Medicine', in Anthony Jones (ed.), *Professions and the State: Expertise and Autonomy in the Soviet Union and Eastern Europe* (Philadelphia: Temple University Press, 1991), 43–62.

(11.) Nancy M. Frieden, *Russian Physicians in an Era of Reform and Revolution, 1856–1905* (Princeton: Princeton University Press, 1981).

(12.) Jeanette E. Tuve, *The First Russian Women Physicians* (Newtonville, MA: Oriental Research Partners, 1984).

(13.) John F. Hutchinson, *Politics and Public Health in Revolutionary Russia, 1890–1918* (Baltimore: Johns Hopkins University Press, 1990).

(14.) Susan Solomon and John F. Hutchinson (eds), *Health and Society in Revolutionary Russia* (Bloomington: Indiana University Press, 1990).

(15.) Amir Weiner, 'Nature, Nurture, and Memory in a Socialist Utopia: Delineating the Soviet Socio-Ethnic Body in the Age of Socialism', *American Historical Review* 104 (4) (1999), 1114–55. See also Mark B. Adams, 'The Soviet Nature-Nurture Debate', in Loren R. Graham (ed.), *Science and the Soviet Social Order* (Cambridge, MA: Harvard University Press, 1990), 94–138; Daniel Beer, *Renovating Russia: The Human Sciences and the Fate of Liberal Modernity, 1880–1930* (Ithaca: Cornell University Press, 2008).

(16.) Susan Gross Solomon, 'The Expert and the State in Russian Public Health: Continuities and Change across the Revolutionary Divide', in Dorothy Porter (ed.), *The History of Public Health and the Modern State* (Amsterdam: Rodopi, 1994), 183–223, at 185.

(17.) Mary Schaffer Conroy *The Soviet Pharmaceutical Business during Its First Two Decades, 1917–1937* (New York: Peter Lang, 2006).

(18.) Gail Lapidus, *Women in Soviet Society* (Berkeley: University of California Press, 1978); Wendy Goldman, *Women, the State and the Revolution: Soviet Family Policy and Social Life, 1917–1936* (Cambridge: Cambridge University Press, 1993); and the contributions by Janet Hyer, Susan Gross Solomon, and Christopher Williams in Rosalind J. Marsh (ed.), *Women in Russia and Ukraine* (Cambridge: Cambridge University Press, 1996); Michele Rivkin-Fish, *Womens Health in Post-Soviet Russia: The Politics of Intervention* (Bloomington: Indiana University Press, 2005); Pat Simpson, 'Bolshevism and "Sexual revolution": Visualising New Soviet Woman as an Eugenic Ideal 1917–1932', in Fae Brauer and Anthea Callen (eds), *Corpus Delecti: Art, Sex and Eugenics* (Aldershot: Ashgate, 2008), 209–38.

(19.) Mark B. Mirsky, 'State of Medicine in Russia (1581–1918)', in John H. Cule and John M. Lancaster (eds), *Russia and Wales: Essays on the History of State Involvement in Health Care* (Cardiff: History of Medicine Society of Wales, 1994), 15–29; Vladimir M. Verbitski, 'Ethical Problems in Nineteenth Century Russian Clinical Medicine Relating to Obstetrics and Gynaecology', ibid. 31–42; and Tatyana S. Sorokina, 'The Struggle against the Plague Moscow, 1771–1772', ibid. 43–65.

(20.) Boris Yudin, 'Human Experimentation in Russia/Soviet Union in the First Half of the 20th Century', in Volker Roelcke and Giovanni Maio (eds), *Twentieth Century Ethics of Human Research: Historical Perspectives on Values, Practices, and Regulations* (Stuttgart: Franz Steiner Verlag, 2004), 99–110.

(21.) Julia Gradskova, '"Nurseries Have Brought up Children": Maternity, Gender and Social Work in the Soviet Union in the 1930s to the 1950s', in Kurt Schilde and Dagmar Schulte (eds), *Need and Care: Glimpses into the Beginning of Eastern Europe's Professional Welfare* (Opladen: Barbara Budrich, 2005), 75–90; Elena Iarskaia-Smirnova and Pavel Romanov, 'Institutional Child Care in Soviet Russia: Everyday Life in the Children's Home "Krasnyi Gorodok" in Saratov, 1920s–1940s', ibid. 91–121.

(22.) Yulia V. Khen , 'Unknown Pages of Russian Eugenics', *Herald of the Russian*

Academy of Sciences 76 (4) (2006), 385–91.

(23.) Susan Gross Solomon (ed.), *Doing Medicine Together: Germany and Russia between the Wars* (Toronto: University of Toronto Press, 2006).

(24.) Marina Sorokina, 'Partners of Choice/*Faute de Mieux*? Russians and Germans at the 200th Anniversary of the Academy of Sciences, 1925', in Solomon (ed.), *Doing Medicine Together*, 61–102; Nikolai Krementsov, 'Eugenics, *Rassenhygiene*, and Human Genetics in the Late 1930: The Case of the Seventh International Genetics Congress', ibid. 368–404.

(25.) For a Soviet perspective, see A. E. Gaissinovitch, 'The Origins of Soviet Genetics and the Struggle with Lamarckism, 1922–1929', *Journal of the History of Biology* 13 (1) (1980), 1–51.

(26.) Nikolai Krementsov, *Stalinist Science* (Princeton: Princeton University Press, 1997); *idem, International Science between the World Wars: The Case of Genetics* (London: Routledge, 2005).

(27.) Loren R. Graham, 'Science and Values: The Eugenics Movement in Germany', *American Historical Review* 82 (5) (1977), 1133–64.

(28.) Mark B. Adams, 'Eugenics in Russia, 1900–1940', in *idem* (ed.), *The Wellborn Science: Eugenics in Germany, France, Brazil, and Russia* (Oxford: Oxford University Press, 1990), 153–216; *idem*, 'Eugenics as Social Medicine in Revolutionary Russia', in Solomon and Hutchinson (eds), *Health and Society in Revolutionary Russia*, 200–23; Alberto Spektorowski, 'The Eugenic Temptation in Socialism: Sweden, Germany, and the Soviet Union', *Comparative Studies in Society and History* 46 (2004), 84–106; Mark B. Adams, Garland E. Allen, and Sheila Faith Weiss, 'Human Heredity and Politics: A Comparative Institutional Study of the Eugenics Record Office at Cold Spring Harbor (United States), the Kaiser Wilhelm Institute for Anthropology, Human Heredity, and Eugenics (Germany), and the Maxim Gorky Medical Genetics Institute (USSR)', *Osiris* 20 (2005), 232–62.

(29.) Valery N. Soyfer, *Lysenko and the Tragedy of Soviet Science* (New Brunswick, NJ: Rutgers University Press, 1994); Nils Roll-Hansen, *The Lysenko Effect: The Politics of Science* (Amherst, NY: Prometheus Books, 2004).

(30.) William deJong-Lambert, 'Szczepan Pieniążek, Edmund Malinowski, and Lysenkoism in Poland', *East European Politics and Societies* 21 (3) (2007), 403–23; and William deJong-Lambert, 'The New Biology in Poland after the Second World War: Polish Lysenkoism', *Paedagogica Historica* 45 (2009), 403–20; Miklós Müller, 'Lysenkoism in Hungary', paper presented at the International Workshop on Lysenkoism, Harriman Institute, Columbia University, New York, 4–5 December 2009.

(31.) Irina Sirotkina, *Diagnosing Literary Genius: A Cultural History of Psychiatry in*

Russia, 1880-1930 (Baltimore: Johns Hopkins University Press, 2002).

(32.) Marius Turda, 'Focus on Social History of Medicine in Central and Eastern Europe', *Social History of Medicine* 21 (2008), 395-401; Marius Turda and Paul J. Weindling, 'Eugenics, Race and Nation in Central and Southeast Europe, 1900-1940: A Historiographic Overview', in Marius Turda and Paul J. Weindling (eds), *Blood and Homeland: Eugenics and Racial Nationalism in Central and Southeast Europe, 1900-1940* (Budapest: Central European University Press, 2007), 1-20; and Marius Turda et. al., 'Framing Issues of Health, Hygiene and Eugenics in Southeastern Europe', in Christian Promitzer et. al. (eds), *Health, Hygiene and Eugenics in Southeastern Europe to 1945* (Budapest: Central European University, 2011), 1-24.

(33.) Gh. Bratescu and Klaus Fabritius, *Biological and Medical Sciences in Romania* (Bucharest: Editura Ştiinţifică şi Enciclopedică, 1989); Lazar Stanojević (ed.), *700 godina medicine u Srba—700 ans de médecine chez lez Serbes* (Belgrade: Srpska akademija nauka i umetnosti, 1971); Izet Mašić, *Korijeni medicine i zdravstva u Bosni i Hercegovini* (Sarajevo: Avicena, 2005); and Győző Birtalan, *Évszázadok orvos*ai (Budapest: Akadémiai Kiadó, 1995). One should also mention here journals like *La Santé Publique, Archives de l'Union Médicale Balkanique* (published in Bucharest), and *Orvostörténeti Közlemények* (published in Budapest), which commissioned and published numerous articles written by physicians on the history of medicine from all communist countries.

(34.) The Croat health reformer Andrija Štampar is arguably the most known case. See M. D. Grmek (ed.), *Serving the Cause of Public Health: Selected Papers of Andrija Štampar* (Zagreb: Skola narodnog zdravlja Andrija Štampar, 1966); and Željko Dugac, 'New Public Health for a New State: Interwar Public Health in the Kingdom of Serbs, Croats, and Slovenes and the Rockefeller Foundation', in Borowy and Gruner (eds), *Facing Illness in Troubled Times*, 277-304.

(35.) There are of course exceptions in each country. For Romania, see Valeriu L. Bologa, *Din istoria medicinii româneşti şi universale* (Bucharest: Editura Academiei Republicii Populare Române, 1962).

(36.) For Hungary, see Gábor Palló, 'Make a Peak on the Plain: The Rockefeller Foundation's Szeged Project', in William H. Schneider (ed.), *Rockefeller Philanthropy and Modern Biomedicine: International Initiatives from World War I to the Cold War* (Bloomington: Indiana University Press, 2002), 87-105; for Romania, see Ecaterina Petrina, *The Impact of the Rockefeller Foundation on Romanian Scientific Development, 1920-1939*, PhD dissertation, Cornell University, 1997; for Yugoslavia, see Željko Dugač, *Protiv bolesti i neznanja: Rockefellerova fondacija u međuratnoj Jugoslaviji* (Zagreb: Srednja Europa, 2005); for Bulgaria, see Milena Angelova, 'Rokfelerovata fondatsiya i amerikanskata blizkoiztochna fondatsiya v Balgariya—initsiativi v poleto na sotsialnata rabota, 20–30te godini na XX vek', in Kristina Popova and Milena Angelova (eds), *Obshtestveno podpomagane i sotsialna rabota v Balgariya: Istoriya, institutsii, ideologii, imena* (Blagoevgrad: Yugozapaden universitet 'Neofit Rilski' Blagoevgrad, 2005), 112-25.

(37.) Aida Brenko, Željko Dugac, and Mirjana Randić, *Narodna medicina* (Zagreb: Etnografski muzej Zagreb, 2001); Mincho Georgiev (ed.), *Balgarska narodna medicina. Enciklopediya* (Sofia: Izdatelska kashta 'Petar Beron', 1999).

(38.) Henry E. Sigerist, 'Yugoslavia and the XIth International Congress of the History of Medicine', *Bulletin of the History of Medicine* 7 (1939), 99–147.

(39.) Alena Heitlinger, *Reproduction, Medicine and the Socialist State* (London: Macmillan, 1987); Nanette Funk and Magda Mueller (eds), *Gender Politics and Post Communism: Reflections from Eastern Europe and the Former Soviet Union* (New York: Routledge, 1993); Henry P. David (ed.), *From Abortion to Contraception: A Resource to Public Policies and Reproductive Behaviour in Central and Eastern Europe from 1917 to the Present* (Westport, CT: Greenwood Press, 1999); Susan Gal and Gail Kligman (eds), *Reproducing Gender: Politics, Publics, and Everyday Life after Socialism* (Princeton: Princeton University Press, 2000).

(40.) Kurt Schilde and Dagmar Schulte (eds), *Need and Care: Glimpses into the Beginnings of Eastern Europe's Professional Welfare* (Opladen: Barbara Budrich, 2005).

(41.) Sabine Hering and Berteke Waaldijk, *Guardians of the Poor: Custodians of the Public. Welfare History in Eastern Europe, 1900–1960* (Opladen: Barbara Budrich, 2006).

(42.) Valentin Veron-Toma and Adrian Majuru (eds), *Nebunia. O antropologie istorică românească* (Bucharest: Paralela 45, 2006); Octavian Buda, *Criminalitatea. O istorie medico-legală românească* (Bucharest: Paralela 45, 2007); Valentin Veron Toma, *Alexandru Sutzu: Începuturile psihiatriei ştiinţifice în România secolului al XIX-lea* (Bucharest: Dowiner, 2008); and Octavian Buda (ed.), *Despre regenerarea şi degenerarea unei naţiuni* (Bucharest: Tritonic, 2009).

(43.) Kristina Popova, *Natsionalnoto dete. Blagotvoritelnata i prosvetna deynost na Sajuza za zakrila na detsata v Balgariya 1925–1944* (Sofia: LIK, 1999).

(44.) Judit Bíró (ed.), *Hivatalos falukutatók: A vidéki Magyarország leírása 1930 és 1940 között* (Budapest: Polgart, 2006).

(45.) Gábor Palló, 'Rescue and Cordon Sanitaire: The Rockefeller Foundation in Hungarian Public Health', *Studies in History and Philosophy of Biological and Biomedical Sciences* 31 (2000), 433–45.

(46.) Gh. Brătescu, *Către sănătatea perfectă: O istorie a utopianismului medical* (Bucharest: Humanitas, 1999), 406–11.

(47.) Endre Réti, 'Darwin's Influence on Hungarian Medical Thought', *Medical History in Hungary* (Budapest, 1972), 157–67; Endre Czeizel, 'A biométerek és a mendelisták ellentéte', *Orvosi Hetilap* 113, 4 (1972), 213–17; Endre Czeizel, 'Az eugenika—létrejotte, kompromittálása és jövője', *Orvosi Hetilap* 113 (6) (1972), 331–4; Ferenc Pisztora,

'Benedek László élete, személyisége és életművének társadalom- és kultúrpsychiátriai, psychologiai és eugenikai vonatkozásai', *Ideggyógyászati Szemle* 41 (1988), 441–56.

(48.) Maria Bucur, *Eugenics and Modernization in Interwar Romania* (Pittsburgh: Pittsburgh University Press, 2000); Magdalena Gawin, *Rasa i nowoczesność. Historia polskiego ruchu eugenicznego, 1880–1952* (Warsawa: Wydawnicwo Neriton, 2003); Gergana Mirčeva, 'Balgarskiyat evgenichen proekt ot 20-te i 30-te godini na minaliya vek i normativniyat kod na 'rodnoto', *Kritika i humanizam* 17 (1) (2004), 207–21; See also Marius Turda, 'The Nation as Object: Race, Blood and Biopolitics in Interwar Romania', *Slavic Review* 66 (3) (2007), 413–41; and Ilija Malović, 'Eugenika kao ideološki sastojak fašizma u Srbiji 1930-ih godina XX veka', *Sociologija* 50 (1) (2008), 79–96.

(49.) Darko Polšek, *Sudbina odabranih: Eugenička nasljede u urijeme genske tehnologije* (Zagreb: ArTresor, 2004); Attila Melegh, *On the East-West Slope: Globalization, Nationalism, Racism and Discourses on Central and Eastern Europe* (Budapest: Central European University Press, 2006); Marius Turda and Paul J. Weindling (eds), *Blood and Homeland: Eugenics and Racial Nationalism in Central and Southeast Europe, 1900–1940* (Budapest: Central European University Press, 2007); Christian Promitzer et al. (eds), *Health, Hygiene, and Eugenics in Southeastern Europe to 1945*; and Marius Turda, *Modernism and Eugenics* (Basingstoke: Palgrave Macmillan, 2010).

(50.) Marius Turda, '"A New Religion": Eugenics and Racial Scientism in Pre-World War Hungary', *Totalitarian Movements and Political Religions* 7 (3) (2006), 303–25; Marius Turda, 'Heredity and Eugenic Thought in Early Twentieth-Century Hungary', *Orvostörténeti Közlemények. Communicationes de Historia Artis Medicinae* 52 (1–2) (2006), 101–18; and *idem*, 'The Biology of War: Eugenics in Hungary, 1914–1918', *Austrian History Yearbook* 40 (1) (2009), 238–64.

(51.) Marius Turda, '"To End the Degeneration of a Nation": Debates on Eugenic Sterilization in Interwar Romania', *Medical History* 53 (1) (2009), 77–104; Béla Siró, 'Eugenikai törekvések az ideg- és elmegyógyászatban Magyarországon a két világháború között', *Orvosi Hetilap* 144 (35) (2003), 1737–42; Magdalena Gawin, 'Polish Psychiatrists and Eugenic Sterilization during the Interwar Period', *International Journal of Mental Health* 36 (1) (2007), 67–78; and Kamila Uzarczyk, 'War against the Unfit: Eugenic Sterilization in German Silesia, 1934–1944: *Sine Ira et Studio* (without Anger and Bias)', *International Journal of Mental Health* 36 (1) (2007), 79–88. For the treatment of mental patients during the Second World War, see Vasyl Doguzov and Svitlana Rusalovs'ka; 'The Massacre of Mental Patients in Ukraine, 1941–1943', *International Journal of Mental Health* 36 (1) (2007), 105–11.

(52.) Brigitta Baran and Gábor Gazdag, 'The Fate of the Hungarian Psychiatric Patients during World War II', *International Journal of Mental Health* 35 (4) (2006–7), 88–99; and Brigitta Baran, István Bitter, Max Fink, Gábor Gazdag, and Edward Shorter, 'Károly Schaffer and His School: The Birth of Biological Psychiatry in Hungary, 1890-1940',

European Psychiatry 23 (6) (2008), 449–56.

(53.) Ludmilla Jordanova, 'Has the Social History of Medicine Come of Age?', *Historical Journal* 36 (2) (1993), 437–49, at 437.

(54.) For example, the most recent evaluation of Hungarian historiography does not even mention the contributions made by historians of medicine. See Gábor Gyáni, 'Trends in Contemporary Hungarian Historical Scholarship', *Social History* 34 (2) (2009), 250–60.

第十二章

美国的科学与医学

埃德蒙·拉姆斯登（Edmund Ramsden）

亚历克西斯·德·托克维尔（Alexis de Tocqueville，1805—1859 年）在对美国最著名的评论中，对美国未来作为民主国家的灯塔表达了极大的乐观。1831 年，在他抵达美国时，觉得这是一个全世界各民族组成的社会，拥有各自不同的语言、信仰和性格，共同组成了一个"比我们自己幸福一百倍"的国家。是什么使这个新世界比旧世界进步如此之多呢？托克维尔在美国看到了人口和地域的和谐组合，优秀的欧洲价值和传统融合在一起，成为一个充满新可能性的世界。这是一片辽阔、肥沃、人口稀少的土地，崇尚自由和独立。不论是人为的还是人所不为的，所有的一切似乎都是可塑的、流动的，风景旖旎而多变。

美国赋予托克维尔表达其自由政治理想的机会，他认为自由政治的成功是基于共同的信念，即个人利益高于国家利益。然而，他在为美国摇旗呐喊的同时，也对美国的未来发出了警告。托克维尔认为美国人忽视了高等科学、艺术和文学，造成这种情况的原因在于美国更致力于工业和贸易，并且具有吸引欧洲优秀人才的能力。也许更重要的是，某些人群遭受到了压迫。在联邦体制下，白人享有自由，允许他们建立自己的城镇、城市和法律，但这并没有泽及所有人。非裔美国人由于生活环境恶劣，深陷贫困和健康问题的泥淖，印第安人也面临着彻底灭绝的困境。

托克维尔关注的是政治制度和经济，对于疾病、健康和科学只是顺带提及，我们可以在未来的医学历史学家的著作中看到他关注的许多问题。亨利·西格里斯特描述了他在 1932 年的第一次访美，他同样写到了自己对这里幅员之辽阔、民族之多元的兴奋之情，以及对美国未来的乐观之情："我觉得从未如此清晰地感觉到我在见证历史。"他观察到美国从一个医学落后、思想和教育上依赖欧洲的国家，迅速成长为世界医学的主导力量，他想为这种转变作出解释。但他也表达了担忧。西格里斯特或许不认同托克维尔的政治观点，他也发现了美国未能确保全民健康和福祉的问题，并注意到获得高质量医疗保健方面存在严重的不平等。

西格里斯特所书写的医学史深植于社会，立足于当代社会的社会与经济现实。医学为我们提供了一扇了解美国人生活的窗口，包括过去、现在和未来。反过来，对社会和政治的理解赋予了这位历史学家帮助重塑医疗体系的力量。对于西格里斯特和随后的许多医学史学家来说，美国社会的紧张、矛盾、冲突和快速变化使它成为一个尤其富饶的土地，以用来追踪疾病的意义及防控、治疗方法的变化。我们关注人口和地域的基本要素，我们的国家在人民、文化和地理方面是多样化的，这使我们能够探索和比较医学在不同社会、文化和物质背景下的发展和应用。我们也在经历快速的发展，从过去将英国、法国和德国等欧洲的观念、方法和结构应用于美国，到美国在公共卫生、疾病控制和生物医学科学创新各个方面占据前沿地位。最后，我们也有矛盾之处，最明显的是，对医学科学技术能力的全然信任和对卫生保健供应深切的不满之间的矛盾。因此，美国这一国家特别适于对不同民族、地点和时间的健康和医学进行比较分析。

早期美国的身份与特征：医学、健康和疾病

欧洲人的到来给美洲带来了疾病的浩劫，夺去了美洲原住民的生命。科林·卡洛威（Colin Calloway）称之为一场"生物噩梦"，拉塞尔·霍顿（Russell Thornton）称之一场"大屠杀"，一个个家庭，甚至部落被天花、麻疹、瘟疫、霍乱、流感、斑疹伤寒和黄热病全部摧毁。当地居民对这些疾病没有免疫力，因为他们躲过了欧洲和亚洲的大流行。虽然现在已经众所周知，但在亨利·多宾斯（Henry Dobyns）等人进行细致的历史研究之前，人们并没有充分认识到这场灾难的人口规模和历史意义。虽然北美大陆经常被欧洲人描述为空旷的荒野或殖民的处女地，但它实际上是一个"寡妇"。1492年，北美人口相对密集，人口数量在500万~1000万。到1800年，人口骤减到60万，这一场"人口灾难"，使美洲大陆被欧洲人征服成为了可能。

第一批欧洲移民也遭遇了疾病之苦，弗吉尼亚被描述为殖民者的死亡陷阱，然而，到了美国独立时，美国人民已经可以为国民的健康庆贺了，因为他们摆脱了席卷欧洲的疾病之苦。国力应当用人民的健康和活力来衡量，在本杰明·富兰克林（Benjamin Franklin，1706—1790年）看来，独立是历史的必然，美国人口相比英国的快速增长就反映了这一点。事实证明，这种自我庆祝是短暂的，因为自美国独立战争以来，美国人民身高的下降就反映了其健康状况的每况愈下。美国的城市问题也越来越多地被社会改革者和医生所关

注，他们早期对黄热病和天花的恐惧逐渐被霍乱所取代。虽然对群体疾病的关注在欧洲和亚洲也很普遍，但美国移民的变化趋势以及各区域不同的气候和地理特征，意味着美国会出现特殊的疾病文化和环境。

历史争论的焦点是美国医学在多大程度上可以被视为是与众不同的存在。罗纳德·娜姆波斯（Ronald Numbers）认为，文献中弥漫着一种美国例外论的假设。他注意到存在着一种对自然环境、边疆文化影响的强调以及摒弃医学理论、支持实用主义、反对专科化、支持全科医生的倾向。例如，内科医生和外科医生之间没有区别，也没有严格的医学贵族，这被认为是美国人厌恶阶级区分的表现。由娜姆波斯主编的一系列文集聚焦于新西班牙、新法兰西和新英格兰，批判性地检验了这种独特性。虽然作者承认医学受到本土医生的影响，但也有一种共识，即美国的医疗实践与更古老的欧洲传统直接相关，且"在传播过程中只有微末的变化"。

当然，当我们探讨 19 世纪美国医学的发展时，可以看到英国、法国和德国在不同程度上的影响。然而，在新的环境下，美国医生也会选择性地对医学进行调整和改变。在美国最初的几十年，治疗实践仍然受到所谓身体平衡的传统观念影响，要求医生采取药物或放血进行干预。美国医学教育是模仿爱丁堡模式的：采取了相似的两级制，服务用一般民众的从业者只需要学习几个月，服务贵族的医生要取得最高的医学博士学位，并且需要有能力负担得起为期两年的拉丁语学习。在英国，尽管医学院受到行会和政府的监管，但在美国，由于对精英和垄断的不信任，开放和竞争性的教育体制被认为可以打造更具流动性的医疗市场。其结果是不断减少费用、降低要求进而降低教育和培训标准的医学院校的激增。因此，各种专科和替代疗法得以保留、出现和发展，如验光、正脊疗法、整骨疗法、心理学和助产学。

从 19 世纪 20 年代起，随着法国医学的影响不断扩大，这种多样性和多元性得到了进一步加强。约翰·哈雷·华纳（John Harley Warner）医生的职业利益的考察，认为医学实践从理性主义转向临床经验主义反映了美国社会对医学地位的恐惧和焦虑。公众对传统疗法有效性的担忧日渐累积，加之替代医学缺乏执照许可和监管，进一步降低了替代医学的标准，导致美国医生的特权似乎正在受到侵蚀。经验主义将有助于巩固合法性、地位和权威。它要求医生根据病人的具体特征（年龄、种族、性别和职业）以及他们所处的社会和物理环境（气候、人口和地理）来制定合理的治疗方案。同样地，这不是从欧洲向美国的直接转移，但经验主义的进路与一种持续、也许稍温和的治疗行动主义承诺结合在了一起。

华纳是最早利用对经验主义的关注，将历史学家的注意力转向美国各地医疗实践多样性的人之一。他观察到，历史学家往往会将美国东北部的经验概括为全美国的经验。随着对普遍实践规则的质疑，出现了一种新的关注点，即有关非裔美国人与北欧人、西欧人和南欧人在医疗需求和实践之间的差异。在有关美国健康和医疗地区差异的研究中，美国南部占主导地位，其气候、奴隶制的传统和种植园的制度导致了南部独特的历史传统，几乎是一个"国中之国"。虽然这种环境主义的观点在历史上一直备受争议，但是，经由疾病史的研究，其独特性正在逐渐被重新找回。疟疾、黄热病和钩虫病在"改良的西非疾病环境"中迅速滋生发展。对玛格丽特·汉弗莱斯（Margaret Humphreys）来说，与黄热病的不断斗争，再加上农村贫困，意味着美国南部的公共卫生官员与北方的城市官员在目标、态度和成就上有着"惊人的差异"。南方也有不同的人口和社会结构。人体测量的历史显示，奴隶人口的健康状况极其糟糕，然而，奴隶制的辩护者则利用奴隶对黄热病和疟疾的抵抗力来强调黑人的身体具有特殊的医学特性，因而适于在炎热和潮湿的环境中劳动。正如华纳所提出的，这种对南部医学特异性的强调不仅是种族主义、民族主义和地区自我意识的反映，而且是一种提高南部医生地位并与北方医学院竞争的尝试。

最近，夏拉·费特（Sharla Fett）通过审视奴隶医学（slave medicine）的特殊性，为理解这个问题增加了新的视角，她不仅通过来自非洲和西印度的治疗方法，还通过社区建设和自决来面对（黑人）非人化的进程。陶德·萨维特（Todd Savitt）进一步拓展了我们对 1865 年之后的黑人医学的理解。在奴隶制新中国成立之后，非裔美国人试图建立起独立的、亟须的医学教育资源。然而，大多数黑人所运营的医学机构由于缺乏资金而纷纷倒闭，而个别成功的机构仍然依赖于白人的慈善事业和医疗组织。

1870 年后，随着德国模式的崛起，法国模式在逐渐衰落，医学院、医院和实验室被进一步标准化，涌现出无数的专业协会。德国实验室医学的发展和医生教育模式使美国医学教育显著提高。新的医学教育中心延长了学制，如哈佛医学院和约翰斯·霍普金斯医学院，并要求接受预科教育，并与大学建立了联系。然而，同样地，模式的变迁依然不是从一个地方直接转移到另一个地方。托马斯·邦纳（Thomas Bonner）认为，由于美国学生在德国的学习经历、平等主义的传统，连同医学院之间的竞争，导致所有学生都特别强调实验室教学和临床经验的特别要求。关于什么是科学医学以及如何将它与实践相联系，使之对民众有用，也存在着大量的分歧和争议。华纳认为，基于生理科学的新实验疗法将医生分成了两派，一部分医生试图理解支配健康和疾病的一般规律和原理，另一部分医生则试图保留基于临床经验观察的个体化疗法。事实上，从群体医学（借助流行病学、统计学和生物计量法对疾病的性质进行研究）和临床医学（以实验室为基础，以病人个体为中心）之间的差异，可以看到这种张力的存在，这种差异还有待于进一步研究。

美国医学的发展：连续性与碎片化

在第一次世界大战之前，美国学生被吸引到欧洲留学，并向美国输送出了医学专家以及思想、方法和技术。在两次世界大战的作用下，这种模式被扭转了。欧洲重建需要新的和更有效的医院、医学院和公共卫生机构。这些都是在美国各组织的支持下提供的，并反映了美国对医学科学和实践的看法。反过来，科学在战争中的关键作用增强了人们对医学的信任，认为医学不仅能使世界摆脱传染病，而且还能使全世界摆脱慢性病，从而大大提高生命质量并延长寿命。1945 年，万尼瓦尔·布什（Vannevar Bush）向总统提出他对联邦政府资助"大科学"的看法时，他就首先赞扬了新药青霉素背后的"天才"。

尽管公共卫生服务部及其下属的卫生实验室变得越来越重要，但它在 20 世纪上半叶的发展十分缓慢。由于政府财政受到严格的限制，大多数的医学进步都是在美国一大创新的支持下完成的，那就是慈善基金会。它们的运作和影响受到越来越多的历史分析，其中以洛克菲勒基金会（Rockefeller Foundation）最为瞩目。作为进步时代的产物，医学和卫生被视为促进国家团结、维护国家秩序和提高国家效率的手段，洛克菲勒基金会率先将注意力转向了美国南部。从 1909 年起，洛克菲勒消灭钩虫卫生委员会（Rockefeller Sanitary Commission for the Eradication of Hookworm）将科学医学和公共卫生教育结合起来，找出钩虫病的真正原因，巩固残破的美国南部卫生委员会，并利用卫生示范区来促进预防性的卫生行为和服务。虽然卫生委员会的目标与慈善卫生和卫生改革联系在了一起，旨在打破北方和南方、城市和农村、私人财富和公共机构之间的界限，但历史学家认为它也受到了经济利益的驱动。洛克菲勒基金会很快就将其在南方打磨出来的一套方法在全球推广，这进一步佐证了这一观点。许多人认为，国际卫生委员会推动了一种资本主义医学，甚至是殖民主义医学，将健康商品化，主张技术解决方案而非疾病的预防，主张经济收益而非社会平等，并催生了医疗依赖。然而，最近兴起一种更加细致入微的史学进路，关注基金会官员和地方参与者之间复杂、不同且往往相互冲突的利益纠葛。

虽然成员之间的协商会使基金会的行动受到限制，甚至碎片化，但基金会的结构也给了它们一定的优势。它们可以在政府机构禁止进入的领域行动和试验。小型董事会的管理制度还提供了灵活性，可以快速改变目标或策略，并保证连续性，能够在相当长的时间内支持某个项目或方法。它们的成功，不仅在公共卫生领域，还在医学教育领域留下了印记。历史学家曾探讨了科学医学是如何经由洛克菲勒基金会的主要人物推广和实现的，如亚伯拉罕·弗莱克斯纳（Abraham Flexner，1866—1959 年）和艾伦·格雷格（Alan Gregg，1890—1957 年）。伊丽莎白·费（Elizabeth Fee）一直专注于约翰斯·霍普金斯大学公共健康与卫生学院早期的发展，其对于美国公共卫生的专业化具有关键的作用。关于公共卫生的内容是什么，有很多争论，它究竟是一个外延广泛的领域，还是一个建立在卫生工程学和细菌学基础上的专业？是围绕细菌理论，还是环境状况的改善？是基于科学研究还是行政管理的实践？洛克菲勒基金会使人们相信，公共卫生应该由受过科学训练的精英按照科学路线进行规划。生物医学科学开始在约翰斯·霍普金斯大学占主导地位，很快就在整个美国占据了主导地位，以控制特异性的疾病为主要任务，首先是传染性疾病，然后是慢性病，其代价是社会和政治科学的牺牲。

中央政府资金和组织的缺乏意味着公共卫生缺乏能见度和边界。它鼓励发展多元领域，结合一系列学科和专业，也推动了一些创新性规划的开展，包括环境卫生、社会和行为科学、卫生经济学、人口动力学和计划生育等。在没有一致的医学专业的情况下，一系列机构和组织的历史还有待学界挖掘，不过历史学家已经梳理出美国医学整体的发展模式，即对医学科学科技持续多元化兴趣的日益增加，超越对社区和预防医学的关注。正如洛克菲勒基金会从改革医学院转向支持以个人为单位的研究人员和项目，出现了严重的折衷主义和不连贯性，历史学家认为政府机构正在延续这一传统。根据同行评议制度，美国国立卫生研究院慷慨的政府拨款惠及美国各地，而其他的机会主义机构也建立了属于自己的研究规划，比如海军研究办公室（Office of Naval Research）。随后，这又与迅速扩张的生物技术和制药产业相结合，再次与学术界结盟。在生物医学研究领域，美国医药的开放市场似乎仍在继续。

大科学是美国解决疾病的方法，这也许是未能建立全面的国家医疗保健体系的后果。可以理解的是，有关健康保险的议题关注的是美国和欧洲社会之间的异同。1911年，《英国保险法案》（British Insurance Act）的通过，引发了争论，甚至引发了乐观情绪，就如同1946年的《国家卫生服务法案》（National Health Service Act）一样，直到1965年，美国才开始提供某种形式的强制性医疗保险。当然，改革医疗保健之所以失败，有很多原因，许多学者认为这是源于个人主义理想以及对政府的怀疑和对"社会主义医学"的贬损导引。大多数学者认为，医生的经济和行业利益是一个根本原因。美国医生为赢得地位和收入经历了激烈的斗争，因此深恐工资降低和官僚作风的增加。美国医学会有效地利用和操作了这些担心，通过操纵反德情绪和冷战言论，把强制保险操纵成为是美国社会的异化物。

这一过程一直受到历史学家的高度关注，因为在这里，许多人认为历史在政策建议方面发挥了关键作用，就像在西格里斯特时代一样。然而，历史似乎也不能证明全民健康保险就有明显的优势。与西格里斯特相反，历史学家现在认为，由于分散的政治制度、工会的软弱、商业部门的团结以及医疗服务提供者和保险公司的游说，反对强制保险是可以理解的，甚至是不可避免的。仅仅将美国医学与私人领域联系在一起是错误的。正如我们所看到的，长期以来，美国医学一直与公私部门联系紧密。政府为基础研究和教育买单，然后为医疗产品授予专利，同时又是医疗产品的监管者和买家。同样，虽然美国可能依赖私营部门来分配医疗保健，但政府也承担了提供临床服务的大部分费用。查尔斯·罗森博格认为："美国的独特之处不在于对市场和个人主义的情有独钟，而在于对更为复杂的现实熟视无睹。"政府在不断填补体制上的差距，而保持"小政府"又近乎于一种政治话术，二者之间存在着一种只能透过历史才能理解的矛盾和张力。

政府最初试图将干预医疗保健作为新政的一部分。但是反对的声浪迫使罗斯福总统在社会保障立法的提案中放弃了医疗改革。然而，为了防止强制保险制度，美国医学会默许了自愿保险。在大萧条时期，许多医生被稳定和定期收入的想法所吸引，而医院也想要实现稳定收入并满足公众需求。于是，诞生了一系列非盈利性团体的倡议，包括蓝十字医院保险和蓝盾医生保险以及独立的消费者合作医疗制度，如凯萨医疗机构（Kaiser Permanente）。这种安排满足了医疗提供者、雇主和工人的利益。政府通过 1946 年的《希尔伯顿法案》（*Hill Burton Act*）解决了就医短缺的问题。由于提供保健的成本不断上升（考虑到将专业化等同于技术，根据治疗的可得性来定义疾病的趋势，医疗保健的成本上升已不可避免），政府转向私营部门来投资提供保健服务，同时向最无力支付的个人提供了更多的支持。其结果是，很大一部分人被认为太富裕而无法得到政府的支持，还有一部分人因为太贫穷而无法支付不断上升的保险费。

罗斯玛丽·史蒂文斯（Rosemary Stevens）通过对美国医院史的研究，探讨了这一张力。在美国，医院始终在两种相互竞争的角色之间纠结，一边是代表慈善和公共目的的社会组织，另一边是代表资本、竞争和技术成就的偶像。史蒂文斯认为，医院体现了国家卫生政策的核心困境：如何在不建立一个庞大的福利国家的情况下，分享医疗进步的成果。其结果是产生一个"独特的"美国"机构"，定义它的是技术、专业知识、企业家精神，反映了美国社会的多元化以及根据阶级和种族来划分的（日益加剧的）社会阶层。最近，奥巴马政府的医疗保健立法并没有引入全民覆盖的支付系统，而是采取了复杂而持续的改革过程，涵盖了保险和制药公司，可见，历史将继续在这场争议中发挥关键作用。

种族和阶级：从环境到传染病，再到遗传医学

当社会学家爱德华·罗斯（Edward A. Ross，1866—1951 年）在思考"美国是什么？"时，他表达了一种在进步时代并不罕见的悲观情绪。当然，美国是由居住在那里的人来定义的。现在看来，那些精神抖擞、有进取心、聪慧的北欧人正被来自南欧和东欧的移民潮淹没。罗斯是一位坦率的优生主义者和优生运动成员，这场运动将某些阶级和种族与遗传上的弱点和败坏的道德联系起来。然而，正如查尔斯·罗森伯格所指出的，体格、性格和气质的所谓遗传并不依赖于遗传的离散和微粒单位的概念（译注：指基因），而是反映了一个更古老的传统，在这个传统中，健康观和疾病观起着至关重要的作用。疾病与某些道德情感和失败有关。通过不良习惯获得的退化和疾病易感性会传染给儿童，而疾病可以经由某些群体的不道德和不卫生的行为传播。纽约是美国的"疾病与罪恶之窟"，对纽约疾病历史的追溯，似乎可以看出某些瘟疫与特定的族群有关，这与人们对其传播方式的理解无关。

即使细菌理论已经传入，人们已经认识到传染病是跨越种族和阶级界限的，但群体和特定疾病之间的关系只是被一再地重新定义，而并没有被抛弃。内奥米·罗杰斯（Naomi

Rogers）在对 1916 年小儿麻痹症流行的研究中指出，随着卫生条件的改善，儿童不再通过来自母体的抗体获得免疫力，小儿麻痹症在 20 世纪变得更加普遍。虽然中产阶级更容易感染这种疾病，而且其传播可能与清洁和秩序有关，但科学家和卫生工作者拒绝遵循这一脉络进行研究。来自南欧和东欧的移民家庭成为了公众和卫生官员的目标。为了在贫困、移民和疾病之间建立联系，苍蝇被征召为一种解释从工人阶级到中产阶级家庭的疾病载体的工具。

艾伦·克劳特（Alan Kraut）和霍华德·马克尔（Howard Markel）通过对流行病的研究来关注移民和疾病之间的联系，流行病是一个有效的工具，可以跨越时间和空间分析社会对疾病的不同反应。马克尔在对 1892 年纽约市斑疹伤寒流行的研究中，考察了科学界对微生物理论的争论以及为了把东欧移民作为问题人口，公共健康又是如何被忽视的。俄国犹太人被污名化为病人，导致了 1924 年严苛的移民法颁布，这在很多方面都是广义的隔离方法。比较不同的群体对某种疾病和流行病的应对也是有益的，比如沙眼与犹太人，霍乱与爱尔兰人以及最近的艾滋病与海地人。华人是最早因种族原因被排除进入美国的种族。虽然这些限制反映了更广泛的对同化文化的忧虑，但 1899 年夏威夷和 1900 年旧金山暴发的鼠疫进一步强化了这些限制。众所周知，旧金山的唐人街肮脏拥挤，但市府官员没有采取任何措施来改善环境。马克尔揭示了他们对移民的指责。其结果是强制性的隔离方案，暴力，强迫家庭离开家园，破坏财产和关闭企业，往往是残酷、适得其反的。

这类历史分析凸显了人群或地域之间的张力和矛盾。在罗杰斯的研究中，传染病被视为一种伟大的平衡器，强调了疾病的普遍性，而环境原因则把注意力集中在工人阶级家庭的肮脏以及工人阶级家庭的无能上。在马克尔所研究的案例中，正是对传染性人群的关注，导致城市官员无视移民社区恶劣的生活条件。解释模式通常通过结合生物和环境来进行区分。例如，格雷格·米特曼（Gregg Mitman）对哮喘的研究表明，人们深信过敏原易感性存在种族差异，认为非裔美国人和拉丁美洲家庭的生活习惯不卫生，以致"不公正的生态学"，忽视了住房条件的恶劣。这种对"疾病只会找上某些特定人群"的想法，经由遗传医学方面得到了进一步加强，特别是慢性病。

近年来，人类遗传学受到了历史学家的广泛关注。对一些人来说，第二次世界大战是遗传学研究史上的分水岭；人口和医学遗传学的进步，加上以优生学之名所犯下的暴行，已经改变了遗传科学及其应用。然而，对于大多数历史学家来说，新遗传学和早期提高美国人口素质的尝试之间仍然存在着显著的连续性。追溯分子生物学的早期历史，莉莉·凯（Lily Kay）对应用科学起源于基础研究的普遍假设提出了质疑。她提出了相反的建议：当分子生物学项目在 20 世纪 30 年代首次被定义时，是根据人们对其技术和社会潜力来进行的。洛克菲勒在加州理工学院投入数百万美元，无疑反映了人们对改善人的精神和身体素质的关注。

在大多数情况下，历史学家都试图将他们所认为的对遗传医学的力量和益处的过分乐观加以定性。正如黛安·保罗（Diane Paul）所提出的，诊断能力远远超过了治疗能力。苯丙酮尿症作为一种最近被定义的遗传疾病，其苯丙氨酸饮食便是一种备受瞩目的环境解决方案，却是昂贵和有瑕疵的。基因治疗的方法也有其局限，已经引起了有关安全性的忧虑。其结果是最终转向了产前诊断和选择性堕胎。由于这个原因，许多人为了提高群体的遗传质量，把遗传医学看做是优生计划的滑坡或后门。遗传疾病与某一特定群体之间的共同联系只会使这些问题进一步复杂化。

分析不同群体对遗传医学的不同经验发现，美国人口的多样化再一次发挥了特殊的优势。凯斯·瓦洛（Keith Wailoo）和斯蒂芬·彭伯顿（Stephen Pemberton）追溯了三种风险疾病的历史以及受其影响最严重的人群：白人的囊性纤维化，美国犹太人口中的泰-萨克斯病以及黑人人口中的镰状细胞贫血。不同群体意味着不同的承诺和规划。对于囊性纤维化，重点是基因治疗，被誉为遗传医学的新突破；泰-萨克斯病促成了一个组织良好、由社区推动的自我保护项目，其重点是婚姻筛查；相比之下，抗击镰状细胞贫血的努力尤其困难。最初，政府起初应对镰状细胞贫血的失败被视为政府对非裔美国人的普遍忽视，至 20 世纪 70 年代，随着强制筛查项目的开展，患者在健康保险、运动和就业中遭受歧视，而出现对遗传医学反对的声音，包括其潜在的危险和污名化问题。即使在今天，非裔美国人也不太可能采用基因筛选技术和选择性堕胎方案。

若是在历史背景下来看待非裔美国人对遗传医学的反感，就可以发现更容易理解。在瓦洛看来，臭名昭著的塔斯基吉梅毒实验是理解种族和卫生保健之间关系的"原型"。它始于 1932 年，在阿拉巴马州的农村地区，大约有 600 名非裔美国人在未经他们同意的情况下被招募到公共卫生服务中心，进行了一项关于未经治疗的梅毒研究。这项研究在 1972 年结束，得出的结论是，25 岁至 50 岁的男性梅毒患者死亡率比普通人群高 75%。当局不仅没有对感染者进行治疗，而且还故意阻止他们获得治疗。詹姆斯·琼斯（James Jones）试图解释调查人员的行动，揭示了这项研究如何借鉴并加深了人们对非裔美国人的刻板印象。苏珊·莱德尔（Susan Lederer）认为，患者被视为实验动物，甚至是供解剖之用的尸体，研究人员在当地医生的帮助下获得患者的尸体和身体。可想而知，这个实验是分析美国科学和医学中种族主义的焦点，并且依然影响着医学界和非裔美国人之间的关系。

然而，也正如瓦洛指出的那样，遗传医学的影响是复杂和多面的，不能只通过生物种族主义的棱镜来予以理解。20 世纪 20 年代，镰状细胞贫血被视为"黑人血液"的一种疾病，可能会在更为广泛的人群中传播。因此，它是被用作反对异族通婚的一种手段。在20 世纪 40 年代，当人们知道它是因携带隐性等位基因所造成的，其社会意义就立即彻底改变了。现在，异种繁殖被认为可以降低其发病率。瓦洛认为，镰状细胞贫血之所以会有两种截然不同的身份，这是新方法和新技术的结果。到 20 世纪 50 年代，镰状细胞已经成为遗传多态性的一个范例，它在保护携带者免受疟疾侵袭、维持种群生存方面具有重要作用。历史学家对遗传多样性和多态性等问题尚缺乏关注，这大概是历史学家专注于遗传医学和优生学之间的关系所致。直到最近，我们才看到一些相关的研究，正如苏珊·林迪（Susan Lindee）所说，关注到遗传医学如何从"医学的后段班"转变为"医学前沿"、各种倡导团体如何帮助推动了血液检测技术、人口图谱研究和筛查这一不断增长的产业。

结　论

长期以来医学史学家一直关注疾病的历史，将其作为理解美国社会紧张、矛盾、连续性和变化的手段，尤其是具有戏剧性和能见度的疾病。查尔斯·罗森博格提供了经典的示范，他把霍乱流行作为"自然实验"和"取样技术"的研究对象，"根据随机重复的刺激来判断美国人的不同反应"。同样，在凯瑟琳·奥特（Katherine Ott）对结核病的研究中，结核病在1870年、1900年或1930年的身份是不一样的。疾病都是由所处的社会来架构的，正如凯斯·瓦洛所说的，疾病作为一种社会商品，通过跟踪其轨迹，可以揭示美国医疗保健和生物医学研究的一般轨迹。还有一些学者关注的是跨越空间而不是时间的疾病，这是组成美国社会不同群体对健康和疾病的不同体验的横断面"快照"。

在这样的研究中，历史学家越来越多地意识到，这些方法、实践和技术推动着我们对疾病在不同时间和空间的社会性理解。新技术不仅使特定疾病可见并给出定义，而且还可以更普遍地重新定义健康和疾病的概念。例如，健康和人口调查对于医学科学来说极为重要，但作为一种历史资源，它们在很大程度上被忽视了。例如，玛格·安德森（Margo Anderson）利用美国人口普查的历史作为窗口，来透视美国的政治、经济和科学生活，经由跟踪调查（许多是仍在进行中的调查），我们得以洞察美国健康和医疗卫生研究的分布变化。例如，弗莱明翰心脏研究始于1947年，开创了慢性病的流行病学研究，为我们理解"风险"人口做出了贡献。弗莱明翰被认为是美国人口的一个理想样本，之前曾被用来研究一种传染性疾病——结核病。它变成了一系列变量的"社会实验室"，包括正常的和病理的。像许多其他调查一样，它不仅映照了美国社会和医学的变化，而且主动影响了社会和医学的变化，使我们能够审视新措施和技术的影响、利益相关方之间就提出的问题进行的持续谈判、数据的应用以及在医学注视下生存的经验。

对这些方法的关注不仅使我们可以跨越时间和空间来研究人口，还可以优先考虑地点问题。近年来，这引起了科学和医学史家们越来越多的兴趣。例如，汤姆·格瑞（Tom Gieryn）认为存在着"真理点"（truth spots），例如，与特定形式的知识生产相关的地方，可以作为与健康和疾病研究相关的地方，有效地应用于医学史的研究。认识到健康和医学在环境历史中发挥的中心作用的工作也引起了人们的注意。有人认为，健康和疾病之地的概念使我们能够跨越人与自然、城市与农村环境之间的界限。例如，在城市重建的巨大剧变中，身体和心理健康问题被证明是辩护和批评的重要来源，但在很大程度上被关注美国医学史的历史学家忽略了。在美国，民族和地方的多样性和多变性将继续提供丰富的研究领域，而对于医学史学家来说，利益纠葛和张力将始终存在于公民与联邦、州和地方政府之间复杂的关系之中。

（苏静静 译）

参考书目

FEE, ELIZABETH, and ROY M. ACHESON (eds), *A History of Education in Public Health: Health That Mocks the Doctor's Rules* (Oxford: Oxford University Press, 1991).

———, and T. M. BROWN (eds), *Making Medical History: The Life and Times of Henry E. Sigerist* (Baltimore: Johns Hopkins University Press, 1997).

GROB, GERALD, *The Deadly Truth: A History of Disease in America* (Cambridge, MA: Harvard University Press, 2002).

LEAVITT, JUDITH WALZER, and RONALD L. NUMBERS (eds), *Sickness and Health in America: Readings in the History of Medicine and Public Health* (Madison: University of Wisconsin, 1997).

NUMBERS, RONALD (ed.), *Compulsory Health Insurance: The Continuing American Debate* (Westport, CT: Greenwood, 1982).

———, and TODD L. SAVITT (eds), *Science and Medicine in the Old South* (Baton Rouge: Louisiana State University Press, 1989).

ROSENBERG, CHARLES E., *Our Present Complaint: American Medicine, Then and Now* (Baltimore: Johns Hopkins University Press, 2007).

STARR, PAUL, *The Social Transformation of American Medicine* (New York: Basic Books, 1982).

STEVENS, ROSEMARY A., CHARLES E. ROSENBERG, and LAWTON R. BURNS (eds), *History and Health Policy in the United States: Putting the Past Back In* (New Brunswick: Rutgers University Press, 2006).

WARNER, JOHN HARLEY, and JANET A. TIGHE (eds), *Major Problems in the History of American Medicine and Public Health* (Boston: Houghton Mifflin, 2001).

注释

(1.) Alexis de Tocqueville, *Democracy in America*, ed. J. P. Mayer with a new translation by George Lawrence (Garden City, NY: Doubleday, 1969).

(2.) Tocqueville, *Democracy in America*, (1969), 454–5.

(3.) H. E. Sigerist, *American Medicine* (New York: Norton, 1934), xvi.

(4.) Elizabeth Fee and T. M. Brown (eds), *Making Medical History: The Life and Times of Henry E. Sigerist* (Baltimore: Johns Hopkins University Press, 1997), 25.

(5.) H. E. Sigerist, *Medicine and Human Welfare* (College Park, MD: McGrath, [1945] 1971).

(6.) Charles Rosenberg, *Our Present Complaint: American Medicine Then and Now* (Baltimore, Johns Hopkins University Press, 2007).

(7.) Colin G. Calloway, *New Worlds for All: Indians, Europeans and the Remaking of Early America* (Baltimore: Johns Hopkins University Press, 1997), 25.

(8.) Russell Thornton, *American Indian Holocaust and Survival: A Population History since 1492* (Norman: University of Oklahoma Press, 1987).

(9.) Henry F. Dobyns, 'Estimating Aboriginal American Population', *Current Anthropology* 7 (1966), 395–416; *idem, Native American Historical Demography* (Bloomington: Indiana University Press, 1976); *idem, Their Number Become Thinned: Native American Population Dynamics in Eastern North America* (Knoxville: University of Tennessee Press, 1983). Another classic is A. W. Crosby. *The Columbian Exchange: Biological and Cultural Consequences of 1492* (Westport, CT: Greenwood Press, 1972).

(10.) Francis Jennings, *The Invasion of America: Indians, Colonialism, and the Cant of Conquest* (Chapel Hill: University of North Carolina Press, 1975), 15.

(11.) Calloway, *New Worlds for All*, 39–40; P. Baldwin, *Contagion and the State in Europe, 1830–1930* (Cambridge: Cambridge University Press, 1999).

(12.) Gerald N. Grob, *The Deadly Truth: A History of Disease in America* (Cambridge, MA: Harvard University Press, 2002), 52.

(13.) James H. Cassedy, *Demography in Early America: Beginnings of the Statistical Mind, 1600–1800* (Cambridge, MA: Harvard University Press, 1969); Dennis Hodgson. 'Benjamin Franklin on Population: From Policy to Theory', *Population and Development Review* 17 (1991), 639–61.

(14.) Richard, H. Steckel, 'Heights and Human Welfare: Recent Developments and New Directions', *Explorations in Economic History* 46 (2009), 1–23; Bernard Harris, 'Health, Height, and History: An Overview of Recent Developments in Anthropometric History', *Social History of Medicine* 7 (1994), 297–320.

(15.) Charles E. Rosenberg, *The Cholera Years: The United States in 1832, 1849, and*

1866 (Chicago: University of Chicago Press, 1962).

(16.) K. David Patterson, 'Disease Environments of the Antebellum South', in Ronald L. Numbers and Todd L. Savitt (eds), *Science and Medicine in the Old South* (Baton Rouge: Louisiana State University Press, 1989), 152–72; John Duffy, *The Sanitarians: A History of American Public Health* (Urbana: University of Illinois Press, 1990).

(17.) Ronald Numbers (ed.), *Medicine in the New World: New Spain, New France, and New England* (Knoxville: University of Tennessee Press, 1987), 2, 157.

(18.) Lisa Rosner, 'Thistle on the Delaware: Edinburgh Medical Education and Philadelphia Practice, 1800–1825', *Social History of Medicine* 5 (1992), 19–42.

(19.) Charles Rosenberg, 'The Therapeutic Revolution: Medicine, Meaning, and Social Change in Nineteenth-Century America', *Perspectives in Biology and Medicine* 20 (1977), 485–506.

(20.) Paul Starr, *The Social Transformation of American Medicine* (New York: Basic Books, 1982).

(21.) Ronald Numbers, 'The Fall and Rise of the American Medical Profession', in Nathan Hatch (ed.), *The Professions in American History* (Notre Dame: University of Notre Dame Press, 1988); Martin Kaufman, 'American Medical Education', in Ronald Numbers (ed.), *The Education of American Physicians: Historical Essays* (Berkeley: University of California Press, 1980).

(22.) John Harley Warner, *Against the Spirit of the System: The French Impulse in Nineteenth-Century American Medicine* (Baltimore: Johns Hopkins University Press, 1998).

(23.) John Harley Warner, *The Therapeutic Perspective: Medical Practice, Knowledge, and Identity in America, 1820–1885* (Cambridge, MA: Harvard University Press, 1986), 3.

(24.) James O. Breeden, 'Disease as a Factor in Southern Distinctiveness', in Todd Savitt and James Harvey Young (eds), *Disease and Distinctiveness in the American South* (Knoxville: University of Tennessee Press, 1988), 1–28.

(25.) Patterson, 'Disease Environments', 158.

(26.) Margaret Humphreys, *Yellow Fever and the South* (New Brunswick, NJ: Rutgers University Press, 1992), 1. See also: John H. Ellis, *Yellow Fever and Public Health in the New South* (Lexington: University Press of Kentucky, 1992); and Jo Ann Carrigan, 'Yellow Fever: Scourge of the South', in Savitt and Young (eds), *Disease and Distinctiveness in the American South*.

(27.) Richard H. Steckel, 'A Peculiar Population: The Nutrition, Health, and Mortality of American Slaves from Childhood to Maturity', *Journal of Economic History* 46 (1986), 721–41.

(28.) Todd L. Savitt, 'Black Health on the Plantation: Masters, Slaves, and Physicians', in Numbers and Savitt (eds), *Science and Medicine in the Old South*; Savitt and Young (eds), *Disease and Distinctiveness in the American South*; Todd Savitt, *Medicine and Slavery: The Diseases and Health Care of Blacks in Antebellum Virginia* (Urbana: University of Illinois Press, 1978).

(29.) Sharla M. Fett, *Working Cures: Healing, Health, and Power on Southern Slave Plantations* (Chapel Hill: University of North Carolina Press, 2002).

(30.) Todd L. Savitt, *Race and Medicine in Nineteenth- and Early-Twentieth-Century America* (Kent, OH: Kent State University Press, 2007).

(31.) Numbers, 'The Fall and Rise'.

(32.) John Harley Warner, 'Ideals of Science and Their Discontents in Late-Nineteenth-Century American Medicine', *Isis* 82 (1991), 454–78. For an analysis of the strength of emphasis on scientific training and practical experience in the United States, see Thomas Neville Bonner, 'The German Model of Training Physicians in the United States, 1870–1914: How Closely Was It Followed?', *Bulletin of the History of Medicine* 64 (1990), 18–34.

(33.) William H. Schneider, 'The Men Who Followed Flexner: Richard Pearce, Alan Gregg, and the Rockefeller Foundation Medical Divisions, 1919–1951', in William H. Schneider (ed.), *Rockefeller Philanthropy and Modern Biomedicine: International Initiatives from World War I to the Cold War* (Bloomington: Indiana University Press, 2002), 7–60, at 10–11.

(34.) Vannevar Bush, *Science, the Endless Frontier: A Report to the President* (Washington, DC: United States Government Printing Office 1945), 5, Robert Cook-Deegan and Michael McGeary, 'The Jewel in the Federal Crown?: History, Politics, and the National Institutes of Health', in Rosemary A. Stevens, Charles E. Rosenberg, and Lawton R. Burns (eds), *History and Health Policy in the United States: Putting the Past Back In* (New Brunswick, NJ: Rutgers University Press, 2006), 176–201, at 179.

(35.) Fitzhugh Mullan, *Plagues and Politics: The Story of the United States Public Health Service* (New York: Basic Books, 1989).

(36.) E. Richard Brown, *Rockefeller Medicine Men: Medicine and Capitalism in America* (Berkeley: University of California Press, 1979); Jack D. Pressman, 'Human Understanding: Psychosomatic Medicine and the Mission of the Rockefeller Foundation', in Christopher Lawrence and George Weisz (eds), *Greater Than the Parts: Holism in Biomedicine, 1930–1950* (New York: Oxford University Press, 1998). For studies of other foundations relevant to health, see A. McGehee Harvey and Susan L. Abrams, *'For the Welfare of Mankind': The Commonwealth Fund and American Medicine* (Baltimore: Johns Hopkins University Press, 1986); Clyde V. Kiser, *The Milbank Memorial Fund: Its Leaders and Its Work, 1905–1974* (New York: Milbank Memorial Fund, 1975).

(37.) John Ettling, *The Germ of Laziness: Rockefeller Philanthropy and Public Health in the New South* (Cambridge, MA: Harvard University Press, 1981); John Farley, *To Cast Out Disease: A History of the International Health Division of the Rockefeller Foundation (1913-1951)* (New York: Oxford University Press, 2004).

(38.) Elizabeth Toon, 'Selling the Public on Public Health: The Commonwealth and Milbank Health Demonstrations and the Meaning of Community Health Action', in Ellen Condliffe Lagemann (ed.), *Philanthropic Foundations: New Scholarship, New Possibilities* (Bloomington: University of Indiana Press, 1999), 119-30.

(39.) Ettling, *The Germ of Laziness*, viii.

(40.) Soma Hewa, *Colonialism, Tropical Disease and Imperial Medicine: Rockefeller Philanthropy in Sri Lanka* (Lanham: University Press of America, 1995).

(41.) Anne-Emanuelle Birn, *Marriage of Convenience: Rockefeller Health and Revolutionary Mexico* (Rochester, NY: University of Rochester Press, 2006); Schneider (ed.), *Rockefeller Philanthropy and Modern Biomedicine*; Ann Zulawski, *Unequal Cures: Public Health and Political Change in Bolivia, 1900-1950* (Durham, NC/London: Duke University Press, 2007).

(42.) Benjamin B. Page and David A. Valone (eds), *Philanthropic Foundations and the Globalization of Scientific Medicine and Public Health* (Lanham: University Press of America, 2007).

(43.) Adele Clarke, *Disciplining Reproduction: Modernity, American Life Sciences, and 'The Problems of Sex'* (Berkeley: University of California Press, 1998); Mathew Connelly, *Fatal Misconceptions* (Cambridge, MA: Belknap Press, 2008); Elizabeth Fee, 'Sin vs Science: Venereal Disease in Baltimore in the Twentieth Century', *Journal of the History of Medicine and Allied Sciences* 43 (1988), 141-64.

(44.) Kenneth M. Ludmerer, *Learning to Heal: The Development of American Medical Education* (Baltimore: Johns Hopkins University Press, 1985).

(45.) Barbara Barzansky and Norman Gevitz (eds), *Beyond Flexner: Medical Education in the Twentieth Century* (Westport, CT: Greenwood Press, 1992); Howard S. Berliner, *A System of Scientific Medicine: Philanthropic Foundations in the Flexner Era* (London/New York: Tavistock, 1985); Schneider, 'The Men Who Followed Flexner'.

(46.) Elizabeth Fee, *Disease and Discovery: A History of the Johns Hopkins School of Hygiene and Public Health, 1916-1939* (Baltimore: Johns Hopkins University Press, 1987); Elizabeth Fee and Roy M. Acheson (eds), *A History of Education in Public Health: Health That Mocks the Doctor's Rules* (Oxford: Oxford University Press, 1991).

(47.) See also James Colgrove, Gerald Markowitz, and David Rosner, *The Contested Boundaries of American Public Health* (New Brunswick, NJ: Rutgers University Press, 2008).

(48.) Elizabeth Fee, 'The Origins and Development of Public Health in the United States', in Roger Detels, et al. (eds), *Oxford Textbook of Public Health*, vol. 1 (Oxford: Oxford University Press, 1997), 35–54, at 49.

(49.) An example of a hugely influential organization in need of historical analysis would be the Metropolitan Life Insurance Company. There is also still considerable work to do on various foundations such as the Milbank Memorial, Josiah Macy Jr, and Rosenwald Funds.

(50.) Victoria A. Harden, *Inventing the NIH: Federal Biomedical Research Policy, 1887–1937* (Baltimore: Johns Hopkins University Press, 1986); Harvey M. Sapolsky, *Science and the Navy: The History of the Office of Naval Research* (Princeton: Princeton University Press, 1990). There is still considerable work to be done on both the Navy and Army in relation to medical and psychiatric research.

(51.) Eli Ginzberg and Anna B. Dutka, *The Financing of Biomedical Research* (Baltimore: Johns Hopkins University Press, 1989); John P. Swann. *Academic Scientists and the Pharmaceutical Industry: Cooperative Research in Twentieth-Century America* (Baltimore: Johns Hopkins University Press, 1988).

(52.) Cook-Deegan and McGeary, 'The Jewel in the Federal Crown?'.

(53.) There is a tendency to compare the United States with Britain in particular, the nations having important social, cultural, political, and scientific ties. The potentially useful comparison with Canada is rarely undertaken. See, for example, Theodore R. Marmor, 'Canada's Path, America's Choices: Lessons from the Canadian Experience with National Health Insurance', in R. Numbers (ed.), *Compulsory Health Insurance: The Continuing American Debate* (Westport, CT: Greenwood, 1982). For further discussion of these issues, see Chapter 24 by Martin Gorsky in this volume.

(54.) Gary Land, 'American Images of British Compulsory Health Insurance', in Numbers (ed.), *Compulsory Health Insurance*.

(55.) Jonathan Engel, *Doctors and Reformers: Discussion and Debate over Health Policy, 1925-1950* (Columbia: University of South Carolina Press, 2002); Ronald L. Numbers, *Almost Persuaded: American Physicians and Compulsory Health Insurance, 1912–1920* (Baltimore: Johns Hopkins University Press, 1978); Numbers (ed.), *Compulsory Health Insurance*.

(56.) Ronald Numbers, 'The Third Party: Health Insurance in America', in Morris J. Vogel and Charles E. Rosenberg (eds), *The Therapeutic Revolution: Essays in the Social History of American Medicine* (Philadelphia: University of Pennsylvania Press, 1979), 177–200.

(57.) Jonathan Engel, *Poor People's Medicine: Medicaid and American Charity Care since 1965* (Durham, NC: Duke University Press, 2006), xv–xvi.

(58.) Rosenberg, *Our Present Complaint*, 186–7.

(59.) Robert Cunningham III and Robert M. Cunningham Jr., *The Blues: A History of the Blue Cross and Blue Shield System* (Dekalb: Northern Illinois University Press, 1997); Michael R. Grey, *New Deal Medicine: The Rural Health Programs of the Farm Security Administration* (Baltimore: Johns Hopkins University Press, 1999); Rickey Hendricks, *A Model for National Health Care: The History of Kaiser Permanente* (New Brunswick, NJ: Rutgers University Press, 1993).

(60.) Stevens, Rosenberg, and Burns (eds), *History and Health Policy in the United States*; Lawrence D. Brown, *Politics and Health Care Organization: HMOs as Federal Policy* (Washington, DC: Brookings Institution, 1983).

(61.) Rosemary Stevens, *In Sickness and in Wealth: American Hospitals in the Twentieth Century* (New York: Basic Books, 1989), 4.

(62.) Ibid. 8.

(63.) Edward A. Ross, *What Is America?* (New York: Century, 1919).

(64.) Charles E. Rosenberg, *No Other Gods: On Science and American Social Thought* (Baltimore: Johns Hopkins University Press, 1976).

(65.) David Rosner (ed.), *Hives of Sickness: Public Health and Epidemics in New York City* (New Brunswick, NJ: Rutgers University Press, 1995).

(66.) Naomi Rogers, *Dirt and Disease: Polio before FDR* (New Brunswick, NJ: Rutgers University Press, 1992).

(67.) Alan M. Kraut, *Silent Travelers: Germs, Genes, and the 'Immigrant Menace'* (Baltimore: Johns Hopkins University Press, 1994); Howard Markel, *Quarantine! East European Jewish Immigrants and the New York City Epidemics of 1892* (Baltimore: Johns Hopkins University Press, 1997).

(68.) Howard Markel, *When Germs Travel: Six Major Epidemics That Have Invaded America since 1900 and the Fears They Have Unleashed* (New York: Pantheon Books, 2004).

(69.) Gregg Mitman, 'Cockroaches, Housing, and Race: A History of Asthma and Urban Ecology in America', in Mark Jackson (ed.), *Health and the Modern Home* (New York/London: Routledge, 2007), 244–65.

(70.) Lily E. Kay, *The Molecular Vision of Life: Caltech, the Rockefeller Foundation, and the Rise of the New Biology* (Oxford: Oxford University Press, 1993).

(71.) Joseph S. Alper, Catherine Ard, Adrienne Asch, Jon Beckwith, Peter Conrad, and Lisa N. Geller (eds), *The Double-Edged Helix: Social Implications of Genetics in a Diverse Society* (Baltimore: Johns Hopkins University Press, 2002); Dorothy Nelkin and Laurence Tancredi, *Dangerous Diagnostics: The Social Power of Biological Information* (Chicago: University of Chicago Press, 1989).

(72.) Diane Paul, 'A Double-Edged Sword', *Nature* 405 (2000), 515.

(73.) Troy Duster, *Backdoor to Eugenics* (London: Routledge, 1990).

(74.) Keith Wailoo and Stephen Pemberton, *The Troubled Dream of Genetic Medicine: Ethnicity and Innovation in Tay-Sachs, Cystic Fibrosis, and Sickle Cell Disease* (Baltimore: Johns Hopkins University Press, 2006).

(75.) Keith Wailoo, *Dying in the City of the Blues: Sickle Cell Anemia and the Politics of Race and Health* (Chapel Hill: University of North Carolina Press, 2001), 13.

(76.) James H. Jones, *Bad Blood: The Tuskegee Syphilis Experiment* (New York: Free Press, 1993).

(77.) Susan Lederer, 'Tucker's Heart: Racial Politics and Heart Transplantation in America', in Keith Wailoo, Julie Livingston, and Peter Guarnaccia (eds), *A Death Retold: Jesica Santillan, the Bungled Transplant, and Paradoxes of Medical Citizenship* (Chapel Hill: University of North Carolina Press, 2006).

(78.) Keith Wailoo, *Drawing Blood: Technology and Disease Identity in Twentieth-Century America* (Baltimore: Johns Hopkins University Press, 1997), 137.

(79.) Susan Lindee, *Moments of Truth in Genetic Medicine* (Baltimore: Johns Hopkins University Press, 2005), 1.

(80.) Rosenberg, *The Cholera Years*, 4; Charles Rosenberg, 'Siting Epidemic Disease: 3 Centuries of American History', *Journal of Infectious Diseases*, 197 (2008), S4–S6.

(81.) Katherine Ott, *Fevered Lives: Tuberculosis in American Culture since 1870* (Cambridge, MA: Harvard University Press, 1996).

(82.) Wailoo, *Dying in the City*, 9.

(83.) Margo Anderson, *The American Census: A Social History* (New Haven, CT: Yale University Press, 1988).

(84.) Gerald M. Oppenheimer, 'Becoming the Framingham Study, 1947–1950', *American Journal of Public Health* 95 (2005), 602–10.

(85.) Thomas F. Gieryn, 'City as Truth-Spot: Laboratories and Field-Sites in Urban Studies', *Social Studies of Science* 36 (2006), 5–38.

(86.) Gregg Mitman, 'In Search of Health: Landscape and Disease in American Environmental History', *Environmental History* 10 (2005), 184–210; Dawn Biehler, 'Permeable Homes: A Historical Political Ecology of Insects and Pesticides in US Public Housing', *Geoforum* 40 (2009), 1014–23; Michelle Murphy, Gregg Mitman, and Christopher Sellers (eds), *Landscapes of Exposure: Knowledge and Illness in Modern Environments, Osiris* 19 (2004); Michelle Murphy, *Sick Building Syndrome and the*

Problem of Uncertainty: Environmental Politics, Technoscience, and Women Workers (Durham, NC: Duke University Press, 2006).

(87.) There is also work needed that addresses medical sociology, social psychiatry, and the relationship between medicine and the behavioural sciences more generally—see, for example, Samuel W. Bloom, *The Word as Scalpel: A History of Medical Sociology* (Oxford: Oxford University Press, 2002).

第十三章

拉丁美洲的公共卫生与医学

安妮－埃曼纽尔·伯恩（Anne-Emanuelle Birn）

拉丁美洲各国在人口、地理、政治、经济和文化上千差万别，但同时也有某些共性，这为在区域范围内思考健康与医学的历史提供了一致性。大约 15 世纪后期到 19 世纪，如今的拉丁美洲国家（墨西哥、西班牙中美洲、古巴、波多黎各、多米尼加共和国以及南美洲 13 个国家中的 10 国）长期处于伊比利亚殖民（Iberian colonialism）统治之下，故而都有着相互交织的历史、语言和文化遗产。伊比利亚帝国主义包含着一股来自天主教会的强大力量，深刻地影响着医学和公共卫生实践，但从未完全替代传统的医生和治疗理念，尤其是（但不止于）在欧洲洗劫后幸存下来的土著人中。西属拉丁美洲（与葡萄牙拉丁美洲之间及其之内）的语言-文化关系在殖民时代仅实现了有限的知识传播，例如本草学的传播、耶稣会的医学地理学工作、殖民者为控制传染病所作的努力等。

除了古巴和波多黎各之外，拉丁美洲的各个共和国均在 19 世纪获得政治独立。西蒙·玻利瓦尔（Simon Bolivar）领导和激励了席卷南美洲北部和西部的解放运动。在巴西来说，流亡的葡萄牙王室在 1822 年建立了流亡帝国，后于 1889 年被颠覆。在整个地区，旧秩序被推翻后，行业联系和矛盾被进一步加强，尤其是在传染病传播方面。进入 19 世纪，随着海洋和铁路运输的兴起、商业的繁荣，这种联系和矛盾被迅速加速和激化。

拉丁美洲国家独立之后，欧洲在这里的经济和文化利益依然存在，范围甚至远超过以前的殖民国家，例如英国、法国和荷兰的金融投资以及来自于南欧、东欧、亚洲和中东等的移民浪潮。与此同时，美国在这一区域的政治和经济力量也在增强。这些变化也体现在医学观念、组织和实践的发展上。例如，在 19 世纪和 20 世纪早期，大革命后的法国医学成为卫生和医学建制化和专业化主要的（但不是唯一的）模板；二战后，美国医学的影响急剧攀升，个别时期受到苏联的挑战。

虽然拉丁美洲的医学长期以来都被认为是衍生物，但最近研究表明，大量的区域创新、"本土"医学思想和实践、公共卫生政策和卫生保健机构模式在全世界产生了反响。如今，该地区充斥着巨大的不平等，精英阶层、不确定的中产阶级和大量的边缘化人群的健康状况和医疗卫生服务（与研究和专业化相关的）有着似乎无法逾越的鸿沟。即使如此，某些地区（包括哥斯达黎加和古巴）也已经很好地解决了健康方面的社会不平等问题。本章旨在通过五个历史时期和主题来厘清这些发展、多样性和一致性，最后在当代背景下对历史编史学方法予以分析，探索今天拉丁美洲医学和卫生的历史写作所面临的主要挑战，特别是历史和当代国家、全球卫生政策之间的联系。

从历史编史学的视角看，20世纪60年代，拉丁美洲卫生和医学史研究始终沿袭着传统的"医生和发现"轨迹，但与欧美文献相比，有两个相互重叠的特点：第一，在所谓边缘地区写作医学史比"大都市"学者更早认识到殖民权威和机构在引领国家和地区趋势上充当着的重要角色；第二，一些先锋学者探讨了本土医学实践和彼此的融合在形塑拉丁美洲医学的过程中所发挥的角色。即便如此，这些圣徒传记的方式还是过于强调欧洲医学发展单方向的影响和重要性。20世纪70年代，在许多拉丁美洲国家出现了新一代的健康史和医学史家，他们以马克思主义思想和政治运动为特征，将唯物主义和政治经济学解释放置在重要位置，格外关注帝国主义和医学。在随后的几十年，米歇尔·福柯和皮埃尔·布迪厄（Pierre Bourdieu）的理论不断凸显，影响了更多的理论研究，但由于缺乏有限的资金和档案权限，有时会缺乏实证研究。到20世纪90年代，新一代的拉丁美洲健康史和医学史家在美洲及其他地区开始崛起，引领了该领域的繁荣。史学训练使他们对医疗社会史、阶级、种族/人种、性别/性的进路有充分的理解，加之大部分地区存在着经年的压迫和政治经济不稳定，随着档案的重新整理和学术界的开放，历史学家在医学史与健康史方面在全球史学之林取得了斐然的成就，但由于语言的障碍，而尚未得到其本应得到的关注。

前哥伦布时期的健康状况和欧洲征服的影响

虽然卡利亚瓦（Kallawaya）、那瓦（Nahua）、艾马拉（Aymara）等土著治疗者的行医实践、人类考古学和图像学的资料以及欧洲殖民者编纂的各种抄本和博物志为前哥伦布时期的健康和医疗提供了有用的简图，但现存的证据非常少。例如，玛雅人认为孩子是幸运的象征，所以会格外关注婴儿健康。阿兹特克人的孩子甚至有他们自己的医学之神——伊克斯特利尔顿（Ixtlilton），这是世界上其他地方所没有的神。前哥伦布时代的人们因遵守卫生戒律而闻名——例如，分娩之后的沐浴仪式、7岁之前坚持母乳喂养的习俗、乳母乳汁的检测和乳母饮食的监控，并用魔法和经验相结合的方式来治疗疾病。这些措施大概可以解释前哥伦比亚人的预期寿命比中世纪和前现代的欧洲人长十年左右的原因。

西班牙和葡萄牙（以及后来法国、英国、荷兰）的入侵和帝国主义制度对美洲原位民人口造成了灾难性的影响。最臭名昭著的是天花，西班牙征服者埃尔南·科尔特斯（Hernan Cortes）的军队分发天花感染者的毯子，而将天花传遍了美洲各地，虽然强迫劳动造成的死亡率似乎更高。在15世纪末期和16世纪，该地区总计有1/3到1/2的当地居民因为战争、强迫劳动、迁移以及天花、麻疹等传染病的流行死亡，这都是西方征服的军事、经济、社会原因造成或促成的。

毫无疑问，在前哥伦布时期的中美洲社会，暴力、时有发生的饥荒和传染病所导致的死亡率是极高的，但由于死亡人数之多，侵略者和被侵略者死亡率之差如此巨大，欧洲征服受到最多的瞩目。伊比利亚入侵者用此区别来说明其军事和文化的优越性，吹嘘入侵者体质的优势，而今天看来，这只是因为入侵者之前就接触过这些微生物而有了免疫力而已。

殖民时期的医学权威、治疗者和传染病控制

16世纪，西班牙当局将欧洲医学实践带到了新西班牙和秘鲁的总督辖区（到18世纪，进一步被分割成了新格拉纳格和拉普塔拉的总督辖区）。西班牙和葡萄牙殖民政府支持在主要殖民城市建立医学机构，例如利马、萨尔瓦多，而且由于得到了天主教会的大力支持，在美洲各地修建了数百所医院为殖民者和当地居民服务。医学从业人员加入了殖民探险中，最初由征服者雇佣，负责保卫军力。但由于薪水很低，而且在殖民地行医危险性高，很少有医学精英会被吸引至此，所以大量民间郎中和江湖医生移民过来。随着欧洲殖民范围的扩大，精英医生开始被纳入殖民地和权力机构。移民和克里奥尔人（土生白人，拉丁美洲出生的西班牙人和葡萄牙人）医疗当局制定了严格的标准以限定行医资格，主要基于种族、宗教信仰、性别和社会背景。尽管对违规者提出了一些广为人知的公开起诉，但这些法规仍旧常常被藐视。

美洲大陆上下，建立起来了新的医疗从业者等级制度，有头衔的医生服务于城市精英，天主教医院提供慈善医疗，传统医生和接生婆开始将各种本土文化与欧洲的盖伦医学和草药医学相融合，为大多数普通民众提供治疗。最初是天主教的宗教传教士，随后加入了新教教派，在建立和运营麻风病院、结合医学和宗教方面起到了很大的作用。受官方支持的医生利用医疗委员会（protomedicato）的权力，试图将非法或道德败坏的治疗者排挤出局，但收效甚微。总督和宗教机构在流行病时期使医疗委员会的监管作用黯然失色，碎片化和重叠的医疗监管机构也涌现出来。

　　帝国的医疗活动与长期存在的治疗传统相遇，妇女在其中发挥重要作用。在中美洲，女性灵性治疗者（curanderas 和 brujas）在西班牙殖民主义下保持着她们权威性的社区角色，像男性灵性治疗者一样，也融合了欧洲人引入的各种盖伦的概念，比如疾病的热冷成因以及治疗方法，融入通灵术、魔法、占卜、草药医术和恶气治疗等本土实践。在非洲奴隶作为劳工被进口的地方，特别是著名的巴西和加勒比地区，各种非洲精神疗法也极大地影响了演化中的医学融合。

　　欧美帝国主义的特征是征服、镇压和经济剥削，而医学理论、机构和实践对其极为重要。起初，人们认为女性治疗者在"开化"当地人口、提高劳动生产率、控制传染病的任务中是不重要的，然而随着时间的推移，她们开始被视为帝国卫生工作重要的目标、对话者和传播者。在殖民时期的墨西哥和中美洲，传统接生婆（parteras）就像保守派一样维护着她们在妊娠、分娩、婴幼儿健康等领域的主要地位，波旁王朝和从 19 世纪开始的共和党政府试图规范和取代她们。医学权威指责接生婆们应该为母婴死亡负责，并一直迫切要求她们接受助产培训（以及要求对接生婆们的角色加以限制）、取得执照以及将其完全淘汰。然而，直到 1945 年，墨西哥接生婆才被纳入许可条例，而且经验主义接生婆继续在许多原住民社区及其他地方执业。

　　尽管接生婆一直遭受到关于其正当性的攻击，但她们仍在墨西哥及其他地方得以存活，其中一个关键原因是他们有综合性的方法。产前护理涉及观察乳头的颜色、子宫的形状、胎儿的位置以及通过按摩或者草本治疗来接触疾病。在分娩之后，接生婆会帮助初产妇干家务，提供精神和物质的支持。分娩几周后（有时是在妊娠期或者分娩早期），初产妇会进行一次或多次名为"temazalli"的治疗性蒸汽浴，从身体上、精神上和情感上将自己清洗干净。接生婆及其患者相信沐浴会促进乳汁流动，预防疾病，并且调节冷热影响的平衡。

　　考虑到欧洲医学的武器库里缺乏有效的治疗措施，伊比利亚入侵者很乐意学习本土治疗知识和药典，并开始资助这类知识的分类目录。其中最早也最重要的是 1552 年的《巴迪亚诺药典》（the Codex of Badianus），这是一本包含几百种草药的插画本汇编。该书的语言是纳瓦特尔语，作者是马丁·德拉克鲁兹（Martin de la Cruz），译者是胡安·巴迪亚诺（Juan Badiano），二者均为在墨西哥城方济各会学院接受过训练的阿兹特克人，是为西班牙皇帝所写的。在巴西，耶稣会士从 1554 年到两个世纪后被驱逐之间，通过学习本土植物学知识及结合当地和欧洲治疗实践，在殖民地医疗服务中发挥了基础性的作用。

　　尽管有殖民者的医学投资，但有大量证据显示在西班牙和葡萄牙帝国主义管辖下，卫生和生存环境以及相关肠胃和呼吸道死亡率仍在明显地恶化。例如，墨西哥（阿兹特克）一直在保持其首都特诺奇提兰的街道、市场和广场的异常清洁，他们定期收集垃圾并广泛地采取个人卫生和环境卫生措施，谨慎地把废水与环城的特斯科科湖的清净水源分离开。但特诺奇提兰被摧毁并重建成为西班牙管辖下的墨西哥城后，特斯科科湖变成了一个巨大的污水坑：垃圾填埋场项目、繁忙的运河商业和大量的污水处理导致了频繁的洪水和污染，带来了严重危害健康的后果。

在整个殖民时期及之后，米斯蒂佐人（西班牙与原住民所生的混血儿）中普遍流行着疾病和死亡，尤其是原住民和非裔人口的后代，原因有许多：冲突；奴役或者受契约控制的劳役；矿场、建筑工地、种植园的危险工作；被从土地、文化遗产、营生方法中驱逐出去；城市拥挤的居住环境；食物短缺；贸易和旅行；经济变化（开运河、铁道、森林开采）使蚊虫滋生更加容易、疟疾更容易肆虐。诚然，殖民者也会广泛遭受传染病和儿童期疾病之苦，但混血儿劳役、非洲奴隶和土著居民的职业病和早逝，再加上极高的婴儿死亡率，意味着这些群体的平均寿命和健康程度远低于利比里亚的精英。部分城市，例如韦拉克鲁斯和加拉加斯，开始实施环保和卫生措施，对控制黄热病和其他疾病爆发流行能起到一些作用。其他许多城市一直在与涌入 20 世纪的多种传染病的暴发流行作斗争。

晚期西班牙医学殖民主义最一致的事件与一种对征服有很大破坏力的疾病有关：天花。英国医生爱德华·詹纳（Edward Jenner，1749—1823 年）于 1976 年左右通过观察挤奶女工，发现用牛痘（对人一般不致死）接种疫苗可以疫苗人类天花，他进一步改进天花疫苗使其更安全。1803 年，西班牙波旁国王查理四世因天花痛失爱子，他在西班牙帝国内赞助了一次非凡的远征。巴尔米萨 - 萨尔瓦尼（Balmis-Salvany）小分队于 1804 年到达波多黎各，通过步行、骑马和水运把天花疫苗接种到了这些领土。因为没有办法保存疫苗，他们是用活体接种的——手臂对手臂。这些疫苗保存在 21 个西班牙孤儿体内。这场首次大规模的卫生运动是三个世纪后世界卫生组织消灭天花运动一个遥远的前奏。

19 世纪的机构发展和对医学多元化的斗争

1800—1825 年，起义和全面战争的浪潮席卷拉丁美洲，使这个地区除波多黎各和古巴之外的伊比利亚殖民地国家获得独立（1889 年巴西成立共和国）。然而，政治混乱、国内外持续的战争以及某些国家的外国占领，都限制了国家建设的轮廓。经过几十年的不稳定后，这个地区在 19 世纪中叶迎来了更多的贸易、外国投资和经济发展，然而对于大多数人来说，社会秩序和土地基础都和殖民时期没有太大差别。而且，新近独立的拉丁美洲国体虚弱，政治权力下放到了地方管辖区。在健康领域，这种情况意味着这里基本上没有付出努力去记录和解决问题，尤其是在农村地区。

其至在 19 世纪独立斗争和不稳定的共和国的混乱之中，在拉丁美洲仍然有国家医疗机构的萌芽。在大多数拉美国家，西班牙和葡萄牙殖民的几个世纪中曾经定期动员人们与传染病暴发斗争的医疗监管部门被改为了常设环境卫生委员会和卫生部门。与当时新的理念和实践相融合，国家卫生机构寻求实施现代方法，提高国家在社会福利方面的权限。这些努力多体现在大城市中，为迎合精英阶层改善环境卫生，为穷人提供儿童保健，不过，食品和住宅规范的监测是不完善的。随着 1900 年后公共卫生工具的数量和广度的增加（从瓦瑟曼测试到蚊子幼虫控制），拉丁美洲的大众医学专家提倡要更加关注地方病问题。尽管如此，许多地方的卫生当局仍然被有限的国家能力和无法回应大众的需求所束缚。除了疫苗运动和传染病控制之外，这里的大多数农村人口是无法获得系统性的健康改善措施的。到了 19 世纪下半叶，首都和大城市对健康以及社会福利的关注度增加，而起初大多数中央政府都仅有限地参与。由于这段时期的政权大多数都很短暂，慈善和宗教机构，还有中上层妇女的广泛参与，提供了保障健康的机构基础和连续性的手段，尤其是在妇女和儿童的健康方面。

墨西哥医疗机构的革新可以反映同时代拉丁美洲医疗的发展。从 1821 年墨西哥独立到近一百年后墨西哥革命的爆发，中央政府在提供和规范医疗服务方面的作用虽然有限，但却在一直在增加。大部分权力掌握在地方政府的手中，权力分配不均衡。西方的对抗疗法和顺势疗法依旧主要服务于富裕的克里奥尔人和城市中的米斯蒂佐人，虽然对这些疗法的需求来自于所有阶层，尤其在城市和城镇中。墨西哥就像巴西和大部分拉美地区一样，直到 20 世纪之前一直在追随法国的医学教育模式。随着 1833 年墨西哥医学科学研究院（国立医学院的前身）的成立，墨西哥医学院校采用了法国的课本和方法，医学界讨论和调整了法国对当时医学主题、发现和实践的理解。最优秀和有经济能力的学生前往巴黎进行研究生学习，回来后成为带头的研究员和权威。19 世纪晚期，其他影响，如德国细菌学和英国、丹麦、北美的热带医学也在此立足，但法国的思想和实践仍在医学和社会福利方面占据着根本的位置。如，婴幼儿健康和福利服务极大地借用和采用着法国育儿法和优生学的概念。直至 1928 年，法国 - 墨西哥医学协会创立了著名的医学杂志《巴斯德》（Pasteur）。

天主教慈善医院和一些新的市政机构延续着他们之前的职责，服务于穷人，但是它们主要关注墨西哥城和其他城市，而且声誉不佳，因此它们是人们求医时不得已的最后手段。在生病或怀孕时，大多数城市和农村人口依靠的是存在于大多数社区的接生婆和男女传统治疗者。大众医学依赖于本土的文化实践和米斯蒂佐人和原住民的影响，是多重思想和实践的融合，包括通灵术、巫术和占卜、草药医学、冷热影响、欧洲的对抗疗法和顺势疗法、邪气治疗以及家庭疗法。在秘鲁也是如此，整个拉丁美洲缺少正规的医生，意味着本土的、非洲的、亚洲的和其他移民的民间治疗者占据着大量的比重。即使如此，医生们越来越多地寻求政府支持及探索自己医学知识的权威性，以将这些竞争对手排挤出去，包括接生婆。到 20 世纪早期，有头衔的医生获得了更大的权力和接受度，传播度也更加广泛。

与其他地方一样，墨西哥的卫生当局除了天花疫苗和环境卫生以外，几乎没有具体的医疗手段可供使用。检疫、熏蒸和隔离主要是在大型传染病期间才会使用，比如 1833 年的霍乱流行。国家立法扩大了国家对卫生和道德的控制，例如，在 1864 年法律强制对妓女的检查，但大多数时候，公共卫生都只在局部地区或专设点运作。指定的卫生委员会负责监管住房条件、墓地卫生、街道和市场清洁，后者沿袭了阿兹特克、玛雅、托尔特克和其他前哥伦布时期的文化惯例。虽然医生会讨论国际医学的发展，各个司法体系也通过了立法，但卫生官员很少会得到资源和权威来利用这些工具。

到 1990 年，迫于压力，大城市开始采用一些新的以细菌学为基础的公卫策略：环境卫生、食品和牛奶检验、白喉抗毒素以及零星的死亡率统计，另外还有更传统的职责，例如住房改革、加强乳母和妓女规范等。重要港口的卫生官员，最著名的是韦拉克鲁斯（墨西哥城市），尤其关心疟疾、黄热病、霍乱和其他传染病的暴发，他们掌握着大把的执行权，反过来又面临着大量民众的反抗，正如 1904 年里约热内卢试图强制接种天花疫苗时一样。墨西哥农村的公共卫生很少受到常规关注，虽然某些抗疟疾和天花的国家运动能够延伸到非常偏远的乡村。

在国家层面上，公共卫生的责任落在成立于 1841 年的公共卫生高级委员会肩头，但它只有权对墨西哥城之外的市和区域管辖机构的要求做出回应。1891 年的卫生法将联邦权限扩展到了港口和边境，但是仍不能推翻常规公卫功能的分散无中心结构。不过，随着时间的推移，公共卫生高级委员会的权限在明显地扩增。1885—1914 年，该委员会的主席爱德华多·莱西加（Eduardo Liceaga）博士，一位严厉的公共卫生领导，重构了委员会的职责，包括了常规疫苗接种、流行病研究和城市卫生，并监督了国家第一次卫生普查。到 1904 年，委员会有超过 6000 名员工，其中大多数接受过专业训练。联邦政府加强了传染病防控，按照欧洲的方式组建了细菌学实验室，并给数千人接种了巴斯德抗狂犬病疫苗。莱西加在美洲广受赞誉的另一个原因是他采用卫生手段、隔离病患、消毒和化学杀虫剂相结合的方法在 1903—1904 年黄热病流行后监督了韦拉克鲁斯黄热病的消除。到 1914 年，甚至连《纽约时报》也不得不承认，"墨西哥当局对卫生和预防医学的研究给予了极大的关注"。

对抗疗法的支配地位并没有终结拉丁美洲各种治疗者的广泛存在，也没有结束医学理论和实践相混合杂糅的现状。在一些地方，例如 19 世纪的哥伦比亚，学院派医生对受众广泛的安第斯信仰疗法治疗者的贬低导致了数天街头暴力的爆发。在 19 世纪 70 年代的波哥大，精英医生的权力不断巩固，但并未完全铲除这些非官方的竞争者。反而，正规医生和民间医学的治疗者达到了更宽容、长期多元化的状态，未被官方认可的医疗实践被普及，并与对抗疗法共同存活了下来。

然而，一些医学史文献可能夸大了职业医生和"传统"治疗者之间的竞争，也许是因为早期的文献是由胜利的医生所写的，而后期的评估很大程度上依赖这些官方文献。例如，在秘鲁，19 世纪的医学仇恨主要是国内和国外医生之间的敌意，而非针对传统竞争者。在巴西，19 世纪创建一个合法医生的等级制度的尝试巩固了次级治疗者低下的社会地位，包括奴隶、女性和非洲治疗者。尽管身份隐秘，但许多治疗方法仍然在蓬勃发展。

在哥斯达黎加，传统医生成为国家认可的大众医学团体，作为对不断上升的医生霸权的实际回应。哥斯达黎加在 20 世纪中叶之前没有医学院校，不得不依赖于在国外接受培训的医生（常常持有可疑的证书），这种框架并不完整：有经验的本土医生成为了医疗护理方面可行的且备受需要的人群，尤其是在农村地区。由于满足大众对医疗护理的需求有利于政治，哥斯达黎加政府给对抗疗法医生提供特权，但不允许他们形成医疗垄断。甚至 19 世纪晚期，数以千计的中国契约劳工（来修建铁路）、数以万计的牙买加人和非裔加勒比人（在沿海种植园劳动）各自带来了自己的治疗者，并未引起政府的禁止，因为他们是这些劳工的（免费的）地区医生。

总而言之，如果说 19 世纪给拉丁美洲受过培训的对抗疗法医生带来了史无前例的制度、科学和专业合法性，就像欧洲和北美一样，这只是故事的一部分。拉丁美洲的经济和社会状况、文化多元性和政府管理范围的相对有限，意味着相比于欧美，一系列大众治疗者能在更大程度上得以存活，使医学多元化得以持续存在，不论是隐藏的还是明显的。多元主义并没有转化成单一的医治体系，但各种治疗传统之间的往复借鉴却一直走到了今天。

热带医学、国家建设和国际公共卫生

医学制度化是一项国家努力，而 19 世纪后期和 20 世纪初期的国际公共卫生活动和拉丁美洲国家建设的努力是交织在一起的。在此语境下，"国际"并不局限于帝国的和南北的范畴，也涉及区域性的努力。热带医学是欧洲和（美国）帝国卫生事业的必要条件，在拉丁美洲也被开展起来。甚至当伊比利亚帝国衰落时，其对大部分世界的殖民兴趣仍在继续加强，因为工业、原料提取、交通和商业的革新使其变得更加有利可图。然而，殖民事业因所谓热带病的威胁而遭受损失，这些热带病与许多殖民地区的温暖潮湿的环境相关（通常是错误的）。这些疾病破坏生产和商业，击倒殖民者和劳工，成为了帝国主义本身种族化的理由，促进了"北方"对此类疾病，如疟疾、黄热病、盘尾丝虫病等的医学研究。

但热带病不仅仅是殖民势力所关心的问题。19 世纪 60—80 年代，在巴伊亚州的萨尔瓦多，一群专注的临床医生 - 研究员（后被贴上了热带病学家的标签）试图克服欧洲人关于巴西的种族遗传和气候（含蓄地指文化）对健康有害的观念。巴伊亚学派并没有模仿欧洲的研究，而是"发明"了一种热带病，比英法帝国标出这个领域的大概轮廓早了 20 多年。巴西里约热内卢顶级医学院的医生吸收了来源于欧洲的种族主义思想，认为热带地区的人退化了，而与此不同，巴伊亚学派结合细菌学和社会 - 环境因素，发展了自己的学说，以解释巴西人日益恶化的健康状况以及脚气和十二指肠虫等疾病的流行。热带医学家对下层阶级慈善医院病人的临床观察进一步证实了他们关于社会条件和寄生虫学表现相互交织的理论。热带病学家试图创造的不仅是巴西医学，还有巴伊亚的变体——尖锐地批判了里约学派和政府卫生政策死板照搬法国的方法。然而热带病学家同时也深受欧洲发展的影响：即使是在他们对所谓巴西劣根性提出异议时，他们也在拼命地寻求欧洲科学能给予他们合法性。

在阿根廷、哥伦比亚及其他国家，当地对诸如黄热病、疟疾等疾病的经济影响的关注促进了医学研究，这些研究既借鉴欧洲的思想，也借鉴南美的思想。大约在此时期，拉丁美洲一系列地区职业机构开始将常规医学研究和公共卫生提上日程，引起了大量思想和政策的交流。然而，促进拉丁美洲热带医学和国际卫生发展的一股强大动力来自于"北方"。到19世纪后期，美国在拉丁美洲的经济参与度不断增加，同时对热带病的关注也与日俱增。1898年在美国对西班牙的战争期间，虽然是以古巴黄热病对美国海岸造成流行病破坏的长期威胁为理由，但美国殖民主义的野心加剧了这场战争，其结果是美国攫取了西班牙在美洲和太平洋的剩余殖民地。古巴蚊虫传播疾病导致的军队死亡率比战争更高，而美国人从古巴学到的教训，将在未来许多年影响全美洲的健康利益。

黄热病从18世纪就困扰着布宜诺斯艾利斯到哈里法克斯的各个港口。阿根廷和乌拉圭的肉类和皮革贸易尤其希望防止来自巴西的黄热病，因为它可能会影响利润丰厚的进口贸易。1887年三方卫生大会详细规定了可能携带霍乱、黄热病和瘟疫的船只的检疫周期，该公约有效期为五年。第二年，1888年，安第斯国家玻利维亚、智利、厄瓜多尔和秘鲁签订了《利马协定》。但这些努力都因为互相不信任和执行不力等，持续短暂且大打折扣。

古巴医生卡洛斯·芬莱（Carlos Finlay，1833—1915年）为北美热带医学奠定了基础。1878年在华盛顿召开的国际卫生大会上，芬莱提出黄热病是通过蚊虫叮咬而传播的，当时，几乎没有人相信他。1900年，沃尔特·里德（Walter Reed，1851—1902年）前往哈瓦那领导美国黄热病委员会控制美国驻地的疫情。在那里，里德和他的团队做了一项实验，他们让叮咬过黄热病患者的蚊虫叮咬未感染的志愿者，从而证明了芬莱的理论。确认抗寒埃及伊蚊是黄热病的病媒，这促使人民开展了大规模卫生灭蚊运动，而不仅仅是对感染港口的船中实施检疫。在被美国占领的古巴，美国军医威廉·戈加斯（William Gorgas，1854—1920年）监督实行了一系列措施——包括卫生军队每日检查住宅和庭院，强制清除或覆盖家庭储水容器，对家庭中有蚊蝇幼虫的业主施以高额罚款，隔离每例可疑病例——这导致黄热病发病率急速下降。

这项发展使得美国终于完成了长期以来跨中美洲地峡修建运河的帝国梦想，法国在1880年就已经放弃了这个想法，因为法国已经在疟疾和黄热病上花费了数亿元，并因此损失了近2万名劳工。当美国1904年开始修建运河时，戈加斯成为了首席卫生官员。他将他在哈瓦那领导的消灭蚊虫运动加倍施行，将超过4000人分为两队，一队消灭人类住宅区附近的伊蚊，另一队清扫丛林、排水沼泽、在疟蚊（传播疟疾的蚊）繁殖区倒油等。给建筑工人使用大量纱窗、蚊帐、奎宁，甚至自来水，使得工人间的黄热病和疟疾传播得以控制，因此运河在 1914 年即修建完成。然而，这些卫生措施忽视了当地人群中更为急迫的地方病问题，包括营养不良、腹泻和肺结核，美国对巴拿马的占领使这些问题变得更加恶化。

讽刺的是，运河修建完成后增加了新的传染病危险——霍乱和瘟疫，因为往返亚洲和美洲的航线缩短了。这增加了签订卫生协定的压力。在欧洲，前后花费了半个多世纪的时间，才克服帝国间的猜忌，解决对国家主权的担忧建立一个统一的疾病通报、船只检疫和海上卫生系统并成立国际公共卫生办公室（Office International d'Hygiène Publique，巴黎，1907 年）随后在第一次世界大战后成立了国际联盟卫生组织。

相比之下，在美洲，国家间的卫生合作更加成功，动力是直接的威胁。这些关切促使这个地区的政府在美国公共卫生署的支持下于 1902 年共同建立了泛美公共卫生局（Pan American Samitary Bureau，PASB）。很快，几乎拉丁美洲的所有共和国都派代表参加了该组织四年一次的大会。美国政府特别关注拉丁美洲国家帮助草拟并遵守的可执行的卫生准则。PASB 起初致力于起草地区准则，要求通报和控制传染病，包括黄热病、疟疾和霍乱，最终于 1924 年通过了由 PASB 21 个成员国共同签署的卫生法。在领导和组织活动上，PASB 反映了北美在拉丁美洲的霸权利益，涉及石油、矿产、冶金、房地产、铁路、银行和其他工业等。当然，根据美国 1823 年宣称的门罗主义，只要美国感到其经济和卫生利益受到威胁，就会占领该地区的港口和国家。直到 20 世纪 30 年代，PASB 的议程仍然集中在卫生和商业问题上，它也开始拓展活动领域：资助传播广泛的公共卫生杂志、解决母婴健康问题、组织技术合作体系。第二次世界大战后，泛美公共卫生局正式成为了世界卫生组织的美洲办事处。

正当这些努力在演变时，一个新的组织出现在了国际舞台上，它前所未有地影响了国际卫生，影响了欧洲在美洲和其他地区的影响力向美国让渡的过程。洛克菲勒基金会由美国石油大亨 / 慈善家约翰·洛克菲勒（John Rockfeller，1839—1937 年）于 1913 年建立，"致力于提高全球人类的福祉"。在发现公共卫生在美国南部经济发展中起到的重要作用后，洛克菲勒基金会建立了国际卫生委员会（IHB，后改名为国际卫生处）以促进公共卫生发展、使卫生机构现代化、与全世界的政府成为伙伴，为投资和提高生产力做好了准备。到 1951 年国际卫生处解散时，它已经在超过 90 个国家开展工作，包括大部分拉丁美洲国家，主要活动是控制钩虫病、黄热病、疟疾和其他疾病，培训专业人员，使政府对公共卫生的承诺现代化、机构化，这些活动全部由该组织在相关领域的工作人员监督施行。

拉丁美洲是洛克菲勒基金会公共卫生成就的一个展示窗口。洛克菲勒基金会的国际活动始于加勒比和中美洲的钩虫病运动，主要基于其在美国南部的 5 年运动，借鉴了美国军医贝利·阿什福德（Bailey Ashford，1873—1934 年）于 1903 年在被占领的波多黎各的经验。虽然洛克菲勒基金会的工作人员相信，通过预防（使用公共厕所和穿鞋的健康教育和促进）和治疗（强力驱虫药）相结合来控制钩虫病引发的贫血可能会点燃全美州对公共卫生的需求，但现实其实更加复杂。当然，到 20 世纪早期，这个地区对卫生服务的兴趣早已非常普遍，大多数政府都在追求公共卫生的机构化和各种疾病控制工作。

尽管如此，多数行政机构乐意利用 IHB 持续的关注和资金流（即使数量会随时间而减少）来建设基础设施。矛盾的是，虽然黄热病只是死亡原因中的一小部分（即使是检疫和贸易中断的主要原因），相比其他领域，洛克菲勒基金会资金投入的效果都不如黄热病明显。1914 年，当时的军医处处长戈加斯说服了洛克菲勒基金会：即将开通的巴拿马运河可能促进黄热病的传播。黄热病给洛克菲勒的科学家提供了一个向全世界展示其专业性的机会，成为 IHB 中"价格合理、有治愈可能"这个原则的一个昂贵的例外，对黄热病的全球而非地方性影响的认识导致了这一例外。

1916 年，洛克菲勒基金会 IHB 成立了由戈加斯领导的黄热病委员会，在南美洲进行了现场勘察。虽然哥伦比亚和巴西医生观察到黄热病也以森林形式存在（被称为"丛林黄热病"），委员会的现场勘察和随后的根除工作集中于"关键中心"理论——疑为黄热病流行的城市地区，起初在厄瓜多尔、秘鲁、哥伦比亚、委内瑞拉、巴西的沿海城市，后来加入了墨西哥。委员会按照这个标准，最初发现只有厄瓜多尔有黄热病，因而 IHB 开展了为期两年的消毒运动，目的只是为了消灭蚊虫（虽然厄瓜多尔官员和 IHB 的委员们都要求该运动改善供水和下水道）。

IHB 黄热病运动坚持同样的决心，将黄热病扩展到了哥伦比亚、秘鲁和中美洲。洛克菲勒基金会最终说服墨西哥政府于 1921 年接受了该运动，在墨西哥开展了为期 4 年的大规模调查，由于该国距离美国很近，而且有大量的移民和贸易，对美国构成了最大的黄热病威胁。在巴西最初认为，黄热病在北方更严重，但 20 世纪 20 年代后期黄热病在里约意外的再现，加上这个国家对现代化的承诺，导致洛克菲勒基金会和巴西政府开展了为期二十年的大规模黄热病运动，最终扩展到了农村地区。

除了疾病运动，IHB 还支持国家和地区卫生部门发展、实行农村卫生演示，培训专业人员和普通公共卫生工作者。现场工作人员常常抱怨拉丁美洲缺乏接受过良好训练的医学生，但 IHB 试图与医学教育问题保持距离，而是将注意力集中在有资格获得其研究奖学金的毕业生身上。洛克菲勒基金会医学科学分部在 1916 年对巴西的医学院校进行了调研，此后洛克菲勒基金会客座专家开始对拉丁美洲国家的医学教育进行定期评估，他们批评教育太过依赖将医生作为教学人员，班级过于拥挤，过度的法国影响以及科学研究不足等问题，但洛克菲勒基金会在拉丁美洲医学教育方面的参与度仍然受限，直至第二次世界大战后才有所改变。在此之前，唯一被洛克菲勒基金会认为值得资助的拉丁美洲医学院是圣保罗医学院，其在 1920 年获得了大约 100 万美元的资助以实行弗莱克斯纳改革。圣保罗医学院也是拉丁美洲唯一的一所洛克菲勒基金会资助的公共卫生学院。

然而，洛克菲勒基金会并没有忽视拉丁美洲的公共卫生培训：它投资的是人而非机构。每年 IHB 都会给医生、卫生工程师和护士提供几十种公共卫生奖学金，让他们在美国学习，然后回到自己的国家担任重要的职务。1917—1950 年，它赞助了 2500 位公共卫生和护理人员（包括大约 650 位美国人），其中大约 450 位来自于拉丁美洲和加勒比地区。这些研究人员维系着洛克菲勒基金会与各自国家之间的关系，充当对话者，并建立研究机构以培养后续的公共卫生领导人。IHB 和回国的人员还共同搭建了国内培训平台，培养了数以万计的中级和低阶卫生工作者。许多人认为洛克菲勒基金会在拉丁美洲公共卫生教育上的持续投资是美国和拉美合作中最成功的部分。

在 20 世纪早期，拉丁美洲中的对比差异非常明显。精英阶层和少部分中产阶级（有时还有军队）开始享受医学和公共卫生进步的成果，尤其在城市中。然而，大多数人的生活条件和 19 世纪甚至殖民时期类似，接受的医疗照护也相差无异。大多数国家当局至少在口头上支持公共卫生和医学现代化，偶尔为现代研究实验室和儿科学和遗传学等新领域提供资助。一些学校可以自筹资金进行改革或扩大规模。讽刺的是，在这个时期，拉丁美洲国家广泛参与了国际事务，稳定参加地区和欧洲的人口学、健康和医学会议，但国家建设的话语与真实的医学情况却相差甚远。

在国家首都和重要城市之外，常规卫生措施的实施会交由地方政府负责，有些地方政府会严肃对待，但大部分在传染病和危机以外的领域并无资源或权力采取行动。在许多地方，当然是在主要的城市，私立机构、天主教慈善活动、女性志愿组织填补了公共福利的空缺，但资助的不稳定性和盛气凌人的资助条件都使得它们的作用有限。一战后，情况正在逐渐改变。在阿根廷、巴西、智利、墨西哥、秘鲁、委内瑞拉和其他国家，矿产、石油、铁路和其他工业的发展伴随着劳工运动，工会工人（通常不包括绝大多数农业工人）通过施加压力以寻求保健福利金和社会保障。保障制度激增，但覆盖面并不均衡，进一步加剧了地区间的不平等。

在哥斯达黎加、巴西和哥伦比亚等不同的国家，医生在国家建设中也发挥了作用，声称他们不仅提高了民众健康，还提高了国家健康。比如，在玻利维亚，医生希冀通过参加范围更广的关于国家发展方向的讨论，在一个卡利瓦亚（kallawaya，生活在安第斯山脉靠走药郎中形态过生活的人）和其他传统医生占主导地位的社会中，提高自身的合法性并将对抗疗法专业化。然而，不幸的是，20 世纪 30 年代的查科战争（对抗巴拉圭，代理阿根廷和外国石油利益集团）成为了国家政治生活和医学、公共卫生方法的转折点。战争中急剧增高的死亡人数刺激了工薪阶层的流动和新左派的成立，帮助终结了精英西班牙裔拉丁美洲人无竞争的统治地位，迎来了"军事社会主义"时期，成为玻利维亚后续革命的序幕。事实上，当生物医学上升到顶峰时，卫生、医学思想和实践无法摆脱的政治背景变得愈加明显。

健康的技术与社会进路之争和冷战

第二次世界大战结束后，随着战后经济增长、公民预期寿命提高以及健康和社会福利的公共支出增加，拉丁美洲国家做好了进一步变革的准备。卫生服务开始覆盖农村地区尽管是以分层的形式，且断断续续。1947 年，阿根廷生理学家贝尔纳多·奥赛（Bernardor Houssay，1887—1971 年）作为洛克菲勒基金会的资助对象，因其在内分泌学科杰出的工作，成为了拉丁美洲第一个诺贝尔科学奖获得者。他的获奖象征着拉丁美洲医学的新纪元以及美国资助者在这个过程中的作用。在战争期间，洛克菲勒基金会和北美其他的基金会对拉丁美洲卫生和医学培训，研究和机构建设方面的支持有所增加。至关重要的是，20 世纪 40 年代，美国国务院通过美洲事务研究所（由洛克菲勒家族领导，为了获取盟军支持的宣传工作）为卫生和其他公共基础设施提供了大量的资金，凸显了北美在拉丁美洲的存在感。然而，1946 年新的地缘政治秩序形成，拉丁美洲成为了美国领导的西方集团和由苏联领导的东方集团之间长达半个世纪的冷战竞争中最重要的竞技场之一。虽然近来才开始获得历史学家的注意，但很多关键的主题已经非常明显了。

一个主要的主题是苏联卫生与社会福利模式在拉丁美洲建立福利国家时所起的作用。从 20 世纪 20 年代开始，苏联在社会政策方面的成就在拉丁美洲广为流传并颇受赞赏。20 世纪 30—40 年代，至少二十多位来自于墨西哥、阿根廷、智利、古巴、巴西、哥伦比亚、委内瑞拉和乌拉圭（可能还有其他地区）的，拉丁美洲医学家去苏联访问，他们是自愿前往的。到 20 世纪 50 年代，上百位非医生访问者前往苏联。这些观察者中，有些是自费的，有些是由政府提供资金，有人出于好奇，也有人出于虔诚的信仰。他们调研了公共卫生服务机构、医学院、研究所。他们中的许多人发表了长篇叙述，就拉丁美洲如何构建卫生领域的机构、服务和公民权利而展开了热烈的讨论。在同一时期，PASB 和设于蒙得维的亚的国际儿童保护机构密切关注苏联的发展。随后，智利卫生政策专家本杰明·维尔博士（Benjamin Viel）于 1961 年发表了广泛传播的关于公费医疗制度的著作，将智利于 20 世纪 30 年代就任卫生部长的萨尔瓦多·阿连德（Salvador Allende）实施的公费医疗制度与英国及苏联的经验进行了比较，格外强调后者的组织高效性。

当然，到 20 世纪 40 年代末期，苏联模式不再是单纯辩论的内容。由美国领导的西方集团更加关注共产主义对第三世界人民的吸引力，其中很多国家的左翼政治运动在 20 世纪 20 年代取得了一定的进展。美国的回应迅速并且规模庞大。首先，美洲事务研究所将其对医院、卫生体系、抗疟 DDT 喷洒的资助延长到了 20 世纪 50 年代早期，随后用名为国际合作总署（1961 年成为了美国国际开发署）的更大的双边项目将其代替。拉丁美洲是美国把发展中国家拉入资本主义阵营的主要目标。哈里·杜鲁门总统（Harry Truman）于

1949 年的就职演讲中明确提出，必须提供技术、知识和设备来改善健康和提高生产力，提高生活水平。

联合国新兴的卫生相关机构中，最有名的是世界卫生组织和儿童基金会，它们也被卷入了冷战的意识形态之中。抗击疾病被认为是抗击共产主义的重要元素，世界卫生组织开始了防治雅司病、肺结核等的疾病运动。1955 年启动的全球消灭疟疾运动，受到美国政府财政的大力支持。在墨西哥、巴西和其他国家，这项运动代替了各国专注于依赖技术和杀虫剂来消灭疟蚊的方法，回避了居住和工作环境以及疾病的社会背景。然而，疾病控制的意识形态分歧并没有严格按照东西方的路线划分：苏联在 20 世纪 50 年代后期重新加入世界卫生组织后，支持根除天花运动，但这项运动在拉丁美洲并不重要，因为天花控制已经通过国家措施逐渐完成。纯技术措施和社会技术措施的决战直到 20 世纪 70 年代才开始，当时世界卫生组织成为围绕初级卫生保健进行政治斗争的舞台。在 1978 年苏联阿拉木图举办的著名的国际会议以及整个 80 年代，拉丁美洲成为了初级保健前景和限制的展示场。

到 20 世纪 60 年代，基础设施进路成为新的关注点：将控制发展中国家庞大的人口数量作为减轻社会和经济压力的手段，而正是这些压力使共产主义成为吸引人的政治选择。拉丁美洲享受着预期寿命的增长，但仍然偏好传统大家庭的习惯，更不用说日益增长的激进主义情绪、迅速的城镇化以及与美国接近的高失业率，它们再次成为了最优先考虑的对象。冷战时期的生殖健康项目甚至找到了天主教会这个不可能的盟友，在秘鲁和其他地方，天主教会的反共价值胜过其反避孕的价值。

宗教传教士在拉丁美洲健康和医院保健的影响在这段时期也有所变化。尽管大多数传教士同情北美的反共主义，20 世纪 70 年代在拉丁美洲突然大量涌现的福音派医学传教士却并不想融入（美国）外交政策目标。在政治光谱的另一端，对自由医学的提倡和左翼基督教医学传教士（尤其那些来自于斯堪的纳维亚的）常常努力反抗着官方的反共主义外交政策。

苏联在拉丁美洲健康与医学方面的作用虽然缺乏专门的研究，但重心似乎不在于基础设施和国家项目，而更注重资金和政治支持（古巴是很明显的例外）。20 世纪 60 年代，莫斯科的帕特里斯 - 卢蒙巴友谊大学接收了来自第三世界的上万医学生在其医学院接受培训，包括大量拉丁美洲的学生。拉丁美洲的医学生运动也参与到与苏联、中国和古巴共产党的竞争中，他们成立了医学团体，派遣了数千医生去海外工作。初步证据显示，厄瓜多尔、委内瑞拉和墨西哥的医学激进派和整个地区的革命运动巧妙地将冷战中的不同阵营相互制衡。

拉丁美洲两位最著名的激进派医生分别是阿根廷的欧内斯托·格瓦拉（Ernesto Guevara，1928—1967 年）和智利医生萨尔瓦多·阿连德（Salvador Allende，1908—1973 年）。格瓦拉认为只有通过社会主义革命才能实现广泛的健康收益，而非医学技术（这使他在古巴 1959 年革命和随后的南美运动中扮演了非常重要的角色）；而阿连德是拉丁美洲社会医学之父，在 20 世纪 30 年代作为医学生领袖崭露头角，随后成为人民阵线的卫生部部长，为智利的国家卫生体系做好准备。1970 年，阿连德当选总统，提出了国有化和再分配的纲领，对职业健康和公共卫生高度重视。智利保守主义的医生协会是他最强劲的对手。1973 年阿连德在美国支持的军队政变中被废黜，随后自杀身亡，而医学激进派和其他数千人在智利、阿根廷、乌拉圭、巴西、巴拉圭等国家的独裁统治下"消失"、被迫流放或转战地下。

然而，即使他们面对着严厉的镇压，激进医学运动成员仍然致力于社会医学和社会公正的原则和政策。1979 年尼加拉瓜的桑地诺革命后，全美洲以及其他地区数千医生和公共卫生人员加入了国家实行的初级医疗保健的努力中，甚至在暴力的内战中也是如此，而这个领域已经被忽视了几个世纪。巴西的集体卫生运动在独裁统治时期开始，为几十年的政治斗争提供了支架；以建立一个统一的国家卫生体系和社会再分配系统。拉丁美洲社会医学协会（Latin American Social Medicine Association，ALAMES）于 1984 年成立，在区域范围内加强分析和团结，至今仍在支持国家和地区的政治和学术努力。

在这些戏剧化的发展中，由于冷战的紧迫性和国内政治压力对健康和医学的关注，所有拉丁美洲国家在公共卫生和医学机构方面都有大规模的扩充。这包括在整个地区建立新的医学院校，受过培训的医学工作人员大幅增加，成立国家科学资助机构和研究机构的革新，提高传染病监控和公共卫生能力，扩大医学服务覆盖面等。在古巴和哥斯达黎加，这样的发展极大地降低了先前医疗领域的不平等性，但在大部分地区这种不平等仍然存在。在 20 世纪 60 年代晚期，美国卫生政策分析师弥尔顿·罗默（Milton Roemer）指出，如果要判断一个拉丁美洲人的卫生医疗覆盖情况，你只需要问一下他的社会阶层。

20 世纪 80 年代，该地区的独裁和压迫性政权正在解体（虽然在中美洲国家和安第斯国家的局部地区冲突仍在继续），这时一种新的挑战正在出现，将会再一次影响卫生状况。20 世纪 70 年代的石油危机对于石油生产国委内瑞拉和墨西哥来说最初是有利的，但进口商被迫负债，货币贬值，通货膨胀严重。很快，几乎本地区所有的国家，以墨西哥为首，开始拖延贷款，同时资本外流。1980—1990 年，拉丁美洲的人均收入降低 7%，消费降低 6%，投资降低 4%。到了 1990 年，恶性通货膨胀高达 1500%。随着一个接一个的国家被世界银行和国际货币基金组织所"拯救"，他们被迫遵守一系列新自由、亲市场的条件，这些政策包括减少政府支出、社会服务私有化、解除对经济的控制、贸易自由。因此，20 世纪 80 年代成为了卫生和发展"失去的十年"，公共卫生服务和机构急剧恶化，健康也停滞或倒退，不平等现象再一次加剧。1990 年前后，冷战的结束再次带来了变革的希望。

结　论

到 20 世纪 90 年代，整个地区的政治环境已经稳定下来，但经济困境仍然存在。许多曾经拥有近乎普遍卫生体系的国家现在转为了部分或大部分的私人健康保险制度，因而服务可及性极大地降低。简单化的健康转型理论——假定随着国家的发展传染病会转为慢性病——显然不适用于拉丁美洲，因为其传染病和慢性病发病率都非常高。在许多地方，营养不足的问题是通过便宜的高热量食品来解决的，这给小型农场主带来了负面影响，而且对糖尿病也有极大的影响，现在糖尿病成为了墨西哥人的主要死亡原因。

然而在之前的时代就已经出现的某些进展表明，尽管（或者说因为）全球都在关注恐怖主义和"文明的冲突"，但该地区的卫生和医疗有了更坚实的基础。除了政治（在部分地区还有经济）更加稳定，还部分因为外国对该地区的干涉空前下降，而且拉丁美洲国家的联合也在增强。其中一个例子就是古巴的拉丁美洲医学院（Escuela Latinoamericana de Medicina），其成立于 1999 年，培养了数千名拉丁美洲和其他地区出身贫寒的医生，他们将返回家乡服务于自己的社区。南美国家联盟（The Union of South Amerian Nations，UNASUR）成立于 2008 年，旨在促进经济一体化和地区内发展援助。区域内外的南南合作，包括地区内部和地区以外的，现在已成为巴西的政治重点。而且，在巴西、乌拉圭、巴拉圭、阿根廷、智利、委内瑞拉、洪都拉斯、玻利维亚、厄瓜多尔等国，在国家层面和地区层面上已选举出进步政府，这些政府由社会医学传统中的医生领导，引发了普遍社会政策和卫生政策上的再次努力，甚至"跨文化"地融合传统医学和西方医学。

正如本章触及的问题所证明的，拉丁美洲医学和健康的历史在地理、文化、社会和政治上都非常复杂。虽然长期以来该领域的发展停滞不前，在近年来却迎来了复兴，成为了世界上最有活力的医学史之一。将当代卫生政策、全球卫生焦点与历史的书写联系在一起，是有挑战的。在地区和国家发展与国际的影响和趋势之间取得平衡（复杂分析很明显需要这样）却几乎是一个概念性的、档案性的、暂时性的噩梦。每项全球卫生运动都应该在各自的环境中被研究吗？或者特定的发展趋势是否可以从一系列经验中总结出来？比较性研究是礼节上需要的，但是或者会恶化成肤浅的研究，或者需要研究员花费几生来完成。要达到多种工作之间的均衡，包括挽救当地科学传统，探索"健康的文化"，制定医疗和卫生政策，追寻医疗卫生人员的轨迹，这绝非易事。了解过去，不可避免的是对当下现实的反映。考虑到拉丁美洲令人兴奋的（尽管往往具有可怕的破坏性）政治，其医学和卫生编史学有望跻身于世界上最具吸引力的领域之列。

致　谢

感谢保罗·尼奥切亚（Paúl Necochea）对本章初稿所做的评论。这一章的工作得到了加拿大研究主席项目的部分支持。

（米卓琳 译　苏静静 校）

参考书目

ARMUS, DIEGO (ed.), *Entre médicos y curanderos: cultura, historia y enfermedad en la América Latina moderna* (Buenos Aires: Ed. Norma, 2002).

BENCHIMOL, JAIME, *Dos micróbios aos mosquitos: febre amarela e a revolução pasteuriana no Brasil* (Rio de Janeiro: Fiocruz/UFRJ, 1999).

BIRN, ANNE-EMANUELLE, *Marriage of Convenience: Rockefeller International Health and Revolutionary Mexico* (Rochester: University of Rochester Press, 2006).

CUETO, MARCOS, *The Return of Epidemics: Health and Society in Peru during the Twentieth Century* (Aldershot: Ashgate, 2001).

DILISCIA, MARÍA SILVIA, *Saberes, terapias y prácticas indígenas, populares y científicas en Argentina (1750-1910)* (Madrid: Consejo Superior de Investigaciones Científicas, 2003).

HOCHMAN, GILBERTO, *A era do saneamento: as bases da política de saúde pública no Brasil* (São Paulo: Hucitec/Anpoc, 2006).

PALMER, STEVEN, *From Popular Medicine to Medical Populism: Doctors, Healers, and Public Power in Costa Rica 1800-1940* (Durham, NC: Duke University Press, 2003).

QUEVEDO, EMILIO, et al., *Café y gusanos, mosquitos y petróleo: el tránsito desde la higiene hacia la medicina tropical y la salud pública en Colombia, 1873-1953* (Bogotá: Universidad Nacional de Colombia, 2004).

STEPAN, NANCY, *The Hour of Eugenics: Race, Gender, and Nation in Latin America* (Ithaca: Cornell University Press, 1991).

ZÁRATE, C. M. SOLEDAD, *Dar a luz en Chile, siglo XIX: De la 'ciencia de hembra a la ciencia obstétrica* (Santiago: Ediciones de la Dirección de Bibliotecas, Archivos y Museos, 2007).

ZULAWSKI, ANN, *Unequal Cures: Public Health and Political Change in Bolivia, 1900-1950* (Durham, NC: Duke University Press, 2007).

注释

(1.) Guyane, Guiana, and Suriname were colonized by, respectively, France, Britain, and the Netherlands.

(2.) Francisco Fernández del Castillo, *Antología de los escritos histórico-médicos del Doctor F. Fernández del Castillo* (México, D.F.: Facultad de Medicina, Universidad Nacional Autónoma de México (UNAM), 1982).

(3.) Robert McCaa, 'Spanish and Nahuatl Views on Smallpox and Demographic Catastrophe in the Conquest of Mexico', *Journal of Interdisciplinary History* 25 (3) (Winter 1995), 397–431; Noble David Cook, *Born to Die: Disease and New World Conquest, 1492–1650* (Cambridge: Cambridge University Press, 1998).

(4.) Suzanne Austin Alchon, *A Pest in the Land: New World Epidemics in a Global Perspective* (Albuquerque: University of New Mexico Press, 2003).

(5.) Joseph W. Bastien, 'Differences between Kallawaya-Andean and Greek European Humoral Medicine', *Social Science and Medicine* 28 (1989), 45–51.

(6.) Luz María Hernández Sáenz, *Learning to Heal: The Medical Profession in Colonial Mexico, 1767–1831* (New York: Peter Lang, 1997).

(7.) John Tate Lanning, *The Royal Protomedicato: The Regulation of the Medical Profession in the Spanish Empire* (Durham, NC: Duke University Press, 1985).

(8.) Ana María Carrillo, 'Nacimiento y muerte de una profesión: Las parteras tituladas en México', *Dynamis* 19 (1999), 167–90.

(9.) Bernard Ortiz de Montellano, *Aztec Medicine, Health and Nutrition* (New Brunswick, NJ: Rutgers University Press, 1990).

(10.) Donald B. Cooper, *Epidemic Disease in Mexico City, 1716–1813: An Administrative, Social, and Medical Study* (Austin: University of Texas Press, 1965).

(11.) Andrew Knaut, 'Yellow Fever and the Late Colonial Public Health Response in the Port of Veracruz', *Hispanic American Historical Review* 77 (1997), 619–44.

(12.) Adrián Carbonetti (ed.), *Historias de enfermedad en Córdoba desde la colonia hasta el siglo XX* (Córdoba: CONICET, 2007).

(13.) José Rigau-Pérez, 'La real expedición filantrópica de la vacuna de viruela: monarquía y modernidad en 1803', *Puerto Rico Health Sciences Journal* 23 (3) (2004), 223–31.

(14.) For further discussion of this, see Chapter 8 by Sanjoy Bhattacharya in this volume.

(15.) Claudia Agostoni, 'Médicos científicos y médicos ilícitos en la Ciudad de México durante el porfiriato', in *Estudios de Historia Moderna y Contemporánea de México* (Instituto de Investigaciones Históricas, UNAM, 1999), 13–31.

(16.) Alexandra Stern, 'Responsible Mothers and Normal Children: Eugenics, Nationalism, and Welfare in Post-Revolutionary Mexico, 1920–1940', *Journal of Historical Sociology* 12 (4) (1999), 369–97.

(17.) Marcos Cueto, Jorge Lossio, and Carol Pasco (eds), *El rastro de la salud en el Perú* (Lima: Instituto de Estudios Peruanos, 2009).

(18.) Ana Cecilia Rodríguez de Romo, 'Los médicos como Gremio de Poder en el porfiriato', *Boletín Mexicana de Historia y Filosofía de Medicina* 5 (2) (2002), 4–9.

(19.) Rosalina Estrada Urroz, 'Control sanitario o control social: la reglamentacion prostibularia en el porfiriato', *Boletín Mexicana de Historia y Filosofía de Medicina* 5 (2) (2002), 21–5.

(20.) José Ronzón, *Sanidad y modernización en los puertos del Alto Caribe 1870–1915* (México, DF: Universidad Autónoma Metropolitana/Grupo Editorial Miguel Angel Porrúa, 2004).

(21.) Ana María Carrillo, 'Economía, política y salud pública en el México porfiriano, 1876–1910', *História, Ciências, Saúde—Manguinhos* 9 (suppl.) (2002), 67–87.

(22.) *New York Times* (26 April 1914).

(23.) David Sowell, *The Tale of Healer Miguel Perdomo Neira: Healing, Ideologies, and Power in the Nineteenth-Century Andes* (Wilmington, DE: Scholarly Resources, 2001).

(24.) Jorge Lossio. 'British Medicine in the Peruvian Andes: The Travels of Archibald Smith M.D. (1820–1870)', *História, Ciências, Saúde—Manguinhos* 13 (4) (2006), 833–50.

(25.) Marcio de Souza Soares, 'Cirurgiões Negros: saberes Africanos sobre o corpo e as doenças nas ruas do Rio de Janeiro durante a metade do século XIX', *Locus: Revista de História* 8 (2) (2002), 43–58.

(26.) Steven Palmer, *From Popular Medicine to Medical Populism: Doctors, Healers, and Public Power in Costa Rica 1800–1940* (Durham, NC: Duke University Press, 2003).

(27.) Julyan Peard, *Race, Place, and Medicine: The Idea of the Tropics in Nineteenth-Century Brazil* (Durham, NC: Duke University Press, 1999).

(28.) Adriana Alvarez, 'Malaria and the Emergence of Rural Health in Argentina: An Analysis from the Perspective of International Interaction and Co-operation', *Canadian Bulletin of Medical History* 25 (1) (2008), 137–60.

(29.) Marta de Almeida, 'Circuito Aberto: idéias e intercâmbios médico-científicos na América Latina nos primórdios do século XX', *História, Ciências, Saúde—Manguinhos* 13

(3) (2006), 733–57.

(30.) Mariola Espinosa, *Epidemic Invasions: Yellow Fever and the Limits of Cuban Independence, 1878–1930* (Chicago: University of Chicago Press, 2009).

(31.) Paul Basch, 'A Historical Perspective on International Health', *Infectious Disease Clinics of North America* 5 (1991), 183–96.

(32.) Paul Sutter, 'Tropical Conquest and the Rise of the Environmental Management State: The Case of U.S. Sanitary Efforts in Panama', in Alfred McCoy and Francisco Scarano (eds), *Colonial Crucible: Empire in the Making of the Modern American State* (Madison: University of Wisconsin Press, 2009), 317–26.

(33.) David McBride, *Missions for Science: U.S. Technology and Medicine in America's African World* (New Brunswick, NJ: Rutgers University Press, 2002).

(34.) Marcos Cueto, *El valor de la salud: una historia de la OPS* (Washington, DC: OPS, 2004); Anne-Emanuelle Birn, 'No More Surprising Than a Broken Pitcher? Maternal and Child Health in the Early Years of the Pan American Health Organization', *Canadian Bulletin of Medical History* 19 (1) (2002), 17–46.

(35.) Steven Palmer, *Launching Global Health: The Caribbean Odyssey of the Rockefeller Foundation* (Ann Arbor: University of Michigan Press, 2010).

(36.) Ilana Löwy, *Virus, moustiques, et modernité: la fièvre jaune au Brésil entre science et politique* (Paris: Éditions des Archives Contemporaines, 2001).

(37.) Marcos Cueto, 'Visions of Science and Development: The Rockefeller Foundation and the Latin American Medical Surveys of the 1920s', in *idem* (ed.), *Missionaries of Science: The Rockefeller Foundation and Latin America* (Bloomington: Indiana University Press, 1994), 1–22.

(38.) Patricio Márquez and Daniel Joly, 'A Historical Overview of the Ministries of Public Health and the Medical Programs of the Social Security Systems in Latin America', *Journal of Public Health Policy* 7 (1986), 378–94.

(39.) Ann Zulawski, *Unequal Cures: Public Health and Political Change in Bolivia, 1900–1950* (Durham, NC: Duke University Press, 2007).

(40.) André Luiz Vieira de Campos, *Políticas internacionais de saúde na era Vargas: o serviço especial de saúde pública, 1942–1960* (Rio de Janeiro: Fiocruz, 2006).

(41.) Marcos Cueto, 'International Health, the Early Cold War and Latin America', *Canadian Bulletin of Medical History* 25 (1) (2008), 17–41.

(42.) Marcos Cueto, *Cold War, Deadly Fevers: Malaria Eradication in Mexico, 1955–1975* (Washington, DC: Woodrow Wilson Center and Johns Hopkins University Press, 2007);

Gilberto Hochman, 'From Autonomy to Partial Alignment: National Malaria Programs in the Time of Global Eradication, Brazil, 1941–1961', *Canadian Bulletin of Medical History* 25 (1) (2008), 161–92.

(43.) Raúl Necochea, 'Priests and Pills: Catholic Family Planning in Peru, 1967–1976', *Latin American Research Review* 43 (2) (2008), 34–56.

(44.) Maria Eliana Labra, 'Política e medicina social no Chile: narrativas sobre uma relação difícil', *História, Ciência, Saúde—Manguinhos* 7 (1) (2000), 23–46.

(45.) Howard Waitzkin, Cecilia Iriart, Alfredo Estrada, and Silvia LaMadrid, 'Social Medicine Then and Now: Lessons from Latin America', *American Journal of Public Health* 91 (10) (2001), 1592–1601.

(46.) Nísia Trindade Lima and José Paranaguá Santana, *Saúde coletiva como compromisso: a trajetória da abrasco* (Rio de Janeiro: Fiocruz, 2006).

(47.) Edmundo Granda, 'Algunas reflexiones a los veinticuatro años de la ALAMES', *Medicina Social* 3 (2) (2008), 217–25.

(48.) H. Michael Erisman, *Cuban Medical Internationalism: Origins, Evolution, and Goals* (Basingstoke: Palgrave Macmillan, 2009).

(49.) Anne-Emanuelle Birn and Raúl Necochea, 'Footprints on the Future: Looking Forward to Latin American Medical History in the Twenty-First Century', *Hispanic American Historical Review* 91 (3) (2011), 503–27.

第十四章

撒哈拉以南的非洲医学史

林·舒克梅克（Lyn Schumaker）

非洲的医学传统传播之广、疗法之众令人印象深刻。它们已在全球传播，尤其是在拉丁美洲和加勒比海地区，它们融合当地的民间医学和信仰疗法（spiritual healing，译注：灵力疗愈、灵性治疗、巫术疗法等），如加勒比海地区的伏都教（vodun，译注："巫毒教"，源于非洲西部，是糅合祖先崇拜、万物有灵论、通灵术的原始宗教）以及拉丁美洲沿岸的伦巴教（Lemba 源自中非）和奥贡教（源自西非）的分支。北美福音教会的信仰疗法在一定程度上也是基于非洲奴隶的医学传统。在人类疾病的病因和治疗方面，非洲医学用击鼓和舞蹈，用更广泛的健康责任理念与现代人对话，影响着现代社会和群体。多种非洲医学实践强调人类对自然的依赖和获得平衡的愿望，并将人们对人类健康和环境健康的关切相融合，这与当下现代人对环境变化的关注惊人地吻合。

在非洲，种族、经济和政治因素决定了医学的可及性及其组织结构。在殖民时期，为了避免被指为巫术而获罪，非洲治疗者往往转入地下，或者饰以草药师这一争议较少的公众面孔。与此同时，在殖民者统治的殖民地和早期的白人政权国家，比如南非，西方和印度的执业者（practitioner）逐渐步入了种族主义医学治理的高层。尽管殖民主义和后来的种族隔离制度已经结束，但是一种依托于种族和阶级的政治经济依然在很大程度上影响着非洲人的健康水平。21世纪初，医学实验和高压强制性的疾病运动使得很多原本出于善意的研究和卫生干预手段产生了十分负面的效应，比如南非曾出现关于是否应使用艾滋病抗反转录病毒药物的讨论。

非洲医学编史学有两个迥然不同的源流，一个源于医学史学科，主要关注非洲西方医学的历史，另一个源于非洲史，聚焦于更广延的医学实践，通常研究的是非洲人对人类生死、健康与痛苦等经验所赋予的意义。本章旨在将两种编史学源流放在一起，展望以非洲为中心的医学史的未来。这种中心不仅是地理上的，还是定义和兴趣上的。笔者首先从非洲医学及其历史的发展入手。非洲所谓的"传统医学"实际上是一系列不断融合外来科学动态变化的治疗活动和理论，与其他大陆有很大的区别。第二部分概括了非洲医学与世界不同宗教的互动，比如基督教、伊斯兰教和印度教，非洲医学吸取了它们的治疗经验，并根据非洲人的信仰加以解读。第三部分讨论了殖民医学，这是一种更为晚近的学术焦点。殖民或帝国主义霸权的传统观念认为殖民医学对非洲人民的影响通常是非常之小的，但非洲的殖民医学经验对此观念提出了挑战。尽管如此，研究非洲国家对殖民医学不同的接受度以及它是如何加剧或弥合殖民社会中的种族裂痕的，将为我们提供有价值的见地，在面对流行病、殖民劳工体制时将具有重要意义。

第四部分着眼于后殖民医学，认为借由"当代医学"，可以更好地捕捉非洲自 20 世纪中期以来的发展历程。每个非洲国家都有一部属于自己的编年史，其治疗实践、政治形态和经济因素千差万别，这些都将塑造医学的经验。最后一部分将讨论非洲医学的编史学，指出其差距、不足与成就。我们将注意力转向了研究的基础条件——资助的有限性和出版目标使西方医学史占据了主导地位，而不断将非洲和发展中国家的医学传统边缘化。

非洲医学传统

在历史上，欧洲观察家早已对非洲的治疗实践预设了前提，即将它们置于欧洲医学定义之外。探险家们将非洲治疗者（healer）称为"巫医"（witch doctor），显然这个词强调的是迷信而不是知识。他们将非洲医学知识的本质解读为宗教，当然植物疗法除外，因为在早期探险中，植物疗法对可能会面临疾病的旅行者来说是有效的。

其至较为开明的殖民观察家也认同类似的假设，他们将"巫医"一词替换成为"传统郎中"（traditional healer）或"本地医生"（native doctor），比如南罗德里亚的医生迈克尔·盖尔芬德（Michael Gelfand）。他们试图用这些名称来表达对古代传统医学从业者的尊重，古代传统医学尽管未被书写下来，但依然是一套以非洲疾病知识为基础的复杂知识体系。不过，通过强调其不变的传统，这种名称否定了作为过去或未来的非洲医学，而成为了"没有历史的民族"的没有历史的医学。

一旦探险被殖民和行政所取代，西方医学的故事势必会主导殖民主义的医学史。在更为广延的历史学中，非洲人没有历史的假想已被修正，独立后、民族主义驱动的运动试图书写殖民化之前的历史。不过，在医学史上，直到最近都是将传统治疗描绘为一个静态的知识体，将传统医学的从业者视为传承的保护者。非洲治疗者通常将传统作为从后殖民国家或国际组织那里获得认可和资源的策略。

传统医学的确是传统的，但是，从一开始，变化其实就随处可见，非洲治疗者堪称全世界最有求知欲的从业者。非洲医学的早期从业者中不乏兼任治疗者的酋长，他们拓宽了人类殖民范围，面对非洲十分艰苦的环境，他们用草药、社会和灵性的工具保护自己的同伴们。随着非洲前沿的拓展，他们开始不断地修正他们对环境的理解，其中一个原因可能是实用主义和实验已成为当今治疗工作的特点。一些学者将传统医学描述为"封闭的"，而西方医学是"开放性的"，因此他们往往忽略了这一点，这种论断与白种人的殖民种族主义惊人的相似。

非洲医学传统的影响是深刻的，而且波及了全世界，尽管他们没能如中国针灸和印度冥想一样在西方获得普通大众的关注。非洲医学的海外流散是一个有待于进一步探索的领域。尽管对前殖民时代伦巴教祭祀免除痛苦的仪式从非洲向新大陆的传播进行了研究，不过最近有关美洲中非黑奴的文化遗产的研究将他们的治疗方式归为宗教行为。不过，在将非洲疗法和高度成功的非洲宗教，比如奥贡信仰和 Orisha 传统（海上女神）联系在一起时，非洲疗法也取得了一定的繁荣，非洲宗教在西非和拉丁美洲大约有 4 千万名信众，在北美也正在变得日益流行。

非洲很多疗法都是基于"平衡"的理念，并且有一套解决环境和个人不平衡的药物。冷与热，干与湿，被治疗者们所应用，在多个领域受到伊斯兰医学的影响，治疗方式也受伊斯兰文明的影响，希波克拉底体液医学在埃及的根源可能反映了起源于非洲、但人类普遍存在的问题。不过，在非洲，对平衡的关注超越了单纯的医学，以至有时会用它来描述人类的一种感觉（译注：所谓的平衡感）。

非洲医学传统的诞生离不开特殊的环境选择以及治愈力与政治权力之间危险的关系。在古代，非洲传统鼓——恩戈麦鼓（Ngoma）是政治统治力和治愈能力的象征。政治统治力与保持它所统治的社会和土地健康的能力有关，包括繁衍生殖的健康和生产劳动的健康。非洲经历了不断的干旱化，气候的变化使很多环境丧失了人类生活的基础。非洲大陆的大部分地区，人口的低密度使人们对生育有着深深的忧虑。生殖健康的各个方面都围绕着医学和保护仪式展开，包括出生、性以及妇女和儿童的营养。通过治疗者的冥想、祭奠祖先，尤其是仪式来保护土地、粮食和动物。与男性和女性首领一样，妇女在家庭生活中也扮演着媒介、治疗和核心任务的角色，通常肩负着特殊的责任。治疗者和祭司会诊断人类和环境问题，并用祭祀的话语来说服人们改变他们的行为，激发灵性的力量。今天的非洲治疗者和祭司与过去一样，都是十分重要的，因为他们有能力接触和影响控制生命、死亡和自然的力量。在非洲，这些力量亦正亦邪，有好有坏，而没有区分邪恶力量和善良力量本质的二分法。正如 Sandra T. Barnes 曾指出的，在非洲的宇宙论中，奥贡是核心人物，破坏和创造是无法分割为对立面的整体，只有通过动态的匹配才能达到平衡。治疗者常会令人感到害怕，因为他们可能会用这些力量来从事反社会的勾当，可能会用巫术牺牲社区的安全来牟取自己的利益。尽管如此，酋长还是期望用巫术来保护他们的子民。在这一背景下，疾病可能会被划分为三类："自然病"或"神病"，通常用草药治疗；"人的疾病"，是由于有人用巫术攻击他人；由于冒犯祖先的灵魂所导致的疾病，或者是当治愈之灵逼近时，治疗者在成为治愈者的早期会患的疾病。这些分类可以互相重叠，或者在发展中可能会变换种类，慢性病或影响人体多个部位的疾病可能会被归咎于巫术或精神攻击。

非洲历史悠久、广为传播的恩戈麦鼓疗法在当今非洲的很多地区依然是个体行医的重要手段。在恩戈麦鼓治疗过程中，来自躯体、心理和社会的抱怨都要说出来，只有这样才能治愈。被附体的人（译注：某种意义上的病人）会加入"病人"团体，学习着管理疾病，通过与纠缠自己的鬼魂相处，有时需要经过一段学徒期，最后成为一个得道的治疗者。恩戈麦鼓被非洲奴隶带到新大陆，目前已经具有全球影响力。目前它对非洲治疗教会（healing church）的影响也反映在美国和欧洲的分支上，而南非传统治疗师（Sangomas）将恩戈麦鼓重新改良，吸引了当地的黑人穷人和经济条件较好的欧洲人及南亚人群成为信众。

治疗可以成为代代相传的家族事业，由亲属在农村老家搜集植物和动物药作为原材料，提供给城里的治疗师。治疗师培训生学习各种祭祀卜辞，这些卜辞可以请走病人或社会群体体内的鬼魂或者改变鬼魂的状态。话语被用来让药物起效，鼓点也可以作为一种咒语，特别是叫魂或对患者身体产生效应的鼓点。把抱怨唱出来、跳出来也是治疗的方法。我们应当注意治疗及其语言的表演性，而且这不仅仅存在于非洲。在任何文化背景中，成为病人都势必意味着社会状态的改变，通常是通过口头或书面的仪式，包括西方医生诊断性的话语或宣布某些生命转变的医学"文书"（如出生证和死亡证明）。西方早期观察者在审视非洲医学时，通常没有正视自己医学语言的仪式感和表演性，除了在明显的宗教语境中，比如福音治疗。这让很多人都错误地将非洲医学当成宗教。

非洲医学与世界宗教

由于非洲医学与非洲大陆各种范灵论的信仰盘根错节，所以一直被视为宗教。不过，宗教和医学在世界上的其他地区一样是重叠的，非洲医学并不算特例。不过，在面对非洲医学时，伊斯兰改革家和基督教传教士们通过将非洲的鬼神解读为魔鬼，来巩固它们与宗教的联系，要求人们完全地依赖基督教或伊斯兰教的信仰疗法或者完全应用科学医学的治疗方法。不过，在一些情况下，被称为的异教徒的非洲疗法是基于早期的基督教或伊斯兰教的仪式和鬼神，只是后来被非洲化了而已。

斯瓦希里（Swahili）医学就是最好的例子。过去20年的研究已经发现，斯瓦希里文化的非洲起源来自东非的内陆和沿海地区，在那些渔业社会和农业社会相互交融。来自斯瓦希里沿海地区的商人逐渐北上，到达阿拉伯和波斯，换上了更彰显身份的波斯名字，带回了光鲜亮丽的洋货。到公元800年，他们也带回了伊斯兰教。伊斯兰教和这一地区早期的信仰疗法相互影响。因此，当东非人试图解释鬼魂附体时，历史上有一系列不同的鬼魂可以解释和治疗。比如，欧洲的鬼魂在欧洲殖民主义结束之后不再发挥作用，而异教徒鬼魂在近年也变得不再那么反伊斯兰教，伊斯兰教的鬼魂变得更加正统，这与正统伊斯兰教的地位上升不无关系。奇马塞人（Kimasai）和米吉肯达人（mijikenda）是例外，他们都来自非穆斯林（马赛人和米吉肯达人），目前在斯瓦希里社会依然享有一定的名望。与此同时，穆斯林医生所用的理论和治疗方法也是千差万别，体液概念和正统伊斯兰教医学概念与巫术、信仰疗法以及西方生物医学的理论通通掺和在一起。事实上，早期伊斯兰医学中有鬼魂附体和攻击（被majini，shetani）以及信仰疗法的内容。而现在的伊斯兰医学拒绝一切的鬼魂解释和巫术治疗。

伊斯兰教和印度教的印度医学都跟随印度移民来到非洲大陆，如19世纪60年代的南非。印度医学，包括尤那尼医学（Unani tibb伊斯兰医学）和阿育吠陀（印度医学），与非洲医学分享了关于使用药物和饮食来实现平衡的体液观念。历史上，德班等城市的印度商店同时销售非洲和印度药品，而在种族隔离的几十年里，流动的印度商人将非洲和印度药品运往非洲农村地区。早期的印度移民在非洲本土寻找以印度植物为基础的药物的替代品，而非洲和印度的治疗师和患者也在试验这两种治疗方法。

在19世纪末和20世纪初，科学医学成为传教活动的核心，一部分原因是它在大城市的地位开始上升。主流教会对科学医学的偏爱也反映了一种恐惧，即信仰疗法可能会加重非洲人对鬼魂的信仰。由特伦斯·兰杰（Terence Ranger）开始，大量的研究开始关注传教士为争取治疗和科学医学合理关系所开展的斗争。比如，查尔斯·古德（Charles Good）审视了传教士在马拉维特殊地势环境中所面临的地理和技术困难，认为信仰和科学医学的福音传播并非一帆风顺的，而是不平均的，正是它们带来了医学的多样性。近期也有研究发现非洲讲授教会在有关非洲疗法的争论中如何发挥了重要的作用，而在其他个案中，非洲护士和医生主动用当地非洲的仪式和世俗语言翻译传教医学，使其适应非洲人的概念系统，而白人传教士则既不能理解也无法控制这一状况。

尽管传教医学在非洲大部分地区都很受欢迎（通常要比他们所存在的政府服务更受欢迎），但有些非洲人脱离了主流的教会，创建起了非洲的教会，并在那里实施新的信仰治疗（faith healing，区别于spiritual healing）。他们用巫术解决了非洲人所认为的鬼魂附体和纠缠问题，这些都是传教仪式和传教医学无法解决的。在今天，有关基督教的治疗作用依然有争论，比如在赞比亚大主教米林戈（Milingo），他在20世纪80年代国家健康和经济遭遇危机时曾使用信仰治疗，结果引发巨大的争议，天主教会甚至将他驱逐出境。

殖民医学

梅根·沃恩（Megan Vaughan）在 1991 年发表的《治疗他们的疾病》（*Curing Their Ills*）是理解非洲西方医学的里程碑之作。她系统梳理了政府的临床医学和精神病学服务、疾病的公共卫生运动、传教医学、热带医学，揭示出了它们所处的复杂背景和彼此的关系。沃恩在书中重新审视了早期将医学指为殖民工具的武断批评，为我们描绘了一幅日渐清晰的图像，即医学是一种道德复杂的活动。约翰·科马罗夫和珍·科马罗夫合著的《论启示与革命》（*Of Revelation and Revolution*）有关传教医学的章节也为这种新的理解贡献了佐证，他们刻画了传教医学实践的模糊性，即把不同的民族聚集在一起，斩断了殖民社会的种族沟堑。

在殖民征服的开始阶段，热带医学关注的是欧洲人的健康。热带医学在"对抗非洲疾病的斗争"中取得了巨大的成功，使一批来自大都会的研究者们事业有成，声名赫赫，但对非洲人民的健康却是有利有弊，毁誉参半，因为非洲人不仅要面对疾病的侵袭，还要作为实验品经受殖民者们早期采取的预防和治疗措施。种族主义的疾病理论有时会为"本地人"贴上传染源的标签，比如人所患的疟疾（认为是因为与非洲女人和孩子距离太近才被传染的），或者动物所患的昏睡病（认为非洲野羚羊可以耐受，但对于欧洲牛则是致命的）。尽管如此，对于"卫生综合征"（sanitation syndrome）是造成殖民城市种族隔离的主要原因的论断，已有争议，它只是社会、经济和政治等众多因素之一，并且时机也是关键，流行病恰好在城市发展的关键阶段发生时，种族医学理论才会有最大的影响力。事实证明，医学机构中的种族隔绝要比最初料想的更为复杂，南非在这方面就十分典型。

20 世纪 20 年代，随着人们开始关注土著民族的健康以及阻碍发展的疾病问题，热带医学的影响开始逐渐衰落。其中，公共卫生开始关注水媒疾病，结核病等工业疾病，妇女分娩以及儿童健康等。疟疾依然十分重要，因为殖民医生认识到它对非洲人，尤其是儿童的生存率有重要的影响。向非洲健康的转移促使政府出资开展了一系列军事化的"疾病公共卫生运动"，重点是昏睡病、雅司病和梅毒等。非洲人有时会发现针对人群的医学检查和治疗是被污名化的，或者认为对儿童进行免疫接种会导致不孕不育。不过，这些公共卫生运动也被视为是清理行为，类似于前殖民化时期由首领进行的巫术清理，以及后来殖民时期的巫女清理。对非洲梅毒和结核病的早期研究通过论证非洲人的体质低等论、乱交或危险的文化活动，为白人统治和种族隔离提供了依据，但这些研究无不忽视了经济状况的问题，而这一因素往往是更为重要的。在艾滋病流行的今天，类似的理论再次在科学话语中出现。

殖民工业也会为自己的工人提供医疗服务，当然服务的质量差别很大。矿场通常会将生病或残疾的工人遣送到农村的"家"中，而不是为他们提供治疗，这正是殖民时期农村地区结核病快速传播的原因之一。有疾病史学家从政治经济学的视角对某些地区的矿区和种植园移民进行了深入的研究。伯克和理查森对 19 世纪肺痨、锡矿开采和康沃尔在南非的劳工移民之间的相关性开展了前瞻性的研究，尽管这可能是从疾病史入手理解全球相关性的新路径，但是后续跟进的研究却十分之少。

与此同时，殖民和帝国心理学作为一个专而又专的学科领域，也已成为一个蒸蒸日上的新兴产业。非洲的殖民精神病学家虽然数量很少，并且通常是潜藏在殖民者社会的深处，但他们依然发展出所谓"非洲精神"（African mind）的理论，来为欧洲控制合理化，对非洲人施予殖民暴力或通过对非洲儿童的发育进行弗洛伊德式的解析，来解释非洲人为什么无法欣然接受欧洲人的作息制度。也有人将非洲人的不信仰国教进行医学化，或者将其解释为"群体歇斯底里"。不过，对于非洲主体性从种族或文化的角度进行解释，也有人用弗洛伊德的精神分析法提出了质疑。有学者对疯人院和精神病院给予了审视，熟悉欧洲疯癫研究的人对此进路也许并不感到陌生。与此同时，最近的研究工作也发现精神病学所发挥的作用十分有限；朱莉·帕尔（Julie Parle）对精神病在家庭和社区的意义以及疯人院进行了探索，分析范围拓宽了包括巫女和自杀。该篇文章稍显不足的地方是未对 20 世纪 60 年代跨文化的精神病学史进行梳理，而这段历史对非洲独立前后这一关键时期，是如何制定针对不同文化的心理学检查，从而服务于教育、人事聘用和临床治疗提供了重要的依据。

后殖民医学？

在取得独立之后，医学被新兴的非洲国家视为建立现代化国家的核心，并加大了对医院和医学校的资金投入，甚至与水利工程地位相当，被认为是现代性和民族自豪感的体现。初级保健服务延伸到农村地区，替代传教医学，弥补殖民主义所造成的差距。卫生工作人员的非洲化在后殖民时期已经开始，在一些国家，早已支持非洲医生在西方接受训练，而且数量可观，独立后，这种非洲化被进一步加重。自 19 世纪晚期开始，非洲医生开始在尼日利亚和南非工作，而马拉维的开国总统海斯廷斯·卡穆祖·班达（Hastings Kamuzu Banda）就曾经在苏格兰行医。在大多数地区，早期的非洲护士通常是男性，在殖民传教基地接受训练，在非洲国家独立后，训练逐渐转移到城市中的护理学校。种族、性别和阶级的政治是十分复杂的，而这影响着医院中女性护士的职业发展，有关南非的研究大概是这一领域最好的代表。后殖民时期的非洲医生已融入非洲大陆有关疾病研究的关键时期，比如，他们准确地发现了东非 HIV 流行的出现，尽管在西方缺乏对他们工作的认识。

在描述 20 世纪中期以来非洲大陆各个国家的历史时,用"当代"可能要比"后殖民时代"更为准确。比如,埃塞俄比亚经历了短暂的殖民主义,医学传统获得了滋养,这还有待进行更加全面的历史研究。南非在 1950 年之前已完全独立(尽管对于人口比重最高的黑人来说,白人政权与欧洲殖民主义有很多相似性)。比如,"后殖民"也将我们的注意力从殖民时期的连续性转移到非洲化上。它也模糊掉了当今健康危机与殖民早期的人口和环境危机之间的相似性,而这些危机正是由战争、苛刻的工作制度以及资源掠夺所导致的。如今,新自由主义改革、资源大战和全球贸易破坏了非洲的卫生保健服务,并且为健康所依赖的自然资源和小农生产带来了伤害。在第一次世界大战之前,这些情况加剧了流行病的传播,即使不是导致它们的直接原因。比如,20 世纪 90 年代,面对愈演愈烈的艾滋病流行,应市场化改革的要求,卫生保健的收费制度被引入非洲。

因此,在对非洲医学进行编年史的梳理时,聚焦于经济改革和政治突破是至关重要的。殖民法改变了传统从业者的组织,迫使他们离开政治视野,并且将医学实践私有化,但是与此同时,殖民商业改变了传统医学的药典、包装以及市场营销的方式。今天,新自由主义也具有相似的效应。市场改革和卫生保健服务的重组刺激了传统医学的扩张,以及大批量生产的繁荣和贸易网络的扩大。西方制药企业和医学规程的贸易,由于政府监管的瓦解,医院员工薪资的压力,一些资历较深的医生选择出国寻求工作机会,还有一些人则在兜售医院药物,来补偿日渐缩水的薪水,或者非法私自做手术。

南非截然不同的政治历程对过于简单的解读后殖民时代提出了挑战,它先是向白人统治过渡,之后是白人不同派别之间的权力争夺。在种族隔离的氤氲之下,全国以种族为基础的卫生保健分配达到了顶峰,医学研究者在心脏移植技术领域引领世界,这一成就的基础是大量的医疗保健资源被消耗在占少数的白人群体,而忽略了非洲大多数人的健康。少数服从多数原则并没有结束医疗福利的不公平分配。阶级差异在很大程度上和种族差异是一致的,决定着卫生保健的可及性和质量。直到 21 世纪的今天,我们依然能够感受到这段历史的沉重,比如,在南非,有关艾滋病抗反转录病毒药物的争论依然存在。这场争论并不是关于西方科学研究艾滋病的价值所在,而是围绕着国家对卫生保健的资金投入是否应该公平地分配,是分配到相对昂贵的艾滋病治疗,还是艾滋病的初级保健和预防上。

全球不对称性与令人不安的历史

非洲医学史的撰写始于一种帝国主义 / 殖民主义的偏见:医学史学家,包括殖民医生在内,都将医学视为一种文明的力量,可以用来祛除非洲固有的痛苦和迷信。他们讲述了一个西方医学战胜疾病的故事，这个故事在欧洲自己的"伟人"医学史上已经非常熟悉了。普林斯在 1989 年对这种编史学做出了评价，他对那些关切非洲问题的新研究表示赞赏，但是非洲经验的大部分还未被挖掘，虽然有个别成功。对于今天更广义的医学史学科来说，其优先事项依然局限于哪些研究可以在非洲开展，因此在这片广袤而且丰富的大陆上，很多其他的主题都变得不那么重要，而研究西方医学相对较为容易。尽管如此，一些新的研究成果打破了学科和方法学的界限，证明医学史也可以延伸它的伦理和智识范围，使非洲和世界上其他的边缘地区成为研究课题的核心。

普林斯所赞同的正是一代曾接受非洲学训练的学者，他们将医学放在其所处的历史和社会语境中加以审视。John Janzen 和 Steven Feierman 的工作便是个中翘楚，他们结合了人类学和历史学的进路，对非洲人在多重医学语境下追求健康的历史进行了回溯。类似地，Harriet Ngubane、Murray Last 和 Gordon Chavunduka 对非洲医学进行的社会学分析也留下了关于非洲医学最早的历史记载，尽管 Last 和 Chavunduka 的研究是在西方的职业化概念的框架之下。这些工作无不在人类学和历史学之间建立起了方法学的对话，成为后续很多研究文献的共同特点。

普林斯也强调关注非洲民族、病原体、政治之间复杂的相互作用，约翰·福特（John Ford）对殖民地昏睡病运动的研究是最突出的代表。在此影响下，越来越多的文献在关心环境和健康以及地区流行病史。普林斯也注意到关于健康和疾病的政治经济学研究，特别是兰德尔·帕卡德有关南非结核病的研究。鉴于罗伊·波特关于英国病人角色的突破性研究，普林斯也对未来的非洲历史学家提出了期望，希望他们能更加关注以病人为中心的历史。截至目前，这一期望还尚未完成。梅根·沃恩在 1994 年也对非洲编史学做出了重要的梳理，他在文中就方法学和进路等问题展开讨论，特别是未能对西方医学客观和文化中立的"自身理论"提出质疑。在实践层面上，她认为西方医学与其他治疗方式没有太大的不同，它们同样适用于非洲治疗者的相同进路。

殖民传教医学被证明是一个颇有说服力的例子。后续学者也对传教士医生和护士进行了详尽的研究，审视有关非洲患者及其与治疗者间矛盾的假设。按照这些研究的描述，欧洲和非洲护士以及医辅人员通常是西方和欧洲治疗实践的核心。但是，很少有研究大胆跨出传教医学旋涡，来捕捉更广阔的非洲视角。Hunt 有关刚果分娩的研究提高了研究的标准。她首先从殖民时期之前非洲人对分娩及其危险性的理解开始，再到研究经由男孩的成人礼来塑造男子气概的隐喻。这为审视殖民传教活动和政府的后续医学化及其对刚果人的市民和国家观念提供了坚实的基础。古德对与中非大学传教会（Universities' Mission to Central Africa，约 1857—1965 年）在马拉维的活动进行了研究，记录了传教会利用运输技术和医学与非洲社区之间的互动。

Maureen Malowany 强调，仔细探讨医学研究者在想些什么，以及他们是如何开展实验并推广研究发现的，是非常重要的。和他一样，沃恩也呼吁应有更多的对医学研究的历史研究。在今天，无数的研究者审视了医学发现的轨迹以及疾病的干预史，特别是在兽医学方面成绩斐然，而在过去，这些领域并没有获得关注。关于医学研究站的研究工作也取得了新的突破，他们采用非洲研究人员的记忆作为研究科学实践活动的窗口。虽然在了解医学研究人员的思考方式方面还有很大的努力空间，但是其中最有成效的，是将研究者置于非洲的环境、文化和历史中以及周围其他健康和疾病的干预者共同生活的社会和道德世界中。不过，令人颇感意外的是，有关非洲治疗者思考和实验方式如何转变的研究虽然不多，但却很少有学者呼吁开始此类研究。Karen Flint 对南非治疗者在与欧洲和亚洲药剂师竞争的过程中营销推广传统医学的历史中进行了研究，但除此之外很少有学者审视非洲医学的"实验"。很少有研究着眼于非洲医疗史（healing history），大多数人在探讨非洲人对西方医学的回应，并且由西方医学设定议程。诚然，非洲丰富多彩的治疗传统催生了大量的民族志研究，但是除了 Harry West 的 Kupilikula，Feierman 的 Peasant Intellectuals，以及 Janzen 的伦巴教研究以及他目前正在完成中的恩戈麦鼓研究，鲜少有人将它们作为历史研究的素材。事实上，诸如此类的主题，包括治疗语言和实践的医学和政治使用，或者有关治疗传统的深度历史，都无法获得当今医学史研究基金的资助。

其原因一部分是结构性的，与资助的机制有关，还有一部分是方法学和学科的原因。和普林斯一样，沃恩认为好的非洲历史研究往往必须采用人类学和历史学的方法。她鼓励在划定主题和选择进路时保持"不一致性"，而不是遵循既有的"学科划分"标准。有关研究进路的争论是完全学术性，但是基金资助的批准则是严格遵守方法学和学科边界的。缺乏足够的资金支持，势必会对非洲的医学史研究带来不利，很多方面都将变得困难重重，包括语言的学习（在这里，语言成为深入理解的关键），进行口述史的研究，有足够的后期研究，在艰苦的条件下开展全面的档案研究，在主题符合时开展民族志的田野调查等。非洲以及其他地区的学者都受到缺乏资金支持的局限，使得非洲成为医学史大学科中被边缘化的领域，以至于无法形成以全球为中心的历史，而仍是以欧美为中心的历史。

我们只消大致看一下医学史期刊上已发表文章的资助情况，就可以发现学科和方法学的局限。在《医学史》（Medical History）、《医学史公报》（Bulletin of the History of Medicine）、《医学社会史》（Social History of Medicine）以及其他发表医学史文章的科学史杂志上，很少出现有关撒哈拉以南的非洲的文章，甚至比研究中国或印度等医学传统的文章还要少，后者往往有较强的文献基础。近年来，《医学社会史》杂志上有关非洲（以及中国和印度）的研究已远超其他杂志，其他杂志中有关这类研究的缺失并不单纯是因为学者更倾向于有地区针对性的读者。尽管如此，《医学社会史》杂志上的非洲文章也近乎全部都在讨论西方医学。这些期刊中并没有为非洲土著医学的历史留下位置，讨论的则是本学科主题、界限和分工。并不是每个主题都需要采用民族志的方法，但如果学者不能自由地选择最好的研究工具，很多重要的领域都无法被探索。正如 Hunt 对非洲的观察，"没有任何一块大陆像它一样使历史学和人类学获得如此有趣的融合"。如果基金等资助方要求严格的学科界限，那么跨学科的优势将成为非洲学术研究的劣势。

　　西方起源也对历史观产生了影响，重新为医学史带来了活力。比如，古希腊罗马医生（如盖伦）的历史被视为西方医学史的核心。除了那些与殖民医生产生互动的领域，对于非洲主要治疗者的历史研究，资金支持是不力的，因为他们不被包含在这一系列之中。此类治疗者对非洲卫生具有深刻的影响，体现在抵御和适应殖民主义以及非洲人对流行病的应对上。这并不是说，非洲需要更多的有关"伟大的医生"的历史，而是说治疗者的历史是医学史中很重要的一部分，从而帮助了解非洲"知识分子们"的想法，对此我们目前仅能获得些微"蛛丝马迹"。对替代医学或治疗方式的传统以及知识界的集中关注也会帮助医学史逃离西方起源的局限。学科还应当欢迎一种真正的后殖民进路，不仅要处理殖民医学及其在前殖民地所留下的余波，还要将曾经大都会中的医学发展放在更广阔的后殖民世界中。比如说，殖民经验也已经大大改变了英格兰或法国"大本营"中的医学。

　　从科学、技术和医学的进路出发，更多有关非洲经验的研究将会为非洲研究带来新的活力。在 20 世纪 80 年代和 90 年代初，非洲和欧洲的人类学和历史学进路的融合，曾发生过类似的观点和方法的嫁接和杂交（cross-fertilization），推进了历史学的发展。这种杂交最早发生在对"身体史"的研究，身体史在 20 世纪 90 年代开始成为医学史的焦点。这一进路融合了人类学和文化史的方法，揭示了人类身体变化的历史、身体体验变化的历史以及治疗物质（materiality of therapeutics）变化的历史。比如，身体史学家采用了历史民族志的进路，丰富了鲁斯·哈里斯（Ruth Harris）关于法国卢尔德天主教堂治疗和医学的著作。今天，很多史学主题也要求我们在海报和运动中观察身体史的踪迹。对于非洲，只有很少的研究和哈里斯的研究相匹敌，其中之一是迪耶·法辛（Didier Fassin）的当代史研究《当身体记得》（*When Bodies Remember*），考察了南非人对 HIV/AIDS 的反应和抗反转录病毒药物的争议。

　　法辛审视了南非不同社会层面的医学政治学，从弱势贫困的农村人到治疗行动运动（Treatment Action Campaign）再到（前总统）塔博·姆贝基（Thabo Mbeki）及其医学顾问对所谓艾滋病否定主义（HIV/AIDS denialism）的欢迎。尽管法辛对艾滋病科学进行了广泛的探讨，但他超越了惯常的科学史分析框架，之前很多有关艾滋病的研究都采用了这样的框架。相反，他为当今很多立场找到了根源，包括艾滋病重估运动、人的身体对种族隔离暴力的历史体验、南非种族主义的卫生保健系统、非洲更宏大的医学史和躯体掠夺史。他所采取的方式是搜集个人和集体对南非近代史的重要的历史时期的记忆，观察身体行为的变化。法辛是一位人类学家，但这本书被认为是南非医学史上历史研究的典范之一。大概由于人类学家在坚持使用某种进路方面要比医学史家更为自由，尽管在法国的学术环境中，法辛也在苦于申请基金并对法国学术背景缺乏兴趣。

　　身体的历史也将我们的注意力放在了病人身上。近年来，该领域的研究包括朱莉·利文斯顿的《虚弱》（*Debility*）和博茨瓦纳的《道德想象力》（*the Moral Imagination*）。她用

"debility"（虚弱）一词，从而将她的工作超越了传统"残疾史"的标准研究范畴，残疾往往要受到西方关于残疾的定义所限，主要着眼于应对残疾的职业化和专科化。与之相反，利文斯顿将定义和文化的差异转变成为一个机会，可以借此更深入地理解在更广泛的人群中如何实施治愈和照护。她并没有简单地审视某些具体的西方或茨瓦纳人的疾病或状况，而是讨论了"不幸"以及非洲意义。在她的研究中，民族志是历史研究的关键，即使是最敏感的口述史方法也无法剔除痛苦、治愈或提供照护和在"道德的多重表达"中内嵌的那些不被承认的或无法言说的部分。因此，她的研究将注意力投向了"姿势、八卦、抱怨、洗澡、隐藏、护理、诊断、俗语、送礼等"。

另一种将非洲视角和范畴纳入医学史的方式是审视那些并不能简单地被界定为医学经验的人类经验。比如，林思·托马斯（Lynn Thomas）的《子宫的政治》（*Politics of the Womb*）所探讨的就是肯尼亚"生育"（procreation）的历史，其医学、躯体和其他的意义。托马斯的研究也是一种"外史"的研究，有助于平衡医学史中内史研究的主导地位，内史研究往往过于狭窄地关注医学研究者的世界或者某一医学专业或机构的内部发展。路易丝·怀特（Luise White）关于"吸血鬼故事"的研究也对学者们提出了挑战，他开始从非洲的经验类别入手；医学技术开始与一系列物体和活动一同出现，被非洲人用来描述殖民关系。如果用于当下的卫生保健问题，如抗反转录病毒药物或儿童接种免疫规划所带来的所谓的"道德恐慌"，这种的进路可以帮助我们批判性地审视当下的医学干预措施。沃恩近年关于非洲死亡历史的研究也是将医学与其他知识和实践并列来探讨的。在非洲的某些地区，死亡仪式最终会与生命仪式和（或）保护弱者免受疾病或巫术的伤害密切相关——这些东西如果是按照西方医学的定义来进行，则是不容易被捕捉到的。

普林斯对"当我们从一个以医生为中心的记录中走向一个以病人为中心的记录时，我们心目中非洲和疾病的形象会发生什么变化"很感兴趣。Feiermans 早期关于多元医学语境中亲属决策的研究是对这一问题的早期回应，而真正突破性的研究应当是埃里克·斯拉（Eric Silla），对病人视角下的麻风病史的研究。更多的研究需要置于历史环境中审视，即不论是采用家庭药房、家人和邻居的健康知识，或者自我治疗，病人就是医生。自我治疗发生在各个历史时期，借由它可以帮助我们追踪殖民时期和后殖民时期之间的连续性，并将注意力从错误的西医和传统医学两分法中走出来。实施自我治疗的人们依赖当地可用的草药和能在市场上找到的各种不断变化的药典（西方的、非洲的、伊斯兰的或者其他的，正规的或者不正规的）。不过，关注家庭药方的历史通常也需要采用人类学的进路。

最后，回归疾病的政治经济学讨论也是必要的。1997 年舒拉·马克斯（Shula Marks）曾对殖民医学界"阶级问题的沉默"提出关切，在那之后这一状况并没有什么变化。在全球层面上，政治经济学的进路尤其必要。在近年，乔克·麦库洛赫（Jock McCulloch）将南非矿工和社区与石棉生产的社会成本在全球的分布放在一起讨论，兰德尔·帕卡德对疟疾的全球生物学研究提醒我们历史研究应当更具现实相关性，他们都对经济学和发展政策所谓不言自明的真理提出了挑战。我们也必须将非洲置于卫生保健和医学研究的全球政治经济学中探讨，为医学收益与医学风险分布的全球不公平找寻历史的根源。我们也需要研究非洲作为"医学疆域的处女地"，这样的话语是如何自殖民医学研究开始以来在不同的历史时期被反复创造的以及又如何使非洲成为"药物殖民主义"的众望所归之地的。

结　论

只有重构资金支持的优先事项才会拓宽医学史学科的全球视野，繁荣新的研究路径。特别是在英国，资金支持急需改革。正如理查德·鲍林（Richard Bowring）观察到的，"资助机制对我们所进行的研究产生影响已有很多年。它产生了一种审查制度，在这种制度下，我们的目标是短期受益而不是真正的价值"。基金和科研评估目标的压力造成了类似于私营机构承包制的局面，在签署合同时，承诺用更少的时间和更少的钱的来完成任务。学者应当追求反映他们能力和兴趣的研究，但是当学者们选择研究非洲时，他们会发现很多题目都无法在为期 1～3 年的时间表内完成。时间表反映的是某些特殊主题的要求以及有效使用某些适宜方法所需要的时间。在今天，竞争日益激烈的基金申请俨然是竞技场一般，所带来的并不是创新而是一批不情不愿的学者在追求不够方便的历史——一种不需要学习的欧洲语言、口述史和民族志的历史。这会导致目前学科内的全球不对称继续延续下去——西方医学史继续占据主流地位，非洲以及其他发展中国家和地区不断边缘化。我们需要新的资助结构，来鼓励更多的学者关注那些缺乏研究的地区，如非洲，其他缺乏研究的主题，如以患者为中心的历史。

这需要更富有灵感和热忱的研究工作，不仅是在非洲，在一些富裕的国家也是如此，能够给历史研究以资金的支持，会对资助的优先事项和研究的时间表提出挑战。只有通过满怀尊敬的倾听和观察，用精力和时间来审视"线人"（信息提供者，被采访者）的视角，才能获悉非洲健康问题的历史根源，这对于在充满痛苦和不幸，希望和治愈的非洲语境中做好历史是非常有必要的。这样的历史对于迫切地想要达到某些目标的大学来说是"很不方便"的，对于那些急于得到切实的"成果"的资助者和部门领导来说更是如此。不过，我们应当努力克服这些局限，以防造成研究视野的缺失，用其他的全球不公平使非洲的健康问题变得愈加棘手。非洲的健康状况之差是一系列社会、政治和经济原因的结果，我们应当用历史学理解的优势和长期的学术研究来寻找这些因素。

致 谢

感谢编辑马克·杰克逊及所有耐心地阅读和评论本章节手稿的人，特别是史蒂文·菲德曼（Steven Feierman）和亨里卡·库克利克（Henrika Kuklick）。

（苏静静 译）

参考书目

BELL, HEATHER, *Frontiers of Medicine in Anglo-Egyptian Sudan, 1899–1940* (Oxford: Oxford University Press, 1999).

ECHENBERG, MYRON, *Black Death, White Medicine: Bubonic Plague and the Politics of Public Health in Colonial Senegal, 1914–1945* (Oxford: James Currey, 2001).

FASSIN, DIDIER, *When Bodies Remember: Experiences and Politics of AIDS in South Africa* (Berkeley: University of California Press, 2007).

FLINT, KAREN, *Healing Traditions: African Medicine, Cultural Exchange, and Competition in South Africa, 1820–1948* (Athens: Ohio University Press, 2008).

GOOD, CHARLES M., *The Steamer Parish: The Rise and Fall of Missionary Medicine on an African Frontier* (Chicago: University of Chicago Press, 2004).

HUNT, NANCY ROSE, *A Colonial Lexicon of Birth Ritual, Medicalization, and Mobility in the Congo* (Durham, NC: Duke University Press, 1999).

LIVINGSTON, JULIE, *Debility and the Moral Imagination in Botswana* (Bloomington: Indiana University Press, 2005),

PARLE, JULIE, *States of Mind: Searchingfor Mental Health in Natal and Zululand, 1868–1918* (Scottsville, South Africa: University of Kwazulu-Natal Press, 2007).

SCHUMAKER, LYN, DIANA JEATER, and TRACY LUEDKE (eds), 'Histories of Healing: Past and Present Medical Practices in Africa and the Diaspora,' *Journal of Southern African Studies*, Special Issue, 33 (4) (2007).

SILLA, ERIC, *People Are Not the Same: Leprosy and Identity in Twentieth-Century Mali* (Oxford: James Currey, 1998).

THOMAS, LYNN, *Politics of the Womb: Women, Reproduction, and the State in Kenya* (Berkeley: University of California Press, 2003).

注释

(1.) Robin Horton, 'African Traditional Thought and Western Science', Part I, *Africa* 37 (1) (1967), 50-71; and Part II, *Africa* 37 (2) (1967), 155-87.

(2.) John M. Janzen, *Lemba, 1650-1930: A Drum of Affliction in Africa and the New World* (New York; Garland, 1982); Linda M Heywood (ed.), *Central Africans and Cultural Transformations in the American Diaspora* (Cambridge: Cambridge University Press, 2002).

(3.) Kathryn Linn Geurts, *Culture and the Senses: Bodily Ways of Knowing in an African Community* (Berkeley: University of California Press, 2002).

(4.) Sandra T. Barnes, 'The Many Faces of Ogun', in *eadem* (ed.), *Africa's Ogun: Old World and New* (Bloomington: Indiana University Press, 1997), 1-27, at 17-19.

(5.) John M. Janzen, *Ngoma: Discourses of Healing in Central and Southern Africa* (Berkeley: University of California Press, 1992); Rijk van Dijk, Ria Reis, and Marja Spierenburg (eds), *The Quest for Fruition through Ngoma: The Political Aspects of Healing in Southern Africa* (Oxford: James Currey, 2000).

(6.) Thomas Spear, 'Early Swahili History Reconsidered', *International Journal of African Historical Studies* 33 (2) (2000), 257-90.

(7.) Linda Giles, 'Sociocultural Change and Spirit Possession on the Swahili Coast of East Africa,' *Anthropological Quarterly* 68 (2) (1995), 89-106.

(8.) Karen Flint, 'Indian-African Encounters: Polyculturalism and African Therapeutics in Natal, South Africa, 1886-1950s', *Journal of Southern African Studies* (*JSAS*) 32 (2) (2006), 367-85.

(9.) Terence Ranger, 'Godly Medicine: The Ambiguities of Medical Mission in Southeast Tanzania, 1900-1945', *Social Science and Medicine* 15 (3) (1981), 261-77.

(10.) Charles M. Good, *The Steamer Parish: The Rise and Fall of Missionary Medicine on an African Frontier* (Chicago: University of Chicago Press, 2004).

(11.) Markku Hokkanen, 'Quests for Health and Contests for Meaning: African Church Leaders and Scottish Missionaries in the Early Twentieth Century Presbyterian Church in Northern Malawi', *JSAS* 33 (4) (2007), 733-50.

(12.) Walima T. Kalusa, 'Language, Medical Auxiliaries, and the Re-interpretation of Missionary Medicine in Colonial Mwinilunga, Zambia, 1922-51', *Journal of Eastern African Studies* 1 (1) (2007), 57-78; Walima T. Kalusa, 'Disease and the Remaking of Missionary Medicine in Colonial Northwestern Zambia: A Case of Mwinilunga Disrict, 1902-1964,' PhD thesis, Johns Hopkins University, 2003.

(13.) Gerrie ter Haar, *Spirit of Africa: The Healing Ministry of Archbishop Milingo of Zambia* (London: Hurst, 1992).

(14.) Megan Vaughan, *Curing their Ills: Colonial Power and African Illness* (Cambridge: Polity Press, 1991).

(15.) John and Jean Comaroff, *Of Revelation and Revolution*, vol. 2 (Chicago: University of Chicago Press, 1997).

(16.) Harriet Deacon, 'Racial Segregation and Medical Discourse in Nineteenth Century Cape Town', *JSAS* 22 (2) (1996), 287–308.

(17.) Bryan Callahan, '"Veni, VD, Vici"?: Reassessing the Ila Syphilis Epidemic,' *JSAS* 23 (3) (1997), 421–40.

(18.) Karen Jochelson, *The Colour of Disease: Syphilis and Racism in South Africa, 1880–1950* (Basingstoke: Palgrave, 2001).

(19.) Suzette Heald, 'The Power of Sex: Some Reflections on the Caldwells' "African Sexuality" Thesis,' *Africa* 65 (4) (1995), 489–505.

(20.) Gillian Burke and Peter Richardson, 'The Profits of Death: A Comparative Study of Miners' Phthisis in Cornwall and the Transvaal, 1876–1918', *JSAS* 4 (2) (1978), 147–71.

(21.) Andrew Scull, review of Sloane Mahone and Megan Vaughan (eds), *Psychiatry and Empire* (Basingstoke: Palgrave Macmillan, 2007), *Social History of Medicine* 21 (2) (2008), 411–13.

(22.) Jock McCulloch, *Colonial Psychiatry and the African Mind* (Cambridge: Cambridge University Press, 1995).

(23.) Sloane Mahone, 'The Psychology of Rebellion: Colonial Medical Responses to Dissent in British East Africa', *Journal of African History*, 47 (2) (2006), 241–58.

(24.) Saul Dubow, 'Wulf Sachs's Black Hamlet: A Case of Psychic "Vivisection"?', *African Affairs* 92 (1993), 519–56.

(25.) Jonathan Sadowsky, *Imperial Bedlam: Institutions of Madness in Colonial Southwest Nigeria* (Berkeley: University of California Press, 1999); Lynette Jackson, *Surfacing Up: Psychiatry and Social Order in Colonial Zimbabwe, 1908–1968* (Ithaca: Cornell University Press, 2005).

(26.) Julie Parle, *States of Mind: Searchingfor Mental Health in Natal and Zululand, 1868–1918* (Scottsville, South Africa: University of Kwazulu-Natal Press, 2007).

(27.) Nancy Rose Hunt, *A Colonial Lexicon of Birth Ritual, Medicalization, and Mobility in the Congo* (Durham, NC: Duke University Press, 1999).

(28.) Shula Marks, *Divided Sisterhood: Race, Class and Gender in the South African Nursing Profession* (Basingstoke: St Martin's Press, 1994); Simonne Horwitz, 'Black Nurses in White: Exploring Young Women's Entry into the Nursing Profession at Baragwanath Hospital, Soweto, 1948-1980', *Social History of Medicine* 20 (1) (2007), 131-46.

(29.) John Iliffe, *East African Doctors: A History of the Modern Profession* (Cambridge: Cambridge University Press, 1998).

(30.) Jacques Mercier, *Art that Heals: Image as Medicine in Ethiopia* (New York: Museum for African Art, 1997); Richard Pankhurst, *Introduction to the Medical History of Ethiopia* (Trenton, NJ: Red Sea Press, 1990)

(31.) Gwyn Prins, 'But What was the Disease? The Present State of Health and Healing in African Studies,' *Past and Present* 124 (1) (1989), 159-79.

(32.) John M. Janzen, *The Questfor Therapy in Lower Zaire* (Berkeley: University of California Press, 1978); *idem, Lemba*; Steven Feierman, 'Struggles for Control: The Social Roots of Health and Healing in Modern Africa', *African Studies Review* 28 (2-3) (1985), 73-147; Feierman and Janzen (eds), *The Social Basis of Health and Healing in Africa* (Berkeley: University of California Press, 1992).

(33.) Harriet Ngubane, *Body and Mind in Zulu Medicine* (New York: Academic Press, 1977); Murray Last and Gordon Chavunduka, *Professionalisation of African Medicine* (Manchester: Manchester University Press, 1986).

(34.) John Ford, *The Role of the Trypanosomiases in African Ecology: A Study of the Tsetse Fly Problem* (Oxford: Clarendon Press, 1971).

(35.) Maryinez Lyons, *The Colonial Disease: A Social History of Sleeping Sickness in Northern Zaire, 1900-1940* (Cambridge: Cambridge University Press, 1992); Helen Tilley, 'Ecologies of Complexity: Tropical Environments, African Trypanosomiasis, and the Science of Disease Control in British Colonial Africa, 1900-1940', *Osiris* 19, 2nd series (2004), 21-38, HIV/AIDS has increasingly dominated epidemic histories since the mid-1990s—see John Iliffe, *The African AIDS Epidemic: A History* (Oxford: James Currey, 2006); Shula Marks, 'Science, Social Science and Pseudo-Science in the HIV/ AIDS Debate in Southern Africa', *Journal of Southern African Studies* 33 (4) (2007), 861-74; Terence Ranger and Paul Slack (eds), *Epidemics and Ideas* (Cambridge: Cambridge University Press, 1992); Howard Phillips, *'Black October': The Impact of the Spanish Influenza Epidemic of 1918 on South Africa* (Pretoria: The Government Printer, 1990).

(36.) Randall Packard, *White Plague, Black Labor: Tuberculosis and the Political Economy of Health and Disease in South Africa* (Berkeley: University of California Press, 1989).

(37.) Megan Vaughan, 'Healing and Curing: Issues in the Social History and Anthropology of Medicine in Africa', *Social History of Medicine* 7 (2) (1994), 283-95.

(38.) Hunt, *Colonial Lexicon*, 27-79.

(39.) Good, *Steamer Parish*.

(40.) Maureen Malowany, 'Unfinished Agendas: Writing the History of Medicine of Sub-Saharan Africa', *African Affairs*, 99 (2000), 325-49.

(41.) William Beinart, Karen Brown, and Daniel Gilfoyle, 'Experts and Expertise in Colonial Africa Reconsidered: Science and the Interpenetration of Knowledge', *African Affairs* 108 (432) (2009), 413-33. For further discussion of animal and human medicine, see Chapter 31 by Robert Kirk and Michael Worboys in this volume.

(42.) See chapters by Wenzel Geissler, Lyn Schumaker, and Gulliaume Lachenal in Wenzel Geissler and Catherine Molyneux (eds), *Evidence, Ethos and Experiment: The Anthropology and History of Medical Research in Africa* (Oxford: Berghahn, 2011).

(43.) Karen Flint, *Healing Traditions: African Medicine, Cultural Exchange, and Competition in South Africa, 1820-1948* (Athens: Ohio University Press, 2008), 128-57; and Teresa Barnes's review of Anne Digby, *Diversity and Division in Medicine: Health Care in South Africa from the 1800s* (Oxford: Peter Lang, 2006), *Journal of African History* 50 (3) (2009), 449-51.

(44.) Steven Feierman, *Peasant Intellectuals: Anthropology and History in Tanzania* (Madison: University of Wisconsin Press, 1990); Harry G West, *Kupilikula: Governance and the Invisible Realm in Mozambique* (Chicago: University of Chicago Press, 2005).

(45.) Nancy Rose Hunt, 'Whither African History?', *History Workshop Journal* 66 (1) (2008), 259-65, at 259.

(46.) Shula Marks quoting from Luise White's '"They Could Make their Victims Dull": Genders and Genres, Fantasies and Cures in Colonial Southern Uganda', *American Historical Review* 100 (5) (1995), 1379-402, at 1395, in Marks, 'What is Colonial about Colonial Medicine? And What has Happened to Imperialism and Health?', *Social History of Medicine* 10 (2) (1997), 205-19, at 215.

(47.) Eric Hobsbawm and Terence Ranger (eds), *The Invention of Tradition* (Cambridge: Cambridge University Press, 1983).

(48.) Ruth Harris, *Lourdes: Body and Spirit in the Secular Age* (London: Penguin Books, 1999).

(49.) Didier Fassin, *When Bodies Remember: Experiences and Politics of AIDS in South Africa* (Berkeley: University of California Press, 2007).

(50.) See Virginia Berridge's review of Fassin's book in *Journal of Contemporary History* 44 (1) (2009), 153-5.

(51.) Fassin, *When Bodies Remember*, xi–xii.

(52.) Julie Livingston, *Debility and the Moral Imagination in Botswana* (Bloomington: Indiana University Press, 2005), 20.

(53.) Lynn Thomas, *Politics of the Womb: Women, Reproduction, and the State in Kenya* (Berkeley: University of California Press, 2003).

(54.) Luise White, *Speaking with Vampires: Rumor and History in Colonial Africa* (Berkeley: University of California Press, 2000).

(55.) Rebekah Lee and Megan Vaughan, 'Death and Dying in the History of Africa since 1800,' *Journal of African History* 49 (2008), 341–59; Isak Niehaus, 'Death before Dying: Understanding AIDS Stigma in the South African Lowveld', *Journal of Southern African Studies* 33 (4) (2007), 845–60.

(56.) Prins, 'But What was the Disease?', 161.

(57.) Eric Silla, *People Are Not the Same: Leprosy and Identity in Twentieth-Century Mali* (Oxford: James Currey, 1998).

(58.) Anne Digby, 'Self-Medication and the Trade in Medicine within a Multi-Ethnic Context: A Case Study of South Africa from the Mid-Nineteenth to Mid-Twentieth Centuries', *Social History of Medicine* 18 (3) (2005), 439–57.

(59.) Vivienne Lo, 'But Is It [History of] Medicine? Twenty Years in the History of the Healing Arts of China', *Social History of Medicine* 22 (2) (2009), 283–303.

(60.) Marks, 'What is Colonial about Colonial Medicine?,' 215–16.

(61.) Jock McCulloch, *Asbestos Blues: Labour, Capital, Physicians and the State in South Africa* (Oxford: James Currey, 2002); Randall Packard, *The Making of a Tropical Disease: A Short History of Malaria* (Baltimore: Johns Hopkins University Press, 2007).

(62.) Adriana Petryna, *When Experiments Travel: Clinical Trials and the Global Search for Human Subjects* (Princeton: Princeton University Press, 2009); Tanya Lyons, 'Globalisation, Failed States and Pharmaceutical Colonialism in Africa,' *Australasian Review of African Studies* 30 (2) (2009), 68–85.

(63.) Richard Bowring, letter, *London Review of Books* (11 March 2010), 4.

第十五章

南亚医学史

马克·哈里森（Mark Harrison）

    1500 年，我们如今称为南亚的地区正在享受一段相对稳定的时光。虽然瓦斯科·达·伽马（Vasco da Gama）在两年前已经抵达了印度的西南海岸，但距离葡萄牙人在果阿建立起殖民地（Goa）还有十年的时间。印度次大陆四分五裂，其中并没有一个特别强大的政权，直到 1526 年，它才逐渐走向统一，称为莫卧儿帝国（Mughal Empire），最后除了南部大陆的南端，莫卧儿帝国控制了整个印度次大陆。莫卧儿帝国统治为南亚文化的世界性增添了一个维度，然而它没有从根本上改变这里医疗实践的性质。到莫卧儿入侵时，由阿拉伯商人和更早期来自西北部的入侵者传入的"伊斯兰医学"或"尤纳尼医学"，已在印度的部分地区有几百年的历史。随着时间的推移，它吸收了当地医学传统的一些元素，主要是阿育吠陀医学，不过并不限于印度医生所谓的吠舍（印度封建种姓制度的四种姓的第三等级，即平民，vaidyas 或 vaids）。这是一种古老的传统医学，部分通过口头传承，部分通过梵文的文本流传下来。其大本营位于次大陆的北部，但从业医师遍布各地。在印度南部地区，主流的医学传统是悉达（siddha），主要来自印度教的传统，受到密教和炼金术的影响，广泛使用了化学疗法。

    所有这些医疗传统都将疾病视为身体物质（类似西方传统中的体液）的失衡，他们认为物质与环境之间存在某种动态平衡。这使得上述三种传统中的元素被糅合在一起，患者通常会到不同民族的医生那里就诊。然而，大多数印度人会向当地各种医生和巫师那里寻求医嘱或治疗方法，其范围涵盖了神职人员、萨满巫师、正骨医生和善用草药的人。在集市上，医生还可以买到多种多样的药物，其中一些药物来自遥远的中国和东亚。

    在接下来的 5 个世纪，随着欧洲医学从业者、商人及政府人员的影响开始凸显，医学文化开始缓慢地发生改变。随着印度越来越多地受到殖民统治的影响，也随着印度传统医学越来越多地受到不同医疗体系的挑战，变化的速度加快了。自 19 世纪以来，英国殖民地国家的巩固给印度人的生活方式带来了第一次医学干预：有时是通过预防医学的形式，有时是通过诸如医院、救济院等医疗机构。随着越来越多的印度人接触到西方医学，也有了更多学习西方医学的机会，截至 20 世纪，每年有上万名西医院校的毕业生。1947 年，英国结束统治的时候，西医的统治地位已经相当巩固了，即便（印度）独立之后，情况也是如此。但是印度医学传统并没有消亡，其中大多数融入到其他医疗系统中，自殖民统治时期开始，随着移民群体传播到了海外，并流传下去。

这些横亘几个世纪的变化激发了许多历史学家的想象力，他们试图用不同的方式来描绘印度医学传统的历史，评估殖民统治的影响。近年来，关于印度次大陆医学史的各个方面，已经诞生了海量的文献，要想系统的综述这些文献的任务是很艰巨的。然而，本章旨在概述历史研究中的一些主要主题，重点会关注那些争议最大的问题。虽然不能称为一个详尽的研究，但这或许足以提供一种讨论的议题、学术研究的发展方向以及还有哪些内容有待进一步研究。

来自传统医学的竞争？

殖民统治对印度医学传统的影响一直是争论的焦点。直到最近，人们还是认为殖民统治对印度医学传统的影响至少是负面的，就算不是灾难性的影响。例如，在 16 世纪和 17 世纪，他们曾试图在葡萄牙领土上禁止无执照行医。现在看来，这些努力几乎都失败了，考虑到其中涉及的实际困难，这些失败不足为奇。官方约束当地医生行医的努力也受到了葡萄牙医师的破坏，尽管这些葡萄牙医师在进入欧洲医院工作之前，常常会向印度人学习经验。几乎所有外来人口都同意，印度人更加了解如何治疗地方病，正是由于这个原因，大多数欧洲人的专属医院中都会聘请他们作为助手。

然而，对印度医学知识的尊重并没有被夸大。除了一些泰米尔纳德邦（Tranquebar）的丹麦传教士学者，大多数欧洲人对印度医学的看法是混淆的，常常是把不同类型的从业者混为一谈。就人们对印度医学的推崇而言，他们往往肯定的是印度医学的疗效，而不是其背后的医学理论。到了 19 世纪早期，就连这种牵强的尊重在很大程度上也消失了。1822 年，在加尔各答成立了本土医学机构（Native Medical Institution），教授欧洲医学和印度医学，但在 1835 年结束了。从那之后，国家只扶持西医教学机构，第一个是成立于 1835 年的加尔各答医学院（Calcutta Medical College）。这种变化预示着一种更为普遍的观念转变，即抛弃了"东方主义"的治理模式，将西方价值观强加于印度人民。而就东方主义而言，印度的传统模式甚至部分内容是被认可的。经过这次的冲击，人们认为印度的医学进入了急速没落期，直到 1919 年政治权利下放时期才结束颓势。这些变革使得印度人第一次能够制定卫生和医药政策，尽管只是在省级政府层级上。

几乎没有历史学家会否认，在 19 世纪初期，官方对印度医学的态度发生了转变，但是国家不再扶持本土医疗机构这件事情，并不像最初想象的那样，有那么大的负面影响。相反，在整个 19 世纪，印度传统医学在很大程度上保留了他们的声望，并在经过一段批判性的自省期后，重新焕发了活力并复兴起来。这种复兴常常发生在宗教复兴主义和政治民族主义的背景下，只有部分原因是源于西方医学所带来的挑战。例如，尤纳尼医学改革的推动力可能主要源自长期以来的阿拉伯科学主义传统，而不是与西医医生的竞争或仿效。无论怎样，在整个 19 世纪，阿育吠陀和尤纳尼医学仍然是重要的文化力量，并且当遭遇紧急情况时，国家也默认了这一点，比如流行病暴发时期，他们不得不依靠传统医学从业者来增援政府。

盖伊·阿特韦尔（Guy Attewell）和卡维塔·希瓦拉马克里希南（Kavita Sivarama-krishnan）在近期的著作中，研究了印度医学传统适应殖民现代性的挑战和机遇的过程。二者都强调了印刷品在传播新医学观念方面的重要作用，包括西方健康和疾病的概念，这些概念逐渐被纳入印度医学传统。与其他一些学者一样，他们强调印度医学的"可渗透性"，并且缺乏宗教信仰上的一致性。例如，人们发现了许多阿育吠陀医生是锡克教徒或者印度教徒，而印度教徒也在从事尤纳尼医学。不同医疗传统下的病患群体也具有同样的广泛性和包容性。这两项研究都再次强化了一个新的画面，即这是一个逐渐适应的过程而非急剧的变革。

虽然省级行政机构自 1919 年开始承认印度医学，中央政府自 1947 年后开始支持印度医学，但并没有必要积极复兴印度医学传统，因为它们已经在蓬勃发展。他们巧妙地利用自己与西方医学的差别，强调他们与精神传统的联系，他们倡导的治疗是基于整体论的而不是还原论的。然而，传统医学的从业者也吸收了西方医学的元素，以赢取更多患者的信任。因此，一些阿育吠陀和尤纳尼医师不再服务于学徒制，而是开始在大学接受培训，学习西方生理学和解剖学的知识，并且在医院和家中治疗患者。像其他西医医师一样，他们也开始从蓬勃发展的印度制药工业获取药品，因此，许多人失去了在野外识别草药的能力。虽然西药，尤其是由西方制药公司生产的药物，在印度大肆倾销，但阿育吠陀药物和其他传统制剂也在大批量地生产并大规模地出售。在印度脱离英国殖民之前，这种情况就已经开始了，这表明殖民统治虽然影响了这些医学传统的发展，但它并没有产生太多的不利影响。

流行病和殖民政策

在 20 世纪 80 年代和 90 年代的大部分时间里，印度的医学史学主要是流行病学的研究。起初，他们关注的焦点是疾病造成的大量死亡，这多是由疟疾造成的，偶可见于天花、霍乱和瘟疫。但是后来，历史学家从欧洲和美国的历史学家那里得到灵感，开始将他们的注意力转向由流行病造成的政治和社会影响。欧洲和美国的医学史学家将疾病看成是观察社会压力的窗口。因为疾病使得常态下被掩盖的社会焦虑浮出水面。到 20 世纪 80 年代中期，瘟疫史有了一个新的维度，国家应对疫情的策略引起的群众抗议吸引了亚种族研究团体的兴趣。他们的原始目标与 E. P. Thomson 和其他英国社会历史学家的原始目标相似，希望从"后代的傲慢"（condescension of posterity）中拯救印度被压迫的群众的声音。到那时为止，殖民史学已经满足了批评英国统治或记录印度解放斗争的历史。然而，在这样做时，他们仍然坚定地关注精英的作用，如印度国会的议员们。工人和农民在解放斗争中的重要作用在很大程度上是被忽视的。

在意大利马克思主义学者安东尼奥·格拉姆西（Antonio Gramsci）的影响下，大卫·阿诺德（David Arnold）率先从这些被遗忘的人的视角出发，书写流行病的历史。他发现，在很多农民看来，许多创伤性事件（比如霍乱之所以从孟加拉三角洲传播出去）是缘于领土吞并所造成的政治混乱和纷争所致。然而，阿诺德的主要兴趣在于殖民政府控制流行病传播措施所引发的社会效应。这使得他不仅分析了霍乱流行，关注到了牛痘接种预防天花的日常工作，并且对 1896 年印度西部鼠疫流行中的控制措施，也进行了研究。阿诺德对天花的研究揭示了牛痘接种的侵入性和世俗性，以及许多印第安人由于文化原因排斥牛痘的事实。他对于鼠疫应对的研究也凸显了当局无视印度文化敏感性的倾向。这种无视在对妇女进行强制医疗检查以及通过强制住院和隔离违反种姓和其他宗教禁忌的政策中可能更加明显。这些严厉的措施引起了强烈的反弹，让人回想到印度叛变 / 叛乱的创伤，标志着所谓"极端"民族主义的开始。

虽然阿诺德考察了殖民国家的应对措施和民族主义政治家的角色，但他强调许多民众抗议具有自发性质：如孟买等城市的大规模逃亡，手工业者和工厂工人的罢工以及对医院和政府官员的攻击。在研究过程中，他利用了官方报道和本土报纸，对于前者，以反主流的方式进行阅读，试图消除殖民偏见，后者则在新闻报纸的翻译摘要中可以找到。然而，这些原材料很难为历史学家提供次级抗议的真正声音，毕竟，大多数农民和工厂工人都是文盲，甚至不能写自己的名字。更重要的是，也许，他们不允许我们概括面对流行病时的"印度式"反应。正如 Raj Chandavarkar 在一篇关于印度瘟疫恐慌的文章中指出的，这里并没有统一或同质的措施来应对或控制疾病。他认为，由鼠疫措施导致的民众反弹，与国家对"大众文化"的冲击并没有多大关系，更多的是与瘟疫期间特殊的政治和经济情况有关。对住院治疗等措施的抵制不仅是由于种姓或其他宗教情感的作用，而且反映了一个事实，即印度人与许多西方国家一样，更愿意与家人待在一起，因为他们怀疑医生的意图。

瘟疫很少是统一的事件，不同社区对它们的体验也不同。这在任何社会都是如此，尤其是在像英属印度这样幅员辽阔、以农村为主的国家。瘟疫也不一定告诉我们社会关系的性质。根据定义，它们是非典型事件，并且可能会使人们对国家或西方医学的敌意程度产生误解。不幸的是，我们仍然缺乏长时段（longue durée）的历史，这可能使我们得出对国家医学和疫情态度可靠的结论。例如，我们根本不知道印度是如何应对霍乱和鼠疫的地方流行或反复流行的。然而，这不是南亚史学独有的问题。除了 1831—1832 年的霍乱首次流行，目前对于大英帝国尚且没有一部关于霍乱史的专著，显然，要想看到一部英属印度的霍乱史是不现实的。

但是瘟疫的史学并没有彻底消失，虽然没有关于霍乱和鼠疫的宏大历史，但瘟疫和宗教朝圣之间的关系引发了越来越多的兴趣：不论是印度境内的印度教徒的朝圣，还是穆斯林每年一度的麦加和麦地那朝圣。这对于殖民国家来说都是非常棘手的问题，但又不得不在国际关注的聚光灯下解决这些问题。1866 年，在君士坦丁堡召开的国际卫生会议明确了印度是霍乱流行的源头，而霍乱正在频繁地蹂躏欧洲和世界其他地区。造成 1865—1866 年世界大流行的直接原因是麦加的霍乱爆发，这被归咎于来自印度的朝圣者。然而，在印度的宗教盛事上，朝圣者的大聚会也被视为从印度播散的霍乱的中心，比如哈里德瓦（Hardwar）上的 males 和恒河上举行的其他宗教活动。因此，人们期望英国政府会采取措施减少瘟疫的发生，包括改善朝圣地的卫生条件，并在必要时完全取缔朝圣活动。然而，对这一敏感地区予以干预有着巨大的风险，殖民当局（包括中央和地方的）试图在国际舆论和维持社会秩序之间取得平衡。朝圣卫生条例的颁布不可避免地产生了很大的阻力；然而无论怎样，有关这类集会的卫生措施使人们开始逐渐接受西方的卫生观念。

1866 年后，英国当局处理瘟疫的方式受到了严格的国际检视，其他国家也开始采取措施以降低来自印度的感染风险。因此，希望在更广泛的国际政治背景下观察英国印度的历史学家对欧洲国家和国际卫生委员会在君士坦丁堡和亚历山大实施的隔离检疫措施产生了浓厚的兴趣。大多数人认同隔离检疫在英印医疗政策中至关重要，并且国家尽最大努力减少对世界其他国家的贸易和通信的干扰。人们还认为，印度官方医学条例反映了这一压倒一切的顾虑，他们并不认为霍乱是一种传染病。然而，虽然大多数研究都强调印度政府决定废除或减少隔离检疫措施，但 Sheldon Watts 声称，它主要是在伦敦方面的要求下这样做。在他看到，伦敦方面是在不惜一切代价废除或者弱化检疫。然而，最近的研究表明，英印政府在中亚和南亚的工作有时会与国内政府不一致，这在有关隔离检疫问题的争论中表现得淋漓尽致。

卫生改革：一个失去的机会？

隔离检疫在官方讨论中的主导地位有时掩盖了公共卫生政策中更为日常化的一面。然而，在维多利亚中期，卫生改革变得越来越重要，并被认为是一个国家文明程度的试金石。因此，许多英国医务官员和公务员认为，他们有责任让印度人民享受到卫生设施带来的好处，并力图在印度复制英国的改革进程。到20世纪末，人们普遍认为帝国统治意味着卫生进步，所以官方叙述代表了英国统治的残留势力。但是解放斗争的支持者往往持有不同观点。虽然已经取得了一些进展，但人们认为，绝大多数印度流行病，特别是在农村地区，从英国统治中获得的医疗或卫生利益很少。虽然有一部分进步已经被认可，但是人们普遍认为，印度绝大多数人口，特别是在农村地区，很少能从英国统治之下的医疗或卫生中获益。1947年后，人们开始清楚地认识到，许多大肆宣扬的帝国卫生成就都是无据可依的。

历史学家对这些普遍接受的局限性有不同的解释。休·廷克（Hugh Tinker）断言，印度独立后的第一次主要干预之一中，只有在英国有效控制的公共卫生领域，卫生改革才取得了蓬勃发展。在他看来，从19世纪70年代将权力转移到民选市府开始，权力下放对公共卫生来讲一般是灾难性的，因为印度大多数政治人物对这类事务并没有兴趣。而另一个极端，Radhika Ramasubban的支持者们认为殖民地国家只有零星的小型社区实现了卫生改善，英国"失去了启动卫生改革的历史机遇"。她认为，他们不仅对印度人的健康漠不关心，还积极阻挠印度人提出的所有倡议。这一立场随后得到了许多学者的赞同，其中包括大卫·阿诺德和阿尼尔·库马尔（Anil Kumar）。例如，阿诺德就对印度政府将日常卫生工作的责任转移到资金不足、缺乏经验的市府当局予以了批评。其他历史学家也指出了新成立的市府当局的弱点，例如在孟加拉的黄麻制造市镇。

人们普遍承认，殖民时期的卫生政策特别优待了欧洲人和印度社会关键部门的需要，比如国家安全赖以保障的军队。然而，一些历史学家认为，仅仅通过殖民地政府的优先事项，不可能解释公共卫生的局限性。例如，罗杰·杰弗里（Roger Jeffery）指出，在一个资源有限而地域辽阔的国家实施卫生改善困难重重。他仍然不相信英国统治下制定的政策有"任何可想象的替代方案"。卫生改革所需的资金来源在一定程度上取决于不同的税收制度。印度部分地区的地方当局，如利用贸易税（octroi）提高财政收入的西北省和奥德（现今的北方邦），相比于依靠物业税的孟加拉等省市，特别容易受到经济环境的波动，并且公共卫生基金的水平往往显著降低。印度市政府拥有的有限专有权也意味着，土地利益往往成为卫生改革的拖累。

然而究竟应该用哪些标准来衡量殖民地公共卫生措施？写出殖民地卫生政策的局限性是很好的，但是否有一个"标准的"现代化进程，可以用来判断印度的发展？当我们知道英国的公共卫生也是由地方政府而不是中央政府来负责时，我们是否还能批评殖民政府将太多公共卫生职责下放到地方政府。不论是在官方还是在民族主义圈子里，有关地方、省级和中央政府责任的相对平衡问题都有很多争论。然而，很少有人主张国家应像拉马苏布尔（Ramasubban）所设想的那样参与公共卫生，直到苏联出现社会化医疗保健。事实上，随着时间的推移，人们对国家参与公共卫生干预的态度显著变化，但未必是向着相同的方向。随着殖民统治接近尾声，印度开始走向国家分裂，意味着责任比以前得到了更广泛的分散。以天花疫苗为例，它经由各种机构从中央扩散到地方和区委员会，中间是新的省级卫生部门，1919 年之后，其中部分是由印度人领导的。虽然不同的机构常常在危急关头结成联盟，但他们常常内讧，造成了一些复杂的科学和技术问题，降低了疫苗的有效性。正如圣乔恩·巴塔查里亚所指出的，这些复杂的结构和与此产生的张力一直持续到 1947 年之后。自 20 世纪 60 年代以来，世界卫生组织的参与进一步推动了疫苗接种计划的实施，但直到1975 年印度彻底消灭天花，公共卫生干预的脱节始终存在。

对抗天花的措施表明，南亚的现代转型过程呈现出两种相反的倾向，调和这两者是很困难的。对于一个技术性的问题，对放权的渴望使得人们对他的反应复杂化了。但就越来越成为东南亚首位死因的疟疾而言，似乎没有什么技术性的解决办法。尽管在 20 世纪初发现蚊子是疟疾寄生虫的传播媒介，给人们带来了巨大的希望，但即使在有限的地区进行的蚊子控制实验，其结果也令人失望。奎宁的预防作用也是如此，虽然奎宁在治疗疟疾方面很有价值，但据一些历史学家所言，疟疾控制失败，殖民政府在责难逃。疟疾在政府的优先事项中排名较低，因为与鼠疫或霍乱不同，它没有引发国内动乱，也没有影响与世界其他地区的贸易和交流。最重要的是，或许，排水等措施所带来的巨大成本往往会否定对这一问题的所有有效回应，而且它们可能与其他优先事项冲突，例如发展农业灌溉。

大多数历史学家承认在英国统治期间所取得的进展十分有限，但是我们应该警惕笼统的概括，因为对英属印度的疟疾缺乏详细的、大规模的研究。尽管 20 世纪上半叶关于南亚的大多数疟疾研究主题，也被覆盖了。我们目前缺乏对流行地区的研究，例如信德省（Sindh），在审视疟疾流行、饥荒和灌溉之间的关系方面已经作出了出色的研究，但我们需要对疟疾与农业发展之间的关系进行更详细的研究。这个问题的政治层面在很大程度上被忽视了，除非它们与 20 世纪 30 年代开始的国际卫生运动联系在一起。我们需要在抗疟政策方面开展进一步的研究，才能评估政府对疟疾问题的应对以及在疫情加剧过程中所发挥的作用。

疟疾的例子提醒我们，在印度的公共卫生史上还有多少基础工作要做。事实上，在考察殖民卫生政策时往往不会考虑它们对发病率和死亡率的影响。在 20 世纪 70 年代和80 年代，艾拉·克莱因（Ira Klein）、提姆·戴森（Tim Dyson）等学者开始分析英属印度的死亡率趋势，但之后很少有历史学家进一步推进这一研究。茱蒂丝·利其尔（Judith Richell）对缅甸疾病和人口学的详细研究是少数例外之一。她的结论是，公共卫生对死亡率几乎没有任何影响。最近一项关于该省的天花疫苗接种的研究证实了这一点，这项研究表明在缅甸实施疫苗接种的实际困难远远超过了英属印度总统所遇到的实际困难。这就产生了一个问题，利其尔的结论在多大程度上适用于那些在 20 世纪 20 年代死亡率开始下降的省份。历史学家苏米特·古哈（Sumit Guha）在最近的一本专著中提出——印度的死亡率转变，主要是由于天气条件的好转。在他看来，气候稳定使印度人口营养不良水平维持在"中度"水平上，而过去几十年来不稳定的气候条件则导致了严重的饥荒。他认为，营养充足与严重营养不良的交替是 19 世纪晚期严重死亡危机的一个主要因素。近年的其他研究也将死亡率下降归功于更好的营养，但不能认为已成定论。事实上，如果说关于西方国家死亡率下降的持续争论有什么可用之处的话，那么关于印度发生的事情的争论才刚刚开始。

　　印度流行病学史的某些方面尚未被涉及，特别是在 20 世纪成为主要死亡原因的慢性疾病。从 20 世纪末 21 世纪初开始，公共卫生工作者开始强调印度城镇（特别是纺织厂工人中）日益严重的呼吸系统疾病问题。结核病和其他呼吸系统疾病的流行病学和政治影响并没有被仔细研究，其他迄今为止被认为仅限于西方文明的疾病也没有得到详细研究。大卫·阿诺德最近关于糖尿病的研究是一个显著的例外，但癌症也亟待类似的研究，在自 20 世纪 40 年代开始的流行病学研究中，癌症研究变得越来越突出。

身体与思想的控制

　　自 20 世纪 80 年代后期以来，许多历史学家开始关注医学是如何作为社会控制的工具以及其在西方文化主导地位中的霸权作用。大卫·阿诺德开启了这一趋势，即融合福柯和葛兰西的理论。学界开始强调种族理论中的医学元素，例如医学机构在表达和巩固殖民政权中的作用。但是，毫无疑问，像麻风村和疯人院这样的机构对于巩固殖民统治是毫无意义的。虽然自 19 世纪 90 年代开始，监禁"麻风病患者"的声音日益强大，但在印度的大部分地区（例如奥里萨邦），只有少部分人被监禁在麻风病村中。疯人院也是，旨在监禁破坏分子，但被监禁在其中的人同样微不足道。这些机构也没能满足殖民地对文明生活的期望——成功地改造被他们监禁的人。规训制度、饮食和治疗往往必须与他们进行协商，迫使当局不得不做出让步。这其中的许多机构的日常运营是遵照印度员工的议程表设置的，而它与英国高层的议程表差别很大，这就削弱了殖民当局的权利。事实上，在印度的监狱中，医疗权威却成功得多。从 19 世纪 30 年代起，监狱越来越多地受到医疗监管，这是监狱改革大计划的一部分，也是为了应对因犯惊人的死亡率。事实上，监狱为临床试验和新疫苗试验提供了巨大的空间，这些试验大大为关键医疗技术的合法化做出了重要的贡献，如鼠疫疫苗的接种。

"洛克医院"（Lock hospital，即性病医院）是一个与众不同的医疗机构，其唯一的目的在于收治疑似患有"性病"的妇女。自 18 世纪末，开始在军营及其附近地区建立起这些"医院"。目的是减少士兵感染的可能性，以免他们无法服兵役。印度的洛克医院属于这类医院中的首批，19 世纪 60 年代通过了颇具争议的《传染病法》，随后在英国成立了此类医院。很快，印度也通过了类似的法案，这些措施建立在更加稳固的基础上，在各省存在了几十年。然而，19 世纪 80 年代，由于不满国家审查不道德行为的规定，妇女团体和基督徒团体纷纷抗议，这项法案继而被废除。但是在印度，洛克医院在其他法案的遮蔽下继续运营，这反映除了英国殖民期间态度和方法的延续性。然而，《传染病法》在印度的影响是有待商榷的。有的学者认为，这些法案对其所覆盖的社群影响甚微，并没有造成严重的压迫，而另一些人则强调该法案给下级工作人员提供了勒索和贿赂的机会。

无论从哪个角度来看，洛克医院都不是典型的英属医疗机构，甚至称不上是拘留医院，因为大多数医院的目的是向印度社区伸出援手，这体现了殖民统治者的仁慈。据说，为穷人专门开设的医院和诊所（主要是贱民和印度基督教徒光顾）凸显了印度精英阶层不加掩饰的冷漠，这与基督教的人道精神形成了鲜明的对比。专为妇女开设的医院也是如此。19 世纪 40 年代，成立于马德拉斯的"临产"或母婴医院很快成为了这类医院的典范，与印度社会对待妇女（特别是寡妇）的严苛形成了鲜明的对比。19 世纪 30 年代，连同市立诊所和东印度公司所设立的诊疗所，这些机构共同成为了"教化"印度人民的一部分。它们与公共卫生规划有类似的目标，特别是在推广天花疫苗的接种方面。因此，可以说，在东印度公司统治的最后几年里，医学在形塑人们对殖民主义的看法中，发挥着重要的作用，并且在 1858 年政府移交英国王室后，殖民主义进一步大规模扩张。

很明显，到 19 世纪中叶，许多印度知名人士开始将医院和诊所视为一种提高他们社会地位的方式。他们开始着手建立和运营慈善医院，如孟买的 Jamsetji Jeejeebhoy 医院，但已经清楚的是，这类机构数量的增加以及医院开始受到某一宗教和种姓群体的欢迎，应当启发我们对过去一些以偏概全、过于悲观的论断重新思考，即认为印度文化是抵制西方医学的。像其他民族一样，印度人以理性的方式来看待医院提供的机会，权衡它们的优点和缺点。虽然在较为紧张的时刻，例如发生瘟疫时，对医院的质疑常常会增加，但是总体趋势是到医院就诊的人数在增长，尽管女性比男性少。起初，印度人倾向于选择性地使用他们使用的服务。一些明显有益的外科技术，如白内障摘除术以及某些公认有疗效的治疗方法，如奎宁治疗疟疾。然而，随着时间的推移，对各种服务的需求在日益多样化和多元化的医疗市场的背景下不断发酵。到 20 世纪，医院照护已经供不应求，国家资助永远无法为有效的医院体系提供足够的资金，即使是在德里这样的大城市地区也是如此，而印度和欧洲的慈善机构似乎无法弥补这一差距。从 1910 年起，印度政府承认无法为大多数印度人提供医疗照护，特别是在农村地区，开始寄希望于让更多的印度人接受西方医学培训。这意味着医院中的印度医生将拥有更多的权力，而从 20 世纪 20 年代起，通过游说，印度从业者成功地进入医院接诊。

印度医学影响下的医院医学是一个尚未被讲述的故事。对于农村地区的医疗实践和卫生保健，我们同样知之甚少，唯一的例外是对医务传教的研究。传教士通过医护工作赢得印度人的信任，希望他们最终能够皈依基督教。传教士诊所/医院很少能成功地实现传教的终极目标，但在许多偏远地区，如印度的部落地区以及在西北边境地区，他们往往是唯一的西方医疗机构，并发挥了重要作用，特别是在白内障手术和施药方面。经由传教诊所和半官方的杜福林基金等机构（后者是由总督夫人于1888年建立的）为妇女提供医疗服务的私人或半私人倡议，在基督教和低种姓妇女中也取得了一些地方性的成功。然而，他们发现，很难说服高种姓的印度教徒和穆斯林允许他们的妇女进入西方的医疗机构，即使完全由女性医生、助产士和护士为他们服务。

结　论

传教医学、国家医学和印度传统医学都引起了南亚历史学家巨大的兴趣。想要在一章的内容中对这些主题的海量著作作出公正的论断是不可能的，但这篇文章可能为第一次接触南亚医学主题的读者提供一个指南。笔者描绘了既有的学术研究轮廓，确定了一些丰富这一领域的主要议题和问题。还指出了一些重要的有待填补的空白。即将学习南亚医学和卫生的学生，会在这些重要材料中得到许多启示，如果没有，本章的留白将为勇于探索的学者提供广袤的空间。

（薛　晓　苏静静 译）

参考书目

ARNOLD, DAVID, *Colonizing the Body: State Medicine and Epidemic Disease in Nineteenth-Century India* (Berkeley: University of California Press, 1993).

ATTEWELL, GUY, *Refiguring Unani Tibb: Plural Healing in Late Colonial India* (New Delhi: Orient Longman, 2007).

BHATTACHARYA, SANJOY, MARK HARRISON, and MICHAEL WORBOYS, *Fractured States: Smallpox, Public Health and Vaccination Policy in British India, 1800–1947* (Hyderabad: Orient Longman, 2005).

DYSON, T. (ed.), *India's Historical Demography: Studies in Famine, Disease and Society*

(London: Curzon Press, 1989).

Harrison, Mark, *Public Health in British India: Anglo-Indian Preventive Medicine 1859–1914* (Cambridge: Cambridge University Press, 1994).

Hodges, Sarah (ed.), *Reproductive Health in India: History, Politics and Controversies* (New Delhi: Orient Longman, 2006).

Mills, James, *Madness, Cannabis and Colonialism; The 'Native Only' Lunatic Asylums of British India, 1857–1900* (London: MacMillan, 2000).

Pati, Biswamoy, and Mark Harrison (eds), *Health, Medicine and Empire: Perspectives on Colonial India* (Hyderabad: Orient Longman, 2001).

———, and———(eds), *The Social History of Health and Medicine in Colonial India* (London: Routledge, 2009).

Sivaramakrishnan, Kavita, *Old Potions, New Bottles: Recasting Indigenous Medicine in Colonial Punjab, 1850–1945* (New Delhi: Orient Longman, 2006).

注释

(1.) Francis Zimmerman, *The Jungle and the Aroma of Meats: An Ecological Theme in Hindu Medicine* (Berkeley: University of California Press, 1987).

(2.) Being oral cultures, most of these are lost to the historian, except through occasional references in some European texts. Some impression of these may be obtained from Sudhir Kakar, *Shamans, Mystics and Doctors: A Psychological Inquiry into India and its Healing Traditions* (New Delhi: Oxford University Press, 1982).

(3.) M. N. Pearson, 'First Contacts between Indian and European Medical Systems: Goa in the Sixteenth Century', in D. Arnold (ed.), *Warm Climates and Western Medicine* (Amsterdam: Rodopi, 1996), 20–41; M. N. Pearson, 'The Thin End of the Wedge: Medical Relativities as a Paradigm of Early Modern Indian-European Relations', *Modern Asian Studies*, 29 (1995), 141–70.

(4.) Pratik Chakrabarti, '"Neither of meate nor drinke, but what the Doctor alloweth": Medicine amidst War and Commerce in Eighteenth-Century Madras', *Bulletin of the History of Medicine*, 80 (2006), 1–38; Pratik Chakrabarti, 'Medical Marketplaces beyond the West: Bazaar Medicine, Trade and the English Establishment in Eighteenth-Century India', in P. Wallis and M. Jenner (eds), *Medicine and the Market in Early Modern England* (London: Palgrave, 2007), 196–215.

(5.) C. S. Mohanavelu, *German Tamilology: German Contributions to Tamil Language, Literature and Culture during the Period 1706–1945* (Madras: South India Saiva

Siddhanta Works Publishing Society, 1993).

(6.) Dominick Wujastyk, 'Change and Continuity in Early Modern Indian Medical Thought', *Journal of Indian Philosophy*, 33 (2005), 95–118.

(7.) Mark Harrison, 'Medicine and Orientalism: Perspectives on Europe's Encounter with Indian Medical Systems', in B. Pati and M. Harrison (eds), *Health, Medicine and Empire: Perspectives on Colonial India* (Hyderabad: Orient Longman, 2001), 37–87.

(8.) Poonam Bala, *Imperialism and Medicine in Bengal* (New Delhi: Sage, 1991); Anil Kumar, *Medicine and the Raj: British Medical Policy in India 1835–1911* (New Delhi: Sage, 1998), 17–22.

(9.) Kumar, *Medicine and the Raj*, 22.

(10.) B. D. Metcalfe, 'Nationalist Muslims in British India: The Case of Hakim Ajmal Khan', *Modern Asian Studies*, 19 (1985), 1–28; K. N. Panikkar, *Culture, Ideology, Hegemony: Intellectuals and Social Consciousness in Colonial India* (New Delhi: Tulika, 1995), 145–75; Neshat Quaiser, 'Politics, Culture and Colonialism: Unani's Debate with Doctory', in Pati and Harrison (eds), *Health, Medicine and Empire*, 317–55.

(11.) Seema Alavi, *Islam and Healing: Loss and Recovery of an Indo-Muslim Medical Tradition* (Basingstoke: Palgrave, 2008).

(12.) J. C. Hume, 'Rival Traditions: Western Medicine and Yunani-Tibb in the Punjab, 1849–1899', *Bulletin of the History of Medicine*, 51 (1977), 214–31.

(13.) Guy Attewell, *Refiguring Unani Tibb: Plural Healing in Late Colonial India* (Hyderabad: Orient Longman, 2007); Kavita Sivaramakrishnan, *Old Potions, New Bottles: Recasting Indigenous Medicine in Colonial Punjab 1850–1945* (Hyderabad: Orient Longman, 2006).

(14.) Jean M. Langford, *Fluent Bodies: Ayurvedic Remedies for Postcolonial Imbalance* (Durham, NC: Duke University Press, 2002).

(15.) Projit Bihari Mukharji, 'Medicine and Modernity in Colonial Bengal, c.1775–1930', PhD thesis, University of London, 2006; Poonam Bala, '"Defying" Medical Autonomy: Indigenous Elites and Medicine in Colonial India', in P. Bala (ed.), *Biomedicine as a Contested Site* (Lanham: Lexington Books, 2009), 29–44.

(16.) Madhuri Sharma, 'Western Medicine and Indian Responses: A Case Study of Banaras Region, c.1890–1947', PhD thesis, Jawaharlal Nehru University, 2007.

(17.) Ira Klein, 'Urban Development and Death: Bombay City, 1870–1914', *Modern Asian Studies*, 20 (1986), 725–54.

(18.) Ian Catanach, 'Plague and the Indian Village, 1896–1914', in P. Robb (ed.), *Rural*

India: Land, Power and Society under British Rule (London: Curzon Press, 1983), 216–43; *idem*, 'Poona Politicians and the Plague', *South Asia*, 7 (1984), 1–18; *idem*, 'Plague and the Tensions of Empire: India, 1896–1918', in D. Arnold (ed.), *Imperial Medicine and Indigenous Societies* (Manchester: Manchester University Press, 1988), 149–71; Ira Klein, 'Plague, Policy and Popular Unrest in British India', *Modern Asian Studies*, 22 (1988), 723–55.

(19.) Ranajit Guha, 'On Some Aspects of the Historiography of Colonial India', in R. Guha (ed.), *Subaltern Studies I: Writings on South Asian History and Society* (Delhi: Oxford University Press, 1982), 1–8.

(20.) David Arnold, 'Cholera and Colonialism in British India', *Past and Present*, 113 (1986), 118–51.

(21.) David Arnold, 'Smallpox and Colonial Medicine in Nineteenth-Century India', in *idem* (ed.), *Imperial Medicine*, 45–65; *idem*, 'Touching the Body: Perspectives on the India Plague, 1896–1900', in R. Guha (ed.), *Subaltern Studies V: Writings on South Asian History and Society* (Delhi: Oxford University Press, 1987), 55–90; *idem Colonizing the Body: State Medicine and Epidemic Disease in Nineteenth-Century India* (Berkeley: University of California Press, 1993).

(22.) Rajnarayan Chandavarkar, 'Plague Panic and Epidemic Politics in India, 1896–1914', in T. Ranger and P. Slack (eds), *Epidemics and Ideas: Essays on the Historical Perception of Pestilence* (Cambridge: Cambridge University Press, 1994), 203–40.

(23.) Valeska Huber, 'The Unification of the Globe by Disease? The International Sanitary Conferences on Cholera, 1851–1894', *The Historical Journal*, 49 (2006), 453–76.

(24.) Mark Harrison, 'Quarantine, Pilgrimage, and Colonial Trade: India 1866–1900', *Indian Economic and Social History Review*, 29 (1992), 117–44; Manjiri Kamat, '"The Palkhi as Plague Carrier": The Pandharpur Fair and the Sanitary Fixation of the Colonial State; British India, 1908–1916', in B. Pati and M. Harrison (eds), *Health, Medicine and Empire: Perspectives on Colonial India* (Hyderabad: Orient Longman, 2001), 299–316; Biswamoy Pati, '"Ordering" "Disorder" in a Holy City: Colonial Health Interventions in Puri during the Nineteenth Century', in Pati and Harrison (eds), *Health, Medicine and Empire*, 270–98; Amna Khalid, '"Subordinate" Negotiations: Indigenous Staff, the Colonial State and Public', and Saurabh Mishra, 'Beyond the Bounds of Time? The Haj Pilgrimage from the Indian Subcontinent, 1865–1920', in B. Pati and M. Harrison (eds), *The Social History of Health and Medicine in Colonial India* (London: Routledge, 2008), 31–44, 45–73.

(25.) Amna Khalid, 'The Colonial Behemoth: The Sanitary Regulation of Pilgrimage Sites in Northern India, c.1867–1915', DPhil thesis, University of Oxford, 2008; Saurabh Mishra, 'Pilgrimage, Politics and Pestilence: The Haj from the Indian Subcontinent, 1860–1920', DPhil thesis, University of Oxford, 2008.

(26.) Harrison, 'Quarantine, Pilgrimage and Colonial Trade'.

(27.) Sheldon Watts, 'From Rapid Change to Stasis: Official Responses to Cholera in British-Ruled India and Egypt: 1860 to c.1921', *Journal of World History*, 12 (2001), 321–74.

(28.) Sanchari Dutta, 'Plague, Quarantine and Empire: British-Indian Sanitary Strategies in Central Asia, 1897–1907', in Pati and Harrison (eds), *The Social History of Health and Medicine*, 93–112.

(29.) Ronald Ross, *Memoirs* (London: Murray, 1923), 17.

(30.) R. Palme Dutt, *India Today* (London: Gollancz, 1940), 79.

(31.) J. B. Harrison, 'Allahabad: A Sanitary History', in K. Ballhatchet and J. B. Harrison (eds), *The City in South Asia* (London: Curzon Press, 1980), 167–96.

(32.) H. R. Tinker, *The Foundations of Local Self-Government in India, Pakistan and Burma* (London: Pall Mall Press, 1954), 73.

(33.) Radhika Ramasubban, *Public Health and Medical Research in India: Their Origins and Development under the Impact of British Colonial Policy* (Stockholm: SAREC, 1982); Radhika Ramasubban, 'Imperial Health in British India, 1857–1900', in R. MacLeod and M. Lewis (eds), *Disease, Medicine, and Empire: Perspectives on Western India and the Experience of European Expansion* (London: Routledge, 1988), 38–60.

(34.) Kumar, *Medicine and the Raj*; Kabita Ray, *History of Public Health: Colonial Bengal 1921-1947* (Calcutta: K. P. Bagchi and Sons, 1998); J. C. Hume, 'Colonialism and Sanitary Medicine: The Development of Preventive Health Policy in the Punjab, 1860–1900', *Modern Asian Studies*, 20 (1986), 703–24.

(35.) David Arnold, 'Medical Priorities and Practice in Nineteenth-Century British India', *South Asia Research*, 5 (1985), 167–83.

(36.) Subho Basu, 'Emergence of the Mill Towns in Bengal 1880–1920: Migration Pattern and Survival Strategies of Industrial Workers', *Calcutta Historical Review*, 18 (1995), 97–134.

(37.) Roger Jeffery, *The Politics of Health in India* (Berkeley: University of California Press, 1988), 92.

(38.) Mark Harrison, *Public Health in British India: Anglo-Indian Preventive Medicine 1859-1914* (Cambridge: Cambridge University Press, 1994), 176–7.

(39.) Sandip Hazareesingh, *The Colonial City and the Challenge of Modernity: Urban Hegemonies and Civic Contestations in Bombay (1900–1925)* (Hyderabad: Orient Longman, 2007); Mridula Ramanna, *Western Medicine and Public Health in Colonial Bombay 1845-1895* (Hyderabad: Orient Longman, 2002); Mridula Ramanna, 'Randchodlal

Chotalal: Pioneer of Public Health in Ahmedabad', *Radical Journal of Health*, 11 (1996), 99–111; V. R. Muraleedharan and D. Veeraraghavan, 'Disease, Death and Local Administration: Madras City in early 1900s', *Radical Journal of Health*, 1 (1995), 9–24.

(40.) Sanjoy Bhattacharya, Mark Harrison, and Michael Worboys, *Fractured States: Smallpox, Public Health and Vaccination Policy 1800–1947* (Hyderabad: Orient Longman, 2005).

(41.) Sanjoy Bhattacharya, *Expunging Variola: The Control and Eradication of Smallpox in India 1947–1977* (Hyderabad: Orient Longman, 2006).

(42.) W. F. Bynum, 'An Experiment that Failed: Malaria Control at Mian Mir', *Parassitologia*, 36 (1994), 107–20.

(43.) Sheldon Watts, 'British Development Policies and Malaria in India 1897–c.1929', *Past and Present*, 165 (1999), 141–81.

(44.) V. R. Muraleedharan, 'Malady in Madras: The Colonial Government's Response to Malaria in the Early Twentieth Century', in D. Kumar (ed.), *Science and Empire: Essays in Indian Context (1700–1947)* (New Delhi: Oxford University Press, 1991), 101–14; V. R. Muraleedharan, 'Rural Health Care in Madras Presidency: 1919–39', *Indian Economic and Social History Review*, 24 (1987), 324–34.

(45.) M. B. McAlpin, 'Famines, Epidemics and Population Growth: The Case of India', in R. I. Rotberg and T. K. Rabb (eds), *Hunger and History: The Impact of Changing Food Production and Consumption Patterns on Society* (Cambridge: Cambridge University Press, 1985), 153–68; Simon Commander, 'The Mechanics of Demographic and Economic Growth in Uttar Pradesh, 1800–1900', in T. Dyson (ed.), *India's Historical Demography: Studies in Famine, Disease and Society* (London: Curzon Press, 1989), 49–72; S. Zurbrigg, 'Re-thinking the Human Factor in Malaria Mortality: The Case of Punjab, 1868–1940', *Parassitalogia*, 36 (1994), 121–35; Elizabeth Whitcombe, 'Famine Mortality', *Economic and Political Weekly*, 28 (1993), 1169–79; Elizabeth Whitcombe, 'The Costs of Irrigation: Waterlogging, Salinity and Malaria', in D. Arnold and R. Guha (eds), *Essays on the Environmental History of South Asia* (New Delhi: Oxford University Press, 1995), 257–59; Kohei Wakimura, 'Famines, Epidemics and Mortality in Northern India', in P. Robb, K. Sugihara, and H. Yanagisawa (eds), *Local Agrarian Societies in Colonial India: Japanese Perspectives* (London: Curzon Press, 1996), 280–310.

(46.) Sunil S. Amrith, *Decolonizing International Health: India and Southeast Asia, 1930–65* (London: Palgrave, 2006).

(47.) Ira Klein, 'Death in India, 1871–1921', *Journal of Asian Studies*, 22 (1973), 639–59; T. Dyson (ed.), *India's Historical Demography: Studies in Famine, Disease and Society* (London: Curzon Press, 1989).

(48.) Judith L. Richell, *Disease and Demography in Colonial Burma* (Singapore: NUS Press, 2006).

(49.) Atsuko Naono, *State of Vaccination: The Fight against Smallpox in Colonial Burma* (Hyderabad: Orient Blackswan, 2009).

(50.) Sumit Guha, *Health and Population in South Asia from Earliest Times to the Present* (London: Hurst, 2001), 68–94.

(51.) Mike David, *Late Victorian Holocausts: El Niño Famines and the Making of the Third World* (London: Verso, 2001).

(52.) Sheila Zurbrigg, 'Re-thinking Public Health: Food, Hunger, and Mortality Decline in South Asian History', in I. Qadeer, K. Sen, and K. R. Nayar (eds), *Public Health and the Poverty of Reforms: The South Asian Predicament* (Delhi: Sage, 2001), 174–97.

(53.) Mark Harrison and Michael Worboys, 'A Disease of Civilisation: Tuberculosis in Britain, Africa and India, 1900–39', in L. Marks and M. Worboys (eds), *Migrants, Minorities and Health: Historical and Contemporary Studies* (London: Routledge, 1997), 93–124.

(54.) David Arnold, 'Diabetes in the Tropics: Race, Place and Class in India, 1880–1965', *Social History of Medicine*, 22 (2009), 245–62.

(55.) R. Doll, P. Page, J. A. Waterhouse and D. M. Parkin, *Cancer in Five Continents* (Geneva: International Union Against Cancer, 1966).

(56.) Arnold, *Colonizing the Body*.

(57.) Mark Harrison, *Climates and Constitutions: Health, Race, Environment and British Imperialism in India, 1600–1850* (Delhi: Oxford University Press, 1999).

(58.) Sanjiv Kakar, 'Leprosy in Colonial India, 1860–1940: Colonial Politics and Missionary Medicine', *Medical History*, 40 (1996), 215–30; Biswamoy Pati and Chandi P. Nanda, 'The Leprosy Patient and Society: Colonial Orissa, 1870s–1940s', in Pati and Harrison (eds), *The Social History of Health and Medicine*, 113–28.

(59.) Waltraud Ernst, *Mad Tales from the Raj: The European Insane in British India, 1800–1858* (London: Routledge, 1991); *eadem*, 'Colonial Policies, Racial Politics and the Development of Psychiatric Institutions in Early Nineteenth-Century British India', in W. Ernst and B. Harris (eds), *Race, Science and Medicine, 1700–1960* (London: Routledge, 1999), 80–100.

(60.) Jane Buckingham, *Leprosy in Colonial South India: Medicine and Conflict* (Basingstoke: Palgrave, 2002); Sanjiv Kakar, 'Medical Developments and Patient Unrest in the Leprosy Asylum', in Pati and Harrison (eds), *Health, Medicine and Empire*, 188–216.

(61.) James Mills, *Madness, Cannabis and Colonialism: The 'Native-Only' Lunatic Asylums of British India, 1857–1900* (London: Macmillan, 2000).

(62.) Sanchari Dutta, 'Disease, Medicine and Hygiene in the Prisons of British India: Bengal, 1860–1910', DPhil thesis, University of Oxford, 2007.

(63.) Philippa Levine, *Prostitution, Race and Politics: Policing Venereal Disease in the British Empire* (London: Routledge, 2003); Kenneth Ballhatchet, *Race, Sex and Class under the British Raj: Imperial Attitudes and Policies and their Critics, 1793–1905* (London: Weidenfeld and Nicholson, 1980); Douglas M. Peers, 'Soldiers, Surgeons and the Campaigns to Combat Sexually Transmitted Diseases in Colonial India, 1805–1860', *Medical History*, 42 (1998), 823–54.

(64.) Ronald Hyam, *Empire and Sexuality: The British Experience* (Manchester: Manchester University Press, 1991).

(65.) Erica Wald, 'Vice, Medicine, the Military and the Making of Colonial India, 1780–1880', PhD thesis, University of Cambridge, 2009; Levine, *Prostitution*, Chapters 3–4; Harrison, *Public Health*, 74–6.

(66.) Sean F. Lang, 'Maternal Mortality and the State in British India, c.1840–c.1920', PhD thesis, Anglia Ruskin University, 2007.

(67.) Nils Brimnes, 'Variolation, Vaccination and Popular Resistance in Early Colonial South India', *Medical History*, 48 (2004), 199–228; Bhattacharya, Harrison, and Worboys, *Fractured States*, Chapter 1; Arnold, 'Smallpox and Colonial Medicine'.

(68.) Samiksha Sehrawat, 'Medical Care for a New Capital: Hospital and Government Policy in Colonial Delhi and Haryana, c.1900–1920', DPhil thesis, University of Oxford, 2006.

(69.) Mark Harrison, 'Introduction', in M. Harrison, M. Jones, and H. Sweet (eds), *From Western Medicine to Global Medicine: The Hospital beyond the West* (Hyderabad: Orient Blackswan, 2009).

(70.) David Hardiman, *Missionaries and Their Medicine: A Christian Modernity for Tribal India* (Manchester: Manchester University Press, 2008).

(71.) Maneesha Lal, 'The Politics of Gender and Medicine in Colonial India: The Countess of Dufferin's Fund, 1885–1888', *Bulletin of the History of Medicine*, 68 (1994), 29–66.

第十六章

澳大利亚与新西兰医学史

琳达·布莱德（Linda Bryder）

澳大利亚和新西兰的医学史学所走过的轨迹与其他地方的医学史是相似的，从英雄主义和进步主义的医学史，转向透过分析和话语来看待过去，目的是加深理解早期社会的社会、政治和文化层面。然而，通过审视西方医学知识向新社会的转移以及过去 200 年中西方科学与卫生专业人员和非西方民族之间的互动，来研究澳大利亚和新西兰的医学史，可以为医学史做出具体的贡献。迄今为止，大部分的历史都集中在非洲和亚洲的殖民地。澳大利亚和新西兰不同于其他的殖民遭遇，因为这两个地方很快变成了白人的移民社会，新移民和原住民相比在数量上占有优势。正如澳大利亚的历史学家艾莉森·巴什福德（Alison Bashford）所注意到的，澳大利亚的历史（她本应该加上新西兰）打破了殖民编史学的常规分类，如"殖民时期"和"后殖民时期"之间没有明确的分界——殖民主义和民族主义在这些白人社会中有着不同的含义。正如大卫·阿诺德（David Arnold）在综述"医学与殖民主义"时所提到的，我们也不能将澳大利亚和新西兰一概而论。通过地方研究，这些国家的学者们对医学史研究做出了重大贡献，其意义远远超出了他们所聚焦的特定的社会。

本章梳理了 20 世纪 80 年代以来澳大利亚和新西兰医学史的研究趋势。笔者将以专业组织机构及其期刊作为证据，追溯这个地理区域上医学史学科走向成熟的历史。旨在梳理其对原住民的健康史、原住民与国家的互动关系以及这种编史学进路当下的政治回响，从而透析其对于医学史大学科的特殊贡献。本章还将揭示健康和医学的历史如何有助于更广泛地理解社会以及人们的民族主义或身份认同。最后，本章还将解决健康史的跨国主义以及具体社会中的医学是如何反映或偏离国际医学界的发展的。本章将证明，这种不断扩大的编史学是如何丰富医学的国际史、社会史和政治史的。

公共卫生与医学的新社会史

在 1994 年，我发表了一篇关于澳大利亚和新西兰公共卫生史的综述，被收录在桃乐茜·波特（Dorothy Porter）主编的国际论文集中。那篇文章聚焦于澳大利亚和新西兰 19 世纪前半叶殖民地建立以来的卫生政策。主要关于英国的殖民者漂洋过海带来了他们的文化，包括有关科学、医学和国家角色的观念。其中，一些观点是对"母国"的肯定，还有一些则是对"母国"糟粕的摒弃。我在文中提出，公共卫生政策不仅仅是被"移植"到殖民地，而是在新的环境中根据主流社会价值和政治价值以及随时间的改变被接纳和改变的。文章讨论了在 19 世纪新殖民者中的主流观念，认为殖民地是"劳工的天堂"以及这一观念如何使人们否认健康问题的存在，如何使人们深信任何现存的问题都应该由个人来承担（可能归因于个人的失败）的。到 20 世纪早期，和其他西化国家一样，关于社会和国家责任的新观点开始以现代福利国家的形式出现；新西兰在这方面走在了前列，并因社会改革在国际上获得了颇为自豪的"社会实验室"之称。其社会改革措施包括建立公共卫生机构和预防保健服务体系，其采取的形式为建立机构（如母婴医院、结核病医院和精神卫生机构）、提供健康教育和实施环境卫生检查。进一步受全球因素的影响，比如第一次世界大战、1918 年大流感和 20 世纪 30 年代的经济大萧条等，截至 20 世纪中期，公共卫生和社会福利设施在澳大利亚和新西兰被广泛地建立起来，尽管在不同的地区有所差距（新西兰采取普遍覆盖的卫生政策，澳大利亚则以保险为基础）。在澳大利亚和新西兰的卫生政策史中，一个重要的内容是殖民化以及随之而来的剥夺是如何影响原住民的健康的，各国政府的方法分别是如何应对或不应对殖民化之后原住民口健康状况低下的。官方的反应受到种族观念和移民者利益的影响。

20 世纪 80 年代的史学发展为本文提供了依据，当时研究健康史、医学史和福利史的历史学家在已经抛弃了胜利主义和进步主义的进路，转型到了社会学或社会建构主义的进路。这种新史学尤其关注阶级、性别和种族的问题以及社会统治阶级（主要是中产阶级白人男性）如何支配少数群体的方法。优生学和"国家效率"等问题也在影响着其他西方国家的卫生政策，在这里也很明显，而随着亚洲邻国的人口之庞大和增长之快速，这些问题变得更加严峻，以至于欧洲殖民者（主要是英国）开始担心他们的新殖民地可能会被淹没。

在 20 世纪 90 年代，澳大利亚和新西兰的健康史和医学史呈现指数增长，贡献了丰富的史学研究，1998 年创刊的《健康与历史》（*Health and History*）便是佐证。专业杂志的建立通常被视为一门学科成熟的标志；这恰好比英国《医学社会史》（*Social History of Medicine*）杂志创刊早十年。《健康与历史》是由澳大利亚医学史学会（Australian Society of the History of Medicine，ASHM，在 2005 年更名为澳大利亚和新西兰医学史学会）发行的。杂志的首任主编之一沃里克·安德森（Warwick Anderson）在十年后，曾回忆道，感觉那时"酝酿一个旗舰出版物的时机已经成熟"。他写道，"新的杂志广泛地围绕着在澳大利亚医学史学会中发现的历史的兴趣点"，然而，作为主编他也曾试图在有过医学训练的历史学家和对医学问题感兴趣且具有更高史学学位的人之间协商，以期解决长期的紧张关系。

澳大利亚医学史学会本身成立于 1984 年，并于 1989 年第一次举行了全国会议，当时大约有 300 名成员。悉尼历史学教授和科学史家罗伊·麦克劳德（Roy MacLeod）教授很不屑地说，学会成立了近 20 年，学会里的 400 名成员仅有 10 位是"专业人士"（所谓的专业人士，他大概指的是大学里的医学史家）。然而，这一统计数字并没有反映在学会的会议上，甚至在 1989 年学会的第一次全国会议上，根据会议论文集中收录的论文，有医学背景的（17 人）作者也略少于拥有历史或社会科学背景的作者（19 人）。多年来，这种平衡已经进一步发生改变，对 2005 年澳大利亚和新西兰医学史学会年会的一项调查显示，61 位论文报告人来自于历史学或社会科学背景，20 位来自医学背景。当然，"历史学家们"所处的类别并不一定会影响历史的严谨性，也不一定会产生"好的历史"。2005 年，《健康与历史》杂志的新任主编汉斯·帕尔斯（Hans Pols）评论道，自他 2002 年从美国调到澳大利亚悉尼大学的历史和科学哲学教研室工作以来，他在澳大利亚所接触到的医学史研究质量远远超出了他的预期，而且学会的年会"被证明是灵感迸发的地方，为医生与历史学家维持长久的对话提供了场所"。

尽管学会和杂志试图采用一种广教派（broad church）的方式，但并不是说来自不同背景或进路的历史学家之间不存在任何张力。20 世纪 80 年代以来医学史书写趋势的重要变化正是，受过医学训练的医学史家和来自大学历史系的医学史家之间的关系变得日益紧张。在医学社会学和历史的社会建构论的指导下，在具有医学背景的史学家看来，医学（新）社会史学家们是在"抨击医生"，的确，有些作者的确认为医疗行业是中产阶级白人男性的铁板一块，他们正试图控制其他人加入其中。到 20 世纪 90 年代，许多社会史学家认识到了历史写作的社会建构主义模式过于程式化和简单化，忽视了医学与社会相互关系的复杂性和微妙性。珍妮特·麦卡尔曼（Janet McCalman）对墨尔本皇家妇女医院（Royal Melbourne Women's Hospital）的历史研究同时考虑了医学的发展和患者的角度，成为新医院史的典范，她将书名定为《性别与痛苦》（*Sex and Suffering*），旨在强调以病人为中心的理念。

在 2004 年，新南威尔士大学科学史与科学哲学系教授伦道夫·奥伯里（Randolph Albury）在文章中积极评价了他与悉尼整形外科医生乔治·薇兹（George M. Weisz）的合作，认为"与卫生从业者的合作，无论是在提出研究问题时，还是围绕问题厘清证据时，都是成果颇丰的"。他称之为一种跨文化合作。然而，由于世界观和研究进路的不同，这样的合作是可遇而不可求的。对西方医学史的胜利主义解释仍然受到批评；例如，在2003年，澳大利亚医学历史学家苏珊娜·帕里（Suzanne Parry）就提醒我们对"这种根深蒂固的观念"保持谨慎，即认为"唯有西方科学拥有并且将继续拥有改善热带地区人口健康的解决办法"。

将原住民的健康提上日程

在20世纪80年代，在殖民背景下的医学被理解为"帝国的工具"，但非洲史学家梅根·沃恩对这种解读提出了异议，认为至少在非洲，欧洲医生的根基十分薄弱，他们的工具也十分陈旧，因此无法认同他们是疾病的解救者（如医学的胜利主义者认为医学所认为的）或者统治压迫的代理人（如社会建构主义者所认为的）。此外，原住民的本土医学在西方医学的冲击下幸存下来，并增加了一些西方医学的特征；原住民并不单纯是帝国攻击中的被动受害者。在新西兰，学者对于西方医学和原住民之间的互动关系进行了更为精准、基于实证的研究，2001年的《健康与历史》杂志以一期专刊讨论了毛利人的健康问题。这一研究领域融合了健康史的多个方面，如毛利人的分娩、婴儿福利，以及生物医学和殖民主义之间的政治-文化关系。对于这期专刊，墨尔本大学某古利人（原住民）健康与社会研究中心主任伊恩·安德森（Ian Anderson）曾评论道，这组文章"开辟了方法学和思想的前沿，越来越多地将历史分析集中在原住民、国家、生物医学机构以及殖民国家的特殊背景（如新西兰、澳大利亚、加拿大、美国）之间的关系"。他解释说，他很早就注意到"缺少在澳大利亚背景中对这些问题的批判性研究"，因此，"对新西兰殖民关系的背景下这类问题的学术研究日益增多感到兴奋"。

这个特刊借鉴了20世纪90年代的历史研究以及1999年德里克·道（Derek Dow）和雷伯恩·兰格（Raeburn Lange）的两部重要著作，其中大多数是研究生尚未公开发表的论文和学位论文。德里克·道着眼于西方医学现有的"工具"，梳理了新西兰政府对毛利人卫生政策的历史，提供了一个彼时最为深入细致的论述。一方面，他认为西方医学不仅仅是赐予毛利人的"文明礼物"；他用"仁慈的自我利益"这个词语来描述一些健康倡议。另一方面，对于殖民化之于毛利人健康的影响、占据统治地位的白人忽视毛利人健康等尖锐的政治宣言，他也予以了挑战。道讨论了政府为改善毛利人的健康制定和资助的各种相关政策以及医生支持和实施的状况。兰格更密切地关注20世纪的前20年以及第一代毛利医生对毛利人健康的贡献。在这两个历史研究中，毛利人在卫生政策的制定中都发挥了积极的作用，他们绝不是殖民化的被动受害者。梅森·杜里（Mason Durie）作为一名精神病学家和毛利领导人，使历史走向更明确的政治议题，他曾强调毛利人的生存能力和迎接新的挑战的强大的能力。这种编史学在随后几年得到了进一步发展；比如在 2006 年，安吉拉·瓦尔哈拉（Angela Wanhalla）发表了一篇关于 20 世纪 30 年代和 40 年代毛利人卫生和住房的文章。在这篇文章中，她讨论了住房是一种毛利社会欧洲化的形式，但"家"的概念及其与毛利人健康的关系却是政府官员和毛利人社区不断协商的结果，而毛利人的家只会"选择性地采纳西方人对家居空间的使用"。

在 2007 年，伊恩·安德森（Ian Anderson）与同事基姆·汉弗莱（Kim Humphery）在《健康和历史》杂志上主编了一期有关原住民健康史的专刊。安德森认为相比对毛利人健康的历史关注，原住民的健康史是相对不完整的。他解释了毛利人的健康问题是如何促使他和汉弗莱将有关澳大利亚的相关论文汇总起来的。所收录的论文大概涵盖了三大主题：①原住民在不同时间的健康及卫生服务经验；②殖民时期和 20 世纪与原住民健康相关的医学知识的建构；③原住民健康组织的近代史。描述原住民被殖民者对待的语言比新西兰研究更为糟糕：安德森写道，"文章提供了'关于健康和福利体系作为道德监督、忽视、无能和精神侵犯地带的个人和集体记忆的证据'"。安德森专刊的作者们主要是受人类学和民族志研究的影响，不同于新西兰同行的是，他们较少引用二阶的历史文献，也许是因为可以引用的文献本身就比较少。这些文章大多集中在当代史和回忆录上，尽管对过去的遗留问题有所把握。如，布朗温·弗里德里克（Bronwyn Frederick）的文章对原住民妇女健康的研究主要集中在 20 世纪 90 年代，但却在评论部分写道：

"于 1788 年开始的破坏依然在影响着原住民的生活、文化、健康和福祉。原住民也知道殖民化已经对他们的影响以及对其健康状态意味着什么。从凯（Kay，她的采访对象）的阐述中可以看出，原住民妇女知道这种健康状况对于现实生活意味着什么。"

在 2007 年专刊中，所有文章都没有引用朱迪思·拉夫特里（Judith Raftery）在 2006年有关南澳大利亚原住民健康相关的政府政策与实践的历史研究，由此可见社会人类学家和历史学家有时是自说自话的。戈登·布里斯科（Gordon Briscoe）在 2003 年的研究也没有被提到（除了沃里克·安德森的概述），布里斯科是一个原住民学者，履行了原住民自己书写历史的政治需求。通过比较昆士兰和西澳大利亚原住民在 1900—1940 年的医疗服务，布里斯科指出，两地的首要任务都是防止原住民的疾病蔓延到白人社区。在昆士兰（全国种族隔离最为严重的地区），这意味着在西澳大利亚（当地政府大力支持种族同化），隔离和限制原住民的迁徙，导致了"黑暗的无产阶级"的形成。

与《健康和历史》的 2007 年专刊一样，拉夫特里阐述了殖民化的破坏性，以致某评论者抱怨她濒于将原住民描绘为"受害者和失败者",这与道、兰格和杜里描绘新西兰的情况形成对比。也许这种差异部分反映了不同文化群体的现实、社会和政治环境。珍妮特·麦卡尔曼在评论德里克·道的书时曾写道,由于毛利人卫生保健的不足和自殖民化以来的状态,对澳大利亚历史学家来说,能有一本从 1840 年开始的关于毛利人健康和政府政策的书是非常了不起的。正如沃里克·安德森所指出的,"本土经验的多样性和历史分析的不完整使得单纯地跨国比较健康发展毫无意义"。史蒂芬·库尼兹(Stephen Kunitz)在 1994 年曾尝试进行比较研究,考察了欧洲人与美国、加拿大、澳大利亚和新西兰原住民接触的影响,他认为,当代健康状况差异的主要决定因素是历史上政府对待原住民的方式不同。作为社区和预防医学系教授,库尼兹将他的科学和流行病学背景引入他的历史写作中。他解释说,为了比较殖民化对不同民族的影响,他试图用对照的方式来评估某些变量的重要性。因此:

> "一旦将疾病生态学作为常量,可以更清楚地看到殖民政策和政治机构是如何影响了原住民的事务。一旦将政策作为常量,人们都就能更清楚地看到文化是如何产生影响的。一旦将文化作为常量,人们就可以看出性别和地位的影响。"

一位社会史或文化史学家可能会质疑科学的准确性,认为流行病学模型很容易忽视地方多样性;事实上,在新西兰,库尼兹的研究主要是依靠人口学家伊恩·普尔(Ian Pool)的工作,而不是历史学家的工作。自 20 世纪 80 年代以来,记录原住民的历史的任何方面都存在政治共鸣,历史意识是与当前的政治活动和政府的反应密切相关的。澳大利亚历史学家苏珊娜·帕里评论称,"只要澳大利亚政府仍然深陷于和解问题,原住民的福利就仍然受到国际审查",只要"澳大利亚殖民化时期所采取的行动合法性仍然存在激烈的争议",原住民的历史就将继续在政治议程上。沃里克·安德森在 2002 年对白澳政策的研究导致了阿德莱德大学为其一些科学家曾在 20 世纪 30 年代对原住民进行的"野蛮"实验,向原住民道歉。这是当代人对历史著作有兴趣的典型案例。这项试验研究了阿德莱德、维多利亚、西澳大利亚和昆士兰半种姓的原住民(这种半种姓人指的是拥有部分澳大利亚血统,但又不是白人的人群,在 1936 年,这个人群大概有 23 000 人),研究者用糖果和香烟作为贿赂,检测了他们的生理学和解剖学数据,包括血型和谱系。

只要占统治地位的白人和土著居民的健康状况依然存在差异,殖民化的影响就将继续在政治上产生影响。在新西兰,1974 年《怀唐伊条约法》(*Treaty of Waitangi Act*)规定的许多索赔条款都可以归结于健康问题,该法案帮助建立了一个法庭,为毛利人财产损失和违反 1840 年《怀唐伊条约》而提出的索赔给出建议。但是历史学家必须警惕对殖民统治之于健康的影响进行广泛的概括,既不要将殖民国家视为铁板一块、无所不能,也不要将原住民一律视为被动的受害者。要对澳大利亚和新西兰卫生系统的相互作用进行更深入的研究，需要一个平衡的视角。2002年，大卫·托马斯（David Thomas）采用了"克莱兰教授在假期做了什么"这样一个貌似古朴的标题，对澳大利亚教授约翰·伯顿·克莱兰（John Burton Cleland）教授在20世纪上半叶对原住民健康的调研进行了精辟的研究。他描绘的克莱兰是那个时代十分典型的科学家，他一边观察和采集鸟类、植物和动物等标本，一边收集关于原住民身体和疾病的数据。不过，他也认为，尽管克莱兰所描绘的研究背景是原住民屈从于白人的统治的，但有证据表明原住民是有选择的并且有反抗的。

白澳政策与国民身份

原住民的健康史进入澳大利亚史学研究的方式，并不是通过直接评估与原住民福利相关的政策及其应对方式，而是通过将他们视为"他者"。这也是试图解释白人移民身份、公民权与民族主义的建构的一部分。1901年，澳大利亚殖民地联邦成立，新的联邦政府通过了《移民限制法案》（*Immigration Restriction Act*）和《太平洋岛劳工法案》（*Pacific Island Labourers Act*）（宣布"有色劳工"不合法），这为后来广为人知的"白澳"政策奠定了基础。这不仅影响移民（尤其是来自亚洲的移民），还影响了人们对原住民和白种澳大利亚人的普遍看法和政策。这项政策是基于保护澳大利亚白人的；正如艾利森·巴什福德所写，这是"明显的种族民族主义"。

澳大利亚历史学家开始关注公共卫生、科学话语和疾病的文化表征是如何支持澳大利亚白人民族主义观念的。在20世纪80年代兴起了对疾病和医学的社会学理解，但历史写作受此影响并不是很大，反而是受到文化人类学的影响更大。梅根·沃恩关于非洲的研究也沿用了这一路径，她试图理解疾病的文化表征和医学思想与实践对塑造非洲殖民形象的影响。苏珊娜·帕里在研究北澳热带医学史和白澳政策在该地区的影响时也采用了类似的进路。她认为，在殖民者身份形成的过程中的一个重要组成部分，是对原住民的定位，并且应"以一种特殊的方式"识别他们。她展示了鉴于热带医学的科学地位，热带医学的话语是如何被用来为征服原住民合法化的以及"医学化的身体是如何成为北澳白人殖民者和原住民有别的符号的"。在北澳白人移民社会的发展中，将原住民定义为"他者""病者""需要予以控制的对象"是至关重要的。始终被视为有病的和会造成污染的亚洲人也被尽可能排除在白人社会之外。正如历史学家大卫·沃克（David Walker）写道，"在19世纪末，在澳大利亚殖民者寻求的共同民族性时，患病的和动荡的东澳对他们构成了方便和强大的文化威胁"。另一种对国家建设的认知方式是使白人殖民者有安全的环境，这是1910年在汤斯维尔成立新的热带医学研究所（Institute for Tropical Medicine）的主要目标。该研究所的第一任主任是原生动物学家安东·布伦尔（Anton Breinl），任期为1910年到1920年，他把这个目标定义为："热带医学的目标绝不止限于研究寄生虫病和发生在热带地区的疾病，它还包括在新的、人为条件下，白人在工作场所的福利和生活。"

苏珊娜·帕里的研究专门探讨了麻风病的问题，正如她在《健康和历史》中解释的："人民的健康以及成功地将白人的身体在异乡成功移植对新兴的澳大利亚身份是必不可少的，麻风病会在身体上留下明显的印记，对身体的适应性构成了威胁。"安德森·帕克（Andrew Parker）在对热带医学研究所的研究中，他也将热带医学和白澳政策联系在一起，发现"正常健康"的维持需要保护社会不受疾病的侵害，尤其要避免"不幸"被某些患病人群传染，他引用了拉斐尔·奇伦托爵士（Sir Raphael Cilento）的研究。奇伦托于1934年至1946年担任昆士兰卫生和医疗服务总干事，在1928年，宣称20世纪早期热带白人定居的主要因素不仅是"建立起具有定居完善的预防医学措施的机构"和"增加本地出生的居民人口"，而且是"排除了那些生活水平较低和疾病率和繁殖率较高的种族"。

两个重要的研究详实地探讨了健康、医学和白澳政策之间关系，分别是沃里克·安德森的《白人的培养》（*The Cultivation of Whiteness*）和艾莉森·巴什福德的《帝国卫生》（*Imperial Hygiene*）。在评述巴什福德的书时，安德森曾评论道：

> "也许有人会说，如果无视入侵和种族、卫生和国家的脉络，则很难刻画出这个国家（澳大利亚）真实的医学史和公共卫生史。也有人会不屑一顾地说这不过是潮流对当代学术领域的影响。但是，不管什么原因，很明显，澳大利亚人正在引领其他医学史家探索公共卫生政策与公民道德评估之间的关系。《帝国卫生》在一些熟知的基础上，也为这项事业贡献良多。"

安德森本人也是这一趋势的主要贡献者。在《白人的培养》一书中，他试图揭示生物医学科学和公共卫生是如何"帮助制定国家的种族议程"的，他认为"梳理白澳的医学建构，为我们透视欧洲移民者二百年的变迁提供了新的视角"。他的著作分为三个部分，包括"南部的温带""北部的热带"和"澳大利亚原住民"。安德森指出，科学和医学常常被排除在澳大利亚的正史之外，当然其他国家也是如此。他旨在探究"澳大利亚和新西兰白人对衰落恐惧的原因，无论是由于日渐枯竭的环境，还是与其他种族的接触，抑或是由于城市生活"。在最后的部分，他讨论了医生们如何逐渐地相信将"半种姓子女"从他们的家庭带走，将有利于他们成长为白人，成为"优质"的白人公民，结果导致了"被偷走的一代"的悲剧发生。他还披露了20世纪30年代在原住民身上所开展的科学实验。在他看来，在第二次世界大战之后，种族作为一个科学概念在很大程度上衰落了，而由此衍生的研究和政策至今依然是历史的遗留；1967年的公投开始铲除澳大利亚高度种族化的社会，第一次允许原住民被计入人口普查，最终授予他们投票权和公民权。

巴什福德的书是对安德森的补充，她的书是一部从 19 世纪 60 年代到第二次世界大战的"边界、卫生与种族的文化史"。巴什福德并没有拘泥于科学观点本身，而是试图在统一的"卫生"概念下，讨论公共卫生与澳大利亚自由治理之间的关系。她的书涵盖了疫苗接种、天花、结核病、麻风病、隔离检疫、移民和性病等主题。她展示了疫苗接种和接种证书如何成为早期的旅游身份识别形式，随后演变为护照，因此，公共卫生关系到国家建设。她对比了公众对结核病（白色瘟疫）和麻风病（帝国疾病）的应对措施，在"隔离检疫"一章中，她提出国家海港检疫是澳大利亚民族主义中必不可少的一部分。隔离检疫条例帮助澳大利亚人将自己视为是有国界的民族国家的居民，一个纯粹的、防止疾病入侵的岛屿。在移民一章中，她讨论了在世纪之交，白澳政策的制定以及维护公共卫生的辅助方法。她指出，白人是这个特殊的 20 世纪的想象的共同体中的国民身份。该书最后一章的主题是"白人"和"纯种"，也牵涉到国内的社会卫生和两次世界大战期间的优生运动，她讨论了隔离和绝育措施作为优生学隔离带的形式，是保护后代免受疾病侵害的界限。

与澳大利亚一样，新西兰的公共卫生与国家认同也尚未得到学界的挖掘。不过，关于19 世纪的种族刻板印象和医学对毛利人的看法已有较多著述，提示将他们的类别被固化为"他者"。麦卡尔曼在综述德里克·道有关毛利人健康和政府政策的著作时建议对此开展进一步的史学研究。在她看来，这一新西兰的故事现在需要另一个历史，将其置于更广泛的讨论中，包括种族适应性、细菌理论以及文明及其与卫生的关系。新西兰的独特性对于殖民化的全球编史学具有重要的意义，以至于在这里不能仅仅讨论澳大利亚和新西兰。一些医学史学家曾尝试用公共卫生问题来定义新西兰与英国的关系。菲丽帕·米恩·史密斯（Philippa Mein Smith）对全国牛奶生产和消费的历史进行了研究，经由公共卫生的透镜可以窥见新西兰自我认同的历史及其与帝国中心的联系。帕梅拉·伍德（Pamela Wood）关于肮脏的文化史通过阐述"肮脏"和公共卫生在新世界殖民中的作用，同样为审视新西兰殖民史提供了新的视角。

尽管在健康观与医学观的文化史领域，还有很多研究有待开展，但着眼于社会语境的历史研究依然十分重要。沃里克·安德森曾评论巴什福德的著作，"正如福柯的图式理论一样，对有关环境卫生的话语集几乎毫无认识，公众对公共卫生官员的计划要么漠不关心，要么就是南辕北辙的挪用（换句话说，实际跨越或无视边界的情况可能与边界的构建一样多）"。许多历史学家都同意这种评价，并认同社会史、地方史和实证史的价值，理解个人回应文化需要的重要性。安德森在他的评论中指出，如果能在社会、体制和地理环境中准确地找到种族卫生的代理人，也会有帮助。在巴什福德的解释中对有关的主要角色忽视这样细节的一个例子是奇伦托。在巴什福德的索引中仅有 8 处提到了拉菲尔·奇伦托：我们第一次知道他是"首席医疗官和首席原住民保护者"（虽然"除了 1940 年后"，并没有给出具体的日期），其他引用的是他的观点。更多的详情可以参考人物传记辞典，不过，巴什福德对他个人的评价有助于解释他的观点和行为。

知识传播与跨国主义

沃里克·安德森对于巴什福德的"卫生代理人"（agents of hygienne）没有被放在更广泛的背景下讨论感到遗憾，对于更广泛的联系，他认为还有很多有待挖掘："我们不得不对澳大利亚与邻近殖民地的发展之间的许多联系进行适当的拓展。卫生学的实践和卫生倡导者的职业生涯跨越了东南亚、澳大利亚和太平洋，但很少有历史学家进行研究。比如，奇伦托就往返于殖民时期的马来西亚、澳大利亚的热带地区和巴布亚新几内亚之间。"他表示，追随丽诺尔·曼德森（Lenore Manderson）和唐纳德·德农（Donald Denoon）的脚步，他也开始追寻一些殖民地之间的联系。然而，这种知识和技能的转移不只适用于地理区域的概念，还应当置于帝国，甚至是国际的语境中。杰姆斯·吉莱斯皮（James Gillespie）和稍晚一些的安妮·斯图尔特（Annie Stuart）都阐述了这种广泛的相互作用，他们共同关注了美国慈善组织——洛克菲勒基金会于 20 世纪早期在澳大利亚及其属地的钩虫运动中的作用，而后者（斯图尔特）对洛克菲勒在现代公共卫生和医疗体系的全球影响做出了评论。医学史家米尔顿·里维斯（Milton Lewis）曾解释将澳大利亚的性传播疾病史放在国际背景下审视的原因，是因为从历史上说，"澳大利亚曾是一个政治上依赖英国和文化上依赖英国、欧洲和美国的国家"。他采用这种比较法，不仅是要解释老牌国家对澳大利亚医疗政策的影响以及之间的差异，如澳大利亚在战时采取了强制性的性病控制措施，而在英国，则主要依靠自愿到公立性病诊所就诊的方式，还可以补充的是，不像澳大利亚，新西兰也选择了自愿的方式。这样的叙事有助于我们理解这些疾病背后的文化、社会、经济和政治因素。将某个特定机构——新西兰国家女子医院（New Zealand's National Women′s Hospital）的医疗实践置于国际语境中，可以对政府在 1987 年开展重大调查的事件有新的认识。

跨国联系通常是在个人层面。在第一次世界大战之前，大多数澳大利亚和新西兰医生是在英国接受医学训练，一战后，许多人仍然会选择在那里接受研究生训练。在 1962 年前的澳大利亚和 1967 年之前的新西兰，当地的医学会一直是作为英国医学会的分会，会员们因此可以获得《英国医学期刊》。卫生行政管理部门中很多高官都与英国有联系。以坎普斯顿医生（J. H. L. Cumpston）为例，他被里维斯描述为"无疑是 20 世纪澳大利亚公共卫生领域毫无争议最重要的人物"，他 1906 年获得伦敦公共卫生学位，之后在伦敦李斯特预防医学研究所（Lister Institute of Preventive Medicine）短期工作。澳大利亚公共卫生界另一位主要人物埃尔金顿医生（J.S.C.Elikington）也拥有伦敦公共卫生文凭。新南威尔士大学公共卫生学院 1896—1914 年的创院院长汤普森博士（J. A. Thompson）和悉尼医学官员、澳大利亚婴儿福利运动 1898—1913 年的创始人阿姆斯特朗博士（W. C. Armstrong）

也都持有剑桥大学公共卫生文凭。新西兰婴儿福利运动的创始人特鲁比·金博士（Truby King）曾在 1887 获得爱丁堡大学公共卫生理学学士学位。1900 年，根据新西兰《公共卫生法案》遴选的第一位首席卫生官梅森博士（J. M. Mason）拥有剑桥公共卫生学位，制订 1920 年《新西兰卫生法案》的框架的马吉尔博士（R. H. Makgill）也拥有这个学位。这样的例子不胜枚举，这种联系也一直延续到 20 世纪，可见新西兰、澳大利亚与大都会中心一直保持着密切的联系。观念和人在大英帝国内外自由穿梭；北美洲和斯堪的纳维亚半岛的留学人员也在逐渐增多。

　　安妮·克劳瑟（Anne Crowther）和玛格丽特·杜普里（Marguerite Dupree）对大英帝国的联系予以了细致的审视，她们对 19 世纪 70 年代毕业于苏格兰爱丁堡和格拉斯哥若干所大学的 1288 名医生进行了研究。克劳瑟和杜普里追踪这些毕业生的职业发展，尤其是医疗界的关系脉络。在他们追踪的人中，69 人最终在澳大利亚，18 人在新西兰。她们展示了这些澳大利亚和新西兰的从业人员是如何通过跨殖民地会议、医学协会、图书和期刊紧跟欧洲的思想。有趣的是，介于上面所提到的比较史和种族关系，克劳瑟和杜普里还指出："澳大利亚和新西兰两国医生的经验之差主要在于，前者很少遇到或者提及原住民。"

　　跨国主义涉及关系的研究、跨国的思想和文化的传播。这些想法并不仅仅是单向的——例如，新西兰婴儿福利改革家弗里德里克·特鲁比·金爵士（Sir Frederic Truby King）在英国的影响。差异性和相似性可以在一定程度上解释这一点，如，在殖民语境中心理健康和疯人院的发展如何有助于更全面地理解精神病学的历史。澳大利亚精神病学历史学家史蒂芬·加顿（Stephen Garton）最近解释道：

　　　　"从殖民以来，对澳大利亚原住民财产的剥夺、殖民社会明显的性别差异、监禁主义的伦理影响着澳大利亚的（精神病人）的住院治疗。治理分散人口的困难性，职业阶层在澳大利亚社会争取合法地位的抗争，一切都对澳大利亚疯人院的特点有所影响。"

　　理解这种独特性有助于阐明医学知识和医疗机构的社会和文化建构。然而，近期的精神病院史中对病人的关注也有助于殖民社会史和移民史的发展，例如巴巴拉·布鲁克斯（Barbara Brookes）对达尼丁锡克利夫精神病院（Seacliff Asylum, Dunedin）的研究，以及安吉拉·麦卡锡（Angela McCarthy）近期对爱尔兰裔和奥克兰精神病院的研究。在这一领域，凯瑟琳·科尔伯恩（Coleborne）对澳大利亚维多利亚殖民地精神病院中病人相关的病案研究做出了重要的贡献。

结 论

本章无意于对澳大利亚和新西兰的医学史写作予以全面的回溯，这两个国家的医学史通过其方法论和历史建构受到了更广泛的医学编史学的影响，并对其发展有所贡献。而我选择了突出特殊性的领域，如医学与种族理论和种族的关系以及与跨民族主义之间的相互作用。正如珍妮特·麦卡尔曼所评论的，德里克·道的著作值得（比在澳大利亚和新西兰拥有）更多的观众，在很多其他的现代医学史领域，澳大利亚和新西兰的学者在医学史写作和方法论趋于前沿。虽然区域性期刊的出版标志着医学史学科在新世界到来。但这也有一定的风险，基于地理位置的杂志可能导致该地区学术的贫民化，使其无法达到它所应有的广大读者。

本章试图为未来的历史研究指出一些潜在的富有成效的道路。显然，在原住民与官方之间的互动方面，还有更多开展细致研究的空间，前者既不是简单的国家的受益者，也不是受害者。历史学家们探讨了政府政策是如何支持或加强国家认同的，但不知道这些规则如何被草根阶层解释或接受。最后，在国际视角下定位医疗政策和发展方面，仍有更多的工作要做。医学史学家还有待于深入地研究医院、初级保健和公共卫生系统在这个地区的独特之处，这可以揭示当时主流的社会态度和意识形态。

这些看似处于世界边缘的国家，认为自己既是西方世界的一部分，但又不是在西方；他们认为自己是白人，甚至是英国人，但却拥有多元文化。研究其独特性以及与老牌国家的相似性，将继续有助于公共卫生和医学编史学的发展。

（苏静静 译）

参考书目

ANDERSON, WARWICK, *The Cultivation of Whiteness: Science, Health and Racial Destiny in Australia* (New York: BasicBooks, 2003).

BASHFORD, ALISON, *Imperial Hygiene: A Critical History of Colonialism, Nationalism and Public Health* (New York: Palgrave Macmillan, 2004).

BRYDER, LINDA; 'A New World? Two hundred Years of Public Health in Australia and New Zealand', in Dorothy Porter (ed.), *The History of Public Health and the Modern State* (Amsterdam: Routledge, 1994), 313–34.

———, *A Voice for Mothers: The Plunket Society and Infant Welfare 1907–2000* (Auckland: Auckland University Press, 2003).

COLEBORNE, CATHARINE, and DOLLY MACKINNON (eds), *'Madness' in Australia: Histories, Heritage and the Asylum* (Perth, WA: API Network, Curtin University of Technology, 2003).

Dow, DEREK A., *Maori Health and Government Policy 1840–1940* (Wellington: Victoria University Press in association with the Historical Branch, Department of Internal Affairs, 1999).

LANGE, RAEBURN, *May the People Live: A History of Maori Health Development 1900–1920* (Auckland: Auckland University Press, 1999).

LEWIS, MILTON, *Thorns on the Rose: The History of Sexually Transmitted Diseases in Australia in International Perspective* (Canberra: Australian Govt Pub. Service, 1998).

McCALMAN, JANET, *Sex and Suffering: Women's Health and a Women's Hospital: The Royal Women's Hospital, Melbourne, 1856–1996* (Carlton, Victoria: Melbourne University Press, 1998).

MEIN SMITH, PHILIPPA, *Mothers and King Baby: Infant Survival and Welfare in an Imperial World: Australia 1880–1950* (Basingstoke: Macmillan, 1997).

RAFTERY, JUDITH, *Not Part of the Public: Non-Indigenous Policies and Practices and the Health of Indigenous South Australians 1836–1973* (Kent Town, South Australia: Wakefield Press, 2006).

SUTPHEN, MARY P., and BRIDIE ANDREWS (eds), *Medicine and Colonial Identity* (London: Routledge, 2003).

注释

(1.) Alison Bashford, *Imperial Hygiene: A Critical History of Colonialism, Nationalism and Public Health* (New York: Palgrave Macmillan, 2004), 3.

(2.) David Arnold, 'Medicine and Colonialism', in W. F. Bynum and Roy Porter (eds), *Companion Encyclopaedia of the History of Medicine*, vol. 2 (London/New York: Routledge, 1993), 1393–416.

(3.) Linda Bryder, 'A New World? Two Hundred Years of Public Health in Australia and New Zealand', in Dorothy Porter (ed.), *The History of Public Health and the Modern State* (Amsterdam: Rodopi, 1994), 313–34. For a similar more recent overview see Milton Lewis, 'Public Health in Australia from the Nineteenth to the Twenty-first Century', in Milton J. Lewis and Kerrie L. MacPherson (eds), *Public Health in Asia and the Pacific: Historical and Comparative Perspectives* (London/New York: Routledge, 2008), 222–49.

(4.) Warwick H. Anderson, 'Ten Years and More of *Health & History*', *Health and History* 10 (1) (2008), 1–4.

(5.) Roy MacLeod, 'Colonial Doctors and National Myths: On Telling Lives in Australian Medical Biography', in Mary P. Sutphen and Bridie Andrews (eds), *Medicine and Colonial Identity* (London: Routledge, 2003), 126.

(6.) Harold Attwood, Richard Gillespie, and Milton Lewis (eds), *New Perspectives on the History of Medicine: First National Conference of the Australian Society of the History of Medicine 1989* (Melbourne: University of Melbourne and the Australian Society of the History of Medicine, 1990).

(7.) Hans Pols, 'From the Editor', *Health and History* 7 (1) (2005), 1.

(8.) Janet McCalman, *Sex and Suffering: Women's Health and a Women's Hospital: The Royal Women's Hospital, Melbourne, 1856–1996* (Carlton, Victoria: Melbourne University Press, 1998).

(9.) W. R. Albury, 'Broadening the Vision of the History of Medicine', *Health and History* 7 (1) (2005), 2–16.

(10.) Suzanne Parry, 'Tropical Medicine and Colonial Identity in Northern Australia', in Sutphen and Andrews (eds), *Medicine and Colonial Identity*, 104, citing F. E. G. Cox, *Illustrated History of Tropical Medicine* (London: Wellcome Trust, 1996), 154.

(11.) David Arnold (ed.), *Imperial Medicine and Indigenous Societies* (Manchester: Manchester University Press, 1988); Roy MacLeod and Milton Lewis (eds), *Disease, Medicine and Empire: Perspectives on Western Medicine and the Experience of European Expansion* (London/New York: Routledge, 1988).

(12.) Megan Vaughan, 'Healing and Curing: Issues in the Social History and Anthropology of Medicine in Africa', *Social History of Medicine* 7 (2) (1994), 283–95.

(13.) Ian Anderson, 'Editorial to Maori Health Special Issue, Guest Editors Linda Bryder and Derek A. Dow', *Health and History* 3 (1–2) (2001), 1–2.

(14.) Derek A. Dow, *Maori Health and Government Policy 1840–1940* (Wellington: Victoria University Press in association with the Historical Branch, Department of Internal Affairs, 1999); Raeburn Lange, *May the People Live: A History of Maori Health Development 1900–1920* (Auckland: Auckland University Press, 1999), The theses are listed in Linda Bryder and Derek A. Dow, 'Maori Health History Past, Present and Future', *Health and History* 3 (1) (2001), 3–12.

(15.) Linda Tuhiwai Smith, *Decolonizing Methodologies: Research and Indigenous Peoples* (New York: Zed Books; Dunedin: University of Otago Press, 1998).

(16.) Mason Durie, *Whaiora: Maori Health Development* (Auckland: Oxford University Press, 1998).

(17.) Angela Wanhalla, 'Housing Un/healthy Bodies: Native Housing Surveys and Maori Health in New Zealand 1930–45', *Health and History* 8 (1) (2006), 100–20.

(18.) Ian Anderson and Kim Humphery, 'Editorial: Aboriginal Health & History', *Health and History Special Issue: Aboriginal Health and History* 9 (2) (2007), 3.

(19.) Bronwyn Fredericks, 'Australian Aboriginal Women's Health: Reflecting on the Past and Present', *Health and History Special Issue: Aboriginal Health and History* 9 (2) (2007), 97.

(20.) Judith Raftery, *Not Part of the Public: Non-Indigenous Policies and Practices and the Health of Indigenous South Australians 1836–1973* (Kent Town, South Australia: Wakefield Press, 2006).

(21.) Gordon Briscoe, *Counting, Health and Identity: A History of Aboriginal Health and Demography in Western Australia and Queensland, 1900–1940* (Canberra, ACT: Aboriginal Studies Press, 2003).

(22.) Kyllie Cripps, Book Review of Raftery, *Health and History* 8 (2) (2006), 177.

(23.) Janet McCalman, Book Review of Dow, *Medical History* 46 (4) (2002), 600–1.

(24.) Warwick Anderson, 'The Colonial Medicine of Settler States: Comparing Histories of Indigenous Health', *Health and History Special Issue: Aboriginal Health and History* 9 (2) (2007), 150.

(25.) Stephen Kunitz, *Disease and Social Diversity: The European Impact on the Health of Non-Europeans* (New York/Oxford: Oxford University Press, 1994), 23, 177.

(26.) D. Ian Pool, *Te Iwi Maori: A New Zealand Population, Past, Present and Projected* (Auckland: Auckland University Press, 1991).

(27.) Parry, 'Tropical Medicine and Colonial Identity in Northern Australia', 103.

(28.) Warwick Anderson, *The Cultivation of Whiteness: Science, Health and Racial Destiny in Australia* (New York: BasicBooks, 2003).

(29.) Linda Bryder, 'Health Citizenship and "Closing the Gaps": Maori and Health Policy', in Astri Andresen, Tore Gronlie, William Hubbard, Teemu Ryymin, and Svein Atle Skalevag (eds), *Citizens, Courtrooms, Crossings: Conference Proceedings*, Report 10-2008 (Bergen: Stein Rokkan Centre for Social Studies, December 2008), 55–66.

(30.) David Thomas, 'What Professor Cleland Did in His Holidays: Collecting Expeditions to Central Australia as Indigenous Health Research, 1925–39', *Health and History* 4 (2) (2002), 57–79.

(31.) Bashford, *Imperial Hygiene*, 3.

(32.) Vaughan, 'Healing and Curing'.

(33) . Parry, 'Tropical Medicine and Colonial Identity in Northern Australia', 103–24.

(34.) David Walker, *Anxious Nation: Australia and the Rise of Asia, 1850–1939* (Brisbane: University of Queensland Press, 1999); *idem*, 'Review Essay: A Sunburnt Country: Reflections on Race, Whiteness and the Geopolitics of Settlement in Australia', *Health and History* 4 (2) (2002), 118–24.

(35) . Bashford, *Imperial Hygiene*, 159.

(36.) Suzanne Parry, '"Of Vital Importance to the Community": The Control of Leprosy in the Northern Territory', *Health and History* 5 (1) (2003), 1. On leprosy history, see also Anne O'Brien, '"All Creatures of the Living God": Religion and Leprosy in Turn of the Century Queensland', *History Australia* 5 (2) (2008), 40.

(37.) Andrew Parker, 'A Complete Protective Machinery: The AITM, 1911–28', *Health and History* 1 (2 & 3) (1999), 190.

(38.) Warwick Anderson, Book Review, *Health and History* 6 (2) (2004), 111.

(39.) In New Zealand, Māori were included in universal manhood suffrage introduced in 1889, and in universal suffrage from 1893.

(40.) Bashford, *Imperial Hygiene*. See also Alison Bashford and Claire Hooker (eds), *Contagion: Historical and Cultural Studies* (London: Routledge, 2001); Carolyn Strange and Alison Bashford (eds), *Isolation: Places and Practices of Exclusion* (New York: Routledge, 2003); Alison Bashford (ed.), *Medicine at the Border: Disease, Globalization, and Security, 1850 to the Present* (New York: Palgrave Macmillan, 2006); On quarantine and identity, see K. Maglen, 'A World Apart: Geography, Australian Quarantine and the Mother Country', *Journal of the History of Medicine and Allied Sciences* 60 (2) (2005), 196–217.

(41.) Malcolm Nicolson, 'Medicine and Racial Politics: Changing Images of the New Zealand Maori in the Nineteenth Century', in Arnold (ed.), *Imperial Medicine and Indigenous Societies*, 66–104; James Belich, *Making Peoples: A History of the New Zealanders: From Polynesian Settlement to the End of the Nineteenth Century* (Auckland: Penguin, 2007).

(42.) McCalman, Book Review, 600–1.

(43.) Philippa Mein Smith, 'New Zealand Milk for "Building Britons"', in Sutphen and Andrews (eds), *Medicine and Colonial Identity*, 79–102.

(44.) Pamela Wood, *Dirt: Filth and Decay in a New World Arcadia* (Auckland: Auckland University Press, 2005).

(45) . Anderson, Book Review, 111.

(46.) Ibid.

(47.) James Gillespie, 'The Rockefeller Foundation, the Hookworm Campaign and a

National Health Policy in Australia 1911–1930', in Roy MacLeod and Donald Denoon (eds), *Health and Healing in Tropical Australia and Papua New Guinea* (Townsville: James Cook University of North Queensland, 1991), 64–87; Annie Stuart, 'We Are All Hybrid Here: The Rockefeller Foundation, Dr Sylvester Lambert, and Hookworm in the South Pacific', *Health and History*, 8 (1) (2006), 80–99.

(48.) Milton Lewis, *Thorns on the Rose: The History of Sexually Transmitted Diseases in Australia in International Perspective* (Canberra: Australian Govt Pub. Service, 1998).

(49.) Antje Kampf, *Mapping Out the Venereal Wilderness: Public Health and STD in New Zealand 1920–1980* (Berlin: Lit., 2007).

(50.) Linda Bryder, *A History of the "Unfortunate Experiment" at National Women's Hospital* (Auckland: Auckland University Press, 2009), reprinted as Linda Bryder, *Women's Bodies and Medical Science: An Inquiry into Cervical Cancer* (London: Palgrave Macmillan, 2010).

(51.) Milton Lewis, 'Introduction', in J. H. L. Cumpston, *Health and Disease in Australia: A History*, ed. M. J. Lewis (Canberra: AGPS Press, 1989), 1, 2.

(52.) Peter Graeme Hobbins, '"Outside the Institute There is a Desert": The Tenuous Trajectories of Medical Research in Interwar Australia', *Medical History*, 54 (2010), 1–28.

(53.) M. Anne Crowther and Marguerite W. Dupree, *Medical Lives in the Age of Surgical Revolution* (Cambridge/New York: Cambridge University Press, 2007), 278.

(54.) Philippa Mein Smith, *Mothers and King Baby: Infant Survival and Welfare in an Imperial World: Australia 1880–1950* (Basingstoke: Macmillan, 1997); Linda Bryder, *A Voice for Mothers: The Plunket Society and Infant Welfare 1907–2000* (Auckland: Auckland University Press, 2003).

(55) . Stephen Garton, 'Asylum Histories: Reconsidering Australia's Lunatic Past', in Catharine Coleborne and Dolly MacKinnon (eds), *'Madness' in Australia: Histories, Heritage and the Asylum* (Perth, WA: API Network, Curtin University of Technology, 2003), 21.

(56.) Barbara Brookes and Jane Thomson (eds), *'Unfortunate Folk': Essays on Mental Health Treatment, 1863–1992* (Dunedin: University of Otago Press, 2001); Angela McCarthy, 'Ethnicity, Migration and the Lunatic Asylum, Early Twentieth Century Auckland, New Zealand', *Social History of Medicine* 21 (2008), 47–65.

(57.) Catharine Coleborne, 'Making "Mad" Populations in Settler Colonies: The Work of Law and Medicine in the Creation of the Colonial Asylum', in Diane Kirby and Catharine Coleborne (eds), *Law, History, Colonialism: The Reach of Empire* (Manchester: Manchester University Press, 2001), 118.

第三部分

主题与方法

第十七章

儿童期与青春期

阿丽莎·列文（Alysa Levene）

关于儿童期的历史正在成长。它的外延也在日益扩大，逐渐被纳入职业、福利、教育、权利、价值以及健康的历史研究中。关于青少年医疗保健的历史研究是零散而破碎的，因此对这一领域的拓展是十分受欢迎的。近几十年，儿童的概念史以及儿童生活中某些方面的历史研究都已萌芽，比如福利的提供和童工，不过，关于儿童健康和医疗保健的研究还只有零星的进展。这是很不幸的，因为医生和父母治疗病童的方式尤其可以反映他们对待这一庞大群体的态度。年轻一代的健康和福祉也是十分关键的，因为它反映了整个社会对国家效率的关注度，对医疗实践的信任，人口健康与和谐以及社会关系的状况。1992 年，认识到这一点的罗杰·库特曾号召医学社会史和儿童社会史界对儿童健康给予更多的关注。如今，响应他的号召，研究数量和方向已经日趋多元。如今，是时候将此类研究置于更为宏大并且更具反身性的语境中，回归到儿童期和儿童健康的基本定义和质量，以探寻该领域研究的意义了。

尽管有关儿童和青少年健康的研究焦点有些发散，但研究方向和兴趣领域的分野是十分清晰的。在一些方面，它折射了医学史研究的整体趋势，最初关注的是儿童、机构、医生之间的正式互动，之后从这里衍射出去。乔治·弗雷德里克·斯蒂尔（George Frederick Still）的著作发表于 1931 年，对于将儿科成长作为一个独立的学科具有重要的影响，比如，塞德勒（E. Seidler）在 1989 年和劳登（I. Loudon）在 1979—1981 年分别对儿童医院和儿童施药所的发展情况进行了调研，至今依然十分有价值。历史人口统计学是另一个重要的早期影响：与成人相比，准确的婴儿死亡率较易获取，也是窥见卫生保健、经济发展和基础建设的风向标。在 20 世纪 80—90 年代，对儿童健康的研究进一步囊括了躯体健康更为丰富的意义，尤其是弗拉德（Floud）、韦希特尔（Wachter）和格雷戈里（Gregory）对身高的研究（发表于 1990 年），罗尼格（Leunig）和沃斯（Voth）等对这项工作有了进一步拓展和更新。这些研究揭示了，儿童期的饮食和医疗保健是如何可以用成年后的身高等人体测量值来评定的。关于身高的很多信息来自军方记录，这并非巧合：在文献中，我们也可以看到战斗力和儿童已纳入国力和政府效率的指征。在这里，我们将再次重申儿童健康对于成年福祉的意义，尽管这也有赖于儿童死亡率和病死率的下降。当时的背景是 19 世纪晚期优生学对健康和"高质量"人群的关注以及直到 20 世纪初的福利改革运动。这一研究兴趣与对母婴健康的关注交叠，并考虑接种、孕产教育、婴儿保健门诊和奶站，其中更多的是聚焦于儿童、父母、医院或官方机构之间更为官方的互动。

尽管后续研究核心对国家实力和人民素质的观点是相似的，但其外延已超越了官方框架。这一工作已经试图研究医学化机构之外的境遇，或者试图解释儿童生活中其他方面的医学化问题，如上学。比如，伯纳德·哈里斯（Bernard Harris）、约翰·威尔士曼（John Welshman）、哈里·亨德里克（Harry Hendreick）和约翰·斯图尔特（John Stewart）将研究置于英国语境，关注了福利工作、校医以及家庭中的儿童健康，描述了卫生保健和（精神和躯体）疾病预防的实质和传播，以及政府部门是如何看待儿童的。库特在 1992 年出版了关于儿童和医疗福利的会议论文集《以儿童之名》（*In the Name of the Child*），这些主题在文集中被充分地关注，这也是儿童健康领域研究者第一次大集结。研究焦点从疾病转移到健康也反映了哈里·亨德里克的著名理论，即医生从 19 世纪末关注儿童的身体转移到 20 世纪中期关注他们的精神。更近一些，这种以儿童为中心的视野也激发了更多对传统医院境遇的关注。伊丽莎白·洛马克斯（Elizabeth Lomax）关于伦敦大奥曼德街医院（Great Ormand Street Hospital）的研究依然是一部经典，诸如安德里亚·坦纳（Andrea Tanner）、阿丽莎·列文（Alysa Levene）、乔纳森·雷纳兹（Jonathan Reinarz）和安德鲁·威廉姆斯（Andrew Williams）等医学史家也开始聚焦于作为病人的儿童，梳理出他们作为更广泛的医疗市场用户的概念和对待方式。最后，更多的年轻学者也开始挑战早先的假设，即在 19 世纪之前，关于儿童和医学几乎没有什么可说的。传统档案，比如指南和自传都被重新审视，来厘清儿童的治疗是否有别于成人以及有哪些不同。结果发现，有的医生，甚至几乎所有的医生在写到如何治疗儿童时，都没有区分儿童特殊的治疗、剂量和对儿童疾病的认识。

大多数此类研究将儿童健康和福祉的历史与当代对权力斗争和人口主义野心的关注联系在一起。不过，当代编史学中更清晰的主题是研究者对当下社会政策和临床问题做出的回应，接下来的内容将对这一主题展开详述。事实上，研究年轻人健康的动力可能来自于当下的一些理念，比如与儿童相关的价值、儿童的健康权和幸福权等。这一趋势在一些方面有十分清晰的表现，比如关于智力障碍、饮食、病史的研究，都将儿童的声音置于舞台的中央，与此同时，政府也将儿童的社会服务和儿童权利列为优先事项。如今，越来越多的历史学家被邀请为政策制定提供建议，这也显示出其参与的价值，可见人们日益认识到，研究过去可以提供新的灼见和视角。不过，我们也应该知道，如果允许政策制定者和临床医生来参与编史学的议程，可能会对过去的健康或治疗做出过时的判断。迄今为止，儿童和童年历史学家已经对这一张力的存在提出警惕，但如果越来越多的历史学家被邀请来评价当下的趋势和政策，这种张力势必会愈加紧张。

到目前为止，本文引用的大多数例子都来自英国，但欧洲与北美在编史学和当前政策的总体趋势上是大致相似的。该领域的研究还有待进一步发展，目前尚不能总结出某个国家或地区的研究趋势，但对国家效率和实力的关注是一剂强心剂，也是根本的原因。马瑞耶克·基思韦耶特-霍夫斯特拉（Marijke Gijswijt Hofstra）和希拉里·麦尔兰德（Hilary Marland）注意到，在英国和荷兰，尽管不同历史学家做出了些微不同的解读，但是这一特点在两国是非常鲜明的。然而，显然，国家背景是重要的，特别是年轻人的健康往往与更广泛的社会趋势联系在一起。在英国，黛博拉·德沃克（Deborah Dwork）将英国战时经历与婴儿福利联系起来。同样的，20世纪40年代，英国战时疏散将很多城市儿童的健康状况之差放在了聚光灯下，这也引发了战后卫生改革以及相关历史研究的喷薄。在荷兰，战时疏散并不是大规模的现象，但战时被德军侵占、众多家庭分崩离析，由此带来母爱剥夺和情感创伤也已引起了学界的关注。在法国，由于普法战争中军队力量的大规模折损，法国在婴儿福利诊所方面做出了创新性的工作，关于这方面的历史研究因此成绩斐然，而在美国的情况完全不同，美国以卫生资助、保险和慈善为主，也使得历史学家对福利基金会和移民儿童的健康更为关注。因此，视野（这也会扩展到地域性或文化层面的具体分析）也有着鲜明的国别差异，但更为显著的是，在某些关键主题上的集中关注。

我们有理由乐观地相信，儿童健康与医学的研究正在朝着颇有前景的方向发展，这也帮助了我们逃离医院和诊所的窠臼。然而，对于青少年来说，可能就不那么乐观了，因为历史学家投注在他们身上的注意力还非常之少，原因可能是这一阶段患病或死亡的风险都相对较低，当然也可能是因为过去对于"谁是处于青少年阶段"（的人群界限）并不完全确定，事实上究竟是否存在这个生命阶段也未完全确定，研究这个年龄段的学者更倾向于关注他们作为工人的相对健康状态，如童工或者少年犯罪、失德行为等更为显著的问题。这是一个亟待进一步研究的领域，笔者将在下文做出评述。与之不同的是，关于婴幼儿健康的研究，主要关注儿童病死的问题和母婴福利。在过去，儿童所遭遇的问题并未与青少年问题一样明确，关于青春期的历史研究与关于婴幼儿的历史研究是不匹配的，婴儿健康和疾病并没有完全成为社会史的选题。婴儿史的研究早发迟至，还有待深入的研究。

关于儿童健康史的研究中，大致可以梳理出一些脉络和群落。其中大部分对于我们研究儿童健康和福利史提供了借鉴，但我们可能尚未将这些研究背后的理论和方法学框架予以恰当的梳理。形成鲜明对比的是妇女史研究、女性主义和母性主义对这个领域的赋予的巨大动力和助力。童年研究也有相似的动力，即对儿童权利和权益的社会学和人类学关注。事实上，正如前文所述，青少年的医学史家很大程度上囿于研究资料的类型，主题涉及社会史、经济史和医学史或者当代史研究。对健康史的关注多生发于福利、教育、国家效率的历史研究，并与之多有融合，对社区保健、国家责任、阶级关系以及医学机构的发展多有关切。其部分原因在于儿童作为医疗服务的使用者，在历史记录中普遍是相对缺失的，并且缺乏能动性、决策和自省能力的。虽然很多机构和官方保存的数据都已经被不同程度地挖掘，但我们必须更有创造力，而且有证据表明，在这个领域的研究引发的智力问题上，存在更大的合作空间。几所英国大学都已经将儿童健康列为主要的研究领域，若干国际合作项目也已启动。不过，即便如此，目前的研究兴趣依然是在告知合作的性质，甚至没有停下来讨论一下所谓"儿童"或"青少年"健康究竟指是什么。当然，对于儿童健康和儿童医生的本质，依然有很大的空间有待开展更富反思性的工作。

儿童期和青春期的定义

在当今的西方社会，儿童期（童年）几乎不需要定义。生命的这个阶段是由一系列清晰的期望来框限的：比如，对家庭 / 监护人的依赖；全日制教育；没有工作；娱乐玩耍的时间。当我们听闻孩子在这些方面没有得到善待，总是会十分愤怒，媒体总是一窝蜂地扎堆曝光诱拐或疏于照管的案例。在 2008 年 2 月英国 9 岁儿童香农·马修（Shannon Matthew）失踪，后来发现是被母亲和其男朋友藏匿起来，只为了领取悬赏的奖金，这就是典型的例子。在搜寻期间，媒体报道主要集中在孩子复杂的家庭背景上，当孩子被找到并发现是被最亲近的监护人诱拐后，又纷纷转为恐惧。母亲作为这场阴谋的共犯，这对于一个优先考虑儿童的依赖性、信任感和天真的社会来说，无疑是一个沉重的打击。其他现代人扭曲童年期望的事件也受到了媒体的厌恶。比如奥地利的约瑟夫·弗雷茨（Josef Fritzl）和美国的菲利普·加里多（Philip Garrido），他们都囚禁了儿童并为自己生下了孩子（弗雷茨囚禁了自己的女儿），这些案例与历史上用阶级斗争来分析儿童照顾的争论以及用价值负载的假设来批评和忽视，是需要被正视的，因为将当下对童年的感受付诸历史是有风险的。与此同时，身边充斥的证据也证明，我们当下所推崇、遵从的童年理想并没有被广为接受。报告在不断地揭示，儿童抑郁症的发病率在西方社会居高不下，相关的学术研究停滞不前，我们的购物习惯变相压榨了发展中国家的童工。诚如前文所述，社会学是对儿童权利关注的为数不多的学科之一，他们探讨了儿童研究某一方面的理论和定义性问题，不仅是营养和健康，还有自尊和能动性以及雇佣关系。显然，童年从来都是文化决定的，也是复杂的，但医学史学家似乎还没有意识到，他们必须对这些标签进行阅读。

这并不是说，儿童和健康的历史考察不能理解童年是随着时间变化的方式。对这一领域的早期研究曾有一种批评：菲利普·阿里斯（Philippe Aries）被誉为西方儿童研究的鼻祖，在解读过去对童年的态度时，被指将"当下的观念"植入其中。儿童历史学家花了大量的笔墨和篇幅来争论，"我们应该如何认识过去"的这种状态，"我们应该是如何解读照护、情感和规训的指标"。医学史家也已参与到这些争论中，但并没有将问题进一步推进，或者说没有在具体的医学语境中予以更深入的探讨。这无疑是因为绝大多数关于儿童健康的著作都集中在 19 世纪晚期至 20 世纪，在这个时期，儿童大多已被纳入儿科学的范畴。事实上，尼古拉斯·奥姆（Nicholas Orme）认为，早在中世纪以及更早的时期，童年、青少年和婴儿期已经得到了清晰的定义。不过，至 19 世纪（关于儿童健康和福利的大多数早期著作），医生通过定义他们的职责范围已经完成了这项工作，也就不再有必要继续讨论这些知识是如何转化为不同的疾病体验和照护经验的，抑或年龄特异性的诊断和病程的感念。这也使得这类研究对童年和青春期的本质缺乏思考。在这一方面，将年青阶段所有的疾病体验都捆绑起来，然后贴上儿科的标签，可能是无益的。很少有其他的医学领域是根据生命阶段来界定的，相反，大多数则是根据疾病的类型或位置（产科和妇科可能是为数不多的例外）。将年轻人简单地定义为病人是一种近乎浑水摸鱼的方式，如此一来，我们只会用年龄而不是根据不健康的体验来看待他们。若是将他们与经历相似病症的其他病人所接受的治疗方式进行比对，我们可能会对儿童病人和疾病的实质提出一些新的洞见。

　　然而，为了避免在倒洗澡水时，把（恰当概念化的）婴儿一起倒掉，有必要停下来思考一下，为什么说儿童期和青春期为我们提供了一个有用的分析框架。笔者认为有以下几个原因：第一，在年轻人接受正规医疗照顾时，大多是根据他们聚集的地方来划分的，如学校、工厂、福利机构和育婴诊所，而聚集的方式则是依照年龄。在这些情况下，低龄便是一个定义和实施医疗照护的重要参考点。第二，有些主诉更常见于儿童，因此若不对生命周期的这一阶段予以应有的关注是不妥的。很多传染病，比如麻疹和百日咳，经过时间的推移已经成为一种相对良性和普遍见于儿童的疾病。如头虱等医学状况也是常见于学龄儿童，因为他们多聚居在学校、托儿所，彼此之间身体的接触要比成人更自由。扁桃体切除术等手术与儿童高度相关，因为很多容易扁桃体发炎的人在小时候就已切除了扁桃体。第三，在儿童健康史中，研究最为充分的领域也是基于青少年的框架，即使疾病或健康问题并不是这一年龄阶段所特有的。一个例子就是 19 世纪末的国家效率运动。这是对社会状况的普遍关注，不过这场运动特别侧重儿童，因为只有他们才能逆转随着时间走向退化的趋势。通过投资儿童来预防疾病和增强体魄，医生和政治家们都试图打造一个更为健康和美好的未来。对这一运动的许多回应是通过学校和诊所完成的，但对年轻人群的关注反映了更为广泛的社会关切，而并不是狭隘地关注儿童本身。将童年和青春期单独列为专门研究的阶段，有着十分充分的理由，但关键仍然在于，我们要牢记专门研究某个生命阶段的理论挑战，有必要将儿童作为更广泛的病人群体中的一部分单独研究，而不是仅仅出于年龄的考虑将其区分出来。在结论评述部分，笔者将继续讨论这一问题，在接下来的内容中将梳理儿童健康领域的两个方面，介绍其中的一些主题。第一部分是以儿童为中心的年轻病人史，第二是游离于"正常"边界的儿童健康。

以儿童病人为中心的视角

如前文所述，儿童史学家必须要面对的核心问题之一是缺乏儿童自己声音。大多数记录都是父母或照护者留下的，通常鲜少有关儿童的感受、解读或行动的证据。随着时间的发展，医务人员逐渐对儿童心理以及自我表达和控制的需要这一状况更加警觉，不过相比成人，依然难以找到儿童病人的声音和回应。我们总是不可避免地将儿童疾病与其独立状态联系起来，因为它几乎总是经由成人的认知和期望来评判，鉴于此，儿童健康史与父权制、国家控制和社会工程如此紧密地联系在一起，也就不意外了。但这并没有导致忽视儿童作为病人的身份，对于罗伊·波特所呼吁的以病人为中心开展医学史研究来说，儿童史最好地响应了这一主张，毫无疑问，部分原因是病例报告及病案记录是我们所掌握的最丰富的资料来源。不过，为了说明上面的观点，我们并没有将它们用于理解儿童疾病的本质及其治疗。当然，我们能够分析某些医院或诊所儿童患者的类型、年龄、治愈率、治疗方案，甚至是周边的生活环境，这对于我们理解成年人对待儿童的方式有很重要的意义。然而他们几乎没有对相关概念做进一步研究，何为独特的儿童的医学史或者将童年的概念与儿童疾病的真相联系在一起。在早期现代研究中，这一观点开始被进一步拆解。在早期现代研究中，认为儿科是探索年轻患者健康和疾病的自我解释框架的假设正受到挑战。

儿科学（paediatrics）一词被用以指代关于婴儿和儿童健康的研究，最早出现在19世纪50年代。儿科学的大学教席和专业期刊出现得稍晚一些，但是这个领域逐渐在西欧和北美获得广泛的关注，并确立为一个专门的学科。丽萨·彼得曼（Lisa Petermann）对儿科专业化和行业化的分析很好地阐释了这一过程，但是她将注意力放在了儿科更早的历史起源上，认为1762—1884年的"儿童医学"（children's medicine）期，要比儿科学所界定的学科史更早一些。她认为在这个时期，后续很多专业化的指标已初见雏形，只不过这些早于自我概念化的进一步发展而已。诚然，关于儿童照护和父母的医学指导在早期存在一个萌芽阶段，在这个阶段，大多教人在关注儿童身体和疾病与成人之间的区别，治疗的不同剂量和治疗方式。在现代早期，医生似乎也很重视母亲对儿童病人的照护和关注，再一次将儿童照护与成人加以区分。彼得曼在考虑医生、儿童和父母（通常是母亲）的医学"三联体"时，详述了这一点。18世纪，家庭照护的必要性也被认为是儿童不应该被收治到综合医院的原因，在这一时期，门诊和施药所也被支持，因为生病的母亲依然可以和家人待在一起。对医学技能的强调并没有减少对母爱的重视，尽管在17—18世纪，随着时间的迁移，医生逐渐确立了自己作为科学知识拥有者的地位，但对医学专业知识的重视还没有超过母亲教养的重要性。尽管如此，在这一阶段出版的无数医学文献和指南表明，他们非常想在孩子的身体方面教育母亲，至少告诉她们什么情况下应该找医生求助。

在这一时期，之所以强调母亲对儿童病人的重要性，还有另一个原因，那便是在医院之类的正规场所，照护无人陪伴的儿童是十分困难的。相比大人，儿童需要更用心和主动的照顾，他们互相传染的风险更高；让病人诉说自己的疾病和症状难度更大。在 18世纪几乎所有的英国医院都规定，除非急诊或必要的手术，不接收任何儿童病人住院治疗（和孕妇、某些传染病和精神病人一样）。这一度被认为是历史正统观念的一部分，不过最近也有历史学家否定了这一说法。列文（Levene）、赖纳茨（Reinarz）和威廉姆斯（Williams）对 18 世纪时若干省级医院的住院登记情况进行了梳理，发现事实上儿童病人占了很大的比例：平均在 13% 左右，其中曼彻斯特皇家医院甚至高达 25% 之多。当中部分为外科和急诊病例，不过其他均为慢性病或传染病。里茨曼（Ritzmann）也强调，同一时期苏黎世综合医院的外科也收治了儿童病人。

这些研究都清晰地表明，医院是有在治疗儿童病人的，不过对于他们所接受的照护或者是否为单独住宿，目前尚缺乏讨论，因此他们很可能并不是作为儿童病人被收治的，而是被视作普通的外科或急诊科病人。英国的医院并没有留下相应的病案记录，虽然苏黎世的医院留下了一些，但是在英国城市地区，治疗儿童病人有一个明显的不同，那便是更多地使用门诊照护（根据门诊名录中儿童出现的频次，曼彻斯特的医院尤其多地倚重门诊）。同样地，在这一时期，治疗的地点及其与家人的关系都使得儿童在医院中所接受的医学干预有所不同。儿童基本在门诊诊所治疗，这也加深了之前的印象，即医生这时并不认为儿童需要特别的治疗。18 世纪，乔治·阿姆斯特朗（George Armstrong）在伦敦开办的贫困儿童病院（Dispensary for Poor Children）大概算是一个例外，不过它虽然受到穷人的欢迎，但存在的时间并不长。总体来看，对于威廉·巴肯（William Buchan）、詹姆斯·尼尔森（James Nelson）、迈克尔·安德伍德（Michael Underwood）等人作品的非专业读者来说，他们更容易产生先入为主的儿科印象，即对于儿童病人的解读，即使在启蒙运动时期，也直指个体执业医生和医院医生之间的利益纷争。事实上，佩林（Pelling）认为，伦敦的医院自 16 世纪已经开始为儿童提供治疗。在这一时期，重建的基督医院（Christ's Hospital）专门收治儿童病人，尽管它们当时的主要功能是福利和教育，而非健康机构。

我们对现代早期儿童病人的体验缺乏了解，不过显然，我们对于医疗保健的类型和他们获得的治疗的认识正在增加，对于他们是如何被作为病人也予以更为丰富的分析。这与医学社会史领域以病人为中心的发展方向是基本一致的。历史记录的可获得性和可及性的发展、英格兰和苏格兰儿童医院病历数据库的可获得性，也进一步推进了这一趋势。安德里亚·坦纳（Andrea Tanner）已经证明，病人及其家人对医院照顾的感受，是有可能获得的，尽管权力关系和成人看法的裹挟是难以全然避免的。

青少年并没有从此类历史研究中作为特别的病人被区分出来。事实上，直到今年，政策制定者和医生才开始区分出青少年医疗照顾，为他们单设病房。Emm Barnes 在一项关于英国年轻癌症的文献调查中对这种差异进行了研究，这项工作是非常罕见的。青少年患者在此之前要么是被当做成人治疗，要么是当做小儿，不过，自 20 世纪 60 年代以来，人们逐渐认识到，他们有不同的需求、问题，对疾病的理解也不同于其他年龄层。青少年通常还不到自行决策的年龄，但他们比小孩子更想拥有控制权。他们更愿意权衡预后，因此会有不同的焦虑。Barnes 的研究提示健康和疾病观等问题以及儿童病人中不同年龄层的差异。显然，对于儿童心理学史和情感发育史的研究进展与之有关，但这对于将童年期细分为出来提供了佐证。Lutz Sauerteig 曾线性地描写了西德性教育重点的转移，以此透析当时是如何将发育的身体性别化和医学化的。相似地，对于青春期凝萃的儿童性发育和叛逆问题，史学和社会政策也予以了更为广泛和深度的关注。

儿童与正常的边界

在关于儿童和青少年的医学史研究领域，近期兴起的第二个议题是对正常生命的边界的关注。再一次，所谓问题儿童或"福利儿童"作为研究对象受到了学界的关注，重现了儿童研究的整体趋势。这些儿童通常是边缘人群：少年犯、肇事逃逸者、受到雇主压榨者或者是需要福利机构照顾的人。在更为广泛的领域，医疗境遇中的年轻人也会认为自己是边缘人士，因为它们并不是正常的，通常意味着家庭与个人处于危机和紧张状态。有些经验和操作正被日渐正常化，比如疫苗接种，已经被常规化，甚至会在学校进行。不过，我们在医学社会史领域，甚至会看到更多被边缘化的问题。在这里，核心问题之一是何为标准的或正常的童年，作家和立法者是如何推崇了所谓健康的和功能良好的年轻人这一理想。很多著作都已经书写了基于阶级的预设对理想家庭的影响，很多人可能会认为这是一种非现实的中产阶级理想，即工人阶级不能也并不想实现这样的理想。随着某种家庭生活变成一种典范，那么其他的便被问题化了；准确地说，一旦有的家庭被认为忽视了儿童或者是肮脏、邋遢、遍布细菌和死亡的，那就会败坏儿童的道德和身体（所有人都信服的当属退化理论和国民健康理论）。医学史家也已经开始透过这张完美的图像，来检视那些健康未能"达标"的孩子们。

对于 19 世纪以后的近现代史研究来说，尤其亟须这一视角，因为在这一时期，衡量正常发育的量表日渐流行。儿童研究运动（Child Study Movement）和其他试图观察和定量化儿童成长和发育的研究进一步推进了当代对正常和异常的观念。育儿手册中通常会有一些需要填写的发育量表，20 世纪初，学校、育婴福利机构、牛奶诊所都会有关于儿童发育的体检，这也为健康发育的量化提供了素材。儿童要经历以往从未体验过的检查，而这会给父母、老师甚至立法者带来安全感和成就感，这也帮助建立了一些某些人无法达到的标准。

历史学家通过审视（尤其是 20 世纪）儿童指导运动（Child Guidance Movement）、儿童心理学和精神病学，身体失能的历史，来关注这一焦点。这些群体的儿童并没有达到健康预期，因此他们被置于了儿童健康正常的边缘。尿床、自慰甚至读小说等典型的未成年行为被重新定义为个人或家庭层面上深层次的焦虑和紊乱的指标。在第二次世界大战的洗劫之后，我们可以看到为了人类当下与未来的幸福和繁荣，精神卫生和情绪稳定被赋予了特别的关注。正如马克·杰克逊有关"愚钝的边陲之地"一文中指出的，儿童卫生是"对抗种族自杀的战役中至关重要的策略"。"迟钝和愚蠢"或者轻度的智力缺陷儿童尤其具有威胁，因为很难将他们与正常儿童区分开来。在 19 世纪末至 20 世纪初，这被转译为系列不同的健康标准，即强调平和的心态和儿童的人际关系和影响。哈里·亨德里克（Harry Hendrick）则试图评价 20 世纪 50 年代儿童对入院治疗的情绪和反应，在这一时期的英格兰，基本不鼓励父母去医院探视。更广泛地说，这一领域的研究揭示了不同地域和文化对精神正常的看法：约翰·斯图尔特（John Stewart）认为，尽管彼此之间在理念和方法上有着一定的互相滋养，儿童指导的发展在美国、英格兰和苏格兰是沿着迥异的路径的，基思韦耶特-霍夫斯特拉和麦尔兰德则认为在早期对童年心理学以及异常/低能/正常的关注上，荷兰是不同于英格兰的。

这一研究领域比许多其他研究领域更涉及年龄较大的儿童和青少年，尽管对青少年和青春期性质的具体思考仍然很少。马克·杰克逊将躯体发育和性成熟的开始与对社会规范和平衡的威胁建立联系，从而将当时对精神障碍的大部分关注与青春期联系在一起。至于为什么在对福利和少年犯的讨论上，青春期儿童会如此醒目，也是同样的问题。事实上，莎拉·海耶斯（Sarah Hayes）在讨论正常标准的医学化时，认为年轻人的情感失调和少年犯也是类似的原因。另一个例子是杰玛·布洛尔（Gemma Blol）对 20 世纪 60 年代荷兰阿姆斯特丹治疗法的案例研究，其中对青春期的治疗和概念化有清晰的呈现。不过，她注意到，这构成了青春期理想化的一部分，完全不同于二战后对青春期的理解。尽管一系列的研究已经指出，对这一生命阶段的关注是源自于近代早期甚至更早的时期，而且似乎一般认为在 20 世纪中期之前，对童年的认识与现代有很大的差别，甚至它们对卫生保健产生影响的时间也要更长。假定儿童的健康状况在儿科时代之前无法评价的前提，势必对如何看待青春期产生桎梏。

目前，学者们对心智和健康阈值的兴趣已逐渐赶上对躯体损伤的研究。这些研究议题推动我们进一步理解儿童对健康和疾病、幸福、残疾的体验，它们也将过去和现在在更广泛的关注联系在了一起。这一领域正是史学与现代政策和临床关注关系密切之处：我们在对当今社会儿童幸福和焦虑忧心忡忡之际，关于问题儿童的历史研究也已成热门领域，这是否是巧合？相似地，近年关于社区、个人和机构如何照顾精神病的争论日渐焦灼，史学著作对这一问题也有回响。马修·史密斯（Matthew Smith）对注意力缺陷障碍起源和社会建构的研究，恰好是历史研究刻画现代医学化和问题化进程的写照。随着历史上医生将注意力从身体转向精神，从正常转向所谓的不正常，我们自己的注意力也在转移。

结　论

　　显然，在过去几十年中，医学社会史对青年和少年的历史已经予以了更深入的研究。其中大部分映照了医学社会史本身的发展趋势；比如，从环境卫生到个人健康的变迁，从医院和诊所到病人史以及非官方照护。尽管历史研究与当下的问题联系在一起有利有弊，史学家也一直都在避免歪曲研究议题。不过，在评论基斯韦耶特-霍夫斯特拉和麦尔兰德在 2003 年主编的论文集时，罗杰·库特指出，自 1992 年更早的论文集《以儿童之名》问世以来，这一领域几乎没有进展。他认为依然有很多共同的关注点：机构、家庭、指南、儿童指导，尽管他也注意到对这些主题的处理已变得更加细致入微，并且越来越多地受到当下关于机构、权力、少年犯和情感观念的影响。这两本论文集都是从特殊的角度来关注儿童健康的，即医学福利和国民健康。他们一致认为过去应对儿童健康的方式是历史学家和当代人构建的结果。基斯韦耶特-霍夫斯特拉和麦尔兰德注意到，两次会议都对部分主导一切的观点是否有用提出了挑战。对于"国家效率"理论，他们毫不讳言"这是一个被历史学家们滥用的解释模型"。不过，证据提示，现在更趋于用其自身的理论框架分析儿童健康、治疗和健康。虽然难以评价历史上儿童的想法、感受和行动，但最近我们在分析此类问题时已有一些新的想法。对于年轻人的健康和疾病经验与成人有何关系？医生是如何理解年轻人的身体与精神的？历史学家也已开始试图给出答案。儿童健康的历史研究正从福利和雇佣的边缘转移到健康史，将来必然会建立起更有说服力的理论参考框架，而且会对所用的理论予以批判。

　　从医院和诊所到家庭和社区保健，儿童健康的历史被置于了一系列不同的语境中。不过，对于临床医学中的细节，以及临床治疗与儿童身体概念化的关系仍有待于进一步研究。儿童（作为个体或者更多的时候是通过父母）作为医疗市场消费者的经验超出了国家-家庭的二分法，需要进一步的探讨。可供儿童选择的卫生保健有多少？又在多大程度上有别于成人？一些专门的医学领域是如何以及为什么会成为儿科学亚学科？这让我们对儿童有了哪些了解？现代早期和中世纪的资料仍需要进一步的研究。骨考古学研究进展也已表明，它们有能力揭示古代的一些观念和实践。在更早些时候，我们会囿于可获得的资料，不过颇让人振奋的是，新的研究已经不再是井底之蛙，不再受限于按照年龄来审视儿童或者将成人和儿童的健康状况分别视之。在我们与当时人们眼中，童年的意义分别是什么，从婴儿至 18～19 岁经历了何种变化，仍然有待更多的关注。

最后，儿童健康的历史依然主要集中于欧洲国家，特别是英语国家，而比较史研究的范围依然较为狭窄。显然，在理解和治疗儿童健康问题方面，西方国家之间有着基本相似的趋势，不过具体的差异仍需要进一步的甄别。医学社会史并没有呈现出这种地理视野上的狭窄，欧洲外的医学史也已被广泛地探索。我们寄希望于童年研究能够做出人类学视域上的转变。这将为儿童健康史提出新的挑战，但这对于思索儿童病人的意义为何、疾病或残疾的经验以及这与能动性、家庭、少数族群、权利、医生和护士的职责将有重要的价值。正如休·坎宁安（Hugh Cunningham）曾指出的，我们需要某种参照来比较我们所理解的儿童期，从而更好地理解儿童期：当已经有一种严格的观念告诉我们何为童年以及童年应该如何时，"另一种童年"只能被命名和被想象而已。在医学史中有两种回响：儿童健康的定义必然相对不健康；某一时空的健康观必然不同于彼时彼地的健康观。以此，我们对历史上童年和青春期的健康和疾病状态将会获得一种更富反思性和深厚的理解。

（苏静静 译）

参考书目

Cooter, Roger (ed.), *In the Name of the Child: Health and Welfare, 1880–1940* (London: Routledge, 1992).

Dwork, Deborah, *War is Good for Babies and Other Young Children: A History of the Infant and Child Welfare Movement in England 1898–1918* (London: Tavistock Publications, 1986).

Gijswijt-Hofstra, Marijke, and Hilary Marland (eds), *Cultures of Child Health in Britain and the Netherlands in the Twentieth Century* (Amsterdam/New York: Rodopi, 2003).

Harris, Bernard, *The Health of the School Child: A History of the School Medical Service in England and Wales* (Buckingham: Open University Press, 1995).

Hendrick, Harry, *Child Welfare: Historical Dimensions, Contemporary Debate* (rev. edn, Bristol: Policy Press, 2003).

Jackson, Mark, *The Borderland of Imbecility: Medicine, Society and the Fabrication of the Feeble Mind in Late Victorian and Edwardian England* (Manchester: Manchester University Press, 2000).

Levene, Alysa, 'Family Breakdown and the "Welfare Child" in Nineteenth- and Twentieth-

Century Britain', *History of the Family*, 11 (2006), 67–79.

LOMAX, ELIZABETH, *Small and Special: The Development of Hospitals for Children in Victorian Britain* (London: Wellcome Institute for the History of Medicine, 1996).

PORTER, ROY, 'The Patient's View: Doing Medical History from Below', *Theory and Society*, 14 (1985), 175–98.

WELSHMAN, JOHN, 'In Search of the "Problem Family": Public Health and Social Work in England and Wales, 1940–70', *Social History of Medicine* 9 (3) (1996), 448–65.

注释

(1.) R. Cooter, 'Introduction', in *idem* (ed.), *In the Name of the Child: Health and Welfare, 1880–1940* (London: Routledge, 1992), 1–18.

(2.) G. F. Still, *The History of Paediatrics* (London: Oxford University Press, 1931); E. Seidler, 'An Historical Survey of Children's Hospitals', in L. Granshaw and R. Porter (eds), *The Hospital in History* (London: Routledge, 1989), 181–98; I. Loudon, 'The Origins and Growth of the Dispensary Movement in England', *Bulletin of the History of Medicine* 55 (3) (1981), 322–42; Irvine Loudon, 'John Bunnell Davis and the Universal Dispensary for Children', *British Medical Journal* 1 (6172) (5 May 1979), 1191–4.

(3.) For example, see C. Corsini and P. P. Viazzo (eds), *The Decline of Infant and Child Mortality: The European Experience, 1750–1990* (The Hague: Martinus Nijhoff, 1997); A. Bideau, B. Desjardins, and H. Pérez Brignoli (eds), *Infant and Child Mortality in the Past* (Oxford: Clarendon Press, 1997). On the calculation of infant mortality rates, see E. A. Wrigley and R. S. Schofield, *The Population History of England 1541–1871: A Reconstruction* (London: Edward Arnold, 1981), 210–13.

(4.) R. S. Floud, K. W. Wachter, and A. Gregory, *Height, Health and History: Nutritional Status in the United Kingdom, 1750–1980* (Cambridge: Cambridge University Press, 1990); Peter Razzell, 'Did Smallpox Reduce Heights?', *Economic History Review* 51 (2) (1998), 351–59, and the rejoinder by T. Leunig and H. J. Voth, 'Did Smallpox Reduce Height? Stature and the Standard of Living in London, 1770–1873', *Economic History Review* 49 (2) (1996), 541–60. See also Bernard Harris, 'Essay Review. Health, Height and History: An Overview of Recent Developments in Anthropometric History', *Social History of Medicine* 7 (2) (1994), 297–320.

(5.) B. Harris, *The Health of the School Child: A History of the School Medical Service in England and Wales* (Buckingham: Open University Press, 1995); J Welshman, 'School Meals and Milk in England and Wales, 1906–45', *Medical History* 41 (1997), 6–29; John Stewart, 'The Campaign for School Meals in Edwardian Scotland', in Jon Lawrence and Pat Starkey (eds), *Child Welfare and Social Action in the Nineteenth and Twentieth*

Centuries: International Perspectives (Liverpool: Liverpool University Press, 2001), 174–94; Harry Hendrick, 'Child Labour, Medical Capital and the School Medical Service, c. 1890–1918', in Cooter (ed.), *In the Name of the Child*, 45–71.

(6.) Cooter (ed.), *In the Name of the Child*.

(7) H. Hendrick, *Child Welfare: Historical Dimensions, Contemporary Debate* (rev. edn, Bristol: Policy Press, 2003).

(8.) E. Lomax, *Small and Special: The Development of Hospitals for Children in Victorian Britain* (London: Wellcome Institute for the History of Medicine, 1996); Andrea Tanner, 'Choice and the Children's Hospital: Great Ormond Street Hospital Patients and Their Families 1855–1900', in Anne Borsay and Peter Shapely (eds), *Medicine, Charity and Mutual Aid: The Consumption of Health and Welfare in Britain, c. 1550–1950* (Aldershot: Ashgate, 2007), 135–61; A. Levene, J. Reinarz, and A. Williams, 'Child Patients, Hospitals and the Home in Eighteenth-Century England' (*Family and Community History*, forthcoming).

(9.) Individual interpretations of the term 'national efficiency' seem to have been as important as differences in national settings: Marijke Gijswijt-Hofstra and Hilary Marland (eds), *Cultures of Child Health in Britain and the Netherlands in the Twentieth Century* (Amsterdam/New York: Rodopi Press, 2003), 7–30.

(10.) Deborah Dwork, *War is Good for Babies and Other Young Children: A History of the Infant and Child Welfare Movement in England 1898–1918* (London: Tavistock, 1986).

(11.) Deborah Dwork, 'Childhood', in W. F. Bynum and Roy Porter (eds), *Companion Encyclopedia of the History of Medicine*, Vol. 2 (London: Routledge, 1997), 1072–89; G. F. McCleary, *The Early History of the Infant Welfare Movement* (London: H. K. Lewis, 1933); Judith Sealander, *The Failed Century of the Child: Governing America's Young in the Twentieth Century* (Cambridge: Cambridge University Press, 2003); Kathleen W. Jones, *Taming the Troublesome Child: American Families, Child Guidance and the Limits of Psychiatric Authority* (Cambridge, MA/London: Harvard University Press, 2002).

(12.) Victor Bailey, *Delinquency and Citizenship: Reclaiming the Young Offender 1914–1948* (Oxford: Clarendon Press, 1987); Stephen Humphries, *Hooligans or Rebels? An Oral History of Working-Class Childhood and Youth, 1889–1939* (Oxford: Blackwell, 1981); Peter King, 'The Rise of Juvenile Delinquency in England 1780–1840: Changing Patterns of Perception and Prosecution', *Past and Present* 160 (1998), 116–66. For a broader treatment, see J. Gillis, *Youth and History: Tradition and Change in European Age Relations, 1770-Present* (New York: Academic Press, 1981).

(13.) See R. Cooter, 'After Death/After- "Life": The Social History of Medicine in Post-Postmodernity', *Social History of Medicine* 20 (3) (2007), 441–64.

(14.) Philippe Ariès, *Centuries of Childhood* (English trans., Harmondsworth: Penguin,

1962).

(15.) Linda Pollock, *Forgotten Children: Parent-Child Relations from 1500–1900* (Cambridge: Cambridge University Press, 1983); Hugh Cunningham, *Children and Childhood in Western Society since 1500* (2nd edn, Harlow: Pearson Longman, 2005); Harry Hendrick, 'Constructions and Reconstructions of British Childhood: An Interpretative Survey, 1800 to the Present', in A. James and A. Prout (eds), *Constructing and Reconstructing Childhood: Contemporary Issues in the Sociological Study of Childhood* (London: Falmer, 1990), 35–59.

(16) . N. Orme, *Medieval Children* (New Haven: Yale University Press, 2003), 3–10.

(17.) Roy Porter, 'The Patient's View: Doing Medical History from Below', *Theory and Society*, 14 (1985), 175–98.

(18.) Its first listing was in a medical lexicon in 1857, and it appeared in *The Lancet* for the first time two years later (http://dictionary.oed.com).

(19.) Lisa W. Petermann, 'From a Cough to a Coffin: The Child's Medical Experience in Britain and France, 1762–1884', PhD thesis, University of Warwick, 2007, 206–48 and esp. 207. The period of 'children's medicine' is further divided into a 'foundation phase' and a 'proto-paediatric' phase, dividing in 1830 with the foundation of the first university Chair in children's medicine in Paris. See also Sammuel Kottek, '"Citizens! Do you Want Children's Doctors?" An Early Vindication of "Paediatric" Specialists', *Medical History*, 35 (1) (1991), 103–16.

(20.) A. N. Williams and R. Sunderland, 'Thomas Willis—The First Paediatric Neurologist?', *Archives of Disease in Childhoold*, 85 (2001), 506–9; A. N. Williams, '"Labor Improbus Omnia Vincit" Ambrose Pare and Sixteenth Century Child Care', *Archives of Disease in Childhood*, 88 (2003), 985–9; H. Newton, 'The Sick Child in England, *c*.1580–1720', PhD thesis, University of Exeter, 2010.

(21.) Levene, Reinarz, and Williams, 'Child Patients'.

(22.) I. Ritzmann, 'The Care of Injured Children in Eighteenth-Century Zurich', (unpublished paper).

(23.) Loudon, 'John Bunnell Davis'.

(24.) This phrase is Petermann's—see the comments in n. 19 above.

(25.) M. Pelling, *The Common Lot: Sickness, Medical Occupations and the Urban Poor in Early Modern England* (London: Longman, 1998), 107.

(26.) See http://hharp.org/ (the Historic Hospital Admission Records Project). The project was funded by the Wellcome Trust, the Friends of Great Ormond Street Hospital, the Nuffield Foundation, and the History Research Unit at Kingston University.

(27.) Tanner, 'Choice and the Children's Hospital'; Andrea Tanner, 'The Great Ormond Street Historical Patient Database Project', *Archives: The Journal of the British Records Association*, 28 (109) (2003), 132–41.

(28.) E. Barnes, 'Captain Chemo and Mr Wiggly: Patient Information for Children with Cancer in the Late Twentieth Century', *Social History of Medicine*, 19 (3) (2006), 501–19.

(29.) Lutz D. H. Sauerteig, 'Pregnancy and Childbirth in (West) German Books, 1900s–1970s', in Lutz D. H. Sauerteig and Roger Davidson (eds), *Shaping Sexual Knowledge: A Cultural History of Sex Education in Twentieth-Century Europe* (London: Routledge, 2007), 129–60. See also the editors' Introduction in the same volume for the wider context.

(30.) A. Levene, 'Family Breakdown and the "Welfare Child" in Nineteenth-and Twentieth-Century Britain', *History of the Family*, 11 (2006), 67–79.

(31.) On the 'problematization' of the working-class family, see J. Welshman, 'In Search of the "Problem Family": Public Health and Social Work in England and Wales, 1940–70', *Social History of Medicine*, 9 (3) (1996), 448–65.

(32.) Harris, *The Health of the School Child*; Lyubov G. Gurjeva, 'Child Health, Commerce and Family Values: The Domestic Production of the Middle Class in Late-Nineteenth and Early-Twentieth Century Britain', in Gijswijt-Hofstra and Marland (eds), *Cultures of Child Health*, 103–25. See also Lyubov G. Gurjeva, 'Everyday Bourgeois Science: The Scientific Management of Children in Britain, 1880–1914', PhD thesis, University of Cambridge, 1998.

(33.) Mark Jackson, '"Grown-up Children": Understandings of Health and Mental Deficiency in Edwardian England', in Gijswijt-Hofstra and Marland (eds), *Cultures of Child Health*, 141–60, at 157; Mark Jackson, *The Borderland of Imbecility: Medicine, Society and the Fabrication of the Feeble Mind in Late Victorian and Edwardian England* (Manchester: Manchester University Press, 2000).

(34.) Harry Hendrick, 'Children's Emotional Well-being and Mental Health in Early Post-Second World War Britain: The Case of Unrestricted Hospital Visiting', in Gijswijt-Hofstra and Marland (eds), *Cultures of Child Health*, 213–42.

(35.) John Stewart, 'Child Guidance in Interwar Scotland: International Influences and Domestic Concerns', *Bulletin of the History of Medicine*, 80 (3) (2006), 513–39; M. Gijswijt-Hofstra and H. Marland, 'Cultures of Child Health in Britain and the Netherlands in the Twentieth Century', in Gijswijt-Hofstra and Marland (eds), *Cultures of Child Health*, 7–30.

(36.) Sarah Hayes, '"Rabbits and Rebels": The Medicalisation of Maladjusted Children in Mid-Twentieth Century Britain', in M. Jackson (ed.), *Health and the Modern Home* (New York/ London: Routledge, 2007), 128–52.

(37.) Gemma Blok, 'Tall, Spanking People: the Idealisation of Adolescents in a Dutch Therapeutic Community', in Gijswijt-Hofstra and Marland (eds), *Cultures of Child Health*, 265–86.

(38.) For example, S. Humphries and P. Gordon, *Out of Sight: The Experience of Disability 1900–1950* (Plymouth: Northcote House, 1992); H. J. Stiker, *A History of Disability,* trans. William Sayers (Ann Arbor: Michigan University Press, 1999); A. Borsay, *Disability and Social Policy in Britain since 1750: A History of Exclusion* (Basingstoke: Palgrave Macmillan, 2004).

(39) . Matthew Smith, 'Hyperactivity and American Psychiatry 1957–80', *Social History of Medicine*, 2 (3) (2008), 541–59.

(40.) R. Cooter, 'In the Name of the Child Beyond', in Gijswijt-Hofstra and Marland (eds), *Cultures of Child Health*, 287.

(41.) Gijswijt-Hofstra and Marland, 'Cultures of Child Health', 15.

(42.) Mary E. Lewis, *The Bioarchaeology of Children: Perspectives from Biological and Forensic Anthropology* (Cambridge: Cambridge University Press, 2007).

(43.) This was also pointed out in 2003 by Cooter, 'In the Name of the Child Beyond', 293.

(44.) A rare exception is Jennifer Beinart, 'Darkly through a Lens: Changing Perceptions of the African Child in Sickness and Health, 1900–1945', in Cooter (ed.), *In the Name of the Child*, 220–43.

(45.) H. Cunningham, '"The Children" and "the Other Children": Dualism in the Social Construction of Childhood', *Newsletter*, Society for the History of Childhood and Youth, 10 (Summer 2007), available at http://www.history.vt.edu/Jones/SHCY/Newsletter10/Cunningham.html, accessed 6 Feb 2009.

第十八章

医学与老年

苏珊娜·奥特维（Susannah Ottaway）

在当代社会，人们普遍认为老年和医学是密切相关的。关于医疗保健的争论往往集中在老年人医疗保健的失成比例的费用上；医学伦理学家竭力研究安乐死的功效；在许多西方社会，老年人住院（hospitalized）和收容（institutionalized）的比例极不相称。从某种意义上说，这种老年医学化的观点是不可避免的。健康问题确实在晚年达到高峰，比如器官衰竭、关节痉挛、骨骼退化、牙齿松动。另外，老年与健康之间的关系也有着独特的历史，过去各社会对这一关系的理解和处理方式各不相同。例如，我们可以考虑老年人健康体验中的两个非常不同的表现以说明过去的社会将"良好的"老年概念化为多种形式，从而在特定年龄问题的识别中减少了明显的连续性。

1787 年，在英国莫尔顿 - 汉普斯特德的伊丽莎白·弗兰奇夫人（Mrs. Elizabeth French）的葬礼布道中，牧师雅各布·艾萨克（Jacob Isaac）详细阐述了圣经中关于"美好晚年"的概念，以亚伯拉罕（Abraham）为例。这种衰老的模式围绕着仁慈、慈善和虔诚的行为，这些行为都是在上帝的恩典的框架内进行的。正如艾萨克所歌颂的那样，弗伦奇夫人的一生体现了这些品质，并被视为有用和"平静的满足"的典范。多亏了她年老时"良好的体质"，使她活到了 87 岁。然而，在这一点上，现代读者必须停下来，因为宪法强硬的主张与正文结尾处的一个脚注极不一致，后者告诉读者，弗兰奇在她生命的最后 11 年里被一个瘫痪者关在家里，而在此之前，她已经残废了 5 年。为了把注意力集中在她对宗教团体的贡献上，作者忽略了弗兰奇的苦难。事实上，这个脚注——在原文中有一个星号——很可能在布道的口头陈述中没有被清楚地表达出来。在这一点上，雅各布·艾萨克的作品是典型案例，它们体现了 18 世纪人们对老年的最后一个衰弱阶段缺乏关注。总的来说，这篇讲道描绘了一种极其乐观的观点，对这位老妇人衰弱的医疗状况没有太多关注。

弗兰奇夫人的案例是一个典型的"历史沉默"，人们对于在工业时代之前的老年，特别是老年妇女丧失行动能力保持沉默。老人的手杖是老年男性形象中的标准道具，但在近代早期或中世纪的资料中，无论是出版的或私人的资料还是视觉资料中，几乎从未讨论过老年女性失去行动能力的问题。我们知道行动能力的丧失是一个事实，残疾人有时确实会用轮椅来加以弥补。例如，18 世纪早期，70 多岁的伊莎贝拉·温特沃斯夫人（Lady Isabella Wentworth）在给儿子的一封信中描述了她是如何在两种不同类型的轮椅之间转换的："天气太冷了……今天早晨我被带到我的冬季宿舍去，因为我的柳条椅比我的轮椅暖和多了。"但即使在这里，我们注意到，在数百封信件中，这是唯一一次提到她的瘫痪，但这确实是一种间接的暗示。

我们可以将弗兰奇夫人的案例与 20 世纪早期历史学家、工党政治家比阿特丽斯·韦伯（Beatrice Webb，1858—1943 年）对老年妇女的描述进行比较。韦伯在 20 世纪 30 年代的日记和信件中有许多对老朋友和熟人的描述。一位朋友被这样描述道："作为一个年过七旬的女人，在我看来她还像三十年岁的年轻人一样迷人。她过去长得很好看，但现在她就像一朵枯萎的花。即使形体残缺，动作无力，也同样有魅力。"对另一位 84 岁的朋友的描述则悲观得多：

> "露易丝跛脚得无可救药，在屋里爬来爬去。她头脑清醒，年老和无助软化了她的世界观……但她极度孤独，厌倦了生活……显而易见的是，老年人觉得他们的孩子和他们的一些朋友在想：'如果你不享受生活，为什么不去死，结束它'。而老人可能会觉得没有答案，他只是不想死或看不到任何舒服的死法。"

在这两个案例中，韦伯都正面地描述了老年人移动性的问题。此外，她以一种完全世俗的方式描述了衰老的问题，强调了她朋友们的医疗和生理困境。在弗兰奇夫人去世的一个世纪后，这些资料让我们看到，人们对老年的看法发生了转变，这种转变更多地集中在衰老的医学层面，而不是宗教层面。

这些完全不同的案例反映了本章将讨论的主要问题，因为它追溯了医学对老龄化过程的理解，同时显示出连续性的主要方面随着时间的推移而改变。对过去人类生命跨度的期望和现实是什么？关于身体衰老的观念如何影响人们接下来生活中对老年健康和长寿的态度？为了老年问题，人们寻求了什么补救办法？在生命的后期，医学干预的范围和限制是什么？老年史是相对较新的，但这篇文章也将讨论老年和健康史学家在这一领域的探索方向。虽然这一章将主要关注西方老龄化的历史，但也将介绍一些与其他文化的比较点。

寿 命

人类生命的极限和可能的延长一直是历代医学作家和从业者们关注的最重要的问题之一。在过去，人们期望人类活多久？随着时间的推移，人们对生命历程的观念发生了怎样的变化？在过去的几十年里，关于人类生命的自然范围的讨论以及对实际预期寿命的分析，一直是老龄化历史学家和历史人口学家关注的焦点。

特别是在 20 世纪 70 年代和 80 年代，对法国和英国的历史记录进行的令人印象深刻的定量分析以及规模较小的社区和地区研究，确定了近代早期和现代的平均预期寿命。最近，人口统计学家、统计学家以及医学史家一直专注于人类寿命极限的问题，而有些人认为延长寿命的可能性几乎是有限的，另一些人更侧重于将 100 或 120 岁作为人类自然寿命的极限。这样的争论并不新鲜；相反，在有文字记载的历史中，医学作家们则一直在争论同一个问题。

超长寿命被记录在古典和圣经经文中，最著名的例子是玛士撒拉（Methuselah），他应该活了 969 岁。神话人物如提托诺斯（Tithonus）、提瑞西阿斯（Tiresias）和女巫（Sibyls）被认为存活了几个世纪之久以及荷马提供给我们的圣贤的派洛斯国王——奈斯特（Nestor）的经典例子，奈斯特活了 90 岁，他的长寿和智慧成为中世纪和近代早期世界的试金石。

除了这些神话和夸张的老年故事之外，还有一个惊人的事实：人们对老年生活的预期在过去与现代并没有什么不同。即使在古典时期，60 岁之前的死亡也被认为是"严酷和非自然的命运"。中世纪和近代早期经常使用圣经中的预期寿命作为试金石，与其说是用来衡量所有人都会达到什么年纪，不如说是用来衡量什么被认为是合适的或理想的（注：90：10 把寿命定为"70 岁"）。但费尔史东·沙哈尔（Shulamith Shahar）认为，"一般认为中世纪和文艺复兴时期，人们在 40 多岁就被认为是老年，事实上，他们在 60—70 岁才被归类为老年"。虽然有些历史学家因此会将 60 岁作为老年的起点，但也有学者用穷人的证据发现，在近代早期，老年通常被认为比这更早开始，特别是对妇女来说，50 岁是一个更常见的分界线，此时更年期的征兆将会出现。尽管这样的工作为历史学家提供了一种警示，让他们考虑到穷人较早步入老年的问题，与撰写这个时代大部分资料的精英相比，大多数历史学家都同意将 60 岁用作老年的年代标志。无论如何，到了 18 世纪，以 60 岁作为男人和女人进入老年的标志的做法已非常成功，并一直作为一种标准延续到近代。

虽然人口统计研究在工业化前、人口普查前是必要的试探性研究，但它证明所有人口中都存在 60 岁以上的人。据估计，公元 1 世纪，罗马帝国 60 岁以上的人口占总人口的 6% ~ 8%。同样，在中世纪的欧洲，经历过危险的生命早期阶段的人"有相当大的机会活到 60 或 70 岁"。在这一时期，尽管人口数据很少，但据估计，老年人占总人口的 5% ~ 8%。这一比例在近代早期发生转变，由于 16 世纪出生率的增加压低了欧洲老年人的比例（例如，1632 年奥地利 60 岁以上老年人比例降至 5.5%），这种状况在 17 世纪后期被逆转，在欧洲的几个地区，60 岁及以上人口的百分比徘徊在 10% 左右。

然而，随着 19 世纪人口结构的转变，这一趋势再度被逆转，直到 20 世纪初，老年人在欧洲人口中的比例才再次上升到如此高的比例。但是，应当指出的是，不同国家的老龄化比例非常不同，因此，它们的人口表现出不同的年龄结构。美国 60 岁以上老年人的百分比从 1830 年的 4% 增加到 1906 年的 6.4%。相比之下，1801 年法国的这一比例为 8.7%，到 1906 年上升到 12.6%。在英格兰，60 岁及以上的人在 18 世纪末占总人口的 6% ~ 7%，并且这一比例一直保持到 20 世纪初。

尽管存在这些差异，20 世纪欧洲国家的预期寿命仍然发生了变化，这一现象通常被视为西方社会的"老年化（greying）"。这一转变最明显的、（虽然也是）最不精确的迹象之一是世界人口预期寿命的总体增长，从公元纪年之初的 22 岁增长到 1750 年的 27 岁、1950 年的 35 岁，最后到 2000 年的 58 岁。如果我们更仔细地观察 20 世纪预期寿命的变化，我们可以看到，在很多地方，预期寿命的增长是最近才出现的。例如，在巴西，1950—1955 年，出生时预期寿命为 50.9 岁，但在 2000—2005 年，预期寿命为 68.3 岁。巴基斯坦也在同一时期取得了巨大的进步，预期寿命从 41 岁上升到 61 岁。中国的预期寿命甚至有了更大的增长，在同一时期从 40.8 岁增长到 71.2 岁。相比之下，西欧国家在 20 世纪下半叶之前一般已经开始步入更长的寿命道路。因此，在 1950—1955 年，法国、德国、荷兰、瑞典、瑞士和英国的预期寿命已经超过了 65 岁。

20 世纪老年人口经历的重大变化并不局限于生活的扩张。发达国家以及许多不发达区域的老龄化也因死亡前依赖期和健康状况不佳的时间缩短而改变。对老年人常见慢性疾病的医疗干预只是这一变化中的一部分，这一变化还受到持续终生的营养增强和预防保健改善的推动。总的来说，在整个西方历史中，直到 20 世纪，人们对生命长度的一般预期还是非常一致的，特别是把 60 岁作为步入老年的起点。尽管人们明显感到健康不佳和过早死亡的可能性很大，但从古典时期开始，人们想当然地认为，人类的寿命会理想地延长到 60 岁甚至 70 岁。

衰老过程的医学概念

对衰老过程的经典解释将其归因于生命过程中热量和液体的流失：越老的人，就越冷，越干。古代医学家和医学作家将他们的健康理论建立在四种体液（血液、黄胆汁、黑胆汁和黏液）的平衡上，他们认为在坚持更普遍的健康原则的同时，应该达到与个体内在倾向和个性相匹配的平衡。随着年龄的增长，人的器官会逐渐干涸，体液也会变得不平衡，血液和黄胆汁减少，黏液和黑胆汁占主导地位。希波克拉底提出了另一种理论，即衰老产生的是更冷、更湿的身体，而不是更干的身体。盖伦的理论只专注于前一个理论，然而，他认为老年人更湿的表现（流口水、痰等）并不是天生湿气的象征。在一些文本中，老年人的血液被认为与年轻人的血液不同：比年轻人的血液更稀薄、更冷、更少。这种认为老年更冷的观点也符合毕达哥拉斯的老年概念，即老年是生命四季中的冬天。亚里士多德认为，身体障碍比智力障碍更早发生，但在这两种情况下，超过中年、完美的人生阶段的衰老都被认为是一种衰退。

至少在 17 世纪之前，这些经典理论一直占主导地位。因此，在整个中世纪和文艺复兴时期，"体内体液成分的变化——即外部不良体液的增加、自然热量和先天激进水分的减少——被认为是所有老年事故（accidentia senectutis）的直接原因，包括身体和精神的因素"。17 世纪科学革命期间出现的新的医学理解确实影响了对衰老的理解，但并没有彻底或突然放弃盖伦关于衰老过程的观点，即使面对诸如 16 世纪炼金术士帕拉塞尔苏斯（Paracelsus，1493—1542 年）或英国医生威廉·哈维（William Harvey，1578—1657 年）等作家激进的新观点。从 17 世纪开始的医学论文和个人论文都确定了与老年有关的常见疾病：眼疾、关节疼痛、牙齿疼痛、麻痹、心脏虚弱、风湿病和全身虚弱。然而，与此同时，这一时期的医疗手册没有将这些疾病确定为专属于老年人的疾病，因此这一年龄组往往是顺带提及的，或通过推理提及的，人们对老年问题本身也没有什么医学上的兴趣。然而，早期的现代资料确实揭示了关于衰老的医学过程的假设。帕特里克·克尔（Patrick Ker）在《人类苦难地图》（*The Map Of Man's Misery*）一书中所著的《冥想四·老年篇》（*Meditation IV. Of Old Age*）揭示了人们熟悉的老年人健康问题。他将老人描写为：

> "他的头和关节在摇晃；他的脸已经衰老，布满了皱纹；他的眼睛发黑，视物不清；他的耳朵聋了，听不见：他口臭，牙齿腐烂，吐不出唾沫；他的力量变弱了；他的健康变成了疾病，他的整个身体'献给'了一系列的疾病。"

18 世纪关于衰老的医学观点既揭示了体液理论的流行和将老年比作疾病的延续，也揭示了变化，对于一个人是否有能力长期延缓衰老的不良影响，人们普遍持较为乐观的态度，而对市场营销的新商业化态度则是治疗老年不适的良方。医学文本可以表现出这些特征，同时也反映了启蒙经验主义的影响。后者的一个很好的例子是尼古拉斯·罗宾逊（Nicholas Robinson，约 1697—1775 年）写的《治疗痨病的新方法》（*A New Method of Treating Consumptions*，1727 年）。罗宾逊关于痨病的书阐述了"自然衰老的衰弱"和痨病造成的消瘦之间的区别。亚里士多德认为老年是介于健康和疾病之间的一种中间地带，而罗宾逊则更明确地区分了疾病和老年，对比了痨病迅速出现的"症状"和老年"衰老"中逐渐衰弱和渐进的肌肉萎缩。从他的导论中，我们可以清楚地看到新的科学方法对罗宾逊思想的影响，他在导论中指出，他的消耗理论的基础是"一种没有数字的数学推理"，其中第一个命题是由不言而喻的原理组成的数据。罗宾逊对老年的讨论不是基于以前的医学权威的著作，而是基于他对人类身体（死亡和活着的）的观察，并通过对医学的最新理解来看待。尽管仍然包含体液生理学的一些要素，但最重要的假设是来自于对人体内液体循环和调节性质的现代理解。罗宾逊认为，这种变化有助于解释为什么衰老的特征是逐渐的肌肉萎缩，而不是体液向寒冷和干燥的转变。

19 世纪带来了对老年人的医学理解和治疗的新方法，以及与工业化时代有关的新的身体挑战。19 世纪的医学文献对老年人的关注程度参差不齐，对可怕的呼吸系统疾病和癌症兴趣不大，但对衰老的生理学有了新的理解。在爱丁堡等地的医生的带领下，这些发展开始了一个重要的过程，即认识到老年人的医疗需求的是独立但重要的医学训练。另外，这种进步有了明显局限性。例如，心脏病仍然与老年无关，因为"器质性萎缩"被视为衰老的特征，而心脏和肾脏都不会萎缩。直到 20 世纪，老年人的心脏病问题才被视为一个特殊的问题。尽管如此，像苏格兰科医生乔治·戴（George Day，1815—1872 年）还是撰写了一些关于《老年疾病》（*Diseases of Advanced Life*）的重要论文，其中包括对老年性痴呆的描述。

虽然对老年人的医疗状况仍然持宿命论的态度，但 19 世纪中期的西欧确实见证了医疗设施和方法的发展，这对老年人的治疗势必产生了一些影响。许多历史学家已经注意到，与 19 世纪法国老年医学的发展，特别是夏科（J. M. Charcot，1825—1893 年）的创新工作相比，英国对老年人的医疗能量和资源的提供是滞后的。19 世纪法国老年医学的早期出现的原因可能是人口的早期老龄化。法国的人口历史是最早的人口老龄化的案例之一，19 世纪期间，60 岁以上人口的比例从 8.5% 增长到 12.5%。

在德国，尽管卡尔·坎斯塔特（Carl Canstatt）等医生对老年问题进行了深入的研究，但对老年疾病的宿命论态度仍然很明显。例如，在 19 世纪后期，老年人的死亡原因"'与年龄有关的疾病'增加了，这表明医生，大概也包括病人，对自然的、不可避免的死亡这一概念非常满意"。尽管早期的态度仍在继续，但老年医学化的趋势明显，老年医学的医疗从业人员日益专业化。在 19 世纪的德国，有关老龄化理论是活力论的（"生命力的自然消退"），它将老年医学研究纳入一个关于生命历程的知识的总体框架中，这与仍在西欧其他一些地区流传的盖伦医学理论形成了对比。

在其他地方，医生和作家更多地关注老年的不同阶段，并开始产生了一个关于老年人医疗需求的二元模型。因此，医学词典和教科书将衰老过程中的"正常"衰退（如骨质疏松症）与"病态"退化（如动脉硬化）区分开来。这种将自然老化过程的某些方面确定为疾病的过程具有双重影响。一方面，这样一个标签意味着这些方面的衰退可能是可以治愈的；另一方面，这种把老年的自然症状当做疾病来治疗的方法加强了老年保健向医疗保健转变的趋势。因此，毫不奇怪地，特别在是 19 世纪后期，英国和法国的医生将医学界新发现的信念和方法引导到老年人的治疗方面。为了使生命的最后阶段更健康和负担更少，越来越多的干预方法被开发出来。然而，当 20 世纪的医生开始专注于治疗某些老年疾病时，到了 19 世纪，"从根本上说，在大多数国家，人们认为老年人是无法治愈的"。

这种对老年人健康的悲观看法在 20 世纪受到一群医生和医学作家的挑战，尽管其他人仍然对衰老过程的本质持极端消极的态度。这两种观点都是医学界对老年问题新关注的一部分。事实上，正是在 20 世纪早期，我们终于发现了"老年病学"（geriatrics）这个词，是由一个移民到美国的奥地利人伊格纳茨·纳舍尔（Ignatz Nascher，1863—1945 年）发明的，他参与了从世纪之交开始医生们认识到老年医学专门化的必要性的大趋势中。在区分老年病学（geriatrics）和老年医学（gerontology）时，纳舍尔强调"老年疾病是一种身体退行性变的病理过程"。根据纳舍尔的观点，有必要把老年人的疾病作为可治愈的疾病而不是老年的一部分来治疗。他也是精神刺激、合理饮食和活动的倡导者。跟随纳舍尔，我们看到在 20 世纪早期，美国对老年医学的理解和治疗有了很大的进步。

从 20 世纪 20 年代开始，医生们开始撰写第一波文章，试图向老年人更广泛地阐述他们的医疗保健问题。这几十年里的创新不仅包括关于身体健康的新理论，也包括对老年心理健康的理解上的突破。例如，阿洛伊斯·阿尔茨海默（Alois Alzheimer，1834—1915 年）帮助完善了对老年大脑疾病的理解，莉莲·马丁（Lillien J. Martin）的《挽救老年》（*Salvaging Old Age*，1930 年）认识到了晚年压力的特殊问题。英国在 20 世纪 30 年代之后在老年医疗方面的创新主要集中在对老年人的物理治疗上，马乔里·沃伦（Marjorie Warren）在米德尔塞克斯医院发起了一项倡议，她在物理康复方面的新技术引起了同事们的注意，并开创了一个在晚年采取更加积极的行动方式的新时代。由于国际上对人口变化的日益关注，这些问题在 30 年代和 40 年代得到了加强。大多数西欧国家对出生率下降和预期寿命延长的新认识，促使人们对老年医学和老年病学的兴趣激增。

从 20 世纪头几十年开始，我们可以发现，证据表明老年人健康方面的医疗关注和专业化水平达到了新的水平。1917 年，医学期刊开始增加老年医学版块，而到了 20 世纪 40 年代和 50 年代，德国、意大利和法国都有专门研究老年医学的医学期刊。考德利（E. V. Cowdry，1888—1975 年）在 1937 年主编了由著名医学家撰写的论文集《衰老问题》（*Problems of Aging*），这以开创性的工作提高了美国老年医学的声望和目标。类似地，英国老龄化研究协会（British Society for Research on Ageing）于 1939 年成立，而苏联在 1938 年主办了第一届国际老年学会议。

到 20 世纪后期，随着诸如心脏搭桥手术、髋关节和膝关节置换术等创新技术的普及，这种兴趣和研究为老年人带来了一些切实的好处。当然，到 20 世纪后期，老年病学已经得到了很好的发展，目前它是一个不断增长和充满活力的领域。此外，近几十年来，人们重新关注生活质量，而不仅仅是姑息治疗。专攻老年病学的医生以及其他领域的护理提供者，包括了如听力、视力、牙科和足科的老年人特殊需要方面的专家。这反映了当前对老年疾病的共识，凸显了老年人疾病和慢性健康衰退在老年人的复杂性和重叠性，而使任何特定老年人的医疗问题都不可能有单一的解决方案。

更 年 期

在整个前现代时代，医学家们几乎只关注男性衰老问题，但也有一些医学文献专门关注了女性衰老问题，这些文献主要关注更年期问题。令人惊讶的是，没有更多关于女性衰老经历的文章，因为老年医学史上的一个伟大常量是女性更长寿，这在中世纪以来的几乎所有时代和地区都很明显。20 世纪早期以后，关于妇女在衰老过程中的特殊经历和她们的需求的著述越来越多。事实上，一些女权主义历史学家提出，现代越来越频繁的对妇女生殖健康（包括绝经期）的侵入式医疗对妇女有害。

《穆利勒姆部长》（*De Secretis Mulierum*）是中世纪早期使用的一种经典文本，认为停止月经是有害的，因为女性的身体不再能够清除自己的月经液中的杂质。这样算来，绝经后的妇女本身就是有毒的，尤其是如果她的饮食很差的话。其他近代早期和中世纪的作家遵循希波克拉底的观点，认为"更年期标志着女性身体重新被男性同化"，认为绝经后的女性更加男性化，这是一个积极的变化，但也威胁到性别的不稳定性。在许多著作中都有一种假设，即男子和妇女的健康从根本上是不同的，特别是在妇女生殖健康这一主题上花了很多笔墨。

18 世纪有一篇特别有趣的文章叫做《关于月经终止的评论》（*Remarks on the Final Cessation of the Menses*），这其实是打着医学文献旗号的骗人广告。这篇文章体现了迈克尔·斯托尔伯格（Michael Stolbera）所说的更年期的"激惹"模式在 18 世纪后期和 19 世纪早期很典型。"评论"强调了更年期的危险，并将这一时期"病理化"，认为它将女性带到了身体毁灭的边缘。与此同时，文本显示在更年期幸存下来的女性可以比以往任何时候都更强壮、更健康、更精神敏锐。因此，在启蒙运动时期，妇女绝经期的病理化和稳定化趋势都在加剧，这两种趋势在早期都很明显。

19 世纪的医学对女性衰老的研究仍然很少，仍然忽视了更年期，也仍然不能解释女性长寿的原因，尽管至少现在人们注意到了后者。最后，在 20 世纪早期，更年期在医学文献和讨论中表现得更为突出。随着医学解释更多地关注腺体在衰老过程中的作用，与更年期相关的激素变化变得更加有趣，新的想法和治疗方法也逐渐与更年期相关。然而，据了解，绝经通常发生在 45 岁到 55 岁之间的某个时间点，年龄聚集在 50 岁左右，在整个西欧历史上，这标志着它是在衰老医学史上某种连续性的一个点。当然，更年期的经历会因情况而异。正如几位历史学家指出的那样，穷人的饮食会让女性更容易患上骨质疏松症和其他疾病，而在某些时代，富有的女性也会避免食用乳制品，无意中也让自己更有可能出现脊柱弯曲以及牙齿脱落。

延长寿命

阿尔·沃恩（J. L. Alvorn）简洁地阐述了"老年医学的一个重要真理：'老年医学的中心问题是，人类其实是必死的，我们一定会死于某种终结性事件'。在整个历史中，它仍然是如此，不确定如何处理或管理这一事件。"于是，具有讽刺意味的是，关于老年的研究中最有趣的一个方面是关于延长生命的思想史，即努力推迟死亡，也许是无限期地推迟死亡。这一领域的研究通常以微妙的方法和通俗易懂的风格为特点，其不同之处不在于叙述的故事，而是涉及人类寻求不朽的往往是有趣的历史的范围和方法。

关于如何对抗老年的症状和不适以及如何真正延长生命历程，从古典和圣经世界到现代一直是人们关注的焦点。盖伦将与老年有关的特殊医疗问题称为"老年艺术"，并强调需要温暖和滋润衰老的身体以对抗体液失衡。虽然许多古典作家（如塞内加）把老年归类为疾病，但盖伦不同意，他把老年归类为介于健康和疾病之间的一种自然的状态。从盖伦的《论养生》（*On the Preservation of Health*）开始，几乎所有旨在促进长寿的著作都关注适度饮食和锻炼的必要性。然而，与此同时，多年来的医学文献将老年与特定疾病的倾向联系起来，特别是呼吸和循环系统疾病。面对这些疾病和不适，医疗从业人员和作家通常注重改善和预防，而不是治愈，因为这些疾病被视为衰老过程中不可避免的特征。

即使是精神上的工作也提供了一些希望，不仅可以延长寿命，而且可以帮助人类确定一个积极有益的衰老过程。意大利文艺复兴时期的作家阿尔维塞·科纳罗（Alvise Cornaro，1484—1566 年）提出了一种个性化的、乐观的观点，认为通过适度的饮食和锻炼可以延长一个健康愉快的晚年，但他和许多人一样，强调稳定的精神和社会状态的重要性。事实上，宗教、人文和医学文献显示了复杂的相互作用，正如丹尼尔·谢弗（Daniel Schäfer）所证明的那样：关于衰老生理的文化概念是由各种流派和学科内的思想、隐喻和"科学"理论的交流形成的。

由于启蒙运动对人类幸福潜力的乐观态度，关于延长生命的文本在 18 世纪特别普遍和乐观。例如，1799 年的《关于最合理的养生方法的文章》（*The Essay on The Most Rational ways of Preserving Health*）最后列出了历史上几十个长寿案例，尽管其中许多案例在 19 世纪被威廉·汤姆斯（William Thoms）的《人类的寿命：事实和虚构》（*Human longevity：Its Facts and Fictions*，1873 年）所质疑，但从 18 世纪到现在，许多文献继续颂扬个人长寿的成就。然而，关于这一主题的古典和文艺复兴时期的文献仍然有着巨大的连续性。保持老年健康的基本秘诀仍然是：适度饮食、坚持锻炼、保持开朗、平和的脾气。到了 18 世纪，这类文献一般是为广大的读者而写的，是为那些"对医学问题不习惯于思考和推理"的人而写的。

从庞塞·德·莱昂（Ponce de Leon）在 15 世纪晚期西班牙帝国寻找不老泉的叙述，到约翰·希尔（John Hill，1714—1775 年）相信老年疾病很容易预防，再到埃利·梅奇尼科夫（Elie Metchnikoff，1845—1916 年）对医学能够治愈大多数衰老原因的信念。这些文本对老人能力衰退的描述通常是现实和务实的，但他们相信自己有能力减轻老年时的不适，这也是他们希望将这一人生阶段描述得不像传统医学文献中那样绝望的部分原因。在这些文本中，要求老年男女认真监测并帮助自己保持健康。最后，这些文本给了年长男女一种赋权的感觉，把他们的病情负担放在了他们自己的肩上。

随着期刊和广告的兴起，除了关于老年养生的科学著作外，价值更可疑的论文和文章也越来越多地被发表。这在 18 世纪达到了早期的顶峰，到了 20 世纪，当然，它们已经达到了荒谬的地步。在商业广告和流行的医学指南中，既有模仿医学的文本，也有公开嘲笑寻找治愈衰老的方法的民谣。例如，威廉·布洛达姆（William Brodum，767—1824 年）的《老年指南》（*A Guide to Old Age*）实际上是他的"神经兴奋剂"和"植物糖浆"的延伸推销。布洛达姆的作品还包括了一篇反对"自我污染"的长篇抨击，不仅揭示了人们对自慰的传统厌恶，也揭示了对"精子经济"的关注，一些学者将其与维多利亚时代的老年政治概念联系在一起。

在过去的几个世纪里，人们很难区分合法的延长寿命的医学文献和骗人的把戏，因为在整个 19 世纪和 20 世纪，延长生命和老年人健康的创新从平凡到奇异。这种文学的历史贯穿着一种极其实用的脉络。从亚里士多德、盖伦、路易吉·科纳罗（Luigi Cornaro）、培根、孔多塞侯爵（the Marquis de Condorcet）、达尔文、弗洛伊德到现在，所有这些作家都认识到了盖伦所谓的"非自然"，解释了空气、饮食、睡眠、锻炼、消除身体废物和心理健康如何影响生命的长度和幸福。

然而其他的作品，包括许多现代的作品，包含了"治疗"衰老的方法，听起来像神奇的帕拉塞尔苏斯的长生不老药，而不是我们目前所看到的老年医学的最新水平。帕拉塞尔苏斯的 16 世纪的药物包括锑、硫、金和鸦片，这些药一直服用到指甲和头发脱落为止。关于细菌的知识和改进的外科手术技术改变了 20 世纪早期对人体的医学观点，极大地提高了干预疾病和衰老的可能性，但到 20 世纪 30 年代，并没有出现延长寿命的单一公式，而是出现了大量的理论。这些观点被不同的群体（优生学家、精神分析学家、性学家等）所采纳，他们都有着当时的智识困扰。血液、矿物质、粉碎的豚鼠生殖器官以及草药、食物和热量限制，都曾在不同时期被视为治疗衰老的奇迹般的方法。

我们可以从不同的角度来思考这种关于延长生命的文章。一方面，正如上面所提到的，这些文本在数千年的时间里有着真正的连续性，这从它们在各个时代的存在就可以明显看出。另一方面，人们还可以注意到，这些作品反映了产生它们的特定文化的医学知识和社会关注。尽管人们对青春永驻的希望是永恒的，但实现青春永驻的方法却反映了每个时代的医学专业知识和心态。

结论：新的方向

老年史这一领域相对较新，也相对没有什么争议，这一领域的发展趋势是通过收集大量的书籍来实现的，不幸的是缺乏大量专著。人们的兴趣往往集中在与社会福利和历史人口统计学有关的问题上，尽管在文化史上，人们对老年态度的变化这一总主题上存在一些差异。尽管如此，许多关于老年史的最丰富和最激动人心的工作，仍然涉及家庭和国家支持老年人的社会和经济决定因素上的分歧。

尽管大多数关于老龄化史的研究，当然也包括那些与医学史最相关的研究，都集中在人口统计学和社会老龄化史上，但一些较大的著作都将老年历史的讨论概括为围绕老年历史期望和经验的连续性与变化的问题。乔治·米诺伊斯（George Minois）和彼得·拉斯莱特（Peter Laslett）都是这一领域的先驱，他们对这个问题的处理方式截然不同。拉斯莱特的工作虽然承认退休预期等特征发生了重大变化，但总体上强调的是连续性而不是变化，因为他试图挑战过去家庭历史黄金时代的神话，即老年人受到尊重，同居是常态。类似地，基思·托马斯（Keith Thomas）在一篇关于"年龄和权威（Age and Authority）"的开创性文章中也指出，早期的前现代时代在其规范上与老人统治相去甚远。相比之下，乔治·米诺伊斯认为："从古代到文艺复兴时期的西方史都以老年人的社会和政治角色的波动为特征，然而，总的趋势是退化的。"最近的一些对老年人长期文化史进行评估的论文倾向于对所有简单轨迹的概念提出质疑，强调积极的和歧视老年人的规范并存以及在老年人生活中跨时间和空间上的变化。

另外三个更具体的问题目前困扰着这一领域的历史学家。人们对不断变化的人口统计学的研究非常感兴趣，尤其是人口老龄化问题以及老龄化是否是一个"社会问题"的相关问题。将老年人视为社会问题的观点与那些专注于什么能导致老龄化的人的工作形成对比。在第二个领域，这些研究往往是当代的，但这组问题（基本上与促进长寿有关）也为大多数关于老年的历史研究提供了信息，当然，在许多方面形成了关于老年的医学论述。最后，在一个发现自己面临养老金计划和社会保险危机的世界里，关于养老金和老年机构的文献正在迅速发展，这并不令人意外。

虽然老年史学已经多样化，甚至是碎片化的，其特点是微观研究多于综合研究，但也有一些人试图汇集最近的发展，总结我们对老年的认识。这些工作有助于老年历史学家以及对老年病学感兴趣的医学史学家将他们的研究置于在该领域人口变化和文化连续性的总体结构中。

（莫小聪 译）

参考书目

ACHENBAUM, W. A., *Crossing Frontiers: Gerontology Emerges as a Science* (Cambridge: Cambridge University Press, 1995).

BOTELHO, LYNN, and PAT THANE (eds), *Women and Ageing in British Society* (London: Longman, 2001).

COLE, THOMAS, *The Journey of Life: A Cultural History of Aging in America* (Cambridge: Cambridge University Press, 1992).

HAYCOCK, DAVID, *Mortal Coil: A Short History of Living Longer* (New Haven, CT: Yale University Press, 2008).

JOHNSON, PAUL, and PAT THANE (eds), *Old Age from Antiquity to Post-Modernity* (London: Routledge, 1998).

OTTAWAY, SUSANNAH, *The Decline of Life: Old Age in Eighteenth-Century England* (Cambridge: Cambridge University Press, 2004).

PELLING, M., and R. M. SMITH (eds), *Life, Death and the Elderly: Historical Perspectives* (London: Routledge, 1991).

SHAHAR, SHULAMITH, *Growing Old in the Middle Ages: Winter Clothes Us in Shadow and Pain* (London: Routledge, 1997).

THANE, PAT, *Old Age in English History: Past Experiences, Present Issues* (New York: Oxford University Press, 2000).

——— (ed.), *The Long History of Old Age* (London: Thames and Hudson, 2005).

TROYANSKY, DAVID, *Old Age in the Old Regime: Image and Experience in Eighteenth-Century France* (Ithaca, NY: Cornell University Press, 1989).

注释

(1.) Jacob Isaac, 'Religion alone the cause of happiness in old age. A discourse delivered at the funeral of Mrs. Elizabeth French', Moreton-Hampstead, 6 February 1787 (Exeter: R. Trewman, 1787), in Oxford University, Harris Manchester College, T 211.15. My thanks to the librarians at Harris Manchester for supplying me with a copy.

(2.) BL Add. MS 22225, fol. 495^r–496^r. Novbr ye 24 [1726]. Thanks to Ingrid Tague for this reference.

(3.) N. MacKenzie and J. MacKenzie, *The Diaries of Beatrice Webb*, Vol. 4 (London, 1986), cited in P. Thane. 'Old Women in Twentieth-Century Britain', in L. Botelho and P. Thane (eds), *Women and Ageing in Britain since 1500* (Harlow: Longman, 2001), 218–19.

(4.) E. A. Wrigley and R.S. Schofield, *The Population History of England* (Cambridge: Cambridge University Press, 1981); Wrigley et al., *English Population History from Family Reconstitution, 1580–1837* (New York: Cambridge University Press, 1997); J. Dupâquier, *Pour la Démographie Historique* (Paris: Presses universitaires de France, 1984); D. Haycock, *Mortal Coil: A Short History of Living Longer* (New Haven, CT: Yale University Press, 2008).

(5.) T. Parkin, 'The Ancient Greek and Roman Worlds', in P. Thane (ed.), *The Long History of Old Age* (London: Thames and Hudson, 2005), 37.

(6.) Ibid. 40.

(7.) Shulamith Shahar, 'Who Were Old in the Middle Ages?', *Social History of Medicine*, 6 (3) (December 1993), 313–41; *idem, Growing Old in the Middle Ages: Winter Clothes Us in Shadow and Pain* (London: Routledge, 1997); Joel Rosenthal, *Old Age in Late Medieval England* (Philadelphia: University of Pennsylvania Press, 1996), 96–8.

(8.) L. Botelho, 'Old Age and Menopause in Rural Women of Early Modern Suffolk', in Botelho and Thane (eds), *Women and Ageing in Britain since 1500*, 43–65; S. Ottaway, *The Decline of Life: Old Age in Eighteenth-Century England* (Cambridge: Cambridge University Press, 2004), 1–64.

(9.) Parkin, 'The Ancient Greek and Roman World', 41; Shulamith Shahar, 'The Middle Ages and Renaissance', in Thane (ed.), *The Long History*, 71, 79; Botelho, 'Old Age and Menopause'; Shahar, 'The Middle Ages', 79; M. Mitterauer and R. Sieder, *The European Family: Patriarchy to Partnership from the Middle Ages to the Present*, trans. Karla Oosterveen and Manfred Hörzinger (Chicago: University of Chicago Press, 1983), 146; L. Botelho, 'The Seventeenth Century', in Thane (ed.), *The Long History*, 113–73, 148.

(10.) W. A. Achenbaum, *Old Age in the New Land: The American Experience since 1790* (Baltimore: Johns Hopkins University Press, 1978), 60; D. Troyansky, *Old Age in the Old Regime: Image and Experience in Eighteenth-Century France* (Ithaca, NY: Cornell University Press, 1989), 9; R. M. Smith, 'The Structured Dependence of the Elderly as a Recent Phenomenon: Some Sceptical Historical Thoughts', *Ageing and Society*, 4 (1984), 414—all cited in Thomas R. Cole and Claudia Edwards, 'The 19th Century', in Thane (ed.), *The Long History*, 220.

(11.) P. S. Nyce and S. Schieber, *The Economic Implications of Aging Societies: The Costs of Living Happily Ever After* (New York: Cambridge University Press, 2005), 15.

(12.) P. Thane, 'Old Age', in R. Cooter and J. Pickstone (eds), *Medicine in the Twentieth Century* (Amsterdam: Harwood Academic, 2000), 617–32, at 618.

(13.) Parkin, 'The Ancient Greek and Roman World', 59-60.

(14.) Shahar, 'The Middle Ages,' 83, citing Roger Bacon, *Opus majus*, ed. J. Bridge (Frankfurt, 1964), II: 206.

(15.) L. Botelho, 'Introduction', in L. Botelho and S. Ottaway (eds), *History of Old Age, 1600–1800*, 8 vols (London: Pickering and Chatto, 2008), I, xlix–xlx.

(16.) P. Ker, 'Meditation IV. Of Old Age' in *The Map of Man's Misery*, in Botelho and Ottaway (eds), *History of Old Age*, I, 188.

(17.) D. Schäfer, '"That Senescence Itself is an Illness": A Transitional Medical Concept of Age and Ageing in the Eighteenth Century', *Medical History*, 46 (2002), 525–48.

(18.) Nicholas Robinson, *A New Method of Treating Consumptions* (London: A. Bettesworth et al., 1727), xii-xiii. Reprinted in Botelho and Ottaway (eds), *History of Old Age*, II, 111–18. For further discussion of consumptions, see in this volume Chapter 22 by Carsten Timmermann.

(19.) P. Thane, 'Geriatrics', in W. F. Bynum and R. Porter (eds), *Companion Encyclopedia of the History of Medicine*, 2 vols (London: Routledge, 1993), II, 1092–1115, at 1100, 1102.

(20.) P. Stearns, *Old Age in European Society: The Case of France* (New York: Holmes and Meier, 1976), 83-97; C. Conrad, 'Old Age and the Health Care System in the Nineteenth and Twentieth Centuries', in P. Johnson and P. Thane (eds), *Old Age from Antiquity to Post-Modernity* (London: Routledge, 1998), 132–45.

(21.) Thane, 'Old Age', 620; J. Dupâquier (ed.), *Histoire de la population française*, tome 3 —De 1789 a 1914 (Paris: Presses universitaires de France, 1988), 555.

(22.) Cole and Edwards, 'The 19th Century', 244.

(23.) Hans-Joachim von Kondratowitz, 'The Medicalization of Old Age: Continuity and Change in Germany from the Late Eighteenth to the Early Twentieth Century', in M. Pelling and R. M. Smith (eds), *Life, Death and the Elderly: Historical Perspectives* (London: Routledge, 1991), 134–64; Thane, 'Geriatrics', 1101.

(24.) Cole and Edwards, 'The 19th Century', 244.

(25.) Thane, 'Geriatrics', 1102.

(26.) J. T. Freeman, 'Nascher: Excerpts from His Life, Letters and Works', *Gerontologist*, 1 (1961), 17-26, cited in Thane, 'Geriatrics', 1103-4.

(27.) Thane, 'Geriatrics', 1105-7; T. Cole, *The Journey of Life* (Cambridge: Cambridge University Press, 1992).

(28.) W. A. Achenbaum, *Crossing Frontiers: Gerontology Emerges as a Science* (Cambridge: Cambridge University Press, 1995), 64-5, 98-9; Thane, 'Geriatrics', 1104-07.

(29.) Thane, 'Old Age', 630.

(30.) Achenbaum, *Crossing Frontiers*, 251-68.

(31.) Germaine Greer, *The Change: Women, Ageing, and the Menopause* (New York: Knopf, 1991); Lois Banner, *In Full Flower: Aging Women, Power and Sexuality* (New York: Knopf, 1992).

(32.) Shahar, 'The Middle Ages', 84, citing *De Secretis Mulierum*, cited in D. Jacquart and C. Thomassert, *Sexuality and Medicine in the Middle Ages*, trans. M. Adamson (Oxford: Oxford University Press, 1988), 75.

(33.) L. A. Dean-Jones, *Women's Bodies in Classical Greek Science* (Oxford: Oxford University Press, 1994), 107, cited in Botelho, 'Old Age and Menopause', 52; S. Mendelson and P. Crawford, *Women in Early Modern England* (Oxford: Oxford University Press, 1998), 23, 184-5.

(34.) Michael Stolberg, 'A Woman's Hell? Medical Perceptions of Menopause in Preindustrial Europe', *Bulletin of the History of Medicine* 73(3) (1999), 404-28; Mendelsson and Crawford, *Women in Early Modern England*, 126.

(35.) D. W. Amundsen and C.J. Dyers, 'The Age of Menarche in Medieval Europe', *Human Biology*, 45 (1973), 363-9; J. B. Post, 'Ages of Menarche and Menopause: Some Medieval Authorities', *Population Studies*, 25 (1971), 83-7; Botelho, 'Old Age and Menopause', 43-65.

(36.) Thane, 'Geriatrics', 1112, citing J. L. Avorn, 'Medicine: The Life and Death of Oliver Shay', in A. Pifer and L. Bronte (eds), *Our Aging Society* (New York: Norton, 1986), 295 n 46.

(37.) G. Gruman, *A History of Ideas about the Prolongation of Life: The Evolution of Prolongevity Hypotheses to 1800*, Transactions of the American Philosophical Society, ns, 56 (9) (Philadelphia: American Philosophical Society, 1966); Haycock, *Mortal Coil*.

(38.) Parkin, 'The Ancient Greek and Roman', 60; Schäfer, '"That Senescence Itself is an Illness"'.

(39.) Shahar, 'The Middle Ages', 90.

(40.) D. Schäfer, 'Medical Representations of Old Age in the Renaissance', in Erin Campbell (ed.), *Growing Old in Early Modern Europe: Cultural Representations* (Aldershot: Ashgate, 2006), 11–19.

(41.) *An Essay on the Most Rational Means of Preserving Health, and Attaining to an Advanced Age. To Which Are Added Anecdotes of Longevity* (London: James Wallis, 1799), reprinted in Botelho and Ottaway (eds), *History of Old Age*, II, 186–96; R. Porter and D. Porter (eds), *In Sickness and in Health: The British Experience, 1650–1850* (London: Fourth Estate, 1988), 30-1.

(42.) W. Brodum, *A Guide to Old Age, or a Cure for the Indiscretions of Youth*, 46th edn (London: J. W. Myers, 1799); M. M. Gullette, 'Male Midlife Sexuality in a Gerontocratic Economy: The Privileged Stage of the Long Midlife in Nineteenth-Century Age-Ideology', *Journal of the History of Sexuality*, 5 (1) (1994), 58–89.

(43.) Haycock, *Mortal Coil, passim.*

(44.) S. Ottaway, 'Introduction', to S. Ottaway, L. Botelho, and K. Kittredge (eds), *Power and Poverty: Old Age in the Pre-Industrial Past* (Greenwich, CT: Greenwood, 2002), 1–12.

(45.) P. Teo, et al., *Ageing in Singapore: Service Needs and the State* (London: Routledge, 2006); I. Aboderin, *Intergenerational Support and Old Age in Africa* (New Brunswick, NJ: Transaction, 2006).

(46.) P. Laslett, 'The History of Ageing and the Aged', in *Family Life and Illicit Love in Earlier Generations* (Cambridge: Cambridge University Press, 1977), 174–213; P. Laslett and R. Wall, *Household and Family in Past Time* (Cambridge: Cambridge University Press, 1972); D. Kertzer and P. Laslett, *Aging in the Past: Demography, Society and Old Age* (Berkeley: University of California Press, 1995).

(47.) Keith Thomas, 'Age and Authority in Early Modern England', *Proceedings of the British Academy*, 62 (1976), 207.

(48.) G. Minois, *History of Old Age: From Antiquity to the Renaissance*, trans. Sarah Hamburg Tenison (Chicago: University of Chicago Press, 1987), 7.

(49.) Campbell, *Growing Old in Early Modern Europe*; Thane (ed.), *The Long History*; Kertzer and Laslett, *Aging in the Past.*

(50.) J. Boston and J. A. Davey, *Implications of Population Ageing: Opportunities and Risks* (Wellington, New Zealand: Institute of Policy Studies, School of Government, Victoria University of Wellington, 2006); H. Yoon and J. Hendricks, *Handbook of Asian Aging* (New York: Baywood, 2006); R. Dhar Cakraborti, *The Greying of India: Population Ageing in the Context of Asia* (New Delhi: Sage, 2004); E. M. Gee and G. M. Gutman, *The Overselling of Population Aging: Apocalyptic Demography, Intergenerational Challenges and Social*

Policy (New York: Oxford University Press, 2000); S. Harper, *Ageing Societies: Myths, Challenges and Opportunities* (London: Hodder Arnold, 2006).

(51.) M. Bernard and T. Scharf, *Critical Perspectives in Ageing Societies* (Bristol: Policy Press, 2007).

(52.) E. M. Immergut, K. M. Anderson, and I. Schulze, *The Handbook of West European Pension Politics* (New York: Oxford University Press, 2007); R. Blackburn, *Banking on Death—Or, Investing in Life: The History and Future of Pensions* (London: Verso, 2002); G. C. Cook, *The Incurables Movement: An Illustrated History of the British Home* (Oxford: Radcliffe, 2006).

(53.) M. L. Johnson (ed.), *The Cambridge Handbook of Age and Ageing* (Cambridge: Cambridge University Press, 2005).

第十九章

死 亡

朱莉－玛丽·斯特兰奇（Julie-Marie Strange）

自 20 世纪 70 年代以来，在死亡与濒死问题上，历史学家们越来越多地融合了人口统计学研究和社会文化态度，考察死亡场景中的关键角色，探究围绕死亡、丧葬和悼念的物质文化，特别是近年来开始关注与死亡和丧亲有关的情感史。这个态度和情感的转向并没有背离医学史，反而是证明了社会组织与专业团体，个人和家庭之间的复杂关系。值得注意的是，历史学家指出，死亡是一个相互对立的叙事竞相存在的场所，包括世俗与科学，理性与灵性，私人与公共之间。在某种程度上，死亡的历史处于这些竞争的叙事之中，呈现为一部线性的编年史。神圣的和以社区为中心的文化最终让位给了私人的和卫生的死亡文化。本章将探讨这种编年史的正当性，及其对理解过去对死亡的态度的影响。

在西方现代社会，死亡通常定义为生命功能的终止。这一生物学范畴的死亡定义被对死亡的医学鉴定和法律记录所确认。其他生理指标表明死亡已经发生了（眼睛发生变化，眼球固定不动，瞳孔轻微放大；上下颚、膀胱和直肠肌肉松弛；体温下降；并且肤色改变），而濒死者在喉咙里发出声音，意识消失，对进食饮水丧失兴趣，也提示死亡迫近。然而生物学死亡的定义绝非固定不变的，并且很少脱离死亡发生的文化语境。在 19 世纪，关于贫困父母的道德准则和婴儿死亡率的争论，凸显了出生和新生儿死亡这类概念的弹性：一些医生和助产士会把活了几天的婴儿，甚至已经受洗的婴儿划分为死胎。主要器官衰竭可能被认为是当代死亡观念中固有的，但死亡指标所赋予的意义以及人们对死亡专家的信任却并非是固定的。在中世纪文化中，生物学死亡的表面结局因"奇迹"般复活而变得复杂，表明宗教在形塑生命和死亡的理解方面具有重要的影响。在维多利亚时代晚期，人们对过早埋葬的担忧，以及医学界正确识别和解释死亡生物学迹象的能力，使人们对复活的信仰黯然失色。最近，死亡的定义变得更加复杂，一方面，人们呼吁医学界能够解决区分身体死亡和脑死亡的伦理学后果，另一方面，人们也认识到，对于靠呼吸机维持身体存活但已脑死亡病人，其家庭和朋友所投注的情感支持。

如果说生物学死亡的定义并不总是稳定的，那么将死亡公之于众的过程就更具流动性了。在当代社会，确认死亡的医学和法律程序是为了保证死亡原因被明确地登记在案，确保死者完全死亡，并且遗体会得到妥善的处理。然而，宣布死亡也受到其他机构和社会形式的监管，比如报纸公告、电话、葬礼、信函和会谈。正如琳赛·普莱尔（Lindsay Prior）所注意到的，死亡并不单纯是一个事件，在某个生物学时刻暂停下来，而是一个社会组织过程。相似地，有些死亡的概念是十分宽松的，结果造成了生物学上的崩溃，例如，某些群体在社会世界中孤立或退出，比如临终病人和老人。同样，正如帕特·雅兰德（Pat Jalland）对维多利亚时代英国基督教福音派精英家庭的研究，死亡可以被理解为一个心灵之旅，它开始于诊断出末期疾病，在死亡时抵达终点。

关于生物学死亡、脑死亡和文化死亡之间的相互作用，是对死亡历史研究的关键。对死亡的文化态度的编年史已经被一种假设所塑造，假设认为，中世纪基督教世界主流的以精神为中心的死亡定义，在现代以后，被以医学为中心的定义所取代。对这一转变的解释往往与构成"善终"的概念有关，这一概念意味着存在一个广泛的评估框架，以协商死亡的意义和影响。历史学家倾向于基督教的叙事，在这种叙事中，善终依赖于对死亡做好精神上的准备，这与医学话语是对立的，自19世纪晚期开始，越来越多地认为死亡是医学专业的失败。本章将首先评估"善终"概念的转变，然后再讨论为什么死亡史会将科学和宗教对立起来。

所谓"善终"

死亡作为一个生物学事件，与经济、社会和文化语境密切相关，而这些语境为死亡赋予了意义，成为了广泛情境性的死亡。关于死亡最顽固、生物学之外的定义是建立在善终的概念之上的。按照年代来看，大多数时期的历史学家已经确定人们对于善终有着共同的理解，自中世纪初以来，并且至少在精英文化中，存在着一门关于死亡"艺术"（ars morrendi）的语言，通常与说教的宗教文化联系在一起。当然，直到维多利亚时代之前，人们对善终的主流理解都是基于一种愿望，即拯救自己的灵魂，同时也要把财务和家庭事务安排得井井有条。这并不是说善终是历史性的，大多数历史学在不同的历史时期都发现了如何善终的精英观念。基督教对于善终的论述，主要是寻求罪的宽恕，准备与上帝、救赎者和判官见面。在天主教文化中，牧师会在临终前来执行对垂死者最后的仪式和涂油礼，这对保护灵魂穿越炼狱来说是非常有必要的，尽管社群文化为死亡加强了这一过程，或者说至少弥补了这一过程，尤其当死亡比牧师来得更快时。经济宽裕的人在确保死者善终时有一个优势，尤其是因为他们可以花钱雇人来祷告，或者通过施舍"救济金"来引诱穷人们为死亡的灵魂做祷告。在新教教义中，将死的个体为他们的灵魂承担全部的责任，并且最终的判断都是在死亡的瞬间，为死亡所做的准备显得愈加重要，包括按照上帝所愿来生活，在死前通过忏悔和谦卑的悔悟来重申对上帝的信仰。这催生了大量的说教文学，但在实践中，为死者祈祷在宗教改革后仍持续了很长时间。多利神父（Father Dolling）是维多利亚时代晚期位于朴次茅斯的一位圣公会牧师，他因为替死者祈祷而被开除教职。他的辩词是，他只是去回应工人阶级教区居民对通过行动获得情感慰藉的期望。这个例子也表明，关于善终的精英观念和社会中较贫困人群的相关性是值得怀疑的。认为经济上的不安稳消除了对死亡在身体、情感和精神上的恐惧是天真的（看法）。尽管如此，绝大多数人对善终的理解要求为死亡有所准备，而这不可避免地要受到物质或精神资料是否充裕的影响。而由于失业、恶劣的生活境况以及疾病与死亡的花费，使得贫困的劳工渴望迅速死亡，这并非不可想象。

在维多利亚时期，消费市场的扩大，识字率的提升，廉价的印刷文化以及庞杂的多教派慈善机构，善终的观念至少得到了更广泛的传播。说教式的劝导，从神学小册子到通俗小说，都把宗教摆在了善终的关键位置，关于善终的理想也有一定的心理作用，特别是当儿童和婴儿夭折时。儿童文学颂扬基督之死的美德，这既是一种为儿童夭折做好准备的手段，也作为一个文化框架，使悲伤的双亲和手足从对儿童夭折的丧亲之痛中达成和解与纾缓。由于儿童对传染性疾病的易感性，例如斑疹伤寒、猩红热和天花，当疾病从一个儿童传染到另一个儿童时，整个社会的双亲和手足都在无助地面对多个孩子的夭亡。对死亡的叙述将基督的爱置于家庭和友谊的暂时联系之上，提供了一个框架来解释过早的死亡，并将死亡从悲剧的海洋中重新塑造为希望和团聚的海洋。1856年，坎特伯雷大主教（Archbishop of Canterbury）夫妇因猩红热失去了5个孩子。失去至亲的他们难过至极，但他们最终从他们的福音信仰中获得了慰藉和安宁。关于善终的叙事首先是对上帝旨意的服从，也为死亡提供了理由。玛丽·休厄尔（Mary Sewell）在令人动容的"儿童歌谣"（Ballads for children，1868）中，表达了善终是人人平等的：衣衫褴褛的小孩可以像一个娇生惯养的宠儿，快乐地投入天国的怀抱，上帝用智慧和爱呼唤那些在俗世中过于娇弱的孩子回家。

尽管善终的理想会带来心理上的宽慰，但这同样催生了对不得善终的重重忧虑。从中世纪早期开始，不得善终的观念建立在缺乏对死亡的准备或对上帝的放弃上，关于死亡的理由不成立和缺失以及丧葬时破坏社会惯例。正如人类学家注意到的，群体的死亡仪式能够使垂死之人及其亲友顺利度过死亡后的一段阈限期，在这段时间里，死者融入死者的世界，而丧亲的亲友回到生者的世界。这种仪式的取消打破了这一过程。例如，在法国，被罗马天主教会驱逐和禁止埋葬仪式，会给死者带来羞耻和不敬，以此暗示为他们灵魂祈祷是徒劳无用的。然而，同样重要的是，逐出教会去除了通常用来在社区中建立个人地位和为丧亲者提供安全宣泄的习俗。直到 19 世纪，自杀被认为是最不得善终的，因为教会认为轻生是极严重的罪，而社会、法律和宗教对自杀的制裁是死亡习俗和继承权的丧失。一些历史学家认为，从 19 世纪初开始，自杀在英国逐渐变得世俗化，考虑到维多利亚时期主张福音派和道德保守主义，这一点是有待商榷的。此外，虽然个别的神职人员和验尸官在处理疑似自杀的案件时，会酌情予以宽大处理，但人寿保险公司的经济处罚持续存在，而且直到 1961 年英国，自杀仍然属于犯罪。暴力和突然死亡也违反了善终的概念，因为这样的事故通常被认为是过早的或者不公平的，并且这种死亡会导致清洗尸体或遗体告别等仪式从简或取消。大规模的公众参与赞颂和缅怀第一次世界大战（The Great War）期间阵亡者的纪念仪式，由此可见围绕死亡的共同成长仪式在相当大的程度上对社区、同情和终结的概念具有至关重要的作用。

尽管大多数历史学家依然将善终用作一个史学范畴，但也需要承认善终是一个有问题的工具。善终代表了一种理想，但在经验的语境中，死者和丧亲之人对善终的理解是选择性的和不断变化的，常随着时间的推移而被重新协商。不过，如果善终仅仅是一个愿望，在探究人们对临终的态度方面是否有用就值得怀疑了。最近，艾伦·凯莱赫（Alan Kellehear）提出，研究死亡的历史学家需要把自己从关于善终或不得善终的宗教或文化包袱中解放出来，继而聚焦于"管理"死亡的概念上，这个概念容纳了人们在临近死亡时瞬息万变的经验和情感。正如凯莱赫所注意到的，借由管理死亡的概念，可以对过去的死亡予以情境性的研究角度，并且正如凯莱赫的研究所展示的，这个概念的应用可以跨越时间、地理和文化。善终的概念也限制了历史学家对死亡史的研究范围。值得注意的是，对濒死艺术的关注几乎全部集中在了表达清晰的精英文化上，这些文化留下了关于情感、信仰和愿望的历史记录，随时可以接触到死亡相关的专业人员：牧师、律师、医生以及后来的丧葬业者。同样的，关于善终的叙事倾向于认为，自 17 世纪末和 18 世纪始以降，基于神灵的死亡文化越来越被世俗取代。由于态度的改变，上帝在临终之际的重要性越来越被医生不断增加的神性所取代，而医生和善终基本没有什么关联。

世俗主义、卫生和科学

菲利普·阿瑞斯（Phillipe Aries，1981）对 12 世纪到 20 世纪西方对死亡的态度进行了开创性的研究，在神学、科学、社群和个人主义等不同叙事的语境中，刻画了人们对死亡的态度变迁。不可避免地，教义的改变影响了围绕死亡的社会实践，尽管这是碎片化的，并产生了意想不到的结果。例如，在宗教改革后的文化中，幽灵通常被解释为迷失的灵魂，死者由于没有人祈祷，被夹在了现世和来间之间。启蒙运动试图从生物学改变的理性角度来解释死亡，然而，浪漫主义的兴盛和不断扩大的丧葬用品商业市场阻碍了将死亡剥离出那些抽象共鸣的可能，它们把死亡转变为一种令人眼花缭乱的情况和地位的展示品。随着在预防和治疗科学中医学专业的不断拓展、世俗化以及一战大规模的丧亲，19 世纪 70 年代，面对死亡率的下降，这种生机勃勃的情感和商业文化萎缩了。20 世纪中叶，越来越多的死亡发生在经过卫生处理的医院中；在临终病床前陪伴的家人和神职人员被医务人员取代；遗体不再由亲属看护，而是转移到经过消毒的殡仪馆；充满感情和带有宗教色彩的语言变成了美国贺卡公司贺曼（American card Hallmark）的致哀韵文。对于阿瑞斯来说，这样的变化是十分糟糕的，在其启发下，社会批评家杰弗里·戈尔（Geoffrey Gorer）在 1955 年宣称：20 世纪见证了死亡的色情文化的胜利：死亡从公众视野中消隐，就好像它是一个肮脏的秘密。

阿瑞斯的编年史研究的缺陷是有目共睹的：从法国天主教到信教文化的概括；文化变迁的分散概念；将精英实践作为大众态度的代表；论点本身的争议性。尽管如此，他的观点仍有很大的影响力，尤其是因为这一部野心勃勃的编年史为更多针对某一时期的具体研究提供了一个起点，也因为他试图把死亡研究从全然的人口统计学转向探索其多元且灵活的社会和文化意涵，这些意涵和对来生的理解、遗失的情感文化、表达哀悼的物质机会以及医学干预的影响是无法分开的。此外，阿瑞斯认为，20 世纪是一个死亡在走向病理化和专业化障碍大大减少的时代。目前仍存在激烈争论的问题是，这种转变到底有多彻底以及它是否完全是负面的。

毫无疑问，20 世纪的死亡管理可能也发生了转变。在 19 世纪，哪怕一个拥有特殊历史和身份的个人，尸体也会成为一个"它"：一个交由专业人士来管理的公共卫生问题，需要安置在无菌环境中。1905 年，随着英国全国殡葬承办人协会（Britain of the National Association of Funeral Directors）的成立，殡葬承办人亦称"黑工种"变得专业化。随着弗洛伊德的论文《哀悼与忧伤》（Mourning and Melancholia，1917 年）的发表及其后续追随者的进一步发展，如约翰·鲍尔比（John Bowlby）、科林·默里·帕克斯（Clin Murray Parkes）、贝弗利·拉斐尔（Beverly Raphael），即使是悲伤也越来越被划分为正常和病理两类。在 20 世纪后半叶，丧亲指导和咨询服务繁荣起来，意味着安慰已经从私人领域转到了专业领域。伊丽莎白·库伯勒-罗斯（Elisabeth Kubler-Ross）富有影响力的著作《论死亡和濒临死亡》（On Death and Dying）提出，垂死之人在得知自己生命垂危时会经历五个悲伤阶段。而在实践中，这些阶段是非线性的，但将对濒死的应对划分为若干个阶段，提供了一种正常的经验，与之不一致的偏差则是病态的。这样的转变标志着死亡从社会文化管理转向了医学专业化的管理，这一转变在本质上并不是负面的。我们也不应假定有关医学、环境卫生和个人卫生的话语增加就与过去对待死亡和濒死的进路是不相容的。

20 世纪被认为是一个死亡被医学化和去私人化的时期，科学和宗教被视为两个互斥的建制，在临终前争夺至高无上的地位。在前现代时期的大部分时间里，医学一直在与宗教协作，为濒死做准备。罗斯玛丽·霍罗克斯（Rosemary Horrox）强调 14 世纪时会有指南帮助旁观者确定死神何时来临，指出诊断死亡的一系列症状不仅具有医学目的，也与道德目标切不可分：使得垂死之人在好的时候与上帝和平相处。中世纪时，死亡被认为是一个自然现象，在现代早期这种观念并没有消失，但预防接种的进步和对疾病原因的理解意味着对死亡的"自然"理解越来越多地受到科学的形塑。拉尔夫·霍尔布鲁克（Ralph Houlbrooke）认为，到 17 世纪时，医学已在突破宗教对死亡的支配地位。人痘接种和隔离检疫等医学实践和新药一起，（特别是奎宁和鸦片等麻醉剂）增强了人们对医学辨识、理解和抗击疾病能力的信心。这些并不能取代附加在死亡上的神圣意义。相反，这些措施有助于疾病的预防、缓解和和限制，为那些可以负担这些措施的人思考和讨论死亡提供了另一种语言，并确保科学之人和上帝之人在临终前在场。伊恩·莫蒂默（Ian Mortimer）认为，通过使用遗嘱，医生在临终病床前的绝对主导地位在 1700 年之前已经确立，当时有相当多的医生（有或没有资格）被召到濒死者的病床前，以补充或辅助上帝的治疗。同样的，启蒙运动时期的科学进步并没有阻止上帝走近死亡，其本质上是将上帝视为一个充满爱而不是复仇的神。总之，正如罗伊·波特所证明的，在近代早期，医学在预防死亡方面至少和祷告一样无效。

帕特·贾兰德（Pat Jalland）曾指出，在维多利亚时期，精英基督教福音派文化认为上帝旨意是至尊无上的，而医学文化则越来越多地致力于预防死亡、减轻病痛，二者是互相冲突的。减轻痛苦的努力公然违背了宗教准则，因为宗教准则认为痛苦是对信仰的考验，要求人们在面对死亡时保持清醒，以便接受最后的仪式，并证明对上帝的信仰。然而正如贾兰德所注意到的，在实践中，宗教和医学的界限是有弹性的，基督徒和医生往往会合作，为病人和他们的家人减轻死亡的痛苦和焦虑。尽管波特曾断言，格鲁吉亚的一些医生在判断预后时会含糊其辞，但贾兰德发现维多利亚时期的医生很少会隐藏关于绝症的信息，以确保病人知道自己的疾病是否是致命的。

贾兰德对精英家庭的死亡和濒死进行了研究，指出威廉·蒙克（William Munk）的论著 Euthanasia: or Medical Treatment in Aid of an Easy Death（1887 年）是有关濒死者医疗照护的一个里程碑。蒙克提倡一种以慰藉垂死者为目标的医疗制度。包括鼓励采取简单的措施，以减轻一些不适，比如开窗让新鲜的空气和光线进来，满足病人所需要的食物和水，推广使用鸦片麻醉剂以缓解疼痛，避免采取延长濒死过程的治疗，让亲人在病床前避免表现出悲痛或好奇心，维持濒死者的平和与尊严。蒙克的论著可谓是连接着两个时代的桥梁，对待死亡和濒死采取了不同的进路。一方面，他的书植根于对前几代医生的尊重和自身天主教的信仰，试图调和宗教和医学之间的关系。然而在 19 世纪的语境中，安乐死指的是让死亡更加轻松而不是加快死亡，也期望能够提高医学在提供姑息治疗方面的重要性，而并不必作为一个独立的或完全世俗化的实体，并加强对垂死者的整体照护。

同样，在 19 世纪下半叶对好的护理日渐重视，由此体现了不同机构之间的合作和身心二元论。贾兰德估计，自从 1860 年佛罗伦斯·南丁格尔（Florence Nightingale）护士培训学校建立开始，志愿医院就开始对推广护士培训，截至 1900 年，英格兰和威尔士共有70 000 名护士。在医院之外，越来越多受过训练的护士被富裕家庭所雇佣，帮助照料晚期病人和指导遗体的管理。同样，越来越多的教区护士开始承担起贫困家庭的护理工作，虽不太频繁且具有流动性，正如卢恩（M.E. Loane）写了很多本书，讲述了自己对社会状况的经验和见解。在卢恩看来，为穷人提供护理服务的原则是：保持卫生、给药、给予营养和经济方面的建议，同样也对病人、垂死者和逝者亲友提供安慰和情感支持。

在维多利亚末期，医学知识和医疗服务的发展并不一定与宗教的衰退相一致。启蒙运动为讨论死亡提供了一个理性的框架，并拓展了死亡的文化象征。在英国，1851 年的宗教普查发现，到教堂做礼拜的人数在下降。然而，我们也不应该理所当然地认为英国已经世俗化了。最近的研究认为，在 19 世纪的大部分时间和 20 世纪早期，不仅宗教在日常生活中无处不在，比起数据分析所揭示的结果，精神信仰是更加模糊和顽强的。事实上，20世纪上半叶是唯灵论的繁荣时期，英格兰教会甚至组织了委员会来调查唯灵论在提高信众方面的作用和程度，这表明了公众对信仰的愿望：即响应垂死者和死亡的灵魂永存和来生的存在。相似地，平时不去教堂做礼拜的人在死亡来临时也会从牧师、邻居或朋友那里寻求心灵的抚慰。尽管从 19 世纪开始，去教堂做礼拜的人数明显下降，但直到 20 世纪下半叶，绝大多数的英国人仍然还会要求宗教葬礼服务。事实上，对 18 世纪晚期开始的人文主义和世俗化的葬礼和哀悼仪式进行分析，可以发现这个群体一直在艰难地塑造一种非宗教的语言，赋予死亡意义并提供慰藉。在很多西欧国家，在 21 世纪初日渐显著的多元文化表明，宗教远非与死亡和濒死无关。

关于医学和宗教间相互作用的讨论，倾向于假定接近二者代表（译注：指医生和牧师）的机会是相等的。然后在较低的社会阶层中，与医生和牧师的接触是零散的。随着教堂做礼拜的人数下降，很多批评指向了英格兰教会，认为在人口和城市移民膨胀的情况下，牧师们失去了与教区中劳动人民的联系。在 19 世纪，非英国国教的人口有所增长，但其中一些是因为工人阶级参与到教会所提供的慈善服务中。天主教和犹太教人口也因移民模式而增长，但牧师和信徒之间的联系再次受到了宗教在福利中作用的影响。类似的，在福利制度之前，对于很多的工人阶级来说，医疗保健都太昂贵了，直到 1929 年，医疗保健都与济贫院联系在一起，价格方得到改善，但又被贫穷的污名所玷污。在济贫法医院中，医疗保健也普遍与因陋就简的保健制度、低质量的护理、糟糕的卫生标准和对穷人毫无尊重联系在一起。另外，1832 年的《解剖法案》（Anatomy Act）允许将无人认领的穷人尸体卖给解剖学家进行解剖。在理论上，这意味着如果人死在济贫院或者附属医院，且家人和朋友都没有认领实体，并接受安葬费用，尸体就有可能先被送往解剖学校，之后才会被埋葬。尽管这样的尸体相对较少（事实上，解剖学家抱怨道，在《解剖法案》之后，他们所能获得的供解剖的尸体十分少），但这并不能阻止公众焦虑和怀疑，一方面是对死在济贫法医院的焦虑，另一方面是对医学界对待穷人态度的疑虑，当然，这主要在法案颁布之后的几十年间。除了济贫法，由慈善信托机构运营的志愿医院和施药所提供的基本医疗服务，很多实习医生为工人阶级和贫困病人也降低了诊费。尽管如此，在维多利亚时代和爱德华时代，对下层阶级长期的刻板印象是他们不愿意为便宜的药品或治疗支付哪怕是少量的钱的原因。社会批评家倾向于把它和错置的优先事项联系起来：家人把本应用于医疗保健的钱花到了将来的葬礼上。这种说法有一定的道理，但是，鉴于人们对穷人葬礼的普遍反感，社会评论家似乎忽略了存活概率是与医疗成本权衡计算的。还必须指出的是，医生和卫生官员都是权威的代理人，他们可以启动程序，强行将病人或死者赶出家庭住宅。

与其按照编年史梳理医学，与宗教对待死亡的不同态度，采用如下视角来审视医学和宗教的关系则更有帮助，第一，将它们视为非静止的范式，这一范式形塑了社会、文化和政治对死亡的理解，第二，将其视为模型，在不同的语境中垂死之人和他的亲友以不同的方式参与其中。对维多利亚时期的文化研究表明，当时的科学家很大程度上是借助艺术和宗教去形成了他们对物理世界的想象。科学和医学的语言充满诗意，使病理和生理状态性别化和情绪化；例如，随着心脏病学将心脏病视为一个现代城市现象，心脏病问题越来越地理解为是根植于"人的激情"的。疾病和死因是有文化负载的，从性病与放荡之间的明显联系，到肺结核的浪漫，再到传染病（如天花）的道德污名，医务人员或神职人员想要免于这种联想是不大可能的。同样地，从和医疗文本一样地在人物漫画和道德故事中的动态和有嘲笑意味的尸体，到缺乏情感的静态的骨架，如此这样在解剖图这个主题上习惯变化的研究，表明了医学伦理的改变。对解剖图谱传统的变迁进行研究可以发现，从医学文本以及漫画和道德故事中动态的、戏谑的尸体，到静态的骨架，没有任何情感，这说明医学伦理正在改变。

此外，詹姆斯·米尔顿（James Milton）对医学和临终关怀进行了深入的研究，他强调，从建制化的宗教来看，世俗化的过程与"神圣化"是密分不开的。从这个意义上说，可以把临终关怀运动视为死亡医学化的范例和回应。米尔顿认为20世纪60年代是死亡医学化的顶峰，在这个时期，临终关怀开始兴起，致力于满足临终者的心灵和医疗需求。类似的，第一家现代临终关怀医院是19世纪中期由基督教组织建立的，为被医学所忽略的边缘群体提供服务：如法国里昂的（L'Association des Dames de Calvaire，1842年）；都柏林的爱尔兰姐妹慈善养老院（Irish Sisters of Charity Hospice，1879年），伦敦的圣卢克济贫临终医院（St. Luke's Home for the Dying Poor，1893年）和圣约瑟夫养老院（St. Joseph's Hospice，1905年）。颇具讽刺意味的是，随着医学专业化和专科化的不断扩大，医学的焦点从姑息性治疗转向了寻找治愈，医生们似乎对那些不治之症没有了兴趣。尤其是，致力于治疗病人的医院若是为临终者建立起专门的中心，则被认为是不适当且昂贵的。为临终者建立的慈善之家寻求去弥补这一缺口，特别是对穷人来说，使他们远离过于拥挤和不卫生的环境，并提供宗教支持。重要的是，慈善之家并不是令人嫌恶的济贫院。然而，正如克莱尔·汉弗莱（Clare Humphrey）所注意到的，早期临终安养院的宗教、慈善和道德焦点意味着，尽管他们与医疗人员一起工作，但他们并没有利用现代医疗技术去管理疼痛，例如越来越多的使用吗啡。

截至20世纪30年代，越来越多的批评认为，医生把照顾临终病人的责任转移给了亲属，这似乎是由英国（1936年）和美国（1937年）自愿安乐死协会的成立所支持的。与19世纪对安乐死的理解不同，对减轻垂死者的病痛，这些团体接受了一种不同的定义：当病人要求安乐死时，遵循他们的意愿帮助他们终止生命。弥尔顿指出，英国国家医疗服务体系（National Health Service，NHS）成立后进行的两项重要调查显示了对临终者护理的不足。首先，1951年，在居里夫人纪念馆和女王地区护理学院（Queen's Institute of District）主持下，开展了一项针对癌症患者的全国性调查，结果表明，许多穷人不知道他们可以得到的援助或者不知道如何获得新的NHS服务。第二项调查是陆军医生格林·休斯（H.L. Glyn Hughes）在1957年8月开展的，它凸显了在为绝症病人提供服务方面存在政策上的缺口。根据休斯的调查，在1956年40%的死亡发生在医院。而剩下的60%中，绝大多数死于家中。休斯惋惜到，垂死者死于家中时，由于医疗训练的缺失，导致病人虽可受到心灵上的照料，但其身边人却无法帮助他们缓解疼痛。弥尔顿指出，医学行业越来越认识到，随着在医院死亡人数的增加，医护人员在处理临终的情感创伤或解决病人的心理需求方面接受的训练和积累的经验都越来越少。

正是在这种背景下，西塞·桑德斯（Cicely Saunders，1918—2005年）发起了现代临终关怀运动：为临终者提供一套完整的姑息治疗方案，认识并满足医疗、心理、精神和情感需求。随着有关临终关怀的系统研究日益增多，包括病人的叙事，桑德斯及其姑息疗法改革的支持者参考这些研究的结果，试图用积极的支持取代医生对临终病人的宿命论。桑德斯是一位训练有素的护士、医务社会工作者，还是一名医生，她提出的濒死概念超出了"身体重要功能崩塌"的概念，还包括一个分离和准备的心理和精神过程：人的死亡不仅需要别人帮助控制痛苦，也需要同情和情感支持。作为一个有医学专长的基督徒，桑德斯对现代临终关怀医院的观点体现了大卫·克拉克（David Clark）所谓"根深蒂固的"世俗化需求和医疗需求，医学需要与神和心理融合。此外，克拉克承认，从最早的养老院开始，临终关怀的局部变化一直在经历本土化的改变，但也注意到养老院的全球推广往往具有共同的特征，尤其是对尖端医疗技术的需要，并将养老院视为一种神恩复兴运动予以推广，伴随着一部充满悲悯和想象的历史，可以追溯到中世纪早期和鼓舞人心的领导者。

如果说19世纪和20世纪将临终视为世俗和神性之间的辩论场，那么对死者的处理问题也同样无法免于这种争论。在18世纪末19世纪初的快速城市化之前，尸体通常是被埋葬在属于国教的土地上的。悼念的大量用品适合如此去标示逝世：从社会上流阶层精心制作纹章的葬礼到下层社会中简单裹尸布埋葬。墓地通常位于人口聚居的中心。有几个因素被认为改变了 18 世纪之后的殡葬习俗：启蒙运动、对墓地拥挤的卫生忧虑、宗教和无神论信仰的多元性。

根据詹姆斯·库尔（James Curl）在 20 世纪 70 年代的著作，商业公墓的兴起源于浪漫主义的兴趣和教化民众的愿望。18 世纪末 19 世纪初，见证一种对死亡情感的文化魅力：以艺术的形式以忧郁的方式庆祝悲伤；对自杀的美化以及对疾病形式的理想化，尤其是肺结核，认为其散发着诱人的魅力。死亡文化中的浪漫插曲在很大程度上与一些核心人物有关：例如拜伦勋爵（Lord Byron，1788—1824 年）、托马斯·查克顿（Thomas Chatterton，1752—1770 年）以及爱德华·杨（Edward Young，1683—1765 年）的诗篇《生命、死亡和不朽的静夜思》（*Night Thoughts on Life，Death and Immortality*）。虽然这些人物不太可能与穷人看待的死亡方式有多大关联，但浪漫主义作品的结果确实更为平淡无奇。特别是，他们对欧洲墓地景观美化的灵感以及后启蒙运动时期非宗教主题的日益增多，尤其是新古典主义的启发，都是切实可见的。"花园"式公墓的建立，特别是巴黎的拉雪兹神父公墓（Père Lachaise），促进了对逝者更多的堂吉诃德式的思考，但也为日益增长的关闭旧教堂墓地的功利主义呼吁增添了艺术色彩。

私人公墓的扩张受到复杂而交叠的因素的推动：动机包括反对者对教堂、对丧葬的垄断性特权的抗议，防止尸体被盗用并用于解剖的愿望和以商业用地作为表达俗世身份的目的。更近期，派特里克·乔伊斯（Patrick Joyce）从自由主义治理的角度入手，对公墓进行了审视，认为商业墓地中墓穴的组织情况与当时的城市观是密不可分的，即把城市视为需要谨慎地加以规范以维持健康的身体。事实上，有关墓地过于拥挤的报告提出了一系列卫生问题，例如伦敦医生乔治·沃克（George Walker）的《从墓地聚会》（*Gatherings from Graveyards*，1839 年）促使在城外开拓埋葬地点变得势在必行。要求关闭旧的教堂墓地和在人口中心外建立新墓地的理由当然是对死者尊严的关切，但也是对半埋的尸体所产生的有害的瘴气影响的忧虑。沃克对照了欧洲的埋葬方式，批判了英国城内安葬的这种恐怖且不卫生的状况，他借鉴了哥特式恐怖的修辞比喻描述了突兀地露出地面的半腐烂的尸体，这与现代医学结合，成为了卫生突发事件，亟待丧葬改革。沃克的看法进一步得到了埃德温·查德威克（Edwin Chadwick）的背书，他在 1843 年对城镇安葬开展了一项专门的政府调查，这是一个对 1842 年城镇劳动人口卫生条件委员会的补充调查。沃克和查德威克的"遗产"是一系列公共卫生法案：1852 年的《都市埋葬法案》（*Metropolitan Burial Act*）和政府授权行省关闭遗留的墓地，并成立市政殡葬委员会，负责开放和运营公共墓地。重要的是，沃克和查德威克在将尸体重新定义为传染源方面也发挥了关键作用。

私人墓地通常由股份公司建立，除了解决丧葬危机之外，这一现象使丧葬业从英国国教（Anglican Church）近乎垄断的地位，转变为一个多教派的商业舞台。在英国，第一批私人墓地，如诺维奇的玫瑰山（1819 年）、曼彻斯特的查尔顿（1821 年）、利物浦的低山（1825 年）都建立了不同教派的墓地。正如托马斯·拉奎尔（Thomas Laqueur）所指出的，埋葬在一个完全盈利化的墓地是"资本主义的潜在文化假设已经扎根的一个迹象"。人们普遍认为，维多利亚时期的埋葬地是那时城市面貌的写照：拥有昂贵纪念碑的著名墓地呼应了富裕郊区的空间布局，穷人的坟墓类似于贫民窟的公寓。伦敦的肯萨尔绿野公墓（Kensal Green，1833 年）和海格特公墓（Highgate，1839 年）等特意以"上流社会"墓地来销售，而昂贵地下墓穴提供了购买奢侈品的机会。然而，这可能夸大了公墓的世俗成分：这种对改变的强调忽略了丧葬行为中的连续性，尤其是这样的一些大趋势，即绝大多数丧葬方都要求一些宗教形式的丧葬服务；人民公墓的很大部分被分配给了国教以及家人通过对墓地空间的挑选而选择加入某教派。类似的是，绝大多数坟墓标记依旧是来自宗教语言和象征，直到 20 世纪中叶。

值得注意的是，虽然卫生是公墓形成的一个重要动力，特别是在政府一级，但公墓对于大众的吸引力在于宗教自由、对死者的尊重和社会竞争力，而非卫生。正如火葬运动所表明的那样，平民百姓可能重视卫生，但这并不是他们在思考死亡时的想象框架。在英国，推广火葬主要是亨利·汤普森爵士（Sir Henry Thompson，1820—1904 年），他是维多利亚女王的外科医生，他著有《死后对身体的处理》（*The Treatment of the Body after Death*），并在同年成立火葬学会（Cremation Society），主要关注火葬无与伦比的卫生和经济价值。火葬的宣传将火葬摆在古老的历史长河中，作为一种文明的处理形式，强调其卫生的益处。不过，在主要的基督教国家（特别是在天主教国家），卫生的吸引力十分有限，丧葬与基督之死、身体复活密切地联系在一起，几乎不承认净化和怜悯习俗的重要性。事实上，自 19 世纪末开始，关于火葬的话语从强调卫生转向了强调平等主义以及对死者的尊重，将火葬的现代性置于基督教丧葬的符号传统中，特别是火葬场与教堂建筑上的相似性和对丧葬仪式连续性的强调。

结　论

很少有社会评价家认为 20 世纪死亡的专业化是一种主动的转变，尤其是与死亡有关的亲密关系：医院病房是公开的，匆忙拉上的窗帘只能提供象征性的隐私；医院的设备和棺材对于拥抱、触摸和亲吻垂死者和逝者来说是一大障碍；医护人员时不时地出现，这并不太有利于临终者透露出临终的示意；太平间设施，即使是供殡葬负责人休息的小教堂，也是人工设计的和尴尬的空间，与死者的个性基本没什么联系。然而，这种负面的看法部分依赖于一种潜在的对在家死去的浪漫化的认识。无可置疑地，在家中死去为家人带来了亲密感，或者让他们可以监督谁会接近临终。家庭生活也利于临终者拥有一种熟悉感。然而，在家死亡也对那些与临终者亲近的人带来照顾的负担，有时，他们几乎没有喘气的机会。同样地，家庭成员的在场也不一定就是令人舒心的。1852 年，艾达·拉雷丝夫人在死前 18 个月发现患上了卵巢癌，她的母亲和丈夫为了控制艾达的病床和她想在没有上帝的情况下死去的愿望多次发生冲突。此外，"家"的概念负载着舒适和亲密的含义，但有些"家"过于拥挤、不卫生，并有潜在的高传染性。

为数不多的文章会称颂 20 世纪的死亡文化，大卫·康纳汀（David Cannadine）围绕高乐和阿瑞斯的论著提出，20 世纪挣脱了维多利亚时代对待死亡的消费主义和伤感，远非不利于死亡和悲伤文化。然而康纳汀认为，两次世界大战之间的时代并不是专业化和医学化的阶段，而是私人化的阶段。为了阐释这一观点，康纳汀转向了一战洗劫后精英家庭铺天盖地的悲伤。康纳汀指出，在这个背景下，悲伤的日益私人化是一件好事：相比于维多利亚时期奢华的言不由衷，对个人和个人情感的关注以及某些家庭绝望地想通过神灵获得安慰，似乎更为真实。然而，康纳汀的观点依赖于，接受对当时少数但杰出的丧葬改革活动家的直言批评，他们认为招摇的送葬仪式是一种规范。贾兰德对精英家庭哀悼的分析以及我自己对工人阶级丧葬习俗的研究发现，被康纳汀蔑地称为维多利亚时期大发死人财的说法是需要修正的。

在 20 世纪的死亡被医学化的叙事中，有一个预设的前提，即伤痛的私人化，这种说法是有争议的。例如，尽管医院和医生在 20 世纪的死亡文化中扮演越来越重要的角色，但这并不意味着死亡和濒死在整体上被医学化了。医学提供了一种在公共场合谈论死亡的语言，但这并不是唯一一种，而是理解死亡的众多话语之一。朱普和沃尔特尤其质疑历史学家能在多大程度上自信地将日益专业化的死亡服务解读为一段私有化时期或一种使死亡成为禁忌的负面文化，而对第一次世界大战后的态度的研究却如此之少。展望 20 世纪的研究往往既强调变化，也强调连续性。例如，在第一次世界大战期间和之后，默哀成为了哀悼和纪念的同义词，这在战前是工人阶级文化的一个共同特征。英国闪电战期间的殡葬政策突显了人们对卫生问题的担忧，但也指出了地方和国家政府对尸体所有权的敏感，这让人想起了人们对穷人坟墓的普遍反感。对 20 世纪晚期政府资助丧葬进行研究，也可以发现穷人对"乞丐"或公共埋葬一直怀有同情，并对社会边缘人群的丧葬投射了超过经济意义的意涵，是一种类似与在新旧济贫法下对待丧葬的态度。

沃尔特认为 20 世纪的后几十年见证了死亡的复兴。有关死亡的出版物激增，学术上的"死亡研究"激增，表明死亡"无处不在"，远非禁忌。如果说在二十世纪关于死亡的公共话语中遗漏了什么，那就是对失亲的个人叙述。即使这一主题，似乎也经历了一次复苏。近来，对死亡情感的历史研究表明，情感的叙事是情境性的。这在死亡史上明显的缺失，特别是在那些缺乏丰富词汇来表达情感的穷人中，暗示存在着某种对失亲的替代语言，而并不是他们不存在。1997 年威尔士王妃戴安娜死后，2009 年真人秀电视明星的英国媒体和一个真实的电视明星杰德·古迪（Jade Goody）死后，英国媒体出现了大量的哀悼，说明亲人，尤其是非亲非故之人对失亲和悲伤的谈论是多种多样的（情感的、英勇的、悲惨的、夸大的和滑稽的）。菲利普·梅勒（Philip Mellor）基于20世纪文化中死亡的存在与缺失，提出了一种更加流动的范式：死亡从公共空间的隔离凸显了现代性对控制的执著，这反过来又使死亡在私人空间中的存在具有威胁性。就像凯莱赫更偏爱"加以管理的"死亡而非"好的"死亡，更加灵活的视角来看待死亡的存在或缺失，评价相互交织的社会、医学和文化对于死亡的态度，不再以（善终或不得善终，神性或科学，神的或医生，个体的或社会的，公共的或私人的）二元对立的观念来书写历史，而是试图在特定的语境中来理解死亡。

（李　庚　苏静静　译）

参考书目

BINSKI, PAUL, *Medieval Death: Ritual and Representation* (London: British Museum Press, 1996).

HARDING, VANESSA, *The Dead and the Living in Paris and London: 1500–1760* (Cambridge: Cambridge University Press, 2002).

HOTZ, MARY, *Literary Remains: Representations of Death and Burial in Victorian England* (New York: State University of New York Press, 2009).

HOULBROOKE, RALPH, *Death, Religion and the Family in England, 1480–1750* (Oxford: Clarendon Press, 1998).

HOWARTH, GLENNYS, *Last Rites: The Work of the Modern Funeral Director* (New York: Baywood, 1996).

JALLAND, PAT, *Death in the Victorian Family* (Oxford: Oxford University Press, 1996).

JUPP, PETER, and CLARE GITTINGS (eds), *Death in England: An Illustrated History* (Manchester: Manchester University Press, 1999).

KELLEHEAR, ALAN, *A Social History of Dying* (Cambridge: Cambridge University Press, 2007).

MILTON, JAMES, *Medicine and Care of the Dying* (Oxford: Oxford University Press, 2007).

PORTER, ROY, *Bodies Politic: Disease, Death and Doctors, 1650–1900* (London: Reaktion, 2001).

STRANGE, JULIE-MARIE, *Death, Grief and Poverty, 1870–1914* (Cambridge: Cambridge

University Press, 2005).

WALTER, TONY, *The Revival of Death* (London: Routledge, 1994).

注释

(1.) Lindsey Prior, *The Social Organisation of Death* (Basingstoke: Palgrave, 1989).

(2.) Pat Jalland, *Death in the Victorian Family* (Oxford: Oxford University Press, 1996).

(3.) Robert Dolling, *Ten Years in a Portsmouth Slum* (London: Swan Sonnenschein, 1896); Charles E. Osborne, *The Life of Father Dolling* (London: Edward Arnold, 1903).

(4.) Jalland, *Death in the Victorian Family*, 128–39.

(5.) Paul Binski, *Medieval Death: Ritual and Representation* (London: British Museum Press, 1996).

(6.) R. Huntington and P. Metcalf, *Celebrations of Death: The Anthropology of Mortuary Ritual* (Cambridge: Cambridge University Press, 1979); Douglas Davies, *Death, Ritual and Belief: The Rhetoric of Funerary Rites* (London: Cassell, 1997).

(7.) Thomas Ksleman, *Death and the Afterlife in Modern France* (Princeton: Princeton University Press, 1993).

(8.) M. Murphy and T. MacDonald, *Sleepless Souls: Suicide in Early Modern England* (Oxford: Clarendon, 1990); Victor Bailey, *This Rash Act: Suicide across the Life Cycle in the Victorian City* (Stanford: Stanford University Press, 1998); Jalland, *Death in the Victorian Family*, 59–76.

(9.) Alan Kellehear, *A Social History of Dying* (Cambridge: Cambridge University Press, 2007); *idem* (ed.), *The Study of Dying: From Autonomy to Transformation* (Cambridge: Cambridge University Press, 2009).

(10.) Sasha Handley, *Visions of an Unseen World: Ghost Beliefs and Ghost Stories in Eighteenth-Century England* (London: Pickering and Chatto, 2007).

(11.) Phillipe Ariès, *The Hour of Our Death* (New York: Knopf, 1981); Geoffrey Gorer; 'The Pornography of Death', *Encounter* (October 1955), 49–52; *idem*, *Death, Grief and Mourning in Contemporary Britain* (London: Cresset Press, 1965).

(12.) Glennys Howarth, *Last Rites: The Work of the Modern Funeral Director* (New York: Baywood, 1996).

(13.) Margaret Stroebe, Robert Hansson, Wolfgang Stroebe, and Henk Schut (eds), *Handbook of Bereavement Research: Consequences, Coping and Care* (Washington, DC: American Psychological Association Press, 2001).

(14.) Rosemary Horrox, 'Purgatory, Prayer and Plague: 1150–1380', in Peter Jupp and Clare Gittings (eds), *Death in England: An Illustrated History* (Manchester: Manchester University Press, 1999), 90–118, at 91–2.

(15.) Ralph Houlbrooke, 'The Age of Decency: 1660–1760', in Jupp and Gittings (eds), *Death in England*, 174–201, at 178; Ralph Houlbrooke, *Death, Religion and the Family in England, 1480–1750* (Oxford: Clarendon Press, 1998); Vanessa Harding, *The Dead and the Living in Paris and London: 1500–1760* (Cambridge: Cambridge University Press, 2002).

(16.) Ian Mortimer, 'The Triumph of the Doctors: Medical Assistance to the Dying, c. 1570–1720', *Transactions of the Royal Historical Society*, 15 (2005), 97–116.

(17.) Roy Porter, *Bodies Politic: Disease, Death and Doctors, 1650–1900* (London: Reaktion, 2001).

(18.) Jalland, *Death in the Victorian Family*, 77–97.

(19.) Ibid. 83.

(20.) Ibid. 103.

(21.) M. E. Loane, *The Queen's Poor: Life as They Find It in Town and Country* (London: Edward Arnold, 1905); *eadem, Outlines of Routine in District Nursing* (London: Scientific Press, 1905); *eadem, From Their Point of View* (London: Edward Arnold, 1908).

(22.) Jeremy Morris, 'The Strange Death of Christian Britain: Another Look at the Secularization Debate', *Historical Journal*, 46(4) (2003), 963–76.

(23.) Jennifer Hazelgrove, *Spiritualism and British Society between the Wars* (Manchester: Manchester University Press, 2000).

(24.) David Nash, 'Look in Her Face and Lose Thy Dread of Dying: The Ideological Importance of Death to the Secularist Community in Nineteenth-Century Britain', *Journal of Religious History*, 19(2) (1995), 158–80.

(25.) Ruth Richardson, *Death, Dissection and the Destitute* (London: Phoenix Press, [1987] 2001).

(26.) Kirstie Blair, *Victorian Poetry and the Culture of the Heart* (Oxford: Clarendon Press, 2006); Fay Alberti, 'Angina Pectoris and the Arnolds: Emotions and Heart Disease in the Nineteenth Century', *Medical History*, 52(2) (2008), 221–36.

(27.) D. E. Shuttleton, *Smallpox and the Literary Imagination, 1660–1820* (Cambridge: Cambridge University Press, 2007); Mary Hotz, *Literary Remains: Representations of Death and Burial in Victorian England* (New York: State University of New York Press, 2009).

(28.) Janis Caldwell, 'The Strange Death of the Animated Cadaver: Changing Conventions in Nineteenth-Century British Anatomical Illustration', *Literature and Medicine*, 25(2) (2006), 325–57.

(29.) James Milton, *Medicine and Care of the Dying* (Oxford: Oxford University Press, 2007).

(30.) Clare Humphreys, '"Waiting for the Last Summons": The Establishment of the First Hospices in England 1878-1914', *Mortality*, 6(2) (2001), 146-66.

(31.) H. L. Glyn Hughes, *Peace at Last: A Survey of Terminal Care in the United Kingdom* (London: UK and British Commonwealth Press, 1960).

(32) . David Clark, 'Hospice in Historical Perspective', in Glennys Howarth and Oliver Leaman (eds), *Encyclopaedia of Death and Dying* (London: Routledge, 2001), 245-7; *idem*, 'Originating a Movement: Cicely Saunders and the Development of St. Christopher's Hospice, 1957-67', *Mortality*, 3(1) (2000), 43-63.

(33.) Julien Litten, *The English Way of Death: The Common Funeral since 1450* (London: Hale, 1991); Clare Gittings, *Death, Burial and the Individual in Early Modern England* (London: Croom Helm, 1984).

(34.) J. Stevens Curl, *The Victorian Celebration of Death* (Stroud: Sutton, [1972] 2000), 1-36.

(35.) J. Morgan, 'The Burial Question in Leeds in the Eighteenth and Nineteenth Centuries', in R. Houlbrooke (ed.), *Death, Ritual and Bereavement* (London: Routledge, 1989), 95-104; F. Barker (Introduction) and J. Gay (photographs), *Highgate Cemetery: Victorian Valhalla* (London: Murray, 1984); P. Jupp, 'Enon Chapel: No Way For the Dead', in P. Jupp and G. Howarth (eds), *The Changing Face of Death: Historical Accounts of Death and Disposal* (Basingstoke: Macmillan, 1997), 90-104.

(36.) P. Joyce, *The Rule of Freedom: Liberalism and the Modern City* (London: Verso, 2003), 89-91.

(37.) T. Laqueur, 'Cemeteries, Religion and the Culture of Capitalism', in J. Garnett and C. Matthew (eds), *Revival and Religion since 1700* (London: Hambledon, 1993), 183-200, at 185.

(38.) S. Barnard, *To Prove I'm Not Forgot: Living and Dying in a Victorian City* (Manchester: Manchester University Press, 1990); H. Murray, *This Garden of Death: The History of York Cemetery* (York: Friends of York Cemetery, 1991); M. Wade-Matthews, *Grave Matters: A Walk through Welford Road Cemetery, Leicester* (Loughborough: Heart of Albion Press, 1992). For American comparisons, see: D. Schuyler, 'The Evolution of the Anglo-American Rural Cemetery: Landscape Architecture as Social and Cultural History', *Journal of Garden History*, 4 (1984), 291-304; and J. Mitford, *The American Way of Death Revisited* (London: Vintage, 1998), 81-100.

(39.) Jalland, *Death in the Victorian Family*, 111–13.

(40.) Julie-Marie Strange, *Death, Grief and Poverty, 1870–1914* (Cambridge: Cambridge University Press, 2005).

(41.) Tony Walter and Peter Jupp, 'The Healthy Society, 1918–1998', in Jupp and Gittings (eds), *Death in England*, 256–82.

(42.) Julie Rugg, 'Managing "Civilian Deaths due to War Operations": Yorkshire Experiences during World War II', *20th Century British History*, 15(2) (2004), 152–73.

(43.) Mark Drakeford, 'Last Rights? Funerals, Poverty and Social Exclusion', *Journal of Social Policy*, 27(4) (1998), 507–24.

(44.) Tony Walter, *The Revival of Death* (London: Routledge, 1994).

(45.) Strange, *Death, Grief and Poverty*.

(46.) Tony Walter (ed.), *The Mourning for Diana* (London: Berg, 1999).

(47.) P. Mellor, 'Death in High Modernity: The Contemporary Presence and Absence of Death', in D. Clark (ed.), *The Sociology of Death: Theory, Culture, Practice* (Oxford: Blackwell, 1993), 11–30.

第二十章

历史人口学与历史流行病学：
元叙事的挑战

格雷厄姆·穆尼（Graham Mooney）

　　从 20 世纪中期的社会和政治科学"定量革命"中积聚动力后，历史人口学和历史流行病学在 20 世纪 60 年代末至 20 世纪 90 年代初的医学史中，经历了一段较长的的黄金时期。与此同时，人口学和流行病学过渡理论进入广泛的学术研究与教学中，1976 年托马斯·麦基翁（Thomas McKeown）的大作《人口的现代增长》（*Modern Rise of Population*）问世，法国人口学家与剑桥人口与社会结构史研究小组（Cambridge Group for the History of Population and Social Structure）对长期人口变迁开展了富有影响力的开拓性研究，跨学科的医学"社会史"横空出世。

　　尽管历史人口学和历史流行病学大量借鉴了各种定量的方法，但由于缺乏方法论的自反性、过于依赖"过渡"的元叙事，致使其解释力已遭到诟病。例如罗杰·库特（Roger Cooter）在 1992 年就不无遗憾地评价说，历史人口学家把整个儿童健康和福利史简单地归结为了儿童死亡率的历史。他们明显的经验主义和对其他历史领域研究的失败，导致自己、社会史学家和医史学家一直"深陷于婴儿期"。15 年后，弗吕兰·坎道（Flurin Condrau）和迈克尔·沃波尔（Michael Worboys）认为所谓"维多利亚时期的英国在经历流行病学过渡"的观点纯属无稽之谈。他们认为，"需要按照年龄、性别、地点和其他变量对死亡数据重新进行分析"。在某种程度上，这些批评似乎预兆了医学史上关于医学社会史目的的大辩论。这就好比将人口学和流行病学按照社会学家、人类学家和历史学家进行划分一样。正如马克·杰克逊在本卷的引言中提及的，罗伯特·伍兹（Robert Woods）

最近重申了历史人口学和医学史确实有共同关注的议题，颇有点为之辩护的意味。

本章共分为四个部分，第一部分将阐述人口学和流行病学的定义，从而理解如何用它们进行医学史研究。接下来的两部分讨论了人口学和流行病学过渡理论的影响。过去对生育行为的广泛研究忽略了人口学过渡的许多方面。事实证明，流行病学过渡是经得住实证检验的，尽管如此，它仍然流于进步主义和现代化的叙事。除了生育和死亡，受关注的话题还有人口迁徙与健康之间复杂的关系。这一主题对于理解人口增长、健康和疾病的模式是至关重要的，但它常常被这两个过渡理论所忽略。最后一部分，笔者将概述有关生命历程和饥荒人口统计学的创新研究是如何动摇了医学史长期以来的假设的。

人口统计学和流行病学：定义及其意义

人口统计学和流行病学的标准定义是内在相关的。人口统计学是"关于人口的一门科学，包括规模、分布和组成"。而流行病学是关于"疾病在人群中如何分布以及疾病分布受哪些因素影响或决定"的科学。人口统计学和流行病学更多的是分析人类整体的过程。以衡量人口调查和生命事件为基石，诸如出生、死亡、结婚、离婚和移民；意义源自它们的组合在不同时间、空间，或者亚群的分布，如性别、年龄、种族和社会阶层。

历史人口统计学和流行病学的研究与公共卫生的历史关系密切，这一点并不令人意外。把公共卫生界定为一个学科的困难众所周知（见本书第二十二章），但它的一个与众不同之处是通过综合层面的方法来解决不良问题。公共卫生的一个通常的评估范式是在干预前、干预中和干预后以人口为基础来计算产出。对于大部分地区，如果历史数据保存完好，这些计算（如死亡率）虽然劳动强度大，但也很容易。一些很好的例子充分说明了这种方法的史学价值。霍华德·马克尔（Howard Markel）及其同事证明，在1918—1919年西班牙大流感期间，市政府是如何通过贯彻隔离、检疫、封校以及禁止公共集会来降低美国城镇的流感死亡率的。

绘制历史人口统计图可以为学者们提供新的方向，对某些具有社会文化根源的变迁予以合理的解释。普林斯顿大学的欧洲生育项目（European Fertility Project）评估了省、地区和国家水平的生育率。其研究结果证实，19世纪70年代以来欧洲大陆许多地区生育率下降具有相对一致性，促使社会史、经济史和文化史学家们"从具体的'避孕文化'中寻找生育变迁的机制，这种文化是随时间、地点而不断改变的，即使这是一场静默革命"。

类似地，20世纪初各国婴儿死亡率降低的显著一致性，使研究者们将目光从单因素解释（如提供牛奶站）转向多因素的综合作用，包括婴儿喂养方法、产妇教育和健康访视、更好的卫生系统和生育控制等。另外于这一普遍的婴儿死亡率下降的模式还未得到充分研究。乌拉圭就是一个例子，20世纪初的城市化导致其在19世纪晚期所取得的成果化为乌有。城市化的时机十分关键，但是，20世纪初开始引入的奶站、带薪产假、牛奶巴氏消毒法、母乳销售和婴儿保护机构等举措对婴儿死亡率的影响并不显著，一直徘徊在10%上下的水平。20世纪40年代初引入的家庭福利是压垮骆驼的最后一根稻草，导致婴儿死亡率再次下降。

罗伯特·伍兹借用当代医学术语，将此类研究称为"循证医学史"，呼吁将人口统计学作为医学-历史混合研究法的一部分，将定性和定量证据放在同等重要的位置上。这是一个值得赞赏的目标，在直觉上也说得通。许多学者，尤其是科学社会史领域的学者们，已经将之付诸实践。然而，许多定量人口统计学的笼统性限制了它的解释力。加勒特（Garrett）等人承认，这类研究大多是"归纳性的和探索性的"，或者用罗伯特·伍兹的话来说，是一种"厚描"（thick description）；它也不会真正地摆脱生态学谬误的波及，即经由群体统计学观察来错误地推断个人行为。人口学和流行病学历史学家往往会用（政府）发布的人口普查和生命统计数据开展研究，这些数据不过是19世纪被人为操纵的生命政治图景的一部分。在英国，占支配地位的图景是压倒性的生态学图景。

聚集趋势的另一个显著含义在于，过去可靠的人口动态重建在很大程度上取决于仍然掌握必需的资料，能够涵盖尽可能多的人口和事件。在19世纪初，几个工业化国家开始实施人口普查，但直到19世纪中叶，才能获得绝大多数地区有关出生、死亡和婚姻的信息；事实上，美国的一些州直到20世纪30年代才有可靠的公民生命登记。历史学家正在把批判性的眼光转向这些登记制度的建立、发展和维护，他们有时会得到意想不到的结论。利比·施威伯（Libby Schweber）研究表明，在普法战争爆发之前，关于人口减少的争论尚未抬头，人口统计学在法国一直是一个描述性学科，公共卫生对它来说几乎毫无用处。英国的情形正好相反，自由政治经济与国家政体的调和，使其作为生物医学人口统计分析工具的地位被认可。但是，正如埃迪·希格斯（Eddy Higgs）所述，1836年根据议会法案创立的登记总署（General Register Office）与国家医学统计系统的需要并没有任何关系；财产权和（身份）头衔的确定的需要可能更为关键，毕竟精确的结婚、出生和死亡时间是必不可少的信息。

纵然人口史和医学史家对登记制度的缺陷扼腕，如对生命事件的登记缺乏强制性、没有登记死胎和没有收集发病率的信息，但是若是考虑到这些系统最初的目的是作为一个可靠的资产转让机制，那么这些不足也就可以理解了。在发展中国家，不完整的生命登记还在影响着人口统计和流行病学研究的有效性。但是，正如西蒙·兹莱特（Simon Szreter）所指出的，从历史学角度看来的不完美更多地反映了人们对生命登记、社会安全与基本人权相关性的疑虑。

今天，人口统计学家和流行病学家已经积累了很多方法用以"填补"由于登记系统缺失或故障而导致的数据遗失。在人口普查和生命登记出现之前，人口估算要么是根据洗礼、婚姻和葬礼的教区记录，要么是依据纳税记录、土地所有权等名目数据，其质量和完整性是参差不齐的。将这些资料联系在一起有利于家庭重建，并鼓励一种微观史研究，将人口变化和其他社会现象整合，从而对某时期内某个相对较小的区域形成细节丰富的叙事。在记录完备的城镇、农村或郊区，利用反向或逆透视技术，则可以在更高的空间尺度上推断人口行为。这种研究混淆了包括人口统计学和流行病学过渡理论在内的元叙事的解释力。

人口增长、人口学过渡和生育控制

19 世纪末 20 世纪初，托马斯·马尔萨斯（Thomas Malthus）在两篇文章中提出了人口增长的均衡模型。他认为，人口增长和食物价格之间呈正相关。当食物价格上升时，实际收入下降。然后，会出现两种情况之一。其一，夫妻选择晚婚，则生育率下降。这是预防人口增长的核准措施；其二，主动核准措施使死亡率上升。两种核准措施都可以恢复人口和食物供应间的平衡。

对于许多评论者来说，马尔萨斯模型是对 18 世纪之前英格兰人口统计体系的总结。人口学过渡理论进步主义的叙事触发了马尔萨斯陷阱。根据 20 世纪 40 年代该理论的最早迭代，死亡率下降是由于农业和工业里的社会经济进步和公共卫生改善的累积效应造成的。对于大多数工业国家来说，这种下降开始于 19 世纪中叶前后。在对死亡率下降和存活率上升的滞后回应中，生育率开始下降，这是由于一系列与"现代性"有关的因素所致的，包括个体化、城市化、识字率的提高和婚内生育控制。人口增长最快的阶段是死亡率下降和出生率下降之间的阶段。尽管死亡率下降在时间排序上很重要，但归根到底，人口过渡理论似乎只关心出生率的下降。在某种程度上讲，"健康过渡"（以下将详细讨论）通过假设死亡率下降和发病率升高、生育行为、人口老龄化、机构与健康服务的提供有关，弥补了这一理论的不足。尽管人口过渡理论的基础是欧洲人口变化的历史经验，但它似乎并未能赋予移民（包括移入和移出）之于人口增长方面的作用。

由于种种原因，关于生育模式的历史研究极大撼动了在 20 世纪 50—60 年代关于人口过渡的主流共识。首先，是时间上的不洽。在部分国家，总体出生率（每个女性一生中所生孩子的平均数量）的下降发生在死亡率下降之前：法国和美国是最常被引用的例子。然后，关于人口过渡理论中经济发展和出生率下降之间毫无疑问的相关性存在争议，比如相对不发达地区出生率下降的例子，包括保加利亚、智利和斯里兰卡。来自巴尔干半岛和瑞典的有力证据表明，部分欧洲地区在长期的出生率下降开始之前已经出现了人为的出生率控制。例如，在 18 世纪的斯堪尼亚，贫困家庭会通过延迟怀孕来应对食物价格的上涨。

至于是采取禁欲、性交中断或人工流产中的哪种手段来实现，取决于当地人的态度和个人的具体情况。定性研究也得出了类似的历史证据。苏珊·克莱普（Suan Klepp）利用日记和信件来说明，经济困难、战争威胁和恶劣的健康状况，会导致殖民地时期的美国妇女延迟生育。经济周期的波动期可能是寻找前工业时代生育控制证据的最佳时期，但是生育控制也会发生在没有被人口统计学家发现的非危机情况下。瑞典和巴尔干半岛的研究并没有表明避孕是分产次的。小型完整的家庭在全世界所有的前现代农村还是十分普遍的。这些发现具有的更深层次的意义是研究人员从人口"过渡必然发生"这一局限性的、先入为主的观念中解放出来的。

关于谁在控制生育、怎么控制和为什么控制的假设现在正在被学界深入地研究。我们充分认识到，20世纪末的评论者们将出生率下降的证据融入"退化"这一富有生物学决定论的概念之中了。优生学话语中一个重要的组成是为生育行为明显的区域、地域、民族、种族和阶层差异给出解释，历史人口统计学家才刚刚开始揭示这些差异。在英格兰和威尔士，盖瑞特等利用1911年"生育人口普查"中的个人数据重建了全国13个聚居地的妇女生育历史。这些聚居地有四种环境，分别是"农业""白领""轻工业"和"主食产业"。在这些环境中，婴幼儿死亡率是大致相近的，由此证明"交流社区"共同塑造了当地的人口体系，即对于一个"社会化程度相似的个和体家庭，彼此拥有共同的方言、肢体语言、风俗、规范和价值观，其就业和工业化情况与出生率、恋爱和婚姻特征是密切相关的"。此外，口述史证据表明，在出生率下降阶段，传统的避孕措施（禁欲和体外射精）与最常用的机械避孕措施——避孕套和子宫帽是共存的，甚至有时会替代后者。总的来说，这些研究表明，历史人口统计学家和生殖医学史家的对话迸发了成果斐然的火花，其交流的范畴已经超越了那些基本问题，如夫妻在实现"理想"家庭后，会如何安排生育时间？他们是否会停止生育？关于生育的医学建议与在这些社区及伴侣之间流行的本土知识有多少相似之处？

尽管与之相悖的历史证据在不断出现，但人口过渡理论依然是人口学研究中的核心组织概念。在讨论发达国家低生育率、婚姻与生育相关性消失、人口负增长相关的政策时，这的确是一个必要的框架。人口学家提出疑问，这是否是所谓的"延迟过渡"的另一个阶段，是经济不确定的结果和市场危机的结果。或者说，这是不是一场完全独立的"第二次人口过渡"，由后唯物主义和后工业化相关的观念力量所推动？不管是哪一种，其核心问题在于现在的夫妇为什么会暂停避孕来生孩子，而不是像过去那样采取避孕措施来防止怀孕。医史学家大概会既沮丧又嘲讽地看到，人口学家关于延迟过渡的阶段和第二次过渡的说法是依据（至少部分）菲利普·阿里耶斯（Philippe Aries）饱受热议的想法，即儿童对于"第一人"口过渡中生育率下降具有的经济价值和情感价值。

流行病学变化、死亡率和移民

在过去的半个世纪中，伴随着发展中国家高生育率的急剧下降，期望寿命在过去 200 年的大幅提高大概是人口学历史上最为瞩目的变迁。詹姆斯·莱利（James Riley）这样写道：

> "在 1800 年，世界人口有 10 亿，出生时预期寿命不超过 30 岁。2000 年，世界人口已逾 60 亿，出生预期寿命已接近 67 岁，而且还在持续增长。这是现代最大的成就，超过了财富、军事力量和政治稳定性。"

无论你是否同意莱利对这一成就意义的评价，利用历史来确定期望寿命延长的原因显然是当下一项具有政治意义的紧迫任务。经过全面的元分析，莱利得出结论：不存在提高存活率的蓝图。不同国家乃至不同地方降低死亡率的途径出现了分歧，大致呈六种"策略"的选择，包括公共卫生干预、医疗保健、收入和财富、营养和膳食、教育和素养、家庭和个人行为。其中大多数都是相互重叠、彼此独立的。

莱利的广泛策略与"健康过渡"的概念是一致的，后者整合了社会、政治、经济和文化等一系列复杂的因素，拥有更为广泛的议题，有别于生物学上狭义的"流行病过渡"。"流行病过渡"最初是由阿卜杜勒·埃姆朗（Abdel Omran）在 1971 年提出，是"人口学过渡"理论的替代品，他认为流行病过渡是一种经济学决定论和还原论。埃姆朗是一位关注服务提供的，生育研究者。他和支持将计划生育作为健康服务一部分的世界卫生组织有一定联系。和 20 世纪 50—60 年代的许多人口控制机构相比，世界卫生组织认为孕妇保健和儿童存活率是发展中国家生育率下降的前提条件。流行病过渡"是一种将人口学过渡和国际发展工作予以医学化的方法"。

继而，流行病学过渡已经成为多种理解和解释的主题，因为它在历史研究中举足轻重，因此值得在这里予以详细的考察。这个理论共提出了五个命题来描述长期死亡率的升高。医学史学家最为熟悉的，当然也是流行病学文献中出现最多的，当属第二个命题，它概括了死亡率和发病率变化的三个主要时期。第一个时期是"瘟疫和饥荒期"，由于世界大流行（如黑死病、周期性生存危机和战争）所导致的死亡率浮动，即马尔萨斯积极抑制（Malthusian positive check，也译为现实性抑制）。第二个时期是"流行病减弱期"，在这个时期，传染病病（如霍乱和天花）的流行不再那么频繁，与之前的瘟疫时代相比，其传播的地理范围相对有限。第三个时期，也就是最后一个时期，是"退行性病变和人为疾病时期"，传染病的主导地位被癌症和心血管疾病所取代。

回头来看，不难发现这一理论主张的不足之处。埃姆朗修正了自己的一个疏漏，他承认，不同阶级、不同种族/民族的死亡率差异可以通过死亡率下降来维持或加剧。很快他还指出，西方国家的历史经验不能用于预测发展中国家未来的变化。然而，他的确不加批判地使用了历史信息，如诊断种类、疾病术语和已公开的死亡率数据。虽然第二阶段的开头和结尾体现了欧洲公共卫生政策从隔离检疫走向环境主义（这些方面是公共卫生历史学家苦苦追求的）的转变，但这三个"时期"被描述成离散的阶段，似乎互相之间不可能存在重叠。传染病出现抗生素耐药性、病毒突变和出现新发疾病时，线性和单向的死亡率下降可能会中断，埃姆朗在 20 世纪 70 年代的文章中显然低估了这一点。在发展中国家，疾病的"双重负担"就充分说明了这一局限。1999 年的《世界健康报告》（*World Health Report*）概述了一种情况，那传染性疾病和伤害（或迟发性退行性疾病）与持续存在的传染病、艾滋病危机、营养不良和分娩并发症等"未完成的议题"呈现出竞争的局面。

埃姆朗的其他命题也是十分有趣，颇值得一读，因为它们在随后的 40 年的历史流行病学研究中占据了很大的篇幅。第一个命题"流行病过渡是以死亡率作为人口动力学基本因素的"，现在看来似乎是一种陈词滥调。但正如我们所看到的，对生育率的研究主导了人口过渡理论设定的议程，并在很大程度上使死亡率不再作为长期人口增长的解释因素。此外，20 世纪 60 年代剑桥小组的发现指出，婚内生育率的提高对于工业前人口增长有主要作用。流行病学过渡理论纠正了这一结论。

剑桥小组成员罗杰·斯科菲尔德（Roger Schofield）在回溯托马斯·麦基翁（Thomas McKeown）的《现代人口增长》时，就指出了他对死亡率的忽视。斯科菲尔德和托尼·里格利（Tony Wrigley）一起，动摇了麦基翁将教区登记作为可靠的历史人口学档案的观点。此外，麦基翁倾向于从 19 世纪的数据回溯来解释前工业化时期的死亡率，这本身就很值得质疑。后来，剑桥小组赋予死亡率更重要的角色，但是一些评论家仍然对麦基翁论题所吸引的关注程度（即所谓"麦基翁论题"）感到愤怒。大部分的学术关注点在于 19 世纪和麦基翁论题。麦基翁认为更好的生活条件和营养改善是维多利亚时期存活率提高的关键。麦基翁论题的挑战者和支持者都很多，西蒙·斯兹特（Simon Szreter）、罗伯特·伍兹（Robert Woods）、伯纳德·哈里斯（Bernard Harris）和詹姆斯·科尔格罗夫（James Colgrove）等人都对此进行了总结。我将只强调其中的三个问题——技术、方法学和概念，并说明它们彼此之间的联系，并引出它们更广泛的含义。

第一，麦克翁用特定原因和年龄标准化的死亡率下降来衡量死亡率的变化。这控制了年龄结构随时间的变化，期望寿命也是如此，期望寿命如今是评价死亡率变化的常用趋势。利用生命统计表可以强调不同死亡原因、年龄组和性别对期望寿命的影响。例如，1871 年和 1951 年之间，在英格兰和威尔士女性提高的期望寿命中，28% 是由于传染病减少所致，这相当于肺结核和呼吸系统疾病贡献值的总和。毫无疑问，年轻女性和儿童是感染疾病减少的最大受益者，事实上，这是埃姆朗的第三个命题。西方死亡率降低最显著的特征是女性优势的不断扩大（图 20.1）。在前工业化世界，女性死亡率过高是普遍现象，从青春期晚期到育龄末期均是如此。这不只是孕产妇死亡率的问题。职业暴露和资源分配的不平均，也意味着女性更有可能在成年早期罹患呼吸系统疾病和结核病。要理解这一变化是如何以及为何发生，是一项复杂的任务，需要探索生命历程中各种生物、经济和社会文化因素。

第二，麦基翁的方法学是利用了国家数据，因而忽视了地理的重要性。城市和城镇的死亡率更高，被描述为"城镇墓地效果"（urban graveyard effect）和"城市惩罚"（urban penalty）。通过平滑空间变化，麦克翁忽略了一点，即对于快速城市化的人口来说，即使是死亡率停滞不前，在一定程度上也算是一个成就。生命统计表分解再次显示出，在维多利亚时期的英格兰和威尔士，传染病减少导致的人口期望寿命延长占城镇地区人口期望寿命延长的 3/4，占农村地区人口期望寿命延长的 2/3 以上。对 19 世纪末和 20 世纪初的欧洲和北美城镇进行流行病学研究发现，排污系统和水净化措施等干预通过减少儿童腹泻、伤寒热及其后遗症，可以导致城镇死亡率降低 50% 左右。

第三，但绝不是最不重要的，麦基翁所提出的死亡率、经济发展和现代化之间的关系是值得进一步思考的。事实上，历史学家对埃姆朗的第四命题"流行病过渡中健康和疾病模式的变化与构成现代化复合体的人口和社会经济过渡密切相关"确实非常慎重。关于线性关系的假设是过渡思考的一个不可避免的构想。许多作者讨论了死亡率降低、工资上涨

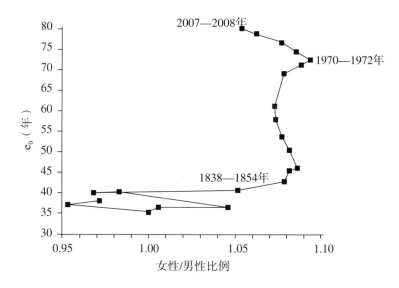

图 20.1　英格兰和威尔士 1625—2008 年出生人口的期望寿命和男女期望寿命之比

[注意：各阶段不是平均划分的。标记点描绘了以下日期：从 1625—1649 年至 1775—1799 年；1838—1854 年；从 1871—1880 年至 1901—1910 年；从 1910—1912 年至 2000—2002 年（不包括 1940—1942 年）和 2007—2008 年 来源：1625—1799: E A Wrigley, R S Davies, J E Oeppen, R S Schofield, English Population History from Family Reconstitution 1580–1837（Cambridge: Cambridge University Press, 1997），Table 6.27, p. 308; 1800—1972: Office for National Statistics, Mortality Statistics: General. Review of the Registrar-General on Deaths in England and Wales, 1998, Series DH1 No. 31（London: The Stationery Office）; 1980—2008: Office for National Statistics, Interim Life Tables, England & Wales, 1980—1982 to 2006—2008, available at http://www.statistics.gov.uk/ downloads/theme_population/Interim_Life/ ILTEW0608Reg.xls, accessed 11 June 2010.]

和工业化间确凿无疑的关系，认为经济发展对健康的不良影响往往需要数十年的时间以及巨大的政治意愿才能克服。

历史流行病学最重要的角色是对整体和分类死亡率（年龄、性别、死因和地点）进行归纳，作为衡量健康结果近端影响的指标，所谓近端，因为它们调和了社会经济条件（健康的远端决定因素）与个人的关系。19世纪初和中期，欧洲比较流行病学研究也得出了类似的因果关系，如德国的鲁道夫·魏尔啸（Rudolf Virchow，1821—1902年）、英国的威廉·普尔特尼·艾利森（Willian Pulteney Alison，1790—1859年）和威廉·法尔（William Farr，1807—1883年）和法国的路易·雷恩·维勒姆（Louis Rene Villerme，1782—1863年）。这种对近端和远端决定因素的研究，最近被重新命名为"社会流行病学"，已被批评未能处理解决造成卫生不公平的根本性政治、经济、社会和文化裂缝。

这对历史流行病学来说，也是一个挑战。正如上文提到的许多研究已经在做的那样，要做出充分的回应，就必须从生态学研究转向创造性地使用关于个人的社会人口学和流行病资料。例如，在20世纪末21世纪初，塞缪尔·普雷斯顿（Samuel Preston）和迈克尔·海恩斯（Michael Haines）关于美国的开创性研究表明，种族是儿童死亡风险的单一且重要的决定因素。历史人口普查中海量具名的个人信息可以通过电子方式获取，这在以前是无法想象的。根据最近一次统计显示，仅明尼苏达州大学人口中心（University of Minnesota's Population Center）就已经收集了来自44个不同国家130项人口普查的279 000 000条个人记录。将人口普查数据和死亡证明相匹配（如果访问不受到限制的话），"重建"风险的社会经济世界，甚至有可能追溯到邻居、街区和街道水平。对死亡率的多层次、地理编码和界面分析（这解释了个人、家庭和区水平的变量）将使历史学家能够提出通常由研究当代的流行病学家提出的问题：居住隔离对死亡率的影响是什么？对呼吸系统疾病来说，拥挤的家居环境是不是比某个地区的人口密度更重要？有兄弟姐妹的儿童是否比没有兄弟姐妹的儿童在学校感染疾病的风险更高？生活在自己民族族群的外国人是否比族群更加隔绝的移民更不容易过早死亡？

埃姆朗的第五个命题描述了三个流行病过渡的替代方案：以英格兰、威尔士和瑞典为例的"古典或西方"模式；以日本为例的"加速"模式和以20世纪70年代之前的智利和斯里兰卡为例的"当代或延迟"模式。埃姆朗的观点是，这些变化是由"人口变化的模式、速度、决定因素和结果"造成的。迁徙对这些变化的动态影响是流行病学过渡和人口过渡理论的明显疏漏。对于移民来说，移入和移出的起点和重点被隐性地关联在一起，因此，人口地理学家在移民研究中处于领先地位也许并不令人惊讶。移民在人口增长和下降中的关键角色一直被广泛地研究，而移民、健康和医学之间的复杂和多层关系也得到了人们的关注。

19世纪和20世纪的移民潮和全球旅行的激增促使各国政府制定出政治化的医学应对措施。筛查已成为防止健康威胁向人类输入的一种手段，彰显了民族主义对退化和缺乏公民身份的关切，但准入限制的实施因地区和疾病状况而有所不同。少数族裔移民群体的存在令人不安，这显然影响了公共卫生政策的方向。举几个美国的例子，如密尔沃基的天花预防、纽约的白喉控制运动和旧金山的黑死病，都源于对外国个人和外国社会团体的恐惧。

对于大多数的这些研究来说，人口迁徙是卫生政策所处的语境过程。然而，几个和移民及健康状况有关的附加问题也被提了出来。第一，最好的历史图释可能是 19 世纪英国的反城市化，这是中产阶级对人口密集的内部城市不断恶化的环境所做出的回应。在绿树成荫的郊区买一套别墅能够带来更好的生活机会：可选择的移民重新分配财富并加重了卫生不公平。第二，个人移民史的特征（移民的原因、移民时的人生阶段、单身还是有伴侣、来自哪里，去哪里）使个人暴露于不同的风险和健康损害（又称为"疤痕"），这还需要更加审慎的理解。这种纵向信息很难予以历史的重建，和其他因素一样，它可能是流行病学解释子宫内和早期生活条件对成年期健康影响的一个重要的混杂变量。

挑战元叙事

正如我们所见到的，历史流行病学和人口统计学经常要应对一些大规模有争议的变化叙事，尝试总结和描述人类历史上主要的变迁。但是，它们也会陷入其他值得关注的元叙述争议之中。其中两个重要的争议是饥馑人口统计学和早年生活条件对后续健康的影响，这是一系列源自"巴克假设"的研究。

被冠以大卫·巴克（David Barker）名字的假说（也被称为"节约基因型假说"）源自一项研究，证明出生重量较轻和冠心病风险升高之间存在正相关。后续研究证明，其他慢性疾病（包括高血压、中风和 II 型糖尿病）也与出生体重较轻有关。尽管巴克论证了宫内环境和出生后条件对这些疾病的重要性，但也有其他证据表明，呼吸结核、支气管炎和出血性中风者多在童年时期曾暴露于不利条件。

和正在进行的前瞻性队列研究相比，历史学家较少地将综合的社会经济因素（包括父母地位、家庭环境、收入，抽烟等行为，或其他疾病发作）纳入他们的回顾性分析中。尽管如此，一系列来自中国、丹麦、法国、加拿大、瑞典和美国的纵向历史研究指出了早期风险可能的范围，其大体可分为家庭背景、社会经济压力和传染病暴露。至于家庭背景，合法性、出生顺序、出生时母亲的年龄和父母是否健在都与个人在婴儿、儿童直到成年期的死亡风险有统计学相关性。虽然尚不清楚这些变量会如何影响一个人的寿命，但研究生育率和死亡率的某些方面之间关系的发现，它们对于前文所述的人口学过渡具有显著的意义。出生在高死亡率环境或遭受严重经济压力的个人，其成年时期早亡的风险似乎更高。

虽然这些研究很有前景，但方法学的问题依然存在。例如，生态条件（区死亡率和商业周期等）是个人年轻时风险暴露的替代指标。同时，婴儿全因死亡率有时被用于衡量个人早期暴露于不同传染病的情况，其中一些疾病在幼儿期（1 ~ 4 岁）比婴儿期更加致命。然而，关于生命阶段和队列特定效应对死亡率影响相对重要性的流行病人口研究，引发了一场政策相关的争论，即关于生物决定论、政治、社会和经济对健康的影响以及存活率方面的社会不平等是如何产生的。

这些问题也影响了饥荒人口统计学的研究。经典的马尔萨斯理论假设饥荒会限制人口增长。但是，最近对饥荒的研究发现，饥荒在这方面的影响远远低于主要的流行病事件，如黑死病或 1918—1919 年的流感。总体来说，饥荒后人口的恢复速度取决于在"正常"时期的增长水平。人口快速增长的群体往往恢复较快。在某些情况下，饥荒后的人口比生存危机开始前增长得更快，18 世纪 40 年代的爱尔兰大饥荒和 19 世纪 60 年代的芬兰大饥荒就是两个例子。

与死亡率上升相比，出生率下降可能是饥荒人口统计学更常见的特征。来自部分欧洲国家的证据表明，在收成不好、食物价格上涨时，夫妻会推迟生育。虽然在饥荒条件形成之后具有明显的时间间隔，但人口统计学家知道出生人数会因饥荒而改变。正如之前讨论的出生率下降一样，问题是生育是为什么和如何被延迟的？在饥荒时，会有很多社会、心理和生理机制在起作用。随着结婚计划因死亡而搁置或取消、配偶因为移民而分居、性欲下降，性交频率下降。严重的营养不良会导致妇女无法排卵。

人口恢复迅速的另一个原因是，饥荒存在地域限制，而且受国家边界的限制（至少和流行病相比）。尽管如此，许多饥荒还是带来了可怕的人类死亡：1876—1879 年印度饥荒中 700 万人非正常死亡；1921—1922 年苏联饥荒中 900 人非正常死亡；1959—1961 年中国饥荒中 1500—2500 人非正常死亡。但是，这些惊人的数字仅仅分别占国家死亡率的 3%、6% 和 2% ~ 4%。格拉达（Ó Gráda）最近的一项调查估计，最严重的饥荒是 1740—1741 年的爱尔兰饥荒，造成 30 多万人死亡，死亡率达到 13%。

但在饥荒中，人类死于什么呢？答案取决于时间和空间。当遭遇饥荒的社区采取基本卫生措施和免疫接种时，很大一部分的死亡原因是实实在在的饥饿，或者与免疫力下降有关的疾病（如水肿）。与战争有关的饥荒就属于这种情况，包括列宁格勒保卫战（1942—1943 年）、荷兰"饥饿之冬"（1944—1945 年）及二战期间的希腊（1941—1943 年）。很明显，这些例子都发生在非典型情况下相对发达的经济体，在那里，传染病在正常时期得到一定程度的控制。然而，格拉达写道，对于 20 世纪前的大多数饥荒、1940—1944 年云南农村的饥荒以及当代撒哈拉沙漠以南非洲的饥荒，"平时传染病已在流行的地方，饥荒会造成极大的破坏"。

由此可以得出两个重要的结论。第一，现在饥荒比过去少了，这一点是确定的。这是否意味着，饥荒不再是生命的重要威胁了呢？只要政治冲突和战争在经济和气候威胁到弱势人群，答案很可能是否定的。但是，理解饥荒的历史（包括人口统计学和流行病学）可以使我们离这种可能性更近。第二，通过从人口统计视角揭露饥荒的规模，结构性暴力、否定、欺骗和市场投机的深度就可以得到充分的暴露：人口统计学和流行病学可以而且应该被用作社会公正的工具。

结　论

人口和流行病研究揭示了人类历史长河上的一系列重大问题，尤其是"生命"。突出的主题是生育控制的时机和原因以及随着性别、年龄和种族发生变化的寿命变化的不均等的空间年表。无论好坏，这一学问都和出于生物政治目的的收集、操控和整合数据的方式捆绑在一起。尽管存在这些限制条件以及"深度描述"的倾向，但主要过渡理论的元叙事已经通过这类工作被成功地消解或修正。此外，人口史和流行病史正在重新评估长期以来一些关于疾病、生存危机和卫生不公平产生的假定。

但是，这些问题仅仅触及了所有与医学史和当代健康史相关或密不可分的议题的表面。此处没有提到的是罗伯特·伍兹最近所做的一项重要研究，该研究涉及迄今为止一直被忽视的胎儿健康问题，它将死产、堕胎和流产牢牢地纳入了历史人口学家的研究领域。目前，对于黑死病的生物学和生态原因存在着重大的争论。流行病历史学家也利用他们的专长来评估过去的死亡证明实践，这可以告诉我们影响医生诊断能力的社会、文化和医学因素。另一个关键领域是发病率和死亡率之间的复杂关系，特别是当发病率下降时，死亡率会上升。将发病率纳入人口健康措施一直是当代和政策相关的流行病学的一个主要任务。疾病负担的评估现在强调的是，长寿的生命质量是如何受到年龄相关的残障的影响。随着寿命的延长，历史人口统计学家可以帮助我们了解人口老龄化是如何形成的以及这对福利国家、卫生服务、健康保险项目和退休计划的过去和未来有何重大影响。

鉴于本章概述的研究的多样性和深度，现在是一个激动人心的时刻，可以开启流行病学和人口统计学研究。实际上，大范围历史数据设置的电子可用性催生了更多背景财富和解释能力。国家、区域和地区的总和绝不是可以考虑的唯一范围。现在，通过理解邻里、街道和家庭的影响，可以研究现代个人人口行为。利用复杂的方法探索欧洲和亚洲现代化之前人口的登记。将这些研究纳入医学史领域，可谓适逢其时。考虑到20世纪70年代和80年代"社会"医学史的强势力量，这似乎是一种反常的评论。然而，正如最近关于生育控制的研究所证明的那样，历史学家可以从定性来源（尤其是口述历史）中学到更多。在这个流行病学史和人口史的解释性世界中，还有很多问题亟待解决。

（苏静静　译）

参考书目

Bengtsson, Tommy, Cameron Campbell, and James Z. Lee, et al., *Life under Pressure: Mortality and Living Standards in Europe and Asia, 1700–1900* (Cambridge, MA: MIT Press, 2004).

Chesnais, Jean-Claude, *The Demographic Transition: Stages, Patterns, and Economic Implications: A Longitudinal Study of Sixty-Seven Countries Covering the Period 1720–1984* (Oxford: Clarendon Press, 1992).

Fisher, Kate, *Birth Control, Sex andMarriage in Britain, 1918–1960* (Oxford: Oxford University Press, 2006).

Gillis, John r., Louise Tilly, and David Levine (eds), *The European Experience of Declining Fertility, 1850–1970: The Quiet Revolution* (Cambridge, MA: Blackwell, 1992).

Haines, Michael R., and Richard H. Steckel (eds), *The Population History of North America* (Cambridge: Cambridge University Press, 2000).

Ó Gráda, Cormac, *Famine: A Short History* (Princeton, NJ: Princeton University Press, 2009).

Riley, James C., *Rising Life Expectancy: A Global History* (Cambridge: Cambridge University Press, 2001).

Szreter, Simon R. S., *Health and Wealth: Studies in History and Policy* (Rochester, NY: University of Rochester Press, 2005).

Woods, Robert I., *The Demography of Victorian England and Wales* (Cambridge: Cambridge University Press, 2000).

注释

(1.) Roger Cooter, 'Introduction,' in *idem* (ed.), *In the Name of the Child: Health and Welfare, 1880–1940*, (London: Routledge, 1992), 1–18; Flurin Condrau and Michael Worboys, 'Second Opinions: Epidemics and Infections in Nineteenth-Century Britain', *Social History of Medicine*, 20 (1) (2007), 147–58; Graham Mooney, 'Second Opinions: Infectious Diseases and Epidemiologic Transition in Victorian Britain? Definitely', *Social History of Medicine*, 20 (3) (2007), 595–606.

(2.) Susan Greenhalgh, 'The Social Construction of Population Science: An Intellectual, Institutional, and Political History of Twentieth Century Demography', *Comparative Studies in Society and History*, 38 (1996), 26–66; Simon R. S. Szreter, Hania Sholkamy, and A. Dharmalingam (eds), *Categories and Contexts: Anthropological and Historical Studies in Critical Demography* (Oxford: Oxford University Press, 2004); Nancy E. Riley and James McCarthy, *Demography in the Age of the Postmodern* (Cambridge: Cambridge University Press, 2003).

(3.) Robert I. Woods, 'Medical and Demographic History: Inseparable?,' *Social History of Medicine*, 20 (2007), 483–503.

(4.) David A. Swanson and Jacob S. Siegel, 'Introduction', in *eidem* (eds), *The Methods and Materials of Demography* (Amsterdam: Elsevier/Academic Press, 2004), 1–8; Leon Gordis, *Epidemiology* (Philadelphia: Elsevier/Saunders, 2009).

(5.) Howard Markel, H. B. Lipman, J. A. Navarro, et al., 'Nonpharmaceutical Interventions Implemented by US Cities during the 1918–1919 Influenza Pandemic', *Journal of the American Medical Association*, 298 (6) (2007), 644–54.

(6.) John R. Gillis, Louise A. Tilly, and David Levine (eds), *The European Experience of Declining Fertility, 1850–1970: The Quiet Revolution* (Cambridge, MA: Blackwell, 1992), 2–9, at 9; Ansley J. Coale and Susan Cotts Watkins (eds), *The Decline of Fertility in Europe: The Revised Proceedings of a Conference on the Princeton European Fertility Project* (Princeton: Princeton University Press, 1986).

(7.) Carlo A. Corsini and Pier Paolo Viazzo (eds), *The Decline of Infant and Child Mortality: The European Experience, 1750–1990* (The Hague: Kluwer Law International, 1997); Eilidh Garrett, Chris Galley, Nicola Shelton, and Robert I. Woods (eds), *Infant Mortality: A Continuing Social Problem* (Aldershot: Ashgate, 2006); Anne-Emanuelle Birn, 'Doctors on Record: Uruguay's Infant Mortality Stagnation and its Remedies, 1895–1945', *Bulletin of the History of Medicine*, 82 (2) (2008), 311–54.

(8.) Woods, 'Medical and Demographic History'; Harry M. Marks, '*Fatal Years*: An Introduction to the Symposium,' *Bulletin of the History of Medicine*, 68 (1994), 86–94.

(9.) Eilidh Garrett, Alice Reid, Kevin Schürer, and Simon R. S. Szreter, *Changing Family Size in England and Wales: Place, Class and Demography, 1891–1911* (Cambridge: Cambridge University Press, 2001); Robert I. Woods, *The Demography of Victorian England and Wales* (Cambridge: Cambridge University Press, 2000).

(10.) Gerry Kearns, 'The History of Medical Geography after Foucault,' in Jeremy W. Crampton and Stuart Elden (eds), *Space, Knowledge and Power: Foucault and Geography* (Aldershot: Ashgate, 2007), 283–309; Simon R. S. Szreter, *Fertility, Class and Gender in Britain, 1860–1940* (Cambridge: Cambridge University Press, 1996); Robert I. Woods and Nicola Shelton, *An Atlas of Victorian Mortality* (Liverpool: Liverpool University Press, 1997).

(11.) Michael R. Haines, 'The White Population of the United States, 1790–1920', in Michael R. Haines and Richard H. Steckel (eds), *The Population History of North America* (Cambridge: Cambridge University Press, 2000), 305–70; Libby Schweber, *Disciplining Statistics: Demography and Vital Statistics in France and England, 1830–885* (Durham,

NC: Duke University Press, 2006); Edward Higgs, *Life, Death and Statistics: Civil Registration, Censuses and the Work of the General Register Office, 1836-1952* (Hatfield: Local Population Studies, 2004).

(12.) Simon R. S. Szreter, 'The Right of Registration: Development, Identity Registration, and Social Security—A Historical Perspective', *World Development*, 35 (1) (2007), 67-86.

(13.) M. Fleury and L. Henry, *Des registres paroissiaux à l'histoire de la population. Manuel de dépouillemenet d'exploitation de l'état civil ancien* (Paris: INED, 1956); Barry Reay, *Microhistories: Demography, Society, and Culture in Rural England, 1800-1930* (New York: Cambridge University Press, 1996); James Z. Lee and Cameron Campbell, *Fate and Fortune in Rural China: Social Organization and Population Behaviour in Liaoning, 1774-1873* (Cambridge: Cambridge University Press, 1997); John E. Knodel, *Demographic Behaviour in the Past: A Study of Fourteen German Village Populations in the Eighteenth and Nineteenth Centuries* (Cambridge: Cambridge University Press, 1988).

(14.) Thomas Robert Malthus, *An Essay on the Principle of Population* (London: J. Johnson, 1798); *idem*, *An Essay on the Principle of Population: Or, A View of its Past and Present Effects on Human Happiness* (London: J. Johnson, 1803).

(15.) Jean-Claude Chesnais, *The Demographic Transition: Stages, Patterns, and Economic Implications: A Longitudinal Study of Sixty-Seven Countries Covering the Period 1720-1984* (Oxford: Clarendon Press, 1992).

(16.) K. Davis, 'The World Demographic Transition', *Annals of the American Academy of Political and Social Science*, 237 (1945), 1-11; F. W. Notestein, 'Population: The Long View,' in Theodore W. Schultz (ed.), *Food for the World* (Chicago: University of Chicago Press, 1946), 36-57.

(17.) George C. Alter, 'Theories of Fertility Decline: A Nonspecialist's Guide to the Current Debate,' in Gillis, Tilly, and Levine (eds), *The European Experience of Declining Fertility*, 13-27; Matthew James Connelly, *Fatal Misconception: The Struggle to Control World Population* (Cambridge, MA: Belknap Press of Harvard University Press, 2008).

(18.) Etienne van de Walle and Virginie De Luca, 'Birth Prevention in the American and French Fertility Transitions: Contrasts in Knowledge and Practice,' *Population and Development Review*, 32 (3) (2006), 529-55; E. A. Hammel and Patrick R. Galloway, 'Structural and Behavioural Changes in the Short Term Preventive Check in the Northwest Balkans in the 18th and 19th Centuries,' *European Journal of Population/ Revue Européenne De Démographie*, 16 (2000), 67-108; Tommy Bengtsson and Martin Dribe, 'Deliberate Control in a Natural Fertility Population: Southern Sweden, 1766-1864', *Demography*, 43 (4) (2006), 727-46.

(19.) Susan E. Klepp, *Revolutionary Conceptions: Women, Fertility, and Family Limitation in America, 1760-1820* (Chapel Hill: University of North Carolina Press, 2009).

(20.) James Z. Lee and Wang Feng, *One Quarter of Humanity: Malthusian Mythology and Chinese Realities, 1700–2000* (Cambridge, MA: Harvard University Press, 1999); Simon R. S. Szreter, 'The Idea of Demographic Transition and the Study of Fertility Change: A Critical Intellectual History,' *Population and Development Review*, 19 (4) (1993), 659–701.

(21.) Garrett, Reid, Schürer, and Szreter, *Changing Family Size in England and Wales*, 12–13.

(22.) Kate Fisher, *Birth Control, Sex and Marriage in Britain, 1918–1960* (Oxford: Oxford University Press, 2006); Simon R. S. Szreter, Robert A. Nye, and Frans Van Poppel (eds), 'Special Issue: Fertility and Contraception during the Demographic Transition: Qualitative and Quantitative Approaches,' *Journal of Interdisciplinary History*, 32 (2) (2003).

(23.) Jacques Vallin. 'The End of the Demographic Transition: Relief Or Concern?', *Population and Development Review*, 28 (1) (2002), 105–20.

(24.) Philippe Ariès, *Centuries of Childhood: A Social History of Family Life* (New York: Knopf, 1962); Ron Lesthaeghe and Johan Surkyn, 'When History Moves on: The Foundations and Diffusion of the Second Demographic Transition,' in Rukmalie Jayakody, Arland Thornton, and William G. Axinn (eds), *International Family Change: Ideational Perspectives* (New York: Lawrence Erlbaum, 2008), 81–118; Linda A. Pollock, *Forgotten Children: Parent-Child Relations from 1500 to 1900* (Cambridge: Cambridge University Press, 1983) 241–63; Tamara K. Hareven, 'The History of the Family and the Complexity of Social Change,' *American Historical Review*, 96 (1991), 95–124.

(25.) James C. Riley, *Rising Life Expectancy: A Global History* (Cambridge: Cambridge University Press, 2001), 1.

(26.) Abdel R. Omran, 'The Epidemiologic Transition: A Theory of the Epidemiology of Population Change,' *Milbank Memorial Fund Quarterly*, 49 (4) (1971), 509–38; Julio Frenk, José-Luis Bobadilla, Claudio Stern, Tomas Frejka, and Rafael Lozano, 'Elements for a Theory of the Health Transition,' in Lincoln C. Chen, Arthur Kleinman, and Norma C. Ware (eds), *Health and Social Change an International Perspective* (Boston: Department of Population and International Health, Harvard School of Public Health, 1994), 25–49.

(27.) George Weisz and Jesse Olszynko-Gryn, 'The Theory of Epidemiologic Transition: The Origins of a Citation Classic,' *Journal of the History of Medicine and Allied Sciences*, 65 (2010), 287–326.

(28.) Abdel R. Omran, 'Epidemiologic Transition in the United States: The Health Factor in Population Change,' *Population Bulletin*, 32 (2) (1977), 1–42; Abdel R. Omran, 'The Epidemiologic Transition Theory: A Preliminary Update,' *Journal of Tropical Pediatrics*, 29 (1983), 305–16.

(29.) World Health Organization, *The World Health Report 1999: Making a Difference*, http://www.who.int/whr/1999/en/index.html, accessed 15 January 2010; Jacques Vallin, 'Commentary: "Epidemiologic Transition" Interrupted Or Sweep to the Second Stage of "Health Transition"?', *International Journal of Epidemiology*, 36 (2) (2007), 384–6.

(30.) Thomas McKeown, *The Modern Rise of Population* (London: Edward Arnold, 1976); Roger Schofield, 'Review: *The Modern Rise of Population*,' *Population Studies*, 31 (1) (1977), 179–81; E. A. Wrigley and R. S. Schofield, *The Population History of England, 1541–1871: A Reconstruction* (Cambridge: Cambridge University Press, 1981).

(31.) E. A. Wrigley, R. S. Davies, J. E. Oeppen, and R. S. Schofield, *English Population History from Family Reconstitution 1580–1837* (Cambridge: Cambridge University Press, 1997); Emily Grundy, 'Commentary: The McKeown Debate: Time for Burial,' *International Journal of Epidemiology*, 34 (3) (2005), 529–33.

(32.) James Colgrove, 'The McKeown Thesis: A Historical Controversy and Its Enduring Influence,' *American Journal of Public Health*, 92 (5) (2002), 725–9; Bernard Harris, 'Public Health, Nutrition, and the Decline of Mortality: The McKeown Thesis Revisited,' *Social History of Medicine*, 17 (3) (2004), 379–407; Simon R. S. Szreter, 'The Importance of Social Intervention in Britain's Mortality Decline c.1850–1914: A Re-Interpretation of the Role of Public Health', *Social History of Medicine*, 1 (1) (1988), 1–37; Robert I. Woods and John Woodward, *Urban Disease and Mortality in Nineteenth Century England* (London: Batsford Academic and Educational, 1984).

(33.) Graziella Caselli, 'Health Transition and Cause-Specific Mortality,' in Roger Schofield, David Sven Reher, and A. Bideau (eds), *The Decline of Mortality in Europe* (Oxford: Clarendon Press, 1991), 68–96.

(34.) George C. Alter, Matteo Manfredini, and Paul Nystedt, 'Gender Differences in Mortality,' in Tommy Bengtsson, Cameron Campbell, and James Z. Lee (eds), *Life Under Pressure: Mortality and Living Standards in Europe and Asia, 1700–1900* (Cambridge, MA: MIT Press, 2004), 327–57; Kirsty McNay, Jane Humphries, and Stephan Klasen, 'Excess Female Mortality in Nineteenth-Century England and Wales: A Regional Analysis', *Social Science History*, 29 (4) (2005), 649–81.

(35.) Michael R. Haines, 'The Urban Mortality Transition in the United States: 1800–1940,' *Annales de démographie historique* (2001), 33–64; John Landers, *Death and the Metropolis: Studies in the Demographic History of London, 1670–1830* (Cambridge: Cambridge University Press, 1993).

(36.) Gerry Kearns, 'Le handicap urbaine et le déclin de la mortalité en Angleterre et au Pays de Galles, 1851–1900', *Annales de démographie historique* (1993), 75–105; Joseph P. Ferrie and Werner Troesken, 'Water and Chicago's Mortality Transition, 1850–1925', *Explorations in Economic History*, 45 (1) (2008), 1–16.

(37.) Simon R. S. Szreter, 'Economic Growth, Disruption, Deprivation, Disease, and Death: On the Importance of the Politics of Public Health for Development', *Population and Development Review*, 23 (1997), 693–728; Stephen J. Kunitz, 'Speculations on the European Mortality Decline', *Economic History Review*, 36 (1983), 349–64; James C. Riley, *Poverty and Life Expectancy: The Jamaica Paradox* (Cambridge: Cambridge University Press, 2005); James Z. Lee, Cameron Campbell, and Tommy Bengtsson, 'New Malthusian Perspectives', in Bengtsson, Campbell, Lee, et al. (eds), *Life Under Pressure*, 3–24.

(38.) Nancy Krieger, 'Proximal, Distal, and the Politics of Causation: What's Level Got to do with it?', *American Journal of Public Health*, 98 (2) (2008), 221–30.

(39.) Samuel H. Preston and Michael R. Haines, *Fatal Years: Child Mortality in Late Nineteenth-Century America* (Princeton: Princeton University Press, 1991).

(40.) Minnesota Population Center, University of Minnesota, *Integrated Public Use Microdata Series International (IPUMS International)*, http://international.ipums.org/international/, accessed 20 April 2010.

(41.) Alison Bashford (ed.), *Medicine at the Border: Disease, Globalization and Security, 1850 to the Present* (Basingstoke: Palgrave Macmillan, 2006); Amy L. Fairchild, *Science at the Borders: Immigrant Medical Inspection and the Shaping of the Modern Industrial Labor Force* (Baltimore: Johns Hopkins University Press, 2003); Alexandra Minna Stern, 'Buildings, Boundaries, and Blood: Medicalization and Nation-Building on the U.S.-Mexico Border, 1910–1930,' *Hispanic American Historical Review*, 79 (1) (1999), 41–81; John Welshman, 'Compulsion, Localism, and Pragmatism: The Micro-Politics of Tuberculosis Screening in the United Kingdom, 1950–1965', *Social History of Medicine*, 19 (2006), 295–312; Judith Walzer Leavitt, 'Politics and Public Health: Smallpox in Milwaukee, 1894–1895', *Bulletin of the History of Medicine*, 50 (1976), 553–68; Evelynn Maxine Hammonds, *Childhood's Deadly Scourge: The Campaign to Control Diphtheria in New York City, 1880–1930* (Baltimore: Johns Hopkins University Press, 1999); Nayan Shah, *Contagious Divides: Epidemics and Race in San Francisco's Chinatown* (Berkeley: University of California Press, 2001).

(42.) Simon R. S. Szreter and Graham Mooney, 'Urbanisation, Mortality and the Standard of Living Debate: New Estimates of the Expectation of Life at Birth in Nineteenth-Century British Cities,' *Economic History Review*, 50 (1998), 84–112.

(43.) Samuel H. Preston, Mark E. Hill, and Greg L. Drevenstedt, 'Childhood Conditions That Predict Survival to Advanced Ages among African-Americans', *Social Science and Medicine*, 47 (9) (1998), 1231–46.

(44.) David J. P. Barker, *Mothers, Babies, and Health in Later Life* (Edinburgh: Churchill Livingstone, 1998); Martin Lindström and George Davey Smith, 'A Life Course Perspective to the Modern Secular Mortality Decline and Socio-Economic Differences in Morbidity and Mortality in Sweden,' in Tommy Bengtsson (ed.), *Perspectives on Mortality*

Forecasting, vol. 5 (Stockholm: Swedish Social Insurance Agency, 2006), 9–29.

(45.) Tommy Bengtsson and Geraldine P. Mineau (eds), 'Part Special Issue: Early Life Effects on Socioeconomic Performance and Mortality in Later Life: A Full Life Course Approach Using Contemporary and Historical Sources,' *Social Science and Medicine*, 68 (9) (2009).

(46.) Bernard Harris, 'Commentary: "The Child is Father of the Man": The Relationship between Child Health and Adult Mortality in the 19th and 20th Centuries,' *International Journal of Epidemiology*, 30 (4) (2001), 688–96; Simon R. S. Szreter and Michael Woolcock, 'Health by Association? Social Capital, Social Theory, and the Political Economy of Public Health,' *International Journal of Epidemiology*, 33 (4) (2004), 650–67; Bernard Harris, 'Health by Association,' *International Journal of Epidemiology*, 34 (2) (2005), 488–90; Simon R. S. Szreter, 'Author Response: Debating Mortality Trends in 19th Century Britain,' *International Journal of Epidemiology*; 33 (4) (2004), 705–9; George Davey Smith and John Lynch, 'Commentary: Social Capital, Social Epidemiology and Disease Aetiology,' *International Journal of Epidemiology*, 33 (4) (2004), 691–700.

(47.) Kari J. Pitkänen, *Deprivation and Disease: Mortality during the Great Finnish Famine of the 1860s* (Helsinki: Hakapaino Oy, 1993).

(48.) Cormac Ó Gráda, *Famine: A Short History* (Princeton: Princeton University Press, 2009); Tim Dyson and Cormac Ó Gráda (eds), *Famine Demography: Perspectives from the Past and Present* (Oxford: Oxford University Press, 2002).

(49.) Ó Gráda, *Famine*, 117; John Barber and Andrei Dzeniskevich (eds), *Life and Death in Besieged Leningrad, 1941–1944* (Basingstoke: Palgrave Macmillan, 2004); Violetta Hionidou, *Famine and Death in Occupied Greece, 1941–1944* (Cambridge: Cambridge University Press, 2006); John D. Post, 'Famine, Mortality, and Epidemic Disease in the Process of Modernization', *Economic History Review*, 29 (1) (1976), 14–37.

(50.) Amartya K. Sen, *Poverty and Famines: An Essay on Entitlement and Deprivation* (Oxford: Clarendon Press, 1988).

(51.) Robert L Woods, *Death before Birth: Fetal Health and Mortality in Historical Perspective* (Oxford: Oxford University Press, 2009); Samuel K. Cohn, *The Black Death Transformed: Disease and Culture in Early Renaissance Europe* (London: Arnold, 2002); Paul Johnson and Pat Thane (eds), *Old Age from Antiquity to Post-Modernity* (London: Routledge, 1998); Douglas L. Anderton and Susan Hautaniemi Leonard, 'Grammars of Death: An Analysis of Nineteenth-Century Literal Causes of Death from the Age of Miasmas to Germ Theory,' *Social Science History*, 28 (1) (2004), 111–43; Graham Mooney, 'Diagnostic Spaces: Workhouse, Hospital and Home in Mid-Victorian London', *Social Science History*, 33 (3) (2009), 357–90.

第二十一章

慢性病史

卡斯滕·蒂默曼（Carsten Timmermann）

1992 年，查尔斯·罗森伯格（Charles Rosenberg）曾指出，"在过去的 1/4 世纪，随着人们对社会史和文化史兴趣的增长，流行病已成为一个日臻繁盛的研究领域，疾病史学家在寻求证明他或她的研究的重要性与相关性时不再处于守势"。但慢性病史却不尽然。虽然近年来，慢性病史更多地采取了"疾病传"的进路，关于具体某种慢性病的历史也有优秀的论著发表，但是对于慢性病这一历史现象，很少有历史学家会采用 20 世纪 60 年代以来研究流行病史的方法来研究它。在讨论造成这种情形的原因之前，请允许我对若干术语厘清一下：区分对于"illness(病痛，强调体验)"与"disease"（疾病，强调可诊断的实体）的不同。我采取了社会学家克莱因曼（Arthur Kleinman）的方法。"Illness"是"人们对症状和痛苦的生命体验，是与生俱来的"，人们在生命中是伴随着而且多数情况下是死于医生们认定的一个特定的疾病实体。对于"慢性（chronic）"，一般的含义是"持续性迁延性的"，我沿用了贾森·萨博（Jason Szabo）最近的提法，按照 19 世纪文献中描述的疾病特征，即"无法治愈的"疾病来进行探讨。这些不同类别之间的界限并非不可逾越，精神病的研究也有类似的特点，但我在这里则专注于躯体疾病。

与流行病相比，为什么慢性病的历史研究这么少？在历史上，流行病曾带来巨大的动荡和混乱，扰乱了人们的正常生活。它们是灾难性事件，有着丰富的文献记载，使流行病成为理解某个地区和历史阶段的关切、情感和政治信仰的绝佳途径。与 20 世纪 80 年代的艾滋病进行比较研究，更是增加了沉痛感和话题性。事实上，艾滋病从那时起就已经变成了一种慢性病，很大程度上就像肾衰竭或糖尿病一样，因为药物治疗已使其变得可控，虽不能治愈。慢性病的历史比流行病的历史更加棘手，必须依赖不同的史料。其中灾难性事件寥寥无几，而所用的方法基本上是长时段（longue durée）的。要超越传记找到聚焦的着眼点（某种疾病或某位患者）是困难的，并且术语的改变也可能会带来问题。直到近年，长期患病都一直是正常生活的一部分，它构成了生活，而不是生活的干扰。这是一个有趣的历史悖论，虽然很多人总是长期患病，但慢性病作为一种疾病类别出现在 20 世纪，最早是在美国，之后是其他的工业化国家。

关于慢性病有一个几乎普遍的假设，认为它是非常晚近的医学史问题，人们早期主要受急性病和传染病困扰，但这并不意味着慢性病的历史研究就比较容易。重点在于，以结核病或梅毒患者为例，一旦患病，他们的有生之年都将在诅咒之中渡过：疾病与症状、缓解与复发、好日子与坏日子、他们的一生都被它们所定义，而这正是分析发现了现代慢性疾病体验的特征。以 20 世纪 70 年代的伊万·伊里奇（Ivan Illich）为代表，现代性的批评会将慢性疾病视为文明的结果，是现代生活某些方面的异化扰乱了人与自然亘古以来的和谐以及近代医学的失败造成的。然而，（导致缓慢但显然不可避免的死亡的）慢性病或者不可治愈的疾病，其历史远远早于 20 世纪，过去许多评论家将其归咎于文明。

撰写慢性病历史的通常不是医学史家，而是作家和其他历史专家。例如，文学家和传记作家对济慈和勃朗特姐妹疾病的研究，社会史学家会研究贫穷的历史和赤贫者的疾病史。痨病（consumption）在这些文献中都会有所涉及，其历史将是我讨论的核心。人们通常认为结核病（tuberculosis）和痨病是完全相同的，但我认为，在结核病被征服时，痨病并没有消失。此外，在 20 世纪，许多与痨病（以及后来的结核病）相关的机构被重新改建，挪为他用，痨病的部分文化意义也被转移到其他慢性病上。本章将关注这种连续性以及使其变得模糊的历史变迁，首先通过对细菌学和生理学的实验室研究，人们对医学进步及其作用深信不疑，取代了早期医学遇到不可治愈疾病时的那种无力感。一些消耗性疾病在一两代人之前也曾经被认为是某种痨病，20 世纪的医学创新已改变了这种看法，使它们变得可控，也使得慢性病的处理出现了新的范式。

一战至二战后的几年是这种变化的关键节点。第二次世界大战结束后，结核病在发达国家最后一次达到峰值。随着传染病的减少，流行病学家和公共卫生活动家（尤其是在美国，由于财力有限，针对长期疾病的经费特别有限）转而关注非传染性疾病，有些人认为心脏病或癌症等新的流行病即将或已经到来。"慢性"也越来越多地被用作"非传染性"的同义词：人们认为，这些"新的"慢性病在进入急性期之前，有很长的无症状期，甚至休眠期（dormancy），它们是由于各种形式的压力所触发，这与 19 世纪初的痨病并非完全不同。主流的慢性病观念与理解痨病的观念并无二致。然而，二战后的美国这样看似是一个无阶级的社会，慢性疾病逐渐被认为是富裕带来的问题，而英国的流行病学家则一直对贫困作为慢性病的原因感兴趣。20 世纪 70 年代末，与伊里奇同时代的苏珊·桑塔格（Susan Sontag）基于文学资料提出了自己的观点，她比较了与痨病（她认为等同于结核病）和癌症有关的隐喻。我认为，肺痨的连续性超越了隐喻，塑造了我们今天应对慢性病的方式。

不可治愈时代的痨病

　　痨病的含义要远远多过结核病。正如勒内·杜博斯（René Dubos）和珍·杜博斯（Jean Dubos）在他们的经典著作《白色瘟疫》（*The White Plague*）中所指出的，在古代的医学著作中，大多数被描述为肺痨的疾病并不是肺结核。直到 19 世纪末，如果病人在缓慢且不可避免地消瘦，通常会被诊断为肺痨。继罗伯特·科赫（Robert Koch，1843—1910年）之后，尸检显示结核病变证明存在特定的杆菌，肺痨不再被视为结核病的代名词，与患者恶化的临床表现相关，有时快，有时持续很多年。消耗性疾病的最终阶段通常表现为消耗，与痨病类似，还包括坏血病、淋巴结核和各种形式的癌症。哮喘或水肿等疾病与肺痨也有关。

　　因此，痨病不是一个独立的疾病实体，而是一种个人体质。如果一个人有痨病体质，也就是遗传性的痨病易感性，那么多种促发因素都会引起痨病。波特和卢梭（Rousseau）为现代早期医学理论中健康和疾病的统一性提供了有用的概述。理想情况下，如果一个人健康地生活，体质处于一个良好的状态，所有身体机能会共同维持个人的健康。各种影响因素都可能导致疾病，包括外部威胁（如流行性发热、瘴气、天气变化或外伤）、生活方式（如不良的饮食习惯）、对身体的忽视、过量饮酒以及心理状态（如过度兴奋或抑郁）。这些健康的威胁因素会如何影响个人，取决于个人的体质。体格强健的人能迅速地克服这些威胁，并恢复体液的平衡。例如，对于体质较强的人来说，生活放纵可能只导致对个体有益的痛风，并清除血液中的化脓性物质；对于体质较弱的人来说，由于天生体质差，过往的疾病史、不良的生活习惯或同样的行为则可能引发痨病。人们认为这是由冷或湿，发烧以及各种轻微的呼吸道疾病、情感刺激、过度劳累、失恋、纵欲过度所致。一旦患上痨病，人们就不再指望会痊愈了。罹患慢性病，意味着病人本身体质虚弱，生活不注意或生活条件不利，使得体质受到了不可逆的损伤。肺痨是很多慢性病的终点，它根源于个人的体质，被某种生活事件所触发，然后影响了病人一生的轨迹。

　　在长时段的 19 世纪，肺痨在文化史和社会史中拥有特殊的地位。它塑造了当时主流观念的女性审美，优雅、纤瘦、白皙的脸颊上一抹红晕，如许多拉斐尔前派（pre-Raphaelite paintings，译注：拉斐尔前派的作品基本上以写实的传统风格为主，画风审慎而细致，用色较清新。拉斐尔前派反对院派的陈规，有的作品呈现忧郁的情调。代表人物有：伯恩·琼斯等）所描的绘画作品一样，成为浪漫主义时期富有创造力的艺术家所塑造的重要形象。济慈寄希望于地中海气候会改善他的肺痨体质，但最终徒劳无功，在意大利英年早逝。浪漫的语言将肺痨末期描述为一种精神过程，彰显了垂暮之人的才华。痨病被呈现为一种"优雅的疾病"，如勒内·杜博斯和珍·杜博斯所说的那样，"在这种疾病中，精神战胜了身体"。他们大量引用法国作家龚古尔（Goncourt）兄弟的著作，后者的小说《热尔韦塞夫人》（*Madame Gervaisais*）极大地影响了年轻的埃米尔·左拉（Emile Zola）。痨病将女主人公变成了"一个神秘人物"：

> "那些粗鄙和肮脏的身体器官疾病会用腐烂的物质，即黏液，堵塞和污浊病人的心灵、想象和体液，而这种病与它们截然相反，它是人体内高尚和高贵的器官的疾病，在病人体内唤起了一种升华、柔软和爱意的状态，一种在一切事物中看到真善美的冲动，一种近乎超然的脱俗状态。"

小说家经常将痨病作为塑造人物形象的工具。罹患肺痨的女主人公，如《波西米亚人》（*La Boheme*）中的咪咪（Mimi）或《茶花女》（*La Traviata*）中的维奥莱塔·瓦列里（Violetta Valery）[根据大仲马（Alexandre Dumas）的小说《茶花女》（*La Dame aux camellias*）中的玛格丽特·戈蒂埃（Marguerite Gautier）改编]也呈现在歌剧舞台上。在艾米莉·勃朗特（Emily Bronte）的《呼啸山庄》（*Wuthering Heights*）中，多个人物都得了肺痨。这类文学作品很少会提及腹泻或其他常见病，那些疾病的末期往往会不那么体面。与19世纪的其他作家一样，勃朗特姐妹对肺痨的经验也十分熟悉。玛丽亚和伊丽莎白两姐妹死于少女时期，艾米莉、安妮和她们的兄弟布兰韦尔（Branwell）也都是英年早夭，夏洛特终年也仅有39岁。

勒内·杜博斯和珍·杜博斯认为19世纪后期那种"扭曲的伤感主义态度"开始让位于对社会问题的关注：痨病与剥削的联系日益紧密。"在众人去上班的清晨时分，如果你在街头走一下"，恩格斯在谈到维多利亚时代的伦敦工人区时写道，"就会惊讶于痨病初期和晚期的人数之多"。维多利亚时代的济贫院挤满了患有不治之症的老人，他们没有亲人的照顾，也没有能力支付在家中获得照顾的费用。济贫院最初主要是为了托管无业游民，维多利亚济贫法的改革者们想要遏制住乞丐增加的趋势。1865年，在《柳叶刀》委托的国家济贫院医务室调查卫生委员会看来，给那些老弱病残提供救济似乎是"一种事后的想法，是主要计划的附属品"。不过，委员会发现：

> "目前在大都市的济贫院中，真正健全的人在数量上远远少于病人。在伦敦每一家济贫院里，住在'病房'中的人只是病人中的一小部分。慢性病患者，主要是那些早衰的人，挤满了所谓的'弱'房，他们使济贫院的死亡率飙升，这正是这些机构令人忧郁的地方。健全者只占收容人数的1/4，1/6，甚至1/8，这种例子不胜枚举。在拥挤不堪的济贫院，这些'体弱'者们的命运极其悲惨；若不是还保留了感受疼痛和精神痛苦的特权（而是否还有这一'特权'，也是存疑的），他们已是植物人一般。"

从这段话可以看出，在伦敦济贫院中，明显存在着广泛的慢性病人和残疾人。颇令人惊讶的是，19世纪的医学期刊，例如《柳叶刀》，也为我们提供了丰富的个人病痛经验的记录。以安妮·戴维斯（Anne Davis）为例，她的故事说明了在维多利亚时代的伦敦，一个小店主患上肺痨意味着什么，尽管她很幸运地住进了一家志愿医院。1841年10月12日，戴维斯夫人被收治到大学学院医院（University College Hospital），约翰·泰勒（John Taylor）医生收治了他。当时戴维斯夫人41岁，已经守寡十年。泰勒医生发现戴维斯太太属于"多血质神经质"；她有黑色的头发，黑色的眼睛，生活规律。一名探病的访客告诉护士，戴维斯夫人最近一直被债务困扰，十分焦虑。她一直健康良好，直到前一年，她搬到了一个很潮湿的房子。文中详细地介绍了戴维斯太太住院期间的情况，她越来越消瘦、焦虑、呼吸困难。也详述了诊断过程的细节。泰勒医生用了叩诊和听诊这两项新技术，并得出结论，她的右肺有病。医生认为有四种疾病可以解释她的症状：胸膜炎、肺炎、咽喉炎，或某些病态的生长，例如癌症。在接下来的6周，她的病情不断恶化，医生对此也无能为力。她接受了水蛭放血，并使用颠茄膏药来缓解疼痛。医生让她服用了半品脱麦芽酒，结果出现了谵妄，不得不中止这一治疗。呼吸变得非常困难，胸部两侧可以听到过水音。泰勒医生的学生黑尔（Hare）将这种声音描述为"好像整个肺都破碎了"。11月27日，她渐渐衰弱，并在将近傍晚时死亡。

安妮·戴维斯死后41小时，泰勒医生和他的同事们对她进行了"尸体检查"。发现右肺有大概8盎司的灰色黏稠液体。他们还记录了她身体其他部位的肿瘤。泰勒的同事沃尔特·海尔·沃尔什医生（Walter Hayle Walshe，1812—1892年）在显微镜下检查了右肺中的"异物"，发现它具有癌症的特征，沃尔什是呼吸道疾病和肿瘤研究与治疗方面公认的专家。由于死在教学医院并在死后进行了尸检，安妮·戴维斯现在已被写进了癌症史。如果她只看了当地医生，毫无疑问，她的死亡将被归因于肺瘰疬（pulmonary phthisis）或简单的痨病。在19世纪的医学文献中，如她一样的病人故事并不难找到。这些故事十分重要，因为它们补充了只关注统计模型的长时段疾病史。它们告诉我们，疾病之于个体的意义，也阐释了作为个体的患者在医学进步史上所扮演的角色。传统上，医学发展史是专门围绕医学研究人员的贡献而写的。

信心时代中慢性病的转变

安妮·戴维斯的故事引领我们跨入了现代医学的门槛。它告诉我们，体液病理学是如何被一种本体论的疾病观所取代的，利用解剖结果来确定具体的疾病实体，使肺痨与其他形式的疾病有了越来越清楚的分野。实验生理学和细菌学提供了确定病理表现和疾病原因的手段。随着疾病的区分更加清晰，人们越来越相信，利用新科学的干预措施即使不能治愈，也会带来缓解。

勒内·希欧斐列·海辛特·雷奈克（René Théophile Hyacinthe Laennec，1781—1826年）因发明听诊器（stethoscope）而闻名，听诊器使得医生能够用耳朵去"看"透患者的胸腔，为现代本体论对肺结核这一疾病实行的理解奠定了基础，即肺结核是与肺部结节有关的痨病。这种关于痨病的新认识来自雷奈克的诊所以及与他联系密切的同事和朋友，依赖于仔细的临床观察（通过雷奈克的新仪器：听诊器）和常规尸检。在雷奈克及其追随者倡导的分类系统中，定义疾病的不再是医生根据患者传记所考虑的一系列（可能是无限的）症状，而是身体中存在的有限数量的特定疾病标志物，这些标志物在死后才被发现，并被认为早已存在于活人身上，引起了疾病。至于胸部疾病，新的定义也依赖于其他人通过同一诊断方法诊断的结核病相关病变的细致分化。结节是肺内一种"新生长"的形式，但雷奈克和他同时代的人还描述了其他病变，与安妮·戴维斯的肺中的发现类似。今天，这些会被诊断为癌症；对于雷奈克来说，他们是不同形式的肺结核。

水肿是另一种"被遗忘的"疾病，已经被新的诊断取代。自从有医学记载开始，与肺痨一样，水肿被认为与寒冷和酗酒相关。患者由于在胸部、腹部、头部和四肢潴留体液，使患者出现怪异的水肿。他们总是感到口渴，并随着液体侵入肺中，而感到越来越严重的窒息，无法平躺。从腹部排出液体，即引流，可以在一定程度上缓解。与肺痨一样，水肿的诊断是基于其临床表现，通常可以在患者过去的生活经历中找到病因。同样，与肺痨一样，水肿在19世纪经历了第一次转变，英国医生理查德·布莱特（Richard Bright，1789—1858年）在盖伊医院（Guy's Hospital）将尸检发现与对活人的临床观察建立了联系，他还观察到患者的尿液样本中含有白蛋白。佩兹曼（Steven Peitzman）在其出色的疾病"传"中提出，布莱特氏病（Bright's disease）需要一种新的命名方式，"因为它代表一种新的思考和定义疾病的方式，这在19世纪初之前并不存在"。佩兹曼认为，布莱特氏病连同其他"新"疾病的定义都是借助了新的工具、听诊器、实验室和尸检的帮助，这代表了医学结构和医患关系的变迁。罹患水肿或痨病是显而易见的，而对于新的疾病实体来说，更多的权力在于医生，或者更抽象地说，在于医学科学。仅仅基于尿液检查，一个没有症状的人也可能诊断为布莱特氏病，佩兹曼认为，"这代表了一种全新的将人转化为患者的方式，患者的身体感觉和病人的讲述越来越多地失去了其重要性和作用"。这在疾病历史上掀开了新的篇章，而在疾病史的结尾，大概一个世纪之后，随着生理学实验仪器加以改造成为临床测量仪器，很多人发现自己被诊断出某种没有症状的疾病。

糖尿病为接下来的再次转型提供了范例，慢性病被转变为一种无法治愈但可以管理的疾病实体。像水肿或痨病一样，糖尿病自古以来就被人熟知：难以抑制的口渴、多尿、身体消瘦，在古希腊医生看来，患这种病的病人是血肉融化成了尿液。他们认为，病人一旦确定成为这种体质，将迅速融化和加速死亡。在17世纪，英国托马斯·威利斯（Thomas

Willis，1621—1675 年）发现患者的尿液是甜的，像加入了蜂蜜或糖。一个世纪后，利物浦医生马修·多布森（Matthew Dobson，死于 1784 年）提出，糖并不是在肾脏形成的，而是从患者的血液中排出，从而解释了他们的消瘦。之后，出现了一系列的饮食疗法，试图给患者提供他们的身体能吸收的食物，但疗效甚微。确诊后，10 岁以下的儿童预期存活不超过 3 年，而老年患者存活时间约是儿童的 2 倍。

1921 年，多伦多大学的弗雷德里克·班廷（Frederick Banting，1891—1941 年）、查尔斯·贝斯特（Charles Best，1899—1978 年）以及同事分离出了多肽类激素——胰岛素，使得糖尿病患者的愈合被彻底改变。如果水肿转化为布莱特氏病代表了病理解剖学的成功，那么糖尿病治疗的变化则标志着实验生理学的胜利，标志着内分泌学这一相对较新的亚学科出现。1889 年，德国斯特拉斯堡大学的奥斯卡·闵可夫斯基（Oskar Minkowski，1858—1931 年）和约瑟夫·冯·梅林（Joseph von Mering，1849—1907 年）开展了一项经典实验，他们摘除了狗的胰腺，观察到狗出现了类似人糖尿病的症状。其他学者也发现，胰腺中有一组特殊的细胞与糖尿病有关。并将其命名为 "Islets of Langerhans"（朗格汉斯岛），是以 1869 年最早描述它们的德国科学家的名字来命名。班廷和贝斯特成功地制备了胰岛提取物，并证明这种提取物降低了被切除胰腺的狗的血糖和尿糖。在次年 1 月，距离实验开始后仅 8 个月的时间，他们将 15 毫升相对不纯的牛胰腺提取物描述为 "褐色污泥"，给一个 14 岁的男孩进行了臀部注射。这个男孩自 1919 年开始，一直严格控制饮食，体重只有 65 磅。他的血糖下降了，但没有明确的临床效果。它们重复了这个实验，继续治疗 10 天后，出现了明显的临床改善。最初，关于这个案例的报告受到了怀疑。然而，后续其他通常附有 "治疗前与治疗后" 的照片对比报告的出现，以说明了小患者的明显康复：治疗前是悲惨的枯瘦如柴，治疗几个月后就变成了幸福快乐的孩子。

胰岛素很快进入市场，由美国礼来制药公司生产。在英国，由医学研究委员会控制胰岛素的生产，英国第一支胰岛素于 1923 年问世。但是，胰岛素并不符合公众对药物的期待：它并不能治愈糖尿病。相反，它让病人能够相对正常地生活，但要依赖频繁的注射，直到死亡。在 20 世纪 20 年代，对许多医生来说，指导患者给自己注射是一件闻所未闻的事情，但其他形式的用药并没有效果。这似乎扭转了 19 世纪权力从病人转移到医学专业的过程，但依从性是最重要的，故而病人教育也非常重要。自我注射成为一种新常态。随着对糖尿病不加治疗的记忆逐渐淡去，糖尿病的身份构建越来越不是根据临床表现，而是经由控制糖分的摄入量、测量血糖和注射胰岛素等实践。20 世纪 60 年代，肾衰竭的认同也经历了类似的转变，这时透析越来越多地被慢性肾病患者所使用。这些新的疗法需要高度的组织性和自律性。一位英国糖尿病人曾形容他患有糖尿病的生活，如同伴虎一般："如果你照料它，永远不会抛弃它，你就可以与老虎一起生活。如果你忽视它，它就会扑向你，把你撕成碎片。"这些疾病的长期管理也引发了新的医学挑战，如果不及时治疗，病人可能几年后就会死亡；如果加以治疗，多年后则会出现并发症。

自我皮下注射胰岛素，遵循严格的治疗方案，明显取得了控制血糖的成功，这不仅改变了糖尿病的地位和病人的身份，而且使其成为其他慢性病长期管理的范本。例如，20 世纪 50 年代早期，英国医生弗雷德里克·霍勒斯·斯莫克（Frederick Horace Smirk，1902—1991 年）在新西兰达尼丁医学院尝试用神经节阻滞剂六甲铵（一种降血压药）治疗恶性高血压，他实施了类似的治疗方案，并指导患者自行注射结核菌素。斯莫克是新一代临床医生的代表，对医学科学的未来有信心，对新药物和医学创新充满热情。他制定的治疗方案表明，高血压的长期管理是可能且有益的，为开发副作用较温和的新药开辟了道路，使降血压治疗成为可能。自 20 世纪 40 年代以来，抗生素治愈了多种慢性传染病，并缩短了住院时间。继抗生素成功后，制药公司热衷于为心血管药物和其他慢性病治疗药物打开市场，而这些药物可以为其带来长期而稳定的利润。

福利改革时代的慢性病

截至 20 世纪中叶，虽然一些消耗性疾病已经变得可以被管理，但肺结核仍然是一种慢性不治之症，尽管已经靡费了巨大的人力物力。1890 年，罗伯特·科赫（Robert Koch）试图将结核菌素作为一种科学的治疗方法，结果却是一场灾难。外科手术干预的效用始终存在争议，当然这对于胸外科的发展非常重要。疗养院（sanitorium）很难成为管理结核病的直接工具。魔山（Magic Mountain）经验显然加强了 19 世纪人们对肺痨的认识。在 20 世纪 40 年代，链霉素被誉为现代科学的突破，但它并不是所谓的灵丹妙药。到那时，结核病的发生率早已经在下降，从而引发了 20 世纪 70 年代的争论（著名的托马斯·麦基翁论题），即结核病下降主要是由于医学进步还是生活条件的改善。

在治疗没有突破的情况下，结核病与本世纪初的若干重要发展密切相关。在英国，1911 年的《国家保险法案》（National Insurance Act）部分是出于对肺结核的担忧。医学研究委员会（Medical Research Council）就是在这一背景下成立的：其前身是医学研究委员会（Medical Research Committee），旨在促进对结核病的研究。在两次世界大战期间，许多新的福利服务，除了妇幼保健，多是关注结核病，城市疗养院和胸腔医院开始补充旧的济贫院，这些济贫医院中仍然安置着大部分需要照顾的慢性病老人。1948 年，以前专门治疗结核病的机构和前济贫法医院（市政自 1929 年底济贫法）都成为了新的国家卫生服务（National Health Service）的一部分。位于曼彻斯特附近的莱廷顿（Wrightington）曾是一家治疗儿童骨结核病的医院，在 20 世纪 60 年代，这里成为了战后时期开展医疗创新最成功的阵地之一，这里发展的全髋关节置换改变了关节炎患者的命运，而在一个寿命日益延长，生活更加有活力的世界，老年病的问题正变得更加常见和严峻。

到 20 世纪中期,死亡率和发病率模式已发生重大变化。童年和青年死亡人数急剧降低:越来越多的人活过中年,这使得与中老年有关的疾病变得更加凸显,如心脏病、中风或癌症。福利机构的建立,与(疾病谱改变)相关的成本增加,使这些疾病的预防成为公共卫生政策的重要问题。20 世纪中叶,中年人死亡模式发生了一些惊人的变化。1962 年皇家内科医师学会(Royal College of Physicians)《吸烟与健康》的报告中的一幅插图,描述了 45 ~ 64 岁男性死于呼吸道疾病的情况。其中显示,在 1950 年左右,该队列中结核病死亡率第一次低于癌症,而且肺癌成为导致癌症死亡率上升的罪魁祸首,在 50 年代中期,肺癌与吸烟的相关性已被发现(见图 21.1)。吸烟是与癌症和晚年心血管疾病密切相关的多种风险因素之一,早在 20 世纪 40 年代,流行病学学家利用新的统计学方法已经发现了这一点。其他因素包括高血压和高血脂。对慢性病和风险因素的关注,成为公共卫生的新进路。

自两次世界大战期间以来,癌症死亡率的明显增加,对心脏疾病流行的恐惧,引起了公众的担忧,尤其是在美国,从而也引发对慢性疾病更广泛的关注。这些新的担忧得到了统计数据的支持,除了传统的死亡率数据,还有新的数据,有的来自于人寿保险公司,有的来自于一系列专门针对慢性病的调查。关键是,后者也得出了发病率的数据。第一次世界大战期间,在应征入伍者中发现了令人震惊的调查结果,不仅老人会罹患这类慢性、使人失能的疾病,事实上,可能是由于美国缺乏慢性病患者的医疗设施(例如,在英国和法国就有相对充足的贫困床位),促使慢性病凸显为一个新的、独特的类别。1928 年,纽约福利委员会(Welfare Council of New York)开展了一项研究,其中包括对设施的调查,并对 20 700 名因慢性病(不包括肺结核、精神问题、失明和失聪)而丧失行为能力的人进行了普查,他们由城市医疗和福利机构提供照顾。其中只有 1/5 的人在 70 岁以上,一半以上在 45 岁以下。1929 年,在马萨诸塞州进行的一项为期 3 年的研究表明,慢性病,包括癌症和心血管疾病,占全部死亡人数的 2/3,而半个世纪前,这个数字是 1/3,造成了庞大的人力和经济损失。1933 年纽约研究报告发表后,福利委员会成立了慢性病委员会(Committee on Chronic Illness),由心脏病专家和老年医学的先驱恩斯特·博阿斯(Ernst P. Boas,1891—1955 年)担任主任。博阿斯成为一名活动家,为对抗这场"看不见的瘟疫"(他 1940 年出版的一本书的标题)争取资源。博阿斯认为,随着人口老龄化的加剧,美国正面临着一场社会和健康危机,公共卫生体系若只着眼于死亡率,并不能解决这一危机。他将慢性病比作是"不断削弱和破坏社会有机体的干腐病"。博阿斯主张为慢性病患者建立专科医院。他和他的朋友们呼吁实行全民健康保险,认为为使医疗实践有效,必须解决政治和经济的不平等以及由此造成的医疗资源分配不均。这一立场遭到了美国主流医学界的强烈反对。

随后,其他一些调查和报告,包括 1935—1936 年的国家健康调查(National Health Survey),覆盖 83 个城市 703 092 户,发现将近 1/5 的人口都患有慢性病或残疾,这一结果令美国人大吃一惊。1945 年,由美国医院协会、美国医学协会、美国公共卫生组织以

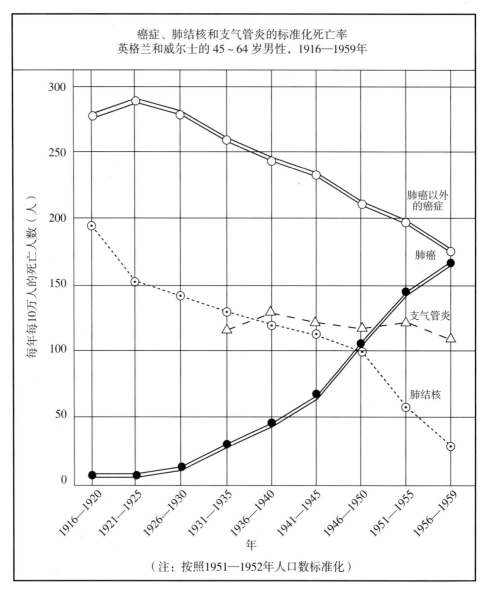

图 21.1 流行病学过渡的不同视角：英格兰和威尔士中年男性癌症、结核病和支气管炎的死亡率（1916—1959 年）

来源：Royal College of Physicians，Smoking and Health（London：Pitman Medical Publishing. 1962），P15.

及美国公共福利协会共同成立了慢性病联席委员会（Joint Committee on Chronic Illness）。1949 年，该委员会在将接力棒传给了慢性病委员会（Commission on Chronic Illness），后者于 1957 年发表了里程碑式的报告，长达 4 卷。1955 年，《慢性病杂志》（*Journal of Chronic Diseases*）被创办，它广泛引述总统国家健康需求委员会（President's Commission on the Health Needs of the Nation）的报告，该委员会由骨外科医生保罗·马格努森（Paul Magnuson）任主席，"将大量的篇幅留给了慢性疾病和康复"。尽管在 20 世纪 30 年代已有很多人认识到慢性疾病是一个全国性的问题，需要广泛的社会政策予以应对，然而在战后，美国对慢性病的做法则走向了另一个方向。关于两次世界大战间期的社会问题的记忆逐渐被遗忘，在冷战初期只要有一点社会主义味道的内容都被避免。在无视阶级差异的美国社会，大规模流行病学研究，如弗莱明翰心脏研究（Framingham），只关注到临床指标，而没有注意到难以处理的社会因素。心脏病和癌症逐渐与富裕相关联，公共卫生干预措施的目的是对人们进行个人教育，以减少他们在以后的生活中出现健康问题的个人风险。

在英国，情况有所不同。在英国也开展一些调研，不过规模较小。卫生部于1954年委托进行的一项调查着重于服务的提供，结果发现大多数慢性病的床位是位于以前的市级和济贫法医院中，这些在1948年成为了国家卫生服务体系的一部分。虽然委员会发现，床位总数是充足的，但大部分的病房是不适合的，在潮湿的建筑里，楼梯狭窄、没有电梯，卫生间和休息室不够，暖气和照明也很差。所有这些仍然清晰地使人想起济贫院。和在美国一样，这些机构的患者越来越被医疗化。然而，在英国，这导致老年医学发展成为了一个学科，例如，与阿穆勒勋爵（Lord Amulree，1900—1983年）的工作相关。

与美国一样，英国的流行病学家也转向了慢性病。理查德·多尔（Richard Doll，1912—2005年）和奥斯汀·布拉德福德·希尔（Austin Bradford Hill，1897—1991年）对肺癌与吸烟开展的研究是众所周知的。其与社会医学的联系仍很近。医学研究理事会出资成立了米德尔塞克斯医院（Middlesex Hospital）的社会医学研究室，杰里·莫里斯（Jerry Morris）对心血管疾病的病因学开展了研究，例如，对久坐的伦敦公交车司机与经常在双层巴士爬上爬下的售票员进行的比较研究。南威尔士医学研究理事会流行病学研究室所开展的慢性病研究日益增加，最初是职业研究，其许多成员保留了社会主义倾向。甚至一项调查白厅公务员慢性病的研究指出，不平等是造成健康状况不佳的主要根源之一。

结论：后现代时期的慢性病

自20世纪60年代以来，西方国家对现代医学的态度日益分裂。随着一代人进入成年，他们成长的过程正是战后逐渐富裕的几十年，没有经历结核病或其他类似的公共（和个人）健康威胁，关于糖尿病、脊髓灰质炎或肾衰竭的可怕记忆正在被淡忘，颇具讽刺的是，与此同时，对医学进步变革力量的信任也在消退。这一代人越来越不愿意听从权威，包括医学专业的权威，而医学进步的益处被视为理所应当。例如，尽管他们仍对科学找到治愈癌症的方法保有期望，但人们不安于现代医学的干涉主义，对于人类的生老病死被变得不自然而忧心忡忡。

近年来，随着新的重点放在病人和照护的质量（包括治疗和预防）上，患病经历不仅已成为学术和传记文献的重要主题，而且屡屡见诸报纸专栏和网络博客界，吸引了学者对其与 19 世纪肺痨的生死进行对比。苏珊·桑塔格（Susan Sontag）在 1978 年通过分析历史上和同时代其他作者的著作，讨论了自己的乳腺癌，之后，美国社会学家阿瑟·弗兰克（Arthur Frank）和英国哲学家夏晖·卡雷尔（Havi Carel）等作家则将自己对疾病的应对变成了分析的对象。弗兰克采纳和应用了凯博文的理论，凯博文在 80 年代后期聚焦于个人叙事，以恢复传记中慢性病背后隐含的意义，这些往往是被医生所忽视的，医生"所接受的训练是思考'真实的'疾病，疾病有其自然史和准确的结局，慢性病是混乱和具有威胁性的"。卡雷尔独辟蹊径反思了慢性病的社会世界，带病致残的生活现实，并提议研究疾病现象学。弗兰克和卡雷尔的叙述来源于海量（而且还在不断增长的）社会科学文献，这类文献涉及所有疾病经验的身体表现，并且对医学人文学的兴趣与日俱增。弗兰克认为，疾病是一种非常特殊的经历。呼应勒内·杜博斯和吉恩·杜博斯对维多利亚时期肺痨相关文献的关注，他承认，反思疾病以及它对人生的影响时，总会有将经历浪漫化的危险。事实上，桑塔格已经成为她儿子所写的疾病回忆录的主题，这本回忆录有些争议，因为她自己从来没有公开反思自己的病情。一些评论家已经不再将不断涌现的癌症回忆录作为一种情感的宣泄，有意回避本质主义的文化史学家也充分地认识到，当人在面临不可避免的死亡时，往往会对生命有不同的看法，寻找他们生命的意义，探询生命历程中的各个方面，以解答"为什么是我"的问题，不论是在维多利亚时期还是在 21 世纪初。历史学家不应该回避这些困难的问题，将医学史与死亡的文化史联系起来。

未来该何去何从？《米尔班克季刊》（*Milbank Quarterly*）最近一篇文章的作者提出，"人口统计学决定命运"，这篇文章探讨了婴儿潮一代的老龄化对西方人可能意味着什么。《美国医学会杂志》（*Journal of the American Medical Association*）的一篇社论指出，我们正处于流行病学转变的第五阶段："肥胖和缺乏运动的时代。"慢性病的各种进路通常是来自流行病学转变的观点，或多或少是依据奥姆兰（Omran）1971 年的文章，这已成为一个经典引文。奥姆兰认为流行病学转变经历了三个阶段：传染病大流行和饥荒期、传染病大流行衰退期、退行性和人为疾病期。他的文章导致了一个误解，即直到 20 世纪慢性病才成为一个问题。对于这一错误观念，我在本章已经谈及。另一些人则对奥姆兰的理论进行了外推。20 世纪 80 年代中期，第四个阶段被提出，即"慢性退行性疾病延迟期"。有人认为，由于开发了新的药物和诊断方法，医学在减缓慢性病发病率和进一步推迟死亡方面取得了越来越大的成功。最后我们被告知，在"肥胖和缺乏活动的时代"，这种进步的成果正受到威胁。在本章的副标题中，我提出了有些不同和不完整的分期，强调了被历史变化所掩盖的连续性。且不说进步，进入 21 世纪初后，慢性病仍然与个人生活和体质联系在一起，并被归咎于与文明相关的行为。与 19 世纪的肺痨一样，慢性病也越来越多地累及年轻人，不再仅仅是老年人。为了得到一幅兼顾连续性和变化的详图，我们需要更多样的历史研究，相比以统计学为导向、依据流行病学转型理论的宏大叙事，采取另一种挑战性的历史——典型的故事，可以迫使我们更仔细地研究这些人物背后隐藏着什么，而这正是历史学家特别擅长的。此外，我们不仅需要比较叙述来平衡美国在编史学上的主导地位，而且需要比较发展中国家的慢性病历史研究。

（苏静静 译）

参考书目

Aronowitz, Robert A., *Making Sense of Illness: Science, Society, and Disease* (Cambridge: Cambridge University Press, 1998).

Charmaz, Kathy, *Good Days, Bad Days: The Self in Chronic Illness and Time* (New Brunswick, NJ: Rutgers University Press, 1991).

Dubos, René, and Jean Dubos, *The White Plague: Tuberculosis, Man and Society* (London: Victor Gollancz, 1953).

Kleinman, Arthur. *The Illness Narratives: Suffering, Healing and the Human Condition* (New York: Basic Books, 1988).

Peitzmann, steven J., *Dropsy, Dialysis, Transplant: A Short History of Failing Kidneys* (Baltimore: Johns Hopkins University Press, 2007).

Porter, Roy, and G. S. Rousseau, *Gout: the Patrician Malady* (New Haven: Yale University Press, 1998).

Rothstein, William G., *Public Health and the Risk Factor: A History of an Uneven Medical Revolution* (Rochester, NY: University of Rochester Press, 2003).

Szabo, Jason, *Incurable and Intolerable: Chronic Disease and Slow Death in Nineteenth-Century France* (New Brunswick, NJ: Rutgers University Press, 2009).

Tattersall, Robert, *Diabetes: The Biography* (Oxford: Oxford University Press, 2009).

注释

(1.) Charles E. Rosenberg, 'Cholera in Nineteenth-Century Europe: A Tool for Social and Economic Analysis', in Charles E. Rosenberg, *Explaining Epidemics and Other Studies in the History of Medicine* (Cambridge: Cambridge University Press, 1992), 109–121.

(2.) Recent examples include Mark Jackson, *Asthma: The Biography* (Oxford: Oxford University Press, 2009); Robert Tattersall, *Diabetes: The Biography* (Oxford: Oxford

University Press, 2009); Steven J. Peitzmann, *Dropsy, Dialysis, Transplant: A Short History of Failing Kidneys* (Baltimore: Johns Hopkins University Press, 2007).

(3.) Arthur Kleinman, *The Illness Narratives: Suffering, Healing and the Human Condition* (New York: Basic Books, 1988), 3.

(4.) Jason Szabo, *Incurable and Intolerable: Chronic Disease and Slow Death in Nineteenth-Century France* (New Brunswick, NJ: Rutgers University Press, 2009).

(5.) On mental illness, see Chapter 29 by Rhodri Hayward in this volume.

(6.) Charles E. Rosenberg, *The Cholera Years: The United States in 1832, 1849, and 1866* (Chicago: University of Chicago Press, 1962); Margaret Pelling, *Cholera, Fever and English Medicine, 1825–1865* (Oxford: Oxford University Press, 1978); John V. Pickstone, 'Ferriar's Fever to Kay's Cholera: Disease and Social Structure in Cottonopolis', *History of Science*, 22 (1984), 401–19; Richard J. Evans, *Death in Hamburg: Society and Politics in the Cholera Years, 1830–1910* (New York: Oxford University Press, 1987).

(7.) Elizabeth Fee and Daniel M. Fox (eds), *AIDS: The Making of a Chronic Disease* (Berkeley: University of California Press, 1992). See also Chapter 7, 'Contemporary History of Medicine and Health' by Virginia Berridge in this volume.

(8.) For an excellent collection of disease biographies of a different kind, see: Barron Lerner, *When Illness Goes Public: Celebrity Patients and How We Look at Medicine* (Baltimore: Johns Hopkins University Press, 2006).

(9.) Abdel R. Omran, 'The Epidemiologic Transition: A Theory of the Epidemiology of Population Change', *Milbank Memorial Fund Quarterly*, 49 (1971), 509–38; Flurin Condrau and Michael Worboys, 'Second Opinions: Epidemics and Infections in Nineteenth-Century Britain', *Social History of Medicine*, 20 (2007), 147–58.

(10.) Kathy Charmaz, *Good Days, Bad Days: The Self in Chronic Illness and Time* (New Brunswick, NJ: Rutgers University Press, 1991); Havi Carel, *Illness: The Cry of the Flesh* (Stocksfield: Acumen, 2008).

(11.) Ivan Illich, *Medical Nemesis: The Expropriation of Health* (New York: Pantheon Books, 1976); Brian Inglis, *The Diseases of Civilisation* (London: Hodder and Stoughton, 1981).

(12.) René Dubos, *Mirage of Health: Utopias, Progress and Biological Change* (New York: Harper, 1959); Szabo, *Incurable and Intolerable*.

(13.) Susan Sontag, *Illness as Metaphor* (New York: Farrar, Straus and Giroux, 1978).

(14.) René Dubos and Jean Dubos, *The White Plague: Tuberculosis, Man and Society* (London: Victor Gollancz, 1953). See also: Linda Bryder, *Below the Magic Mountain: A Social History of Tuberculosis in Twentieth-Century Britain* (Oxford: Clarendon Press,

1988); Barbara Bates, *Bargaining for Life: A Social History of Tuberculosis, 1876-1938* (Philadelphia: University of Pennsylvania Press, 1992); Katherine Ott, *Fevered Lives: Tuberculosis in American Culture since 1870* (Cambridge, MA: Harvard University Press, 1996); Sheila M. Rothman, *Living in the Shadow of Death: Tuberculosis and the Social Experience of Illness in American History* (New York: Basic Books, 1994).

(15.) Erwin H. Ackerknecht, 'Diathesis: The Word and the Concept in Medical History', *Bulletin of the History of Medicine*, 56 (1982), 317-25.

(16.) Roy Porter and G. S. Rousseau, *Gout: The Patrician Malady* (New Haven: Yale University Press, 1998), esp. 48-67.

(17.) Clark Lawlor, *Consumption and Literature: The Making of the Romantic Disease* (Basingstoke: Palgrave Macmillan, 2006); Carolyn A. Day, 'Drop Dead Gorgeous: The Feminization and Idealization of Tuberculosis in England, 1780-1850'. PhD dissertation, Tulane University, 2010.

(18.) Dubos and Dubos, *The White Plague*, 53.

(19.) E. de Goncourt and J. de Goncourt, *Madame Gervaisais* (Paris: Librairie Internationale, 1869), quoted in Dubos and Dubos, *The White Plague*, 53.

(20.) Basil Meyer, 'Till Death Do Us Part: The Consumptive Victorian Heroine in Popular Romantic Fiction', *Journal of Popular Culture*, 37 (2003), 287-308.

(21.) Friedrich Engels, *The Condition of the Working Class in England* (London: Penguin, 1987), 130.

(22.) M. A. Crowther, *The Workhouse System: The History of an English Social Institution* (London: Methuen, 1981).

(23.) *The Lancet* Sanitary Commission for Investigating the State of the Infirmaries of Workhouses, 'Report of the Commissioners: No. 1. Metropolitan Infirmaries', *Lancet*, 86 (1865), 14-22.

(24.) Ibid. 15.

(25.) J. Taylor, 'Clinical Lecture, Delivered at University College Hospital: Cancer of the Right Lung, Vertebral Column, Sterno-clavicular Articulation, Stomach and Kidneys', *Lancet*, 37 (1842), 873-904. All quotes in the following paragraphs are from this article.

(26.) Knud Faber, *Nosography: The Evolution of Clinical Medicine in Modern Times*, 2nd edn (New York: Hoeber, 1930).

(27.) Jacalyn Duffin, *To See With a Better Eye: A Life of R. T. H. Laennec* (Princeton: Princeton University Press, 1998).

(28.) Peitzmann, *Dropsy, Dialysis, Transplant*.

(29.) Ibid. 34.

(30.) N. D. Jewson. 'The Disappearance of the Sick-Man from Medical Cosmology, 1770–1870', *Sociology*, 10 (1976), 225-44.

(31.) Peitzmann, *Dropsy, Dialysis, Transplant*, 34.

(32.) Tattersall, *Diabetes*; Chris Feudtner, *Bitter Sweet: Diabetes, Insulin, and the Transformation of Illness* (Chapel Hill: University of North Carolina Press, 2003).

(33.) For other examples of disease identities transformed by new technologies, see: Keith Wailoo, *Drawing Blood: Technology and Disease Identity in Twentieth-Century America* (Baltimore: Johns Hopkins University Press, 1997); Helen Valier and Roberta Bivins, 'Organization, Ethnicity and the British National Health Service', in Jennifer Stanton (ed.), *Innovations in Health and Medicine: Diffusion and Resistance in the Twentieth Century* (London: Routledge, 2002), 37–64.

(34.) Peitzman, *Dropsy, Dialysis, Transplant*, Jennifer Stanton, 'The Diffusion of Two Renal Dialysis Modalities in the UK, 1960s–1980s', in *eadem* (ed.), *Innovations*, 145-68.

(35.) Tattersall, *Diabetes*, 1.

(36.) Carsten Timmermann, 'Hexamethonium, Hypertension and Pharmaceutical Innovation: The Transformation of an Experimental Drug in Post-war Britain', in Carsten Timmermann and Julie Anderson (eds), *Devices and Designs: Medical Technologies in Historical Perspective* (Basingstoke: Palgrave, 2006), 156–74.

(37.) Jeremy A. Greene, *Prescribing by Numbers: Drugs and the Definition of Disease* (Baltimore: Johns Hopkins University Press, 2007).

(38.) Viviane Quirke, 'From Evidence to Market: Alfred Spinks's 1953 Survey of New Fields for Pharmacological Research, and the Origins of ICI's Cardiovascular Programme', in Virginia Berridge and Kelly Loughlin (eds), *Medicine, the Market and the Mass Media: Producing Health in the Twentieth Century* (London: Routledge, 2005), 146-71.

(39.) Christoph Gradmann, 'Robert Koch and the Pressures of Scientific Research: Tuberculosis and Tuberculin', *Medical History*, 45 (2001), 1-32.

(40.) Thomas McKeown, *The Role of Medicine: Dream, Mirage or Nemesis?* (London: Nuffield Provincial Hospitals Trust, 1976).

(41.) Julie Anderson, Francis Neary, and John V. Pickstone, *Surgeons, Manufacturers and Patients: A Transatlantic History of Total Hip Replacement* (Basingstoke: Palgrave Macmillan, 2007).

(42.) Royal College of Physicians, *Smoking and Health* (London: Pitman, 1962), 15.

(43.) William G. Rothstein, *Public Health and the Risk Factor: A History of an Uneven Medical Revolution* (Rochester: University of Rochester Press, 2003); Virginia Berridge, *Marketing Health: Smoking and the Discourse of Public Health in Britain, 1945–2000* (Oxford: Oxford University Press, 2007).

(44.) Gerald N. Grob, *The Deadly Truth: A History of Disease in America* (Cambridge, MA: Harvard University Press, 2002).

(45.) George H. Bigelow and Herbert L. Lombard, *Cancer and Other Chronic Diseases in Massachusetts* (Boston: Houghton Mifflin, 1933).

(46.) Jane Pacht Brickman, 'Ernst P. Boas (1891–1955)', *Journal of Public Health Policy*, 20 (1999), 348–55.

(47.) Ernst P. Boas, *The Unseen Plague: Chronic Disease* (New York: Augustin, 1940), 4.

(48.) Grob, *The Deadly Truth*.

(49.) Dean W. Roberts, 'The Commission on Chronic Illness', *Public Health Reports*, 69 (1954), 295–9; Commission on Chronic Illness, *Chronic Illness in the United States* (Cambridge, MA: Harvard University Press, for The Commonwealth Fund, 1957).

(50.) Joseph E. Moore and David Seegal, 'Announcement: The Journal of Chronic Diseases', *Journal of Chronic Diseases*, 1 (1955), 1–11, at 1.

(51.) Gerald M. Oppenheimer, 'Becoming the Framingham Study, 1947–1950', *American Journal of Public Health*, 95 (2005), 602–10.

(52.) Robert A. Aronowitz, *Making Sense of Illness: Science, Society, and Disease* (Cambridge: Cambridge University Press, 1998).

(53.) C.A. Boucher, *Survey of Services Available to the Chronic Sick and Elderly 1954–1955* (London: HMSO, 1957).

(54.) M. J. Denham, 'Lord Amulree: An Appreciation', *Age and Ageing*, 34 (2005), 529–31. See also Chapter 19, 'Medicine and Old Age' by Susannah Ottaway in this volume.

(55.) S. A. Lock, L. A. Reynolds, and E. M. Tansey (eds), *Ashes to Ashes: The History of Smoking and Health* (Amsterdam/Atlanta: Rodopi, 1998).

(56.) Shaun Murphy, 'The Early Days of the MRC Social Medicine Research Unit', *Social History of Medicine*, 12 (1999), 389–406.

(57.) A. R. Ness, L. A. Reynolds, and E. M. Tansey (eds), *Population-Based Research in South Wales: The MRC Pneumoconiosis Research Unit and the MRC Epidemiology Unit* (London: Wellcome Trust Centre for the History of Medicine at UCL, 2002).

(58.) Michael Marmot, *Status Syndrome: How Your Social Standing Directly Affects Your*

Health and Life Expectancy (London: Bloomsbury, 2004).

(59.) Carsten Timmermann and Elizabeth Toon (eds), *Patients and Pathways: Cancer Experiences in Historical and Sociological Perspective* (Basingstoke: Palgrave Macmillan, 2011).

(60.) Arthur W. Frank, *At the Will of the Body: Reflections on Illness* (Boston: Houghton Mifflin, 1991); *idem*, *The Wounded Storyteller: Body, Illness, and Ethics* (Chicago: University of Chicago Press, 1995); Carel, *Illness*.

(61.) Kleinman, *The Illness Narratives*, 17.

(62.) David Rieff, *Swimming in a Sea of Death: A Son's Memoir* (New York: Simon and Schuster, 2008).

(63.) Philippe Ariès, *The Hour of Our Death* (New York: Alfred A. Knopf, 1981).

(64.) S. Jay Olshansky et al., 'Aging in America in the Twenty-First Century: Demographic Forecasts from the MacArthur Foundation Research Network on an Aging Society', *Milbank Quarterly*, 87 (2009), 842-62.

(65.) J. Michael Gaziano, 'Fifth Phase of the Epidemiologic Transition: The Age of Obesity and Inactivity', *Journal of the American Medical Association*, 303 (2010), 275-6.

(66.) Omran, 'The Epidemiologic Transition'; George Weisz and Jesse Olszynko-Gryn, 'The Theory of Epidemiologic Transition: the Origins of a Citation Classic', *Journal of the History of Medicine and Allied Sciences*, 65 (2009), 287-326. See also Chapter 21 by Graham Mooney in this volume.

(67.) S. Jay Olshansky and A. Brian Ault, 'The Fourth Stage of the Epidemiologic Transition: The Age of Delayed Degenerative Diseases', *Milbank Quarterly*, 64 (1986), 355-91.

(68.) Gaziano, 'Fifth Phase'.

第二十二章

公共卫生

克里斯托弗·哈姆林（Christopher Hamlin）

公共卫生史上最大的争论莫过于公共卫生是什么和应该是什么。公共卫生史学家所面临的最大的障碍是超越"公共卫生"与美德之间隐含的等式。与"精神病学"甚至"临床境遇"（clinical encounter）等术语不同，"公共健康"一词仍然是温情的、失真的和积极的。任何一位公共健康史学家都首先要面对定义的问题，即何谓真正的"公共的健康"。因为公共卫生史所涵盖的内容在变化，所涉及概念也是不成熟的。回顾性的定义，例如对流行病的应对，并不能反映出关注不同人群健康的多种机构。一些学者甚至会从一个广泛而理想的健康观入手，以此作为一种分析工具来评估公共健康的过去和现在。历史经常被运用于塑造公共卫生机构。因此，公共卫生史通常是一种社会批评的形式。经由它，可以厘清社会在哪些方面没有促进健康，并探索改进的方式。在追求健康的过程中所做的变化并没有先验的界限，因此，公共卫生及其历史与政治哲学和实践盘根错节。甚至在历史学家们向同事们发表自己的见解时，通常也会有一众潜在的听众，并涉及一系列当代和永恒的问题。

改善公众卫生的项目在以下三个具体的方面借鉴了历史。首先，对健康状况的评价本身就是一个历史问题：要衡量人群中疾病或预防干预的效应只有在一定的时间跨度内进行。历史学家善于处理不断变化的疾病所在地和标签以及参差不齐的流行病学数据。和统计学家一样，在评估公共卫生政策的影响时，历史学家扮演着元流行病学家的角色。其次，公共卫生规划的实施通常是一个缓慢、矛盾和复杂的问题，涉及社会、文化、政治、法律和财政等因素以及技术专业知识。随着健康改善计划在不同的国家被复制，类似的问题可能会在新的背景中被反复遇到。历史学家在这一过程中扮演着分析师的角色。他们的见解可以阐明冲突的形式和原因，使政策更令人满意。最后，公共卫生是历史伦理剧的重要因素，剧情便是各民族为了争取更好的生活而奋斗，尽管这一点尚未得到充分承认。通常，健康不公平体现了更广泛的不公平：公共卫生所关注的往往是被边缘化，被社会剥夺，而且不健康的人群。但是，公共卫生实践的主要对象并不总是其主要受益者。从传染性、行为或遗传的角度来定义，穷人可能只是极简单地视为"威胁"他者的阶层。

造成不健康的原因有很多，但要用除统计学均值以外的术语来定义最佳健康，就需要先对健康进行定义。要想撇开幸福、繁荣和自决等一般性问题，讨论所谓健康的人口是很难的。用多萝西·波特（Dorothy Porter）的话说，应该如何提高健康水平，与合法的愿望或"有条件的公民身份"有关。在某些程度上，谈论公共卫生"改革者"是多余的，毕竟，也没有人听说过公共卫生"反动派"。然而，对于不同年龄、性别、种族和阶层的人以及不同区域的人，期望是不同的。公共卫生哲学存在很大的差异。一方面，以理查德·爱泼斯坦（Richard Epstein）为代表，他们认为公共卫生仅限于传染病的控制：若是应用在其他地方，则是不适当的分配和对自由的侵犯。另一方面，以流行病学家理查德·威尔金森（Richard Wilkinson）和何内一郎（Ichiro Kawachi）为代表，他们认识到社会不公平是造成死亡率差异的重要（可能是最重要的）因素。

他们的分歧反映了现代"公共卫生"的综合特征。它结合了三个不同的项目或责任。第一，是流行病的应对。这也是人们最熟知的，各国通过防疫机构迅速采取行动，阻断疾病的传播或发生。第二，是社区医务警察、包括规范处理人或动物的粪便和尸体以及确保商品的安全（从鱼到妓女），通常还包括药品和医疗保健的质量。第三，是改善人类状况的乌托邦式的目标。在19世纪，工业化国家（以及越来越多的民主国家）政府已经认识到有责任改善公民生活的若干重要领域。在描述性统计的帮助下，政府也认识到以人为本的国家机器在哪些地方表现不佳。在20世纪，分析统计的出现进一步促进了这项工作，揭示出了疾病和预防因素的相对优势。

在所谓"公共"的意义上讲，公共卫生一直是政治性的。我们现在使用的"公共卫生"一词，其实是对早期机构和术语的术语。"公共卫生（public health）"有时指的是"医务警察"（medical police）、"国家医学"（state medicine），"公共卫生"（public hygiene，或 hygiène publique），或者外延最广的"社会医学"（social medicine）。我们所说的"公共卫生"只是社会医学的一个分支。最近，含义更宽泛的"人口健康"（population health）也已兴起。追溯术语和辖域的变迁是一项重要的工作；厘清某一专业或理论对一个具有包容性的术语如何被所理解，亦是如此。因此，"公共健康"有时意味着"卫生学"（sanitation），或流行病学，或管理个人和行业的机构。

从业者的历史：观念和革命的公共卫生

公共健康史主要隶属于公共卫生实践和政策领域：从业者使用历史叙事来证明他们的方法，英国首位首席医疗官（1858—1876 年）约翰·西蒙（John Simon，1816—1904 年）在 1890 年所著的《英国卫生机构》（*English Sanitary Institutions*）便是例证。在该书的前 150 页，西蒙推演了卫生社区的早期创建，并用大量的篇幅描述了中世纪的慈善事业。最后，他在"英国政治中人文主义的成长"一章中提出，公共卫生与民主和废除奴隶制一样，是一种通用的自由制度。然而，在这本书的大部分内容中，日渐年迈的西蒙利用这个光荣的基础来解决旧账，以理解医学在英国社会政策中的作用，1876 年，他就为此辞去了公职。同样，西德尼和比阿特丽斯·韦布（Beatrice Webbs）的《国家与医生》（*The State and the Doctor*，1910 年）并不是一部全面的历史，而是一系列聚焦明确的分析文章。对西博姆·朗特里（Seebohm Rowntree，1871—1954 年）来说，健康状况是贫穷的衡量标准，其次是贫穷的原因。卡尔·马克思（Karl Marx，1818—1883 年）利用公共卫生报告，记录了人在创造剩余价值的过程中身体所遭受的系统性破坏，不过不是从健康的角度来看待这个问题。

在这类研究中，以科学为基础的公共卫生革命并未被凸显，不过，彼时流行病学和细菌学正在联手逐渐揭开急性传染病的原因和传播路径，西蒙本人也在推动公共基金对医学研究的承诺方面发挥了重要作用。之后，一些人和一些历史学家留意到"老的"公共卫生和"新的"以科学为基础的公共卫生在本质上存在着张力，前者提倡道德和环境改革以提高群体的集体健康，后者则是应对一个一个的疾病，并寻求打破疾病因果链条上脆弱的环节。这种范式的转变有时被表述为公共卫生史上的亚冰期：先是道德阶段（因罪致病），其后是环境阶段（因脏致病）和基于媒介的病菌理论阶段（疾病是由于某些人意外地作为文化介质或基因携带者所致）。20 世纪晚期可能增加了一个随机阶段，在这个阶段，疾病是多重风险因素的概率产物，具有不同程度可避免性。

随着路易·巴斯德（1822—1896 年）和罗伯特·科赫（1843—1910 年）变得家喻户晓，一种关于英雄式的医学科学家和活动家的医学编史学取得了进一步的发展。在对爱德华·詹纳（Edward Jenner，1749—1823 年）的狂热崇拜之下，细菌学家出身的美国科学作家保罗·德·克鲁夫（Paul de Kruif）出版了《微生物猎人》（*Microbe Hunters*，1926 年）和《人类与死亡》（*Men against Death*，1932 年），从标题就足见这种崇拜。在当代政策和历史学中，基础广泛的健康促进方法和侧重具体疾病预防的方法之间的区别仍然是一个敏感的问题，但在这些早期著作中，没有人们预期得那么紧张。正如理查德·埃文斯（Richard Evans）所揭示的，巴斯德传统包含了环境因素，而科赫的遗产，则是非常灵活的，这位普鲁士保守主义者将成为工人的英雄。与此同时，西蒙和韦布等主张国家主义的作者认为，政府管理应建立在理性的基础上，即最现代的科学之上。如此可以达到互惠双赢。科学突破支撑了未来健康时代的乌托邦式信心，而不断高涨的社会和政治进步浪潮转变为对更积极的细菌理论干预和研究支持的接受。

这种折衷主义是显而易见的，例如，乔治·罗森（George Rosen）于 1958 年出版的《公共卫生史》（*A History of Public Health*）。伊丽莎白·费（Elizabeth Fee）指出，罗森试图在对导致疾病的社会的批评和那些与这些问题作斗争的人的激励之间获得平衡，无论他们采取何种手段。在《征服流行病》（*The Conquest of Epidemic Disease*，1943 年）一书中，温斯洛（C.-E. A. Winslow）讲述了公共卫生的历史，用的是人们熟悉的孔德纪事，迷信屈从于科学，细菌学被奉为典范，但在他自己的职业生涯中，作为耶鲁大学公共卫生学院的创始人，温斯洛是一位多面向的改革派。

对这些问题最深入的探索是 1925 年出版的小说《阿罗史密斯》（*Arrowsmith*），它是辛克莱·刘易斯（Sinclair Lewis）和保罗·德·克鲁夫共同合作的作品，其对公共卫生领域道德矛盾的认识比当时超前了几十年。年轻的阿罗·史密斯博士是爱荷华州诺蒂斯市的助理卫生官员，他希望通过以血清学、细菌学和流行病学为基础的公共卫生来代替上级的各种口号。但公众拒绝接受，阿罗·史密斯被迫离开，公共卫生又回到了"兜售"的状态。在小说的后半段，阿罗·史密斯遇到了以科学为基础的新公共卫生的伦理困境。他在加勒比海的一个小岛上开展了一项噬菌体治疗鼠疫的对照试验，他对一批来自种植园的贫穷黑人不采取治疗，他们是由一个开明的种植园主安排自愿参加的，这触怒了殖民官员，他们认为这种试验设计是不人道的。这一事件预言了将在几年后开始的塔斯基吉梅毒试验，也呼应了世界各地正在进行的疫苗试验。其他角色，如独来独往的德国免疫学家马克斯·戈特利布（Max Gottlieb）和周游世界的捕鼠者古斯塔夫·桑德利乌斯（Gustaf Sondelius），分别体现了公共卫生的不同进路和仍可被认可的专业类型。刘易斯和德·克鲁夫对比了行政和政治对于科学力量和未来期望的不一致性。他们也认识到矛盾的多种来源——不仅来自普通老百姓，也来自医生，他们对公共医疗和对医疗市场的侵蚀深表怀疑。

公共卫生和临床医学之间本质上的张力在美国尤其严重，因为社会保险计划在美国几乎毫无吸引力。在大部分欧洲化的国家，公共卫生史呈现出不同的样貌，信奉一种更为广延的公共医学概念。希波克拉底、法国 19 世纪初的卫生学家和鲁道夫·微尔啸（Rudolph Virchow）对 1847 年西里西亚斑疹伤寒流行的调研，均为德国的阿尔弗雷德·格罗特汉（Alfred Grotjahn，1869—1931 年）和英格兰的约翰·莱尔（John Ryle，1889—1950 年）等理论家留下了重要的医学遗产，不过他们更多地借鉴了新兴的社会科学。其中一个范例是比利时社会医学学者雷内·桑德（René Sand，1877—1953 年）的著作《社会医学进步》（*The Advance to Social Medicine*，1952 年），其具有重要的历史意义。在书中前 5 页，桑德振聋发聩地提出，医学是最重要的社会力量。它与消除无知和贫穷的"自力更生"一起，依靠农业和其他创造财富的技术进步，为实现普遍健康提供盈余。然而，历史的缔造者不是科学而是团结：欧洲国家提供的社会医疗保险是非正式互助机构的产物。随着健康责任制向工厂和学校蔓延，一个转折点到来了。细菌学的发现使"医生本人（成为）公共卫生的工具"，桑德不无讽刺地说。然而，更重要的是住房和营养方案、公共卫生护士和精神康复、儿童发展和老年护理机构。在桑德看来，健康不平等不仅是事实，而且是问题，他的观点毫无疑问是技术官僚式的：

> "社会医学结合当时的思潮，旨在使生产和人类各项活动合理化……其目的是保护人类，培养其心理和精神天赋，鼓励个性的张扬，从而获得个人幸福和社会平衡，医学与这种'人力资本'携手，采纳其观点并将人作为一个整体，在摇篮里、学校中、工作中和家庭中。"

桑德的观点也是国家主义的。在英国，这样的观点往往是社群主义的，但在综合性上并没有什么差别。

桑德首先是一位活动家，其次是一位历史学家。避难到美国的一批"左倾"医学史学家，尤其是亨利·西格里斯特（Henry Sigerist，1891—1957 年）和埃尔温·阿克内克特（Erwin Ackerknecht，1906—1988 年）以及在德国学习的美国同事乔治·罗森（George Rosen，1910—1977 年），则更多地代表历史学家的观点，而不是作为从业者或活动家。1941 年，时任《医学史公报》（*Bulletin of the History of Medicine*）的主编西格里斯特，出版了约翰·彼得·弗兰克（Johann Peter Frank）在 1790 年的就职演讲《疾病的根源：人民的痛苦》（*the People's Misery as Cause of Disease*）的英译本。弗兰克是医疗警察运动最引人注目的创始人，他试图拓展医学的辖域，从而获悉国家促进健康和幸福的所有途径。尽管对于医学史研究上，翻译一本重要的著作比现在更引人注目，但显然，西格里斯特是将弗兰克著作视为经典了。在此 4 年之前，西格里斯特发表了一篇称颂列宁和斯大林时期公共卫生的著作。在书中，他将追求健康的私人和个人主义方法比作体内的癌症："一个社会越专业化，越差异化，个体成员就越不得不放弃自由，承担其更多的社会责任。我们有义务送孩子上学，让他们接种疫苗，不管我们喜欢与否。"

之后，阿克内克特又将鲁道夫·微尔啸（1821—1902 年）的基础社会医学著作介绍到英语国家，引起了历史学家的关注。1847 年，微尔啸和塞巴斯蒂安·纽曼（Sebastian Neumann）被派去研究西里西亚的斑疹伤寒疫情，他们将其归因于悲惨的社会状况，进一步将其归因于半封建的社会统治。这段插曲对阿克内克特的博士论文和后来 20 世纪 80 年代早期医学社会历史学会的先驱们都有着重大意义。微尔啸的整个职业生涯堪称典范，是社会流行病学、实证科学、建制派和政治激进主义（在宪法框架下）的融合。阿克内克特在巴黎的临床医生和卫生学家身上发现了许多相同的主题。正如安妮·拉伯奇（Ann

LaBerge）和威廉·科尔曼（William Coleman）后来所指出的那样，如果说卫生学家对干预健康的政治经济学的态度是矛盾的，那他们仍然是从社会条件的角度来看待健康的。和微尔啸一样，他们的激进主义是固着在病理学上的：改革的真正基础是纯粹的经验主义，而不是多愁善感的空话。同样在 20 世纪，社会医学与社会科学紧密联系在一起。社会调查本身就是社会进步的一部分，甚至等同于社会进步。

在一篇关于矿工健康的论文之后，罗森也在他 1947 年开创性的论文《什么是社会医学？》中再次讨论了微尔啸的遗产。在那里，他剖析了一大批对 20 世纪早期德国社会思想的成熟做出重要贡献的欧洲作家。从近代早期到 18 世纪，主要诞生在中欧的系列文章成为社会医学的基石。然而，罗森对它们的评估是与之矛盾的，他最早揭示出了其间的张力，而这种张力在之后 20—30 年依然盘亘。当然，哈布斯堡的医学治国之道是开明的，也是专制的。公共卫生若不以自由主义价值观为基础，更多地关注国家，而非个人，最终也是不充分的。

总的来说，这些学者的乐观态度让人印象深刻。公共卫生史学家可能比其他医学史学家更习惯于钦佩他们的研究对象，他们的研究不是为了钱，反而经常被那些为了钱的人阻碍。但即使在公共卫生史学家中，这些作者也经常使用乌托邦式的衡量标准。他们的乐观态度反映了他们对健康哲学的关注。

公共卫生和批判社会史

从医学界的知名人士的角度来看，这些早期的学者缺失了许多历史学家和社会科学家、理论家和批评家等学者在随后的几十年里所发现的东西。他们往往不太理解应用的复杂性，对许多公共卫生一线从业者的工作缺乏共情。这些执行者不仅遭受了忽视，而且常常被视为障碍——懒惰、愚蠢、腐败，或者只是墨守成规；对他们来说，公共卫生是理论问题，而不是实践问题。

更令人羞愧的是公众对公共卫生的漠视。至少在一般情况下，人们会关注到阶级，有时会关注不同的生命阶段，但很少关注文化、性别或种族。由于影响卫生可及性的首要因素被假定为经济因素，因此这些因素被认为是无关紧要的，或认为它们不应当重要没有必要，许多人就认为它们不重要。结果之一是人们忽视了优生学在许多社会医学系统中的中心地位。另一个是对殖民语境的想当然。在工业化国家，在为（主要是男性）工人权利而进行的政治斗争中，社会医学计划是根据阶级，尤其是劳资关系来制定的。在专家、机构和基础设施的帮助下，可以更充分地提高公民地位。然而，许多土著或农村人遇到的公共卫生问题主要是源于强加性措施（例如，强制接种疫苗）以及对贸易或人口流动的限制。

此外，这些工人最初多是男人。妇女之所以被关注，则是因为其与生殖健康问题有关，或者是作为性病的携带者。简而言之，社会医学史和医学社会史之间有着巨大的鸿沟。

对进步的憧憬和对正义的关注仍然是公共卫生史上许多研究工作的基础，但它们通常是含蓄的，而且定义不清："乌托邦"保留了令人不安的共鸣，而明确关注的问题是零碎的，常常是不连贯的。很少有人愿意纠结于这类棘手的问题：人类的健康和福祉应该是什么，或者在攻克一个个的疾病背后应该建立什么样的综合性健康保护机构。20世纪80年代，社会医学重新成为历史研究的主题，当时弥漫着一种怀旧的气氛：为什么这些黄金希望没有实现？在战后的官僚机构中，社会医学计划已经要么退缩，要么被破坏了。公共卫生已经被另一个历史主题所替代，即福利国家的发展，一个民主、平等、响应及时和提供保护的国家。在20世纪50年代和60年代，国家主义，尤其是边沁国家主义（Benthamite statism）有着非凡的吸引力，许多历史学家认为他们的战后表现是维多利亚时代成就的延伸。在第一次世界大战之前的几十年里，工业革命期间出现的城市卫生问题得到了妥善的解决。对公共卫生的兴趣出现在两个相关历史问题的交叉点，这两个问题再加上一些补充，继续构成公共卫生历史的框架——不仅仅是在英国。

第一，是关于"政府革命"的问题。在19世纪初，英国是中央小政府。国家对健康的责任感仅限于偶尔鼠疫入侵时。对于许多自由主义的空想家和激进的记者来说，英国政府已经拥有了太多的公务员和退休人员。然而，一个世纪后，英国成为一个标准的官僚国家，充斥着检查员和职员。媒体和议会执行了显著的问责制；公务员改革和专业化提高了胜任力，蓝皮书体系，即由特别委员会、皇家委员会和公务员进行详尽的调查研究，体现了政府的响应性和透明度。其结果是，卫生基础设施得到了巨大改善，对死亡原因进行了分析监测，国家对流行病做出了随时准备、协调一致的应对。1911年之后，大部分工作由卫生部负责组织，尽管健康在其他部委中也显得十分重要。结果是，即使在填表和遵守规章制度的喧嚣之中，在英国也没有真正和约瑟夫·卡夫卡《城堡》（Castle）中类似的经历。自由主义已朝着公平和有效地提供服务的方向发展，官僚机构的调解同样是理性和进步的声音。

第二，是"生活水平问题"，这是新社会史（或所谓的自下而上的历史）的一个分支。新的资本主义是减少了人类的福祉还是增加了人类的福祉？如果是后者，人类的痛苦是多快被克服的？健康和疾病应如何纳入这一措施？可以认为，不同的疾病经历是不同的暴露、抵抗和获得性的护理的功能，因此是生活水平的核心组成部分。同样地，传染病是异常事件，会扰乱社会或经济状况与生活过程相关性信号的噪声。这些问题将由日益交叉的跨学科学者共同体来探讨，其中不仅包括以往自视为公共卫生历史学家的人，还包括社会史学家、人口统计学家和地理学家：安妮·哈迪（Anne Hardy）、比尔·卢金（Bill Luckin）、格雷厄姆·穆尼（Graham Mooney）、西蒙·斯雷特（Simon Szreter）以及剑桥人口历史小组的成员。

但是另一种社会史是定量研究。阶级关系不仅关乎工资或死亡率，还关乎自我和他者的认知。对于哈蒙德、汤普森（E. P. Thompson）以及研究 18 世纪后期到 20 世纪中期的一代社会史学家来说，健康只是了解社会状况的一个组成部分。通常它只是次要的方面，是历史学家和社会所低估的一部分。评估社会状况的背后是从未发生过的革命。一个关键问题是，为什么在识字、批判和有知识的无产阶级中，苦难和不公正（包括疾病）没有产生更强烈的变革要求。然而，将社会状况视为政治问题却模糊了健康的边界。最终，社会史学家的观点与社会医学先驱者的观点融合在一起，但这并非一蹴而就的。

无论是对政府革命的调查，还是对生活水平变化的确定，都不只是一个单纯的经验问题。两者的基础在于，一方面不相信自由放任对健康的影响，另一方面对公正、民主和专家国家深信不疑。因此，政府革命被视为民族国家的胜利，在民族国家中，同样体现在执政党和非政治专业监察机构中的政治哲学，可以战胜恶劣的贫民窟地头蛇和以商店老板为主的镇议会。生活水平批评家们所提出的控诉更为直接，他们不仅要为工业资本家的不公正待遇寻求补偿，而且还向周围的地主们寻求补偿，因为他们打破了都铎王朝的社会契约，从被消灭的修道院中接管了社会供给。

在这些截然不同但相互补充的调研中，神秘人物埃德温·查德威克（Edwin Chadwick，1800—1890 年）和对环境卫生的崇拜交相呼应，也深处其中。20 世纪 50 年代初，两本权威传记问世，一本侧重于他的整个职业生涯，另一本侧重于他的公共卫生成就，重新恢复了查德威克的声誉。查德威克曾在对国家或社会医学的热情中被忽略了。查德威克作为事实的发现者、立法的起草者和怀疑者的打压者，还代表了国家的应对能力，揭露了最严峻的社会现实，并采取强硬和靡费的措施来解决这些问题。查德威克作为令人讨厌的《新济贫法》（new Poor lany）的缔造者，承担起了为童工雇主开脱了造成系统虚弱的骂名，他反对贫困伤害健康的说法，而且未认识到：他负责制定了第一个以健康之名改造城镇的法案，即 1848 年的《公共卫生法案》（Public Health Act）。在环境卫生方面，汤普森一贯不信任官僚改革者及其蓝皮书，便也失去了优势。哈蒙德认为查德威克等人是《大宪章》的执行者。

对于公共卫生历史来说，查德威克模式的意义是巨大的。第一，它代表了公共卫生的去医学化。过去认为治疗与预防之间的对立是本质上的、永恒的，这种观念成为核心：大律师查德威克与具有同情心的医生的关系也是出名的坏。第二，它使统计学变得至关重要，主要是描述性统计学。直到本世纪末，分析统计学才伴随着皮尔逊式革命而诞生。维多利亚时代的卫生统计学经常被称为经验主义的环境卫生学范式。早在一代人之前，法国的卫生学流行病学家同样在迫切地想要得到事实，却没有抱有同样的期望。他们的缺席成为了一种有待解释的怪状。

第三，查德威克模式非常重视综合性和集中性。查德威克派历史学家避开了韦布对地方政府杰出成就的研究，将地方政府的举措表现为强大国家的。这种观点也被引入了其他国家。但是，对于 19 世纪 80 年代中期海军医院服务和短暂存在的国家卫生委员会（National Board of Health）来说，美国公共卫生是州或市政府腐败和无能的悲惨记录。同样，公共卫生也只有在德国统一后才出现，马克斯·冯·佩滕科弗（Max von Pettenkoffer）对慕尼黑卫生学发展长达数十年的鼓舞人心的承诺，无法与科赫的帝国事业相提并论。

第四，它将公共健康等同于卫生设施，继而等同于基础设施——包括水和排水工程、平整的街道，最后是通风和供暖的住房。相应地，它也重视"污物"疾病，因为更好的下水道和水质可能会纠正这些疾病。约翰·达菲（John Duffy）于 1990 年出版的美国公共卫生史研究就被被命名为《卫生学家》（*The Sanitarians*）。环境卫生的导向是英国人的特长或执着的方向（取决于评论员），它进一步推动了公共卫生制度化。在其他地方，公共卫生工作往往更侧重于监测、隔离和提供医疗服务。

环境卫生的重点与霍乱成为最重要的公共卫生问题非常吻合。从波及范围、可怕的症状和感化措施的极端程度而言，它已取代了鼠疫。事实上，迈克尔·杜里（Michael Durey）在 1979 年关于霍乱的开创性著作就被命名为《鼠疫归来》（*The Return of The Plague*）。显然，霍乱是一种造成全球性休克的新疾病。霍乱引起的恐慌被认为是对阶级关系和社会团结的压力测试，它甚至可能引发一个新的社会阶段的蜕变，无论是革命性的还是改革性的。霍乱是约翰·斯诺流行病学的诞生地，也是罗伯特·科赫重大发现的所在地，霍乱也成了重新整合科学和国家建设论述的工具。

其影响也是深远的。从 20 世纪 50 年代末到 80 年代初，对霍乱的执着使其他对人口构成重要影响的流行病都被抛之于脑后，斑疹伤寒、天花、黄热病、流感，甚至疟疾和肺结核（"死亡之王"）、地方性传染病、慢性非传染病、饥饿和饮食不良造成的虚弱、寒冷和劳累的工作以及各种事故和疏忽几乎都完全被忽视了。从这个角度来看，公共卫生并不适用于令人痛苦的常态（从定义上讲，这种常态可能不构成病态），而只适用于各种危机。

以环境卫生为中心的公共卫生史被抛弃，表现为新的科学化的医学回归，这并没有完全转变公共卫生作为立法问题的期望，不论是公共卫生工作者或者他们的工作对象，还是实践层面。直到 20 世纪 70 年代末，公共卫生才与医学史的许多其他领域一样，成为社会（有时是文化）史学家关注的焦点。人们突然清楚地意识到，将病人排除在公共卫生史之外将会产生多么深远的效应。一直以来，他们被塑造为狄更斯笔下挤在地窖里的群众，是改革者的耳目，或者是大量死亡中的罹难者。F. B. 史密斯（F. B. Smith）的《人民的健康：1830—1910》（*The People's Health*，1830—1910，1979 年）的革命性是令人震惊的，该书简洁明了，紧扣主题。虽然早期一些社会史学家，如路易·谢瓦利埃（Louis Chevalier），曾对默默无闻的穷人阶层的生物学经验展开研究，但如今越来越多的学者开始对心理、疾病和健康的观念以及对风险和生活质量的认知感兴趣。

对中下阶层的兴趣反映了解释学社会科学的影响，包括医学人类学和女权主义学术界。疾病与健康相互建构的关系正日渐扩大。公共卫生运动的矛盾之处也在于此，它经常被重新建构为"社会控制"。虽然植根于马克思、弗洛伊德及其追随者的遗产中，但这一视角主要源于法国哲学家米歇尔·福柯（1926—1984年），特别是他的《临床医学的诞生》（*The Birth of the Clinic*，1963年）和《规训与惩罚》（*Discipline and Punish*，1975年）。他在《规训与惩罚》中提出，现代性是一个伟大的公共卫生项目，它将自由人转变成为了巨大社会机器中的齿轮。叶礼庭（Michael Ignatieff）采用福柯的理论对边沁监狱学进行研究的《痛苦的公正衡量》（*A Just Measure of Pain*，1978年）中，将监狱改革家约翰·霍华德（John Howard）这位人道主义和公共卫生英雄，重新定义为人类灵魂的邪恶操纵者。福柯的《临床医学的诞生》被越来越多地重新解读，它是一部关于法国大革命期间医学凝视的专门史，所谓的医学凝视是指新兴的病理学解剖学领域的专家对外行人的认知。这样的凝视带来了还原论和新形式的不平等。

从杰里米·边沁（Jeremy Bentham）的名声不断变化，是这种转变的深刻标志。对早期的公共卫生历史学家来说，边沁是进步的先知。对后福柯派来说，"边沁主义"的国家主义让人联想到不可抗拒的全部机构。早些时候，公共卫生的动机很少受到质疑。它的手段可能或多或少有效，但与渴望收费的医生相比，公共卫生工作者是美德的典范，他们冒着生命危险在满是粪便的葡萄园中工作。如果角色没有完全颠倒，至少私人医生的利益是透明的，而不像那些逢场作戏的医疗机构，总是声称自己是朋友。

福柯主义代表了托马斯主义社会史深远的转变。从新的角度来看，情况往往是在恶化，而没有好转。迄今为止，公共卫生的历史一直被19世纪简单的二分法所主导——肮脏或干净，停滞或进步。从此，公共卫生将成为一个充满模糊和多价企业的领域。这些都得到了生物学和社会科学这两个庞然大物的支持：纪律的权力很容易变成规训的权力。许多不健康的原因被归因于生活方式，这些社会科学家知道如何让你改变自己。

事实上，可疑的公共卫生项目不胜枚举。最臭名昭著的是始于1932年的"塔斯基吉实验"（Tuskegee experiment）。在该实验中，美国公共卫生服务部门试图利用贫穷、无知的非裔美国人来确定未治疗梅毒的自然史。优生学运动的范围更广，越来越少地被认为是社会医学的失常或公共卫生的歪曲，而更多地被认为是两者的巅峰。在美国，以健康保护为幌子的种族主义移民政策变得显而易见。在其他地方，大多数性病预防政策中令人震惊的性别歧视现象变得明显起来。它们几乎完全集中在妓女身上，把妇女当做带菌者，而不是受害者。

殖民和后殖民语境为福柯派的分析提供了充足的证据。迄今为止，公共卫生史一直聚焦于发达国家。当历史学家转向未被充分研究的前殖民地或所谓的"第三世界"国家时，他们开始强调保健方案是如何广泛地按照殖民议程进行的。在1978年出版的《洛克菲勒医生》（*Rockefeller Medicine Men*）一书中，理查德·布朗（Richard Brown）严厉指责了洛克菲勒基金会与拉丁美洲的独裁者勾结，为他们提供支持。之后，一批研究在布朗的基础上，开始讨论公共卫生话语如何成为霸权巩固、文化破坏和社会经济边缘化的手段。

这些探索的主题不是团结或进步，而是对个人权力的争夺。研究政府革命的历史学家普遍歌颂国家权力的到来；福柯式的"治理"则发出了不同的声音。对公共卫生从业者来说，"监管"似乎是（现在仍然是）保护公众免受传染病侵袭的必要手段；对于福柯派来说，这是一个让人畏缩的术语，一个警察国家的运作模式。"搜索之眼"（*Searching Eyes*）这一近期疾病监管史著作的标题，恰如其分地抓住了这一主要基调。

在个人与国家关系的中，健康的地位是模糊的。一些著作实际上支持了对公共卫生的抵制。疫苗接种就是一个例子。早期的公共卫生历史学家对它的态度是毫无争议的——这是人类的一大恩惠，是一种有效应对一种致命疾病的手段。然而，在 19 世纪，当国家开始推行全面的疫苗接种时，发声的少数人常会拒绝合作。他们有各种各样的反对意见：疫苗接种方案的差强人意、对公共行政的不信任、反对国家对身体的权力以及拒绝认可疫苗接种的世界观。

结　论

这种自下而上的史观可能雄辩地表达了一个新获得选举权和不断向上流动的阶层的焦虑，但它缺乏一个框架来考虑国家对其潜在受害者或携带者的易感人群、或威胁性病毒活动的关切。难道即使是最自由的国家有时也要充当人类种群的牧人吗？到 20 世纪 80 年代末，这种担忧又重新出现。很明显，致命的传染病并没有被消灭，新的传染病还在不断形成。人口密度、快速的交通以及与家畜宿主群体的密切接触让一些专家相信，高度致命的流行病会不断涌现。2001 年之后，更大的担忧是，它们将以生物恐怖主义行为的形式出现。虽然记者如理查德·普雷斯顿（Richard Preston）和劳里·加勒特（Laurie Garrett）以及小说家和电影制作人会迎合公众对灾难的执迷，面对灾难进行协调，甚至军事化的应对，但历史学家一般都希望回避传染病的议题，远离当代公共卫生的科学基础。很少有人愿意探讨无辜人群被强迫、隔离或监禁受害者和携带者，或任何形式的公共卫生分类的适当性。

福柯在发现感染 HIV 病毒 / 艾滋病之前就写道，当时发达国家的公共卫生机构终于开始关注与生活方式相关的过度死亡率问题，并将其作为预防和控制非传染性和慢性疾病的更广泛调查的一部分。由于发展了从大量人口中提取规律数学的手段以及计算方面的技术成就，使这些技术易于使用，才使这种调查成为可能。著名的纵向研究始于 20 世纪 40 年代末的马萨诸塞州弗雷明汉心脏病研究，揭示了富含胆固醇的饮食是动脉粥样硬化的一个重要危险因素，这些方法在揭示香烟的致癌性方面也很重要。

这些与生活方式相关的因素被揭示，无论是被理解为综合的（风险因素），还是被理解为特定的（危险因素），都提出了这样一个问题：是什么社会经济和文化力量维持了这些不健康的行为。很明显，在某些情况下，酒精、烟草和垃圾食品等不健康的行为反映了过度猖獗的消费主义或压力过高的环境，或者两者皆有。但是如何处理这些共同的问题呢？这些问题真的是公众的问题，是国家的问题，个人的问题，还是简单的人口问题？长期以来，健康教育一直是公共卫生的一个组成部分，但其辅助于公共卫生中包括环境卫生、消毒灭菌、接种疫苗或隔离等更直接的工作。相比之下，卫生学方面的建议一直是个体医生的事。这究竟是科学研究的胜利、民众不情不愿的启蒙、创新政策或法律，还是消费革命？

假设可变的生活环境逐渐升级为一种有害的不容易补救的物质和社会环境，除了环境污染和后来的微生物，还有一系列新的化学物质，它们单独或共同作用，成为致畸剂、诱变剂或致癌物，最后，它们还会成为内分泌干扰物，微妙地改变儿童的生长。变量是多元的，而且可能只有在长时间暴露后，其影响才会表现出来。某些地方可能具有固有的毒性，即使无法分离出特别的病原体。相互作用的复杂性削弱了公众对公共卫生权威的信任，并对这些权威所依赖的流行病学提出了挑战。卓越的分析技术并没有使人们对自己生活在健康环境中有高度的自信。

这些事件导致了公共卫生史的巨大转变。在不卫生的过去，曾经的公共卫生恐怖故事如今却是"有毒的现在"，在未来将是人口过剩和环境恶化。鼠疫或霍乱流行的重建者在认识弱势群体、强调采取有力的预防行动方面享有纸上谈兵的特权。越来越不清楚的是，这些行动应该是什么，或者应该是什么。"公共卫生"不再沿着一条宽阔的战线前进。如此多的因素损害健康；只关注其中一种（比如环境致癌物质）就忽略了其他（的吸烟致癌物质）。这种冲突可能在预算优先级或在为工业开罪的烟雾和镜子舞台上得到承认，但也有更深层次的困境，如安全与自由的不相容。由于被困在陈旧的机构中，官方的公共卫生方案往往不足以认识到这些威胁，更不用说应对这些威胁了。

从新的角度来看，旧的公共卫生史中的家长式做法是不堪的，无论是社会医疗还是国家主义的形式。在传统的狄更斯模式中，公共卫生是一种国家慈善形式，由富有的权威提供给贫民窟里的穷人，将自由人污名化，并忽视了破坏健康的结构性矛盾。取代它作为公共卫生方案评估标准的主张是一个乍一看与健康没有必要联系的命题：人人享有自由和正义。

健康的自由主义进路是福柯批判的核心。公共卫生常常是正统生活方式的调节器，最明显的是在性方面，在生活的其他方面也是如此。在一般层面上，"新"公共卫生的批评者（或者说是，新的"新"公共卫生，因为标签已经被用于19世纪晚期以实验室为基础的公共卫生）与广泛的公共卫生的保守批评者有共同的基础。在卢普顿和彼得森看来，"健康主义"（healthism）是一种"强加的"身份认同，是一种将人视为有生产力的企业的新自由主义观念，以致不容忍"那些不能或不愿意接受这种精神的人"。尽管进行了健康教育，但仍坚持"愉快或好玩的活动"，如吸烟、肥胖和不安全的性行为，可能"仅仅代表了试图通过替代做法构建主体性，例如将吸烟的乐趣凌驾于其所谓的长期健康的影响之上"。这种批评在艾滋病活动家之中尤为成功。他们深深地参与到了潜在受害者社区与公共卫生监管和研究机构之间的协商之中。这种对健康自我塑造的接受是一种历史分析，将对"保姆国家"的抵制与疫苗抵抗等早期事件联系起来。多萝西·波特关于公共卫生史的权威研究便是到此结束，她指出形塑是 20 世纪 90 年代公共卫生的突出特征。不过，这也是一种批判，深切地认识到公共卫生并不是民主的，其内在的强迫性是不可接受的。

以平等来定义的正义标准，往往与自由的标准相矛盾，一边是个人主义，另一边是社群主义。在过去几个世纪里，公共卫生规划往往是针对特定的疾病，只关注此消彼长的流行病。越来越多的声音是基于平等的权利。第二次世界大战后，统计和计算方面的革命以及对复杂病因的认识，使人们更加认识到根本性的健康不平等，这种不平等现象是以发病率或死亡率来衡量的，在地理上和种族上各不相同。这种不平等被认为是不公正的。这些健康指标是最清晰的证人，因为我们都是"矿井里的金丝雀"。

在传染病中，结核病的历史是一个典型的例子。直到 20 世纪 90 年代，历史学家对肺结核几乎都还没有兴趣，尽管它比霍乱的杀伤力更大，当时霍乱被视为 19 世纪的标志性疾病。霍乱的故事很清楚，但它的叙述却很模糊。目前还不清楚结核病是单一疾病还是传染性疾病；在偶然发现抗生素之前，其微生物致病菌的发现并没有带来所谓的魔弹，而现在结核病大有逃脱抗生素的控制之势。它无视简单的卫生改善，它多变的临床特征受太多因素的影响，在许多程度上与疾病本身无关。很明显，肺结核的发病和康复是社会和经济条件的综合。如果说所有的阶层都受到了肺结核的冲击，那么对穷人的冲击则更大。他们很少有机会得到治疗和康复，也很少有办法避免再次感染。因此，即使在 19 世纪，它还是一种标志性的疾病，是各种不平等的指标，而不平等会导致其他形式的疾病。

福柯主义已经式微。20 世纪 90 年代，人们对自我塑造的关注，有时似乎在违背生物学的化身。在 21 世纪第一个 10 年结束时，历史融入公共卫生研究和实践的例子变得更多。然而，如果历史扮演的反对角色比过去少了一些，而更多的是扮演综合（如果仍然是批判性的）角色，那么整合历史的最佳模式也绝不是全然清楚的。政治、权力和可能性等重大问题仍然是核心；改善整体健康状况的政策前景远没有以前那么乐观。

（苏静静 译）

参考书目

FINER, S. E., *The Life and Times of Sir Edwin Chadwick* (London: Methuen, 1952).

FOUCAULT, MICHEL, *Surveiller et punir: Naissance de la prison* (Paris: Gallimard, 1975)
, published as
MICHEL FOUCAULT, *Discipline and Punish: The Birth of the Prison*, trans. Alan Sheridan

(New York: Random House, 1977).

HAMLIN, CHRISTOPHER, *Public Health and Social Justice in the Age of Chadwick* (Cambridge: Cambridge University Press, 1998).

NASH, LINDA, *Inescapable Ecologies: A History of Environment, Disease, and Knowledge* (Berkeley: University of California Press, 2006).

PORTER, DOROTHY, *Health, Civilization, and the State: A History of Public Health from Ancient to Modern Times* (London: Routledge, 1999).

ROSEN, GEORGE, *A History of Public Health*, expanded edn, ed. Elizabeth Fee (Baltimore: Johns Hopkins University Press, 1993).

ROSENBERG, CHARLES, *The Cholera Years: The United States in 1832, 1849, and 1866* (Chicago: University of Chicago Press, 1962).

SAND, RENÉ, *The Advance to Social Medicine* (London: Staples Press, 1952).

SIMON, JOHN, *English Sanitary Institutions Reviewed in Their Course of Development, and in Some of the Political and Social Relations* (2nd edn, London, 1897).

SMITH, F. B., *The People's Health, 1830–1910* (New York: Croom Helm, 1979).

注释

(1.) Dorothy Porter, *Health, Civilization, and the State: A History of Public Health from Ancient to Modern Times* (London: Routledge, 1999), 231–77.

(2.) Richard Epstein, 'Let the Shoemaker Stick to His Last: A Defense of the "Old" Public Health', *Perspectives in Biology and Medicine*, 46 (2003), 138–59. This appeared in a special issue on 'Social Determinants of Health and Disease'.

(3.) Ichiro Kawachi, Bruce P. Kennedy, and Richard Wilkinson (eds), *The Society and Population Health Reader*, vol 1: *Income Inequality and Health* (New York: The New Press, 1999).

(4.) John Simon, *English Sanitary Institutions Reviewed in Their Course of Development, and in Some of the Political and Social Relations*, 2nd edn (London, 1897), esp. xi.

(5.) Sidney and Beatrice Webb, *The State and the Doctor* (London: Longmans, Green, 1910).

(6.) B. S. Rowntree, *Poverty: A Study in Town Life*, 4th edn (London, 1902); Karl Marx, *Capital: A Critical Analysis of Capitalist Production*, trans. from the 3rd German edn by Samuel Moore and Edward Aveling, 3 vols (New York: International Publishers, 1939), I, esp. 217–65, 670–81.

(7.) Andrew Mendelsohn, '"Typhoid Mary" Strikes Again: The Social and the Scientific in the Making of Modern Public Health', *Isis*, 86 (1995), 268–77.

(8.) Andrew Mendelsohn, '"Like All That Lives": Biology, Medicine and Bacteria in the Age of Pasteur and Koch', *History and Philosophy of the Life Sciences*, 24 (2002), 3–36; Richard J. Evans, *Death in Hamburg: Society and Politics in the Cholera Years 1830-1910* (London: Penguin, 1990), 478, 507.

(9.) Elizabeth Fee, 'Public Health, Past and Present: A Shared Social Vision', in George Rosen, *A History of Public Health*, expanded edition (Baltimore: Johns Hopkins University Press, 1993), ix–lxvii, at x–xi.

(10.) C.-E. A. Winslow, *The Conquest of Epidemic Disease* (Madison: University of Wisconsin Press, 1980); Arthur Viseltear, 'C.-E. A. Winslow: His Era and His Contribution to Medical Care', in Charles Rosenberg (ed.), *Healing and History: Essays for George Rosen* (Folkestone: Dawson, 1979), 205–28.

(11.) Sinclair Lewis, *Arrowsmith* (New York: Harcourt Brace, 1925).

(12.) René Sand, *The Advance of Social Medicine* (London: Staples Press, 1952), 1–5.

(13.) Jane Lewis, *What Price Community Medicine? The Philosophy, Practice, and Politics of Public Health since 1919* (Brighton: Prentice-Hall, 1986); Jane Lewis, 'The Public's Health: Philosophy and Practice in Britain in the Twentieth Century', in Elizabeth Fee and Roy Acheson (eds), *A History of Education in Public Health: Health That Mocks the Doctors' Rules* (New York: William Wood, 1991), 195–229.

(14.) Elizabeth Fee and Edward T. Morman, 'Doing History, Making Revolution: The Aspirations of Henry E. Sigerist and George Rosen', in Roy Porter and Dorothy Porter (eds), *Doctors' Politics, and Society: Historical Essays* (Amsterdam: Rodopi, 1993), 275–311.

(15.) Henry Sigerist, *Socialised Medicine in the Soviet Union* (New York: Norton, 1937), 19; J. P. Frank, 'Academic Address on the People's Misery', *Bulletin of the History of Medicine*, 9 (1941), 88–100.

(16) . Charles E. Rosenberg, 'Erwin H. Ackerknecht, Social Medicine, and the History of Medicine', *Bulletin of the History of Medicine*, 81 (2007), 511–32.

(17.) Erwin. H. Ackerknecht, 'Hygiene in France, 1815-1848', *Bulletin of the History of Medicine*, 22 (1948), 117–55; *idem*, 'Anticontagionism between 1821 and 1867', *Bulletin of the History of Medicine*, 22 (1948), 562–93; see commentaries on 'Anticontagionism' by Christopher Hamlin, Charles Rosenberg, Alexandra Stern, and Howard Markel in *International Journal of Epidemiology*, 38(1) (2009), 22–33; Ann LaBerge, *Mission and Method: The Early-Nineteenth-Century French Public Health Movement* (Cambridge: Cambridge University Press, 1992); William Coleman, *Death Is a Social Disease: Public Health andPolitical Economy in Early Industrial France* (Madison: University of Wisconsin

Press, 1982).

(18.) George Rosen, 'What is Social Medicine? A Genetic Analysis of the Concept', *Bulletin of the History of Medicine*, 21 (1947), 674–733.

(19.) Best known is a 1957 essay on the concept of medical police. These essays, and the 'What is Social Medicine?' essay, were reprinted in George Rosen, *From Medical Police to Social Medicine: Essays on the History of Health Care* (New York: Science History, 1974). See also Christopher Hamlin, 'The Fate of the Concept of Medical Police', *Centaurus* 50 (2008), 63–9.

(20.) Fee, 'Public Health, Past and Present', xv.

(21.) Ibid. xvii.

(22.) Porter, *Health, Civilization, and the State*; Dorothy Porter, 'The Decline of Social Medicine in Britain in the 1960s', in *eadem, Social Medicine and Medical Sociology in the Twentieth Century* (Amsterdam: Rodopi, 1997), 97–119.

(23.) Roy M. Macleod (ed.), *Government and Expertise: Specialists, Administrators, and Professionals, 1860–1919* (Cambridge: Cambridge University Press, 1988).

(24.) John Eyler, *Sir Arthur Newsholme and State Medicine, 1885–1935* (Cambridge: Cambridge University Press, 1997).

(25.) Arthur J. Taylor (ed.), *The Standard of Living in Britain in the Industrial Revolution* (London: Methuen, 1975).

(26.) Andrew Appleby, *Famine in Tudor and Stuart England* (Stanford: Stanford University Press, 1978).

(27.) Simon Szreter, *Health and Wealth: Studies in History and Policy* (Rochester, NY: University of Rochester Press, 2005); Anne Hardy, *The Epidemic Streets: Infectious Disease and the Rise of Preventive Medicine, 1856–1900* (Oxford: Clarendon Press, 1993); *eadem*, 'Urban Famine or Urban Crisis? Typhus in the Victorian City', *Medical History*, 32 (1988), 401–25; Robert Woods and John Woodward (eds), *Urban Disease and Mortality in Nineteenth Century England* (London: Palgrave Macmillan, 1984); Robert Woods and Nicola Shelton, *An Atlas of Victorian Mortality* (Liverpool: Liverpool University Press, 1997); Bill Luckin and Graham Mooney, 'Urban History and Historical Epidemiology: The Case of London, 1860–1920', *Urban History*, 24 (1997), 37–55; Simon Szreter and Graham Mooney, 'Urbanization, Mortality, and the Standard of Living Debate: New Estimates of the Expectation of Life at Birth in 19th-Century British Cities', *Economic History Review*, 51 (1998), 84–112; Graham Mooney, 'Infectious Diseases and Epidemiologic Transition in Victorian Britain? Definitely', *Social History of Medicine*, 20 (2007), 595–606; E. A. Wrigley, *Poverty, Progress, and Population* (Cambridge: Cambridge University Press, 2004).

(28.) E. P. Thompson, *The Making of the English Working Class* (Harmondsworth: Penguin, 1968). In *The Bleak Age* (London, [1934] 1947), J. L. and Barbara Hammond dedicate a chapter to public health, but more than passing attention to health is rare.

(29.) S. E. Finer, *The Life and Times of Sir Edwin Chadwick* (London: Methuen 1952); R. A. Lewis, *Edwin Chadwick and the Public Health Movement, 1832–1854* (London: Longmans, Green, 1952). These followed the magisterial survey by W. M. Frazer, *A History of English Public Health* (London: Baillière, Tindall and Cox, 1950), and preceded an equally impressive biography of Sir John Simon by Royston Lambert, *Sir John Simon and English Social Administration* (London: McGibbon and Kee, 1965).

(30.) Thompson, *Making of the English Working Class*, 376; Hammond and Hammond, *The Bleak Age*, 225.

(31.) John Duffy, *The Sanitarians: A History of American Public Health* (Urbana: University of Illinois Press, 1990).

(32.) Peter Baldwin, *Contagion and the State in Europe, 1830–1930* (New York: Cambridge University Press, 1999).

(33.) R. McGrew, *Russia and the Cholera, 1823–1832* (Madison: University of Wisconsin Press, 1965); R. McGrew, 'The First Cholera Epidemic and Social History', *Bulletin of the History of Medicine*, 34 (1960), 61–73; Michael Durey, *The Return of the Plague: British Society and Cholera, 1831–2* (Dublin: Gill and MacMillan, 1979); Louis Chevalier, 'Introduction Générale', in *idem* (ed.), *Le Choléra: La Première Épidémie dueXIXe Siècle* (La Roche-sur-Yon, 1958); Asa Briggs, 'Cholera and Society', *Past and Present*, 119 (1961), 76–96; Charles Rosenberg, *The Cholera Years: The United States in 1832, 1849, and 1866* (Chicago: University of Chicago Press, 1962); *idem*, 'Cholera in Nineteenth Century Europe: A Tool for Social and Economic Analysis', *Comparative Studies in Society and History*, 8 (1966), 452–63; Christopher Hamlin, *Cholera: The Biography* (Oxford: Oxford University Press, 2009).

(34.) F. B. Smith, *The People's Health, 1830–1910* (New York: Croom Helm, 1979).

(35.) Michel Foucault, *Naissance de la clinique: une archéologie du regard médical* (Paris: Presses universitaires de France, 1963), appearing in English as Michel Foucault, *The Birth of the Clinic: An Archaeology of Medical Perception*, trans. Alan Sheridan (New York: Random House, 1973); Michel Foucault, *Surveiller et punir: Naissance de la prison* (Paris: Gallimard, 1975), appearing in English as Michel Foucault, *Discipline and Punish: The Birth of the Prison*, trans. Alan Sheridan (New York: Random House, 1977).

(36.) Christopher Kent, 'Victorian Social History: Post-Thompson, Post-Foucault, Postmodern', *Victorian Studies*, 40 (1996), 97–133.

(37.) Susan Reverby (ed.), *Tuskegee 's Truths: Rethinking the Tuskegee Syphilis Study* (Chapel Hill: University of North Carolina Press, 2000).

(38.) Daniel Kevles, *In the Name of Eugenics: Genetics and the Uses of Human Heredity* (New York: Knopf: 1985).

(39.) Alan Kraut, *Silent Travelers: Germs, Genes, and the 'Immigrant Menace'* (New York: Basic Books, 1994).

(40.) Judith Walkowitz, *Prostitution and Victorian Society: Women, Class and the State* (Cambridge: Cambridge University Press, 1980); Paul McHugh, *Prostitution and Victorian Social Reform* (New York: St. Martin's Press, 1980).

(41.) E. Richard Brown, *Rockefeller Medicine Men: Medicine and Capitalism in America* (Berkeley: University of California Press, 1979); Warwick Anderson, *Colonial Pathologies: American Tropical Medicine, Race, and Hygiene in the Philippines* (Durham, NC: Duke University Press, 2006); Charles Briggs and Clara Mantini-Briggs, *Stories in the Time of Cholera: Racial Profiling during a Medical Nightmare* (Berkeley: University of California Press, 2003).

(42.) Amy L. Fairchild, Ronald Bayer, and James Colgrove, *Searching Eyes: Privacy, the State, and Disease Surveillance in America* (Berkeley: University of California Press, 2007).

(43.) Nadja Durbach, *Bodily Matters: The Anti-Vaccination Movement in England, 1853–1907* (Durham, NC: Duke University Press, 2005).

(44.) Richard Preston, *The Hot Zone* (New York: Random House, 1994); Laurie Garrett, *The Coming Plague: Newly Emerging Diseases in a World out of Balance* (New York, 1995); Laurie Garrett, *Betrayal of Trust: The Collapse of Global Public Health* (New York: Hyperion, 2000).

(45.) Mervyn Susser, 'Epidemiology in the United States after World War II: The Evolution of Technique', *Epidemiologic Reviews*, 7 (1985), 147–77.

(46.) Linda Nash, *Inescapable Ecologies: A History of Environment, Disease, and Knowledge* (Berkeley: University of California Press, 2006).

(47.) An early compendium was Samuel Epstein, *The Politics of Cancer*, rev. edn (New York: East Ridge Press, [1978] 1998); Michael Edelstein, *Contaminated Communities: The Social and Psychological Impacts of Residential Toxic Exposure* (Boulder: Westview Press, 1988).

(48.) Alan Petersen and Deborah Lupton, *The New Public Health: Health and Self in the Age of Risk* (London: Sage, 1996).

(49.) Steven Epstein, 'Democracy, Expertise, and Activism for AIDS Treatment', in Randall Packard et al. (eds), *Emerging Illness and Society* (Baltimore: Johns Hopkins University Press, 2004), 102–20.

(50.) Porter, *Health, Civilization, and the State*, 309–13.

(51.) 'Justice' was an afterthought in the title of my book *Public Health and Social Justice in the Age of Chadwick* (Cambridge: Cambridge University Press, 1998), a shorthand to deal with the broader phenomena of inequality.

(52.) David Barnes, *The Making of a Social Disease: Tuberculosis in Nineteenth-Century France* (Berkeley: University of California Press, 1995); Barron Lerner, *Contagion and Confinement: Controlling Tuberculosis along the Skid Road* (Baltimore: Johns Hopkins University Press, 1998).

(53.) James Colgrove, Gerald Markowitz, and David Rosner, 'Introduction: The Contested Boundaries of Public and Population Health', in *eidem* (eds), *The Contested Boundaries of American Public Health* (New Brunswick, NJ: Rutgers University Press, 2008), 1–12.

第二十三章

19—20 世纪卫生保健的政治经济学

马丁·高斯基（Martin Gorsky）

以伟大人物、重大日期及立法里程碑作为故事开端的历史学家，几乎肯定会犯粗糙的还原主义错误。然而，本文似乎很难不以德国总理奥托·冯·俾斯麦（Gesetz betreffend die Krankenversicherung der Arbeiter，1815—1898 年）及在 1883 年通过的《工人疾病保险法》（*Gesetz betreffend die Krankenversicherung der Arbeiter*）作为故事的开端。一般认为，《工人疾病保险法》为现代福利国家提供卫生保健奠定了基础。俾斯麦的目的是建立一个强制性的制度，通过提供收入替代和由雇主和雇员共同出资，为有工资的劳动者提供医疗保健。这并不是最早的有组织的疾病保险，有组织的疾病保险早已经深深扎根于欧洲公民社会，也不是第一次由国家代表病人强制进行收入转移：在英国，这可以追溯到《都铎济贫法》（*Tudor Poor Laws*）。俾斯麦战略的新颖之处在于，它使用强制手段将风险池扩大到了特定人群之外，来加强对集体疾病保险的融资。这样一来，德国这一法令标志着国家对治疗医学领域空前的入侵，并引起了公众对出售医疗服务的私人行为者的关注，无论是初级保健、医院还是药品。

在随后的几十年，德国的这项试验对工业国家产生了相当大的影响，尽管有很多地方性的差异。比如，丹麦（1885 年）和比利时（1894 年）通过特权和政府补助来支持自愿保险，而挪威和英国（都在 1911 年）大致按照俾斯麦模式引入了强制保险和雇主缴费，法国在 1930 年也跟进了这一措施。20 世纪 30—40 年代，战争和政治动荡并没有将社会保险弃置一边，并且从 20 世纪中叶开始，这些制度成为全民保健覆盖的基础。新西兰

（1941 年）是资本主义世界首先实现这一目标的国家，不过，与英国（1948 年）类似，它主要是基于一般税收来实现的。其他一些国家运用保险制度迈向了全民保险覆盖，无论是通过私人、雇主、自愿或者公共基金。唯一的例外是美国，进入 21 世纪以来，美国仍然是"发达国家中唯一"没有全民医保的国家。在 1916 年之后，公共保险计划在美国被讨论了数次，但都被否决了，取而代之的是私人或非营利性保险以及上世纪 60 年代更为有限的医疗补助（Medicaid）和医疗保险（Medicare）计划。

在 19—20 世纪，医疗保健逐渐成为民族国家经济与社会政策的一个方面，本章将探讨医学的政治经济学。主要的目的是考察福利国家中医疗卫生体系的建立，并审视这些体系是如何应对当代人口、资金和技术的变化的。由于篇幅有限，本章将聚焦于资本主义世界主要的工业经济体，而不包括共产主义国家和中低收入国家。社会主义制度具有重要的历史意义，因为它们把健康视为公民的公共权利，通过中央计划来实现，而转型国家和较贫穷国家则彰显了帝国主义长久的遗留问题，这两个问题在本文的其他章节进行了专门讨论。另外，还有一些国家之所以不纳入本章讨论，是出于方法学的考虑，本文是根据不同的医疗体系模型选择性相应的案例进行比较研究。分类种类是众多的（"企业的、福利导向的、全面的、私人的、多元的、国家健康保险的、国家卫生服务的"等），私人、公共筹资和提供形式的相对重要性通常是分类的基础。在本章中，我将讨论美国，是因为它将私人和自愿的安排作为优先，讨论英国和瑞典，是因为它们展示了通过国家提供服务实现全民和全面覆盖，讨论法国、德国和日本，是因为它们阐明了社会保险原则，同时兼设受调控的私营部门。

纵观历史，西方世界的医疗境遇（medical encounters）是个人化的市场交易，或者是发生在由宗教和慈善机构组织的机构中。因此，为什么国家会进入这个领域并开始主导这个领域，在近年来成为非常重要的议题，文章的第一部分总结了这一过程常用的理论方法。第二部分概述了 19 世纪社会保险和公共医疗设施提供的基础，国家参与是在这些基础上建立的。第三部分将追溯案例国家中医疗健康体系的成长和发展，并将事件划分为三个长时段：20 世纪初，初见雏形；战后，福利国家的"黄金时代"；20 世纪 70 年代以来，为了应对日益增长的成本和意识形态的批评，实施医疗体系改革。在结论部分，笔者将反思不同模式对人口健康的影响。

从方法论的视角来看，重要的是要认识到，医疗保健已经成为最近的民主政体中激烈辩论的主题之一，甚至有时是谩骂的主题，并且英语世界的比较研究不可避免地受此影响。特别是欧洲国家可能为本国提供的"经验教训"突显了美国学者的工作。术语既不是透明的，也不是价值中立的，因为诸如"健康保障"与"社会主义医学"等说法，就带有当下的政治共鸣。甚至"医疗体系"这种常见的术语，用以显示医疗保健融资、供给和管控的国家安排，并不是中立的，其使用可以追溯到两次世界大战期间，意味着服务整合与集体融资，而不是自由市场。

卫生体制史的理论化

有关卫生体系兴起的理论分析与解释福利国家的大问题是交织在一起的，而卫生体制是福利国家制度的一部分。显然，这些都是经济现代化的产物，因为工业化产生的剩余财富用于保险或以税收为基础的服务，同时也消除了现有的亲属关系、教会、行会和家长制的支持。但是新社会保障形式是如何出现的呢？一种径路是将它们的本质作为，面对经济自由主义造成的混乱所做出的实用主义反应。因此，比如波拉尼（Polanyi）从人类学的角度阐释了互惠与重新分配在人类行为中的嵌入，并将社会方法视为对自由市场固有的"自我毁灭机制"和工业城市中生产生活风险的"保护性反制措施"。诸如此类的阅读将地区政府的重要性降至最低：福利主义既不是被阶级政治，也不是被意识形态所推动的，而"仅仅是对市场手段无法处理的工业文明需要"所作出的回应。

具有马克思主义视角的现代化理论家们更加重视统治阶级在变革中的利益。首先，福利制度对劳动力再生产方面提供资金补贴，卫生和教育增加了人力资本，它们维持了经济效益，养老金和社会保障调节了劳动力市场并维持了需求。其次，福利制度调解了工业化引起的阶级紧张。福利立法是"以财产换取安全"，卫生体制的再分配是为了使社会秩序合法化并延缓革命性的变革。而做出让步一个主要的证据是引入俾斯麦立法的"帝国信息"，该立法强调了健康保险的改善价值，预兆了禁止劳工组织政治活动的法律：要想更正社会的不公，不仅要压制社会民主的过度行为，而且要积极提高工人的福利。然而，考虑到再分配的规模和公平性的进步，"生产主义"和"合法化"理论似乎都不够充分。难道效率和社会和解可以以更低的成本得到吗？

也许，解释应当集中在西方国家的政治结构及民主进程上？英国的案例最好地阐释了马歇尔（T. H. Marshall）的主张，即政治公民权的扩张带来了"福利权利"的"社会公民权"。首先是 1867 年的《改革法案》（Reform Act），它赋予了男性工人阶级选举权，随后，托利党首相迪斯雷利宣告"首相首先要考虑的应该是人民的健康"。19 世纪 70 年代颁布的《公共健康法案》（Public Health Acts）扩大了市政府在隔离医院供应和环境改善领域的职责和能力。健康作为公益财产，使由税款来提供资金支持的原则变得根深蒂固，并且成为了争取选民的党内程序。此外，一旦某些社会群体获得了健康福利，民主政治就会使其他群体有能力实现福利程度的扩大。然而不幸的是，在民主化与扩大医疗保障覆盖之间并没有直接的因果联系。德意志帝国施行的并不是一种充满活力的参与式民主，它认为福利和权利的概念同样是至高无上的。相反，在美国，民主很早就开始了（至少在美国白人男性中），只是选民们拒绝社会健康保险。实际上，1917 年在加州就这一问题举行的唯一一次公民投票才是决定性的：13.3 万人赞成，35.8 万人反对。

　　或许，对于国家卫生系统的不同形式和年表，一个更令人满意的解释是创造或否定它们的倡导者的政治取向。在最普遍的层面上，解释暗指根深蒂固的文化价值观。例如，瑞典人对平等的强调可以追溯到中世纪，其原因是他们没有农奴制以及明智的维京人议会。与之恰恰相反的是，美国采取强制性的健康保险比较晚，而且范围比较小，这要归因于对自由的依赖，即源于殖民叛乱和边疆的"主导个人主义"。然而，这种对国家价值观的模糊诉求很难用经验来证明，例如，美国 20 世纪 40 年代和 90 年代的民意调查数据显示，大多数人赞成比实际情况更广泛的国家干预。

　　因此，更有希望的办法可能是强调福利改革政治的社会基础。这方面最突出的例子是把社会保险看做是左派组织的成就，而平等主义的程度是由工人运动与社会党联盟的力量来决定的。斯堪的纳维亚提供了经典案例（locus classicus），瑞典医疗体制的全民覆盖和公平准入归因于 20 世纪中后期社会民主党在议会长期的多数地位。另一个例子是英国国民医疗服务体系（NHS）的创立，原因在于工党在议会占据绝对多数的罕见过渡期。然而，"劳动力动员"这一命题再次未能提供一个全面的解释。战后法国和德国等国的社会保险从 40 年代后期的有限覆盖到 60 年代的几乎全面覆盖，覆盖范围的扩大并不是"左倾"的结果，而是其他群体利益变化的结果。

　　社会 - 政治论述的一个引人注目的说法因而集中在于理解这些团结一致的时刻，此时工人阶级与中产阶级的利益充分一致，从而使得福利立法得以颁布。团结的概念并不能从伦理学的角度被理解为是中产阶级的人道主义，反而它是利己主义的结果，因为所有人都可能从普遍主义或者平等主义的医疗体系中获益。因此，用鲍德温的话来说，社会选民对待福利的态度并非由"与生产手段的关系"来决定的，而是由其与"安全资料的关系"来决定的。比如，就此而论，瑞典走向全民覆盖的进程可以更好地由一个强大的左派与农党组成的"红绿联盟"来解释，因为他们想将医疗保险扩展到农民。

　　历史制度主义者为该论述提供了补充，比如伊默古特（Immergut），他们认为仅仅只是团结联盟并不足以解释变化或停滞。对他们来说，首要的决定因素是卫生保健立法辩论的政治框架及制度结构提供给对手阻挠改革的范围。一个致力于变革并依赖于统一党派支持的强有力的执行机构可能会凌驾于私人保险公司、专业协会和制药公司等敌对利益集团之上：劳埃德·乔治（Lloyd George）在 1911 年对英国医学会的处理就是一个很好的例子。然而，如果政治体系包含足够多的"否决权"，利益集团就可能会阻止立法，那么改革的行政意愿和广泛的社会支持就可能会受挫。美国，由于其松散的政党纪律，对压力集团金融活动的容忍以及其通过众议院、参议院和国会委员会的立法程序，提供了许多这样的否决点，可以说连续的医疗法案都失败了。

　　一个利益集团主导着医学政治经济学的历史。在进入医疗保健领域时，国家就挑战了医疗行业的独立性。无论是通过购买还是提供健康服务，福利国家都威胁到了医生所珍视的权力，即诊断和处方的权力。更加无法想象的是，它的垄断权力会压低医生的收费价格。在 19 世纪和 20 世纪早期，通过医疗市场的竞争，专业医生与非正规人员被区分开来，进而专业协会的巩固保护了专业医生的利益。因此，医生们不仅拥有地方的和国家的组织，通过组织他们反对他们不喜欢的方案，而且他们也拥有对医疗体系的运作来说至关重要的专业知识。在决定卫生系统采取何种形式的压力政治中，这给了他们比福利国家中的其他生产者团体更大的影响力。

面的讨论并不是试图从福利国家史学这一有争议的领域中提炼出一个统一的理论。不过，本章将选取一些生产主义与合法性推动等级制度改革的案例，它还将强调动员社会选民和利益集团运作的不同体制结构。首先，在国家干预之前，卫生服务是如何提供的？

在福利国家之前

国民健康保险的前身是在 19 世纪蓬勃发展的疾病缴款基金，其机构前身是早期的现代手工业行业。这些都是法人团体，其主要目的是对手工业贸易进行经济调控，但也有福利作用。到 18 世纪中期，专门处理丧葬和健康保险、由固定费用提供资金的雇工协会已呈蔚然之姿。从手工业行会到以网络为基础、超越职业的"友好社团"，这一转变似乎首先发生在英国，在工业革命的中心地带，其会员增长迅速（虽然不完全是）。男员工在酒吧里的社交活动给他们的世界增添了色彩，并通过集体努力确立了一种父权管理的伦理。"开放"社会出现在其他国家，如革命后的法国，互助协会（mutualités）与地方和教堂联系在一起；在瑞典，则是在大城市繁荣发展起来。收入替代是主要的救济手段，在 19 世纪，医生的正式参与逐渐加快，首先是作为基金的"守门人"，批准报销和审查新手以避免不利选择，然后才提供医疗以加速康复。

早在 1883 年之前，国家就已经显示出对这些互助协会的兴趣，部分原因是它们承诺减少当地济贫法的税务负担。在普鲁士，社区被授权加强职业基金或地方基金的会员制，并且从 1854 年起，采矿业和铸造业就开始实施强制性会员基金，旨在加强基金安全性的政策也相继出台，就像英国鼓励以优惠利率投资政府股票的策略一样。另一个关切的问题是将工人疾病基金的福利作用与有组织的劳工工业活动分开。例如，1876 年的德国立法限制了它们的福利职能，但也确立了雇主贡献和自治的持久原则。在法国，拿破仑党政策（1852 年）给予由当地精英管理和财政支持的互助组织以优惠待遇，从而使这场运动具有"严格保守"的特性。1883 年后，一些自由主义州继续采用这种支持自愿保险的方式，作为俾斯麦模式的一种有意的替代。因此，法国的《共同宪章》（*Mutual Charter*，1898 年）允许多元化和兼并，并增加国家补贴，瑞典（1891 年）也采用了强制雇主缴纳会费的策略。

尽管互助性协会进行了开拓性的工作，但未能成功地将保险推广到全民。撇开在死亡率下降和发病率上升的时期实现精算可行性的问题不谈，关键的挑战是在生命过程中资助认购所需的稳定和收入水平。他们当然不是技术工人阶级的唯一领地，覆盖范围也有明显的限制：英国（1872年占总人口的12.5%）略高于德国（9.5%）；瑞典的成员主要是城市人，在补贴开始后会员人数才开始增长；而法国的互惠主义同样依赖于补贴和名誉贡献。在美国，尽管不包括医疗护理，但工业劳动力的保险覆盖范围很广。尽管互助储蓄模式并非西方独有，但日本似乎没有类似的先例，在这里，居家医疗由私人支付报酬，医生每年支付两次，名义上则是为他们开的药品支付费用。

为穷人提供医院的公共安排也有悠久的历史，在中世纪，就已出现由城市精英捐赠的慈善基金会。国家投资医院可以追溯到17世纪，以法国综合医院（hôpitaux généraux）和英国城市济贫院的建造为标准。所谓的"大监禁"最初是为了管束乞丐，但在实践中，很快就开始限于孤儿和慢性病患者的照护，这里所能提供的医疗护理有限。精神健康是市场和慈善无法覆盖的另一个领域，例如，在19世纪早期的英国，基于当地税收的疯人院建设开始实施。除这些机构外，还有针对穷人的慈善医院，在那里提供急症的治疗和教学。美国也采用了济贫法，那里的公共"救济院"收容了老年人、精神病患者和流浪汉，后来逐渐按专业区分开来。

在19世纪出现了独特的发展轨迹。事实证明，慈善事业不足以维持美国志愿医院的扩张，病人支付医药费成为被广为接受的做法，小型私立医院的增多，进一步体现了对用户收费的接受程度。斯堪的纳维亚又有所不同，由于贵族慈善事业的不足，责任被推给了"福利市政当局"。在瑞典，拥有征税和医院管理权力的县议会的建立（1862年）加速建立了聘请受薪医生的医院，在这里，贫穷和低人口密度阻碍了私人医疗的发展，大多数医生至少在一定程度上依赖于公共任命。政府在日本也很重要，尽管这是明治政府决定用欧洲生物医学取代本土治疗的结果，以前并没有慈善捐赠的传统，除了医学院之外，公共机构仅限于少数军医院和市级的济贫医院。

粗略地来看，当斯堪的纳维亚的统一的税收资助的医院奠定了"社会民主主义"模式的基础，在其他地方"自由民主党"医疗体系的前身经营公共机构主要是设法满足依赖他人生活的穷人和为"值得尊敬的"人群设置的志愿的或私立的医院。污名与资源不足附着于前者，威望与科学名声附着于后者，尽管到1900年两种类型的机构仍然为更贫穷的人提供他们的服务。然而从这开始发生了变化，在后巴斯达时代，随着对生物医学的信任不断上升，加上技术的革新，住院对中产阶级人群产生了吸引力。需求模式的转变及不断上升的医疗费用给政府带来了可及性和资金支持的新难题。

福利国家的医疗体系

（一）1883—1945 年：社会保险与私人利益

就像上文提到的，德国的案例对理解福利国家医疗卫生体系的诞生是绝对必要地。首先，有必要更正有关 1883 年的两个错误观念。尽管法案的通过与俾斯麦有关，但功劳属于西奥多·洛曼（Theodor Lohmann，1831—1905 年），他是一位基督教社会改革家、公务员。洛曼的兴趣是通过促进道德发展的机构将工人融入社会，这与更加专制地将主体束缚于国家的观念相反，因此改革是建立在现存的互助会基础之上，而不是俾斯麦偏爱的单一官僚基金。更重要的是，新的研究显示俾斯麦的首要动机并不是安抚左派。相反，他的"胡萝卜加大棒"的豪言壮语首先是为了迎合德皇与国会中的怀疑者。真正的议题首先是医疗保险的前身——意外保险，然后是医疗保险，意在提高德国的生产力。强制事故保险使陷入昂贵的工人赔偿案件泥潭的医疗体系得以改善，而疾病保险也旨在促进经济增长，尤其是通过帮助劳动力的流动。因此，在第一个案例中，国家干预的"合法化"现在似乎不如"生产力主义"重要。

这些因素在英国（1911 年）和日本（1926 年）的国民健康保险（NHI）的制定中也能够被认识到。当然，这也可以被理解为一种政策转变：德国的创新得到日本与英国公务员的拥护。然而，两个国家都是在劳工运动刚开始时立法的，而且在这两个国家，全民健康保险都不是社会民主计划的一部分。当时，英国共党刚刚赢得了它的第一个大选胜利，并且工会会员在 1907 年急剧攀升至 250 万。日本健康保险法案的背景是社会主义运动的发展，授予普通男性选举权（1926 年），并且严苛的《和平保护法案》（*Peace Preservation Act*，1925 年）是为了打压左派分子。人口健康之于帝国经济的重要性也日益凸显。在布尔战争中，新兵的虚弱状况使英国公共舆论感到震惊，福利改革时代也开创地建立了学校医疗服务部。在日本，民族主义及军国主义推动了国民健康保险超越大型公司的扩张，通过确立补贴，地方支持的基金涵盖了农村地区的个体经营者（1938 年），包含了白领工人（1941 年），因此到 1943 年其覆盖率超过了 70%。

随着覆盖范围的扩大威胁到私人医疗市场，作为先锋的德国也是第一个面临提供者利益和全民健康保险基金之间固有冲突的国家。医生们成立了一个国家级的协会——"哈德曼同盟"（Hartmannbund），并且在 1911 年施压促使了两项关键的让步，第一，受保人可对医师进行自由选择；第二，按照医生决定的服务费用来付费。不久之后，在 1913 年，社团主义的区域机构建立，通过它，医生可以与基金进行谈判，以协商解决诸如酬薪等有争议的议题。相比之下，英国则采取了更强硬的做法，允许在当地"专家小组"中自由选择医生，但按人头（医生名单上的病人数量）支付报酬，其水平远低于 BMA 的要求。然而这个结果使医生对待受保人不如像对待他们的私人病人一样尽职尽责，并且在英国体系中嵌入一种不那么广泛的方法。

由于国民健康保险的可行性与普及性变得日渐明显，其他自由主义国家则面临着利益政治的阻碍。法国对自愿方案的偏爱被 1919 年和平协议所破坏，在这个协议中法国从德国手中收回了阿尔萨斯 - 洛林地区，纳入了享受俾斯麦式医疗保险的人群。法国劳工（尽管不是共产党员）支持国民健康保险的提案，随着小资产阶级意识到利益时，团结一致的支持也加深了。观察到政治气氛的变化，中间派医生做出了让步，接受全民健康保险作为让步的回报。因此《社会保险法》(the Socoal Insurance Law，1930 年）规定蓝领工人必须参加现有的互助保险，到 1939 年参与人口扩大到大约一半。它还规定了一项"医疗宪章"，因为"医疗宪章"保证自由选择医生和按服务收费获得报酬，报销由病人而不是医生来进行。在瑞典，团结主义和有利的制度环境使瑞典的进程得以缓和，通过合理化双方补贴制度和规范化他们的医疗福利，瑞典在 1931 年向国民健康保险迈进。这里的改革方案来自自由党以及社会民主主义者及雇主，在委员会体系内达成的共识，通过委员会体系，立法前的异议在政治化的议会领域之外得到解决。尽管瑞典医学会呼吁保守党政客否决这项改革，而保守党政客并不愿意去破坏这个协议。

在同时代的美国，改革的努力遭遇了失败。在 20 世纪第一个 10 年，针对蓝领工人的国民健康保险计划由进步党知识分子及美国劳工法立法会（American Association for Labor Legislation）提出，很大程度上是基于生产主义的观点。一些国家立法机关讨论并且拒绝了这一计划，直到与德国的战争和孤立主义者对欧洲创新的怀疑结束了政策辩论。在"新政"时期，罗斯福总统曾在 1935 年的社会保障法案中短暂考虑过恢复全民健康保险，该法案奠定了美国福利国家的基础。然而，由于担心其政治争议可能危及法案的其他部分，他将其搁置一边。当新政让位给战时动员时，国会民主党人在 1939 年和 1943 年再次进行尝试，但没有成功。为什么会有不同的结果呢？

第一，没有合法化的必要，因为国家没有面对一个维持现状的社会民主政党。第二，劳动力并没有在国民健康保险下统一地被动员起来。就像欧洲类似的国家一样，一些领导人最初担心医疗保险会破坏工会制度并提高工资的斗争。而且，现存的工业病基规模庞大、资金充足，进步党的替代方案看上去在财政上似乎没有吸引力。在 20 世纪 30—40 年代，随着蓝十字和蓝盾志愿部门预付计划的迅速兴起，与不幸群体的团结联盟的范围进一步缩小，该计划作为战时劳动力市场的一项福利被广泛提供。第三，制度因素符合对方利益，比如雇主、商业保险商及医生，有机会阻挠立法。尤其是，美国医学会的财富和组织支持了影响公众舆论及妨碍共识的宣传运动，甚至违背了管理人员的意愿。20 世纪中叶，弱势的党鞭允许既得利益者对立法者施加强大的影响力，南方民主党人显著阻碍了改革的尝试。

现在从付费机制转向服务提供，20 世纪初也见证了日益增长的公共角色。这在一定程度上是由于医院的专业知识集中以及实验室、X 射线和放射治疗设备等技术的变革。这拓宽了医院可利用的社会基础：比如在法国，医院生育率从 1912 年的大约 55% 增加到 1919 年的 79%。英国救济院、法国济贫院及美国公立医院逐渐抹去了难民与污名的痕迹。因此，在法国，一项国家资助的建设计划为部属医院中心提供了经济支持，并从 1926 年开始，公共机构开始向私人或以收入评估为准的病人开放。随着国民健康保险制度的扩张，带有贬损性的"援助"开始被"保障"替换。在英国，一些市立医院从济贫法中被删去带来了更大的投资机会，并对当地的志愿机构和医学院进行了整合。在美国，志愿医院和公立医院的区别依然存在，尽管需求的增加和成本的攀升阻碍了医院慈善事业的发展，其在美国是被蓝十字、使用者付费及群体预付安排所替代（在英国则是被大众分摊方案所替代），比如在 1938 年引入的凯泽计划。

两次世界大战之间的工人运动越来越提倡获得医疗保健，但是有着不同的结果。在英国，左派不确定是支持国民健康保险的扩大，还是支持由税收资助的地方政府服务，结果是保守党重新制定了济贫法，并且扩张了医学。其他地方的左派则倡议充分利用了保险基金的购买力。在德国，医疗保险健康基金的自治结构鼓励进行一些实验，用于挑战符合病人利益的市场制度。其中包括使处方费的标准化，（薪酬制医生组成的）联合诊所的建立和提供的综合服务。这样的创新被当地医生谴责为"马克思主义的权力欲望"，这个行业随后与纳粹结盟，从对社会主义资助的代表还有犹太人及激进医生的清洗中获益。随后，对综合医院的禁令、国家的控制以及工人多数优势的损失接踵而至，尽管在其他方面，全民健康保险的核心功能与法西斯主义的人口政策是一致的。同样，在 20 世纪 30 年代的日本，共产党资助的农民和工人医院以及诊所对私人医疗发起了短暂的挑战。这里是军国主义而不是社会主义挑战了市场，随着政府的"健康人，健康兵"计划对健康中心发展的推动，战时日本医疗公司（1942 年）对医院进行国有化。因此，尽管到 1945 年医疗体系改革背后的劳工动员已十分明显，但它并不是决定性的力量。

（二）1945—1975 年："黄金时代"的医疗体系

发展经济学家将二战后的 30 年描绘为西欧与日本的"黄金时代"，在 1950—1973 年，人均国内生产总值以前所未有的速率攀升。经济繁荣是由许多因素所推动的，包括马歇尔计划、美国生产技术的技术转让、高投资率、劳动力充足且流动性强以及建立在维持社会共识的国家制度基础上的长期的政治稳定。它们的核心是福利制，这个阶段的医疗体系发展是以扩大人口覆盖和逐步提高费用为主调的。从 1960 年开始就有了可靠的保健支出比较数据，如图 23.1 和图 23.2 所示，这一增长在实际价值和占国内生产总值的比例方面是明显的。实际支出的长期攀升主要反映了两个因素：劳动成本和治疗药物的技术成本以及越来越长的寿命和老年人的发病率所带来的日益增长的需求。然而，不同国家的发展轨迹

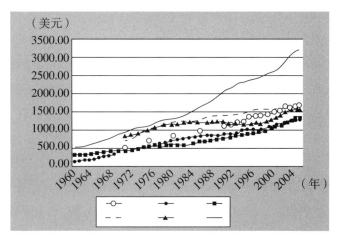

图 23.1　部分发达国家的人均卫生支出，按不变价格计算（购买力平价）（1983 年）

来源：OECD Health Data 2008—Selected Data．URL：http：//stats.oecd.org/index.aspx

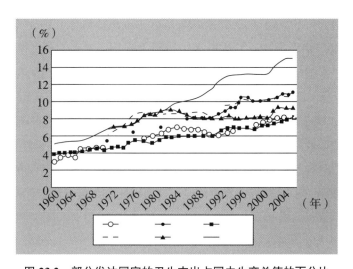

图 23.2　部分发达国家的卫生支出占国内生产总值的百分比

来源：OECD Health Data 2008—Selected Data．URL：http：//stats.oecd.org/index.aspx

需要进行进一步的解释。

工人动员、团结主义及制度因素的结合，意味着英国果断地离开了医疗保健的混合经济。英国国民保健服务制度（1948 年）实现了全民覆盖，资金来自于一般税收，并在使用时由国家免费提供设施。虽然主要是由工党卫生部长安奈林·贝文（Aneurin Bevan）代表的进步左派提出，但它建立在两党共识的基础上。1942 年的《贝弗里奇报告》（几乎没有提及健康问题）促进了对福利主义的广泛支持，尽管不应夸大战时的社会团结，但对变革的渴望让工党在 1945 年的选举中占据了多数。这为果断的行政当局和广泛团结的内阁提供了进行根本性改革的机会。然而，它的激进主义也有局限性。私人医疗仍然被允许，牙医和处方的使用者很快就会重新收取费用，而迄今为止，地方政治或自愿行动一直鼓励基层参与。除了"民主赤字",另一个严重的指控是贝文的模式使节俭制度化。如支出数据所示,财政部制定全球预算的单一支付人制度在控制成本方面相对高效。在早期,这样的节俭在政治上并没有什么问题,在拮据的开端之后,投资开始流向医院和初级保健。

在其他地方,战后深度改革的提议收效甚微。西德左派力推成立单独的保险基金,来代替现存的医疗保险健康基金,希求通过垄断力量确保公平利益。然而,1949 年保守的基督教民主党(Christian Democrats)的当选意味着,该体系是按照与纳粹时代类似的原则重建的。瑞典社会主义者还提出了一个激进的蓝图,以国家健康中心的带薪服务取代私人医疗。这一次,瑞典的审议委员会制度允许反对者抵制这一做法,尽管 1955 年建立了收费服务报销的全民健康保险,1962 年实现了全民覆盖。在日本,也有了效仿战时应急结构建立国民健康服务的讨论,但遭到了美国占领军的阻止。医院重新归私人所有,大多数医生仍在私人执业,由雇主、政府和受补贴的社区基金组成的三方保险结构仍然存在。法国的战后规划者也创造了一个新的政治和社会契约,戴高乐充分利用了民族团结的情绪,将其贯彻了下去。《社会保障法》(the Social Security Law,1945 年)确立了由法定基金运行的强制性医疗保险,由工会主导的委员会进行民主管理。然而,激进主义再次受到了限制,其覆盖面不是普遍的,医疗从业者继续设定收费水平,共同支付的存在保证了互助性(mutualités)的生存。

这些结构为实现全民覆盖提供了基础。日本的解释强调了社会的调解,社会主义者在农村地区的选举中获胜后,保守派政府终于在 1958 年引入了强制保险。在法国和西德,分析强调了 20 世纪 60 年代另一个团结的时刻,当时小企业、农业部门和一些专业人员和管理人员在福利权利方面相对贫穷的地位促使这些团体最终接受法定保险。到 20 世纪 70 年代初,这两个国家都基本实现了全民覆盖,只有美国采取了不同的道路。在美国战后短暂的窗口期,由于熟悉的制度和压力集团因素下降,改革很快草草收场,美国医学会的宣传教育是利用冷战情绪把全民健康保险抹黑为社会主义或法西斯主义。除了联邦政府对医院建设的支持,美国政策现在主要依赖志愿医院和私立医院来保障人口覆盖率。到 20 世纪 60 年代早期,战后的繁荣只让 75% 的人口拥有了这一权利,由于约翰逊执政期间民主党在国会的优势,再加上老年人的自利团结主义,为新的倡议开辟了道路。这就是国家老年人医疗保险制度(Medicare)的建立。在联邦医疗保险中,老年人可以从社会保障和补贴保险中获得医疗福利,而联邦医疗补助为没有保险的穷人提供了有限的安全网。

这些就是实际费用上升过程的背景。到 20 世纪 60 年代,美国体系的高额费用已十分明显,因为提供者通过增加他们的活动来应对医疗保险报销的新的激励措施。日本的支出基数较低,这反映了私人拥有的医院床位容量的扩大以及 1972 年决定提高老年人的自付额,以满足一般税收的超额成本。和德国一样,一个稳定的社团主义协商结构允许日本的医生及官僚赞同减轻花费增长的统一收费标准。与此同时,法国与德国从一个更高的基数开始,发现"服务收费"模式存在通货膨胀,德国区别建立了工业工人与白领基金(EK

基金会），高收入者选择进入私人保险，创造了进一步的"螺旋上升"效应，因为越来越多的人想要获得被少数人享受的福利。和日本一样，20世纪60年代的法国也采取措施限制了医生的收费行为，迫使他们与社会保障部（Sécurité Sociale）签订合同，将他们绑定在收费表上。即便如此，由于新技术使得医疗活动精进，医生收入继续上升。以税收为基础的系统也不一定更受约束，就像瑞典将全民健康保险（NHI）收费和县级税收融资结合起来所证明的那样。社会民主政治的控制及资助市立医院的传统意愿相结合，使医疗支出居高不下。左派统治也见证了自费医疗在受薪服务通过公共健康中心及医院提供保障之前败退，尽管这并没有限制成本。直到宏观经济环境的变化结束扩张性阶段，遏制才会开始。

（三）1975年—约2005年：福利制度的"危机"

20世纪70年代中期，经济蓬勃增长的时代戛然而止。投资率下降，石油危机导致物价飙升，工资需求不断上升，预示着通货膨胀及失业率同时上升的时代来临。随着保守派政治的回归，伴随着对"供应者俘获"和官僚僵化的新自由主义批评，维持福利国家的社会和政治契约开始瓦解。因此，这一期间的特点是开支限制和提高效率的战略，采取了不同的办法，产生了不同的支出轨迹。尽管人们都在谈论福利国家的财政和政治危机，但总体卫生支出大体上保持了上升趋势，如图23.1和图23.2所示。这些数据并没有区分公共支出和私人支出，但如果确实如此，它们还是表现出了类似的趋势。例如，在美国，医疗保险、医疗补助，和其他公共项目的成本从1976年占GDP的2%，增长到了1989年的2.9%，到1993年的4%，再到2005年的5%。这是因为医学科学技术改变和人口老龄化导致健康要求增加充当了通胀动力。药品费用是一个关键因素，占这6个国家于1980—2005年卫生支出的14%左右。

图23.1和图23.2还表明，尽管实际成本不断上升，遏制的时间不尽相同，但国家成功地控制了开支占国家财富的比例。英国单一支付者制度为撒切尔政府提供了实现这一目标的杠杆，合法性的考量迫使他们确保国民保健服务的核心原则仍然"不至崩塌"。因此，政策的重点是用较少的资源提高生产力，最初是通过旨在提高成本效益的管理改革方式，接下来是重新塑造治理结构，以建立准市场，期望通过内部委托引入竞争效率。工党的重新执政，带来了更高的投资，但也带来了广泛的政策连续性，现在私立医院承包了资本项目，国家临床卓越研究所（National Institute of Clinical Excellence）对药物治疗实施了更严格的监管。瑞典也采取了类似的政策。对地方税收设置了最高限额，医院资金从以病人出诊为基础的计算改为更具限制性的按人头计算。20世纪90年代，保守党的复兴带来了一种英国式的买方-供应商分离实验，并在选择性手术中使用病人选择来灌输竞争激励。医院和保健中心的私人医疗业务也重新出现，尽管在这方面，对公平的政治奖励确保了公共资金继续占主导地位，也导致了对空间和社会正义的焦虑。

在将社会保险与以私人医院提供卫生保健为主相结合的国家，焦点集中在健康提供者的收费行为上。20 世纪 80 年代，德国开始强制实施区域预算上限，然后实行联邦药费定价，并共同支付昂贵的处方费用。德国统一（1990 年）后，统一东德体系的特殊挑战是通过收紧偿还措施来应对的，如根据诊断确定费用，富人对较穷的基金进行交叉补贴。这种交叉补贴机制在早些时候曾于日本进行尝试，以解决社区基金因贫困老年人较多而带来的弊端。和英国一样，20 世纪 80 年代，政治右倾使日本对医疗机构的政策变得更加强硬，通过两年一次的价格调查来控制药品成本，并制定更严格的医生收费计划来补偿他们工作量的"自然增长"。法国也解决了医生的收费问题，因为补充保险和共同支付鼓励超出了批准的费用。税收和养老金激励措施现在将医生限制在收费表中，而全球预算由医院制定，而不是由个人协商。然而，20 世纪 90 年代，保守派试图实施更严格的控制，但因为劳工动员而受阻，这与从业人员的自身利益相一致。朱佩（Juppé）的提案包括国家卫生预算、限制昂贵药物和治疗方面的临床自由以及限制病人自由选择专家的权利，他们的失败使法国成为 21 世纪医药卫生支出最高的国家之一。

至于最大的医药卫生支出者——美国，为什么自 20 世纪 80 年代开始其医疗支出一骑绝尘，走上了一条不归路？由于在医院管理与供给中大型企业取代了小型公司，私营保健机构对利润的追求加剧，迫使非盈利的供给者走向更加商业化的活动。里根总统引入的欧洲收费标准的国家老年人医疗保险（Medicare），并不能控制通货膨胀的压力，如今，通货膨胀的压力更多地来自新的私营部门参与者和保健组织，尼克松总统引入它们是为了增加团体预付款计划的成员，但这些并没有解决不完全覆盖的难题，克林顿政府开始了一个复杂的卫生改革计划。它强制雇主缴纳会费与国家层面的"联合"来达到普世主义，并通过联邦监管私人计划来控制成本。然而就像以前一样，成功所需的条件是缺乏的。由于共和党公共债务的遗留问题，在克林顿采用自由贸易之后，劳工已经异化，舒适的中产阶级惧怕新的开支债务，团结一致的支持难以实现。机构的及压力集团的因素也再次变得重要，这一次是保险公司来领导宣传战及来自南部和西部的民主党保守派又一次破坏了国会党内团结。改革的前景又黯淡了，不完全覆盖依然存在。到 2006 年，4600 万美国人缺少医疗保险，而另一次改革尝试的希望是在贝拉克·奥巴马的领导下民主党复兴的中心议题。他在 2010 年颁布患者保护与平价医疗法案（Patient Protection and Affordable Care Act，在 2014 年之前逐步实施），旨在扩大覆盖范围并控制成本。

这个策略是为了扩大私营保险行业的覆盖面，混合使用补贴、奖励及对个人与雇主的授权，并且增加对投保人的消费者保护。总统提出的一个更加激进的选择，即公共健康保险计划可能会与私人保险公司竞争，但被国会否决。尽管这样，这个法案引起了强大的政治怨恨并且遭遇了共和党撤销的威胁。

结　论

到20世纪晚期，发达资本主义国家都实施了结合保险、税收资助供给及自费医疗来经营卫生体系，尽管这些因素的组合有很大的不同。当考量不同的国家医疗体系是怎样发展及为什么这样发展时，从这些有限的案例研究可见，压力可以决定不同的结果，包括来自政治的、制度的、经济的、产业的、军事的、意识形态的及专业的压力。虽然如此，读者们在此刻也许会问这是否真的重要。采用这种体系会对国家人口健康产生影响吗？

直到最近，国际上，处理这一问题还依赖于预期寿命和婴儿死亡率这些黄金标准指标。表23.1所示为所有案例国家的上述指标，可见，所有国家都有所改善。然而它们也揭示出，到20世纪末，美国在人口统计方面的表现相对较差，尽管它的成本要高得多，而在支出较低的国家中，英国的情况比日本差，而日本在20世纪80年代的指标是最好的。作为较高开支的国家，瑞典有着更多的税收资助及国家所有制，其表现胜过了实施社会保险制度的国家，即法国和德国。当然，要想一般性地概括，需要更多的比较参数。最近一项对21个欧洲国家的调查试图比较国民健康保险制度与社会保险模式的优劣，它使用了1970—2013年的时间序列数据，得出主要的结论是：在预期寿命与婴儿死亡率方面，两种医疗体系趋向一致，但是社会保险国家在历史上曾稍具优势。另外，国民健康保险制度模式在控制成本上更好，尽管有着花费不足并引起病人更多不满的风险。

可以说，标准指标正在误导医疗体系生产力的管理。毕竟，公共卫生学者一直认为医疗服务对现代死亡率的变迁仅仅起了很小的作用，从收入不平等到环境和个人行为等，均是患病率的关键决定因素。例如，造成美国死亡率过高的部分原因是老年人群异常高的烟草消费？日本人的长寿是否要归功于良性的饮食习惯？

为了回应这类批评，研究者们已经发展出更加巧妙的指标来厘清医疗保健作出的贡献。这是建立在广泛共识的基础上的，以麦基翁为代表，战后一些特定疾病明显受到治疗服务的影响。一种策略是监测不同癌症的死亡率和生存率。另一种方法是从一组疾病中得出综合死亡率，这些疾病的进展可以认为是卫生服务干预的影响。关于"可接受死亡率（amenable mortality）"的可靠比较数据仅能回溯至大约30年前，但是一项关键发现是，它对延长预期寿命具有重要的作用，尤其是通过卫生服务对婴儿死亡率的影响。可接受死亡率也提供了对比较绩效更敏感的衡量标准，表23.1显示了案例研究国家的最近比率和排名。正如我们看到的，法国是高支出的社会保险型国家，历史上非常重视病人的选择和临床自主权，成为了表现最好的国家。英国的国民健康保险制度（NHS）长期资金不足，表现不佳，2002—2003年排名的适度提升，大概是因为布莱尔增加投入的结果。美国，这个历来依赖市场解决方案的支出最高的国家，也表现不佳，导致人们认为缺乏全民覆盖对其公民不利。

然而，这种评估已经从历史评估的范畴发展到流行病学的争议，并最终演变为政治的争论。其他人可能也会不同意。一个较为温和的结论是，这里描述的历史发展仍然具有相关性，因为卫生系统对人民的健康确实重要。然而，正如我们所见，在医疗保健的政治经济中，政府很少把让公民达到尽可能好的标准作为首要任务。

表 23.1 部分发达国家的人口健康指标

	出生期望寿命			婴儿死亡率			校准死亡率	
	十年平均数			十年平均数			标准死亡率，0 ~ 74 岁	
	1960—1969 年	1980—1989 年	2000—2005 年	1960—1969 年	1980—1989 年	2000—2005 年	1997—1998 年	2002—2003 年
法国	71.1	75.4	79.6	23.5	8.6	4.2	75.6 (*1*) [**]	64.8 (*1*)
德国[*]	70.2	74.2	78.7	26.6	9.7	4.2	106.2 (*11*)	90.1 (*12*)
日本	70.1	77.5	81.8	21.2	5.9	3.0	81.4 (*2*)	71.2 (*2*)
瑞典	73.8	76.8	80.2	14.1	6.5	3.2	88.4 (*5*)	82.1 (*9*)
英国	70.8	74.5	78.5	20.5	10.0	5.3	130.0 (*18*)	102.8 (*16*)
美国	70.3	74.6	77.4	24.0	10.9	6.9	114.7 (*15*)	109.6 (*19*)

[*] 2000 年以前的数据仅限德意志联邦共和国

[**] 斜体数字 = 在 19 个经合组织（OECD）国家中的排名

来　源：OECD Health Data 2008—Selected Data；E. Nolte and C. M. McKee, 'Measuring the Health of Nations：Updating an Earlier Analysis', Health Affairs，27（2008），58-71.

（苏静静 译）

参考书目

ANDERSON, ODIN, *Health Care: Can There Be Equity? The United States, Sweden and England* (New York: Wiley, 1972).

CAMPBELL, JOHN CREIGHTON, and NAOKI IKEGAMI, *The Art of Balance in Health Policy: Maintaining Japan's Low-Cost, Egalitarian System* (Cambridge: Cambridge University Press, 1998).

DUTTON, PAUL, *Differential Diagnoses: A Comparative History of Health Care Problems and Solutions in the United States and France* (Ithaca: Cornell University Press, 2007).

ESPING-ANDERSEN, GØSTA, *The Three Worlds of Welfare Capitalism* (Cambridge: Polity Press, 1990).

HARRIS, BERNARD, *The Origins of the British Welfare State: Social Welfare in England and Wales, 1800–1945* (Basingstoke: Palgrave Macmillan, 2004).

IMMERGUT, ELLEN, *Health Politics: Interests and Institutions in Western Europe* (Cambridge: Cambridge University Press, 1992).

KNOX, RICHARD, *Germany 's Health System: One Nation, United with Health Care for All* (New York: Faulkner and Gray, 1993).

LIGHT, DONALD, and ALEXANDER SCHULLER (eds), *Political Values and Health Care: The German Experience* (London: MIT Press, 1986).

VAN DER LINDEN, MARCEL (ed.), *Social Security Mutualism: The Comparative History of Mutual Benefit Societies* (Bern: Peter Lang, 1996).

MURRAY, JOHN, *Origins of American Health Insurance* (London: Yale University Press, 2007).

Powell, Margaret, and Masahira Anesaki, *Health Care in Japan* (London: Routledge, 1990).

ROEMER, MILTON, *National Health Systems of the World*, vol. I: *The Countries* (Oxford: Oxford University Press, 1991).

SKOCPOL, THEDA, *Boomerang: Clinton's Health Security Effort and the Turn against Government in U.S. Politics* (New York: Norton, 1996).

STARR, PAUL, *The Social Transformation of American Medicine* (New York: Basic Books, 1982).

WEBSTER, CHARLES, *The National Health Service: A Political History* (Oxford: Oxford University Press, 2nd edn, 2002).

注释

(1.) World Health Organization, *The World Health Report 2000: Health Systems: Improving Performance* (Geneva: WHO, 2000), 12.

(2.) A. Derickson, *Health Security for All: Dreams of Universal Health Care in America* (Baltimore: Johns Hopkins University Press, 2005), 157.

(3.) E. Nolte, M. McKee, and S. Wait, 'Describing and Evaluating Health Systems', in A. Bowling and S. Ebrahim (eds), *Handbook of Health Research Methods: Investigation, Measurement and Analysis* (Maidenhead: Open University Press, 2005), 12–43, 15–20.

(4.) G. Esping-Andersen, *The Three Worlds of Welfare Capitalism* (Cambridge: Polity Press, 1990), 13–14.

(5.) K. Polanyi, *The Great Transformation: The Political and Economic Origins of Our Time*, 2nd edn (Boston: Beacon Press, [1944] 2001), Chapter 4, at 79.

(6.) Ibid. 138-9, 152-3, at 160.

(7.) C. Offe, *Contradictions of the Welfare State* (London: Hutchinson, 1984); I. Gough, *The Political Economy of the Welfare State* (Basingstoke: Macmillan, 1979).

(8.) The epithet derives from a speech by Joseph Chamberlain, 'But Then I Ask What Ransom Will Property Pay for the Security Which It Enjoys?' (1885), quoted in E. P. Lawrence, 'George, Chamberlain and the Land Tax: A Chapter in British Party Politics', *American Journal of Economics and Sociology*, 13 (3) (1954), 283-95, at 291.

(9.) D. Stone, *The Limits of Professional Power: National Health Care in the Federal Republic of Germany* (Chicago: University of Chicago Press, 1980).

(10.) T. H. Marshall, *Citizenship and Social Class, and Other Essays* (Cambridge: Cambridge University Press, 1950).

(11.) The context was Disraeli's 'sanitas sanitatum, omnia sanitas' speech of 1872—see B. MacArthur (ed.), *The Penguin Book of Historic Speeches* (London: Penguin, 1996).

(12.) R. Saltman and S.-E. Bergman, 'Renovating the Commons: Swedish Health Care Reforms in Perspective', *Journal of Health Politics, Policy and Law*, 30 (1-2) (2005), 253-75, 254-6, 260-1.

(13.) Frederick Jackson Turner, *The Frontier in American History* (1920), Chapter 1.

(14.) P. Starr, *The Social Transformation of American Medicine* (New York: Basic Books, 1982), 278-9; T. Skocpol, *Boomerang: Health Care Reform and the Turn against Government* (London: Norton, 1996), 13, 18-19, 108-9.

(15.) Esping-Andersen, *Three Worlds of Welfare Capitalism*, 16-18; P. Baldwin, *The Politics of Social Solidarity: Class Bases of the European Welfare States, 1875-1975* (Cambridge: Cambridge University Press, 1990).

(16.) Baldwin, *Politics of Social Solidarity*, 12.

(17.) M. Dreyfus, 'Mutual Benefit Societies in France: A Complex Endeavour', in M. van der Linden (ed.), *Social Security Mutualism: The Comparative History of Mutual Benefit Societies* (Bern: Peter Lang, 1996), 209-24, see 211, 217-18.

(18.) E. P. Hennock, *The Origin of the Welfare State in England and Germany, 1850-1914: Social Policies Compared* (Cambridge: Cambridge University Press, 2007), 177-8.

(19.) T. Grønlie, 'Norwegian General Hospitals, 1970-2002: County Ownership—An Interlude between Welfare Localism and State Direction', *Medical History*, 50 (2) (2006), 189-208, 192-3.

(20.) T. Boychuk, *The Making and Meaning of Hospital Policy in the United States and Canada* (Ann Arbor: University of Michigan Press, 1999), viii-x.

(21.) Hennock, *Origin of the Welfare State*, 94–6, 159.

(22.) A. H. Halsey (ed.), *British Social Trends since 1900*, 2nd edn (London: Macmillan, 1988), 186.

(23.) P. Funigiello, *Chronic Politics: Health Care Security from FDR to George W. Bush* (Lawrence: University Press of Kansas, 2005), 47–8, 63–4, 69, 76–9, 83–6.

(24.) T. Smith, 'The Social Transformation of French Hospitals and the Rise of Medical Insurance in France, 1914–1943', *Historical Journal*, 41 (4) (1998), 1055–87, 1060.

(25.) S. Liebfried and F. Tennstedt, 'Health Insurance Policy and Berufsverbote in the Nazi Takeover', in Donald W. Light and Alexander Schuller (eds), *Political Values and Health Care* (London: MIT Press, 1986), 127–84, 145–54, at 154.

(26.) G. Toniolo, 'Europe's Golden Age, 1950–1973: Speculations from a Long-Run Perspective', *Economic History Review, II*, 51 (2) (1998), 252–67.

(27.) R. Knox, *Germany : One Nation with Health Care for All* (New York: Faulkner and Gray, 1993), 38.

(28.) Baldwin, *Politics of Social Solidarity*.

(29.) Funigiello, *Chronic Politics*, 88–158; J. Engel, *Poor People's Medicine: Medicaid and American Charity Care since 1965* (London: Duke University Press, 2006), 3.

(30.) US Office of Management and Budget, Table 16.1, 'Outlays for Health Programs: 1962–2009', http://www.whitehouse.gov/omb/rewrite/budget/fy2008/hist.html, accessed 18 September 2009.

(31.) Mrs Thatcher's 1982 party conference soundbite is usually misquoted as 'safe in our hands'—see N. Timmins, *The Five Giants: A Biography of the Welfare State* (London: Harper Collins, 1995), 393.

(32.) J. van der Zee and M. Kroneman, 'Bismarck or Beveridge: A Beauty Contest between Dinosaurs', *BMC Health Services Research*, 7 (94) (2007), available at http://www.ncbi.nlm.nih.gov/pmc/articles/PMC1934356/, accessed 16 March 2011.

(33.) Thomas McKeown, *The Modern Rise of Population* (London: Edward Arnold, 1976).

(34.) J. P. Bunker, H. S. Frazier, and F. Mosteller, 'Improving Health: Measuring Effects of Medical Care', *Milbank Quarterly*, 72 (1994), 225–58.

(35.) E. Nolte and C. M. McKee, 'Measuring the Health of Nations', *Health Affairs*, 27 (2008), 58–71 (see Figure 3), include bacterial infections, treatable cancers, diabetes, cardiovascular and cerebrovascular disease, complications of common surgical procedures, and a proportion of deaths from ischaemic heart disease (to exclude the impact of preventive anti-smoking policies).

第二十四章

健康、工作与环境：
医学史上的希波克拉底式转向

克里斯托弗·塞勒斯（Christopher Sellers）

　　25 年前，那些把目光投向诊所、实验室和医院等医疗领域之外的卫生历史学家认为，他们的研究对象是"公共卫生（public health）"。大多数情况下，他们关注城市，或者更小规模的家庭和工厂。其中有很多人用一种更加"自下而上"的非专家视角书写社会史。1/4 个世纪过去了，这些努力已经累积了丰硕的成果，即医学史和卫生史上希波克拉底思想的复兴。关于空气、水和地方的医学思考已经吸引了历史学家们新的审视，建筑环境、污染以及城市和农村其他因素对健康的影响也是如此。对于一些认真对待健康问题的历史学家来说，随着非医疗化的环境和暴露几乎占据了舞台中心，以前医疗场所的中心地位甚至发生了逆转。人类环境与人体互动方式的不断变化或想象中的方式，催生了该领域部分最具创新性和活力的学术发展。

　　这反映了从 20 世纪末到 21 世纪初卫生和医学方面的发展趋势。在发达国家，慢性退行性疾病的死亡率越来越高，其身体外原因已难以追踪和证明，这对医生和公共卫生机构都构成了严重的威胁。作为回应，"风险因素"医学的兴起为许多医生开启了预防医学的新大门，他们关注的是患者在临床医学之外所遭遇的风险暴露。随着人们对许多疾病的原因和不确定性有了新的认识，过往临床医学和公共卫生之间的界线已被侵蚀，也促使国家对消费市场和环境采取了大量新的、与健康相关的干预措施。自 20 世纪 60—70 年代以来，许多运动都积极地重新制定了监督和规范，其中环保主义对该领域的希波克拉底转向（Hippocratic turn）产生了特殊影响。从以空气、水、食物和土地中的污染物为目标，到最

418

近关于内分泌抑制剂和全球变暖的困境，环境运动激发了人们对环境如何影响其健康的更大关注。通过数字化地理信息的新技术，医学地理学也出现了复兴，这与描绘疾病和医疗服务地域分布差异的兴趣是吻合的。全球化为卫生专业人员理解不同地区之间健康和医学的差异进一步提出了要求，包括不同国家之间和国家内部的不同区域之间。由于所有这些原因，卫生专业人员继续与其他领域有相同想法的同行一起，扩大了"气候水土"对身体影响的研究和补救，希波克拉底在几千年前就将"气候水土"确定为人类健康和福祉的核心决定因素。

在学术上，历史和相关领域的趋势也帮助医学历史学家努力恢复环境和地点的历史意义。米歇尔·福柯等早期有影响力的作品强调了建筑学是如何塑造话语和知识的转变的，引起了科学史和医学史学界对建筑和空间的关注。环境史学的兴起催生了将环境和生态动力学写入历史的新方式，不过是以一种新颖的角度切入的。城市史开始对空间予以重视，即其他历史领域的"空间转向"，地理学家的专业领域也重新受到青睐，都给学界提供了新的工具。在梅洛·庞蒂（Merleau Ponty）等现象学家的研究基础上，关于"身体"和身体体现的学术研究已经产生了许多其他的新方法，可以用于感知和定位疾病的体验。

同样重要的是，对地方文化和具体特殊性的新重视，正是脱胎于医学社会史本身潜在的一种核心张力。自20世纪中叶开始，该领域一直试图扩大其对医学的理解，试图将"社会的"和"自下而上"的经验包括在内。随着非专家的范畴和观点被日渐深入地挖掘，后一种努力尤其清楚地揭示了医学社会史对医疗范畴的潜在依赖，如医学化场所所形塑的"疾病"和"患者"。然而，我们发现，非专家在应对健康问题时并没有像19世纪末医学专业那样，轻易地抛弃新希波克拉底思想和对"气候水土"的强调。对于一些将研究框架转向希波克拉底方向的历史学家来说，医学的社会历史研究本身看起来就非常不同了，它更像是某个地方的卫生史，或者是"地方"史本身。我们发现许多非医学化的场域都引出了健康相关的问题，成为了非医学专家和医学专家的竞技场，非专家的知识主张和那些经过专业训练的专家知识似乎同样有说服力，甚至更有说服力。

本章的篇幅无法详细述及所有这些趋势。我将集中在几个具有代表性的领域，在这些领域，社会文化史与希波克拉底历史相互交织催生了丰饶的成果，主要是在有关19世纪和20世纪美国史和英国史的研究中。作为一个有说服力的例子，我首先从工业卫生史的变化考虑说起。

工作场所的严峻考验：新工业卫生史

工业健康史现代写作的奠基时刻出现在20世纪早期的英国和20世纪中期的美国，与医学社会史的建立在时间上是一致的。作者中有许多是实践者和（或）活动家，借鉴了工业化外延宽泛且模糊的叙述，认为工业化本质上是西方的和现代的。尽管这些学者关注到了工业发展特有的危险，但是他们还是强调工业改革及其科学、法律和行业补救措施的现代性和进步性，尽管这些措施堪称工业危害的帮凶。比如，特里基（Teleky）梳理了西方国家在实现法律监管、机构和行业团体方面的平稳进步，但其对工业化变革的历史记录却鲜少述及专家群体之外的视角。在这类历史研究中，工会和雇主群体大都居于幕后，工人的疾病一直居于研究的前沿和中心，但主要是通过健康和卫生专业人员的视角进行审视的。

医学社会史对 20 世纪晚期工业危害史的复兴，弥补了早期文献中被遗漏或边缘化的维度。近年来，受到了维恩灵（Weindling）、罗斯纳（Rosner）和马科维茨（Markowitz）等研究的启发，学术界整合了我们对职业健康的理解与过去 30 年新的社会史和政治史研究进路。在之后的著作中，尽管程度不一，其最主要的主题之一是企业利益对工业卫生领域医生和其他专家的影响以及对卫生问题的法律手段和监管措施的影响。正如阿兰·登贝（Alan Dembe）等人所强调的，自 20 世纪 70 年代的学术研究开始，职业卫生问题是最为明显的社会医学问题，受到经济利益的差距和（偏向管理人员和企业雇主的）权力以及资源失衡的影响。历史学家之间的主要分歧是如何以及从哪里着手来解读对企业主和管理人员的偏倚。

例如，早期一些研究工业卫生的社会历史学家警惕于专家的巨大权力，倾向于将科学合法性的实现等同于企业的胜利。然而，总的来说，后来的许多历史都围绕着我们所说的"认识叙述"展开，即与工作有关的疾病是何时、在何处、以何种方式、由谁来认识的。在把许多医生和其他专家视为企业盟友的同时，这些认知故事的作者也挑选出了其他他们认为对员工更友好的专家。国家的干预也是如此，一些作者将这些机构或策略视为进步的成就，另一些人则认为它们向企业让步太多。在石棉相关疾病的历史中，不同历史方法之间的差异是显而易见的，石棉相关疾病现在可能是历史上最广泛研究的工业病理学。许多研究认为，20 世纪中期美国、英国和其他工业国家对石棉的研究，是企业滥用工业健康科学的例证。其他学者则认为，回顾过去，该行业及其科学盟友受到了不恰当的诽谤，甚至认为 20 世纪中期石棉作为阻燃剂，其使用的增加拯救了很多生命。如此明显的分歧以及这段历史对当代诉讼的潜在影响，使医学史的其他领域中看似微不足道的问题，变成了激烈辩论的问题。例如，20 世纪中叶，著名的石棉研究人员欧文·塞利科夫（Irving Selikoff，1915—1992 年）的医学教育问题就导致海量的文章和信件寄到了编辑那里。采取不同的策略，一些人还跟踪了工业医学中"客观性"本身的历史性和术语变化，以应对党派冲突的变化。

尽管存在这些不同的侧重点和纷争，新的工业卫生史却贯穿着许多明显的一致性。其中之一是关于工业卫生史中工人群体和机构的重要性。从美国学者罗斯纳（Rosner）、马科维茨（Markowitz）到德里克森（Derickson），从英国学者约翰斯顿（Johnston）、麦克韦尔（Mclvor）、到梅灵（Melling）、巴福顿（Bufton），学者们一次又一次地论证了工人运动对疾病辨别和职业卫生改革造成的影响。尤其是从 20 世纪 20 年代和 30 年代开始，很多此类历史研究以一种非主题化和更为隐秘的方式揭示了工人运动本身依赖的那些至少在专家群体中有一定立足之地的人。这些复杂性产生了另一个主要结论，即单个工业危害领域所挟裹的利益已不再是容易辨别或显而易见的了，而是需要实证研究的。同样，至少在市场资本主义占主导地位的社会中，实业家能在多大程度上对他们的劳动力施加危害，并阻止或吸收国家干预，似乎是高度偶然的。工业卫生改革本身似乎不太受"进步"的推动，更多的是受到斗争和冲突的推动。改革是多个团体就危险的存在、严重程度以及应采取的控制方式和程度所作出决定和斗争的结果，其政治色彩强烈。虽然说新的工业卫生史所进行的更彻底的、跨国家范围的归纳和对比才刚刚开始，但是其已经得出了尽管杂乱但是更为实际和持久的对于诸多影响工业危害及其控制措施的变化、条件和影响等要素的理解。更广泛的社会和政治语境以及我们当前已知的已经塑造了工业危害辨识和对工业危害控制手段的意外事件，使我们对工业场所的卫生史有了更深入的和现实主义的理解。

研究中鲜有的话题是那些明显属于精神职业危害，或者存在较大争议的处在生理学和心理学分界线上的职业危害。工业疲劳是 20 世纪早期英美医学界的一个流行概念，继 19 世纪定义的"神经"和"神经衰弱"疾病之后，一些研究关注了这一概念。有些研究认为疲劳在当时被放置在已确立的化学威胁和身体威胁之下。但是，一些研究表明，疲劳已经让位于化学和物理威胁。然而，20 世纪 20 年代著名的"霍桑实验"的长期遗产以及最近被认识到的现象，如应激和"病态建筑综合征"，由米歇尔·墨菲（Michelle Murphy）和其他人探索，也指向了这个鲜有人探索的领域。这很可能是由于 20 世纪晚期的学科如毒物学所引发的不确定性，将违背生理学或身心医学分类的轻微疾病带进了全新的领域。

最近一项最重要的发展是，除了工业化程度最高、最受关注的国家之外，那些研究非工业化国家工作场所的历史学家也越来越关注工业危害史。除了美国、英国、德国丰硕的研究文献之外，我们也开始了解到很多其他欧洲国家的工业危害史。对我们理解工业危害更具颠覆性影响的可能是对 20 世纪"发展中国家"工业危害的新兴研究。人类学家、社会学家和地理学家着眼于近几十年来发达世界以外的工业危害和灾难，开展了重要的研究，历史学家最近也开始加入他们的行列。继帕卡德早期一枝独秀的研究，历史学家们开始探讨墨西哥、智利、马来西亚和南非等国的职业危害及政治。这些研究，以及 Tweedale 和 McCulloch 关于跨国石棉公司 Turner and Newall 的近期历史，为比较发展中国家和发达国家的工业危害打开了大门。

发展中国家的研究表明，重要的职业危害不仅来自于发达国家盛行的"工业"暴露，如灰尘、重金属或有毒物质，还来自于传染病的危害。在墨西哥的油田或马来西亚的丛林里，对于派遣到乡村进行劳动的工人来说，疟蚊的危害最为重要。发达国家设计的工具和补救办法往往忽视了这些危害，或者假定传统的城市公共卫生部门会监督它们。这些研究还指出，一个国家或地区在设立工业工厂之前和之后，职业危害都是一个重要的问题。很明显，农村地区可能像任何其他工业城镇或城市一样容易遭受工业危害的影响。

有关工人影响职业卫生斗争结果的主张和结论，激发了人们对工人自身究竟是如何感知和经历这些疾病的兴趣。采用各种新的方法和分析术语，使我们更为强烈和详尽地感受到工人对危害性工作的视角。对劳动力中性别和其他差异的强调揭示了女性工人对工业危害对比鲜明的经历。同样，性别分析也为关于男子气概的概念以及它如何支配男性工作者选择工作场所并为之辩护、战斗的方式提供了新的见解。其中，约翰斯顿和麦基弗的工作推进了工业危害史对男性的研究，特别是使用了一种有力的工具——口述史，这至少在过去的半个世纪里对工人遭遇危害的情况提供了更为深刻的理解。这种方法产生了一种平行但最终独立的研究轨迹，并厘清了一系列工人面对自身职业危害的担忧和范畴，他们不仅不是受害者，也不是专家，但是他们能够通过自己的知识，解释自己的问题和能动性。随着职业卫生史学家吸收或采用文化史的工具，他们发现了工人在关于工业健康的争论中发出的声音，可能会违背认可叙事的预期。不仅工人们可能不总是接受危险的知识或补救措施，他们也可能彼此意见不一致，即使是与对劳工最友好的专家也不总是意见一致。

这些发展是平行的，在围绕着"工人的身体"开垦历史时，劳工历史本身也得到了重新挖掘和滋养。尽管很多劳工史学家更倾向于侧重性别和种族问题，而非健康方面的问题，但工人身体史已然为医学史家开辟了一个富饶的领地。在有关残疾的学术研究中就出现了一条很有前景的道路。残疾史学家批评以前的职业卫生史更多地关注工作场所法规的政策问题，而不是工人的生活经历，希望将他们研究的中心放在健全身体受伤或受损、失能后的生活经历上。在该类研究中，由于职业而造成的残疾一直是一个核心主题。跟其他劳工历史学家所呼吁的关注"身体"一样，残疾经验有相同的优势：一种全面的努力，以厘清工作场所的所有后果及其影响，并延伸到个人生活层面。它还为研究工作场所的卫生史和医学史提供了一条途径，不再全然以疾病等医学概念为中心，至少为历史学家提供了一个接近了解和记录工人自身历史经验的机会。

然而，从另一个角度来看，这种对工人历史的"身体"关注人为地将"身体"从它的物理环境中分离出来，就像现代医学及其历史学家所做的那样。但是，正如卡森（Kasson）指出的，工人本身在各种场所穿行，每个场所都和身体相关。一些专注于工业危害史的研究更专注于工作场所，通过审视场所内部和外部威胁之间的物质联系，引领了一个类似的方向。从污染到消费品，从石棉到铅，很多工业对工人强加的危害也通过相同或类似的物质威胁着工厂围墙外的人群健康。最近，全盛期的史学研究正在探索如何将这些更广泛的环境问题写入医学史和健康史之中。

城市的空气和水：病与毒的流动

新一代的环境卫生史家试图破解病菌、污染物和其他威胁经由水路和陆路传播的路线，并且已经重新书写了一部不同版本的"公共卫生史"，而"公共卫生史"已是上一辈历史学的称谓。从 20 世纪 50—70 年代开始，定义公共卫生史这一学科领域的历史学家们主要围绕着以工业问题占主导的城市或国家卫生部门开展研究。近年来，许多对城市卫生问题感兴趣的学者加入卫生史的行列：环境和城市历史学家、文化历史学家和历史地理学家。这些学术研究，正如工业卫生史一样，揭开了城市场所卫生史中范围愈加广泛的政治、社会和经济利益。相比于工业卫生改革的新历史，城市卫生改革的进程似乎不是那么不可避免的，并且更加取决于不同群体、观念和冲突的博弈。在此类城市学术研究中，较之于关注场所的历史研究，有一个更为引人注目的主题，即场所的生态复杂性的问题，这是摆在卫生改革者面前亟待改善的问题。并非如此矛盾的是，正是污染物本身的流动性，它们跨越居民区和城市边界的本质，才引领着历史学家对城市中疾病和健康的地理差异孜孜不倦地展开研究。

城市卫生史研究进路的改变也受到了相对较新的环境史的影响。由于环境史首先在美国，之后又在欧洲和其他地方，在最近 30 年来逐渐兴起并日臻成熟，旨在挖掘"自然在历史中的作用和地位"，为重新连接室内规训空间（像工厂）与周围更广泛的物质环境提供强大的工具。环境历史学家与很多受过医学史和科学训练的学者在使用生态学和其他最近的自然科学的研究方法来理解人类过往的兴趣上以及使用这些方法的意愿上早已分道扬镳。环境史和医学史有一个相似的传统，就是把今天的流行病学和疾病生态学投射到过去，事实上，像克罗斯比（Crosby）和麦克尼尔（McNeil）等早期创新者关于传染病流行的著作在这两个领域都被广泛阅读。城市和工业环境史新的史学方法，强调了许多社会史和文化史学家容易忽视的物质流动和过程，这些显然是医学史学家不甚熟知的。这些历史聚焦于现代工业和后工业社会的物质流动。他们为卫生史重新布局研究的中心提供了模型，即超越公共卫生部门和议程以及医疗场所和医疗凝视，关注材料的流动，从商品到污水排放，到工业和消费的副产品，再到那些不总是属于人类文化分析领域的更模糊和自然的过程。虽然有些人也设想了工作场所的历史生态学，不过，更有影响力的还是环境史学家对公共卫生史中心场所的研究，即城市的研究。

在早期文献中，基础设施和服务供应的问题是研究的中心话题。塔尔（Tarr）的开创性著作考察了供水和污水排放设施的建设，而梅洛西（Melosi）则探讨了垃圾收集和其他"卫生"服务的情况，并对美国"卫生城市"的建立进行了权威性的调查。最近，因高涨的环境正义运动而引起人们对环境不公平的关注，社会史与环境史之间出现了新的融合，细致地考察了某些居民区和社区如何以及为何会比其他社区承受更多的垃圾焚烧、工业驻地或环境忽视的问题。这类新的学术研究中很大一部分来自于城市地理学的深耕：关于城市内部不同社区的不同体验。

这种研究方法的一个早期范例是赫尔利（Hurley）的《环境的不平等》（*Environmental inequality*），它讲述了二战后在印第安纳州加里市（Gary）的一家钢铁厂中，黑人、中产阶级和工薪阶层白人在污染问题上的不同暴露和冲突。越来越多的历史学家（主要在美国工作）讲述了类似的历史，跨越时间和地点，更为曲折。城市多样化的居住地理本身已经成为环境和社会历史新融合的一个主要主题，其几乎总是着眼于对健康的感知或实际影响，方法有所不同。有些项目围绕着一些特别的社区，这些社区首当其冲地承受着最有害的土地使用，如关于华盛顿的《打包》（*Packing Them In*）；佩洛（Pellow）的《垃圾战争》（*Garbage Wars*），它关注的是垃圾或其他危害在城市中的分布和政治。还有一些人考虑了城市健康危害在更大的工业生态系统中的差异分布，无论是通过普莱特（Platt）对工业化大都市芝加哥和曼彻斯特的比较，还是安德鲁斯在《煤炭杀人》（*Killing for Coal*）中对科罗拉多各城市的比较。最近的其他研究也特别留意文化类别和表征。

正如许多其他新兴的研究致力于城市卫生问题的研究（社会文化、地理学和生态学）一样，界定此类研究的关键是真实或潜在健康危害的流动性。工业或其他活动带来的结果，其利益惠及面狭窄的或广泛的，而危害物质的流动性使得地理学家大卫·哈维（David Harvey）所说的"空间修正"（spatial fix）成为可能。更有发言权和更有影响力的群体往往能够将影响远离他们生活、工作和娱乐的地方，其他群体和地方则承担了健康和其他负担。正如我们所了解到的，将风险限制在一个城市或国家最不发达的角落，最近则是限制在世界最不发达的角落，这一趋势具有动态的历史意义。由于公共卫生史和医学史的观念过于狭隘，以至于这类历史研究主要留给了环境和城市历史学家。但从赫尔利开始，它增加了我们对环境和健康之间历史关系的理解，或多或少是直接的。在这类研究的成果中，一些最为优秀的著作叙述了自19世纪晚期到20世纪期间在卫生专业人士身上出现的不断发展的狭隘性。早期被认为是"卫生"问题的城市规划和垃圾处理问题被去医学化，专业人士对其已不再使用"疾病"或"卫生"等措辞。

自我认同为公共卫生史和医学史的历史学家在这些研究进路中找到了共同的基础，特别是在揭露以细菌为基础的公共卫生所伴随的权力行使和不公正方面。最近有关加州主要城市的论著就恰好说明了这一点。莫利纳（Molina）研究了洛杉矶公共卫生政策中的种族化问题，沙阿（Shah）研究了种族是如何被融入旧金山的公共卫生政策之中的，二者均强调以细菌学为基础的政策强化了种族主义和20世纪早期城市居民的种族隔离。通过对旧金山的研究，医学地理学家克雷多克（Craddock）也提供了一个更全面的概述，通过最近的艾滋病流行，探讨了性别和贫穷的分类对该市公共卫生政策和辩论的影响。除了有关流行病或细菌的研究，其他一些工作也作出了重要的贡献。例如，德弗雷尔（Deverell）对洛杉矶"墨西哥人的过去"的研究，戴维斯（Davis）对洛杉矶面对生态灾难若干关键事件的研究，包括 20 世纪 20 年代的鼠疫流行。

城市环境史学家通过围绕"空气污染"或"水污染"的研究，开辟了医学史和卫生史的新领域，空气和水被认为是有毒物质、颗粒以及病原体的传播媒介。自 20 世纪 80 年代开始，开创污染史研究的历史学家，如美国的塔尔（Tarr）和梅洛西（Melosi），英国的布林布尔科姆（Brimblecombe）和拉肯（Luckin），主要考察了城市的水变异。最近，杜威（Dewey）、斯特拉德林（Stradling）、莫斯利（Mosley）和特隆赫姆（Thorsheim）等环境历史学家对空气问题进行了集中研究，从 20 世纪 40—60 年代主要的公共卫生问题"雾霾"，到 19 世纪晚期和 20 世纪早期工业城市和工厂出现的"烟"和"烟雾"。大多数环境史学家的早期研究主要集中在监管政治方面。目前，他们更多地转向了不同的群体和政治势力，这些团体和政治团体在"该做什么"的问题上存在分歧和冲突。在此情形下，公共卫生和环境历史学家之间有了更多的共同基础。

一种城市毒素引起了学界相当大的重视——重金属铅。卫生史学家沃伦（Warren）和费（Fee）探讨了城市铅在家庭中的存在是如何在 20 世纪 20 年代和 30 年代在巴尔的摩等城市首次被认为是一个公共健康问题的。在受害者家中进行的医学随访一开始并没有考虑到含铅的家庭烟雾或灰尘的危害作用，当时的假设是，儿童中出现的暴发性铅中毒是由于咀嚼涂有铅的婴儿床和玩具造成的。但是，铅通过消费产品从蓄电池到含铅汽油的传播已经导致了新的积累和暴露模式，这促使医疗和公共卫生评论员在二战后修正了他们对铅的看法。沃伦（Warren）、费（Fee）、科恩（Corn）、英格里斯（English）、伯纳姆（Burnham）、罗斯纳（Rosner）和马科维茨（Markowiz）开拓性的著作阐明了二战后越来越多公共卫生官员发起的针对儿童铅中毒以及含铅汽油的运动。类似的研究也在围绕其他有毒物质展开。2008 年，《环境史》（*Environmental History*）介绍了这些新研究，涉及汞、双酚 A 和内分泌受体等污染物。当然，这些围绕有毒物质而进行的研究途径也可能没有被置于特定的场所中。实际上，以这些危险为中心的历史研究的优点之一是，历史学家因此可以自由地在众多地区追踪历史上的危害暴露。

希波克拉底式思想的总结：科学、疾病和百年不遇的中断

环境、卫生和医学史相互聚合的项目还催生了场所不那么确定的研究路径。希波克拉底的《气候水土论》（*Airs，Waters and Places*）本身就是为了将它广泛应用于多个场所。同样，近期历史研究所形成的框架也同样如此，这种希波克拉底式的转向使我们对医学的过去有了更好的理解。有些研究关注了城市和工厂问题，还有些研究则聚焦于特定的科学

和疾病。这些文献，连同上述希波克拉底的著作，有着广泛的寓意。它促成了长期以来被称作公共卫生史中的元叙事方式的根本性重塑。

20 世纪 90 年代初，医学史和卫生史学家就已经同意，身体以外或环境以外的术语和类别在医学科学中具有显著的重要性，特别是在 19 世纪早期到中期。杜登（Duden）在一名熟悉新兴医学的德国医生的病人中，辨识出了一种在身体和天体事件中间的原始的对应感。卡宾（Corbin）有关气味的著作指出，直至 19 世纪，对法国的医生来说，大气、土壤和臭气仍然是很重要的参考。而华纳（Warner）对 19 世纪中期美国医学的描述强调了其对地理和气候因素的迷恋，因为这些因素会决定疾病的区域性质。近期，我们对这种"古老"的思维模式的理解和领会有了相当程度的加深，这部分要归功于对医生和病人以外视界的探索。特别是·博尔顿·巴伦西亚（Conevery Bolton Valencius）探索了 19 世纪的美国边界和农业土地在卫生或"有益于健康的程度"和"疾病方面"是如何被认知的。同时，哈里森（Harrison）、安德森（Anderson）和其他学者也继续关注了殖民时期医学领域中的风土驯化的环境观念。

20 世纪，那些激起人们重新关注场所对健康的影响的学科和认知也激发了卫生和医学史家的兴趣。20 世纪时期"风险因素"医学的开端被罗斯坦（Rothstein）描述为一场"实力悬殊的革命"。近期关于心脏病致病因素的弗莱明翰研究（由联邦资助的研究者在 20 世纪中期的几十年所主导的研究）的历史，充实了这场革命的重要性。同样，战后越来越多的关于抽烟的研究，为新的流行病学中的"生活方式"因素提供了参比标准，同时获得了历史学家广泛的关注，最近的布兰特（Brandt）意义深远的著作《香烟的世纪》（*The Cigarette Century*）也是如此。尽管学界或多或少地关注到关键人物的研究，如二战后前几十年时期的美国国家癌症研究所所长威廉·辉柏（Wilhelm Hueper，1977 年去世），但是，在慢性疾病流行病学的全盛时期，还鲜有历史研究涉及更为无意的环境暴露的研究是如何与抽烟或其他消费者选择的研究相互竞争的。

过去几十年，我们是通过那些居住在危害性生产临近地区的人（无论他们是否居住在城市内部）来理解新环境流行病学及其影响的。可以说，从最近帕博尔和切尔诺贝利的事例可以看出，这种类型的暴露比那些局限于内部工作场所的暴露在过去几十年占据了更为显著的地位。由布朗（Brown）这样的社会学家引领，同时与工业卫生史这样的历史研究趋势保持一致，大部分这类著作力图揭示对这门学科起到了催化和扰乱作用并且同时又帮助界定其影响的争论。在该类学术研究中，当地居民和科学家（尤其是流行病学家）如何看待因这些危害而产生的分歧，包括对不确定性采取的不同解决途径等主题都起到了学术整合作用。这些文献表明，在一些研究前沿，本地人的知识主张的真实价值可能应该获得与那些收集环境因果性统计结果的流行病学家的知识主张的真实价值同等的关注。

另一门获得历史学关注的科学是以实验室为基础的毒理学。20 世纪 80 年代，邓拉普（Dunlap）、沃顿（Whorton）和其他学者在首次注意该学科之后，对环境毒物学及其起源和影响的一系列研究开始蓬勃发展，包括多个专题论文和近期的专著。丹尼尔（Daniel）的 *Toxic Drift* 描述了阿拉巴马农场主反对使用 DDT 而发起诉讼所引起的争议。弗里克（Frickel）研究了二战以后毒物领域的兴起和专业化，纳什（Nash）提供了独具挑战性的新视角，即战后毒物学在考虑环境影响时可以做什么，不可以做什么。

农药在这类文献中占有重要地位并非偶然。在战后，在老的公共卫生专家和新一代环境卫生专家的争论中，农药可以说提供了最有效的试金石。美国公共卫生服务及其公共卫生盟友等著名机构将 DDT 和其他杀虫剂视为疟疾的"良方"。然而，其他机构，尤其是美国渔业与野生动物局（Fish and Wildlife Service）、美国食品和药物管理局，与生物学家和医生联手，认为这些物质构成了新的、未得到充分认识的威胁。这些新的科学主张可以说属于卫生史的灰色地带。他们反对了那个时代主流的公共卫生权威，科学所支持的新法律和新机构在塑造人类卫生上新的环境和生态观念。

通过研究一系列对医学思想转变发挥主要作用的疾病，医学史家和卫生史家开始汲取另一种研究方式，更加强调健康的环境和地理维度。在传染病领域，疟疾一直是这类研究的主题，如帕卡德（Packard）和汉弗莱斯（Humphreys）的研究，在这种疾病跨越时间和地域的流行中，他们不仅强调了社会差异的重要性，也强调了生态差异的重要性。癌症的环境诱因早就引起了重视。从帕特森（Patterson）到普罗科特（Proctor），二战后时期人们对癌症环境因素的大量的关注也受到了历史学家们的极大注意。近期，本质上被界定为环境病的过敏和哮喘成为了杰克逊（Jackson）、密特曼（Mitman）和科恩斯（Keirns）细致研究的焦点。

此类学术研究中，有些著作将人们对这些疾病的理解按照长久以来的"文明病"的传统定位为"环境病"，以此强调医学史的连续性。正如医学社会和文化史学家指出的那样，这种分类本身就有着很长的历史，可追溯到 19 世纪以前。催生了风险因素科学的、围绕慢性轻微疾病的历史研究考察了这种早期的文明病分类传统是如何以及为何在面对近期时代的化学和物理风险时再度复兴的。比如，在普罗科特（Proctor）的历史研究《癌症战争》（*Cancer Wars*）中，他指出政治对医学和科学机构的压力是如何促使、同时压制癌症在环境维度下的研究并由此塑造了目前我们的已知和未知轮廓。在对哮喘和过敏等轻微疾病的新的研究中，杰克逊的《过敏：一个现代病的历史》（*Allergy：the History of a Modern Malady*）将过敏的历史置于更为长久的"文明病"传统中，同时也小心翼翼地处理了其中涉及的偏差。

杰克逊、普罗科特和其他作者由此提出了新的问题，并且也是关于以往医学思想的不连续性，尤其是在经过一个世纪之久的间断后，我们如今将怎样解读希波克拉底思想。至20 世纪 80 年代，公共卫生史学家就已经在书写有关"变窄"的议题，他们认为 19 世纪晚期和 20 世纪早期的西方医学思想在现代化的过程中将针对疾病的环境解释和干预排斥在外。随着现代公共卫生的崛起，疾病的微生物理论将所有竞争者驱逐出去，卫生学的焦点也从诸如瘴气这类环境奇想上面转移出去，因为它们都无法通过临床或实验室测试。如今，随着我们对早期地理学、瘴气"理论"和其他新希波克拉底式的谈论有了更深入的理解，我们对那些遗失的东西也有了更好的认识。近期，密特曼（Mitman）和纳什（Nash）等作者超越了早先关于"变窄"的陈述，他们不仅哀叹视野广度的丧失，还哀叹疾病的社会和生态现实的丧失。由此，在密特曼看来，由于像吸入器这样能产生制药业利润的治疗手段开始受到青睐，像哮喘这种疾病的真正社会环境根源就变得更加容易被忽略。另外，纳什指出，一旦历史学家开始探究以环境为中心的卫生观念，他们就会忍不住坚持下来，即使是在医学和公共卫生学领域，尽管其可见性和地位已遭到削弱。卫生学工程师和医学昆虫学家就不得不提出并解答很多生态问题。

　　不管历史学家对这一段空白有什么看法，历史学家们越来越认识到，当在雷切尔·卡森（Rachel Carson）于1962年发表《寂静的春天》（Silent Spring）时，她提出的问题并没有完全从每个人的视野中消失。相反，罪责却要归咎于公共卫生部门的狭隘视野，是他们自己"一视同仁"地对媒介昆虫喷洒DDT；工业毒物学家和医生，包括美国公共卫生署的官员，是他们发誓担保DDT没有危害。承认像卡森这样长期被忽略的人士对卫生史和医学史的重要性，不仅意味着对这些持续半个世纪之久的争斗提供历史视角，在更为广泛的意义上，这也标志着对人体和其周围环境之间的界限是如何被认识的这一问题的历史性有了更深的认识。对雷切尔·卡森和"生态学"的赞同虽然为这些挑战提供了方便的参照点，但这种赞同的影响却比任何个人、毒素或学科的影响要更为深远。"病理的"身体界限就此在我们的后现代时期开始了漫长的、缓慢的和如此典型的瓦解。随着这些界限的持续瓦解，那些将医学与公共卫生以及环境学科相分割的惯常的界限往往也无法支撑。随着学科间看似稳定的界限不断被挑战、修改并一直持续到现在，环境和健康之间的联系也开始迸发出高深精妙的讨论，并且变成了世俗信仰以及公共、立法辩论的话题。

结　论

　　毫无疑问，不管有多少生态、环境和地理问题与健康问题捆绑在一起，医学和公共卫生学仍然会携手对希波克拉底三缄其口。很多医学史家也势必如此。但是，这种希波克拉底转向的确为那些有意探索它的人开辟了广阔的天地。随着它的出现，出现了一系列拓宽的主题、方法和场所，而不是那么严格地定义为习惯的专业界限和空间的医学，甚至公共卫生，相反，有可能将特定地点的医疗、社会文化和环境历史（工作场所或家庭、城市或农村）以及地点之间的物质和文化交通进行新的融合。我们可以将这些希波克拉底的历史称为，不是围绕着传统的"医疗"场所，如诊所、医院和实验室，而是围绕着那些空气、水和包围着它们的地方。

希波克拉底转向的一个结果是，人们对医疗和公共卫生历史学家长期忽视的许多专家（从工业卫生学家和卫生工程师到昆虫学家、地球化学家和生态学家）对卫生史的重要性有了更深的认识。可以说，这一转向更大的成果是，加深了对非专家如何看待和体验健康的认识和研究，甚至在最现代的历史时期也是如此。事实上，当涉及空气、水和地方对健康的影响时，医学专家的记录，尽管充满了不确定性甚至错误，仍然与外行人的知识主张有着明显的相似之处。事实上，在这段历史的重要时刻，对环境的担忧比专家的保证更加正确。作为我们长期以来所熟知的医学社会史的下一个阶段，我们将有望看到一部地方性的卫生史以及一部关于人体的生态史。

（苏静静 译）

参考书目

BARTRIP, PETER W. J., *The Way from Dusty Death: Turner and Newall and the Regulation of Occupational Health in the British Asbestos Industry, 1890s–1970* (London/New York: Athlone Press, 2001).

HURLEY, ANDREW, *Environmental Inequalities: Class, Race, and Industrial Pollution in Gary, Indiana, 1945–1980* (Chapel Hill: University of North Carolina Press, 1995).

JACKSON, MARK, *Allergy: The History of a Modern Malady* (London: Reaktion Books, 2007).

MCCULLOCH, JOCK, and GEOFFREY TWEEDALE, *Defending the Indefensible: The Global Asbestos Industry and Its Fight for Survival* (New York: Oxford University Press, 2008).

MCIVOR, ARTHUR, and RONALD JOHNSTON, *Miners' Lung: A History of Dust Disease in British Coal Mining* (Aldershot: Ashgate, 2007).

MITMAN, GREGG, *Breathing Space: How Allergies Shape Our Lives and Landscapes* (New Haven, CT: Yale University Press, 2007).

———, MICHELLE MURPHY, and CHRISTOPHER SELLERS (eds), *Landscapes of Exposure: Knowledge and Illness in Modern Environments, Osiris*, special issue, 19 (2004).

MURPHY, MICHELLE, *Sick Building Syndrome and the Problem of Uncertainty: Environmental Politics, Technoscience, and Women Workers* (Durham, NC: Duke University Press, 2006).

NASH, LINDA, *Inescapable Ecologies: A History of Environment, Disease, and Knowledge* (Berkeley: University of California Press, 2007).

Rosner, David, and Gerald Markowitz, *Deceit and Denial: The Deadly Politics of Industrial Pollution* (Berkeley: University of California Press, 2002).

Santiago, Myrna I., *The Ecology of Oil: Environment, Labor, and the Mexican Revolution, 1900–1938* (Cambridge/New York: Cambridge University Press, 2006).

Sellers, Christopher, *Hazards of the Job: From Industrial Disease to Environmental Health Science* (Chapel Hill: University of North Carolina Press, 1997).

Valencius, Conevery Bolton, *The Health of the Country: How American Settlers Understood Themselves and Their Land* (New York: Basic Books, 2002).

Warren, Christian, *Brush with Death: A Social History of Lead Poisoning* (Baltimore: Johns Hopkins University Press, 2000).

注释

(1.) Gregg Mitman, Michelle Murphy, and Christopher Sellers (eds), *Landscapes of Exposure: Knowledge and Illness in Modern Environments, Osiris*, special issue, 19 (2004); Conevery Bolton Valencius, 'Histories of Medical Geography', *Medical History*, Supplement 20 (2000), 3–28.

(2.) William G. Rothstein, *Public Health and the Risk Factor: A History of an Uneven Medical Revolution* (Rochester, NY: University of Rochester Press, 2008).

(3.) Gregg Mitman, 'In Search of Health: Landscape and Disease in American Environmental History', *Environmental History*, 10 (2005), 184–210.

(4.) Diarmid A. Finnegan, 'The Spatial Turn: Geographical Approaches in the History of Science', *Journal of the History of Biology*, 41 (2) (2008), 369–88; Anne Buttimer, 'Airs, Waters, Places: Perennial Puzzles of Health and Environment', *Medical History*, Supplement 20 (2000), 211–16; Christopher Sellers, 'Thoreau's Body: Towards an Embodied Environmental History', *Environmental History*, 4 (4) (1999), 486–514; Joy Parr, 'Smells Like? Sources of Uncertainty in the History of the Great Lakes Environment', *Environmental History*, 11 (2) (2006), 269–99.

(5.) Thomas Morison Legge, *Shaw Lectures on Thirty Years' Experience of Industrial Maladies: Delivered before the Royal Society of Arts, February and March, 1929* (London: Royal Society of Arts, 1929); R. S. F. Schilling, *A Challenging Life: Sixty Years in Occupational Health* (London: Canning Press, 1998); George Rosen, *The History of Miners' Diseases: A Medical and Social Interpretation*, (New York: Schuman, 1943); Ludwig Teleky, *History of Factory and Mine Hygiene* (New York: Columbia University Press, 1948).

(6.) Teleky, *History of Factory and Mine Hygiene*.

(7.) Paul Weindling (ed.), *The Social History of Occupational Health* (London: Croom Helm, 1985); David Rosner and Gerald Markowitz (eds), *Dying for Work: Workers' Safety and Health in Twentieth-Century America* (Bloomington: Indiana University Press, 1987).

(8.) Allard E. Dembe, *Occupation and Disease: How Social Factors Affect the Conception of Work-Related Disorders* (New Haven, CT: Yale University Press, 1996).

(9.) Ronald Bayer, *The Health and Safety of Workers: Case Studies in the Politics of Professional Responsibility* (New York: Oxford University Press, 1988).

(10.) David Rosner and Gerald E. Markowitz, *Deadly Dust: Silicosis and the Politics of Occupational Disease in Twentieth-Century America* (Princeton, NJ: Princeton University Press, 1991); Alan Derickson, *Black Lung: Anatomy of a Public Health Disaster* (Ithaca, NY: Cornell University Press, 1998); Claudia Clark, *Radium Girls, Women and Industrial Health Reform: 1910–1935* (Chapel Hill: University of North Carolina Press, 1997).

(11.) Ronald Johnston and Arthur J. McIvor, *Lethal Work: A History of the Asbestos Tragedy in Scotland* (East Linton: Tuckwell, 2000); Jock McCulloch, *Asbestos Blues: Labour, Capital, Physicians and the State in South Africa* (Bloomington: Indiana University Press, 2002); Geoffrey Tweedale; *Magic Mineral to Killer Dust: Turner and Newall and the Asbestos Hazard* (Oxford: Oxford University Press, 2001); Barry I. Castleman; *Asbestos: Medical and Legal Aspects* (New York: Law and Business, 1984).

(12.) P. W. J. Bartrip, *The Way from Dusty Death: Turner and Newall and the Regulation of Occupational Health in the British Asbestos Industry, 1890s–1970* (London: Athlone Press, 2001); Rachel Maines, *Asbestos and Fire: Technological Tradeoffs and the Body at Risk* (New Brunswick, NJ: Rutgers University Press, 2005).

(13.) P. W. J. Bartrip. 'Irving John Selikoff and the Strange Case of the Missing Medical Degrees', *Journal of the History of Medicine and Allied Sciences*, 58 (1) (2003), 3–33; Jock McCulloch and Geoffrey Tweedale; 'Science Is Not Sufficient: Irving J. Selikoff and the Asbestos Tragedy', *New Solutions: A Journal of Environmental and Occupational Health Policy*, 17 (4) (2007), 293–310.

(14.) Christopher Sellers, '"Prejudice That May Cloud the Mentality": The Making of Modern Objectivity in American Industrial Medicine', in John W. Ward and Christian Warren (eds), *Silent Victories: The History and Practice of Public Health in Twentieth-Century America* (Oxford: Oxford University Press, 2007), 230–52.

(15.) Rosner and Markowitz, *Deadly Dust*; Derickson, *Black Lung*; Johnston and McIvor, *Lethal Work*; Arthur McIvor and Ronald Johnston, *Miners' Lung: A History of Dust Disease in British Coal Mining* (Aldershot: Ashgate, 2007); Mark W. Button and Joseph Melling, '"A Mere Matter of Rock": Organized Labour, Scientific Evidence and British Government Schemes for Compensation of Silicosis and Pneumoconiosis among Coal Miners, 1926–1940', *Medical History*, 49 (2) (2005), 155–78.

(16.) Arthur McIvor, 'Work and Health, 1880–1914: A Note on a Neglected Interaction', *Journal of the Scottish Labour History Society*, 24 (1989), 47–67; Alan Derickson, 'Physiological Science and Scientific Management in the Progressive Era: Frederic S. Lee and the Committee on Industrial Fatigue', *Business History Review*, 68 (4) (1994), 483–514; Michelle Murphy, *Sick Building Syndrome and the Problem of Uncertainty: Environmental Politics, Technoscience, and Women Workers* (Durham, NC: Duke University Press, 2006); Richard Gillespie, *ManufacturingKnowledge: A History of the Hawthorne Experiments* (Cambridge: Cambridge University Press, 1993). For further discussion of the history of stress and psychosomatic diseases, see Chapter 29, 'Medicine and the Mind', by Rhodri Hayward in this volume.

(17.) Odette Hardy-Hémery, *Eternit et l 'amiante, 1922–2000: aux sources du profit, une industrie du risque* (Villeneuve d'Ascq: Presses universitaires du Septentrion, 2005); Caroline Moriceau, 'L'hygiène à la cristallerie de Baccarat dans la seconde moitiè du XIXe siecle: la santè ouvrière au coeur de la gouvernance industrielle', *Mouvement Social*, 213 (2005), 53–70.

(18.) Kim Fortun, *Advocacy after Bhopal: Environmentalism, Disaster, New Global Orders* (Chicago: University of Chicago Press, 2001); Adriana Petryna, *Life Exposed: Biological Citizens after Chernobyl* (Princeton, NJ: Princeton University Press, 2002).

(19.) Myrna I. Santiago, *The Ecology of Oil: Environment, Labor, and the Mexican Revolution, 1900–1938* (Cambridge: Cambridge University Press, 2006); Amarjit Kaur, 'Indian Labour, Labour Standards, and Workers' Health in Burma and Malaya, 1900–1940', *Modern Asian Studies*, 40 (2) (2006), 425–75; McCulloch, *Asbestos Blues*; Angela Vergara, 'The Recognition of Silicosis: Labor Unions and Physicians in the Chilean Copper Industry, 1930s–1960s', *Bulletin of the History of Medicine*, 79 (4) (2005), 723–48.

(20.) Jock McCulloch and Geoffrey Tweedale, *Defending the Indefensible: The Global Asbestos Industry and Its Fight for Survival* (New York: Oxford University Press, 2008).

(21.) Kaur, 'Indian Labour, Labour Standards, and Workers' Health'; Santiago, *The Ecology of Oil*.

(22.) Allison L. Hepler, *Women in Labor: Mothers, Medicine, and Occupational Health in the United States, 1890–1980* (Columbus: Ohio State University Press, 2000); Carolyn Malone, *Women's Bodies and Dangerous Trades in England, 1880–1914* (Woodbridge, Suffolk: Boydell Press, 2003).

(23.) Johnston and McIvor, *Lethal Work*; McIvor and Johnston, *Miners' Lung*; Ronnie Johnston and Arthur McIor, 'Oral History, Subjectivity, and Environmental Reality: Occupational Health Histories in Twentieth-Century Scotland', *Osiris* 19 (2004), 234–49.

(24.) Ava Baron and Eileen Boris, '"The Body" as a Useful Category for Working-Class History', *Labor*, 4 (2) (2007), 23–43.

(25.) Catherine J. Kudlick, 'Disability History: Why We Need Another "Other", *American Historical Review*, 108 (3) (2003), 763-93; Susan Burch and Ian Sutherland, 'Who's Not Here Yet? American Disability History', *Radical History Review*, 94 (2006), 127-47; Sarah F. Rose, '"Crippled Hands": Disability in Labor and Working-Class History', *Labor: Studies in Working Class History of the Americas*, 2 (1) (2005), 27-54.

(26.) John Kasson, 'Follow the Bodies: Commentary on "The Body" as a Useful Category for Working-Class History', *Labor*, 4 (2) (2007), 45-8.

(27.) George Rosen, *A History of Public Health* (Baltimore: Johns Hopkins University Press, 1993); John Duffy, *A History of Public Health in New York City* (New York: Russell Sage Foundation, 1968); Stuart Galishoff, *Newark: The Nation's Unhealthiest City, 1832-1895* (New Brunswick, NJ: Rutgers University Press, 1988); Judith Walzer Leavitt, *The Healthiest City: Milwaukee and the Politics of Health Reform* (Princeton, NJ: Princeton University Press, 1982).

(28.) Arthur F. McEvoy, 'Working Environments: An Ecological Approach to Industrial Health and Safety', *Technology and Culture*, 36 (Supplement, 1995), 145-73.

(29.) Joel A. Tarr, *The Search for the Ultimate Sink: Urban Pollution in Historical Perspective* (Akron, OH: University of Akron Press, 1996); Martin V. Melosi, *Garbage in the Cities: Refuse, Reform, and the Environment: 1880-1980* (College Station, TX: Texas A&M University Press, 1982); *idem, The Sanitary City: Environmental Services in Urban America from Colonial Times to the Present* (Pittsburgh: University of Pittsburgh Press, 2008); Christine Meisner Rosen and Joel A. Tarr, 'The Importance of an Urban Perspective in Environmental History', *Journal of Urban History*, 20 (3) (1994), 299-310.

(30.) Andrew Hurley, *Environmental Inequalities: Class, Race, and Industrial Pollution in Gary, Indiana, 1945-1980* (Chapel Hill: University of North Carolina Press, 1995).

(31.) Sylvia Hood Washington, *Packing Them In: An Archaeology of Environmental Racism in Chicago, 1865-1954* (Lanham, MD: Lexington Books, 2005); David Naguib Pellow, *Garbage Wars: The Struggle for Environmental Justice in Chicago* (Cambridge, MA: MIT Press, 2002); Harold L. Platt, *Shock Cities : The Environmental Transformation and Reform of Manchester and Chicago* (Chicago: University of Chicago Press, 2005); Thomas G. Andrews, *Killingfor Coal: America's Deadliest Labor War* (Cambridge, MA: Harvard University Press, 2008); Matthew W. Klingle, *Emerald City: An Environmental History of Seattle* (New Haven, CT: Yale University Press, 2007); Julie Sze, *Noxious New York: The Racial Politics of Urban Health and Environmental Justice* (Cambridge, MA: MIT Press, 2006); Andrew C. Isenberg (ed.), *The Nature of Cities* (Rochester, NY: University of Rochester Press, 2006); Bruce Stephenson, 'Urban Environmental History: The Essence of a Contradiction', *Journal of Urban History*, 31 (6) (2005), 887-98.

(32.) David Harvey, 'The Spatial Fix: Hegel, Von Thunen, and Marx', *Antipode*, 13 (3) (1981), 1-12.

(33.) William Deverell, *Whitewashed Adobe: The Rise of Los Angeles and the Remaking of Its Mexican Past* (Berkeley: University of California Press, 2005); Mike Davis, *Ecology of Fear: Los Angeles and the Imagination of Disaster* (London: Vintage, 1999).

(34.) Tarr, *The Search for the Ultimate Sink*; Martin V. Melosi, *Pollution and Reform in American Cities, 1870-1930* (Austin: University of Texas Press, 1980); Bill Luckin, *Pollution and Control: A Social History of the Thames in the Nineteenth Century* (Bristol/ Boston: Hilger, 1986); Peter Brimblecombe, *The Big Smoke: A History of Air Pollution in London since Medieval Times* (London: Methuen, 1987).

(35.) Scott Hamilton Dewey, *Don't Breathe the Air: Air Pollution and U.S. Environmental Politics, 1945-1970* (College Station, TX: Texas A&M University Press, 2000), David Stradling, *Smokestacks and Progressives: Environmentalists, Engineers, and Air Quality in America, 1881-1951* (Baltimore: Johns Hopkins University Press, 2002); Stephen Mosley, *The Chimney of the World: A History of Smoke Pollution in Victorian and Edwardian Manchester* (Cambridge: White Horse Press, 1998); Peter Thorsheim, *Inventing Pollution: Coal, Smoke, and Culture in Britain since 1800* (Athens: Ohio University Press, 2006).

(36.) Christian Warren, *Brush with Death: A Social History of Lead Poisoning* (Baltimore: Johns Hopkins University Press, 2000); Elizabeth Fee, 'Public Health in Practice: An Early Confrontation with the "Silent Epidemic" of Childhood Lead Paint Poisoning', *Journal of the History of Medicine and Allied Sciences*, 45 (1990), 570-606.

(37.) Peter C. English, *Old Paint: A Medical History of Childhood Lead-Paint Poisoning in the United States to 1980* (New Brunswick, NJ: Rutgers University Press, 2001); John C. Burnham, 'Unraveling the Mystery of Why There Was No Childhood Lead Poisoning', *Journal of the History of Medicine and Allied Sciences*, 60 (4) (2005), 445-77; David Rosner and Gerald Markowitz, *Deceit and Denial: The Deadly Politics of Industrial Pollution* (Berkeley: University of California Press, 2002).

(38.) Jody A. Roberts and Nancy Langston, 'Toxic Bodies/Toxic Environments: An Interdisciplinary Forum', *Environmental History*, 13 (4) (October 2008), at: http://www.historycooperative.org.libproxy.cc.stonybrook.edu/journals/eh/13.4/roberts.html, accessed 9 May 2009.

(39.) Barbara Duden, *The Woman Beneath the Skin: A Doctor's Patients in Eighteenth-Century Germany* (Cambridge, MA: Harvard University Press, 1998); Alain Corbin, *The Foul and the Fragrant: Odor and the French Social Imagination* (Cambridge, MA: Harvard University Press, 1988); John Harley Warner, *The Therapeutic Perspective* (Princeton, NJ: Princeton University Press, 1997).

(40.) Conevery Bolton Valencius, *The Health of the Country: How American Settlers Understood Themselves and Their Land* (New York: Basic Books, 2002).

(41.) Mark Harrison, *Climates and Constitutions: Health, Race, Environment and British Imperialism in India 1600-1850* (Oxford: Oxford University Press, 2000); Warwick Anderson, *Colonial Pathologies: American Tropical Medicine, Race, and Hygiene in the Philippines* (Durham, NC: Duke University Press, 2006).

(42.) Rothstein, *Public Health and the Risk Factor*; Daniel Levy and Susan Brink, *A Change of Heart: How the People of Framingham, Massachusetts, Helped Unravel the Mysteries of Cardiovascular Disease* (New York: Knopf, 2005).

(43.) Allan Brandt, *The Cigarette Century: The Rise, Fall, and Deadly Persistence of the Product That Defined America* (New York: Basic Books, 2009); C. Sellers, 'Discovering Environmental Cancer: Wilhelm Hueper, Post-World War II Epidemiology, and the Vanishing Clinician's Eye', *American Journal of Public Health*, 87 (11) (1997), 1824-35; David Michaels, 'When Science Isn't Enough: Wilhelm Hueper, Robert A. M. Case, and the Limits of Scientific Evidence in Preventing Occupational Bladder Cancer', *International Journal of Occupational and Environmental Health*, 1 (3) (1995), 278-88; R. N. Proctor, 'Wilhelm C. Hueper: Pioneer of Environmental Carcinogenesis', *Abhandlungen zur Geschichte der Medizin und der Naturwissenschaften*, 81 (1997), 290–305.

(44.) Phil Brown and Edwin J. Mikkelsen. *No Safe Place : Toxic Waste, Leukemia, and Community Action* (Berkeley: University of California Press, 1990); Barbara L. Allen, *Uneasy Alchemy: Citizens and Experts in Louisiana's Chemical Corridor Disputes* (Cambridge, MA: MIT Press, 2003).

(45.) Sylvia Noble Tesh, *Uncertain Hazards* (Ithaca, NY: Cornell University Press, 2000); Jason Corburn, *Street Science: Community Knowledge and Environmental Health Justice* (Cambridge, MA: MIT Press, 2005).

(46.) James C. Whorton, *Before Silent Spring: Pesticides and Public Health in Pre-DDT America* (Princeton, NJ: Princeton University Press, 1975); Thomas Dunlap, *DDT: Scientists, Citizens, and Public Policy* (Princeton, NJ: Princeton University Press, 1983); Scott Frickel, *Chemical Consequences: Environmental Mutagens, Scientist Activism, and the Rise of Genetic Toxicology* (New Brunswick, NJ: Rutgers University Press, 2004); Pete Daniel, *Toxic Drift: Pesticides and Health in the Post-World War II South* (Baton Rouge: Louisiana State University Press, 2007); Linda Nash, *Inescapable Ecologies: A History of Environment, Disease, and Knowledge*, (Berkeley: University of California Press, 2007).

(47.) Rachel Carson, *Silent Spring* (New York: Houghton, 1962).

(48.) Randall M. Packard, *The Making of a Tropical Disease: A Short History of Malaria* (Baltimore: Johns Hopkins University Press, 2007); Margaret Humphreys, *Malaria: Poverty, Race, and Public Health in the United States* (Baltimore: Johns Hopkins University Press, 2001).

(49.) James T. Patterson, *The Dread Disease: Cancer and Modern American Culture*

(Cambridge, MA: Harvard University Press, 1987); Robert N. Proctor, *Cancer Wars: How Politics Shapes What We Know and Don't Know About Cancer* (New York: Basic Books, 1996).

(50.) Mark Jackson, *Allergy: The History of a Modern Malady* (London: Reaktion Books, 2007); Gregg Mitman, *Breathing Space: How Allergies Shape Our Lives and Landscape* (New Haven: Yale University Press, 2007); Carla Keirns, 'Short of Breath: A Social and Intellectual History of Asthma in the United States', PhD, University of Pennsylvania, 2004.

(51.) C. E. Rosenberg, 'Pathologies of Progress: The Idea of Civilization as Risk', *Bulletin of the History of Medicine*, 72 (4) (1998), 714–30.

(52.) Proctor, *Cancer Wars*.

(53.) Mitman, *Breathing Space*; Nash, *Inescapable Ecologies*.

第二十五章

科学史与医学史

斯蒂芬·缪勒-维尔（Staffan Müller-Wille）

历史是洞察生命的工具，医学史是洞察医学生活的工具。

——亨利·西格里斯特，1936 年

尽管科学史家与医学史家各自的研究领域之间有着明显的联系，但是他们对于编史学问题的对话远不如人们所期望得多。这与技术史有着鲜明的对比，鲍里斯·赫森（Boris Hessen）在 1931 年第二届国际科学技术史大会上做出著名发言之后，科技史至少能经常性地引发辩论，关于科学知识是由技术、社会和政治挑战这些外部因素决定，还是作为科学家自己定义的"内部"议题的结果，正如马克·杰克逊对本文集的介绍所表明的，医学史学家对编史学研究转向了一个微妙但显然不同的方向。他们关注的不仅仅是知识是否以及如何被社会化和文化构建，而是历史研究是否能够并且应该提取"过去的经验教训"来解决我们今天面临的健康问题。换句话说，科学史家和医学史家之间缺乏沟通似乎源于这样的一个事实，即前者往往对认识论的问题感兴趣，而后者事实上更关心伦理和政治问题。"真理"，不管是显而易见的，还是依据其地域文化构成知识分布的，它通常是科学史的研究对象，而"健康"随群体不同而变化其分布以及促进健康实践和健康目标的实现，才是医学史的焦点。

在某种程度上，鉴于传统上把医学理解为一种技艺而不是科学，所以这种方向和视角的差异是自然的。这种理解也包含了科学史学家对医学史的最后一次公开的、引人注意的攻击。1935 年，乔治·萨顿（George Sarton，1884—1956 年）——科学史旗舰期刊 *Isis* 的创始人，抱怨医学史受到了太多的关注，这无意中揭示了医学史讨论的主题属于科学史。"医学技艺适用于自己的目的，而在这个过程中所有物理的、化学的或生物的发现都是适用的",萨顿写到,"医学史学家必须提及这些发现",然而,这些应用不比由科学正常发展带来的"一些医学的细枝末节"多。有趣的是,亨利·西格里斯特(Henry E. Sigerist,1891—1957年)同样是20世纪医学史学科基础中的巍巍人物,他的回答并没有反转萨顿的描述,即所谓的"纯科学"是形成于一个坚实的植根于医学知识树上的副产品的结果。相反,他选择将他的答复建立在大幅度对萨顿所描绘图景的否认上。"医学不是科学的一个分支,"西格里斯特声称,"永远不会"。医生的目标是治愈疾病,"使他的同胞保持社会适应性,或者在必要的情况下重新调整"。正因为西格里斯特提出这一观点,医学史不得不处理医患关系、医学界(包括管理人员、公共卫生官员、科学家、护士、牧师、庸医等)和社会之间的联系,这既包括对科学方法应用的关注,也包括其他社会、经济、政治和宗教因素。

西格里斯特将医学史议题与科学史清楚利落地分开的这一举动,对英语世界产生了持久的影响,即使是那些于20世纪70年代在"新"社会医学史大旗下超越了辉格史观、庆祝"科学医学"成功的时刻。其所带来的影响是双重的。首先,科学进一步被置于形成医学思想和实践的外部因素之中,而不是被认为是医学史的真正产物。这也适用于那些像约翰·哈利·华纳(John Harley Warner)的医学史学家最近提出的"医学中的科学"的观点。自20世纪80年代早期科学的"文化"和"实用"转变以来,科学史学家开始描绘科学发展的更加分散化和语境化(具体背景下)的图像,华纳认为,鉴于作为技艺的医学和作为科学的医学已经很好地分离为两个领域,现在是放弃它们之间清晰的区分的时候了。然而,他自己对"医学中的科学"的描述却大部分将科学描绘为外部的、意识形态的资源,即医疗服务的提供者,在某些情况下甚至是他们的客户,试图确保他们的权威与社会地位。其次,以"健康"而不是"真理"作为研究的焦点,医学史学家仍在很大程度上不受相对主义者的影响,更不必说对彻底建构主义者的警戒。许多研究继续将过去250年的死亡率和预期寿命的巨大人口变化作为起点,或着重于改变对人体、健康和疾病的看法。以这些变化为起点,而不是世界观的变化为起点,某种程度的现实主义似乎是不可避免的;或者,如果健康及其历史的建构主义读物出现,建构在字面意义上就能把它自身与一些科学学者普遍的反现实主义区分开来。健康和疾病,更不用说生命与死亡,对于医学史学家和他们的受众来讲都太重要了,以至于不能单独减少到只说说而已。

在本章中,我意欲探讨医学史学家和科学史学家如何从他们各自研究议题的更强交锋中获益。为了做到这一点,我将首先概述自17世纪的科学革命以来,科学与医学之间的关系史。很明显的是,医学可以很好地被视为对科学知识发展产生强力推动的领域,但是直到最近,其在方法上并不能很好地适应主导科学史的史学框架,即托马斯·库恩(Thomas. s. Kuhn)关于常规范式科学被科学革命打断的理论。接下来的两节将讨论两种可供选择的历史学方法:路德维克·弗莱克(Ludvik Fleck,1896—1961年)的方法和乔治·康吉莱姆(Georges Canguilhem,1904—1995年)的方法。我认为,弗莱克和康吉莱姆二者都提供了思考知识增长的方法，这些知识适用于突出医学科学发展的累积和平移模式，并且还提供对诸如"健康"和"生命"这类概念超越纯粹话语的分析。

医学与科学革命

自古希腊自然哲学初现曙光以来，医学和科学就一直保持着亲密的关系。亚里士多德自然哲学中的许多关键概念与希波克拉底总集的主题产生了共鸣。对于亚里士多德的四元素说，在他对因果关系四个原因的分析（质料因、形式因、动力因和目的因）以及他对大宇宙和微观世界之间的关系的看法中，前者通过季节性周期产生并形成了后者。亚里士多德的隐喻将医学和自然哲学之间的密切关系放在首位是自然的（physis，用英语说是nature）（引自《物理学》，192b25f）。因此，如果西格里斯特没有被完全误导，那么他会反对萨顿，是因为更抽象的自然科学实际上是根植于医学的，而非相反的方式。

因此，把学术推理的抽象性质与亚里士多德的遗产相联系是错误的。在 1200 年左右的萨勒尼坦改革、在欧洲重建盖伦式传统、医学教学与大学的最终联合以及中世纪晚期在伊斯兰教的西班牙、北意大利和贝肯西的翻译活动，这让欧洲了解了亚里士多德的生物学知识、盖伦的大部分著作，最重要的是阿韦森纳的《医典》（Canon），如果有什么不同的话，那就是重新引起集体对细节、人体的结构和功能、疾病的发生率和各种治疗方法的注意。16 世纪晚期，在帕多瓦或博洛尼亚等大学学习医学，完全沉浸在亚里士多德自然主义中，为科学革命提供了重要的动力。威廉·哈维（William Harvey，1578—1657 年）和他发现的血液循环（1628）就是最为突出的例证之一。

当医学学习中心在 17 世纪向北移动，特别是向莱顿移动，并开始了科学革命时，与其说是推理的内容和风格发生了改变，不如说是知识层次结构本身发生了变化。传统上，学习型医学在理论知识和世间知识之间设想了一个明确的层次，理论知识是基于来自普遍接受的陈述和明确的推论推理，实践知识是基于经验和人工技能。这种关系在科学革命期间是不稳定的。大学医生在富有的城市精英之间争夺客户的竞争中，开始依赖外科医生（解剖）、药剂师（药理学）和一般实践（治疗学和案例研究收集）的做法，而后者通过模仿大学的培训、协会和毕业特征的形式来寻求认可。在很多机构和组织竞争医学权威的较量中，科学和技艺之间没有明显的区别。

由此产生的折衷主义在医学机械学（机械学一直被认为是一门技艺，而不是科学）和医化学中可见一斑，以赫曼·波尔哈维（Herman Boerhaave，1668—1738 年）作为最突出的主角之一。一方是博学医生，另一方是外科医生或药剂师，二者之间的冲突仍在继续，致使在 18 世纪，国家机构如健康委员会作为调解者的作用越来越大。尤其是法国大革命为医院、公共卫生和卫生学创造了新的医学专业职责，这些职责很快为其他欧洲国家设置了标准。医院中患者的集中以及用于管理目的的记录保存实践为新的生物医学学科（例如病理解剖学或医学地形学）创造了制度条件。促成大量新医学专业出现的另一个重要因素是研究型大学的建立，特别是在普鲁士。通常与医学院系密切相关的学科，如有机化学、细胞学、实验生理学或细菌学，在这种情况下应运而生。

对于科学史学家来说，这些发展特别有趣的原因在于，它们并没有不平行于 1800 年左右"诞生"的生物学，更不要说继承发展了，而是经常为中心生物学概念的形成创造条件。一个深入研究的例子是遗传学，这个概念首先由医生，特别是法国精神病医生提出，然后成为生物学家，如查尔斯·达尔文（Charles Darwin，1809—1882 年），关注的焦点。类似的论证可用于诸如群体、细胞或酶的中心生物学概念构建。19 世纪末，卫生管理和医药工业应用的形式得到发展，这将在相当程度上塑造 20 世纪的实验室科学，并最终导致医学和生命科学在第二次世界大战之后的汇合。经济上强大的资助组织，如洛克菲勒基金会或惠康信托，经常把他们的目标界定在医疗或社会工程方面。

然而，大多数关于"科学医学"胜利的宏大叙事都认为医学是受到科学而不是其他方式的影响。主要原因可能是，科学史本身是从关注物理科学、力学、光学还有热力学开始的。托马斯·库恩（Thomas S. Kuhn）在《科学革命的结构》（*The Structure of Scientific Revolutions*，1962 年）中对科学发展的叙述，仍然受到亚历山大·科瓦雷（Alexandre Koyré，1892—1964 年）的影响。科瓦雷认为伽利略巩固力学作为一门科学的关键步骤是将数学应用到地球现象，而不是从工程师和工匠的实验实践中获得线索。库恩跟随科瓦雷，将自己限制到他所谓的"成熟"科学，即拥有一个范式或模范成果的科学，为其从业者定义规范、标准和理论概括。从坚持范式中，科学共同体获得了统一感和目的感，这实际上使他们远离了外部议题，并造成他们参与到解决大多数是进步和累积"常规"科学带来的难题的活动中。然而，有些问题无法解决，构成"反常"，一旦积累，就会带来危机感。由于范式是整体的，摆脱这些危机的方式只能导致新范式的转变。由此产生的科学发展的整体图景与萨顿之树有惊人的相似之处，尽管它强调不连续性和非定向性。库恩后来将科学革命的模式比作生物物种的分支树，这个比喻强调了他把科学共同体视为深奥的、相对孤立的精英的观点。

库恩对科学史的描述毫无疑问地引发了令人着迷的案例研究，不仅仅是他自己，这使科学可以通过文化和社会历史的方法来获得。然而，将其应用于医学的历史是很困难的。原因是双重的，一方面，科学和医学之间的大部分互动遵循"模糊""培根式的"或"前范式的"科学模式，正如库恩所说的那样，它支持信仰和方法的多元化，并致力于收集事实而不是解谜。然而，不应该将缺乏清晰的范式与历史的无意识混淆。哈罗德·库克（Harold C. Cock）最近甚至声称科学革命作为一个整体往往不是以医疗思考为核心的，而是由培根式的自然和实验历史驱动的。大多数医学科学中的首要问题不是理论上的封闭，而是对事实收集和实验实践的探究领域的开放，这在涉及人体和人群时尤为困难。甚至在医学中为数不多的"范式"代表性人物，如路易斯·巴斯德（Louis Pasteur，1822—1995年）和罗伯特·科赫（Robert Koch，1843—1910年）在细菌学方面的成就，也很快淹没在像"健康带菌者"的反常之中，这反过来又需要强烈的数据收集和实验活动来解决，导致某种类似"永久危机"的状态。生物哲学家玛杰罗·格里恩（Marjorie Grene）很久以前在一篇论文中指出，即使只简单浏览一本随机选择的医学教科书——她的选择落在了约翰·穆里（John F. Murray）的《正常的肺》（*The Normal Lung*，1876 年），也能表明"科学知识是压倒性累积的"。

　　库恩科学变化理论很少被医学史家采纳的第二个原因可能在于，医学家几乎离不开其他社会群体的借鉴和交流，特别是临床医生和临近学科的专家。医学史共同体之间的翻译是无所不在的，充满了困难和冲突。但这显然也是不可避免的，布鲁诺·拉图尔（Bruno Lataur）通过对巴斯德如何将他的福音传到法国的分析，给出了最显著和最具挑衅性的证明。此外，在医学中，翻译必然涉及规范性和政治性问题，因为健康是一个具有巨大政治意义的内在价值主题。为了解释这些特殊性，使医学远离库恩的成熟科学理想，因而有必要寻找其他历史资料。我们在两位 20 世纪的思想家那里发现了资源，他们把大部分的历史研究投入医学专题，但奇怪的是，到目前为止大部分成果只被科学史接受。

翻译和进步

　　众所周知，波兰细菌学家和免疫学家路德维克·弗莱克（Ludwik Fleck）的《科学事实的起源和发展》（*Genesis and Development of a Scientific Fact*，1935 年）是库恩可利用的灵感来源。因此，毫不奇怪的是，一些哲学家和社会学家的科学出版物，在探讨弗莱克和库恩的科学发展观之间存在的相似性和差异。尽管存在差异，所有作者似乎都同意弗莱克和库恩提出的"科学事实"是由一个相对较小的专业人士组成的"思想共同体"产生的。"思想共同体"，即共享一种"思维风格"，是一个给定的知识实践体系，实际上，一方是弗莱克所谓的"思想集体"和"思维方式"，另一方是库恩的"科学共同体"和"范式"，二者之间存在明显的相似之处。两者都通过它们的相互构成关系来定义这些术语，它们都指出了传统和教育机构经验验证的存在，以避免循环推理，将个体科学家描绘为在集体"思想风格"或"范式"的约束下思考和行动，这给了他们工作的方向和目的，但也导致了沟通问题。

　　然而，很清楚的是，对于弗莱克来说，导致事实性或无根据的知识的真实性和统一性的过程，正如他所说的，不包括社会或概念上的封闭，而是在不同共同体之间对"思想"

和"观点"的迁移和流动。或者换句话说,他关心的是社会群体之间而不是社会群体内部的"事实的发生和发展"。与他1935年出版的书相比,这一点在他1936年发表的题为"认知问题"的纲领性论文中可能表现得更清楚。该书将认识论和历史反思卷入了长期迂回的案例研究中(梅毒史)。在"认知问题"中,弗莱克声称,任何想要避免对一个假定的"象征性认识论主题"的"根本错误"都必须承认"三个基本现象":①人类的集体精神分化;②思想的流通在原则上总是与其转变相关;③思想的具体历史性发展的存在不能简化到只剩思想内容的逻辑发展,也不能简单地增加详细信息。

这三个"基本现象"中的每一个都值得一个一个细细道来,以揭示弗莱克和库恩对科学成长看法之间的差异。第一种方法依赖于一种世俗的观察:人们所知道的大部分东西不是从第一手经验中学习而来的,而是从传统和培训中学习的,并且他们以这些方式学习的东西又因社会地位和分工的不同因人而异。弗莱克对思想共同体的概念比库恩的科学共同体更加宽松。首先,它还包括诸如政党和宗教团体等社会实体。其次,任何一个人通常都属于一个以上的思想共同体。这也是为什么对于弗莱克来说,翻译问题不是绝对的,而程度上的问题却是绝对的。一些思想风格相互接近,另一些思维风格彼此疏远,在某些情况下,这种距离可能导致沟通中断。思想共同体往往有一个内部结构,一个深奥的"专家核心"被越来越多的和包容性的"同伴和业余爱好者圈"包围。

只是在这一点上,弗莱克的三个"基本现象"的第二个发挥了作用,并且在这里我们见到了弗莱克的科学成长模型和库恩后来发展的模型之间的最强烈的差异。按照库恩的理论,科学变化包括连续出现或分化的范式,其类似于生物物种被有效地彼此隔离。另外,弗莱克想要提请注意的是"思想的流通"充当了科学变革的基本条件。同样,弗莱克依靠一些相当基本的沟通特征来讨论了这个观点。他解释说,每一次沟通都是"方向性的",即它是针对某人的,因此具有生产单位的标志和针对目标。换句话说,在沟通中,不仅要考虑一个人所属的思想共同体的思想风格,而且要考虑集体解决的思想集合的思维方式,从而使交流的思想发生转变。弗莱克因此将翻译理解为一种社会互动。据此,弗莱克认为翻译是一个沿着两个基本方向进行的过程:"宣传"向外发展,可以说,是通过逐渐将深奥思维适应不断增长的外部圈子的思想风格而实现的;而"合法化"则以另一种方式进行,通过采纳来自外部圈子的思想,以实现越来越多被限制的深奥的集体目的。在其宣传和合法化路径的每一个节点上,思想"干扰"流行的思维方式,并且改变其内容。这种运动可能是无意的,它们最终的结果可能是离开思想,正如弗莱克所表示的,不知作者为何人是因为它的内容"不是由一个人产生的,而是由一个动态的社会产生的"。最后,有第三种方式传达思想、信息,通过它,在特定领域专家之间交流。在这种情况下,沟通接近于传统信号的交换。这最接近于库恩范式理论中称为"常规科学"的阶段。有趣的是,弗莱克认为它在"真实的、社会上重要的思想交流中"发挥了最小的作用。根据弗莱克的模型,科学进步发生在思想因普及和合法化而相互干扰的地方。

这是弗莱克发展他的第三个"认识论的基本现象"的基础，即"特定的历史发展的思想的存在，不能归结为思想内容的逻辑发展"。思想在它们的循环中所沿着的路径是由历史决定的，并且它们进入的联结并不像结论或推断与前提那样与它们的原始来源相关。在这里，弗莱克借鉴了他在《科学事实的起源和发展》中非常详细地展开的例子——瓦瑟曼反应，一个复杂的血清学过程，与梅毒作为"血液的改变"这一更早期的、流行的概念之间没有逻辑关系。然而，有一个"严格的遗传学连接"，将血液测试的概念和梅毒的概念联系在一起，并试图以此对二者进行详细说明。长话短说，"瓦瑟曼和他的同事们与哥伦布拥有同样的命运——他们所取得的成就甚至不是他们的目标。他们想要一个抗原或溶血素的证据，相反，他们实现了集体的历史夙愿：展示了梅毒血样"。

同样，库恩后来描绘的科学革命图景也有显著差异：科学史上的转折点并非由一种理论取代另一种理论的那些罕见时刻组成，它们存在于那些无处不在时刻，在这些时刻，概念、工具和程序进入了新奇的、意想不到的、通常是意外的联系中。事实上，在弗莱克的科学理论中显然没有科学革命的概念，而且他似乎赞同科学成长的累积概念。弗莱克关于认识论问题的论文的最后一部分通过询问"作为独立于认知主体的现实表现的真理观念是如何产生的"来解决这个问题。它首先讨论了现代科学的"民主"，其中"真理的标准至少在原则上能在公众中找到"。弗莱克判断出这种"现代科学的主要假设"与其组织成高度深奥的群体之间存在"某些差异"，只有通过长年的专业培训才能进入这些团体。弗莱克所谓的"事实发生"过程弥合了这一差距，它将专业研究先锋初步建议的科学判断转变为"可感知形式"或"事物"，渗透到一般公众的外部圈子中，包括其他学科专业的科学家。弗莱克特别强调两种科学手段：即"将物品的特性赋予其创造物"。首先是技术术语，其能量在于将它们的意义从认知主题中分离出来，并且以其最强大的形式，存在于符号算法中，如数学和逻辑中的算法；其次，科学设备，如望远镜一样的测量仪器和设备，是"特定思想方式结果的实现"，并引导"我们的思维自动地沿着这种方式的轨道进行"。

历史中的概念

弗莱克的知识理论延续了波兰医学哲学的悠久传统，反映了在对科学医学的大范围接受上，正如一般科学一样，它已经脱离了对普通人的关注和看法，进入了一种"危机"状态。弗莱克特别批评维也纳流派试图通过将科学思想减少到两个知识的普遍来源，即逻辑和感官数据，来缩小日常白话和科学思想之间的差距的做法。"思维风格"保持着不可避免的多样化，而现代科学的主要特点之一是除了自己的从业者，其他人无法理解它。"科学知识变得越普遍化，反而会越来越排他，（从而）更加难以获得，"弗莱克坚持并继续解释道：

"人们一度认为，科学会使神秘而错综的复杂的'自然'，变得简单，更容易被思维掌握。然而，科学已经成为一种结构，整体来说它不比自然更简单，而且更难实现。在森林里找到自己的路比在植物学中容易。同样，治愈病人也比知道他真正患有什么疾病更容易。"

这段引文选自 1939 年关于"科学与环境"的论文，该论文目前仍未被翻译成英语，在这篇论文中，弗莱克认为，形成了大陆历史和科学哲学的核心的信念，即科学，不是从常识出发的，而是从反对并最终克服常识中得到的。在法国，加斯顿·巴什拉（Gaston Bachelard，1882—1962 年）在《科学心理的形成》（*La Formation de Lesprit Scieatifique*，1938 年）中最有力地捍卫了这一观点。巴克拉德依靠 18 世纪的科学实例证明，分析和定量观点必须优先于"认识论障碍"——深深扎根于日常生活的观念、联想和态度中，例如倾向于在第一印象的基础上形成观点。他所扩展的分析，表明了与他早期作为小学教师所不同的研究轨迹，他将他的分析延展至战后一系列出版物中出现的现代实验室科学，而且他的工作对法国"史学认识论学派"产生了深远的影响。该学派通过米歇尔·福柯（1926—1984 年）的作品间接影响了英语世界，但我将通过福柯的导师乔治·康吉莱姆（George Canguilhem）的工作来思考这个问题。

正如让 - 弗兰西斯·伯劳斯坦（Jean-Francois Braunstein）指出的，在弗莱克和康吉莱姆的历史学方法之间存在着许多相似之处。两者都将知识构想为一种本质上的历史和社会现象，并对维也纳学派的主题和由此产生的科学分析哲学提出批评。

两人都对科学革命和概念断裂（巴克拉德的术语）持怀疑态度，而且偏向于康吉莱姆提出的概念的连续形成和随后的变形（或整形）。最后，两者都强调，某些前思想（弗莱克）或"古代图像"（康吉莱姆），例如疾病作为一种平衡障碍的想法，提供了一个连续性的元素，将科学家的专业追求与科学前和科学外的关注点联系在了一起。尽管有这些共同点，康吉莱姆还是给我们提供了一个惊人的不同的作品，它乍一看像一个老式的思想史。他的两本书和许多文集几乎没有包括科学和医学的社会文化史。相反，它们完全侧重于某些基本概念（如调节、反射或生命力）的长时段历史。

为了了解康吉莱姆工作的意义，必须考虑他选择何种概念来开展工作，以及他对这些概念的历史性好奇的理解。关于第一点，他的选择通常落在与他自己信念相关的概念上，即规范性——在采纳和背离规范的能力的意义上——是对生物医学对象，即生命本身属性的定义。他的第一本书《正常与病态》（*Le Normal and the Pathology*，1943 年）可能最直接地支持了这种观点，认为 19 世纪和 20 世纪生命科学家将健康状态还原到某种"正常"的身体条件，而科学的成效却从来没有成功脱离以"在新情况下制定新的规范的可能性"为特点对健康的结论，即使是在最近的分析中。直截了当地说，健康和疾病与特定的环境有关——就人类而言，它们的本质是压倒性的历史和社会因素，因此，受到扰动、恢复和适应过程的影响。这种思想形成了康吉莱姆对其他生物医学概念的许多研究的中心主题。例如，他对反射运动概念形成的长达一本书的研究报告，就是源于他的信念，他认为，机械论主义者对这种现象的解释最终未能捕捉到这样的意义："即使是最简单的、最具分析性的反射运动，也是一种行为形式，一个有机整体对其与环境的关系发生变化的反应。"类似的主题也突出表现在他关于调节、细胞、变异或机器生物概念的论文中。

康吉莱姆的生命主义不应被视为实现对生命"客观"定义的努力，而是对生物医学科学的历史贡献进行评价的依据。这将导致一个混淆科学史对象与科学对象的类别错误。康吉莱姆解释说，科学史的对象是科学话语的历史性，因为它表示了一个从内部正常化的过程，这一过程会被意外打扰，被障碍阻挡，被危机中断，但却是判断和验证真理的时刻。作为巴克拉德科学哲学的明确回应，康吉莱姆在这里定义科学不仅仅是话语，而是在克服错误和达到真理的潜在斗争。科学及其产物——概念、标准和技术，本身就是生命特有的规范性的有力表达。正如福柯在他对《正常与病态》英译的介绍中所说的："形成概念是一种生存方式，而不是杀死生命。"这是他最后一个，而且也许是最清楚的文本。

因此，一个概念的意义并不在于其与其他词语和文本的话语关系，无论是康吉莱姆还是福柯，仅当后者对 1800 年左右的临床和人类科学的出现做出有影响力的"考古"工作时，它才可能显现。概念还通过推进某些评价来反对或克服他者，从而表达权威和抵抗的动态权力关系，这是福柯首先在他的文章《尼采，历史与谱系学》（*Nietzsche, Genealogy, and History*，1971 年）中以纲领性方式提出的一种观点，在《正常与病态》中，康吉莱姆持同样的观点，当他声称，所有对客观定义的尝试之前，健康的概念必须被理解为"一种生存方式，即将人不仅看作拥有者而且也是价值的创造者，重要规范的建立者"。因此，康吉莱姆本人的工作在一定程度上依赖西格里斯特的成果，康吉莱姆声称，健康和疾病的概念不能与医学实践所建立的不可分割的社会关系分离。获得知识，无论是科学的、医学的还是乡土的，都不仅仅是表达世界的方式，而是介入世界的一种方式。

结 论

在过去的 30 年里，科学的历史研究已然超越库恩的范畴。史蒂文·夏平（Steven Shapin）和西蒙·沙夫（Simon Schaffer）在一个范式研究中证明了库恩所谓的"成熟"科学本身是皇家学会早期关于知识本质的辩论产物。彼得·加里森（Peter Galison）强调了贸易区和混合语言的出现，特别是在科学家和工程师之间，对 20 世纪粒子物理学形成的重要性。历史学家和社会学家已经注意到"实验系统"和"生物医学平台"，即物体、仪器、人和机构的松散组合——作为 20 世纪塑造分子生命科学研究对象和议题的动态实体。

最近的科学史，提供了丰富的概念和案例研究使得我们把科学知识的声产作为某种适当的，而不是外在的事情，对医学而言，而不是回落到"科学医学的胜利"的宏大叙事中。

因此，约翰·皮克斯通（John Pickstone）提出了一个有趣的建议，即把科学、医学和技术作为一种由不同的"认知方式"——博物志、分析和实验主义组成的连续体，依据这条线索，历史案例研究可以帮助克服广为流传的当代观念，即"基础"和"应用"科学只是在最近才开始相互作用，以至于它们已经变得有效且不可区分了。然而，医学史不可能，也不是皮克斯通所想的，离开健康而存在，并用一些普遍的知识概念来代替它。健康，正如本文开头所指出的，对于医学史的发生而言太重要了。只有通过恢复塑造人们生活的知识，医学史和科学史的相互尊重的友好关系才能得以重建，两个学科才都能受益。

（陈雪扬 译　苏静静 校）

参考文献

BYNUM, WILLIAM F., *Science and the Practice of Medicine in the Nineteenth Century* (Cambridge: Cambridge University Press, 1994).

CANGUILHEM, GEORGES, *The Normal and the Pathological*, trans. Carolyn R. Fawcett (New York: Zone Books, [1966] 1991).

———— *Ideology and Rationality in the History of the Life Sciences*, trans. Arthur Goldhammer (Cambridge, MA: MIT Press, 1988).

———— *Knowledge of Life*, ed. Paola Marrati and Todd Meyers, trans. Stefanos Geroulanos and Daniela Ginsburg (New York: Fordham University Press, 2008).

COOTER, ROGER, and JOHN PICKSTONE (eds), *Medicine in the Twentieth Century* (Amsterdam: Harwood Academic, 2000).

FLECK, LUDVIK, *Genesis and Development of a Scientific Fact*, ed. Thaddeus T. Trenn and Robert K. Merton (Chicago: University of Chicago Press, [1935] 1979).

———— *Cognition and Fact: Materials on Ludwik Fleck*, ed. Robert S. Cohen and Thomas Schnelle (Dordrecht: Kluwer, 1986).

KUHN, THOMAS S., *The Structure of Scientific Revolutions* (Chicago: University of Chicago Press, 1962).

———— *The Essential Tension: Selected Studies in Scientific Tradition and Change* (Chicago: University of Chicago Press, 1977).

LÖWY, ILANA, OLGA AMSTERDAMSKA, JOHN PICKSTONE, and PATRICE PINELL (eds), *Medicine and Change: Historical and Sociological Studies of Medical Innovation* (Paris: Les Editions INSERM, 1993).

Pɪᴄᴋsᴛᴏɴᴇ, Jᴏʜɴ, *Ways of Knowing: A New History of Science, Technology and Medicine* (Manchester: Manchester University Press, 2000).

Wᴀʀɴᴇʀ, Jᴏʜɴ Hᴀʀʟᴇʏ, 'The History of Science and the Sciences of Medicine', *Osiris*, 10 (1995), 164–93.

注释

(1.) See the special issue on 'Technoscientific Productivity' of *Perspectives on Science*, 13 (2 and 3) (2005), edited by Ursula Klein.

(2.) George Sarton, 'The History of Science versus the History of Medicine', *Isis*, 23 (2) (1935), 313–20, at 316–17.

(3.) Henry E. Sigerist, 'The History of Medicine and the History of Science', *Bulletin of the Institute of the History of Medicine*, 4 (1) (1936), 1–13, at 5. On Sigerist's historiographical ideas, see Elizabeth Fee, 'From the Social Production of Disease to Medical Management and Scientific Socialism', *Milbank Quarterly*, 67 (Suppl. 1) (Framing Disease: The Creation and Negotiation of Explanatory Schemes, 1989), 127–50; and Elizabeth Fee and Theodore M. Brown, 'Using Medical History to Shape a Profession: The Ideals of William Osler and Henry E. Sigerist', in Frank Huisman and John Harley Warner (eds), *Locating Medical History: The Stories and Their Meanings* (Baltimore: Johns Hopkins University Press, 2004), 139–64.

(4.) John Harley Warner, 'The History of Science and the Sciences of Medicine', *Osiris*, 10 (1995), 164–93; for a similar view see S. E. D. Shortt, 'Physicians, Science and Status: Issues in the Professionalization of Anglo-American Medicine in the Nineteenth Century', *Medical History*, 27 (1983), 51–68.

(5.) Charles E. Rosenberg, 'Disease in History: Frames and Framers', *Milbank Quarterly*, 67, Suppl. 1 (1989), 1–15; Ludmilla Jordanova, 'The Social Construction of Medical Knowledge', in Huisman and Warner (eds), *Locating Medical History*, 338–63.

(6.) Gert E. Brieger, 'The History of Science and the History of Medicine', *Isis*, 72 (4) (1981), 536–40.

(7.) Charles B. Schmitt, 'Aristotle among the Physicians', in Andrew Wear, Roger Kenneth French, and Iain M. Lonie (eds), *The Medical Renaissance of the Sixteenth Century* (Cambridge: Cambridge University Press), 1–15.

(8.) Harold J. Cook, 'Medicine', in Katharine Park and Lorraine Daston (eds), *Early Modern Science* (Cambridge: Cambridge University Press, 2006), 407–34.

(9.) William F. Bynum, 'Health, Disease and Medical Care', in G. S. Rousseau and Roy Porter (eds), *The Ferment of Knowledge: Studies in the Historiography of Eighteenth-*

Century Science (Cambridge: Cambridge University Press, 1980), 211–53.

(10.) John E. Lesch, *Science and Medicine in France: The Emergence of Experimental Physiology 1790-1855* (Cambridge, MA: Harvard University Press, 1984); William F. Bynum, *Science and the Practice of Medicine in the Nineteenth Century* (Cambridge: Cambridge University Press, 1994).

(11.) Robert C. Olby, 'Constitutional and Hereditary Disorders', in W. F. Bynum and Roy Porter (eds), *Companion Encyclopedia of the History of Medicine* (London: Routledge, 1993), 412–37; Carlos López Beltrán, 'In the Cradle of Heredity: French Physicians and l'hérédité naturelle in the Early Nineteenth Century', *Journal of the History of Biology*, 37 (1) (2004), 39–72; Staffan Müller-Wille and Hans-Jörg Rheinberger (eds), *Heredity Produced: At the Crossroads of Biology, Politics and Culture, 1500–1870* (Cambridge, MA: MIT Press, 2007).

(12.) Steve Sturdy, 'The Political Economy of Scientific Medicine: Science, Education and the Transformation of Medical Practice in Sheffield, 1890–1922', *Medical History*, 36 (1992), 125–59; Ilana Löwy, Olga Amsterdamska, John Pickstone, and Patrice Pinell (eds), *Medicine and Change: Historical and Sociological Studies of Medical Innovation* (Paris: Les Éditions INSERM, 1993); Roger Cooter and John Pickstone (eds), *Medicine in the Twentieth Century* (Amsterdam: Harwood Academic, 2000); Jean-Paul Gaudillière, *L'Invention de la biomédecine: La France, l'Amérique et la production des savoirs du vivant après 1945* (Paris: La Découverte 2002); Viviane Quirke and Jean-Paul Gaudillière, 'The Era of Biomedicine: Science, Medicine and Public Health in Britain and France after the Second World War', *Medical History*, 52 (4) (2008), 441–52.

(13.) Lily E. Kay, *The Molecular Vision of Life: Caltech, the Rockefeller Foundation, and the Rise of the New Biology* (Oxford: Oxford University Press, 1993).

(14.) Alexandre Koyré, 'Galileo and Plato', *Journal of the History of Ideas*, 4 (1943), 400–28.

(15.) Thomas S. Kuhn, 'Second Thoughts on Paradigms', in *idem*, *The Essential Tension: Selected Studies in Scientific Tradition and Change* (Chicago: University of Chicago Press, 1977), 293–319.

(16.) Thomas S. Kuhn, 'The Road since Structure', in *The Road Since Structure: Philosophical Essays 1970–1993, with an Autobiographical Interview* (Chicago: University of Chicago Press, [1991] 2000), 90–104. It is important to note that Kuhn—unlike some of his fellow philosophers of science at the time, especially David L. Hull in his *Science as a Process: An Evolutionary Account of the Social and Conceptual Development of Science* (Chicago: University of Chicago Press, 1988)—did not want to imply that the actual *mechanisms* of change in science were the same as in biological evolution; see Thomas A. C. Reydon and Paul Hoyningen-Huene, 'Discussion: Kuhn's Evolutionary Analogy in *Structure of Scientific Revolutions* and "The Road since Structure"', *Philosophy of Science*, 77 (3) (1993), 468–76.

(17.) For interesting assessments of Kuhn see Barry Barnes, *T. S. Kuhn and Social Science* (New York: Columbia University Press, 1982); and Steven Fuller, *Thomas Kuhn: A Philosophical History of Our Times* (Chicago: University of Chicago Press, 2000). Fuller's analysis is polemical, but makes the interesting point that Kuhn's portrayal of science as a pursuit of isolated elites is related to issues raised by the Cold War.

(18.) Thomas S. Kuhn, 'The History of Science', in *The Essential Tension*, 105–26.

(19.) Harold J. Cook, *Matters of Exchange: Commerce, Medicine, and Science in the Dutch Golden Age* (New Haven, CT: Yale University Press, 2007).

(20.) Ilana Löwy, 'The Experimental Body', in Cooter and Pickstone (eds), *Medicine in the Twentieth Century*, 435–49.

(21.) Pauline M. H. Mazumdar, *Species and Specificity: An Interpretation of the History of Immunology* (Cambridge: Cambridge University Press, 1995); Ilana Löwy and Jean-Paul Gaudillière (eds), *Heredity and Infection: The History of Disease Transmission* (London: Routledge, 2001).

(22.) Marjorie Grene, 'Philosophy of Medicine: Prolegomena to a Philosophy of Science', *PSA 1976: Proceedings of the Biennial Meeting of the Philosophy of Science Association*, 2 (1976), 77–93, at 86.

(23.) Christopher Lawrence, 'Incommunicable Knowledge: Science, Technology and the Clinical Art in Britain 1850–1914', *Journal of Contemporary History*, 20 (4) (1985), 503–20.

(24.) Bruno Latour, *The Pasteurization of France*, trans. A. Sheridan and J. Law (Cambridge, MA: Harvard University Press, [1984] 1988).

(25.) Thomas S. Kuhn, 'Foreword', in Ludwik Fleck, *Genesis and Development of a Scientific Fact*, ed. Thaddeus T. Trenn and Robert K. Merton, trans. Fred Bradley and Thaddeus J. Trenn (Chicago: University of Chicago Press, 1979), vii–xi.

(26.) Ilana Löwy, 'Introduction: Ludwik Fleck's Epistemology of Medicine and Biomedical Sciences', *Studies in History and Philosophy of Biological and Biomedical Sciences*, 35 (4) (2004), 437–45, at 438.

(27.) Stig Brorson and Hanne Andersen, 'Stabilizing and Changing Phenomenal Worlds: Ludwik Fleck and Thomas Kuhn on Scientific Literature', *Journal for General Philosophy of Science*, 32 (2001), 109–29.

(28.) Ludwik Fleck, 'The Problem of Cognition', in *Cognition and Fact: Materials on Ludwik Fleck*, ed. Robert S. Cohen and Thomas Schnelle (Dordrecht: Kluwer, [1936] 1986), 79–112.

(29.) Fleck, *Genesis and Development of a Scientific Fact*, 69–70.

(30.) Ludwik Fleck, 'On the Crisis of Reality', in *Cognition and Fact* [1929], 47–57. On Fleck's philosophical context see Ilana Löwy, *The Polish School of Philosophy of Medicine: From Tytus Chalubinsky (1820–1889) to Ludwik Fleck (1896–1961)* (Dordrecht: Kluwer, 1990).

(31.) Quoted from Löwy, *The Polish School of Philosophy of Medicine*, 254.

(32.) Gaston Bachelard, *The Formation of the Scientific Mind: A Contribution to a Psychoanalysis of Objective Knowledge*, trans. Mary MacAllester Jones (Manchester: Clinamen Press, 2002).

(33.) Dominique Lecourt, *Marxism and Epistemology: Bachelard, Canguilhem and Foucault*, trans. Ben Brewster (London: New Left Books, 1975); Hans-Jörg Rheinberger, *On Historicizing Epistemology* (Stanford: Stanford University Press, 2010).

(34.) Jean-François Braunstein, 'Deux philosophies de la médicine: Canguilhem et Fleck', in Anne Fagot-Largeault and Hee-Jin Han (eds), *Philosophie et médicine: en hommage à Canguilhem* (Paris: J. Vrin, 2008), 63–80.

(35.) Georges Canguilhem, *The Normal and the Pathological*, trans. Carolyn R. Fawcett (New York: Zone Books, [1966] 1991), 196–97; Jean Gayon, 'The Concept of Individuality in Canguilhem's Philosophy of Biology', *Journal of the History of Biology*, 31 (3) (1998), 305–25.

(36.) Georges Canguilhem, *A Vital Rationalist: Selected Writings*, ed. François Delaporte, trans. Arthur Goldhammer (New York: Zone Books, 1991), 201.

(37.) Georges Canguilhem, *Ideology and Rationality in the History of the Life Sciences*, trans. Arthur Goldhammer (Cambridge, MA: MIT Press, 1988), idem, *Knowledge of Life*, ed. Paola Marrati and Todd Meyers, trans. Stefanos Geroulanos and Daniela Ginsburg (New York: Fordham University Press, 2008).

(38.) Georges Canguilhem, 'L'obj et de l'histoire des sciences', in *Études d'histoire et de philosophie des sciences* (Paris: Vrin, 1968), 9–23. Canguilhem, *A Vital Rationalist*, 25–31, provides a partial translation of this essay. I here follow the translation given in Rheinberger, *On Historisizing Epistemology*, 65.

(39.) Canguilhem, *The Normal and the Pathological*, 21.

(40.) Michel Foucault, *The Birth of the Clinic: An Archaeology of Medical Perception* (London: Tavistock, [1963] 1973); idem, *The Order of Things: An Archeology of the Human Sciences* (New York: Random House, [1966] 1970).

(41.) Michel Foucault, 'Nietzsche, Genealogy, History', in Paul Rabinow (ed.), *The Foucault Reader* (New York: Pantheon Books, [1971] 1984), 76–100; Michel Foucault, *The History of Sexuality*, Vol. 1, trans. Robert Hurley (New York: Random House, 1978); idem, *Society Must Be Defended: Lectures at the College de France, 1975–1976*, ed. Mauro

Bertani and Alessandro Fontana, trans. David Macey (New York: Picador, 1997).

(42.) Canguilhem, *The Normal and the Pathological*, 201.

(43.) Ibid. 229.

(44.) Ian Hacking, *Representing and Intervening: Introductory Topics in the Philosophy of Science* (Cambridge: Cambridge University Press, 1983).

(45.) Steven Shapin and Simon Schaffer, *Leviathan and the Air-Pump: Hobbes, Boyle, and the Experimental Life* (Princeton, NJ: Princeton University Press, 1985).

(46.) Peter Galison, *Image and Logic: A Material Culture of Microphysics* (Chicago: University of Chicago Press, 1997).

(47.) Hans-Jörg Rheinberger, *Toward a History of Epistemic Things: Synthesizing Proteins in the Test Tube* (Stanford: Stanford University Press, 1997); Peter Keating and Alberto Cambrosio, 'Biomedical Platforms', *Configurations*, 8 (3) (2000), 337–88.

(48.) John Pickstone, *Ways of Knowing: A New History of Science, Technology and Medicine* (Manchester: Manchester University Press, 2000); Ian Hacking, '"Style" for Historians and Philosophers', *Studies in History and Philosophy of Science*, 23 (1) (1992), 1–20.

第二十六章

女性、健康与医学

希拉里·马兰（Hilary Marland）

对于女性、健康和医学这一主题，要想总结这个多元、充满活力、多层面的学术领域，恐怕一章是写不完的，可以写一整卷。这方面的文献浩如烟海，范围广泛，十年间文献数量一直呈指数增长。从 20 世纪 70 年代开始，医学社会史研究同社会学、性别研究以及文学研究一样出现了大量的出版物，关于女性为进入医学领域所采取的斗争，以及进入医学领域后所从事的工作；涉及女性如何在家庭担任起卫生保健的仲裁者；涉及助产士和分娩政治，涉及现代护理事业的演进以及妇女在医学治疗和卫生保健的主体性等。在医学史大学科的文集和研究中，虽然这一主题所占比重不一定很大，但它成为许多本科生和研究生课程中的重要组成，工作坊、学术会议和论文集的热点，并且在 21 世纪，它仍然是医学史上较为政治化的研究领域之一。

女性作为受难者、患者和积极的能动者参与到医学中，推动了卫生保健服务的发展，主要集中在与女性疾病和障碍有关的医学分支，尤其是助产学、妇产科、生育控制以及妇幼保健，而女性与精神病学的互动也引起了相当大的关注。从 18 世纪开始，从建立产科医院开始，之后随着妇女医院以及妇幼保健院的建立，为妇女提供了专业服务越来越多地实现了机构化，走出了私人的、家庭的辖域。女性成为慈善救助的对象，在 20 世纪，国家开始直接干预女性的健康事务。同时，女性被概念化为潜在的大客户，她们愿意给私人开业医生买单。尽管直到 20 世纪末，医生所提供的服务只有些微的疗效，甚至几乎没有，尤其是整容手术。

随着专业学科的出现和执业地点的转变，女性医生和卫生保健提供者与渴望占据更大市场份额的医疗从业人员之间出现了激烈的市场竞争。这种交锋也引起了历史学界的关注。女性的代理（agency）问题也是如此，无论是影响治疗、增加限制医疗选择的，作为医生还是作为公共卫生人、从业者抑或是病人活动家。互动和代理是构成本章的核心主题，本章还将考虑分科化、市场和实践场所，集中关注 20 世纪 70 年代的女权主义著作以及近年来更具反思性的修正主义分析。本文将不涉及某些主题的讨论，特别是护理、进入医学领域的女性和职业健康。本章将主要从为该领域贡献大量历史著作的国家汲取案例，例如英国、北美和欧洲，尽管最近几年，在殖民地语境中研究女性与医学的互动已经有了显著成果。

女性、性别和危险

1986 年，琼·斯科特（Joan Scott）发表了一篇颇有影响力的文章，在考察社会制度或性别关系的同时提升了性别类别的潜力。在此之后，医学史领域诞生了许多著作，探讨性别差异，并以性别作为厘清和探索权力与性别关系的手段。然而，可以公平地说，研究重点仍然是探索女性经验，或者性别史和女性史被混用的范畴。很少有研究将男性与女性作为患者进行比较，尽管有几项研究描述了矛盾和压迫的状况，特别是与分娩、妇科和精神病学有关的历史。然而，对性别问题的批判性思考拓宽了女性的议题，并且能够与代理的概念、男性与女性的医学互动产生更具创造性的融合。性别分析通过与其他范畴，特别是阶级和种族结合，也已变得更加复杂，但它是一种更具建设性的复杂。

自 20 世纪 70 年代以来，对女性、健康和医学的研究的特点是通过分析主流的社会、文化和政治力量来解构医学著作和实践中所体现的这一关系。女性的身体和医学与女性的互动被认为易受意识形态驱动的干预措施影响，比如 15 世纪和 16 世纪女巫的指控，19 世纪的家庭理想和父权社会的束缚，20 世纪国家、民族和科学母性的要求。与女性健康史相联系的是各种利益集团的串联：邻居、教会、传统治疗者和医疗专业人员、国家、压力团体（pressure groups）和健康运动。相比于男性患者，历史文本在很大的程度上构建了女性的身体，特别是患病女性的身体，在各种相互冲突的医学、文化和政治观点的驱动下，围绕着自然与文化、修辞与实践展开了广泛的争论。例如，在 19 世纪中期，玛丽·波维（Mary Poovey）所指出的：

> "由氯仿引起的辩论……构建了性别政治的话语，女性身体已被政治化……一旦身体陷于沉默，便成为了争论的筹码，在医学行业内部，在男性医生、女性医生以及女性助产士群体之间，继而催生了产科学。但是，使不同医疗实践具备权威性的沉默也使具有生殖力的女性身体产生了不可决定性，这对

医学行业及其控制操演来说是危险的。"

然而，卢米拉·乔丹多娃（Ludmilla Jordanova）认为要警惕对女性的压迫的一维解释，即假设存在"边界清晰的权力关系，在这种情况下，在自然和文化的区别中寻找男女社会关系的基础"。与此同时，历史学家们有义务认真看待医生和病人在所说、所写和所为之间的差异，这种差异往往是巨大的。

男性与女性健康问题的互动被假设具有以下特征：女性的身体不仅不同于男性，而且本质上是易变的，具有不可预测性、隐秘性，潜在的危险性（在现代早期，女性的身体被视为有漏洞的、有月经的身体，在 19 世纪，女性的身体被视为饥渴的女色情狂），被性玷污的，或者单纯是不可预测的，这种假定影响了无数关注不同时间不同地域的研究。与女性的性、娼妓和性病的关系，为"危险"观念的扎根和繁荣提供了肥沃的土壤。这一主题已渗透到了更广泛的文献中。大卫·哈雷（David Harley）令人信服地驳斥了助产士与女巫之间的联系，但仍然有很多研究将女性的身体与危险联系在一起。劳拉·戈温（Laura Gowing）描述了 17 世纪英格兰主流的医学话语，这一话语指责女性身体是可穿透的、低等的，使得女性要处于严苛的父权压迫之下，并受到屈辱的身体检查。海伦·金（Helen King）对所谓的"绿色病"（译注：又名萎黄病，一种缺铁性贫血）或"处女病"的研究勾勒了一个过程脉络，在过程中，年轻未婚女孩中常见的紊乱被认为是一种医学"问题"，需要通过饮食、运动、放血和结婚来治愈，从而对一种紊乱实施医学控制，而这种紊乱被神秘所笼罩，并深嵌于女性文化之中。同时，凯茜·麦克莱夫（Cathy McClive）也描述了欧洲早期现代怀孕过程中的"不确定性"，身体和语言掩盖真相的事实加剧了这种不确定性，女性的叙事被认为是不可信的，她们的身体比男性更容易隐藏事实。

19—20 世纪的研究则强调女性身体的危险性，特别是在助产科学和公共卫生领域，或两者的交叉领域。琼·莫特兰拉姆（Joan Mottram）和安妮·洛克（Anne Løkke）在曼彻斯特和丹麦的语境中，探讨了助产士作为公共卫生代理人的复杂性。洛克认为，由于助产士再过去几个世纪中的形象，导致在预防产褥热的灭菌运动中助产士的参与变得十分复杂，助产士仍然游离在有价值的仆人和生命黑暗力量的代表之间，而分娩行为恰恰要"不可避免地接触到混乱、分解、失序和创造"。除此之外，助产士属于下层阶级，通常与不洁的东西有关。在 20 世纪初的曼彻斯特，助产士被期望能够将公共卫生带入工人阶级的家庭，向她们传授围产期卫生知识以提高护理标准，因为母亲在这一阶段极容易被感染。然而，助产士本身是卫生条件管理的对象，"既是新公共卫生的代理者，也是新公共卫生的对象之一"。

在美国，由于种族问题，助产士与卫生学之间本就复杂的关系因而变得愈加复杂。黑人助产士被招募为公共卫生的代理人，特别是在贫穷的南方各州，而她们的社会地位和黑色的皮肤使得她们成为不被信任的人选，因为"走马观花"而臭名昭著，这定义了黑人助产士作为公共卫生代理人的职责与她们过去对所服务的女性之间的明显差距。苏珊·史密斯（Susan Smith）对 1890 ~ 1950 年非裔美国人的公共卫生倡议进行了开创性的研究，探讨了通过发动群众运动成功克服这一关联的经验。艾莉森·巴什福德（Alison Bashford）关于性别、身体和英国维多利亚医学的研究，借鉴了文化理论、女性主义理论以及医学史，成功地将上述几个主题结合在一起，别开生面地研究了不同从业者是如何参与关于纯洁的人和被污染的人的讨论和实践的。例如，巴什福德探讨了护士如何从无知、肮脏和无序转变为朴素、纯洁和有序的化身，然而，巴什福德仍然认为，护士处于一种"不稳定的纯洁"状态，永远需要进一步的净化，其道德纯洁性也在不断地受到威胁。

互动和代理

20 世纪 70 年代初涌现出海量的文献，其中大部分是由女权主义历史学家和活动家所作。他们渴望将历史研究与当代有关女性保健以及与医学行业的互动联系在一起。这些工作构成了女性、健康和医学这一主题的编史学起点。这一工作为女性追求健康赋权的运动注入了新鲜血液，纳入新兴的"我们的身体就是我们自己"议程。这些著作大多是论战性的，历史研究往往淹没在一个使命中，即论证女性是医学和占据医学统治地位的男医生的受害者。1973 年，埃伦赖希（Ehrenreich）和英格利希（English）出版的《女巫、助产士和护士》（*Witches，Midwives and Nurses*）成为这一趋势兴起的标志，其郑重地指出"卫生保健是男性专业人员的财产"，而女性卫生工作者则是"被动的、沉默的大多数"。这本小册子从中世纪女巫审判以及之后对女医生的压迫，迅速穿越到了现代男医生的崛起和"女仆"护士的建构。两人合作的另外两卷论著发展了若干主题，包括疾病和治疗的性政治、各种指南手册对于女性健康问题的形塑等。两位作者注意到，男性的统治地位是一个常态，但在不同语境中也有所差异，比如在维多利亚后期从一种医生主导的无效主义（医生仍然将月经、怀孕和更年期视为一种生理疾病和智力缺陷）转变为专家对女性从事家政、生育、母性和育儿提出的一系列新的限制和约束。女权运动使许多学者意识到女性在社会中的不平等地位，女性患者与男性医生之间的关系进入研究视野，正如朱迪思·罗伊（Judith Roy）在有关外科妇科学的论文中所描述的那样，这一关系是"父权社会的缩影"：新的研究热潮"反对过去对'科学医学进步'不加批判的赞美模式"，强调文化偏见是影响女性医疗保健的主要因素。因此，在 1976 年，巴克 - 本菲尔德（G.J. Barker-Benfield）谴责了妇科学专业潜意识里对女性怀有敌意并认为女性低人一等，强调他在用残害性手术实施性侵犯，特别是阴蒂切除术和卵巢切除术。1982 年，爱德华·肖特（Edward Shorter）试图扭转局面。他认为"女性的身体"确实有自己的历史，但他反对女权主义者的说法，认为在现代妇产科学在拯救女性之前，她们一直是拙劣的接生术和妇科疾病之受害者。

尽管存在这样或那样的不足，特别是一些女权主义研究似乎不重视学术规范和基于资料的研究，但公平地说，在医学史仍然主要被进步主义和（男）医生导向的医学观主导的时代，这些文献极大地促进了对女性与医学关系的研究，指出了有挑战性的研究领域，并为很少涉及的主题提供了素材。和这一趋势一致的是，其他被忽视的群体也日渐受到关注，首先（也是最重要的）是患者，其次是工人、殖民者、移民群体和非白人人口。罗伊·波特（Roy Porter）及时地发出"自下而上"来研究医学史的呼吁，并为医学史学家们勾勒出了一个新的议程——探索病人的视角，其中包括女性病人的视角，开放家庭和社区在指导医疗互动中更广泛作用。芭芭拉·杜登（Barbara Duden）的研究在很多方面实现了突破，很好地回应了自下而上探索病人历史的呼吁，为我们打开了18世纪德国约翰·斯托奇（Johann Storch）及其患者的世界，揭示了由女性讲述疾病和不适的方式。杜登的著作有助于重新厘清女性的身体史，表明在没有直接的身体检查的情况，女性在引导医学咨询方面具有自己的能动性。与此同时，一系列新的历史著作正在兴起，仍然受到女性主义或性别研究，但与杜登的作品一样，它们基于缜密的档案研究和具体的案例研究，倾向于用更审慎的视角来研究男女医疗互动的复杂性。这些研究仍然主要关注医生与女性患者之间的关系及其权力关系，尤其是在产科、妇科和精神病学领域。

在一众关注阶级、社会不公平和种族、性别地位问题的文章中，贾纳·马凯尔·莫兰兹（Regina Markell Morantz）的论文标志着向修正主义分析的转变。莫兰兹的《女权主义历史的危险》（*The Perils of Feminist History*）主要对安·道格拉斯·伍德（Ann Douglas Wood）在同一卷中的文章进行了评论，提醒人们不要将女性与医学的互动过于简单化，并建议学者们把过去对女性疾病的治疗置于当时医学治疗的语境中予以探讨。道格拉斯·伍德（Douglas Wood）将意识形态作为一种实在，并引用了19世纪末一系列有高度争论但十分令人惊叹的文献，他竭力强调医生"将关注子宫的方式，在现代人看来，无疑是不科学的甚至是强迫性的"。对于马克尔·莫兰兹来说，这疏忽了维多利亚时代对女性态度之根源的"重度复杂性"。安妮·迪格比（Anne Digby）提议应进一步思考女性与医学之间的关系，与其说（这种关系）与维多利亚时期的父权社会密切相关，不如说在1700年之前，妇女已经被固化为脆弱的、不稳定的印象，"在医学上是独特的，但却地位低下…她们的健康是由她们的女性特征决定的"。然而，随着医学行业对女性疾病的兴趣日益增长，女性开始挑战传统角色，为融入公共生活和接受高等教育而积极努力，这种观点从19世纪中叶开始获得了特别多的共鸣，尤其是在妇科和精神病学的专科化方面，有些医生亮明了自己的政治立场，加强了性别差异的观念。然而，医学文献中呈现出"在可靠的经验观察和从中得出的极端推论之间形成了鲜明的对比"。尽管如此，正如辛西娅·伊格尔·鲁塞特（Cynthia Eagle Russett）所言，在19世纪的大多部分时间里，白人男性科学家、医生和思想家一直在致力于证明女性在精神、道德、身体上都低等于男性。

1989—1990 年是非凡的两年，诞生了大量关于性别、性和差异的著作，见证了托马斯·拉奎尔（Thomas Laqueur）划分一性和两性模式这一颇具影响力的研究以及朗达·席宾格（Londa Schiebinger）关于女性对近代早期科学和医学发展的贡献的研究，同时也见证了奥妮拉·莫斯奇奇（Ornella Moscucci）关于妇科学科兴起的研究，她毅然将这一过程置于政治语境中进行了考察。但是，由于她渴望探讨妇科的理论和实践，并且对吸引"新妇女科学"的多家机构进行了翔实的档案研究，因此这篇报告显得复杂而细致。例如，莫斯库奇指出是争论将妇科医生分为两类，一类是细致的调查者和操作者，另一类是关注操行和维护女性的质朴，尽量减少检查和手术干预。她在开头就提到了托马斯·斯宾塞·威尔斯（Thomas Spencer Wells）对"妇科无产者"和大肆切除女性卵巢的批评。威尔斯评论道："有人会因为男性阴茎狭窄或淋病而切除阴茎吗？会因为男性患有鞘膜积液或道德败坏，而阉割他吗？"没有人想否认或消除妇科手术对女性自身造成的恐惧。然而，这句话很重要，不仅在于它的黑色幽默或争议性，还在于它引导我们警惕医生对女性身体的多种看法。奥尔伯特（T. C. Allbutt）在 1884 年曾饱含情感地宣布："把子宫高悬，你就把疑病症的箭头插在女人身上，这也许是永久性的。"一些历史论述也被指采取了类似的做法。

20 世纪 80 年代，研究的重点开始从审视有关的行业和父权权威，转到我们广义描述的"代理"。所谓的代理集中在男女从业者的协商中，协商的目的是划定实践的领域分野和女性患者的需求。寻求并常常挣扎着进入医学领域的妇女证明她们的努力是合理的，至少部分原因是，妇女对专业护理的需求在不断增长，而女医生最适合提供专业的照顾。在实践中，至少有一项研究推断，她们所提供的照护与男性从业者并没有多大的差别。莫兰兹（Morantz）和佐乔（Zschoche）细致地分析了专业精神（professionalism）、女性主义和性别角色对 19 世纪末两家波士顿医院的影响，分别是女性医生从业的新英格兰医院与男医生从业的波士顿产科医院，在临床实践中，二者是相契合而非有分歧的，尽管男性医生采用了更加现代化、技术化的手段，但女性医生更多地表现出整体论的导向。玛丽·安·艾尔斯顿（Mary Ann Elston）认为，截至 20 世纪 30 年代，仍有女性任职的医院成为研究生教育的重要阵地，为女医生提供有效的职业发展道路，越来越成为一种出于务实和必要性的考虑，而不是反映某种道德原则，这一发现呼应了弗吉尼亚·德拉克曼（Virginia Drachman）对美国女性经营医院的研究。然而，莱斯利·霍尔（Lesley Hall）指出，在节育方面，尽管男性从业者普遍对这一话题怀有敌意或者持漠视的态度，很多女性医生对于在私人执业和诊所工作却中从事这项工作却跃跃欲试。

替代性医疗实践也为女性提供了能动性、就业和收入。这个主题在 20 世纪 80 年代引发了极大的关注，但此后有所式微，关于女性参与这些实践的发表有所减少，尤其是在美国以外的地区。但是，对涉及女性的替代疗法研究有可能让我们更多地了解妇女的健康愿望以及她们想从药物及其替代品中得到什么。例如，水疗法就被很多女性在家中或水疗中心所接受。它渗透到了儿童保育实践中，似乎为女性提供了在分娩过程中发挥积极作用的机会。正如凯思琳·格莱德（Kathryn Gleadle）最近指出的那样，它为妇女以及其他替代医学体系，如草药学、医学植物学和素食主义提供了公共和私人领域的权力。

反精神病运动将精神病学呈现为社会控制的一种钝器，埃伦赖希（Ehrenreich）、英格利希（English）以及菲利斯·切斯勒（Phyllis Chesler）在其声援下，提出精神病学的压迫性控制导致男性医生对女性实施了权力控制，此后，女性与精神病学的关系一直是医学史上最具活力的学术领域之一。许多研究集中于 19 世纪疯人院的建立以及将女性收容到精神病院的过程；还有一些研究则关注了医生与患者之间在家庭环境中更亲密的互动，其中的大量文献是关照了失能者的文化研究。伊莱恩·肖瓦尔特（Elaine Showalter）的名著《女性疾病》（The Female Malady）多年来一直高居女性和精神疾病书单的榜首。肖瓦尔特的结论是，精神病学的发展在很大程度上是受到所谓得体的女性行为和对这些行为的担忧所推动的，对女性状况的生物学解释将身体与精神状态紧密的联系到了一起，也起了一定的推动作用。近几十年来，其他学者也在试图细化并挑战肖瓦尔特的观点。琼·布斯菲尔德（Joan Busfield）对精神病学和性别的研究展示了性别如何更广泛地渗透到精神障碍的建构中以及男人和女人表现出的各种不同的问题。她还质疑肖瓦尔特认为的禁锢在精神病院中的女性多于男性的论断。

安德鲁斯和迪格比共同主编的论文集还介绍了不同地区、不同疗养院的案例研究，声称应该分析的是性别，而不是孤立地分析女性与精神病学之间的关系，并强调社会阶层对于团体和社会应对精神病的方式起到了决定作用。戴维·赖特（David Wright）利用从白金汉郡疯人院（Buckinghamshire Lunatic Asylum）收集的数据，证明精神病院中的女性人数与成年人口中所占的比例是相当的，因此女性不一定需要得到男性医生的证明，性别似乎并没有在精神病学诊断中起主导作用。疯人院可能会成为贫穷女性的避难所，而许多精神科医生会将某些特殊的精神紊乱"归咎为"丈夫粗鲁、嗜酒、或是单纯贫穷，在这种情况下，父权制的影响显得很微小。关于诊断，即使是与女性生命周期非常相关的疾病（例如产后精神错乱），最近的研究也认为，女性对精神疾病的易感性的根源是广泛的社会、经济和环境状况：贫穷、家庭困难以及对母性本身的绝望都可能是造成这种情况的原因，而不是纯粹的（甚至主要是）生物学易感性。可以说，关于女性与医学专业和各种精神扭曲之间的互动，精神病学史上已经有了海量的研究。男性较少成为被分析的对象，但当成为分析对象，就像上面的研究以及最近明仁铃木的文章那样，男性精神错乱的诊断和构造有很多相似之处。

私人医生与患有歇斯底里症和神经衰弱患者的互动似乎不太可能进入有关能动性的讨论中。然而对女性在这些关系中能动性的关注，为最近的研究提供了强有力的依据。例如，卡洛尔·史密斯 - 罗森伯格（Carroll Smith-Rosenberg）曾提出，医生在应对歇斯底里症时，会担当起女性病人的调节人，给以一定的恢复期，使她们能够在家庭中协商自己的位置和角色。南希·塞里奥特（Nancy Theriot）更进一步提出，女性为医学知识的形成和疾病类别的划分做出了贡献，并"塑造了身体感和自我意识"：

> "在向医生诉说主诉时，她们将自己构建成与角色分离的人。通过鼓励她们诉说，并使她们的疾病症状合法化，医生帮助她们进行了自我角色分离，并允许患者逃避家务劳动；每天用一部分时间来运动或享受安静；可以对丈夫、子女和姻亲表达不满；使她们能够离开家庭，在疯人院或温泉中得到暂时的休息。"

最近的研究也突出强调了，神经衰弱症不仅限于富人，也包括男性和女性工薪阶层患者，他们都有神经衰弱的症状，并得到了治疗，这提醒我们将社会阶级作为一种分析类别的重要性。助产术仍然是探索男女从业者与患者关系的最有启发性的领域之一，尤其是将尚未解决的问题联系在一起时，即 18—19 世纪，在更广泛的"医学化"过程的转折点上，为什么会发生从助产士向男性产科医生这一戏剧性转变。马丁·丁格斯（Martin Dinges）指出，助产士已经是，并且仍然是"理解医疗市场中权力和性别的焦点"。该领域的研究受到有关助产士的一手资料所限，除少数几个例外，在书籍、回忆录和病例记录中都只有只言片语留了下来。但是，仔细地研读地方档案和官方记录对于解决这类资料的缺失不无裨益。同时，玛丽·费瑟（Mary Fissell）和丽莎·科迪（Lisa Cody）将研究重点放在了接生和医学知识的"再现"上。费瑟提出，近代早期的政治和宗教危机促使医生们"重新想象"女性的身体，这一过程破坏了有关女性的知识和控制，而科迪则描绘了现代英国国家发展的版图，尤其是在精英和中产阶级家庭中，男性专家在性行为、生殖和分娩等问题上拥有了卓越的权威。

准妈妈离开了产房（lying-in room），产房是由助产士主导的，女佣和女仆从旁辅助，转而被单独分开，由男医生接生，由助产士或护士协助。很多研究都解释了女性从业者到男性从业者的转变代表着广泛的文化和市场转向，然而，这个故事远非简单的男性接管和女性自助传统的破坏。多琳·埃文登（Doreen Evenden）对 17 世纪伦敦的教会执照、助产士及其客户之间的复杂网络进行了深入的研究，描述了决定分娩安排的高水平女性（和男性）知识，而安·赫斯（Ann Hess）的研究也表明了丈夫参与在指导分娩安排中的重要作用。阿德里安·威尔逊（Adrian Wilson）令人信服地用"时尚与产钳"（'fashion and forceps'）来解释这一变化，男性助产士用产钳来宣示自己安全接生的技术权威（尽管围绕产钳价值的争论持续不断），并由此宣示书本知识和职业规范高于传统观念的社会权威。然而，威尔逊未能提供有关女性参与这一进程以及女性如何行使选择权的确凿证据。

欧文·劳登（Irvine Loudon）对助产士接生与产妇死亡率之间的关系进行了研究，其研究着眼于全球范围，是一项杰出的工作。这部论文集探讨了涉及女性的医学实践（包括女病人和女医生）的多样性，从而使研究人员能够在特定的时间范围内对地区层面或国家层面进行比较研究。直到 20 世纪 90 年代，在该领域，英国、美国和大洋洲是研究文献的主体，但在某些层面上，关于助产士的研究却是非典型的。《助产学》（*The Art of Midwifery*）收载了一系列有关欧洲和斯堪的纳维亚的文章，结论是近代早期远不是助产士及服务对象的黄金时期，其特点是在实践、能力、技能、教育、野心和成功方面呈现千差万别的样貌。结合跨学科的分析和方法，基于文本对助产士的实践进行比较仔细的比较研究，可以对解读医学化过程得出愈加细致的解释。在一些国家和地区，助产士渴望提升她们使用器械的能力，这也是助产士在号称其为正常分娩捍卫者时必须考虑的因素。

实践地点

经由助产士的执业活动，来思考医疗市场上的参与者和过程，已经构建出了一个颇为高产的学术领域，但女性作为医疗市场上的提供者和消费者，对其活动的研究并不丰富，尽管有些书的章节和文章对其有所涉及，但很少有全面的研究。不过，也有个别值得关注的例外，包括多琳·埃文登（Doreen Evenden）对女性在斯图亚特医学（Stuart medicine，译注：1371—1714 年）中扮演的角色的调查，玛格丽特·佩林（Margaret Pelling）对近代早期英格兰女性行医的研究以及安妮·迪格比对 19 世纪女性客户之于医生开拓新市场的重要性的分析。尽管越来越多的文献关注到以女性为中心的医疗服务，包括产科医院、女性医院和节育诊所，但对单个机构和地区开展进一步研究的空间依然十分广阔。现有的研究多强调动机和过程，认为建立这样的机构并不是出于意识形态的需要，而是为了满足人们现实的迫切需要，从而为无法获得私人医疗服务的女性改善生活。这些研究也让人们更深入的思考，社会阶层是协调医生与女性患者关系的关键因素。

尽管对于医院照顾进行研究是理解医疗服务和某些机构建立的背后逻辑所必需的，但如果我们一致同意，直到近年，大多数涉及女性的医学互动都是在家中发生的，那么历史研究者也应当转向关注家庭环境，这一点正是约翰娜·盖尔·科德施（Johanna Geyer-Kordesch）反复强调的，她认为女性的家庭活动卫生保健的主干，包括治疗和护理、烹饪食物以及打理家居环境等。越来越多的学者正在探索家庭环境中各种各样的医学互动，包括制作食谱，这些资料能告诉我们家庭医疗的一般情况，尤其是女性的作用，由此可见医疗知识传播的复杂性。尽管一直在强调近代早期这一时段，但是在 19 世纪和 20 世纪的家庭中检查女性之于健康的作用似乎大有可为，直到现在，如果说女性仍是家庭健康护理的顶梁柱也并不是毫无道理。早在 1975 年，帕特里夏·布兰卡（Patricia Branca）在关于维多利亚女王时期中产阶级女性的研究中，引用了专门针对已婚女性的健康科普文章，可谓典范。她总结道，这不一定会导致医学对家庭实践影响的增加，但是这能让女性接受更好的家庭护理并控制健康护理支出。最近的一项研究突出探索了与心理健康、清洁、过敏和城市生态有关的现代家庭健康和环境相互联系的潜力。鉴于近年来产生了大量缩微胶卷收藏品和电子资源，利用印刷媒体、杂志、报纸和咨询文献的潜力，以期能发现更多有关家庭医疗保健的观点，是一个有趣的前景。最近的研究已经转向了针对女性的"非医疗"保健方面，包括女子学校、工厂和体育俱乐部组织，其中还包括除医生外的许多代理人和专家。

毫无疑问，对女性健康的许多方面的关注点从家庭的私人领域转移到了国家医学领域，这是 20 世纪医学界最显著的变化之一。这一时期，国家卫生服务、国家保险计划以及与政策有关的干预措施都有所增加，涉及了各种各样的领域，例如：计划生育、助产服务和学校医学等。约翰·皮克斯通对 20 世纪医学的政治经济学的阐述清楚地阐明了国家利益与医学的结合，概述了生产、社区和消费的三个阶段。尽管他的文章只涉及女性和健康问题，但它着重强调了 20 世纪初的生产主义阶段如何加剧了孕妇的焦虑并影响了胎儿的健康，关注了国民健康状况以及未来为战场和工厂增援方面的问题。近几十年来，有关母婴健康话题的文章急剧增多，也标志着这一领域产生了（如果不是完全的比较研究）一系列汇集了各国以及国际性的经验。在 20 世纪，许多研究女性健康的文献都认为：国家干预的主要目标是确保生殖健康，根据芭芭拉·哈里森（Barbara Harrison）的说法，这是"单一的问题"，它主导了女性对健康的关注，"国民身体健康"和"社会身体以及女性的健康状况可以用在公共工作和教育领域中保持性别分工的政治策略程度"。最近的研究工作批判了这种狭隘的解释。朗格（Long）和马兰（Marland）认为，在 20 世纪初期，对于未婚年轻女性的健康问题更令人担忧。政府和志愿机构针对卫生、总体福祉、运动、时尚和美容以及心理健康等方面采取了干预措施，其中很大一部分涉及培养具有良好道德以及有生育能力的未来公民，同时也旨在提高女童的总体健康水平。

结　论

除了国家的介入和志愿部门作用的加强之外，20 世纪还被称为对女性影响极其深远的医疗化程度提高期。由于分娩技术的广泛应用，女性的分娩地点从家庭转移到医院，尤其在美国，这项技术还被贴上了科学孕产的标签。妇女健康问题越来越多地被科学医学所控制，这可以追溯到埃伦赖希和英语的早期著作，而关于医学化影响的最著名的阐释之一是安·奥克利（Ann Oakley）的《被俘的子宫》（*The Captureed Womb*），她提出的由男性接管怀孕和分娩观点也受到了尖锐的批评。在历史学家南希·托姆斯（Nancy Tomes）看来，医学化问题引起了更为微妙的共鸣，因为她认为生源说并不能使女性的生活变得更繁重，应当将家务重塑为一种让妇女参与维护家庭健康的重要工作。里玛·阿佩尔（Rima Apple）具有影响力的研究重点在于：婴儿食品行业的兴起和媒体对"以科学的方式解决日常生活问题"的宣传，与美国医生权威在婴儿喂养领域的影响相吻合。以雷德里克·特鲁比·金（Frederic Truby King，1858—1936 年）和本杰明·斯波克（Benjamin Spock，1903—1998 年）为代表，在以有力的方式开展孕产实践和理论方面也对专家起到的作用进行了说明。然而柳博夫·古列娃（Lyubov Gurjeva）认为，家庭可以形成他们自己的喂养婴儿的体系，专家们的建议仅仅起辅助作用。最近，安吉拉·戴维斯（Angela Davis）对在 1945 年刊登的《母亲·产妇·育儿实践》（*Mothers，maternity and practices*）中的专业建议产生的影响提出了质疑，围绕非专业知识的持续重要性展开了争论。

戴维斯的工作标志着新兴研究领域发生了两个重大变化，一种是方法论上的变化，另一种是与历史时限有关的变化。随着越来越多的研究将重点转移到 20 世纪尤其是战后时期，口述历史正发展为越来越有价值的工具。口述历史方法已被特别有效地用于计划生育、避孕、性行为和抑郁症的性别化方面。同时，关于女性、性别和健康的研究正在考虑范围更广的历史类别，包括阶级和社会不平等、家庭、年龄和种族以及整合跨学科方法，并利用诸如社会地理、移民研究和哲学等领域，部分的回应了人们所呼吁的：更坚定地与"医学人文学科"互动。近几十年来对老年、儿童和青春期的发展史研究，以新颖又令人兴奋的方式为探索生命周期与女性健康之间的关系提供了新的机会。在最近几十年中，许多主题研究评估了种族如何与各种形式的文化和机构实践相交，例如在孕产保健、助产术和精神病学方面，但是仍然很多机会进一步发展这些主题。在全球经济衰退和保健服务消减时，积极参与当前对女性、健康和医学的研究也是未来的一种挑战，这种挑战与拓宽医学领域的知识和机会同时发生，例如生殖医学知识增加的同时也提出了重要的伦理问题和权利、资金问题。正如我们几乎每天在媒体报道中看到的那样，由于女性健康问题牢固地存在于广泛的文化、社会、政治思想和实践中，因此母亲的福利、女性体形和体重问题仍然受到关注。

医学对妇女健康问题的关注推动了有关女性和医学的早期历史研究的发展，并且在许多方面至今仍继续发挥着推动作用。例如，有关癌症、生殖健康、健康教育、性健康和生育的工作都涉及女性健康方面当前关注的领域。将关注点转移到最近的历史是令人激动的。在两次世界大战之前我们已经对产妇保健有了很多了解，但除此之外就没什么了。在19 世纪，我们对女性与精神病学之间的关系进行了大量研究，而在 20 世纪则较少。在节育方面，对避孕药影响的研究表明，20 世纪 60 年代是大多数女性以性和文化保守主义为标志的时期，并没有引发性革命。在 20 世纪的后几十年里，很少有研究针对避孕技术以及不同妇女群体在不同情况下如何避孕做出探索。在 19 世纪末和 20 世纪，越来越多的妇女健康行动主义者自发组织起来，参与制定或修改健康政策，重新审视妇女的健康行动主义和女权主义健康政治的时机似乎已经成熟，因为这本身就是重要的历史时刻。

（王馨玥 译 苏静静 校）

参考书目

'Women, Health, and Healing in Early Modern Europe', special issue, *Bulletin of the History of Medicine*, 82 (2008).

ANDREWS, JONATHAN, and ANNE DIGBY (eds), *Sex and Seclusion, Class and Custody: Perspectives on Gender and Class in the History of British and Irish Psychiatry* (Amsterdam/New York: Rodopi, 2004).

APPLE, RIMA (ed.), *Women, Health, and Medicine in America* (New Brunswick, NJ: Rutgers University Press, 1992).

BASHFORD, ALISON, *Purity and Pollution: Gender, Embodiment and Victorian Medicine* (Basingstoke: Macmillan, 1998).

DUDEN, BARBARA, *The Woman Beneath the Skin: A Doctor's Patients in Eighteenth-Century Germany* (Cambridge, MA/London: Harvard University Press, 1991).

EVENDEN, DOREEN, *The Midwives of Seventeenth-Century London* (Cambridge: Cambridge University Press, 2000).

LEAVITT, JUDITH WALZER (ed.), *Women and Health in America*, 2nd edn (Madison: University of Wisconsin Press, 1984, 1999).

MARLAND, HILARY (ed.), *The Art of Midwifery: Early Modern Midwives in Europe* (London/New York: Routledge, 1993).

SHOWALTER, ELAINE, *The Female Malady: Women, Madness and English Culture, 1830–1980* (London: Virago, 1987

;

1st published New York: Pantheon, 1985).

THERIOT, NANCY, 'Negotiating Illness: Doctors, Patients and Families in the Nineteenth Century', *Journal of the History of Behavioral Sciences*, 37 (2001), 349-68.

注释

(1.) For example, neither Frank Huisman and John Harley Warner (eds), *Locating Medical History: The Stories and Their Meanings* (Baltimore/London: Johns Hopkins University Press, 2004), nor Roger Cooter and John Pickstone (eds), *Medicine in the Twentieth Century* (London: Harwood International, 2000), engaged substantially with women and medicine or gender and medicine.

(2.) See Johanna Geyer-Kordesch, 'Women and Medicine', in W. F. Bynum and Roy Porter (eds), *Companion Encyclopaedia of the History of Medicine*, vol. 2 (London/New York: Routledge, 1992), 888-914, for nursing and women doctors.

(3.) Joan Scott, 'Gender: A Useful Category of Historical Analysis', *American Historical Review*, 91 (1986), 1053-76; Thomas Laqueur, *Making Sex: Body and Gender from the Greeks to Freud* (Cambridge, MA: Harvard University Press, 1990); Alison Bashford, *Purity and Pollution: Gender, Embodiment and Victorian Medicine* (Basingstoke: Macmillan, 1998); Lesley A. Hall, *Sex, Gender and Social Change in Britain since 1880* (Basingstoke: Macmillan, 2000).

(4.) Mary Poovey, '"Scenes of an Indelicate Character": The Medical "Treatment" of Victorian Women', *Representations*, 14 (1986), 137-68, at 152.

(5.) Ludmilla Jordanova, *Sexual Divisions: Images of Gender in Science and Medicine between the Eighteenth and Twentieth Centuries* (New York: Harvester Wheatsheaf, 1989), 20-1.

(6.) See Chapter 28, 'Health and Sexuality', by Gayle Davis in this volume.

(7.) David Harley, 'Historians as Demonologists: The Myth of the Midwife-Witch', *Social History of Medicine*, 3 (1990), 1-26; Laura Gowing, *Common Bodies: Women, Touch and Power in Seventeenth-Century England* (New Haven, CT/London: Yale University Press, 2003); Helen King, *The Disease of Virgins: Green Sickness, Chlorosis and the Problems of Puberty* (London/New York: Routledge, 2004); Cathy McClive, 'The Hidden Truths of the Belly: The Uncertainties of Pregnancy in Early Modern Europe', *Social History of Medicine*, 15 (2002), 209-27.

(8.) Anne Løkke, 'The "Antiseptic" Transformation of Danish Midwives, 1860-1920', in Hilary Marland and Anne Marie Rafferty (eds), *Midwives, Society and Childbirth: Debates and Controversies in the Modern Period* (London/New York: Routledge, 1997), 102-33, at 126; Joan Mottram, 'State Control in Local Context: Public Health and Midwife Regulation in Manchester, 1900-1914', in ibid. 134-52, at 147.

(9.) Edward H. Beardsley, 'Race as a Factor in Health', in Rima Apple (ed.), *Women, Health, and Medicine in America* (New Brunswick, NJ: Rutgers University Press, 1992), 121-40.

(10.) Susan L. Smith, *Sick and Tired of Being Sick and Tired: Black Women's Health Activism in America, 1890-1950* (Philadelphia: University of Pennsylvania Press, 1995).

(11.) Bashford, *Purity and Pollution.*

(12.) First published in 1973, *Our Bodies, Ourselves* has passed through twelve editions, containing information related to many aspects of women's health and sexuality: Alexandra Jacobs, 'A Feminist Classic Gets a Makeover', review, *New York Times* (17 July 2005).

(13.) Barbara Ehrenreich and Deirdre English, *Witches, Midwives and Nurses* (Old Westbury, NY: The Feminist Press, 1973), 19.

(14.) Barbara Ehrenreich and Deidre English, *Complaints and Disorders: The Sexual Politics of Sickness* (Old Westbury, NY: The Feminist Press, 1973); *eaedem, For Her Own Good: 150 Years of the Experts' Advice to Women* (New York: Anchor Press/Doubleday, 1978), 126.

(15.) Judith Roy, 'Surgical Gynecology', in Apple (ed.), *Women, Health and Medicine*, 173–95, at 177.

(16.) G. J. Barker-Benfield, *The Horrors of the Half-Known Life* (New York: Harper and Row, 1976).

(17.) Edward Shorter, *A History of Women's Bodies* (New York: Basic Books, 1982).

(18.) See the essays in Huisman and Warner (eds), *Locating Medical History*, especially Part II.

(19.) Roy Porter, 'Doing Medical History from Below', *Theory and Society*, 14 (1985), 175–98.

(20.) Barbara Duden, *The Woman Beneath the Skin: A Doctor's Patients in Eighteenth-Century Germany* (Cambridge, MA/London: Harvard University Press, 1991).

(21.) Regina Markell Morantz, 'The Perils of Feminist History', in Judith Walzer Leavitt (ed.), *Women and Health in America* (Madison: University of Wisconsin Press, 1984), 239–45.

(22.) Ann Douglas Wood, '"The Fashionable Diseases": Women's Complaints and Their Treatment in Nineteenth-Century America', in Leavitt (ed.), *Women and Health in America*, 222–38, at 223.

(23.) Markell Morantz, 'The Perils of Feminist History', 239.

(24.) Anne Digby, 'Women's Biological Straitjacket', in Susan Mendus and Jane Rendall (eds), *Sexuality and Subordination: Interdisciplinary Studies of Gender in the Nineteenth Century* (London/New York: Routledge, 1989), 192–220, at 192, 193, 194.

(25.) Cynthia Eagle Russett, *Sexual Science: The Victorian Construction of Womanhood* (Cambridge, MA/London: Harvard University Press, 1989).

(26.) Laqueur, *Making Sex: Body and Gender from the Greeks to Freud*; Londa Schiebinger, *The Mind Has No Sex? Women in the Origins of Modern Science* (Cambridge, MA/London: Harvard University Press, 1989).

(27.) Ornella Moscucci, *The Science of Woman: Gynaecology and Gender in England 1800–1929* (Cambridge: Cambridge University Press, 1990).

(28.) Ibid. 7.

(29.) See also Ann Dally, *Women Under the Knife: A History of Surgery* (London: Hutchinson Radius, 1991); Deborah Kuhn McGregor, *From Midwives to Medicine: The Birth of American Gyneocology* (New Brunswick, NJ/London: Rutgers University Press, 1998); Pat Jalland and John Hooper, *Women from Birth to Death: The Female Life Cycle in Britain 1830-1914* (Brighton: Harvester Press, 1986).

(30.) Cited in Digby, 'Women's Biological Straitjacket', 195.

(31.) Regina Markell Morantz and Sue Zschoche, 'Professionalism, Feminism, and Gender Roles: A Comparative Study of Nineteenth-Century Medical Therapeutics', in Leavitt (ed.), *Women and Health in America*, 406-21, esp. 415. See also Regina Markell Morantz-Sanchez, *Sympathy and Science: Women Physicians in American Medicine* (New York/Oxford: Oxford University Press, 1985).

(32.) Mary Ann Elston, '"Run by Women, (Mainly) for Women": Medical Women's Hospitals in Britain, 1866-1948', in Anne Hardy and Lawrence Conrad (eds), *Women and Modern Medicine* (Amsterdam/New York: Rodopi, 2001), 73-107, at 97; Virginia Drachman, *Hospital with a Heart: Women Doctors and the Paradox of Separatism at the New England Hospital, 1862-1969* (Ithaca: Cornell University Press, 1984).

(33.) Lesley A. Hall, 'A Suitable Job for a Woman: Women Doctors and Birth Control to the Inception of the NHS', in Hardy and Conrad (eds), *Women and Modern Medicine*, 127-47.

(34.) Naomi Rogers, 'Women and Sectarian Medicine', in Apple (ed.), *Women, Health, and Medicine in America*, 273-302.

(35.) Jane B. Donegan, *Hydropathic Highway to Health: Women and Water-Cure in Antebellum America* (New York: Greenwood Press, 1986); Susan E. Cayleff, *Wash and Be Healed: The Water-Cure Movement and Women's Health* (Philadelphia: Temple University Press, 1987); Hilary Marland and Jane Adams, 'Hydropathy at Home: The Water Cure and Domestic Healing in Mid-Nineteenth-Century Britain', *Bulletin of the History of Medicine*, 83 (2009), 499-529.

(36.) Kathryn Gleadle, '"The Age of Physiological Reformers": Rethinking Gender and Domesticity in the Age of Reform', in Arthur Burns and Joanna Innes (eds), *Rethinking the Age of Reform: Britain 1780-1850* (Cambridge: Cambridge University Press, 2003), 200-19.

(37.) Phyllis Chesler, *Women and Madness* (New York: Doubleday, 1972).

(38.) Maria H. Frawley, *Invalidism and Identity in Nineteenth-Century Britain* (Chicago/London: University of Chicago Press, 2004); Jane Wood, *Passion and Pathology in Victorian Fiction* (Oxford: Oxford University Press, 2001).

(39.) Elaine Showalter, *The Female Malady: Women, Madness and English Culture, 1830-*

1980 (London: Virago, 1987; 1st published New York: Pantheon, 1985).

(40.) Joan Busfield, *Men, Women and Madness: Understanding Gender and Mental Disorder* (Basingstoke: Macmillan, 1996).

(41.) Jonathan Andrews and Anne Digby (eds), *Sex and Seclusion, Class and Custody: Perspectives on Gender and Class in the History of British and Irish Psychiatry* (Amsterdam/New York: Rodopi, 2004).

(42.) David Wright, 'Delusions of Gender?: Lay Identification and Clinical Diagnosis of Insanity in Victorian England', in Andrews and Digby (eds), *Sex and Seclusion, Class and Custody*, 149–76.

(43.) Hilary Marland, *Dangerous Motherhood: Insanity and Childbirth in Victorian Britain* (Basingstoke: Palgrave Macmillan, 2004).

(44.) Ibid.; Nancy Theriot, 'Diagnosing Unnatural Motherhood in Nineteenth-Century Physicians and "Puerperal Insanity"', in Judith Walzer Leavitt (ed.), *Women and Health in America*, 2nd edn (Madison: University of Wisconsin Press, 1990), 405–21.

(45.) Akihito Suzuki, 'Lunacy and Labouring Men: Narratives of Male Vulnerability in Mid-Victorian London', in Roberta Bivins and John V. Pickstone (eds), *Medicine, Madness and Social History: Essays in Honour of Roy Porter* (Basingstoke: Palgrave Macmillan, 2007), 118–28.

(46.) Carroll Smith-Rosenberg, 'The Hysterical Woman: Sex Roles and Role Conflict in 19th Century America', *Social Research*, 39 (1979), 652–78.

(47.) Nancy Theriot, 'Negotiating Illness: Doctors, Patients and Families in the Nineteenth Century', *Journal of the History of Behavioral Sciences*, 37 (2001), 349–68, at 363–4.

(48.) Barbara Sicherman, 'The Use of a Diagnosis: Doctors, Patients, and Neurasthenia', *Journal of the History of Medicine*, 32 (1977), 33–54; Hilary Marland, '"Uterine Mischief": W. S. Playfair and His Neurasthenic Patients', in Marijke Gijswijt-Hofstra and Roy Porter (eds), *Cultures of Neurasthenia from Beard to the First World War* (Amsterdam/New York: Rodopi, 2001), 117–39.

(49.) Martin Dinges, 'Social History of Medicine in Germany and France in the Late Twentieth Century: From the History of Medicine Toward a History of Health', in Huisman and Warner (eds), *Locating Medical History*, 209–36.

(50.) *Justine Siegemund: The Court Midwife*, ed. and trans. Lynne Tatlock (Chicago/London: University of Chicago Press, 2005); Nina Rattner Gelbart, *The King's Midwife: A History and Mystery of Madame du Coudray* (Berkeley/Los Angeles/London: University of California Press, 1998); Laurel Thatcher Ulrich, *A Midwife's Tale: The Life of Martha Ballard, Based on Her Diary, 1785–1812* (New York: Knopf, 1990); Jean Donnison,

Midwives and Medical Men: A History of Inter-Professional Rivalries and Women's Rights (London: Heinemann, 1977; 2nd edn, New Barnett: Historical Publications, 1988); Hilary Marland (ed.), *The Art of Midwifery: Early Modern Midwives in Europe* (London/New York: Routledge, 1993); Eva Labouvie, *Ander Umstände: Eine Kulturgeschichte der Geburt* (Cologne: Bohlau, 1998); Samuel S. Thomas, 'Early Modern Midwifery: Splitting the Profession, Connecting the History', *Journal of Social History*, 43 (2009), 115–38.

(51.) Mary E. Fissell, *Vernacular Bodies: The Politics of Reproduction in Early Modern England* (Oxford: Oxford University Press, 2004); Lisa Forman Cody, *Birthing the Nation: Sex, Science and the Conception of Eighteenth-Century Britons* (Oxford: Oxford University Press, 2005).

(52.) Doreen Evenden, *The Midwives of Seventeenth-Century London* (Cambridge: Cambridge University Press, 2000); Ann Hess, 'Midwifery Practice among the Quakers in Southern Rural England in the Late Nineteenth Century', in Marland (ed.), *The Art of Midwifery*, 49–76.

(53.) Adrian Wilson, *The Making of Man-Midwifery: Childbirth in England, 1660–1770* (London: UCL Press, 1995).

(54.) Irvine Loudon, *Death in Childbirth: An International Study of Maternal Care and Maternal Mortality 1800–1950* (Oxford: Clarendon Press, 1992).

(55.) Marland (ed.), *The Art of Midwifery*; Raymond DeVries, Cecilia Benoit, Edwin van Teijlingen, and Sirpa Wrede (eds), *Birth by Design: Pregnancy, Maternity Care, and Midwifery in North America and Europe* (New York/London: Routledge, 2001).

(56.) Christina Romlid, 'Swedish Midwives and Their Instruments in the Eighteenth and Nineteenth Centuries', in Marland and Rafferty (eds), *Midwives, Society and Childbirth*, 38–60; Hilary Marland, 'Smooth, Speedy, Painless, and Still Midwife Delivered? The Dutch Midwife and Childbirth Technology in the Early Twentieth Century', in Hardy and Conrad (eds), *Women and Modern Medicine*, 173–94.

(57.) Doreen G. Nagy, *Popular Medicine in Seventeenth-Century England* (Bowling Green: Bowling Green State University Popular Press, 1988), Chapter 5; Margaret Pelling, 'Defensive Tactics: Networking by Female Medical Practitioners in Early Modern London', in Alexandra Shepard and P. J. Withington (eds), *Communities in Early Modern England: Networks, Place, Rhetoric* (Manchester: Manchester University Press, 2000), 38–53; Margaret Pelling, *The Common Lot: Sickness, Medical Occupations and the Urban Poor in Early Modern England* (London/New York: Longman, 1998); Anne Digby, *Making a Medical Living: Doctors and Patients in the English Market for Medicine, 1720–1911* (Cambridge: Cambridge University Press, 1994), Chapter 9.

(58.) Jürgen Schlumbohm, '"The Pregnant Women Are Here for the Sake of the Teaching Institution": The Lying-In Hospital of Göttingen University, 1751 to *c*.1830', *Social*

History of Medicine, 14 (2001), 59–78; Judith Lockwood, 'Women, Health and Hospitals in Birmingham: The Birmingham and Midland Hospital for Women, 1871–1948', PhD thesis, University of Warwick, 2008.

(59.) Geyer-Kordesch, 'Women and Medicine'.

(60.) Pelling, *The Common Lot*; *eadem*, 'Defensive Tactics'; Montserrat Cabré, 'Women or Healers? Household Practices and the Categories of Health Care in Late Medieval Iberia', *Bulletin of the History of Medicine*, 82 (2008), 18–51; Elaine Leong, 'Making Medicines in the Early Modern Household', *Bulletin of the History of Medicine*, 82 (2008), 145–68; Elaine Leong and Sara Pennell, 'Recipe Collections and the Currency of Medical Knowledge in the Early Modern "Medical Marketplace"', in Mark S. R. Jenner and Patrick Wallis (eds), *Medicine and the Market in England and Its Colonies, c.1450–c.1850* (Basingstoke: Palgrave Macmillan, 2007), 133–52; Sandra Cavallo et al., 'Healthy Homes, Healthy Bodies in Renaissance and Early Modern Italy', http://www.rhul.ac.uk/History/Research/HealthyHomes/rensocamerica.html

(61.) Patricia Branca, *Silent Sisterhood: Middle-Class Women in the Victorian Home* (London: Croom Helm, 1975).

(62.) Mark Jackson (ed.), *Health and the Modern Home* (London: Routledge, 2007).

(63.) Vicky Long and Hilary Marland, 'From Danger and Motherhood to Health and Beauty: Health Advice for the Factory Girl in Early Twentieth-Century Britain', *Twentieth Century British History*, 20 (2009), 454–81; Angela Woollacott, 'Maternalism, Professionalism and Industrial Welfare Supervisors in World War I Britain', *Women's History Review*, 3 (1994), 29–36; Jill Matthews, 'They Had Such a Lot of Fun: The Women's League of Health and Beauty between the Wars', *History Workshop Journal*, 30 (1990), 22–54; Kathleen E. McCrone, *Sport and the Physical Emancipation of English Women 1870–1914* (London: Routledge, 1988).

(64.) John Pickstone, 'Production, Community and Consumption: The Political Economy of Twentieth-Century Medicine', in Cooter and Pickstone (eds), *Companion to Medicine in the Twentieth Century*, 1–20.

(65.) Gisela Bock and Pat Thane (eds), *Maternity and Gender Policies: Women and the Rise of the European Welfare States, 1880s–1950s* (London/New York: Routledge, 1991); Valerie Fildes, Lara Marks, and Hilary Marland (eds), *Women and Children First: International Maternal and Infant Welfare 1870–1945* (London/New York: Routledge, 1992); Seth Koven and Sonya Mitchell (eds), *Mothers of a New World: Maternalist Politics and the Origins of Welfare States* (New York/London: Routledge, 1993).

(66.) Barbara Harrison, 'Women and Health', in June Purvis (ed.), *Women's History: Britain, 1850–1945* (London: UCL Press, 1995), 157–92, at 182.

(67.) Long and Marland, 'From Danger and Motherhood to Health and Beauty'.

(68.) Ann Oakley, *The Captured Womb: A History of the Medical Care of Pregnant Women* (Oxford: Basil Blackwell, 1984).

(69.) Nancy Tomes, *The Gospel of Germs: Men, Women and the Microbe in American Life* (Cambridge, MA/London: Harvard University Press, 1998).

(70.) Rima D. Apple, *Mothers and Medicine: A Social History of Infant Feeding 1890–1950* (Madison: University of Wisconsin Press, 1987); Philippa Mein Smith, *Maternity in Dispute: New Zealand 1920–1939* (Wellington: Historical Publications Branch Department of Internal Affairs, 1986).

(71.) Lyubov Gurjeva, 'Child Health, Commerce and Family Values: The Domestic Production of the Middle Class in Late-Nineteenth and Early-Twentieth Century Britain', in Marijke Gijswijt-Hofstra and Hilary Marland (eds), *Cultures of Child Health in Britain and the Netherlands in the Twentieth Century* (Amsterdam/New York: Rodopi, 2003), 103–25; Angela Davis, 'A Revolution in Maternity Care? Women and Maternity Services, Oxfordshire c.1948–1974', *Social History of Medicine* (2011), doi: 10.1093/shm/hkq092, accessed 17 March 2011; *eadem*, '"When I Was Young You Just Went and Asked Your Mother": The Changing Role of Friends and Kin in the Transmission of Knowledge about Maternity in Post-1945 Britain', *Medizin, Gesellschaft und Geschichte* (forthcoming).

(72.) See Chapter 33, 'Oral Testimony and the History of Medicine', by Kate Fisher in this volume.

(73.) Elizabeth Lunbeck, *The Pyschiatric Persuasion: Knowledge, Gender and Power in Modern America* (Princeton, NJ: Princeton University Press, 1994); Lara V. Marks, *Model Mothers: Jewish Mothers and Maternity Provision in East London 1870–1939* (Oxford: Oxford University Press, 1994); Charlotte G. Borst, *Catching Babies: The Professionalization of Childbirth, 1870–1920* (Cambridge, MA: Harvard University Press, 1995).

第二十七章

健康与性

盖尔·戴维斯（Gayle Davis）

自 1972 年开始，性学史从一块"处女地"中走来，日臻成熟。性曾经被认为是一个"自然的"、生物学行为，不在公开范畴之内或者对于正统研究者来说过于淫秽，然而现在它显然被认为是值得而且适合历史分析的主题。这门学科已经发展成为一个成熟的、受人尊敬的、充满智力活力的研究领域，人口历史学、性别研究、医学、人类学和社会学都对其做出了重要的贡献。因此，性学的特点在于丰富的方法学和解释的多样性。性的概念就如同一面棱镜，经由它可以探讨社会、文化、政治等一系列的问题。专业期刊、学术出版社很受欢迎，大学课程也很常见。性史已经变得十分"性感"。

近年来，学界将该学科的起源追溯到 19 世纪晚期性科学（性学）的兴起，性学对性行为进行了描述和分类。在这一时期，包括生殖在内，与性密切相关的议题也进入了历史学和人类学研究的视野。然而直到 20 世纪 50 年代凯瑟·托马斯（Keith Thomas）开创性地发表了关于"双重标准"的文章，性史研究才作为一个正式的学术领域，获得广泛的正当关注。历史上关于性行为看法的差异首先开始从性别差异的角度来审视。

20 世纪 60 年代末，社会史的兴起受到了社会和政治热潮的鼓舞，例如民权和反精神病学运动，使得性在进入历史研究中实现了合法化。其基本原则是研究普通人的生活并且复原那些边缘人群和失语人群的经验。社会史研究提高了人们对于家庭的兴趣，性作为私生活的一部分，被认为值得深入探讨。性激进运动摧毁了关于性别的"天然"角色并开始了对性态度的先入为主的看法。女权主义和同性恋解放运动箭指女性所遭受的父权压迫以及西方文化中流行的恐同倾向。虽然一些早期的学者从理论层面展开研究，但另一些人则用精神分析、新弗洛伊德式的术语，将性概念化为一种受文化影响的生物本能。维多利亚时期的性是一个重要的学术热点，学者们把维多利亚时代描绘成一个极度压抑的"现代清教徒"，甚至彼时的人们不得不给桌腿穿上裤子，以保护他们的"持重"。

然而，这种"压迫假说"遭到了法国哲学家和历史学家米歇尔·福柯（Michel Foucault）的激烈抨击。福柯认为，弗洛伊德的理论是维多利亚时代道德主义不可分割的一部分，而不是一种启蒙或解放。他认为维多利亚时代非但没有压抑，反而带来了有关性的话语的繁荣，并通过法律、医学、心理学的工具，对这些话语进行了控制和分类。这种"话语的爆炸"（discursive explosion）描述区分了"正常"和"异常"，并且鼓励个体根据这些新的标准去内省自己的欲望。这些见解为西方历史上推翻进步故事的权力提供了更广泛的解释。福柯记录了"生命权力"（之于生命的权力）的崛起，强制手段的摒弃，比如死刑被更为隐匿的统治手段所取代，这样个人就可以被管理并提供更高的生产力。无疑，医学是实施生命权力的主要网络。

福柯断言，性身份，诸如同性恋、施虐狂、偷窥狂，都是近代的历史现象，是新的医学和法律话语的产物。从19世纪开始，同性恋者成为一种特殊"类型"的人，以独特的说话方式、想法、着装和放纵的性行为被标签化为独特物种。对福柯来说，性是现代性的产物，并不是因为性行为和欲望在以前不存在，而是因为维多利亚时代的话语彰显了一种全新的理解和控制欲望的方式，将性作为了一个需要研究的问题。

福柯的理论进路一直受到广泛的争议，尤其是种族和性别历史学家，他们强调了福柯忽略的那些压迫形式。然而，他的工作也被证明是非常有影响力的，为后继者设定了一个具有挑战性的研究议程。福柯把性作为现代社会权力关系中不可或缺的组成部分，此外，他从根本上将性历史化，将其概念化为由社会塑造或创造的东西，而不是一种"自然"力量。因此，他明确地拒绝以前的"本质主义"进路，即将性描述为一种不可改变的力量或"自然本能"，并试图破坏跨越时间和文化的公认的性连续性。福柯的作品构成了社会建构主义的一个重要组成部分。到20世纪70年代，建构主义已成为主流观点，认为性行为从根本上说是社会和历史的，而不是生物学或自然的，对性行为的历史研究需要置于具体的语境中。在20世纪80—90年代，本质主义和建构主义之间的争论，有关过去与现在的性认同，不同地区之间的性认同是相似，还是完全不同，塑造了这门学科的很大一部分。由于强烈希望促进社会公正，在富有且有时争论不休的男女同性恋研究领域，其争论尤其活跃。妇女和性别史学科的发展也丰富了这个领域，这门学科试图将性行为模式纳入对权力关系和妇女压迫的更广泛的分析中。

这一学科的特点是分歧越来越大。很多学者继承了福柯和女权主义的理论衣钵，在一些个案中欠缺经验主义的偏倚，而另外一些学者则选择立足经验的实证研究去做理论分析。还有一些研究小组则从早期主导理论的框架中跳脱出来，代之以基于档案研究方法的实证主义的研究。在某些情况下，理论上知情的人不公平地将这种工作定性为仅仅是"描述性的"；基于历史上特定语境的实证研究则为复杂的理论骨架添加了许多血肉，并验证了一系列的理论见解。了解性态度和性行为的方法是通过越来越丰富多样的原始资料来实现的，不过，对于这样一个敏感而神秘的领域，历史学家必须小心谨慎。通过小说、医学教科书、回忆录和信件，对性别化的身体和性行为进行再现。从监管机构，特别是法律和医学机构的记录中收集有关性的话语。在某种程度上，性态度是通过说教文学、性调查、日记和访谈来获取的。法庭记录和报纸也把公众的目光投射到了私人生活的隐秘处。有大量的证据表明许多性行为是逾矩的。

在性和医学的交叉领域，仍有许多工作有待完成。鉴于求医行为的隐私性，这并不出乎意料，尽管目前正在利用病例记录和人口数据来重现诸如梅毒患者或性功能障碍患者的生活经历。但在某种程度上，大多数关于性的历史却已被从日常性关系的现实中移除了。由于性是典型的私人行为，大多数人并没有留下任何性实践的痕迹。福柯过度决定性的影响也转移了史学对实际性行为的关注。

本章将考虑女性和男性的性在现代西方历史中是如何被建构、问题化和管理的。医学的作用将被强调，并提醒大家注意医生、性科学和社会之间矛盾的历史关系。至于"双重标准"，它将告诉我们，当女性的性行为被认为偏离婚姻或生殖理想时，是如何极易被病理化和精神病化的。

女性性行为

在启蒙运动之前，从医学角度来看，女性似乎被认为是男性的"劣等"版本，按照拉奎尔的"单性"模型来说，男性和女性被广泛地认为代表了一种基本性别的两种不同形式。女性被理解为拥有与男性相同的基本生殖结构，生殖器被放置在体内，阴道被认为是内部的阴茎，卵巢被认为是睾丸。在18世纪或者更早的时候，欧洲人对人类性解剖的态度发生了根本性的变化，由此开始发现两性的解剖是相反的。然而，隐藏在腹腔内的女性生殖器官仍然是医学上的挑战。这种挑战鼓励人们在单一性别模式消亡后的很长一段时间里，继续将女性生物学定性为有问题的。

以往认为男性和女性一样具有性，但性别二元论允许通过性行为来区别看待两性。截至18世纪末，只有男性高潮被认为是受孕的关键，性欲旺盛从此被认为是男性阳刚的特征。医生、牧师、小说家往往认为女性旺盛的性欲是不正常的，"正常"的妇女是缺乏性欲望的。能够被社会接受的性行为只能发生在婚内，且最好是只以繁衍后代为目的，对女性而言，贞洁被认为是女性最重要的美德。透过这种女性没有激情的观念，反映了更为广泛的理想是基于一系列的分离环境的，如丈夫和妻子之间的、家庭和工作之间的、健康的家庭环境和受污染的公共环境之间的意识形态的分离。历史学家们注意到，具有讽刺意味的是，维多利亚皇后本人并没有表现出那种贞洁的刻板印象。更多的微妙的历史事件反对这种严格的"好"女人和轻浮的"坏"女人之间的二分法，强调了一系列的观念，包括认为双方都同意的性交有利于健康和婚姻满意度。毫无疑问，在这方面还需要做更多的工作，但仍有很多证据表明，试图抵制这种"家庭崇拜"的女性会被怀疑和敌视。

"两性"模型和"分离领域"的概念默许了男性更强的性需求。由于"双重标准"，只有男人的婚前性行为和婚内出轨才能被原谅。尽管在不同的文化和阶层，社会的标准有所不同，在发生性越轨时，男人的境遇要比女人好得多。《拿破仑法典》（*Napoleonic Code*）明确确立了丈夫的至高无上的地位，只有通奸的妻子才能被国家起诉。尽管妓女体现了所有活跃的女性性行为的病态，但在某些地方，妓女被认为是容纳男性"冲动"的邪恶之处。这种双重标准并非没有受到挑战。由于妓女的（男性）顾客很少被考量或问题化，卖淫成为女权主义议程上的一个热门主题。不平等既与阶级有关，也与性别有关，因为工薪阶层的女孩似乎是上层阶级设定的女性保持贞洁的"牺牲品"。然而，最近的研究刻画了各种各样的男性行为，许多男性出于道德、身体或经济原因抵制妓女。要确定嫖娼的普及度和嫖客是谁，还需要进行更多的研究。

如何处理卖淫成为了政客、改革者和医生之间激烈辩论的主题。性实用主义者认为卖淫是一种不可避免的或者必要的社会制度，应当被容忍。另外一些人则试图去帮助妓女"摆脱"她们的困境。一些有道德的人开始利用私人的力量积极主动地去为妓女提供住宿并且帮扶她们。在更大范围内，建立起像妓女收容所、救济院这样的机构，结合宗教组织、繁重的体力劳作、严格的纪律和对资产阶级标准的谆谆教诲等这些方式对妓女进行教化。更为宽泛地说，妓女重新被定义为对公共健康的威胁。大多数欧洲国家效仿法国通过建立监管系统以医学监控的手段监控妓女，为的是最大限度地控制性病的传播。在美国的一些州，则采取了一些激进的有选择性的控制打压性交易犯罪的方法。

然而当一些学者忙着尽力修改或回溯到维多利亚时代的性分类时，一名叫做威廉·阿克顿（William Acton，1813—1875 年）的英格兰医生仍然极力以维多利亚时代的假正经和虚伪作为一个经典的例子。他声称，"大多数女性（幸运地）不会受到任何形式的性感觉的困扰"，医学语境中的双重标准昭然若揭。在阿克顿看来，正派的女人并不渴求性满足，但为了取悦自己的丈夫会无私地服从。尽管有些学者认为阿克顿这种女性无性观只存在于英国，但当时在欧洲和北美的其他地方也发现了类似的证据，包括法国权威人士亚历山大·迈尔（Alexandre Mayer）。此外，阿克顿也受到了当时许多英国人的挑战，因此，即使在当地，他的观点也不应被视为完全具有代表性的。一些英国医生清楚地认识到阴蒂的重要性，并鼓励女性平等地参与两性关系。平心而论，阿克顿对女性性行为的评论只是在一本关于男性性器官的书中随口一提而已。事实上，在他工作的其他领域，学者们将阿克顿描述为一个"革命性的创新者"。

虽然对女性性行为的定义是多种多样且相互矛盾的，但在很大程度上，女性性行为不仅被病理化了，而且被精神化了。若是故意反抗成为"家中天使"的理想型，通常会被认为是精神不稳定的原因。的确，疯癫在历史上一直被描述为"女性疾病"。就他们的女性病人而言，19世纪的精神病学家似乎把他们的任务定义为，面对几乎压倒性的生理劣势，维持女性大脑的稳定性。精神疾病"歇斯底里症"（hysteria）充分体现了这一概念，"歇斯底里"在希腊语中是子宫的意思，与女性的性唤起有关。对这类女性疾病的精神病治疗倾向于集中于调节或消除女性的性欲（libido）。歇斯底里症最为戏剧化的治疗方式是阴蒂切除术（clitoridectomy），通过手术切除阴蒂，这一手术在19世纪中期实施，但很快在激烈的反对声浪中终止。虽然在统计上歇斯底里症的发生率可能很小，但它的象征意义已经得到了很大的重视，这是一种强制执行带有意识形态的外科手术，以消除女性的性快感，将她们的性行为仅限于生育。在美国和英国，也执行了数千例卵巢切除手术。

对妇女来说，生殖也不一定是最安全的领域。事实上，19世纪的精神病学家将女性精神错乱与生命周期中的生物学"危象"联系在一起，即青春期、怀孕、分娩和更年期。所谓的"产褥期疯癫"（puerperal insanity），包含了发生在孕妇和新手妈妈身上的各种疯癫。这个诊断标签似乎涵盖了一系列症状，从短暂的神经不安到剧烈的躁狂。尽管如此，它却被视为女性内在生理缺陷、神经系统脆弱以及生殖器官不可预测的表现。母亲身份是维多利亚时代女性气质的核心，无法适应母亲的需求，则意味着无法履行一个女人最重要的生命任务。

母亲身份在意识形态上的中心地位也使避孕成为了一个问题。虽然医生在发放避孕用具（如膜）方面发挥了一定的作用，但业内人士大多拒绝参与，认为计划生育是一种"不当的"医疗追求。这在一定程度上是一种道德上的担忧，因为在当时避孕是声名狼藉的，尤其是避孕套，而且天主教会强烈反对"人工"节育。医生们还抱怨说，由于技术上缺乏挑战性，他们的职业地位可能会被削弱。一些人甚至警告说避孕会带来生理上的危险。除了医生的角色之外，最近学术界甚至对男性角色和态度欠缺分析的状况进行了批判。女性一直被牢牢地置于中心位置，女性知识网络也被予以了严格的审视，部分原因是资料来源丰富，但也因为人们（错误地）认为女性扮演了核心角色。这种性别失衡已开始被推翻，因为人们知道，男性能够获得更多的性信息，在讨论它时也更自在。

当然，避孕并不总是能够成功的，也可能会导致意外怀孕。虽然到1900年，堕胎通常是非法的，除非是为了挽救母亲的生命，但妇女似乎经常会在"胎动"（感觉胎儿在子宫内的运动）之前寻求药物"带来"月经，并且几乎没有道德上的不安。避孕和早期堕胎通常与生育调节有关。随着孕周的增加，女性会转而寻求危险的非法堕胎、购买江湖医生宣传的堕胎药或试图自我诱导堕胎，由此可见女性的绝望。一些妇女会死于感染或失血过多，另一些则导致终生不育，许多人因此而住进了医院，成为了医学问题。堕胎也因阶级偏见而四分五裂。若可以负担得起，她们通常会找到医生，医生会为"治疗性"地终止妊娠找到理由，尽管是秘密的。由于堕胎无法摆在阳光下，因此极难重建堕胎的统计数据。尽管各国的法律不尽相同，但对非法堕胎进行审判的证据更多，例如，在英格兰，妇女不怀孕会被起诉。妇女经常会成为堕胎的受害者而不得不接受治疗，这给医生提供了避免介入的另一个理由。

19 世纪的婚姻和孕产妇框架一直延续到了 20 世纪，女性性学便被蕴含在这一框架之内。然而，第一次世界大战对此产生了一些影响，很多工作机会，更多的休闲时光以及父母控制的下降都是影响因素。不过，出生率的下降、高婴儿死亡率、战争当中大量年轻男性的丧失这些因素都助长了对"民族自杀"的恐惧，鼓励生育的国家政策开始席卷整个欧洲。越来越多的中产阶级妇女开始追求更高的学历，批评者认为这一点干扰了她们的母亲身份。这些年也可以看到"业务妓女"的数量在增加，这个专业术语指的是免费发生婚前性行为的妇女们，其中显然透着一种恐惧感。而这种忧虑也提示，能保留贞洁的处女和生育能力仍然是女性资源的褒奖，越来越多的性试验得到了越来越多的科学证据，也使一些学者将这几十年称为"第一次性革命"。

然而，任何关于"革命"的证据都必须与这个时期性不满的证据相对照，英国节育先锋玛丽·斯特普斯（Marie Stopes，1880—1958 年）收到了数千封信件。这些信件揭露了两次世界大战之间许多对性的不满和无知，这鼓励斯特普和她的美国同行玛格丽特·桑格（1879—1966 年）为争取生育控制而奋斗，她们希望通过节育降低穷人和不适者的生育率，而使大众获得更好的健康和幸福，以提高种族质量。两位女性都就此发表了教育小册子，即桑格的《家庭限制》（*Family Limitation*，1914 年）和斯特普斯的《明智的父母》（*Wise Parenthood*，1918 年），并同时在各自的国家建立了节育诊所。她们想要揭露性无知的热情，与当时的医学界形成了鲜明的对比，医学界认为传播这种知识既是危险的，又具有极大的煽动性。然而，历史学家认为，这种知识的传播实际上滋生了对性的不满，因为它导致女性的期望超过了维多利亚时代的祖先，而这种期望并没有得到满足。尽管如此，在大西洋两岸，女性性解放仍在继续，在两次世界大战期间，婚前性行为的比率几乎翻了一番。诸如阿尔弗雷德·金赛（Alfred Kinsey，1894—1956 年）等性学家所认为的，女性的性自由不仅要归功于斯特普斯等性现代主义者的工作，还要归功于反对卖淫的"纯洁"运动和女权运动，这些运动鼓励男性在求爱和婚姻中寻求性的满足。

男性性行为

阿克顿对男性性行为的看法比对女性的看法更具有维多利亚时期医学专业的典型特征。他的著作表明了一种明显的对立，一方认为男性的性冲动是一种强大的、不可避免的生理过程，而另一方认为这一过程需要自我控制，以防精液遗失而使人衰弱。对于 19 世纪的医生来说，身体构成了一个固定的性能量蓄水池，如果浪费了，就永远无法补充。过度的性行为和手淫会冒着体力和智力下降的风险，耗竭身体的储能。这种医学观点认为男性性行为是对身体和精神的一种威胁，尽管程度与女性不同。男人应该为自己的阳刚之气感到骄傲，但最理想的情况是将其导引到负责任的婚姻关系中。

到 20 世纪早期，性作家们谴责男人在婚床上的无知和自私，并强调相互愉悦是最终的目标。虽然男性的性行为通常被描述为性欲泛滥，但男性的性焦虑和"新婚之夜阳痿"似乎已经很普遍了。医生试图通过教育他们如何满足自己的配偶，而哄骗他们摆脱性压抑和缺乏体贴的压力。荷兰妇科医生西奥多·亨德里克·范德维尔德（Theodoor Hendrik Van de Velde，1873—1937 年）的《理想婚姻：生理学和技术》（*Ideal Marriage：Its Physiology and Technique*）广为流传，试图对已婚夫妇进行性解剖学和性技巧的教育。

在 18 世纪早期，西方对"手淫"潜在的有害影响产生了恐惧，这一行为被广泛称为"女奴主义"（onanism）。这个名字来自《圣经》中的人物奥南（Onan），奥南为了避免让他哥哥的遗孀怀孕而"把精液射在了体外"（性交中断）。奥南体现了基督徒对非生育性交的憎恶。事实上，一些教会人士更喜欢强奸，认为强奸更有可能繁衍后代。还有一些人认为手淫是同性恋行为的前兆。在维多利亚时代围绕"孤独恶习"的道德恐慌，反手淫文学蓬勃发展，达到了高潮。医生为"精漏症"（spermatorrhoea）的危险做出了警告。这是一种病态的精液排放，精液性命攸关，消耗无度会导致严重的身体衰弱和精神错乱。夜遗也有类似的病理变化。焦虑的男人迫不及待地想要峻猛的外科手术，服用镇静剂等药物治疗，戴尖刺项圈以防止不必要的勃起以及包皮环切。尽管存在双重标准，但并非只有女性的性行为在遭受医生的荼毒。

然而，对生育后代的最终威胁是同性恋，这是一种被视为病态的性取向，对国家构成威胁，或者两者兼有。

精神病学家对同性恋是先天的还是后天的展开了争论，并提出了"治疗"策略，包括厌恶疗法、雌激素治疗和阉割。在某些方面，同性恋的医学化以及同性恋从"原罪"到"犯罪"的重新概念化，带来了更严厉的监察和司法审查，颇具讽刺意味的是，一些著名的性学家对同性恋法提出了抗议。英格兰医生哈夫洛克·埃利斯（Havelock Ellis，1895—1939 年）对英国 1885 年刑法修正案（Criminal Law Amendment Act）拉布谢尔（Labouchère）修正案提出了挑战，该修正案将成年男性之间的"严重猥亵"行为定为犯罪，爱尔兰剧作家奥斯卡·王尔德（Oscar Wilde，1854—1900 年）是根据该法律被监禁的。奥地利精神病学家理查德·冯·克拉夫特 - 埃宾（Richard von Krafft-Ebing，1840—1902 年）的《性精神病态》（*Psychopathia Sexualis*）通常被认为是同性恋病理化的经典性学著作。事实上，他对德国反对第 175 条的运动予以了支持，该条款惩罚了男人之间的"非自然的"性交。

在纳粹德国，同性恋遭受到了严重的迫害。纳粹谴责同性恋是对国家的威胁，同性恋使男人变得娘娘腔和阳痿。希特勒政权加强了第 175 条，派遣警察突袭同性恋俱乐部，并下令对被控性犯罪的人进行强制阉割，其中包括同性恋行为。估计有 1 万名同性恋者被送往集中营，他们被关押在最差的监狱里。纳粹只是一个极端的例子。欧洲和北美当局由于担心男同性恋会使男子气概堕落，也动用了立法机关。德国的反同性恋法和大多数欧洲国家一样，并没有扩展到女同性恋者，因为这些女性仍然可以生育。

第二次世界大战可以说是一个关键的转折点，在警察和医疗监视下，居住在城市的同性恋者越来越容易被发现，也越来越容易受到伤害，包括麦卡锡主义也试图阻止同性恋渗入权力阶层。这种新的可见性也联合各方力量，开始向政府施压，要求改革同性恋法。尽管英国沃尔芬登委员会（British Wolfenden Committee，1954—1957 年）建议将成年人之间的同性恋行为非罪化，但其诉讼程序是在医疗监管框架下进行的。该框架继续将男同性恋病态化，其受到同性恋精神病学解释的严重影响。事实上，"治疗"同性恋的尝试在 20 世纪 70 年代的英国达到了顶峰，尽管 1967 年的《性侵犯法案》（*Sexual Offences Act*）将英格兰和威尔士成年人私下里的同性恋行为合法化。直到 1973 年，美国精神病学协会广泛阅读的手册《精神疾病诊断与统计手册》（*Diagnostic and Statistical Manual of Mental Disorders*）才将"同性恋"剔除出诊断类别，甚至它还遭到一些精神病学家的强烈反对。在欧洲，更广泛使用的国际疾病统计分类直到 1993 年才省略了"同性恋"一词。事实上，2009 年的一项研究发现，"相当一部分"的英国心理健康专业人员仍然在提供治疗，将客户的性取向从同性恋改变为异性恋，尽管这种治疗可能会产生有害影响，而且明显缺乏证据证明其有效性。

性 病

人们认为，围绕性传播疾病的社会和政治关切，既反映又加强了社会有关性和疾病最基本的假设和恐惧。早期的历史对这些疾病的起源进行了激烈的争论，尤其是梅毒。它是否从史前时代就存在了呢？如古希腊希波克拉底所描述过的症状，或者是圣经中提到的症状？抑或者更近期的骨骼分析所提示的那样？考虑到 15 世纪后期毁灭性的梅毒流行病突然席卷西欧，它是哥伦布发现美洲所带来的一种新世界疾病吗？疫情的严重程度在医生和普通人中引起了相当大的恐惧，并对其起源引发了各种揣测。由于没有确凿的证据，梅毒伴随而来的痛苦、残疾和死亡又深入人心，每个国家都急于把责任归咎于其他国家。因此，它对法国人来说是"意大利病"，对意大利人来说是"法国病"，没有一个国家愿意承认它是自己的。

然而，到 19 世纪早期，性病不再是一种主要的排外性疾病。一种新的传播媒介取代了外国人——女性。随着发病率的显著增加，妓女作为性放纵和性变态的明显标志，成为了道德和公共卫生关注的焦点。医学明确指出了妓女和性病之间的联系，并主张医生应在妓女和性别的控制中发挥主导作用。正如一位苏格兰外科医生所写的那样："医务人员必须与警察一起处理这一肮脏、世风日下的工作。他们必须手里拿着窥镜，从一家妓院转到另一家妓院。"随着诊断信心的增强，医生们开始寻找性病的迹象，但更普遍的是寻找身体的缺陷，即她们与"正常"女性区别开来的"污点"。到19世纪后期，人类学思想将这种身体异常描述为更原始进化阶段特有的返祖迹象。

女权主义者试图谴责男性是造成这种种族退化的原因，并将性病描述为男性性伪善的结果，而不是女性的乱交。社会纯洁主义者将双重标准和商业性行为视为家庭生活的主要污染物，妓女的嫖客污染了家庭。尽管如此，焦点仍然主要集中在女性身上，甚至是在丈夫挥霍无度、"无辜"的妻子把先天缺陷传染给她的孩子时。定义"妓女"的困难只会使控制更多妓女变得合法化。到20世纪早期，"业余"妓女被认为是性病的新源头。她们来自社会各个阶层，往往更年轻，最令人担忧的是，她们没有商业动机。到了20世纪中叶，"业余"女孩成了"轻浮"女孩。强制策略被继续使用，来治疗和改良这些"问题"女孩。尽管人们对其有效性的怀疑不断积聚，但很久之后，各类诊所依然在提供诸如尿道冲洗之类的惩罚性治疗。医学信仰和行为仍然受到强有力的社会和道德准则的约束。

战争对监视和管制女性性行为产生了特别强大的影响，因为人们认为性病和卖淫之间存在着联系，士兵和妓女来往过密，保家卫国的人有必要保持身体健康。受欧洲管制制度的启发，再加上医疗军事体制的支持，英国人民对皇家军队中诊断出的大量性病（且不管诊断是否准确）病例深感忧虑，由此导致了19世纪60年代臭名昭著的《传染病法案》（*Contagious Diseases Acts*）的颁布，强制指定港口和驻军城镇的妓女接受医疗检查。如果发现这些妇女感染了性病，她们将被监禁，直到得到治疗和治愈。这些法案被历史学家广泛地讨论，为其他国家树立了榜样，并在法律中植入了妓女的身体天生有病的观念。

虽然这些法案在英国及其殖民地的应用并不普遍，但引发了广泛的争论。一些派别欢迎这些措施，甚至主张扩大这些措施以保护平民。其他人则大声反对，尤其是女权主义者。他们认为该法案在不受惩罚地对待男性的同时，却贬低了女性。约瑟芬·巴特勒（Josephine Butler，1828—1906年）巡游英国，抗议警察外科医生对妇女的"手术强奸"，并要求建立一个单一的道德标准。公民自由主义者反对不经审判就对妇女进行的残酷检查和监禁。一些医生也质疑通过只治疗一半人口来治疗某种传染病的尝试。这些反对意见催生了一场反对国家管制卖淫的国际废除主义运动。到19世纪80年代，废除该法案的运动发展成了一场群众运动，并于1886年被废除。

然而，对于女性性行为造成男性部队潜在污染的深切关注仍然存在。第一次世界大战期间，出于对国家效率的关注，人们抱怨说"生病的妇女，正埋伏着等待干净的年轻男子，来为他们的国家献出生命"。1918年，《英国国土防卫法》（*British Defence of the Realm Act*，DORA）又对妇女施加了一剂压迫性的规定，规定患有性病的妇女不得与武装部队的任何成员发生性关系。遭到这一诉讼的妇女将被押送进行医疗检查。这又是一次因男女性行为对女性的惩罚，俨然是《传染病法案》噩梦的重演，故遭到了同样广泛的抗议。随着 600 万新近获得选举权的女性选票岌岌可危，因此，伴随着战争的结束，颁布 40 天的《英国国土防卫法》便被撤销了。

性病学作为一门医学专业，后来被重新命名为"生殖 - 泌尿医学"，其地位一直很低。患者也被许多医院排斥，因为医生似乎不愿意处理"罪恶的代价"。此外，许多男性寻医问药时，更愿意去找江湖郎中，因为江湖郎中往往会信誓旦旦地夸夸其谈，对性病和男性性焦虑（如阳痿）会药到病除。20 世纪 40 年代，盘尼西林（即青霉素）的大规模生产和供应，似乎最终标志着性病的终结。然而，在短短几十年后，一种新的疾病再次给性行为笼罩上了世界末日般的阴影，梅毒似乎变得微不足道。1988 年，在 138 个国家报告了艾滋病病例，估计有 1000 万人被感染。人们很快发现，艾滋病是经由人类免疫缺陷病毒（HIV）传播的。这种疾病通过性接触或受感染的血液感染，人体免疫系统会遭到打击，造成严重的发病率和高死亡率。

在艾滋病和性病之间有许多历史上的相似之处：首先要确定疾病的起源及其主要传播媒介；从道德上区分"无辜"和"有罪"的受害者；个人自由和公共利益之间的根本冲突在官方对疾病的反应中得到了体现。从一开始，人们就认为找出是谁造成了这场性末日是至关重要的。关于艾滋病起源于非洲"黑暗大陆"的指控，使得"原始的"和"放肆的"种族刻板印象重新复活，尽管其他人反驳说这种致命的病毒是细菌战的一种形式，是美国企图降低非洲出生率上升的方式，但仇外宣传企图污蔑其他种族的性取向。一些德国人呼吁对外国人进行艾滋病筛查，而法国国民阵营（French National Front）则利用该疾病进行了移民限制活动。

除了黑人移民，妇女被认为是对健康的潜在威胁，特别是妓女，因为她们对白人男性构成的威胁，黑人女性被指责为是艾滋病婴儿的不负责任的母亲。然而，与一个世纪前的性病不同，这两个群体都没有被描述为主要的传播媒介。科学家最初将这种疾病定义为"同性恋相关的免疫缺陷综合征"（媒体将其翻译为"同性恋瘟疫"），并认为是同性恋的生活方式造成了人体免疫系统超负荷，艾滋病不过是对非自然性行为的生理抗议。这样的声明重新唤起了人们对这个社群的恐惧和怨恨，而他们才刚刚获得了稍许的解放。艾滋病病毒又出现在了另一个不正常的少数群体——注射毒品使用者身上，这进一步证明，大多数人口并没有感染艾滋病的危险，艾滋病是大自然对社会不愿遵守上帝规则的报复。当代人在表达自己的文化价值观时，描写了一幅有关艾滋病的画面，艾滋病在力求减少随意性对病人所造成的威胁。

把艾滋病吸进这些特定的机构，似乎证明了大西洋两岸对异性恋者和自由放任政府的"照常经营"政策是合理的。到 20 世纪 80 年代后期，对白人异性恋风险的认识引发了国家、科学和公共卫生在检测、管理、教育和预防方面的重大参与。尽管如此，艾滋病仍然为保守派提供了排斥边缘群体的正当理由。对有罪和无罪的表述进行了修订，保留了对那些种族和性取向与他们的疾病无关的"受害者"的同情。虽然抗反转录病毒药物已经在减缓感染进程方面取得成功，但其数量之大仍然令人担忧。到 2008 年，世界卫生组织的数据显示，全世界有 3300 万人感染 HIV，仅这一年就有 200 万人死于这种疾病。

性的科学

从 19 世纪中期开始，在多学科的合作之下，性差异进入科学研究的范畴。这些"性学家"试图给性"类型"贴上标签并分类，"同性恋"和"施虐"等术语进入了科学话语。维多利亚时期，性科学似乎开始将"越轨行为"病态化，并维护其体面的界限，这种被视为是正常行为的变异迅速成为关注的焦点。历史学家注意到性学的医学化倾向：它有意无意地试图用更多的医学或心理类别，如"堕落""疾病"和"疯癫"，取代"罪恶"和"过度"等较老的道德类别，并建立潜在的病因。变态（Perversions）成为具有遗传倾向的一种生理或心理缺陷问题，而不再是道德的瑕疵，这类问题需要扩大医生的职权范围。是什么促使性学家们这么做，人们对此进行了热烈的讨论。对性科学家的解释范围很广，从作为启蒙、甚至解放的代理人的性科学家，到作为压抑的执行者。当然，他们并不只用一个声音说话，他们的研究结果可以被用来削弱和加强传统的性界限。有一点很清楚，性学家并不是像一些人所宣称的那样，只是作为事实和中立的观察者来调查性行为。他们既是描述者，又是裁判员。

至于性学的起源，一部分要追溯到维多利亚时代英国的威廉·阿克顿。他在 1857 年出版的《生殖器官的功能和紊乱》（*The Functions and Disorders of the Reproductive Organs*）一书自 20 世纪初至今一直都是英国最重要的性学著作之一，尽管部分原因是其竞争者的确寥寥无几。他的继任者是内科医生哈夫洛克·埃利斯（Havelock Ellis），他的学术著作出版昂贵的限量版，以确保它们能被"合适的"人获得。这种"体面"（Respectability）与"外国人"的产出形成了对比，比如奥地利精神病学家理查德·冯·克拉夫特-埃宾（Richard von Krafft-Ebing）。他的百科全书式著作《性精神病态》（1886 年）命名并对从通奸到兽奸等一系列性侵犯行为进行了分类，尽管偶尔会象征性地用拉丁语作为修饰语。埃利斯的《性心理学研究》（*Studies in the Psychology of Sex*，1897—1828 年）基本延续了这一趋势。最重要的是，埃利斯将"越轨"类型定位于正常连续性行为的极端，从而将施虐癖描述为男性攻击的一种夸张形式，而异装癖则是异性恋者对女性过度的爱。正如他自己所暗示的，他所关注的"正常"性行为只不过是社会定义的"正常"。

到 20 世纪中期，性学的研究中心已经转移到美国，主要是通过生物学家阿尔弗雷德·

金赛（Alfred Kinsey）和更注重实践的"性治疗师"威廉·马斯特斯（William Masters，1915—2001 年）、弗吉尼亚·约翰逊（Virginia Johnson，1925—）的贡献。金赛对男性和女性性行为的调查分别于 1948 年和 1953 年发表。根据"金赛性学报告"显示，同性间的吸引力和性行为比之前想象的要高得多，这让那些试图纠正第二次世界大战对性别规范和家庭稳定的腐蚀性影响的人感到恐惧。他被保守的道德家斥为学术偷窥狂，但他爆炸性的发现却对西方社会价值观产生了深远的影响。敬畏上帝的理想和实际的性行为之间的鸿沟似乎比以往任何时候都要大。然而，至关重要的是，金赛非常小心地描绘了性欲的流动性，而不是使用诸如"性冷淡"和"性过度"这样的词语，或者采用狭隘的刻板的类别，如"异性恋"和"同性恋"，经常被翻译成"正常"和"不正常"。

总的来说，一群特殊的跨国个体吸引了性学研究的注意。一个年轻人和一个女同性恋结婚，之后他因无法理解的性冲动而备受折磨，充满了内疚，埃利斯受此吸引而踏入了性学。已婚妇科医生范德·维尔德（Van de Velde）在与一名已婚病人私奔之后，进入了这一专业，这一丑闻迫使他离开了荷兰。植物学家"知心大妈"玛丽·斯特普斯（Marie Stopes）声称，她自己对性的无知促使她写出了自己的第一本书《已婚的爱》（*Married Love*，1918 年），并将毕生精力用于改善婚姻幸福，据说她在婚后一年多才意识到自己的婚姻并不圆满。

不过，也有人对斯特普斯是否像她所描述的那样对性生活一无所知提出了质疑，毕竟她曾暗示自己在那段婚姻之前有过对同性的性吸引，并可比第二次婚姻保持"开放"状态。一层虚假的天真面纱可能有助于保护她女性的谦逊，就像性学家对科学资格的合法一样。埃利斯策略性地完成了医学院的学业，这使得他的著作具有一定的权威性，而非为了行医。半个世纪后，威廉·马斯特斯（William Masters）在开展人类性学的研究之前，曾被建议在另一个领域建立一个科学家声誉。这一步也颇有讽刺意味，因为性学家从未真正被主流科学所接受。一位性学家的命运往往是职业上被孤立、背负公众的恶名，甚至被起诉。1899 年，埃利斯建议他的同事们，如果他们遇到"没有比冷漠更糟糕的事情"，就应该满足。前一年，他的《性心理学研究》（*Psychology of Sex*）第一卷被指控淫秽，没有一个医生愿意为这本书辩护，尽管他们承认了这本书的医学水平。半个世纪后，由于公众的愤怒、当权派的愤怒和冷战的偏执，洛克菲勒基金会终止了对金赛研究的资助。

明确地说，医学在性学学科创立和研究结果传播方面的作用是模糊的。当医学对人体的理解越来越复杂时，性器官在很大程度上却被忽视了。在医学课程中，性只是一个模糊的概念。在英国，直到 20 世纪 20 年代，才开始有人教授性病学，直到 30 年代后期，才开始有人教授计划生育。这些领域的地位是最低的。随着生化分析等方面的科学进步，性研究越来越脱离生命体。此外，大多数临床医生同意，虽然他们需要一些性解剖学和性行为方面的知识，但他们的研究结果不应向外行人传播。正如《英国医学杂志》（*British Medical Journal*）联系克拉夫特-埃宾的工作所注意到的："医生必须研究许多道德上令人厌恶的课题，但是，这类课题呈现在公众面前越少越好。"

　　尽管不愿与公众分享性知识，但性学和性教育之间有着千丝万缕的联系，是无法割裂的。至少从启蒙运动开始，特别是从 19 世纪晚期到义务教育和大量教材的出版，性教育是引导儿童长大成人过程中的一部分。这两项努力都可以看作是对管制性活动和建立性规范的尝试。两者也被认为极具争议性。性教育政策的制定代表了国家、教师和家长之间相互竞争的意识形态之间长久的冲突。尽管人们普遍认为提供性教育的责任在于家庭，如在 20 世纪 40 年代，大众观察运动中"小金赛"性学调查就证明了这一点，但许多父母仍然不愿意向他们的子女提供"生命事实"，而孩子们往往也接受了父母的这种不情愿。性教育在学校课程中往往被边缘化了。因此，在整个欧洲和北美，医疗行业、教堂和志愿组织（如纯洁运动者）等其他机构，或行差踏错，或被哄骗进入了这个行列。但是，在妥善分配责任时，各方又发生了进一步的冲突。

　　此外，该书的内容仍然存在争议，为更广泛的关于性和童年的社会焦虑提供了焦点。当时的社会担心阅读克拉夫特 - 埃宾和金赛著作有害于社会，害怕性知识的潜在有害影响，特别是性早熟。并非所有的性知识都被认为是良性的，特别是那些商业或"低俗"的来源，这些可能反而会鼓励淫欲和腐败年轻人的天真。仅仅是对不端庄行为或性疾病的意识就可能造成污染。

　　尽管医生们在 20 世纪的性教育中扮演着越来越重要的角色，但生物学的内容和"科学事实"可能仍然被牺牲了，取而代之的是一种旨在灌输恐惧的策略。到了 20 世纪后期，主流话语仍然是关于风险的，而不是关于快乐的。一般情况下，避免谈及性行为的"机制"，而倾向于解决与青少年性化有关的问题，包括性传播疾病、少女怀孕和对道德品质的损害。女性主义历史学家也强调了性教育的性别本质，性教育传递和内容的性别区隔，加强了"将妇女锁在母性和家庭角色中"的意识形态进程。

　　鉴于官方认可的性教育存在这样的缺陷，史学开始考虑那些不那么"官方"的性知识传播方式，尽管这是一段特别有问题的历史。杂志、色情、电视节目、同辈群体的互动（"在车棚后面"获得的信息）以及最近的互联网都可能塑造了性知识。青年获得知识的过程、他们实际知道些什么以及知识如何影响行为等问题仍然存在。就连学校性教育的具体内容，在许多地区都是个谜，更不用说操场上各种粗鄙的交流了。如果能找到原始材料，还有很多地方需要探索。

自由的社会

　　20 世纪最流行的文化刻板印象之一是，20 世纪 60 年代见证了一场"性革命"，一场围绕性、毒品和摇滚的放纵狂欢，其中主要是性。大众媒体越来越生动地描绘了一个裸体和自由恋爱的世界。新生的自由社会很大程度上是以妇女为中心的。随着女性的性感从男性定义的令人窒息的维多利亚束缚中释放出来，文胸被烧毁，裙边变短。性调查显示了公众态度和性行为本身的巨大转变，或者更确切地说，它们揭示了传统道德和个人行为之间的明显差异。这种行为可能有几个来源。围绕性学研究的宣传也许鼓励了实验，或者让"越轨者"相信他们不是一个人。性改革运动开始对社会生活产生影响。一些国家放松了其限制性立法，包括管理同性恋和堕胎的立法，因为政府感到压力，它们不得不承认生活方式和容忍度在发生改变。

医学发展起到了至关重要的作用。用抗生素治疗性病的成功促进了一种更加滥交的生活方式。最重要的是，口服避孕药使插入性行为与生殖分离，并破坏了婚前对贞操的需要。对于这种发展是否真的解放了女性，学者们存在着强烈的分歧，负面评价认为，女性不再有借口说"不"，避孕技术只是让男性更容易得到女性。尽管如此，避孕药显然是性行为革命的中心。

自 1960 年避孕药上市以来，女性很快就接受了它，但最初许多医生出于道德的考虑，反对开口服避孕药的处方。历史学家认为，避孕药打破了大西洋两岸的医疗阻力和避孕"医学化"。避孕药无疑将避孕置于更科学的水平上，因为特定的激素剂量需要测量，所以只能通过处方来获取。服用避孕药需要进行定期检查，部分人认为这是负责任的预防性药物，而另一些人则抱持着一种更为愤世嫉俗的看法，认为这是医生对"完全健康"的女性生殖器官进行的不必要检查。

另一个重要的生殖健康发展是西方堕胎法的自由化。1967 年，《英国堕胎法》（*British Abortion Act*）标志着这一趋势的开始，在孕妇或她现有的孩子面临的风险大于堕胎的情况下，堕胎合法。但是，需要 2 名医生证明适当的适应证存在，因此该法未能满足女性组织让女性自己决定的愿望。许多产科医生和助产士最初非常憎恨这个新的职责，不仅因为它对妇科资源产生的压力，还因为他们认为堕胎与他们为世界带来生命的职责背道而驰，但医生很快就接受了在堕胎决策过程的控制。英国与包括美国（1973 年）在内的许多国家的堕胎法的不同之处在于，英国妇女在怀孕早期没有"选择权"。女权主义分析一直高度批评英国的堕胎条款使妇女依赖于医疗裁量权，尽管承认这使堕胎去政治化，与美国激进的"反堕胎者"形成鲜明对比。

任何关于"性革命"的讨论都必须嵌入更广泛的政治背景中，将性行为的解放与公民权利和社会正义运动联系起来。社会自由度也带来了重要的社会和人口转变。在 20 世纪 60 年代和 70 年代，在二战后数年的"婴儿潮"之后，平均结婚年龄开始上升，离婚率上升，出生率开始下降，欧洲、北美和大洋洲都呈现这一现象。男性和女性在生活中的大部分时间都是单身，这意味着巨大的性市场。

一些历史学家质疑"革命"一词的适用性，认为它要么夸大了变革的深度，要么给人一种直接解放的误导性印象，而事实上，这几十年标志着各种相互竞争的性议程的出现。其他学者对性变化的确切年份提出了质疑。学术批评在较小的程度上集中于地理的多样性。不同的国家发现自己处于性变化的不同阶段，许多国家处于英国和美国的阴影之下。在中美洲和南美洲的大部分地区，堕胎仍然是非法的，直到 20 世纪 80 年代末，避孕药才被引入俄罗斯，而在印度，同性恋直到 2009 年才合法化。甚至在美国和英国，地区研究开始发现，性别变化的时间在不同地区之间有很大的差异。

20 世纪 60 年代和 70 年代被广泛地讽刺为性解放的时期，而 80 年代和 90 年代往往被描述为反弹和报复的时期。这在很大程度上可以归咎于致命性疾病艾滋病的出现，它大大加剧了对性的现有恐惧，无论是真实的还是想象的。放纵的代价也体现在性传播疾病、少女怀孕和离婚的比率上升。保守派将这种普遍存在的"道德堕落"作为证据，敦促人们回归健全的道德价值观，并加强对性变态行为的监管。然而，到目前为止，新的性保守主义运动只取得了非常有限的成功，在我们周围的西方世界，仍有迹象表明性解放仍在继续。性，无论是异性恋还是同性恋，都变得更加明显和外放。以前认为不可接受的生活方式已经变得越来越普遍。无论人们是否更频繁地从事性活动，可以说，一旦脱离了婚姻和生育的终身承诺，性交的意涵无疑就变得不那么重要了。家庭可以说是一个更具流动性的群体，不再由婚姻、异性恋养育和合法生育来定义。社会评论家仍在争论这些变化在多大程度上是进步或堕落的标志。

结　论

在过去的一个世纪，性科学已被明显地"医学化"，但它仍然游离在合法的研究和哗众取宠之间。人们一直怀疑，探讨性有关的问题多少会玷污职业体面，而公众也一直在质疑将性行为病态化和"治疗"的医疗动机。虽然许多医生现在接受了自己作为生殖健康领域"看门人"的角色，但一些医生仍然对被要求在只有他们自己的原则指导下做出复杂的非医疗决定表示质疑，这种不适感在志愿组织中也有反映。在很大程度上仍取决于寻求医疗建议的社会环境以及围绕性的医学和道德话语的持续合流。

堕胎和不孕症服务仍然是存在"邮编幸运医疗（在英文中，指能得到的医保程度或方式取决于居住的地区）"的地域差异的，而子宫颈检查和避孕等服务经常被外包给专业诊所和志愿机构，许多选择这些诊所而不是家庭医生的妇女对此深表支持。对于性教育的内容和实施，仍然难以达成共识，对于如何解决少女怀孕、堕胎和性传播传染病等所谓的"流行病"，也是如此。医学和世俗观念继续把性与危险和污染混为一谈，并将危险或反常行为与特定的身体联系在一起，显示出强烈的厌恶女性、恐同和仇外倾向。虽然我们已经摆脱了维多利亚时期婉言的统治，诸如性的"社会疾病"，卖淫的"社会罪恶"，手淫的"孤独恶习"，但抑制和无知仍然存在，讽刺的是，性意象和语言在流行文化中似乎是无处不在的。然而，毫无疑问，较大程度上由于志愿机构的勇气和毅力，较小程度上是通过医疗和科学的贡献，使这一切取得了解放性的进步。值得注意的是，由于医务人员的参与，一些志愿机构的活动和地位已大大提高。

虽然性学史现在正蓬勃发展，但早期学者对越轨和边缘化的痴迷才刚刚被替代，允许对更"主流"的态度和行为进行考量。尽管这种研究早就应该开始。随着人们意识到女性并不是唯一性别化的对象，对异性恋男子气概的历史洞察也补充了对女性性行为的关注。我们需要更多地讨论实际的性行为，而不只流于意识形态、政策和表现。早期对中产阶级性行为的关注需要转移到工人阶级，因为适当的来源可能揭示一个与维多利亚主义非常不同的故事，甚至会发掘几场性革命。口述证词在开辟新途径或挑战现有记录方面可能具有特殊的价值，尤其是在数据保护和信息自由立法（Freedom of Information legislation）给当代历史学家在获取敏感档案材料方面造成严重困难的时候。

从地理上看，我们可以看到更详细、更基于语境的性微观历史，这将为我们提供新的视角，并鼓励我们勇于尝试比较史的研究。这两种方法都是对都市研究偏颇优势的告别。这种创新研究可能会在强硬的理论方法和经验主义方法之间提供一种更为共生的关系。性历史学家还应考虑他们的研究视角将如何有助于决策者制定当前的性健康政策。鉴于历史学家们通过性的棱镜来探索广泛的社会、文化和政治问题，他们所要解决的问题无疑将为现代西方社会提供越来越多的资鉴。

（苏静静 译）

参考书目

CLARK, ANNA, *Desire: A History of European Sexuality* (New York/London: Routledge, 2008).

DAVIDSON, ROGER, and LESLEY HALL (eds), *Sex, Sin and Suffering: Venereal Disease and European Society since 1870* (London/New York: Routledge, 2001).

FOUCAULT, MICHEL, *The History of Sexuality: An Introduction*, trans. Robert Hurley (London: Penguin, 1990).

GARTON, STEPHEN, *Histories of Sexuality: Antiquity to Sexual Revolution* (London: Equinox, 2004).

HALL, LESLEY, *Sex, Gender and Social Change in Britain since 1880* (Basingstoke: Palgrave Macmillan, 2000).

Houlbrook, Matt, and H. G. Cocks (eds), *Palgrave Advances in the Modern History of Sexuality* (Basingstoke: Palgrave Macmillan, 2005).

Laqueur, Thomas, *Making Sex: Body and Gender from the Greeks to Freud* (Cambridge, MA/London: Harvard University Press, 1990).

McLaren, Angus, *Twentieth Century Sexuality: A History* (Oxford: Wiley-Blackwell, 1999).

Nye, Robert (ed.), *Sexuality* (Oxford: Oxford Paperbacks, 1999).

Sauerteig, Lutz, and Roger Davidson (eds), *Shaping Sexual Knowledge: A Cultural History of Sex Education in Twentieth Century Europe* (London/New York: Routledge, 2009).

Weeks, Jeffrey, *Sex, Politics and Society: The Regulation of Sexuality since 1800*, 2nd edn (London: Longman, 1989).

注释

(1.) Vern Bullough, 'Sex in History: A Virgin Field', *Journal of Sex Research*, 8 (2) (1972), 101-16.

(2.) Keith Thomas, 'The Double Standard', *Journal of the History of Ideas*, 20 (2) (1959), 195-216.

(3.) Steven Marcus, *The Other Victorians: A Study of Sexuality and Pornography in Mid-Nineteenth-Century England* (London: Basic Books, 1966).

(4.) Michel Foucault, *La volonté de savoir* (1976), translated as *The History of Sexuality*, vol. 1 (London, 1978).

(5.) Michel Foucault, *Discipline and Punish: The Birth of the Prison* (London, 1977).

(6.) Gerald McKenny, *To Relieve the Human Condition: Bioethics, Technology, and the Body* (Albany: State University of New York Press, 1997), 205.

(7.) Lesley Hall, 'Sexuality', in Chris Williams (ed.), *A Companion to Nineteenth-Century Britain* (Oxford: Wiley-Blackwell, 2004), 432.

(8.) Hera Cook, *The Long Sexual Revolution: English Women, Sex, and Contraception 1800-1975* (Oxford: Oxford University Press, 2004).

(9.) Thomas Laqueur, *Making Sex: Body and Gender from the Greeks to Freud* (Cambridge, MA/London: Harvard University Press, 1990).

(10.) Helen King, *Midwifery, Obstetrics and the Rise of Gynaecology* (Aldershot: Ashgate, 2007).

(11.) Hall, 'Sexuality', 431.

(12.) Lesley Hall, 'The Sexual Body', in Roger Cooter and John Pickstone (eds), *Medicine in the Twentieth Century* (London/New York: Harwood Academic, 2003), 261-75.

(13.) Hall, 'Sexuality'.

(14.) William Acton, *The Functions and Disorders of the Reproductive Organ*, 3rd edn (London, 1861), 101.

(15.) Lesley Hall, '"The English Have Hot-Water Bottles": The Morganatic Marriage between Sexology and Medicine in Britain since William Acton', in Roy Porter and Mikulas Teich (eds), *Sexual Knowledge, Sexual Science: The History of Attitudes to Sexuality* (Cambridge: Cambridge University Press, 1994), 350-66.

(16.) Elaine Showalter, *The Female Malady: Women, Madness and English Culture, 1830-1980* (London: Virago Press, 1987); Jonathan Andrews and Anne Digby (eds), *Sex and Seclusion, Class and Custody: Perspectives on Gender and Class in the History of British and Irish Psychiatry* (Amsterdam/New York: Rodopi, 2004).

(17.) Jeffrey Weeks, *Sex, Politics and Society: The Regulation of Sexuality since 1800* (London: Longman, 1989), 43.

(18.) Hilary Marland, *Dangerous Motherhood: Insanity and Childbirth in Victorian Britain* (Basingstike: Palgrave Macmillan, 2004).

(19.) Kate Fisher, *Birth Control, Sex and Marriage in Britain, 1918-1960* (Oxford/New York: Oxford University Press, 2006).

(20.) Gayle Davis and Roger Davidson, '"A Fifth Freedom" or "Hideous Atheistic Expediency"? The Medical Community and Abortion Law Reform in Scotland, c.1960-1975', *Medical History*, 50 (1) (2006), 29-48, 31.

(21.) Stephen Garton, *Histories of Sexuality: Antiquity to Sexual Revolution* (London: Equinox, 2004), 210-14; Kevin White, *The First Sexual Revolution: The Emergence of Male Heterosexuality in Modern America* (New York: New York University Press, 1992).

(22.) Garton, *Histories of Sexuality*, 212.

(23.) Thomas Laqueur, *Solitary Sex: A Cultural History of Masturbation* (New York: Zone Books, 2003).

(24.) Angus McLaren, *Twentieth Century Sexuality: A History* (Oxford: Wiley-Blackwell, 1999), 138.

(25.) Annie Bartlett et al., 'The Response of Mental Health Professionals to Clients Seeking Help to Change or Redirect Same-Sex Sexual Orientation', *BMC Psychiatry*, 9 (11) (2009), http://www.biomedcentral.com/1471-244X/9/11, accessed 3 August 2010.

(26.) Cited in Linda Mahood, 'The Wages of Sin: Women, Work and Sexuality in the Nineteenth Century', in Eleanor Gordon and Esther Breitenbach (eds), *The World is Ill-Divided: Women's Work in Scotland in the Nineteenth and Early Twentieth Centuries* (Edinburgh: Edinburgh University Press, 1990), 30.

(27.) Lucy Bland and Frank Mort, 'Look Out for the "Good Time" Girl: Dangerous Sexualities as a Threat to National Health', in *Formations of Nation and People* (London: Routledge and Kegan Paul, 1984), 131–51; Mary Spongberg, *Feminizing Venereal Disease: The Body of the Prostitute in Nineteenth-Century Medical Discourse* (London: Palgrave Macmillan, 1997).

(28.) Lucy Bland, 'In the Name of Protection: The Policing of Women in the First World War', in Julia Brophy and Carol Smart (eds), *Women in Law: Explorations in Law, Family and Sexuality* (London: Routledge, 1985), 47.

(29.) Allan Brandt, 'Sexually Transmitted Diseases', in W. F. Bynum and Roy Porter (eds), *Companion Encyclopedia of the History of Medicine*, vol. 1 (London/New York: Routledge, 1993), 576.

(30.) Charles Rosenberg and Janet Golden (eds), *Framing Disease: Studies in Cultural History* (New Brunswick, NJ: Rutgers University Press, 1992), Introduction.

(31.) World Health Organization, http://www.who.int/hiv/en/, accessed 3 August 2010.

(32.) Alfred Kinsey's *Sexual Behavior in the Human Male* (1948) claimed that 37% of males surveyed had climaxed with another male. His *Sexual Behavior in the Human Female* (1953) affirmed that 30% of his female sample had made sexual contact with another female.

(33.) Havelock Ellis, *Studies in the Psychology of Sex*, vol. I (New York, 1937), xxiv–v.

(34.) Cited in McLaren, *Twentieth Century Sexuality*, 108.

(35.) Liz Stanley, *Sex Surveyed, 1949–94: From Mass-Observation's 'Little Kinsey' to the National Survey and the Hite Reports* (London: Taylor and Francis, 1995).

(36.) AnnMarie Wolpe, 'Sex in Schools: Back to the Future', *Feminist Review*, 27 (1987), 37–47, at 38.

(37.) Lara Marks, *Sexual Chemistry: A History of the Contraceptive Pill* (New Haven, CT/London: Yale University Press, 2001), 116–37.

(38.) Sally Sheldon, *Beyond Control: Medical Power and Abortion Law* (London: Pluto Press, 1997), 168.

(39.) Garton, *Histories of Sexuality*, 210–28; David Allyn, *Make Love Not War—The Sexual Revolution: An Unfettered History* (New York: Little, Brown, 2000).

(40.) Beth Bailey, *Sex in the Heartland* (Cambridge, MA/London: Harvard University Press, 1999).

(41.) Cook, *The Long Sexual Revolution*, 339.

(42.) Michael Roper and John Tosh (eds), *Manful Assertions: Masculinities in Britain since 1800* (London: Routledge, 1991); Lesley A. Hall, *Hidden Anxieties: Male Sexuality, 1900–1950* (Cambridge: Polity Press, 1991).

(43.) Fisher, *Birth Control, Sex and Marriage.*

(44.) Virginia Berridge and Philip Strong (eds), *AIDS and Contemporary History* (Cambridge: Cambridge University Press, 1993), Introduction; Simon Szreter, 'History, Policy and the Social History of Medicine', *Social History of Medicine*, 22 (2) (2009), 235–44.

第二十八章

医学与心灵

罗德里·海沃德（Rhodri Hayward）

心灵和心灵科学在现代医学中占有令人无所适从的位置。精神病学、临床心理学和心理治疗主导着现代文化，但它们却因缺乏内部共识和置身其中的思想工作而屡遭批评。尽管我们会用心理学词汇来探索、管理和表达我们身份认同中最私密的方面，但这些专业的理论和实践（太常）被视为政治、经济或性别利益的理性化。心灵科学的这一矛盾状态反映在当代医学实践中。在临床工作中，心理学现象被用来界定医学知识的限度。将治疗归因于安慰剂效应划定了药物治疗效果的局限性，而似是而非的"一切都是心理作用"的诊断仍然被用于将患者排除在医疗保健系统之外。

心灵科学固有的模糊性源于其基本概念的不稳定性。心灵没有固定的品质或能力，相反，从 17 世纪开始，它被定义为与物质相对的"物质"。这种笛卡尔式的定义产生了一个反对科学表征的心灵概念。在科学革命期间，当自然哲学家开始描述机械的宇宙时，正如哲学家伯特（E.A.Burtt，1892—1989 年）所指出的那样，心灵"负载"了"所有数学难以精确处理的东西"，它变成了"一个方便的垃圾桶，用来装科学的碎片和碎屑"。心灵承袭了所有的品味和品质，这些都曾激活亚里士多德的宇宙观。心灵及其与物质的关系这一现代问题不能通过逻辑或认识论的反思来解决。这是一个只有通过历史研究才能澄清的问题，因为它依赖于 17 世纪辩论中的偶然决策。

虽然评论家们同意，心智具有某些属性和能力，包括激情、情感、欲望和智力，但这些属性无法直接被了解。相反，可以通过代理来获知它们。行为的改变、口供、罗夏测试结果和大脑活动的数字重建等都是用来表明精神现象存在的征象。当然，这种对使用代理的依赖并非心灵科学所独有。临床医生和病理学家可能通过皮肤损伤或瓦色尔曼试验阳性反应来推测梅毒螺旋体（苍白密螺旋体，Treponema pallidum）的存在。然而，尽管螺旋体在病变或瓦色尔曼反应之外也有某种形式的存在，但"心理对象"是偶然的，并且完全与我们用来理解它们的隐喻和技术联系在一起。

心理科学不仅会描述研究对象，而且会创造研究对象，这一观点是基于分析哲学对"自然类"和"人类"的区分。然而自然物种（如螺旋体）保有一致的特征，并且与分类方式无关，而人类物种则从我们的描述行为中获得它们的特定特征和特性，甚至它们的存在。有些学者认为，心理学分类和范畴是人类的例子。例如，给某人贴上盗窃癖的标签，不仅会改变我们对他们行为的看法，还会改变他们理解自身动机和行为的方式。这引发了哲学家伊恩·哈金（Ian Hacking）所说的"循环效应"（looping effect）——在语言、实践、分类和个人之间一种持续的反馈过程。心理学范畴在多大程度上只属于人类，仍然有待商榷。当然，许多范畴，如基本情绪或精神分裂症，是我们与自然共同的属性。关于这些范畴的本体论地位的争论，只能通过科学家和历史学家来共同解决。

这样的协商对历史学家来说很重要，因为它们塑造了我们书写的历史。如果心理学对象全然是人类，那么它们的历史则是超越了不同研究进路所及的范围。它将成为一部关于这些状态如何形成的叙事史，通过这样的过程改变我们的世界。这类叙事提出了三个新的相互关联的问题。

第一个问题是连续性的问题。如果心理学范畴是通过社会、文化和物质实践构成的，那么要追溯它们跨越时间和文化的故事绝非易事。并不存在恒常的外部参照可以作为我们叙述的基础。若试图追溯"某种疾病的历史"（如希波克拉底抑郁症发展为 20 世纪临床抑郁症的过程），可能会将非常不同的人类存在形式混为一谈，并存在将不同的疾病状况贴上单一标签的风险。

第二个问题是自反性问题。研究心灵与医学的历史学家（无论他们的哲学风格如何）在叙事中都采取了某种特定的心理学和精神病学模型，而他们的研究反过来又塑造了这些模型。证明心理学对象随时间变化的连续性或短暂性，有助于讨论其作为自然的地位。在这个意义上，书写心理科学的历史是不能脱离这些学科实践的。关于医学与心灵的历史书写不仅仅是事件的彩排，它是对病因和分类争论的主动干预。它甚至可能具有治疗功能，因为它改变了我们对心理学状态的理解、经验和具身体现。因此，历史与心理医学的每个方面都息息相关，从分类到治愈皆如此。

第三个问题是规训问题。心理学理论的产生并不是任何专业团体的专利，它隐含在所有关于人类能动性的描述中。通俗轶事、文学名著、宗教冥想、法律法规、经济论著和哲学体系都推动了某种关于心灵和人类本质的模式。因此，要确立心灵科学的职权范围和权威，需要进行一定的工作。追溯心灵科学自我形象的历史类似警察的工作，需要将局外人无端的臆测与那些被认可的观念剥离开来。因此，历史写作成为一种规训了的自我定义。

心理学对象的模糊状态为历史学和心灵科学建立了不可分割的联系，这些学科的标准教科书就证明了其联系之深。与生物医学和生命科学的教科书形成鲜明对比的是，这些教科书通常都以历史介绍作为序言。菲利佩·皮内尔（Philippe Pinel）的《关于精神疾病的医学哲学论稿》（*Traité Médico-Philosophique L'Aliénation Mentale*，1801 年）最初的英译本被广泛地认为是现代精神病学的基础文本，开篇便是 40 页有关精神错乱及其治疗的历史论述。19 世纪的主要的心理学家（alienist）包括约翰·哈斯拉姆（John Haslam，1764—1844 年）、让·艾迪安·埃斯奎罗（Jean-Etienne Esquirol，1772—1840 年）、丹尼尔·哈克·图克（Daniel Hack Tuke，1827—1895 年）、本尼迪克特-奥古斯丁·莫雷尔（Benedict-Augustin Morel，1809—1873 年）、威廉·格里辛格（Wilhelm Griesinger，1817—1886 年）和夏科特（J. M. Charcot，1825—1893 年），都发表了相关的历史研究，20 世纪精神分析、心理治疗和心体学的先驱者们亦是如此。许多不同的理论为这些历史研究注入了活力。20 世纪后期，坚定（和不满）的心理学专家们开始借助历史档案，参与到诸多议题的争论中，包括流行病学、社会政策的影响、精神病模型的局限、精神病学的伦理和哲学基础、无意识的本质、商业利益的作用、早期精神分析学家的动机和心理学范畴的本体论基础。

因此，历史之于心灵科学的作用是模糊的。它可以用来证明心理特征、能力和疾病的普遍性，也可以通过揭示指导现代研究以及特殊理论、实践和技术的假设来证明它们的相对基础，而这些假设也是心灵科学得以兴起、主题得以表达的前提。本章采用了第二种方法。它勾勒了心智（psych）的 4 个广泛的结构，即不可铭刻的、历史的、适应性的和统计学的，并展示了它们是如何使新的自我理解和社会互动成为可能的。不过，正如我们所看到的，人们对心理学现象的普遍基础提出了广泛的主张，但本文将集中讨论 18 世纪末以来欧洲和北美兴起的精神医学的具体概念。之所以选择这么短的时间跨度，是经过深思熟虑的。正是在这一点上，心理学语言被发明了：这种语言使我们对心灵、自我和精神疾病的现代体验成为可能。

可铭写的心理

心理医学的许多元素都有悠久的历史，但直到 18 世纪末，它们才开始汇聚成我们今天所认识的样貌。这种样貌主要基于这样的观念：心灵能被自己的想法或情绪（而不是体液紊乱或激情干预）扰乱，并通过心理疗法和机构来拯救。这种新框架的出现可以追溯到语言、政策、医学和法律实践的转变上。"心理学""精神病学""心理疗法"和"身心医学"等术语都是在这个时候出现的。"心理学"（psychology）一词，在 18 世纪中期被德国用来指代一门精神生活的科学，尽管这个词更早时出现在神学和气化学的论文中。"精神病学"(psychiatry)一词是 1808 年由浪漫主义神经学家约翰·克里斯蒂安·瑞尔（Johann Christian Reil，1759—1808 年）命名，来指代一门新的精神医学科学。"心身"(psycho-somatic) 出现于塞缪尔·柯勒律治（Samuel Coleridge）的《笔记本》(*Notebook*) 中，指的是"病人的心灵产生于身体，是没有意志的有意行为"。心理治疗（pscycho-therapy；psychotherapeia）是后期的补充，最初于 1853 年开始使用，描述的是一门关于精神平衡的科学。

这些新词浓缩了一系列的发展，可以追溯到约翰·洛克（John Locke，1632—1704 年）的感觉论哲学（sensationalist philosophy）和威廉·库伦（William Cullen，1710—1790 年）牛顿医学（Newtonian medicine）。这些发展强调了一种观点，即个人的身份认同不是通过拥有理性或个人在社会中的地位而获得的，而是来自于个人经验和神经组织。内心世界反映了牛顿的宇宙。它是由单个的精神原子（感觉和思想）根据自然法则组合而成的。然而，这种秩序是脆弱的。身体的压力和个人的不安可能破坏了这些有序的组合，使患者陷入疾病和疯癫。内在秩序的恢复依赖于这些精神原子的积极操纵：在这个过程中，新的联系被铭写下来。在本节的剩余部分，我将集中讨论其中两种操作疗法（manipulative therapy）的发展，分别是麦斯麦术和"道德疗法"，它们分别被认为是动力精神病学和精神病院照护的前身。

虽然历史对无意识的发现授予了弗朗茨·安东·麦斯麦（Franz Anton Mesmer，1734—1815 年）基础性的作用，但他作为心理学先驱的地位却建立在一种误解之上。麦斯麦所阐释的磁哲学并不是一种心理科学，更确切地说，它是一种整体医学，通过操纵看不见的电流来治疗身体和心灵。这种观念只有在受到争议的时候，才成为了一种心理治疗体系，即通过精神影响来恢复健康。法国政府发起的麦斯麦术调查委员会接受了这种疗法可以治愈疾病的现实，但认为其疗效源自病人的心灵。当麦斯麦术不再被认为是科学时，它成为了心理学。通过他们将治疗效果归因于想象力的力量，委员们把身体干预变成了心理活动。通过重新定义真理的边界，他们重新定义了心灵的边缘。

在将动物磁性转化为一种精神疗愈形式的过程中，我们可以在开篇的讨论中发现大多数过程。首先，我们可以看到"想象"这个心理学概念的修辞如何用来解释催眠过程，从而使其具有了新的意涵和属性。通过一种微妙的语言炼金术，"想象"具备了磁疗法治疗者的大部分能力和特征。它能够对身体起作用，随心所欲地灌输和消除疾病。就像走江湖的麦斯麦术一样，想象既具有欺骗性，又有可能被欺骗。它可能被骗去产生效果，但也可能隐藏这些效果的真实来源。其次，我们可以看到催眠术的语言催生了描述人类行为、关系和身份的新方法。有意的行为现在可以被重新描述为无意识的活动和行为的变化，而它们可归因于个人对麦斯麦术观念的接受度。最后，它使新的具身体现成为可能。令人惊讶的是，当动物磁性的电性概念让位给心理学模型时，与这些治疗行为相关的物理现象也发生了相应的转变。在麦斯麦早期的降神会（séances）上，病人会陷入痉挛（由于电流传入他们的身体），后来的麦斯麦术和催眠实验的受试者也会进入全身僵硬的状态，因而会进入一种无意识的精神状态。

与早期麦斯麦术士的想象干预同时出现的是对精神错乱的"道德治疗"。这一方法的先驱者，分别是来自巴黎的菲利普·皮内尔（Philippe Pinel，1745—1826 年）、约克的威廉·图克（William Tuke，1732—1822 年）和和佛罗伦萨的文森佐·基亚鲁吉（Vincenzo Chiarugi，1759—1820 年），运用谈话、家庭关怀和个人榜样来使疯人恢复心灵的秩序。现在对语言和互动的重新强调补充了希波克拉底的饮食、排毒和摄生法。以体液疗法为基础的"水、土、气候"论被对患者认知环境的强调所取代。

这些道德治疗方法似乎是 20 世纪心理治疗干预的翻版，不过它们是基于一套非常不同的假设。在道德治疗中，没有试图恢复病人问题的真正根源；相反，正如皮内尔和图克所阐明的，戏剧和诡计为恢复精神秩序提供了有效的手段。尽管后来的评论家可能会寻求探讨这种疗法的伦理内涵。所谓"道德"是基于 18 世纪的标准意义：它指的是那些智力之外的心智方面。疯人院（asylum），便是一种塑造思想和行为的工具。

激进的批评家，如米歇尔·福柯（Michel Foucault，1926—1984 年）和克劳斯·杜尔纳（Klaus Doerner，1933—），就捕捉到了疯人院的这一功能。按照资产阶级道德和工业资本主义的需求，借助道德治疗语言，他们用一套修辞把疯人院刻画成为改造个人的机器，为其创造出一种新的身份。根据福柯的观点，新的疯人院用控制个人良心的锁链取代了铁链的束缚。这些论点结合了对不可铭写的心灵的信仰并浪漫地将疯狂作为一种自由形式，很快就遭到了专业精神病医生、哲学家和历史学家的持续攻击，他们质疑了这种关于精神疾病的观点并质疑了假定的时间顺序。尽管福柯的宏大叙事中无疑有其谬误，但他的论点轻易就被驳回，这是令人遗憾的。福柯研究的意义在于融合了文化政治、国家建设和个人身份认同。它为重新理解精神病学力量铺平了道路，精神病学力量是一种自我创造的手段，也是一种新型治理形式的关键组成部分，他称之为"生物政治"。

对于福柯的观点，大多数英美国历史学家并不以为然，而是把疯人院的兴起视为一个社会政策问题，把它的发展定位于经济、政治和人口问题。辩论的中心是疯人院系统的迅速扩大。因此，在《疯狂博物馆》（*Museum of Madness*，1977 年）一书中，安德鲁·斯库尔（Andrew Scull）认为这种增长的原因在于，新兴的工业资本主义所造成的社会断裂以及疯人院管理者为了开辟新市场而扩大了疯癫的边界。斯库尔的论著将一个过去的医学精神病学问题变成了一个可以用社会史和经济史的工具和方法来分析的问题。在他的启发之下，一系列研究被实施：围绕精神病院入院和出院的模式、与之相竞争的精神病医生的职业发展，以及《济贫法》（*Poor Law*）的实施。这些历史小心翼翼地避免了心理史和回顾性诊断的陷阱，剔除了可能解释病例数量增加的生物学变量（如营养、酗酒或梅毒感染率）。就像福柯的论点一样，这些描述仍然被局限在道德治疗师的精神模型中。病人的心智就像一块白板（tabula rasa），上面铭写着疯人院管理员、医疗专业人士、地方法官和他们绝望的家人的利益。具有讽刺意味的是，尽管这些历史学家默默地接受道德治疗者的观点，认为心智不可铭刻，但他们却把研究集中在了 19 世纪中期的疯人院上：这种精神模式本身在那里就是会崩溃的。

历史中的心灵

到了 19 世纪末，道德治疗的梦想已经破碎不堪，麦斯麦术的主张遭到质疑，疯人院被视为人道主义的失败。然而，心灵却以一种更为复杂的新形式持续存在。它不再被看做是一种由激情和情感驱动的观念的肤浅组合，而是一种涉及个人和种族的深刻历史，富有神秘和深度的现象。心灵的疾病并非源于内部的无序，而是源于现在与过去之间脆弱的边界破裂。病理状况对应病人的种族遗传或他们无意识的创伤。这种转变之所以可能发生，是由于在诸多独立的位点出现了一系列新的争论、实践和技术，包括病理解剖学、浪漫主义文学、电生理学、催眠研究和疯人院本身。这些发展使心灵的漫长历史变得醒目，并建立了一种观念，即它在主体意识的边界之外是持续存在的。

根据经济历史学家的解释，历史精神的出现和退化主义思想的采纳，是对疯人院的失败和疯癫人口呈指数增长的合理化。这种功能主义的解释低估了疯人院在精神病理学历史观点中的作用。对精神病病人的长期隔离使他们成为一个独特的群体，并使他们的疾病发展史清晰可见。他们的状况不再被看做是对人生挫折不愉快的反应，而是具有特异性病因的病态过程。这种疾病观被 19 世纪 60 年代苯尼迪克·奥古斯丁·莫雷尔（Benedict Augustin Morel，1809—1873 年）和莫罗·图尔（Moreau du Tours，1804—1884 年）提出的种族退化理论和威廉·葛利辛格（Wilhelm Griesinger）开创的神经解剖学研究传统进一步补充，后者将精神障碍定位到特异性的脑损伤部位。这些创新改变了疯人院精神病学的治疗目标：它从恢复个人良心转向了对种族生物学的保护。疯人院政策结合了查尔斯·达尔文（Charles Darwin，1809—1882 年）和赫伯特·斯宾塞（Herbert Spencer，1820—1903 年）进化论的观点，将人群置于精神病学关注的中心。随着西欧和美国政府试图预防控制社会有机体中有害物质的传播，关于酗酒者、惯犯和弱智人口的优生政策已经开始实施。

这些返祖因素对人口造成的危险与原始欲望和病态记忆对个人造成的威胁是并行的。长期以来，通俗文献中一直鼓励这样一种观点，即个人可能会根据潜意识的议程行事，而这些议程暗地里是为了满足某种疾病的需要。截至 19 世纪 80 年代，这个虚构的比喻本身已经变成了新型疾病的化身。越来越多的患者表现为健忘、癔病性神游、多重人格、神经衰弱和精神运动障碍。这些精神分裂的案例似乎表明了自我的脆弱本质，精神病学家和心理研究者的催眠调查揭示了受折磨的人的个人记忆和欲望的潜意识持久性。记忆流可能会在创伤时刻破碎，并可以通过催眠干预重新融入正常的意识。多重人格模型的先驱埃德蒙德·格尼（Edmund Gurney，1847—1888 年）和弗雷德里克·迈尔斯（Frederic Myers，1843—1901 年）、希波吕忒·伯恩海姆（Hippolyte Bernheim，1840—1919 年）和皮埃尔·让奈（Pierre Janet，1859—1947 年）认为，个人行为的每一个方面，无论多么奇怪，都可以追溯到潜意识心理的深层历史。对个人和人群而言，健康在于恢复和融合不正常的原始因素。

所谓潜藏的内心生活这种观念，产生于歇斯底里症这种戏剧性的疾病和对相应医生的调查，是通过不断发展的电生理技术设备来阐述的。诸如压力计、测压计、检流计、微时测定器和多导生理记录仪等仪器，可以读出血压、反应时间或皮肤电导率的急性变化。这些解读被理解为情感和欲望的特权表征，可以用来维持真实自我的观念，而这种观念与受试者自己对内心生活的理解相左。随着新技术的发展，可以从病人身体中读取的体征数量成倍增加，历史上的心理也呈现了更复杂的特征。

在精神分析运动中，这些发展在西格蒙德·弗洛伊德（1856—1939 年）及其追随者的著作中得到了清楚的表达。1895 年，弗洛伊德和约瑟夫·布鲁尔（Joseph Breuer，1842—1925 年）发表了《关于歇斯底里的研究》（*Studies in Hysteria*），认为歇斯底里症的症状是创伤经历的象征性表达。在《梦的解析》（*The Interpretation of Dreams*，1900 年）和《日常生活的精神病理学》（*The Psychopathology of Everyday Life*，1901 年）中，弗洛伊德进一步凝练并扩展了他的论点，将普通的人类行为（从吐舌头到剪坏指甲）视为欲望冲突的症状。身体成了心灵的自白。正如弗洛伊德所言，"有眼可看，有耳可听的人可能会说服自己，凡人无法保守秘密。如果他的嘴唇不说话，他的指尖就会喋喋不休——背叛从他的每个毛孔里渗出"。

这些调查所描述的心灵保留了许多与麦斯麦术和道德治疗相关的属性。正确地处理它成为了实现身体健康的关键因素，这正是北美心灵治疗和基督教科学运动（Mind Cure and Christian Science movements of North America）所倡导的理念。这是一种不同层面上的想象。无意识不仅仅是一种通过治疗干预产生的状态（就像催眠一样），而是一种深刻复杂的创伤压抑，是最初的欲望表现为个人精神、身体问题、催眠状态、单词联想测试和电生理记录。无意识的历史模型和暗示模型之间的紧张关系强调了心理学知识的地位。心理报告可能只是一种内省技术的人工产物，并且缺乏任何公认的标准来判断心理解释的真实性，这种可能性导致了新机构的发展，以授权和裁决不同的主张。19 世纪 70 年代末，心理学实验室相继在莱比锡大学和哈佛大学建立，随后在美国和西欧各地陆续出现。1892 年，美国心理学会成立，1901 年，英国心理学会成立。虽然深刻的历史心理的概念可能首先出现在 19 世纪末唯灵论者的民间心理学和法国廉价小说中，但到 20 世纪早期，心理情结已经成为早期心理学和精神病学学科的专业主张。

自适应心理

第一次世界大战常被视为历史心灵被神化的标志。它被描述为一场地狱般的心理启蒙运动，冲突导致的恐惧，使得对不同的原始的动物欲望碰撞对抗，爱德华七世的人格掩藏的正是这种欲望：参与者的群体精神崩溃和采取新的心理疗法则强化了这一过程。这样的叙述低估了战争爆发前几年中对医学和公众想象的观点。20世纪初，对国家保险计划的监管引入了对装病的心理分析，在大众的"弹震症"概念下，各种形式的崩溃在神经衰弱和铁路脊柱的病例中得到了充分的确立。因此，尽量有些人最初认为第一次世界大战的精神病学史是在旧的唯物主义军事医学和新的精神动力学人道主义之间的一种摩尼教式的斗争，最近调查人员则更强调诊断政策的变化和部队抚恤金的发放使新的疾病类型和叙述个人经历的新方法成为可能。这种新的叙事依赖于心理分析中所采用的生物学模型，有别于其历史学视角。心灵并没有被古老的创伤撕裂，而是面对当前情况时适时地做出了妥协。

精神健康现在被视为经济力量和军事实力的一个关键变量，资新的精神病学研究项目也获得了相应的基金支持。这些项目是基于一种强调与社会生活结构密切相关的心理模式。与弗洛伊德强调无意识的生物自主性相反，新一波的叛逆分析和心理学家开始坚持其社会基础。阿尔弗雷德·阿德勒（Alfred Adler，1870—1937年）和卡尔·荣格（Carl Jung，1875—1961年）推崇动态心理的对立模型，强调社会障碍和集体符号在个人欲望和内部情结产生中的作用。在威廉·斯泰克尔（Wilhelm Stekel，1868—1940年）、Trigant Burrow（1875—1950年）、伊恩·苏蒂（Ian Suttie，1889—1935年）等人的著作中，弗洛伊德将性欲和社会之间建立的对立关系被抛弃了，那些曾经压抑心灵的社会力量现在成为了性欲的核心组成。正如凯伦·霍尼（Karen Horney，1885—1952年）所指出的那样，心智被视为一种社会成就，其病态发展源于资本主义对竞争自主性的宣扬，这种宣扬挫败了人们对天生的生物学爱的需求。

在这些理论中发展起来的心理-社会病因学，得到了社会学这一新学科调查技术的支持。1908年，埃米尔·涂尔干（Émile Durkheim，1858—1917年）提出，自杀率可以作为欧洲民族国家社会一体化水平的指标。心理动力学理论与这些新的调查技术结合，催生了一种心理学-经济学，将崩溃率和心身疾病率作为衡量精神健康的指标。1927年，在社会学家托马斯（W. I. Thomas，1863—1947年）和精神病学家哈里·斯塔克·沙利文（Harry Stack Sullivan，1892—1949年）的指导下，洛克菲勒基金会成立了社会学与精神病学关系委员会（Committee on the Relationships of Sociology and Psychiatry）。这种新方法的政治意义在芝加哥学派社会学家罗伯特·法里斯（Robert Faris）和沃伦·邓纳姆（Warren Dunham）的工作中得到了证明。对精神分裂和社会孤立之间关系的批判性研究表明，心理健康的解读可以用来衡量经济和社会组织的基准。

这种跨学科研究的文化以及伴随而来的心理社会化，是利用了两个流动的生物学概念才成为可能的，即"应激（stress）"和"适应（adaptation）"。这两个词很有弹性，可以作为一种"克里奥尔语（creole）"，将生理学、生物化学、神经学、内分泌学、心身医学、临床心理学和军事精神病学的研究项目联系在一起。这些跨学科联系的生理学原理正是沃尔特·坎农（Walter Cannon，1871—1945 年）在 1915 年描述的"战斗或逃跑反应（fight or flight response）"和汉斯·塞利（Hans Selye，1907—1982 年）在 1936 年后提出的"一般适应综合征（general adaptation syndrome）"。坎农和塞利提出，身体通过激活内分泌腺和自主神经系统对环境压力做出反应。这些系统的长期激活产生了一系列的病理效应，从胃溃疡到白细胞增多。卡农和塞利实验中所描述的生物机制，体现了现代生活的种种艰辛。

这种生理学的克里奥尔语为新的心身医学奠定了基础。心身医学是由弗朗茨·亚历山大（Franz Alexander，1891—1964 年）和海伦·弗兰德斯·邓巴（Helen Flanders Dunbar，1902—1959 年）在 20 世纪 20 年代末开创的，使任何身体症状都可以采取心理学叙事。尽管受到精神分析思想的启发，特别是受到特立独行的柏林心理分析学家格奥尔格·格罗德克（Georg Groddeck，1866—1934 年）的启发，但心身研究方法抛弃了弗洛伊德对个人深度历史的痴迷。心身症状被认为是心理试图使自己适应压力环境的错误尝试的生理反应。用弗洛伊德的术语来说，他们可以被理解为"真正的神经症"，而不是"精神神经症"，它是由未使用的精神问题的能量释放而引起的，涉及将想法转换成物理符号。在心身医生的理论中，心理学的空间发生了转变。它不再是一种内在象征性的生命表达，它现在只是指那些在生物个体和更广泛的环境之间调解的过程。

这种关于压力和适应的语言成为了英美精神病学实践的核心。两次世界大战期间的主流哲学，即瑞士逃亡者阿道夫·迈耶（Adolf Meyer Adolf Meyer，1866—1950 年）所提出的"心理生物学"，将所有异常行为描述为适应性反应的失败。尽管迈耶谈及了"副反应"（parergasis）和"副反应"（merergasic reactions），貌似十分有技术性，但由于分类松散，导致病因学复杂，生活事件给病人所带来的素质和压力激发了特定的病理反应模式。这一方法借鉴了巴甫洛夫（Ivan Petrovitch Pavlov，1849—1936 年）在控制条件行为的成功实验。巴甫洛夫和卡农一样，为病态行为提供了物理基础，而没有诉诸存在主义精神病学家卡尔·雅斯贝尔斯（Karl Jaspers，1883—1969 年）后来摒弃的"大脑神话（brain mythologies）"——过分简单地依赖神经解剖损伤或缺陷来解释功能的异常。至 20 世纪 30 年代，神经问题本身被重新定义为适应性问题。整体主义神经学家库尔特·戈尔茨坦（Kurt Goldstein，1878—1965 年）和卡尔·拉施里（Karl Lashley，1890—1958 年）认为，正常和病理反应利用了分布在大脑皮层的信息。大脑的适应能力可以通过实验干预来证明，即切除部分大脑，但大脑的功能可以保留。

在两次世界大战期间，心理治疗将心智理解为一种自我纠错的机制，容易产生病态的不良适应。虽然采用了心理动力学模型，但重点是行为的重新校准和训练。这可以通过木工或物理干预等职业治疗来实现。1935 年，葡萄牙神经外科医生依加斯·莫尼斯（Egas Moniz，1874—1955 年）尝试使用白质切开术（额叶切除术）来治疗精神病行为。1938 年，意大利精神病学家乌戈·塞莱蒂（Ugo Cerletti，1877—1963 年）在精神分裂症的治疗中试验了电抽搐疗法。惊厥的治疗（如胰岛素昏迷治疗和戊四氮／强心剂抽搐疗法）在精神病治疗中广泛使用（部分原因是癫痫和精神分裂症的生物拮抗理论），这些疗法与应激和稳态等理论的发展以及战时射击和雷达的发展密切结合，创建了新的控制论科学。

控制论囊括了适应思想的综合潜力。其支持者，包括精神病学家、数学家、电生理学家和管理理论家，认为心灵、社会和行为的问题可以借助信息发展重新概念化。像脑电图（EEG）和波分析器等仪器设备，本来是用来研究心理活动的，现在为想象心理机制提供了一种隐喻性的语言。大脑被想象成一种扫描机器，当它陷入正负反馈的循环时，有时需要重新校准。个人真实感被瓦解了，正如诺伯特·维纳（Norbert Wiener，1894—1964 年）和威廉姆·格雷·沃尔特（William Grey Walter，1910—1977 年）等控制论专家所阐明的那样，人格只是广泛信息流中的一种短暂模式。从他们的逻辑结论来看，调整和适应的观念消除了心理和环境之间的分野。

统计学中的心理

战后精神病学的历史通常集中于精神病院的关闭和社区照顾的兴起。然而，他们对这种变化的解释各不相同。对一些人来说，1954 年抗精神病药物氯丙嗪的发现，1957 年三环类抗抑郁药和单胺氧化酶抑制剂的引入，为心理医学带来了翻天覆地的变化。另一些人认为，这种"废除死刑"的过程反映了战后福利国家更深层次的财政担忧。当然，有充分的证据表明，精神病院人口的下降早于新的精神药物的引入。此外，这两种学派都低估了精神病学问题所改变的程度。精神疾病和心理健康的观念与本世纪初有着巨大的差异。

在 20 世纪初，精神病学和心理疗法，治疗和病因学被混为一谈。了解神经症的创伤起源或精神病的遗传根源，使其减轻成为可能。到了 20 世纪 50 年代，历史真相与个人治疗的联系已经瓦解。热情的现代主义者，如威廉·萨甘特（William Sargant，1907—1988年）谴责精神分析的主张，提出了一种简短的心理治疗形式，通过使用阿米塔尔钠注射和乙醚吸入来迅速招供。因为正如萨金特（Sargant）所认识到的那样，"忏悔"这个词可能是错误的，病人因药物而暴露的事实与他们的治疗效果没有关系。相反，这是一个化学净化（chemical catharsis）的时刻，让病人重建他们病态的人格。在这项研究中，健康和真实之间的联系被撕裂了，而这种联系是心理动力学模型的基础。取而代之的是思考真理、健康和真实性之间关系的框架，这个框架受到控制论理想的启发，以新的统计工具评分量表和问卷为基础。

1945 年后，这些新的统计工具与临床心理学的迅速发展建立了密切的联系。在战时募兵过程中，对人格和智力进行的学术调查的核心工具现在被用于评估疾病和治疗。明尼苏达多相人格量表（Minnesota Multiphasic Personality Inventory）首次开发于 1940 年，并于 1952 年修订，被用于精神病学访谈。在利兹大学的斯坦利·洛伊德医院（Stanley Royd），马克斯·汉密尔顿（Max Hamilton，1912—1988 年）制定了焦虑（1959 年）和抑郁（1960 年）的评分量表。在伦敦，汉斯·艾森克（Hans Eysenck，1916—1997 年）设计了一系列测试，来测量病人的神经质、内向、外向以及后来的"精神神经质"水平。莫德斯利人格问卷（Maudsley Personality Inventory，1959 年）和艾森克人格问卷（Eysenck Personality Questionnaire，1964 年）意味着这些工具的使用达到了顶峰。调查问卷为心理创造了一个新的物质领域，它的特征曾经是通过病人疾病的状况或不防备的话语揭示的，现在它们采用了通过早期计算机穿孔卡片处理的综合得分形式。

认知心理学家的测试中所描述的心智几乎触及了精神病学的每一个方面。新的评分量表被用于评估治疗效果，募集临床试验人群、制定住院和出院标准，评价社区疾病的程度，以协助精神卫生服务的中央规划。这些调查通常是在初级卫生保健机构中进行的：事实上，这是问卷制定者的一个核心论点，即大部分精神疾病（"进入临床的轻度神经症不过是冰山一角"）仍然低于住院咨询的阈值。在日常实践中，这些工具的使用带来了新的见解。在不同的实践中，神经症报告率的变化可以被解读为社会、经济和地理差异的标志，或者被摒弃为由单个医生的心理先见之见而产生的诊断假象。曾经用来揭示人群心理状态的社会调查工具现在被用来揭示医生的个人特征。20 世纪 50 年代，米歇尔·巴林特（Michael Balint，1896—1970 年）及其在塔维斯托克门诊（Tavistock Clinic）的同事们对临床遭遇中，心理学意义的反射性意识进行了最为全面的研究。初级卫生保健中，心理分析的观念持续存在，并将注意力投注在医生个性可能产生的安慰剂效应上。

心理医学在不同领域发展出了不同的心理模型。全科医生仍然试图利用他们对病人传记和环境的了解来揭示病原学秘密，而医院精神病学家和临床心理学家则专注于更实用的行为矫正方式。受巴甫洛夫和约翰·沃森（John B. Watson，1878—1958 年）的启发，他们通过奖励过程（"操作性条件作用"）或过度暴露（"系统脱敏"）来训练病人应对痛苦的刺激。这些理论是由美国科学家斯金纳（B. F. Skinner，1904—1990 年）和南非逃亡科学家约瑟夫·沃尔普（Joseph Wolpe，1915—1997 年）提出的。阿尔波特·埃利斯（Albert Ellis，1913—2007 年）和阿隆·贝克（Aaron Beck，1921—）支持采用问卷调查法，为"认知行为疗法"（cognitive behavioral therapy，CBT）奠定了基础。这些疗法是按照评分量表的逻辑来制定的。他们试图根据一连串的个人行为来重新调整应答。

在临床试验的制定过程中，统计学分析和心理解释之间的联系得到了最重要的阐述。1950 年，卡迪夫精神病学家林福德·里斯（Linford Rees，1914—2004 年）首次提出了随机对照试验，其很快就成为药物评估的标准手段。1954 年，丹麦精神病学家莫根斯·肖（Mogens Schou，1918—2005 年）使用安慰剂对照试验来测试约翰·凯德（John Cade，1912—1980 年）使用锂剂治疗躁狂的效果。同年，大量的实验性临床试验证实了让·德雷（Jean Delay，1907—1987 年）和亨利·戴尼克（Henri Deniker，1917—1998 年）关于氯丙嗪抗精神病的想法。氯丙嗪的显著成功及其商业回报引发了一段时期的精神药理学创新，反过来巩固了临床试验的地位。1963 年，美国食品和药物管理局将随机对照试验列为药物开发的强制性内容。

新药理学的主张与临床试验密切相关，它的目的是建立某种特定的真理。"真实的"效果是通过生化干预产生的，对照组的安慰剂效应只是心理过程早期的背景杂音。随机对照试验是新克雷佩林（Kraepelinian）理论，基于精神疾病离散的基础，但它对程序中的每个变量的关注意味着这些疾病类别总是会受到质疑和改进。截至 20 世纪 70 年代，批评家们声称精神病学正在遭受"诊断性蔓延"，日常生活中越多越多的方面成为了医学干预的目标。美国精神病学协会（American Psychiatric Association）《诊断和统计手册》（*Diagnostic and Statistical Manual*）的一系列版本正是见证了这一过程。1952 年首次出版时，它共包含可 106 种疾病，到 1994 年第五次修订时，则收录了 297 种疾病。在不断修订的过程中，旧的框架被抛弃了，如心理动力学方法。在不同学派别的竞争和斗争中，精神障碍背后的政治和商业利益变得日趋显著。1970—1973 年，通过美国心理学会年会的积极游说，同性恋不再是一种精神疾病，取而代之的是更普遍的"性取向障碍"。与此同时，制药公司对新药物的试验和应用的密切参与，使人们怀疑新精神疾病的"发明"与新药物的开发密切相关。日常生活的神经药理学出现了，日常行为中有问题的方面，如害羞或悲伤，都可以通过药物治疗的解决。

这个过程中最引人注目的例子是所谓的"美容精神病学"的兴起，在这个过程中，这门学科的治疗目标从恢复失去健康的自我转向形成我们想要的身份。尽管许多文化评论家将造成这种变迁的原因归咎于新一代抗抑郁药物的诞生，在 20 世纪 80 年代，选择性 5-羟色胺再摄取抑制剂（selective serotonin reuptake inhibitors，SSRIs）以左洛复、帕罗西汀和百忧解等商品名上市，但这只是更广泛的文化转变的一个方面。有了可用的药物，可以解决一众日常问题，改变了可以容忍的界限，进而改变了正常行为的界限。与此同时，它也使人们愿意从医学角度来解读生活中的问题。心理被理解为一个脆弱的实体，面临着来自内部和外部的风险，需要通过心理和药物治疗来管理。通过一个持续的扩展过程，医学失去了其治疗作用，成为了日常生活中的一部分。美容精神病学建立在前面各段所描述的独立发展之上，打破了正常和异常之间的界限，性格工具性方法的发展以及对神经化学干预力量的新信念。

结　论

在当代精神病学中，信仰和生物学的混淆使我们回到了与医学和心理科学密切相关的历史写作中。在引言部分指出的问题，诸如学科边界、反身性和心理对象的本体论地位等，都是在 20 世纪晚期的精神病学中提出的。至于学科边界，临床、政治和药物发展的混合打破了精神病理学和精神病院之间的关系，扩大了它在人群中的权限。与此同时，这种混合改变了心理医学的使命，使它不再是一种简单的治疗干预，而成为了生活方式的基础。

精神病学和身份形成的这种结合提出了反身性的问题。它重新点燃了最初在反精神病学运动中提出的旧议题，这场运动为后续医学和心理的历史学和社会学研究提供了很大的学术动力。1967 年，存在主义医生大卫·库珀（David Cooper，1931—1986 年）提出了"反精神病学"一词，不过，从很多方面来说，它都是一个不准确的术语。它并没有公正地对待包含在这一标签下的各种立场，它掩盖了主流精神病学中反运动修辞的根源。它对住院治疗的力量及其在塑造行为中的作用的关注源自战后对"机构神经症"问题的精神病学研究，事实上，这场运动中大多数领导者都受过精神病学或心理学训练，比如莱恩（R. D. Laing，1927—1989 年）、米歇尔·福柯、托马斯·沙茨（Thomas Szasz，1920—2012 年）和库珀。与萨金特等人倡导的新精神病学一样，该运动质疑概念的真实性，描述了疾病和病人身份是如何通过临床角色扮演而形成的。因此，托马斯·沙茨对"精神疾病神话"的激烈批判始于他担任美国海军精神病学家调查疑似装病病例时的工作。他把精神病学境遇理解为一场修辞的竞赛，在这场竞赛中，病人和医生按照的政治诉求，围绕生物范畴来进行协商。尽管很多历史学家反对沙茨的自由主义观点和莱恩对超验主义自由心理学的支持，但这些批评中形成的工具为后来的历史研究奠定了基础。历史学家讲述的故事集中关注了疯人院的政治功能以及诊断如何服务于彼此冲突的政府、家属、病人和医生的利益。

精神病学理论之于历史写作中的影响渗透到了历史学家所隐含的本体论中。这对心理学和精神病学的历史写作带有双重风险，一方面是归化或物化传统类别，另一方面是未能认识到真实和个人疾病状况的一致性。值得注意的是，除了爱德华·肖特（Edward Short）之外，大多数社会历史学家对于历史应该屈从于流行病学的观点是深感不安的。他们反对将生物客体，如梅毒螺旋体，在历史叙述中赋予决定论的角色。与此同时，在将治疗和治愈等同于安慰剂效应方面，他们也表现得十分谨慎。尽管药理学家、心理学家、人类学家和临床科学家都曾对这些效应进行了持续的研究，但除了安·哈林顿（Anne Harrington）和大卫·哈利（David Harley），大多数历史学家似乎都忽视了安慰剂在生物学和文化上的潜在混淆。这项自我否定的训令是不幸的。安慰剂效应是一种突出的历史现象，它将当时的观念与可变的身体结合在一起。安慰剂效应提供了一幅生理示意图，说明我们对科学的期望是如何转变的，我们对医学权威的看法又是如何改变的。临床试验为这种观念提供了很好的证据。在治疗抑郁症的临床试验中，安慰剂的反应率很高，而且似乎仍在持续增高。这种增高可能并不能反映快速的生物学变化，相反，它提供了一个说明我们医学观念的变化是如何以某种方式作用于我们的生理学机制的证明。这种态度转变的证据可以经由随机对照试验来获取，而不是经由历史学家通常所依赖的档案和文本资料。它展示了精神病学和药理学是如何打造出一套迥然不同的工具，使我们可以通过这些工具来创造未来的历史的。

致　谢

感谢威康信托基金会对这项工作的支持，也感谢凯瑟琳·安吉尔（Katherine Angel）、托马斯·迪克森（Thomas Dixon）、莱奥妮·贡布里希（Leonie Gombrich）、马克·杰克逊（Mark Jackson）和马修·汤姆森（Mathew Thomson）的评论。

（苏静静　译）

参考书目

BERRIOS, GERMAN, *A History of Mental Symptoms: Descriptive Psychopathology since the Nineteenth Century* (Cambridge: Cambridge University Press, 1996).

BORCH JACOBSEN, MIKKEL, *Making Minds and Madness: From Hysteria to Depression* (Cambridge: Cambridge University Press, 2009).

BOUND-ALBERTI, FAY (ed.), *Medicine, Emotion and Disease, 1700–1950* (Basingstoke: Palgrave, 2006).

DANZIGER, KURT, *Naming the Mind: How Psychology Found Its Language* (London: Sage, 1997).

ELLENBERGER, HENRI, *The Discovery of the Unconscious* (London: Fontana Press, [1970] 1992).

HARRINGTON, ANNE, *The Cure Within: A History of Mind-Body Medicine* (New York: Norton, 2008).

LUHRMANN, T. M., *Of Two Minds: The Growing Disorder in American Psychiatry* (London: Vintage, 2001).

Rosen, George, *Madness in Society: Chapters in the Historical Sociology of Mental Illness* (London: Routledge and Kegan Paul, 1968).

Scull, Andrew, *Most Solitary of All Afflictions: Madness and Society in Britain, 1700–1900* (New Haven: Yale University Press, 1993).

Shorter, Edward, *A History of Psychiatry: From the Age of the Asylum to the Age of Prozac* (New York: Wiley, 1997).

Smith, Roger, 'The History of Psychological Categories', *Studies in the History and Philosophy of the Biological and Biomedical Sciences*, 36 (2005), 55–94.

Thomson, Mathew, *Psychological Subjects: Identity, CultureandHealth in Twentieth-Century Britain* (Oxford: Oxford University Press, 2006).

注释

(1.) E. A. Burtt, *The Metaphysical Foundations of Modern Physical Science* (London: Dover, [1932] 2003), 318–19.

(2.) Richard Rorty, *Philosophy and the Mirror of Nature* (Princeton, NJ: Princeton University Press, 1980); R. M. Young, 'The Mind-Body Problem,' in R. C. Olby, G. N. Cantor, J. R. R. Christie, and M. J. S. Hodge (eds), *Companion to the History of Science* (London: Routledge, 1990), 702–11.

(3.) Kurt Danziger, 'Natural Kinds, Human Kinds and Historicity', in W. Maiers, B. Bayer, B. Duarte Esgalhado, R. Jorna, and E. Schraube (eds), *Challenges to Theoretical Psychology* (North York, ON: Captus, 1999), 78–83.

(4.) Ian Hacking, *Historical Ontology* (Cambridge, MA: Harvard University Press, 2002).

(5.) Rachel Cooper, *Psychiatry and the Philosophy of Science* (Stocksfield: Acumen, 2007), Chapter 4; Louis Charland, 'The Natural Kind Status of Emotion', *British Journalfor the Philosophy of Science*, 53 (2002), 511–37.

(6.) Alisdair MacIntyre, 'How Psychology Makes Itself True—or False', in Sigmund Koch and David Leary (eds), *A Century of Psychology as Science* (Washington, DC: American Psychological Association, 1992), 897–903.

(7.) R. Powell, R. Dolan, and Simon Wessley, 'Attributions and Self-Esteem in Depression and Chronic Fatigue Syndromes', *Journal of Psychosomatic Research*, 34 (1990), 665–73.

(8.) Graham Richards, 'Of What is History of Psychology a History?', *British Journal of the History of Science*, 20 (1987), 201–11.

(9.) P. Pinel, *A Treatise of Insanity* (Sheffield: J. Cadell, 1806), xv–lv.

(10.) Edward Hare, *On the History of Lunacy* (London: Gabbay, 1998); E. Fuller Torrey and Judy Miller, *The Invisible Plague: The Rise of Mental Illness from 1750 to Present* (New Brunswick, NJ: Rutgers University Press, 2001); George Rosen, *Madness in Society: Chapters in the Historical Sociology of Mental Illness* (London: Routledge and Kegan Paul, 1968); Gerald N. Grob, *The Mad among Us: A History of the Care of America's Mentally Ill* (New York: Free Press, 1994); Aubrey Lewis, *The State of Psychiatry*(London: Routledge and Kegan Paul, 1967); German Berrios, *A History of Mental Symptoms: Descriptive Psychopathology since the Nineteenth Century* (Cambridge: Cambridge University Press, 1995); Gregory Zilboorg, *A History of Medical Psychology* (New York: Norton, 1941); Thomas Szasz, *The Manufacture of Madness* (London: Paladin, 1971); Klaus Doerner, *Madmen and the Bourgeoisie: A Social History of Insanity and Psychiatry* (Oxford: Blackwell, 1981); Michel Foucault, *Madness and Civilization* (London: Tavistock, 1967); Alan Gauld, *A History of Hypnotism* (Cambridge: Cambridge University Press, 1992); Leon Chertok and Isabelle Stengers, *A Critique of Psychoanalytic Reason* (Stanford, CA: Stanford University Press, 1992); Mikkel Borch-Jacobsen, *The Freudian Subject* (Stanford, CA: Stanford University Press, 1988); David Healey, *The Creation of Psychopharmacology* (Cambridge MA: Harvard University Press, 2002); Ernest Jones, *Sigmund Freud: Life and Work* (London: Hogarth Press, 1953–7); Kurt Eissler, *Victor Tausk's Suicide* (New York: International Universities Press, 1983); Jeffrey Masson, *Against Therapy* (London: Fontana, 1990); Graham Richards, *Putting Psychology in its Place* (London: Routledge, 1991); Kurt Danziger; *Naming the Mind* (London: Sage, 1997).

(11.) R. J. Richards, *The Romantic Conception of Life: Science and Philosophy in the Age of Goethe* (Chicago: Chicago University Press, 2002).

(12.) Samuel Taylor Coleridge, *Shorter Works and Fragments* II, ed. H. J. Jackson and J. R. de J. Jackson (Oxford: Oxford University Press, 1995), 913.

(13.) W. C. Dendy, *Psyche: A Discourse on the Birth and Pilgrimage of Thought* (London: Longman, Brown, Green and Longmans, 1853). See also Sonu Shamdasani, 'Psychotherapy: The Invention of a Word', *History of the Human Sciences*, 18 (2005), 1–22.

(14.) Certainly most histories of the 'discovery' of the unconscious grant Mesmer a foundational role. See Pierre Janet; *Psychological Healing: A Historical and Clinical Study* (London: Allen and Unwin, 1924); Henri Ellenberger; *The Discovery of the Unconscious* (London: Fontana, [1970] 1992); Adam Crabtree, *From Mesmer to Freud: Magnetic Sleep and the Roots of Psychological Healing* (New Haven, CT: Yale University Press, 1993).

(15.) Anne Harrington, *The Cure Within: A History of Mind-BodyMedicine* (New York: Norton, 2008), 51.

(16.) L. C. Charland, 'Benevolent Theory: Moral Treatment at the Retreat,' *History of Psychiatry*, 18 (2007), 61–80; T. M. Dixon, 'Patients and Passions: Languages of Medicine and Emotion, 1789–1850,' in F. Bound-Alberti (ed.), *Medicine, Emotion and Disease,*

1700–1950 (Basingstoke: Palgrave, 2006), 22–52.

(17.) Foucault, *Madness and Civilzation*; Doerner, *Madmen and the Bourgeoisie*; Robert Castel, 'Moral Treatment: Mental Therapy and Social Control in the Nineteenth Century,' in Stanley Cohen and Andrew Scull (eds), *Social Control and the State* (Oxford: Robertson, 1983), 248–66.

(18.) Peter Sedgwick, *Psycho-Politics* (London: Pluto Press, 1982), Chapter 5; Jacques Derrida, 'Cogito and the History of Madness,' in *Writing and Difference*, trans. Alan Bass (Chicago: University of Chicago Press, 1978), 31–63; Arthur Still and Irving Velody (eds), *Rewriting the History of Madness: Studies in Foucault's 'Histoire de la Folie'* (London: Routledge, 1988).

(19.) Michel Foucault, *Society Must Be Defended* (London: Penguin, [1975–6] 2003).

(20.) Andrew Scull, *Museums of Madness* (London: Allen Lane, 1979).

(21.) Laurence J. Ray, 'Models of Madness in Victorian Asylum Practice,' *Archives of European Sociology*, 22 (1981), 229–64.

(22.) Wilhelm Griesinger, *Mental Pathology and Therapeutics* (London: Hafner, [1867] 1965).

(23.) Robert Nye, 'Rise and Fall of the Eugenics Empire: Recent Perspectives on the Impact of Biomedical Thought in Modern Society', *Historical Journal*, 36 (1993), 687–700; Daniel Kevles, *In the Name of Eugenics: Genetics and the Uses of Human Heredity* (Cambridge, MA: Harvard University Press, 2005).

(24.) Gauld, *A History of Hypnotism*, 319–418; R. Hayward, *Resisting History* (Manchester: Manchester University Press, 2007), Chapter 2.

(25.) S. Freud, 'Fragment of an Analysis of a Case of Hysteria' [1905], *Standard Edition* 7 (London: Hogarth Press, 1977), 77–8.

(26.) Eric Caplan, *Mind Games: American Culture and the Birth of Psychotherapy* (Berkeley: University of California Press, 1989).

(27.) Tracey Loughran, 'Masculinity, Shell Shock, and Emotional Survival in the First World War, (review no. 944)', http://www.history.ac.uk/reviews/review/944, accessed 28 August 2010.

(28.) Karen Horney, *The Neurotic Personality of Our Time* (London: Kegan Paul, 1937).

(29.) R. E. Faris and H. W. Dunham, *Mental Disorders in Urban Areas: An Ecological Study of Schizophrenia and Other Psychoses* (Chicago: University of Chicago Press, 1939).

(30.) Mark Jackson, *The Age of Stress: Science and the Search for Stability* (Oxford:

Oxford University Press, forthcoming).

(31.) Franz Alexander, *The Medical Value of Psychoanalysis* (London: Allen and Unwin, 1932); Helen Flanders Dunbar, *Emotions and Bodily Changes: A Survey of Literature on Psychosomatic Interrelationships, 1910-1933* (New York: Columbia University Press, 1935).

(32.) Andrew Scull and Jay Schulkin, 'Psychobiology, Psychiatry and Psychoanalysis: The Intersecting Careers of Adolf Meyer, Phyllis Greenacre and Curt Richter', *Medical History*, 53 (2009), 5-36.

(33.) Norbert Wiener, *The Human Use of Human Beings* (London: Eyre and Spottiswoode, 1950); William Grey Walter, *The Living Brain* (London: Duckworth, 1953); Andy Pickering, *The Cybernetic Brain: Sketches of Another Future* (Chicago: University of Chicago Press, 2010).

(34.) William Sargant, *Battle for the Mind* (London: Heinemann, 1957).

(35.) M. Balint, *The Doctor, His Patient and Their Illness* (London: Pitman Medical, 1956); Thomas Osborne, 'Mobilizing Psychoanalysis: Michael Balint and the General Practitioners', *Social Studies of Science*, 23 (1) (1993), 175-200.

(36.) Allan Horwitz and Jerome Wakefield, *The Loss of Sadness: How Psychiatry Transformed Normal Sorrow into Depressive Disorder* (Oxford: Oxford University Press, 2007); Stuart Kirk and Herb Kutchins, *Making Us Crazy: DSM—The Psychiatric Bible and the Creation of Mental Disorders* (London: Constable, 1999).

(37.) David Healy, 'Shaping the Intimate: Influences on the Experience of Everyday Nerves,' *Social Studies of Science*, 34 (2004), 219-46.

(38.) Thomas S. Szasz, *The Myth of Mental Illness: Foundations of a Theory of Personal Conduct* (London: Paladin, [1961] 1975).

(39.) David Harley, 'Rhetoric and the Social Construction of Illness and Healing,' *Social History of Medicine*, 12 (1999), 407-35; Anne Harrington, *The Placebo Effect: An Interdisciplinary Exploration* (Cambridge, MA: Harvard University Press, 1997).

(40.) A. Lakoff. 'The Mousetrap: Managing the Placebo Effect in Antidepressant Trials', *Molecular Interventions*, 2 (2002), 72-6.

第二十九章

医学伦理与法律

安德烈亚斯－霍尔格·梅勒（Andreas-Holger Maehle）

在最近的二十年，医学伦理史已经发展成为医学史上的一个强大分支领域。在某种程度上，这个研究领域的发展得益于生命伦理学的兴起。事实上，不仅是历史学家，医学伦理学家和生命伦理学家也对该领域做出了贡献。医学伦理学，广义上是医学健康方面道德价值相关的思想和行为，现在被普遍认为是与医学的历史共存的，因此以不同的形式跨越了各个历史阶段和文化。近年，美国哲学家罗伯特·贝克（Robert Baker）和劳伦斯·麦卡洛（Laurence McCullough）编著的巨著《剑桥世界医学伦理学史》（*Cambridge World History of Medical Ethics*）也阐述了这个观点。该书多位国际撰稿人检视了从古至今各国有关医学伦理学的话语，包括近期有关生命伦理学的争论。读者如要寻求该领域几乎任何话题的详细信息，参考这套丛书都能找到满意的答案。

本章并不旨在写一篇有关医学伦理学的简史（由于历史材料、记录和主题过于海量，这在任何情况下都会是不完整的），而是反思近年来医学伦理史和生命伦理学史上学术文献的史学研究重点和趋势。在这项工作中，我还将谈及规范思想和法律条例之间的历史关系。我的分析将集中在3个关键问题上：①传统医德的本质和动因；②临床试验中的滥用伦理道德的历史及其对监管的影响；③生命伦理学的兴起。在本章的最后，我将指出医学伦理学编史学未来的发展方向。

"医学伦理"：行礼如仪还是真正的伦理？

"医学伦理"这个概念的引入通常归功于曼彻斯特内科医生托马斯·珀西瓦尔（Thomas Percival，1740—1804 年）于 1803 年出版的同名著作。众所周知，本书写作的历史背景是：珀西瓦尔作为曼彻斯特病院（Manchester Infirmary）的资深医师，一位成功的伦理问题作家，他所就职的机构因荣誉员工增多而引发了一场内部纠纷，随后，该院的内科和外科医生邀请他为医院起草一份规章制度。珀西瓦尔超额完成了任务，他起草了一份名为《医学法学》（Medical Jurisprudence，1794 年）的文本，涵盖了公立医院执业和私人开业的内容，他将这份文本交给多位医学界和文学界的朋友传阅。截至 1803 年，这篇文章扩充成了一本全面的论著，讨论了医院从业者、私人或全科诊所和药师的关系以及"也许会需要法律知识的病例"。在朋友的建议下，他把书名改为了《医学伦理学》（Medical Ethics），但他自己仍然坚持认为"法学"（Jurisprudence）一词包含"道德禁令和积极法令"的含义。该书采取格言的写作形式，给读者提供了适当的行为规则，成为了 19 世纪初期医疗职业社会的伦理准则，尤其是在美国，彼时，接受过系统培训的内外科医生正在努力将自己与"非正规"的治疗师划清界限的。重要的是，它为美国医学会（American Medical Association，AMA）在 1847 年确立的伦理准则奠定了基础，该医学会一年前才刚刚成立。

珀西瓦尔关于医学伦理的文本或多或少地受到一些思想前辈的直接影响，尤其是爱丁堡医学教授约翰·格雷戈里（John Gregory）所著的《关于医生责任和资格的演讲》（Lectures on the Duties and Qualifications of a Physician，1772 年）以及托马斯·吉斯伯恩牧师（Revd Thomas Gisborne，1756—1846 年）所著的构思更广阔的《大英帝国上层和中产阶级男性职责探究》（Enquiry into the Duties of Men in the Higher and Middle Classes of Society in Great Britain）中关于医生的章节，吉斯伯恩牧师也是珀西瓦尔手稿的传阅者之一。尽管劳伦斯·麦卡洛认为格雷戈里更具哲学性的演讲将大卫·休姆（David Hume）同情的概念引入了医学实践的伦理学中，罗伊·波特亦认为吉斯伯恩的著作将基督教绅士的道德引入了这一主题，但两者都没有像珀西瓦尔的著作一样对医学职业伦理学的发展产生如此巨大的影响。在医学伦理学传统的编史学作品中，从 1927 年昌西·利克（Chauncey Leake）对《医学伦理》的改订，到 20 世纪 70 年代杰弗里·伯兰特（Jeffery Berlant）和伊凡·沃丁顿（Ivan Waddington）对该书的社会学批评，珀西瓦尔式的伦理学都受到了批评，因为他过于关注医学专业人员的内部关系，或者说过于关注医学礼仪，而忽视了医生与病人、社会的关系中所涉及的"真正的"伦理问题。随后，医学伦理概念过于狭隘和扭曲的批评被分摊到了珀西瓦尔论著中的"命名错误"（利克）上和将伦理及礼仪作为医学界实现合法化医疗市场垄断地位的手段上。

事实上，这些史学解释反映了早期的批评，1900 年左右，国际上对于是否有必要给医学生和未来的从业者开设伦理学课程有过一番争论，这种批判由此可见一斑。柏林医生兼心理学家艾伯特·莫尔（Albert Moll，1862—1939 年）曾于 1902 年出版了一本有关医学伦理学方面的综合著作，他在书中抱怨道，这些讨论过分强调了医生的"职业职责"（Standespflichten），甚至是将它与伦理职责（ethical duties）混为一谈。此外，他提出，行业对医生违反职业职责的行为（比如，违反医学广告禁令）所给予的批判，远超过了医生对患者违反道德义务的批判。然而，这些批评出现的具体历史背景和史学背景都是十分清晰的。莫尔震惊地发现，现代医院和大学诊所在进行残酷的人体实验，如在临终患者身上实施细菌接种试验。同样，利克关注了 20 世纪 20 年代严峻的经济压力环境下卫生保险制度、联合医疗和国家医学对北美医学实践和医患关系的影响。伯兰特和沃丁顿对医学伦理垄断地位的评估，应该放在 20 世纪 60 年代末和 70 年代初西方社会医学职业的社会权威和西方社会权威主义遭到广泛批判的背景中来理解。近年来，对珀西瓦尔《医学伦理》一书的解读出现了不同的结论，强调了它真实的伦理意图。约翰·皮克斯通（John Pickstone）将其视为对公民医学美德伦理（civico-medical virtue ethic）的保守辩护，这在当时受到了威胁；罗伯特·贝克将其理解为职业和社会之间社会契约的表现，反映了医学中从个人决定向集体决定的转变。然而，这些解读也应该被放在这些作者各自获取材料的特定编史学方法下来看：皮克斯通依赖于 18 世纪后期曼彻斯特社会政治的微观史，而贝克致力于确定医学伦理学的哲学核心内容。也许，史学界对珀西瓦尔伦理学的关注也需要予以更为正面的考察。考虑到其与美国医学会准则的历史联系，它目前在英美医学伦理学文献中占有显著地位也就非常容易理解了。

另外，在 20 世纪 90 年代，将解读医学伦理学文本的方法作为提高医学声誉和权力的工具，已变得非常普遍，并被延伸到了更早的历史时期。维维安·纳顿（Vivian Nutton）对希波克拉底文集中的《誓言》和其他伦理学文本进行了学术分析，包括《法则论》《箴言论》《礼仪论》，强调在道德禁令（例如不伤害、保密、禁止与患者有性接触等）可以给古希腊社会中公开宣布遵守这些禁令的医生赢得声誉。同样，对于医生在与其他医生进行竞争的背景下提高声望的动机，罗杰·弗伦奇（Roger French）和大卫·林登（David Linden）已经追溯到了中世纪晚期帕多瓦医生和哲学家加布里尔·德·泽尔比（Gabriele de Zerbi，1435—1505 年）的著作《给医生的建议》（*De cautelis medicorum*，1495）；安德鲁·韦尔（Andeaw Wear）和罗杰·弗伦奇在诸如弗里德里希·霍夫曼（Friedrich Hoffmann）的《医学政治》（*Medicus Politicus*，1738 年）等现代早期医学伦理文献中也找到了同样的踪迹。后者属于启蒙运动时期所谓的"锦囊"文献（savoir faire），旨在帮助年轻的医生建立收入稳定的客户群，通过谨慎的行为掩盖诊断和治疗中的不安全感。

19 世纪医学伦理准则反映的是职业政治，而非关于医患关系中深层次的道德思考或者医生对社会的道德责任。虽然伦理准则原本是行业团结的工具，但道德规范可能会变得分裂，正如约翰·哈利·沃纳（John Harley Warner）在 19 世纪 80 年代所揭示的那样，他讨论了 1847 年美国医学会准则中臭名昭著的咨询条款。该条款禁止人们咨询有"专有教条"的医生。这项条款原则上适用于所有非正统（译注：西方医学之外的医学）或非正规的医生，顺势疗法医生是其主要目标，他们通常会和正规医生一样接受相同的基本学术教育。自由派的专科医生，尤其是纽约的医生，认为这种基于不同信仰和实践而予以的歧视已经过时了。相反，科学专业知识应该成为衡量医学专业能力和操守的新措施。1882 年，纽约州医学会（Medical Society of the State of New York）从其准则中删除了此条款，作为回敬，美国医学会拒绝纽约代表参加其当年的年度会议。1884 年，保守派纽约医生成立了他们自己的正统协会——纽约州医学协会（New York State Medical Association），重新恢复了咨询条款。直到 1903 年，美国医学会才在大幅修改其准则时，解除了对顺势疗法的禁令，随后纽约的这两个学会才合并在一起。

在其他国家，例如德国或英国，职业伦理准则也同样是政治协商的结果。1889 年，在经过了长期讨论后，德国医学会（Deutscher Ärztevereinsbund）为会员协会制定了一系列的道德规范原则，虽然自由派的资深医生们如柏林病理学教授鲁道夫·魏尔啸（Rudolf Virchow，1821—1902 年），对这样的医学实践法典和规范是否有必要深表怀疑。德国"医学职业准则的原则"拟定的初衷是在医疗行业内人满为患的情况下平息同行之间的竞争。他们禁止医学广告，包括误用专家头衔、免费治疗的宣传（尤其是诊所）、在签署医疗保险基金合同时低报价、给第三方付款（例如护士、助产士、药师等）以提高客流量、开具未知成分的专利药（所谓的"秘方"）、挖走同事的病人（比如在临时代理期间或为病人会诊时）、在公共场合贬低同事等。在某种程度上，这些规则取自慕尼黑（1875）和卡尔斯鲁厄（1876）的医学地区协会的现有准则。慕尼黑医学会的准则是 1847 年美国医学会伦理准则的译本。相反，英国医学会（British Medical Association，BMA）并不愿意采用任何伦理准则。该学会的一名成员，什鲁斯伯里医生朱克斯·德·斯蒂普（Jukes de Styrap，1815—1899 年）起草了一份伦理准则，于 1878—1895 年共出版了 4 个版本。1882 年，斯蒂普建议将其采纳为英国医学会的职业标准，但学会的主管部门委员会理事会拒绝了。不过，到 19 世纪晚期，这份文本已经逐渐成为半官方的指南。借鉴珀西瓦尔的文本和美国医学会准则，结合当时英国医学从业者竞争日益激烈的氛围，这份准则也有所修订。

对伦理准则的怀疑与其更加灾难性的结果有部分关联，即行业惩罚的实施，历史学家近期开始了更为翔实的研究。在英国，成立于 1858 年的综合医务委员会（General Medical Council，GMC）不仅引入了控制医学教育标准的机制，还启动了处罚"所有职业不检点行为"的机制。起初，对渎职行为的惩罚是，综合医务委员会将其从医师行医执照登记中除名，后来，仅处以暂时停职变得越来越普遍。19 世纪和 20 世纪早期，惩罚原因包括雇佣没有资格的助理，不正当取得或使用资格和头衔，广告和游说，伪造证书，还有与患者通奸或有其他不正当性行为，堕胎，饮酒，不恰当地公开患者隐私信息等，这表明人们对违反医学礼仪或伦理的担忧。刑事犯罪的医生也将从行医执照登记中除名。直到 1883 年，综合医务委员会才以"警告通知"的形式，规定了会受到处罚的失职行为。罗素·史密斯（Russel Smith）整理和分析了 1858—1990 年综合医务委员会的处罚案例，发现并批评了综合医务委员会长久以来不愿意给正确的医疗行为提供先行建议的现象。直到 20 世纪 80 年代，伦敦医生安·达利（Ann Dally）给药物成瘾患者开具管制药品处方的案例发生，综合医务委员会的这种不情愿表现才宣告结束。

综合医务委员会在提供伦理指导方面一直保持沉默 [当然，1993 年，随着面向所有注册医生的《职业行为和学科：适宜行为》（*Professional Conduct and Discipline*：*Fitness to Practise*）出版，这种沉默宣告结束] 与德国普鲁士医学荣誉法庭（Prussian Medical Courts of Honour）早期采取措施的行为形成了鲜明的对比。德国普鲁士医学荣誉法庭 1899 年通过立法，联合 12 个省级医学会，在柏林设有上诉法院，定期发布其各种决定。关于处罚案例的报告也在德国医学会的通报——《德国医学简报》（*Ärztliches Vereinsblatt für Deutschland*）以及其他专业杂志，如《柏林医生通讯》（*Berliner Ärzte- Correspondenz*）或《慕尼黑医疗周刊》（*Münchener Medizinische Wochenschrift*）上发布。与英国综合医务委员会不同，荣誉法庭没有吊销医生行医执照的权力，但是他们可以采取警告、谴责、罚款、剥夺会议选举的投票权，从而针对从业者的职业荣誉感来广泛地"实施处罚"。最常见的惩罚案例是关于医学广告、金融违规行为、造谣或诽谤、性侵、所谓的缺乏合作、伪造证书、多地行医、拒绝医学援助、与无执照的治疗师如自然疗法者联系。普鲁士医学荣誉法庭主要关注的是竞争环境中医生间的关系，医患关系也被纳入考虑，尤其在和性有关的话题。这也适用于德意志帝国的其他州和魏玛共和国。在国社党独裁时期，医学荣誉法庭像其他机构一样被集中化并被迫站队。1945 年后，在战后西德的专业法庭中，除了拒绝医学援助、性行为不检、谬用头衔以及费用和证书相关的犯罪之外，医学广告和妨害联合领导的"典型"惩罚案例依旧很突出。

因此，根据最近的历史研究，传统的观点，即医学伦理主要关乎医学从业者之间的礼节，需要得到修正。行业内问题是医学伦理学中最为突出的内容，尤其是在 19 世纪末期以前，但这并不排除对患者伦理行为的关注。比如，医生在保护患者隐私的伦理职责和为公共卫生的利益而披露患者信息的要求（尤其是对抗性病的时候）之间的矛盾是近期研究 19 世纪到 20 世纪早期医疗保密原则的重点。未来的研究可能在患者导向的医学伦理学方面发现更多的证据，尤其是通过关注患者对医学治疗的体验和感知的历史研究。艺术和文学作品中对医患关系的描写，能进一步阐述这一伦理维度。其他可以帮助我们拓宽医学伦理史的资料，还包括每日新闻和医学杂志中的新闻版块。有一个研究领域已经将医患关系的伦理问题明显缓解，即临床实验史，在接下来的部分将予以讨论。

临床试验中的道德弊端及其带来的规范规则

　　人体实验伦理的编史学常常与纳粹医学的历史研究联系在一起，最残忍的伦理问题产生于纳粹集中营里对囚犯的实验中。然而，研究二战前后实验人员对人体被试的态度也是已经完成的重要工作，与德国及其他国家都有关系。例如，在美国，1972年揭露的塔斯基吉梅毒试验丑闻，以及20世纪90年代关于冷战人体辐射实验的新闻报道都广泛引起了人们对该领域的兴趣。20世纪的德意志帝国和美国、1945年后的法国以及关于1946/1947年的纽伦堡医生审判都有大量的人体实验史专著。而且，过去10年也出版了很多关于人体试验的历史和伦理论文。

　　按年代顺序，关于人体试验的关键性公开辩论的起源可追溯到19世纪晚期，当时西方科学对使用科学和实验的方法解决健康问题的信心达到了第一个高峰。当时的细菌学迅速发展成为了医学科学的主要领域。典型的是（但并不唯一的），公众对于伦理侵害的担忧也和该领域相关。1879年发现淋病细菌的布雷斯劳皮肤病教授艾伯特·奈塞尔（Albert Neisser，1855—1916年）实验的丑闻就是一个例子。1892年，奈塞尔向他医院的数名患者（有些尚未成年）注射了梅毒血清，试图得到抗梅毒的疫苗。患者或者儿童的合法监护人都未被告知这次注射的本质，也没有知情同意。有些被试患者随后患上了梅毒。虽然奈塞尔宣称这些人都是妓女，是"自然"得病，但丑闻仍然爆发了。这个案例被登上了报纸，并在普鲁士议会中被讨论。芭芭拉·埃尔克莱斯（Barbara Elkeles）认为，这些反对奈塞尔的运动大多有反犹太主义动机。而且，他们与德国反活体解剖运动有联系，这些年中，反活体解剖运动追随着英国，强烈反对实验医学。从17世纪开始，反对动物实验的一个关键的道德上的论点是无情对待动物的方式可能会导致对人类患者持有相同的态度。然而，也有一些对关于公共医院和大学诊所的患者（大多数为下层阶级）的当下治疗问题的真切关心。1900年，奈塞尔由于未获取知情同意以及违反作为医生、诊所主任和教授的责任而正式受到谴责和罚款。

　　同年，普鲁士宗教、教育和医疗事务部（Prussian Ministry for Religious，Educational and Medical Affairs）对有关于对病人进行危险实验的进一步报告感到震惊，并向医院和诊所的负责人发出指示，对人体进行科学实验的要求进行说明。只有在成年患者知情且明确同意（不能在未成年人或者其他非法律完全责任人身上进行实验）、医院和诊所领导直接授权的情况下，此类实验才能开展。此外，这类实验必须记录在病人的病历中。这大概是世界上第一个关于人体实验的法规。另外，"诊断、治疗和免疫目的"的医疗干预被排除在这项准则之外，为治疗性实验和创新诊断技术以及新疫苗留下了模棱两可的空间。直到1931年，当吕贝克市的76名新生儿在一项大型接种卡介苗试验（可能被污染）中去世，德国内政部（German Ministry of the Interior）才颁布试验指南，提出治疗型与非治疗型试验均需明确的知情同意。

虽然在第三帝国期间，1931 年颁布的指南仍然有效，但其并未能保护集中营里被实施人体实验的受试者们。大约有超过 8000 名犹太人、吉普赛人、俄国人、波兰人和其他民族的受试者成为了纳粹医生进行残忍实验的罹难者，随着该领域历史研究的深入，这个数字还在继续上涨。纽伦堡医生审判（Nuremberg Doctors' Trial）揭露出了很多人体实验，包括从高空（低空气压力）中突然坠地、冷冻、强迫喝海水、故意感染疟疾、传染性黄疸、斑疹热等其他病原体；接触芥气和燃烧弹中的磷；人工制造和实验治疗感染性伤口（主要是气性坏疽）；测试用辐射、化学、外科手段实施大规模绝育；为"安乐死"计划而进行的毒药测试；为获取解剖标本而杀害受试者等。许多实验与战争时期军事医学问题相关，但另一些实验的动机与纳粹医学的种族人类学或优生学概念相关。在纳粹"安乐死"项目中有接近 300 000 名精神病患者、残疾人和其他弱势人群（尤其是儿童）被杀害，大约 350 000 人被强制绝育。在 1946 年 12 月到 1947 年 8 月的纽伦堡医生审判中，美国检察官和法官将注意力主要集中在人体实验相关的犯罪行为上。审判的结果是，人体实验相关 23 名被告中，7 人被处以死刑，9 人被判 15 年到无期徒刑。

审判期间制定了所谓的《纽伦堡法典》，作为允许对人体进行研究的指导方针。该法典要求受试者自愿且完全知情同意，要有知情同意的法律能力。此外，法典还包括很多条规定，以保护受试者的健康不受侵害，包括随时拒绝实验以及要求预先进行动物实验。《纽伦堡法典》具有国际法的地位，但因其起源于纳粹罪犯的迫害，其与"文明的"西方医学之间的联系随后遭到质疑。不论如何，法典为世界医学会（World Medical Association，WMA）于 1964 年颁布的《赫尔辛基宣言》奠定了基础。《赫尔辛基宣言》在世界医学会大会上多次被修订（东京 1975 年，威尼斯 1983 年，香港 1989 年，西萨默塞特 1996 年，爱丁堡 2000 年，首尔 2008 年），迄今仍是国际认证的人体实验医学研究伦理准则，它对有效知情同意的保障和有效保护受试者的原则影响了许多国家的立法。

然而，《赫尔辛基宣言》也反映了"稀释过程"的开始（相比于《纽伦堡法典》的要求），为研究者的实际需求留有余地。正如苏珊·莱德勒（Susan Lederer）在书写 1964 年版本的历史时指出的，世界医学会试图禁止在社会福利机构儿童和"被囚禁"的人身上做实验，如疯人院、监狱和收容所，但被美国制药产业否决，因为他们需要这些被试人群来测试新药和疫苗。《赫尔辛基宣言》的 1975 年版要求伦理委员会逐一审核每个研究项目，2000 年版就体现了研究兴趣和加强对弱势受试者保护之间持续存在的张力。在发展中国家进行新的艾滋病疗法试验的背景下，即使有标准疗法可供比较，是否可以使用安慰剂做对照组也成了一个问题，能否保证受试者在实验结束后可以获得最好的治疗也是一个问题。在最新的版本（2008 年版）中，《赫尔辛基宣言》同意在有"迫不得已且科学合理的方法学原因"及"服用安慰剂或不接收治疗不会对被试产生任何严重的或不可逆转的伤害"的情况下，可以使用安慰剂（第 32 条）。而且，在研究结束时，参与试验的患者有权"获取试验中发现的有利的干预，或者其他合适的护理和福利"（第 33 条）。

近年来，关于人体实验的史学研究一再证明，《纽伦堡法典》和《赫尔辛基宣言》并没有被研究员完全遵守，包括西方国家如英国和美国，得到政府资助的研究员。1932—1972 年的塔斯基吉梅毒试验便是最受瞩目的案例，医生为了观察疾病的自然进程，故意没有给大约 400 名身患梅毒的非裔美国人提供治疗，而且患者并不了解真相。英国医生莫里斯·帕普沃斯（Maurice Pappworth，1910—1994 年）和美国麻醉师亨利·比彻（Henry Beecher，1904—1976 年）披露了英国和美国在 20 世纪 50 年代末至 60 年代大量没有知情同意的临床试验。这提出了一个更普遍的问题，即伦理准则在没有立法、机构控制体系认可和强制的情况下，有效性有多大？然而，这些准则为伦理委员会提供了宝贵的指导。20 世纪 60 年代末到 70 年代初，英国教学医院和许多其他医院建立了专门的委员会，来监督临床试验的伦理问题。1984 年，英国卫生部成立地区实验伦理委员会（Local Research Ethics Committees），旨在《赫尔辛基宣言》的基础上保护人体受试者。

鉴于历史上人体受试者受到的虐待，同时为了对幸存者做出赔偿，人们开始呼吁历史学家更加关注试验中受害者的命运。另外，关于是否允许使用过去不道德的人体实验信息的问题，不仅涉及纳粹时期，还涉及日本对中国囚犯的生物战研究。根据现有的资料记载，不是所有的非道德研究，在科学上已经过时了。正如沃尔克·勒尔克（Volker Roelcke）最近指出的，若是只考虑科学问题，纳粹集中营针对人工创伤的磺胺素药剂实验的确在当时是最新的。

在过去的十年中，随着对全人群基因和健康信息的收集，知情同意面临着新的挑战。随着 1998 年议会通过冰岛《卫生机构数据库法案》（*Icelandic Health Sector Database Act*），冰岛政府同意将其全部市民悉数纳入"解码（deCODE）"基因和健康数据库计划。不同意参加的市民必须明确要求退出。选择退出，而非选择进入已经成为了一些国家（例如奥地利、比利时、法国、西班牙和瑞典）的死后器官捐献政策，以解决移植器官不足的问题。关于人体器官捐献和移植的问题已经成为了现代生命伦理学的中心，其发展将在下一节讨论。

生命伦理学的兴起

20 世纪 60 年代兴起的现代生命伦理学（或生物医学伦理学）和多重因素相关。正如大卫·罗思曼（David Rothman）所述，医学伦理不再是医生的独享领域。随着科学技术导向的医学的发展，医生逐渐与患者疏远。同时，神学家、哲学家、律师和社会科学家等开始大量参与医学实践中伦理方面的讨论，影响了医学的决策。对医学中何为道德的界定的扩大，进一步反映了更普遍的社会转型，尤其是在美国，包括民权运动、女权运动和学生运动等。20 世纪 70 年代初，患者权力（类似于民权和女权）宣言就为这一解释提供了例子。而且，正如罗杰·库特（Roger Cooter）所指出的那样，罗马天主教会关于医学道德问题的看法构成了现代医学伦理学的主题，例如避孕、堕胎、安乐死等。

其他因素还包括挑战传统医学伦理的生物医学创新，这一点尤其被第一代生命伦理学家所强调的，如艾伯特·约恩森（Albert Jonsen）。虽然诸如此类的道德问题并不新鲜，但对其讨论的深度和广度无疑增加了。二战后和冷战期间，不伤害原则受到考验，对病人不充分知情同意的担忧增加了。意义重大的是，美国国会于 1974 年成立了保护生物医学和行为学研究人体受试者国家委员会，其责任是确定此类实验中的伦理原则，推荐值得联邦政府支持的情况。20 世纪 60 年代，肾衰的血液透析将稀缺资源合理分配的问题带到了谈论的中心。就这一点而言，尤其具有启迪作用的是西雅图人工肾脏中心选择委员会的成立。该委员会由一位外科医生、一位神学者、一位律师和四位代表社区的非专业人员组成，最初通过依次审理案例以决定哪些患者可以使用有限数量的维持生命的血液透析仪。在工作的过程中，委员会依据年龄、性别、婚姻状况、家眷数量、收入、教育、职业、过往及预期表现制订了选择标准，这就是"社会价值标准"，媒体和伦理学家对此颇有争议。

肾移植（始自 20 世纪 50 年代中期）和心脏移植（始自 1967 年）同样也引起了资源分配的问题，但也带来了重新定义死亡的问题。死亡的传统定义是观察到心跳和呼吸的停止。1968 年，哈佛大学医学院专设委员会给出了新的定义，进而对立法产生了影响。委员会引入了脑电图呈直线和无反射现象的脑死亡标准，在"死亡的"供体仍有血液循环和呼吸的情况下，医生可以摘取供移植的器官。移植手术的大规模扩张引发了关于如何合乎论理地获取器官和组织的争论，因为需求远远超过了捐赠的数量。

在英国，按照 1961 年颁布的《人体组织法案》（Human Tissue Act），从尸体上摘取器官进行移植时，要满足以下两种情况之一：一是捐献者生前要求捐献，二是捐献者没有表达过这样的要求，但也从未曾表示过反对，与此同时，其健在的配偶或亲属对捐献器官无反对意见。随着活体肾移植变得日渐普遍，肾脏商业交易逐渐发展。1989 年，议会通过了《人体器官移植法案》（Human Organ Transplants Act）。该法案反对器官交易，要求受体和供体必须有血缘关系。在这个法案实施后，2000 年，英国共有超过 5000 人在国家移植等候名单中，而之前五年已有 1000 人在等候心、肺、肾移植的过程中死去。2004 年，颁布了新的《人体组织法案》，并成立了人体组织管理局以协助法案实施，这是为了应对之前爆发的丑闻——医院在家属不知情的情况下，私自扣留了器官和组织，尤其是布里斯托尔皇家医院和阿德尔赫儿童医院。新法案取代了之前的法案，2006 年，开始在英格兰、威尔士和北爱尔兰全面实施，采用选入体系，以死者关于捐献器官的心愿为主，家属没有法律权利予以干涉。2004 年法案进一步引入了"合理同意（appropriate consent）"的概念，死者在生前可以选择捐献或撤回，或者该决定也可以由死者生前选任的代表（在死者生前没有表示意愿时）或有资格的家属（死者生前没有表示意愿，也没有选任代表时）来做出。有能力的儿童和成人都可进行活体器官（通常是肾脏）捐献。考虑到在这种情况下捐献的器官仍然短缺，在过去几年间，英国一直在争论是否采用更严格的退出体系，即如果死者或近亲先前没有明确表示拒绝捐献，就可以移植其器官。

生命结束和开始的伦理问题决定了生命伦理学的话语。著名案例对伦理讨论的影响如此之大，以至于有时人们会通过关于这些案例的辩论来理解生命伦理学史。例如，关于处于持续性植物状态（persistent vegetative state）的人是否应该停止使用人工呼吸辅助的讨论，在美国凯伦·昆兰（Karen Quinlan）的案例中，新泽西最高法院于 1976 年最终采用其父母的意见，终止了昆兰的呼吸。在英国，处于植物状态的少年托尼·布兰德（Tony Bland）也有同样的结局。布兰德是希尔斯堡足球惨案的受害者，高等法院、上诉法院和上议院最终于 1993 年宣布取消胃管喂食的合法性。人们通过"罗诉韦德案"（Roe v. Wade，1973）开始关注堕胎，在这个案例中，美国高等法院规定，在妊娠期前三个月，如果医生与孕妇意见一致，国家法律不得干涉妇女终止妊娠的权利。生命伦理学史上同样具有标志性的事件，是 1978 年第一个试管婴儿（in-vitro fertilization）——路易斯·布朗（Louise Brown）的诞生。正如简·梅恩沙因（Jane Maienschein）最近评价布朗案及随后的人工辅助生殖的历史时所说的，对于生物医学中伦理上模棱两可的发展，公众的反应有一个固定的模式：从最初的激动到痛恨，到容忍，再到全然接纳。

21 世纪早期，胚胎干细胞研究和治疗性克隆是否也会注定成为生命伦理学挑战，还有待观察。随着 1996 年世界首例克隆羊多莉（Dolly）的诞生，全球达成共识否决人类生殖性克隆。然而，像体细胞核和无核卵细胞结合产生胚胎干细胞株使得给体细胞供体进行移植时可以兼容，这样的行为尚存争议。正如以前的生命伦理学问题，胚胎干细胞科学引发了各种利益相关方的评论，如医学科学家、哲学家、神学家、社会政策分析家等。因为培育胚胎干细胞涉及摧毁囊胚阶段的胚胎——通常是试管婴儿剩余的胚胎，人类胚胎的伦理地位成为了伦理讨论的核心，许多堕胎相关的观点在这里被再次提到。然而，"干细胞伦理"也已经成为了世界性的话题，不仅不同国家和文化道德敏感度不同，（通过差别巨大的法律规定可以反映出来），而且人们还担心这会是对作为卵子提供者的女性的剥削，另外，关于未来再生医学的可及性和公平度问题的担忧也被表达出来。

结　论

在未来，医学史家有待于结合语境，探索医学伦理史和生物技术发展史上的最新篇章。伦理学争论、政策制定、管理机构、立法之间的复杂关系对未来的历史研究者来说是充满挑战的领域。关于这个领域，生物医学专家在公共卫生和医学的政策决定中所起的作用应该是批判性历史分析的有益主题。生命伦理学辩论的本质指出了对比较历史研究的特殊需求。正如德国历史学家海因茨 - 格哈德·豪普特（Heinz-Gerhard Haupt）和于尔根·科茨卡（Jürgen Kocka）在 20 世纪 90 年代所指出的，比较史可以开阔我们对欧洲现代性的理解，也可以帮助我们克服欧洲视角。他们提出，心态和实践的跨文化研究将融合结构史、社会实和文化史。对于医学伦理史来说，比较方法将在阐明伦理系统和管理的相似性及偶然性方面格外有用。

除此之外，把生命伦理学的兴起作为一种文化现象，进行更广泛的跨学科研究，仍然是一项艰巨的任务，历史学家可能需要与社会科学家、文化理论家、医学人文研究者及其他领域的学者合作。在一些国家，随着生命伦理学在学术界的地位逐渐提高，医学史作为医学院中一门被边缘化的学科变得更加边缘化，例如德国和美国。在这种情况下，医学史学家需要知道历史视角可以给当今生命伦理学的话语带来什么。今天，伦理学和政策决策的历史前提、现代医学批判的形成，常常被用来论证医学伦理学和医学史研究的重要性。然而，医学史家也在向生命伦理学学习，将结构化的、严谨的伦理学问题纳入研究范畴。即使生命伦理学和医学史之间存在学科竞争，但二者的互动可能会推进未来的研究议程。为了寻求医学史研究更大的社会影响力，医学史学家可能也会越来越多地寻求他们工作的潜在受益者，并使其参与到某些批判性历史评价中，包括临床医生、病人团体、卫生法律师、健康政策制定者等。医学伦理史在这种跨学科的环境下，前景可观。

（米卓琳 译　苏静静 校）

参考书目

Annas, George J., and Michael A. Grodin (eds), *The Nazi Doctors and the Nuremberg Code: Human Rights in Human Experimentation* (New York and Oxford: Oxford University Press, 1992).

Baker, Robert, Dorothy Porter, and Roy Porter (eds), *The Codification of Medical Morality*, vol. 1: *Medical Ethics and Etiquette in the Eighteenth Century* (Dordrecht: Kluwer Academic, 1993).

——— (ed.), *The Codification of Medical Morality*, vol. 2: *Anglo-American Medical Ethics and Medical Jurisprudence in the Nineteenth Century* (Dordrecht: Kluwer Academic, 1995).

———, and Laurence B. McCullough (eds), *The Cambridge World History of Medical Ethics* (New York: Cambridge University Press, 2009).

Cooter, Roger, 'The Ethical Body', in Roger Cooter and John Pickstone (eds), *Medicine in the Twentieth Century* (Amsterdam: Harwood Academic, 2000), 451–68.

JONSEN, ALBERT R., *The Birth of Bioethics* (New York and Oxford: Oxford University Press, 1998).

LEDERER, SUSAN, *Subjected to Science: Human Experimentation in America before the Second World War* (Baltimore: Johns Hopkins University Press, 1995).

MAEHLE, ANDREAS-HOLGER, *Doctors, Honour and the Law: Medical Ethics in Imperial Germany* (Basingstoke: Palgrave Macmillan, 2009).

MAIENSCHEIN, JANE, *Whose View of Life? Embryos, Cloning and Stem Cells* (Cambridge, MA, and London: Harvard University Press, 2003).

ROELCKE, VOLKER, and GIOVANNI MAIO (eds), *Twentieth Century Ethics of Human Subjects Research: Historical Perspectives on Values Practices and Regulations* (Stuttgart: Franz Steiner Verlag, 2004).

ROTHMAN, DAVID J., *Strangers at the Bedside: A History of How Law and Bioethics Transformed Medical Decision Making* (New York: Basic Books, 1991).

SCHMIDT, ULF, and ANDREAS FREWER (eds), *History and Theory of Human Experimentation: The Declaration of Helsinki and Modern Medical Ethics* (Stuttgart: Franz Steiner Verlag, 2007).

WEAR, ANDREW, JOHANNA GEYER-KORDESCH, and ROGER FRENCH (eds), *Doctors and Ethics: The Earlier Historical Setting of Professional Ethics* (Amsterdam: Rodopi, 1993).

注释

(1.) Robert B. Baker and Laurence B. McCullough (eds), *The Cambridge World History of Medical Ethics* (New York: Cambridge University Press, 2009).

(2.) Chauncey D. Leake (ed.), *Percival's Medical Ethics* (Huntington, NY: Krieger, 1975), xxiii.

(3.) Robert Baker, 'The Historical Context of the American Medical Association's 1847 Code of Ethics', in *idem* (ed.), *The Codification of Medical Morality*, vol. 2: *Anglo-American Medical Ethics and Medical Jurisprudence in the Nineteenth Century* (Dordrecht: Kluwer Academic, 1995), 47–63.

(4.) Laurence B. McCullough, 'John Gregory's Medical Ethics and Human Sympathy', in Robert Baker, Dorothy Porter, and Roy Porter (eds), *The Codification of Medical Morality*, vol. 1: *Medical Ethics and Etiquette in the Eighteenth Century* (Dordrecht: Kluwer Academic, 1993), 145–60; Roy Porter, 'Thomas Gisborne: Physicians, Christians and Gentlemen', in Andrew Wear, Johanna Geyer-Kordesch, and Roger French (eds), *Doctors and Ethics: The Earlier Historical Setting of Professional Ethics* (Amsterdam: Rodopi, 1993), 252–73.

(5.) Leake, *Percival's Medical Ethics*, 1–2; Jeffrey L. Berlant, *Profession and Monopoly: A Study of Medicine in the United States and Great Britain* (Berkeley: University of California Press, 1975); Ivan Waddington, *The Medical Profession in the Industrial Revolution* (Dublin: Gill and Macmillan, 1984).

(6.) Andreas-Holger Maehle, *Doctors, Honour and the Law: Medical Ethics in Imperial Germany* (Basingstoke: Palgrave Macmillan, 2009), 1.

(7.) Albert Moll, *Ärztliche Ethik. Die Pflichten des Arztes in allen Beziehungen seiner Thätigkeit* (Stuttgart: Ferdinand Enke, 1902), 5, 9, 558, 569–70.

(8.) Leake, *Percival's Medical Ethics*, viii.

(9.) For example, Ivan Illich, *Medical Nemesis: The Expropriation of Health* (London: Calder and Boyars, 1975).

(10.) John V. Pickstone, 'Thomas Percival and the Production of Medical Ethics', in Baker, Porter, and Porter (eds), *The Codification of Medical Morality*, vol. 1, 161–78; Robert Baker, 'Deciphering Percival's Code', in ibid. 179–211.

(11.) Vivian Nutton, 'Beyond the Hippocratic Oath', in Wear, Geyer-Kordesch, and French (eds), *Doctors and Ethics*, 10–37.

(12.) Roger French, 'The Medical Ethics of Gabriele de Zerbi', in Wear, Geyer-Kordesch, and French (eds), *Doctors and Ethics*, 72–97; Andrew Wear, 'Medical Ethics in Early Modern England', in ibid. 98–130; Roger French, 'Ethics in the Eighteenth Century: Hoffmann in Halle', in ibid. 153–180; David E. J. Linden, 'Gabriele Zerbi's De cautelis medicorum and the Tradition of Medical Prudence', *Bulletin of the History of Medicine*, 73 (1) (Spring 1999), 19–37.

(13.) Iris Ritzmann, 'Der Verhaltenskodex des "Savoir faire" als Deckmantel ärztlicher Hilflosigkeit', *Gesnerus*, 56 (1999), 197–219.

(14.) John Harley Warner, 'The 1880s Rebellion against the AMA Code of Ethics: "Scientific Democracy" and the Dissolution of Orthodoxy', in Robert B. Baker, Arthur L. Caplan, Linda L. Emanuel, Stephen R. Latham (eds), *The American Medical Ethics Revolution: How the AMA's Code of Ethics Has Transformed Physicians' Relationships to Patients, Professionals, and Society* (Baltimore: Johns Hopkins University Press, 1999), 52–69.

(15.) Maehle, *Doctors, Honour and the Law*, 15–16.

(16.) Peter Bartrip, 'An Introduction to Jukes Styrap's Code of Medical Ethics (1878)', in Baker (ed.), *The Codification of Medical Morality*, vol. 2, 45–148. See also Andrew A. G.

Morrice, '"Honour and Interests": Medical Ethics and the British Medical Association', in Andreas-Holger Maehle and Johanna Geyer-Kordesch (eds), *Historical and Philosophical Perspectives on Biomedical Ethics: From Paternalism to Autonomy?* (Aldershot: Ashgate, 2002), 11–35.

(17.) Russell G. Smith, *Medical Discipline: The Professional Conduct Jurisdiction of the General Medical Council, 1858–1990* (Oxford: Clarendon Press, 1994), Andreas-Holger Maehle, 'Professional Ethics and Discipline: The Prussian Medical Courts of Honour, 1899–1920', *Medizinhistorisches Journal*, 34 (1999), 309–38; Barbara Rabi, *Ärztliche Ethik—Eine Frage der Ehre? Die Prozesse und Urteile der ärztlichen Ehrengerichtshöfe in Preußen und Sachsen 1918–1933* (Frankfurt/Main: Peter Lang, 2002).

(18.) Russell G. Smith, 'Legal Precedent and Medical Ethics: Some Problems Encountered by the General Medical Council in Relying upon Precedent When Declaring Acceptable Standards of Professional Conduct', in Baker (ed.), *The Codification of Medical Morality*, vol. 2, 205–18.

(19.) Maehle, *Doctors, Honour and the Law*, 6–46, 123–4; Gerhard Vogt, *Ärztliche Selbstverwaltung im Wandel. Eine historische Dokumentation am Beispiel der Ärztekammer Nordrhein* (Cologne: Deutscher Ärzte-Verlag, 1998), 370.

(20.) Andrew A. G. Morrice, '"Should the Doctor Tell?" Medical Secrecy in Early Twentieth-Century Britain', in Steve Sturdy (ed.), *Medicine, Health and the Public Sphere in Britain, 1600–2000* (London and New York: Routledge, 2002), 61–82; Andreas-Holger Maehle, 'Protecting Patient Privacy or Serving Public Interests? Challenges to Medical Confidentiality in Imperial Germany', *Social History of Medicine*, 16 (3) (2003), 383–401; Angus H. Ferguson. 'Speaking Out about Staying Silent: An Historical Examination of Medico-legal Debates over the Boundaries of Medical Confidentiality', in Imogen Goold and Catherine Kelly (eds), *Lawyer's Medicine: The Legislature, the Courts and Medical Practice, 1760–2000* (Oxford: Hart, 2009), 99–124.

(21.) Michael Stolberg, *Homo patiens: Krankheits- und Körpererfahrung in der Frühen Neuzeit* (Cologne: Böhlau, 2003); Jens Lachmund and Gunnar Stollberg, *Patientenwelten: Krankheit und Medizin vom späten 18. bis zum frühen 20. Jahrhundert im Spiegel von Autobiographien* (Opladen: Leske and Budrich, 1995); Roy Porter (ed.), *Patients and Practitioners: Lay Perceptions of Medicine in Pre-Industrial England* (Cambridge: Cambridge University Press, 1985).

(22.) Sigrid Stöckel, Wiebke Lisner, and Gerlinde Rüve (eds), *Das Medium Wissenschaftszeitschrift seit dem 19. Jahrhundert. Verwissenschaftlichung der Gesellschaft—Vergesellschaftung von Wissenschaft* (Stuttgart: Franz Steiner Verlag, 2009).

(23.) Robert Lifton, *The Nazi Doctors: Medical Killing and the Psychology of Genocide* (New York: Basic Books, 1986); George J. Annas and Michael A. Grodin (eds), *The Nazi Doctors and the Nuremberg Code: Human Rights in Human Experimentation* (New York/

Oxford: Oxford University Press, 1992); Volker Roelcke and Giovanni Maio (eds), *Twentieth Century Ethics of Human Subjects Research: Historical Perspectives on Values, Practices, and Regulations* (Stuttgart: Franz Steiner Verlag, 2004); Wolfgang U. Eckart (ed.), *Man, Medicine and the State: The Human Body as an Object of Government Sponsored Medical Research in the 20th Century* (Stuttgart: Franz Steiner Verlag, 2006).

(24.) Barbara Elkeles, *Der moralische Diskurs über das medizinische Menschenexperiment im 19. Jahrhundert* (Stuttgart: Gustav Fischer, 1996); Susan Lederer, *Subjected to Science: Human Experimentation in America before the Second World War* (Baltimore: Johns Hopkins University Press, 1995); Jonathan Moreno, *Undue Risk: Secret State Experimentation on Humans* (New York: Routledge, 2001); Paul M. McNeill, *The Ethics and Politics of Human Experimentation* (Cambridge: Cambridge University Press, 1993); Giovanni Maio, *Ethik der Forschung am Menschen: Zur Begründung der Moral in ihrer historischen Bedingtheit* (Stuttgart-Bad Cannstadt: Frommann-Holzboog, 2002); Paul J. Weindling, *Nazi Medicine and the Nuremberg Trials: From Medical War Crimes to Informed Consent* (Basingstoke: Palgrave Macmillan, 2004).

(25.) Roelcke and Maio (eds), *Twentieth Century Ethics*, and Eckart (ed.), *Man, Medicine and the State*; Ulrich Tröhler and Stella Reiter-Theil (eds), *Ethics Codes in Medicine: Foundations and Achievements of Codification since 1947* (Aldershot: Ashgate, 1998); Jordan Goodman, Anthony McElligott, and Lara Marks (eds), *Useful Bodies: Humans in the Service of Medical Science in the Twentieth Century* (Baltimore and London: Johns Hopkins University Press, 2003); Ulf Schmidt and Andreas Frewer (eds), *History and Theory of Human Experimentation: The Declaration of Helsinki and Modern Medical Ethics* (Stuttgart: Franz Steiner Verlag, 2007).

(26.) Barbara Elkeles. 'The German Debate on Human Experimentation between 1880 and 1914', in Roelcke and Maio (eds), *Twentieth Century Ethics*, 19–33; Ulrich Tröhler and Andreas-Holger Maehle, 'Anti-Vivisection in Nineteenth-Century Germany and Switzerland: Motives and Methods', in Nicolaas A. Rupke (ed.), *Vivisection in Historical Perspective* (London/New York: Routledge, 1990), 149–87; Andreas-Holger Maehle, 'The Ethical Discourse on Animal Experimentation, 1650–1900', in Wear, Geyer-Kordesch, and French (eds), *Doctors and Ethics*, 203–51.

(27.) Elkeles, 'The German Debate on Human Experimentation', 27–8.

(28.) Christian Bonah and Philippe Menut, 'BCG Vaccination around 1930—Dangerous Experiment or Established Prevention? Practices and Debates in France and Germany', in Roelcke and Maio (eds), *Twentieth Century Ethics*, 111–27; Wolfgang U. Eckart and Andreas J. Reuland, 'First Principles: Julius Moses and Medical Experimentation in the Late Weimar Republic', in Eckart (ed.), *Man, Medicine and the State*, 35–47.

(29.) Paul Weindling, 'From Medical War Crimes to Compensation: The Plight of the Victims of Human Experiments', in Eckart (ed.), *Man, Medicine and the State*, 237–49.

(30.) Alexander Mitscherlich and Fred Mielke (eds), *Medizin ohne Menschlichkeit: Dokumente des Nürnberger Ärzteprozesses* (Frankfurt/Main and Hamburg: Fischer Bücherei, 1962); Volker Roelcke, 'Human Subjects Research during the National Socialist Era, 1933-1945: Programs, Practices, and Motivations', in Roelcke and Maio (eds), *Twentieth Century Ethics*, 151-66; Weindling, *Nazi Medicine and the Nuremberg Trials*.

(31.) Ulf Schmidt, 'The Nuremberg Doctors' Trial and the Nuremberg Code', in Schmidt and Frewer (eds), *History and Theory of Human Experimentation*, 71-116.

(32.) Susan E. Lederer, 'Research without Borders: The Origins of the Declaration of Helsinki', in Schmidt and Frewer (eds), *History and Theory of Human Experimentation*, 145-164; Dominique Sprumont, Sara Girardin, and Trudo Lemmens, 'The Helsinki Declaration and the Law: An International and Comparative Analysis', ibid. 223-52.

(33.) Lederer, 'Research without Borders'.

(34.) Robert Carlson, Kenneth Boyd, and David Webb, 'The Interpretation of Codes of Medical Ethics: Some Lessons from the Fifth Revision of the Declaration of Helsinki', in Schmidt and Frewer (eds), *History and Theory of Human Experimentation*, 187-202; David R. Willcox, 'Medical Ethics and Public Perception: The Declaration of Helsinki and Its Revision in 2000', in ibid. 203-21.

(35.) World Medical Association Declaration of Helsinki: Ethical Principles for Medical Research Involving Human Subjects, http://www.wma.net/e/policy/b3.htm

(36.) James H. Jones, *Bad Blood: The Tuskegee Syphilis Experiment, a Tragedy of Race and Medicine* (New York: Free Press, 1993); Susan M. Reverby (ed.), *Tuskegee's Truths: Rethinking the Tuskegee Syphilis Study* (Chapel Hill: University of North Carolina Press, 2000).

(37.) Paul J. Edelson, 'Henry K. Beecher and Maurice Pappworth: Honor in the Development of the Ethics of Human Experimentation', in Roelcke and Maio (eds), *Twentieth Century Ethics*, 219-33.

(38.) Ulrich Tröhler, 'Human Research: From Ethos to Law, from National to International Regulations', in Maehle and Geyer-Kordesch (eds), *Historical and Philosophical Perspectives*, 95-117.

(39.) Adam Hedgecoe, '"A Form of Practical Machinery": The Origins of Research Ethics Committees in the UK, 1967-1972', *Medical History*, 53 (2009), 331-50.

(40.) Jenny Hazelgrove, 'British Research Ethics after the Second World War: The Controversy at the British Postgraduate Medical School, Hammersmith Hospital', in Roelcke and Maio (eds), *Twentieth Century Ethics*, 181-97.

(41.) Weindling, 'From Medical War Crimes to Compensation'; Andreas Frewer, 'History of Medicine and Ethics in Conflict: Research on National Socialism as a Moral Problem', in Schmidt and Frewer (eds), *History and Theory of Human Experimentation*, 255–74; Ulf Schmidt, 'Medical Ethics and Human Experimentation at Porton Down: Informed Consent in Britain's Biological and Chemical Warfare Experiments', in ibid. 283–313.

(42.) Till Bärnighausen, 'Barbaric Research—Japanese Human Experiments in Occupied China: Relevance; Alternatives; Ethics', in Eckart (ed.), *Man, Medicine, and the State*, 167–96.

(43.) Volker Roelcke, 'Die Sulfonamid-Experimente in nationalsozialistischen Konzentrationslagern: Eine kritische Neubewertung der epistemologischen und ethischen Dimension', *Medizinhistorisches Journal*, 44 (2009), 42–60.

(44.) Pei P. Koay, 'An Icelandic (Ad-) Venture: New Research? New Subjects? New Ethics?', in Roelcke and Maio (eds), *Twentieth Century Ethics*, 335–48.

(45.) Sjef Gevers, Anke Janssen, and Roland Friele, 'Consent Systems for Post Mortem Organ Donation in Europe', *European Journal for Health Law*, 11 (2) (2004), 175–86.

(46.) David J. Rothman, *Strangers at the Bedside: A History of How Law and Bioethics Transformed Medical Decision Making* (New York: Basic Books, 1991).

(47.) Roger Cooter, 'The Ethical Body', in Roger Cooter and John Pickstone (eds), *Medicine in the Twentieth Century* (Amsterdam: Harwood Academic, 2000), 451–68.

(48.) Albert R. Jonsen, *A Short History of Medical Ethics* (New York and Oxford: Oxford University Press, 2000), 99–114; *idem, The Birth of Bioethics* (New York and Oxford: Oxford University Press, 1998).

(49.) Gregory E. Pence, *Classic Cases in Medical Ethics: Accounts of Cases That Have Shaped Medical Ethics, with Philosophical, Legal and Historical Backgrounds* (Boston: McGraw-Hill, 2004), 333–35; Jonsen, *A Short History*, 104–6.

(50.) Jonsen, *A Short History*, 106–7; Thomas Schlich, *Transplantation: Geschichte, Medizin, Ethik der Organverpflanzung* (Munich: Beck, 1998); Robert M. Veatch, *Transplantation Ethics* (Washington, DC: Georgetown University Press, 2000).

(51.) Tony Hope, Julian Savulescu, and Judith Hendrick, *Medical Ethics and Law* (Edinburgh: Churchill Livingstone, 2003), 169–71.

(52.) Shaun D. Pattison, *Medical Law and Ethics* (London: Thomson Reuters, 2009), 450–83.

(53.) Pence, *Classic Cases*, 29–39; Jonsen, *A Short History*, 110–11.

(54.) Bryan Jennett, 'Ethical Aspects of Life-Saving and Life-Sustaining Technologies', in Maehle and Geyer-Kordesch (eds), *Historical and Philosophical Perspectives*, 119–37. On the history of the euthanasia movements in the United States and Britain, see Ian Dowbiggin, *A Merciful End: The Euthanasia Movement in Modern America* (Oxford:

Oxford University Press, 2003); N. D. A. Kemp, *Merciful Release: The History of the British Euthanasia Movement* (Manchester: Manchester University Press, 2002).

(55.) Jonsen, *A Short History*, 109–10; Pence, *Classic Cases*, 127–29; Leslie J. Reagan, *When Abortion was a Crime: Women, Medicine and the Law in the United States* (Berkeley: University of California Press, 1997).

(56.) Pence, *Classic Cases*, 152–64.

(57.) Jane Maienschein, *Whose View of Life? Embryos, Cloning and Stem Cells* (Cambridge, MA, and London: Harvard University Press, 2003), 144–55.

(58.) Suzanne Holland, Karen Lebacqz, and Laurie Zoloth (eds), *The Human Embryonic Stem Cell Debate: Science, Ethics and Public Policy* (Cambridge, MA, and London: MIT Press, 2001); Nancy E. Snow, *Stem Cell Research: New Frontiers in Science and Ethics* (Notre Dame: University of Notre Dame Press, 2003); Wolfgang Bender, Christine Hauskeller, and Alexandra Manzei (eds), *Grenzüberschreitungen—Crossing Borders: Cultural, Religious, and Political Differences Concerning Stem Cell Research: A Global Approach* (Munster: Agenda Verlag, 2005).

(59.) Heinz-Gerhard Haupt and Jürgen Kocka (eds), *Geschichte und Vergleich. Ansätze und Ergebnisse international vergleichender Geschichtsschreibung* (Frankfurt/Main and New York: Campus Verlag, 1996), 37–9; Lutz Sauerteig, 'Vergleich. Ein Königsweg auch für die Medizingeschichte? Methodologische Fragen komparativen Forschens', in Norbert Paul and Thomas Schlich (eds), *Medizingeschichte. Aufgaben, Probleme, Perspektiven* (Frankfurt/Main and New York: Campus Verlag, 1998), 266–91; Jürgen Kocka, 'Comparison and Beyond', *History and Theory*, 42 (2003), 39–44.

(60.) Recent examples are Heinz Schott, 'Medizingeschichte und Ethik. Zum Gedenken an Rolf Winau', *Medizinhistorisches Journal*, 43 (2008), 87–100; Martin S. Pernick, 'Bioethics and History', in Baker and McCullough (eds), *Cambridge World History of Medical Ethics*, 16–20.

第三十章

医学与物种：
同一种医学，同一部历史？

罗伯特·柯克（Robert G. W. Kirk） 迈克尔·沃博伊斯（Michael Worboys）

"动物在消失，无论何处"，评论家兼画家约翰·伯格（John Berger）曾经如此观察到。伯格认为，现代性，特别是资本主义现代性和工业现代性，已经使与人互动的动物物种的数量和多样性减少了。在动物依然存在的地方，比如动物园，它们存在的意义只是作为"物种逐渐消失的纪念碑"。而这种缺失对于将动物带到当代思想知识和文化关怀的前沿来说，也是有负面影响的。因此，罗伊·波特写道："动物已成为理性与感性的存在，因为在日益城市化的文明中，它们越来越少了！"这种观点恰好契合了当代生态危机意识，因此有可能实现一些人认为医学史迫切需要的现实意义和价值。然而，这不过是渺茫的希冀而已。有些动物确实已经淡出了日常生活，另一些物种也已被定性为濒临灭绝，许多保护动物的新方法已开始兴起。现代性见证了家养宠物的不断增加，与动物相关的休闲活动蓬勃发展，动物组织的数量不断增加，动物对人类健康构成的威胁也逐渐成为全球关注的问题。总之，随着现代性的发展，人类与动物互动的新类型和新场所已越来越多。

因此，越来越多的哲学、社会学和历史文献开始集中研究人类非人类动物的关系，这就不足为奇了。从主题上讲，该类文献大多假设物种间的关系经由现代性得以维持，并一直持续着，仍然是决定在任何给定的历史时刻人类意义的基础。对人类例外论的这种批评，并不像一些人希望我们相信的那样，标志着我们进入了历史的决裂，进而走向后人类的未来。相反，它们引起人们的思考和辩论：在现代世界中，人类、过去、现在都意味着什么。值得注意的是，从跨物种病毒大流行的恐惧到实验室里动物模型对研究人类疾病的价值，关于物种间关系的辩论是现代医学所固有的问题。关于物种间关系的争论伴随着那些与生物医学干预有关的争论以及随之而来的重建人和动物身体的争论一起出现。因此，在这一问题上，没有任何一个学者群体能比医学史学家更好地为这一问题提供历史参考点和评论。令人费解的是，在任何一个学科领域，再没有比"动物消失了"这一说法更明显、更令人费解、更正确的说法了。

1993 年，罗伊·波特指出，"人类医学的历史学家与兽医学的历史学家之间似乎没什么联系。在学术界，人们自然而然地认为'医学史学家'是从事人类医学史研究的人"。波特认为，这反映了现代社会中人类和动物理所当然的分离，并且认为人是至高无上的。在随后的"后现代"社会、文化、政治和学术批评中，这种理所当然的人类 - 动物二元论已经站不住脚了，因此，如果医学史仍然一如波特的观察那样，只是人类医学的历史，那么也就有理由质疑这个领域智识的可信度以及其是否真的具有理论和文化价值了。

在这一章中，我们将调查动物在人类医学史上的地位，把这一工作与兽医史建立起联系，并思考将"物种"作为新医学史核心和统一主题的价值。我们认为，将医学重新构建为一套根植于物种间相互作用的知识 - 实践体系，将有望复兴这一学科。我们参考了从"动物研究"到"后人类"的多种理论文献，以表明这样的方法可以让我们重新构想医学是什么以及可能是什么。这是一个"及时"的项目，因为医学和兽医专业在对"同一种医学"（作为"微生物学、免疫学、生理学、病理学和流行病学的公共知识库"）经过长期争论后，正在呼吁采取行动并建立制度来发展这一领域。通过厘清存在于整个历史上不同物种间复杂的相互作用，我们的这一领域将成为"同一种医学的历史"。

动物和古人

令人好奇的是，人类疾病的历史通常与动物的驯化密切相关，这大概始于 10 000 年前，尽管西方历史学家常常认为医学只有 2000—3000 年的历史，其源头似乎只能追溯到古希腊的《希波克拉底文集》。当然，这在很大程度上是由于历史学方法、认识论进路和对医学过去和现在的分类定义的不同。在希腊早期文明文本证据缺失的情况下，历史学家忽视了早期的医学实践。例如，医史学家也倾向于以没有现存证据表明埃及医学对希腊观念的影响为由，忽视埃及医学。然而，有学者的研究表明，充满活力的埃及医学文化源于对动物和人类的关注，而且前者的关注程度不亚于后者。有学者提出，出于主流的"牛文化"中宗教和经济价值的考虑，埃及医学兴起于对保护大型动物健康的努力，这种实践之后被应用于人类。本文将弥合对疾病起源和医学起源的解释。尽管如此，古希腊已有动物医学的实践尤其关注马——这一在文化中具有特殊价值的动物。古典学者倾向于认为，早期的兽医学"主要是一种经验主义的实践，从未达到与亚里士多德动物学或希波克拉底人类医学相当的水平"。由于医学的这种循环定义所带来的历史想象是匮乏的，这也造成了历史研究的局限性。

在希波克拉底的传统中，人体解剖学和身体功能的知识可以从观察人类和动物中获得。观察，即不干预。亚里士多德实现了人与动物的类比，在解剖各种动物和流产的胎儿之前，他首先重构了人类与其他动物的可比性。然而，他既没有研究人类尸体，也没有做过活体解剖。亚里士多德离开了柏拉图的人类中心论，不仅为干预动物身体的可能性提供了条件，建立了关于人类的知识，而且通过人类所特有的理性思维，强调了重新划分人类 - 动物边界的必要性。公元前 4 世纪—公元前 3 世纪，亚里士多德对生死的区分启发了亚历山大里亚学派，进一步将解剖扩大到了富有争议的动物活体解剖。与之相反，希波克拉底的追随者反对为追求知识而故意对动物造成伤害，并坚持秉承医生对人体或动物的不伤害原则。

因此，亚历山大里亚的医学院成为了古代活体解剖的重镇，以医生希罗菲力（Herophilus）的工作而闻名，他对类比法（从解剖动物类推到人类）不满，他曾活体解剖人类以观察自然状态下的器官。但打破人体的禁忌是超乎寻常的，因此有关人类的解剖和生理学知识大多依然来自动物解剖。正如普遍认为的那样，盖伦通过观察动物、动物实验，将动物作为知识生产的主要场所，将无法解剖人体的劣势转化为了优势。在中世纪和文艺复兴早期，盖伦的著作被奉为经典，尽管他对实验的倡导失去了意义（因为人们希望通过解剖来说明已经建立的知识，而不是质疑已有的知识或在此基础上发现新的知识）。公元 14 和 15 世纪，当人体解剖重新开始被实践时，解剖学家重新刻画了盖伦所描写的动物身体，从而建构起了人体解剖学知识。历史学家倾向于认为，这一时期依然用动物描述人类，是未能认识到人体实体与已有的权威文本有何不同。就其本身而言，这似乎没有什么不对，但相比于那些批判地使用动物的历史学家的更为细致入微的研究方法，这样的解释就显得不那么充分了。

解剖和体液

历史学家已经转向讨论文艺复兴时期的解剖，人类物质性产生于不同形式的知识和实践，包括文本的或生物学的，其中不稳定的物种边界被跨越和重新定义了，换言之，经由解剖和活体解剖，人类和动物被结合起来，构成了人体。在这个意义上，解剖学成为了"作为人的存在"的确立点，但不一定是通过阐述动物和人的差异来实现的。这样的分析也适用于 16—18 世纪，例如，从哈维的血液循环论到威廉·亨特（William Hunter,

1718—1783 年）和约翰·亨特（John Hunter，1728—1793 年）的比较解剖学。通过这种进路，历史上对医学的理解会更好地反映和促进最近的学术主张，即"在现代早期，人类至关重要的一个方面与动物有关"。

虽然这对解剖学来说，看起来很有用，但和医疗实践有什么关联呢？为了要解决这个问题，我们转向了将人的健康和动物相类比的物质实践。在现代早期，英格兰应用体液特征来描述动物，这并不是庸俗的拟人化，而是人类和动物都被理解为具有共同体液特征的结果。因此，认为动物可能对体液理论的构建做出了贡献，并通过体液论被理解，这并不是一个疯狂的推论。同样地，疾病生态可能被认为是 20 世纪的一种知识形式，动物与人类之间疾病交换的文化史仍缺乏长期和大规模的研究。例如，"distemper"一词曾被广泛地用来指代人类疾病，几乎是疾病的代名词。不过，在 20 世纪被认定为一种特殊的病毒性疾病之前，它也被同样广泛用来指代动物疾病，在动物中存在的时间更长，甚至更普遍。

在等待历史答复我们的猜测时，我们可以肯定的是，动物和动物医学在现代早期"医疗市场"中占有一席之地。事实上，到 17 世纪，已经有很多人可以治疗患病的动物，从主要负责马匹的专业医生、军队里服役的精英，到专业的蹄铁匠、为马放血的医生（horse leechers，通常是外科医生），一般的放血医生以及治疗各种动物的非专业人士。这与治疗人类的临床医学是类似的，唯一的不同是，只有那些经济上或是情感上有价值的动物才会得到治疗，其他患病的动物则会被杀掉。诊断必须依赖于主人的叙述，因为尽管可能会给动物进行体检，但体征却难以理解。治疗多采用峻猛疗法，这样才能给主人留下深刻的印象，并且与人类医学的治疗方案一致：催吐、催泻、放血、用药和饮食。因此，路易斯·希尔·科斯（Louise Hill Curth）认为，历史学家必须抛弃掉动物医学史（即兽医行业史）的假设，并认识到治疗人类和治疗动物之间的共同点。可以说，外科学在其中有更大的共通性，因为外科医生的地位较低，人和动物皮肤疾病和损伤又有相似性。在近代早期，人类医学与动物医学之间的界限已经十分模糊，特别是在农村环境中，虽然关于这个议题的研究仍然微乎其微。鉴于医者对动物疾病感兴趣并有所著述，而且在任何时代，健康和疾病的管理都是超越两种行业界限的，历史学家显然应该对医学发展过程中这种跨越物种之间的相互作用始终保持敏感。

"床边"医学和"栏边"医学

随着人类医学职业的发展和医院成医学培训知识生产的场所，大约自 1800 年开始，人类医学和动物医学这两个专业开始正式分离。医学"专业主义"很大程度上是由普通从业者推动的，他们想要提升自己的水平，不仅与历史学家大量著述的"替代"医学从业者保持距离，而且还与那些跨越人与动物界限的从业者保持距离。

历史学家们非常重视医院在现代人类医学实践与知识发展中的作用。实践中的关键变化有：专科医生作用的发展、集体教学、体检、尸检、统计学数据采集以及观察疾病自然史的机会。随着医学知识的进步，体液论被以病损为基础的病理学所取代，经由病理学，医生在尸检中发现病变的组织，联系病人的相关症状，由此来鉴别和特异化更多的疾病种类。总的来说，这些变化见证了医疗知识转向于局部病变，开启了所谓"病人消失"的现代医学。与此同时，医院成为教育的首选地点，将内科学和外科学作为集体经验教给学生。动物医学没有经历同样的"医院革命"或专业改革，大多数兽医继续在庭院或马厩里行医，被称为"栏边"医学（'stall-side' medicine）。

整个欧洲并没有几家动物医院，兽医学院的数量也是寥寥无几，所提供的教育也主要以军事服务为主。有组织的兽医职业出现得要更晚一些，主要是模仿人类医学，而不是按照自身发展规律而形成的。优秀的兽医总是在军队中，或与军队密切相关，因此兽医学院是军事化的机构，训练的内容以马为主。这种专业技能很容易转移到民用领域，服务于有需求的有钱人（他们养马、骑马、赛马），以及那些用马匹从事运输、农业和工业的人。除非为了保育品种，几乎没有治疗"农场动物"的需求，因此患病的牲畜往往被迅速屠宰，以实现其经济价值或防止疾病的传播。医院医学的创新逐渐被应用于兽医院，新的疾病分类学、诊断技术和以病损为基础的病理学都赫然出现在了兽医教材中。具体的方法、时间和修改仍有待确定，并且还需要考虑其知识的流向是否是单向的。

尽管医院医学的发展是两种医学（人和动物）建立的关键因素，但是，透过"同一种医学"的视角可以有效地探索一些相互抵消的力量，最明显的分界点是公共卫生。公共卫生运动对健康的决定因素有一种环境主义概念，因此，它能认识到人与动物之间关系的重要性。在对城市状况和工人阶级生活方式的批评中，公共卫生运动谴责了始终无法解决的养猪、恶臭的奶牛场和令人惊恐的恶狗（译注：尤指杂种狗），使得物种间互动的治理成为一个关键的难题。然而矛盾的是，公共卫生的话语同样认识到，在农村地区，那里的人们生活在与动物更接近的地方，在同样肮脏的环境中，这里的死亡率却显著性地降低。尽管公共卫生使得城市动物成为了污染的典型案例和"位置不适宜的东西"，彰显了所谓"臭气等于疾病"的卫生学观念，但在当时也有不同的观点，例如，城市工人阶级认为养猪可以循环使用人类的废弃物，帮助保持水的清洁，同时为人类增强体力提供必需的肉质。狗也被认为是害虫防治的重要手段。

医院医学兴起的一个显著特征是，从17世纪末到19世纪中期，利用水蛭实施放血达到了鼎盛。水蛭放血是一种以物种间互动为基础实施医疗实践的典范。在这一时期，水蛭作为临床工具尚未被历史学家予以严格的探索，但这一领域却是非常丰富的。水蛭放血流行的社会、文化、政治基础是多样的，而且影响广泛。由于过度捕杀而导致英格兰的医用水蛭（Hirudo medicinalis）濒临灭绝，水蛭的国际贸易攀升，水蛭照料和管理的新技术以及大量养殖、储存、运输和临床应用医用水蛭的技术逐渐繁荣。的确，水蛭在19世纪上半叶对医学是如此的重要，以至于同一时代的人认为，实验室医学的兴起才意味着"水蛭不再流行，人类的青睐已经转移到哺乳动物身上"。当然，水蛭远非医学种间互动的唯一场所，其中最著名的当属爱德华·詹纳（Edward Jenner）从奶牛身上提取的牛痘疫苗。到目前为止，历史学家们都忽略了先感染小牛后采集其血清的操作，这种工艺在20世纪初的制药业被改进和工业化，从而产生了巨大的影响。他们对牛痘本身没有太多话可说，只单从詹纳发明牛痘疫苗接种的角度来看，认为它是正确的。

实验室里的动物

随着实验科学的兴起，19世纪医学中"病人消失"的部分结果是其他物种取代了"病人"，这一点很少被谈及。在新的科学医学中，各种不同的物种，诸如青蛙和狗等，成为生理学知识的来源，而豚鼠、小鼠和大鼠以及其他无数种动物成为了科研和常规诊断的实验工具和材料。从19世纪60年代开始，实验室研究逐渐成为医学知识的来源，使供职于学术机构、企业以及医院中的科学家们取得了重要的创新成果。在这类新的科学研究中，人类之外的动物成为了人类的替代品，人们假设它们的呼吸、营养和排泄等过程与人类体内的过程类似。这个类比和实验室里的物质实践，对什么是人或动物进行了重构，其中最著名的是19世纪有关动物活体解剖的争论，有关动物承受痛苦的能力导致人与动物关系的批判性重构，塑造了我们如今认识自己的方式。反活体解剖者也在努力使种间相互作用的实践成为核心的议场，人类的身份认同、道德本性和对医生及医学知识的信任都存在与此。尽管如此，对动物身体的研究继续塑造了人类生理学知识和医疗实践的建构。科学史家在研究生物科学的发展、组织、技术、复制及其在物质实践层面上的生产时，将实验室动物机构作为了学术研究的重点。一个重要的主题是，通常最初是出于偶然原因被选来做实验的某个物种，从社会关系、实验室里的物质实践到产生新的知识，在多大程度上形塑了整个研究共同体。

医学史学家一直在缓慢地遵循着这些方法（进行研究），但其仍有巨大的潜力。以克劳德·贝伯尔纳（Claude Bernard，1813—1878年）为例，作为一名卓越的新实验生理学家，他开创性地利用了复杂的物种间相互作用，在他影响深远的《实验医学研究导论》（*An Introduction to the Study of Experimental Medicine*，1865年）中概述了这一点。拜纳姆（Bynum）指出，贝尔纳的成功不是来自"复杂的实验室设备，而是（对动物的）高超的操作技术和他能让实验动物在后续访视中存活"，这一结论性的观察在此前并没有得到重视。依赖于从（经麻醉的和未经麻醉的）动物静脉和动脉中采集血液样本、手术切除肝脏、穿刺狗的大脑、神经的电刺激和切断以及无数次的喂养试验，贝尔纳的第一个重大发现是肝在糖原合成中的作用。对贝尔纳工作进行历史分析可以发现，"动物消失"至少有2种重要的方式。第一，动物被原子化了，成为了"肝脏""血液"或一系列生理变量。这种毫无疑问的还原论甚至会让贝尔纳感到困扰，正如康吉莱姆（Canguilhem）所言，贝纳德经常对这种知识是否充分感到摇摆不定。第二，对于贝尔纳所选择的物种如何影响他所得出的医学知识，并没有相应的分析。一个生动的例子是，对"情绪高血糖"的识别是如何从未麻醉的狗的血糖水平上升而发展起来的。比如说，如果这项研究是在老鼠身上进行的，研究者还会考虑到"情绪"状态吗？

如果说，在生理学中，人类之外的动物开始既是研究受试者，又是研究对象的话，那么随着19世纪80年代细菌学的出现，动物和人类医学的关系明显变得更为复杂。为研究人类疾病运用动物模型，特别表现在罗伯特·科赫（Robert Koch，1843—1910年）及其追随者的工作中，其著名的"假设"依赖于找到易感的动物，在这些动物身上可以复制疾病，开始了将非人类动物从研究受试者转化为研究工具的过程。在某些情况下，建立人类疾病的动物模型相对容易，比如用豚鼠研究肺结核，但像霍乱、淋病、麻风病等其他疾病，则较难实现。虽然实践上存在问题，但这些困难在理论上是意料之中的，正如科赫学派提出疾病特异性假设一样，特异性的细菌会产生不同的疾病，而这种疾病可能是个别物种特有的。与此同时，细菌学研究依赖于超越物种屏障的疾病，这意味着人类和动物的医学话语依然以共同的知识和实践为基础。这种相互依存不仅限于研究，新疗法的生产、试验和标准化也依赖于一系列种间的相互作用（从马到豚鼠，再到人）。

路易·巴斯德（Louis Pasteur，1822—1895年）也使生物医学实验和治疗学的发展成为一种物种间的相互作用。他发明的预防性疫苗依赖于给不同动物反复接种，从而改变微生物的毒性。巴斯德将他的人工过程和微生物毒性的"自然"变化相提并论。他的方法依赖于不同动物物种对不同感染源的不同易感性，在非易感动物身上实验，从而得到免疫产物。这一方法最著名的应用是狂犬病疫苗的发明，它挽救了被疯狗咬伤的人的生命，这些人以前曾面临精神和身体失控的痛苦并死亡，而这种疫苗利用了狂犬病潜伏期长这一特点，它是一种治疗性疫苗，而非预防性疫苗。疫苗是在兔子身上生产、在狗身上试验，最终在临床应用于人类的。这无疑是迈入现代以后第一次的"重大医学突破"，开创了新的流派，医学行业利用它将活体解剖的价值和现代医学对物种间相互作用的依赖传递给了广大公众，不过是以暗示的方式。

疫苗、抗血清和抗毒素的商业化带来了实验室实践的产业化。首先感染动物，继而采集它们的血液或器官，通过加工处理，使它们适于接种给人类，将疗效标准化（通过给一组小动物接种，观察效果，通常是小鼠、大鼠和兔子），或计算出安全有效的剂量（用动物进行测试），然后给人类以控制剂量，这一过程作为一系列的种间相互作用，尚未得到历史学家的全面研究。此外，在实验室中广泛地使用动物并不只是欧洲人的发明，印度的研究人员也对当地的动物进行了改造，以作为开发新疫苗和血清的来源。的确，医学与帝国的历史为综合考虑非人类动物提供了丰富的背景，特别是在虫媒疾病的传播方面，如疟疾和昏睡病。

自19世纪后期开始，细菌学就成为了实验室研究发展的主要推动力，创造了一种对动物本体论和认识论的依赖，拜纳姆认为这是因为微生物理论将"人类医学与动物紧紧联系在一起"。拜纳姆是少数几个敏感于物质转变的医学史家，这种物质转变将实验室微生物带到实验科学的历史学和社会学研究的中心舞台。他向医学史家们提出了4个问题：第一，实验动物的来源是什么；第二，动物模型的发展与疾病特异性之间有何历史关系；第三，动物实验技术是什么；第四，是什么知识框架证明了动物和人类的类比？现代医学史学家几乎全然忽略了拜纳姆的纲领性文章，只有在动物实验涉及社会史议题时，如反活体解剖时，这些问题才会被提及，即使在那时，人们也很少或根本不关心这些问题是如何塑造实验室知识和实践的，相反，我们会认为，历史学家通过借鉴动物研究，很好地强调了医学中物质实践、知识和社会组织的相互依存、共同出现和共同构成。

19世纪末20世纪初见证了一系列新的生物物质的发现，包括维生素、激素和最著名的胰岛素，所有这一切都依赖于动物，其理解模式、生产模式和标准化与疫苗具有相似性，但背景却有很大的不同。生物制剂开启了医学知识和实践的转变，物种间的相互作用，而非人类的动物被确认为医学科学的必要过渡点。保罗·埃里希（Paul Ehrlich）提出了一套规程，利用小动物来将新发现的"生物制剂"实现标准化治疗，包括维生素和激素，使临床干预常规地依赖于使用小动物来确定安全有效的计量。20世纪上半叶，对物种间相互作用的依赖被制度化，尤其是亨利·戴尔爵士（Sir Henry Dale，1875—1968年）。他除了保护病人外，还致力于在医学法律框架内满足新兴的制药行业对国际贸易的需求。在学科和产业知识、实践和机构的重构中，动物的核心地位及随之而来的重要性十分明显，1894—1904年，英国惠康生理实验室（British Wellcome Physiological Laboratories）在《虐待动物法》（*Cruelty to Animals Act*，1876年）下争取注册的斗争就是典型的例子。在这项法案下，记录在案的动物使用量呈指数上升，从1879年的270例增加到1939年的958 761例，这证明了动物在生物医学实践中的重要性日益增加。

当然，新的治疗方法远不是在科学医学中唯一依赖于物种间相互作用的领域。动物成为医学科学的常规试剂，最著名的是妊娠测试，和传染病诊断，如肺结核。这些新的医疗程序要求医院建立起实验室和动物房，以进行常规诊断测试，这表明，对医院中非人类动物的作用进行分析将是有益的。动物也是毒理学中使用致死剂量（lethal dose，LD）试验所必需的，该测试根据杀死试验动物种群中特定比例的动物所需的浓度，来估计药物和其他物质（包括生物和化学物质）的相对效价。因此，LD01是杀死1%的试验群体的致死剂量，LD50是最常用的测定方法，即杀死一半的试验群体的致死剂量。该测试是由特拉凡（J. W. Trevan，1887—1956 年）于 1927 年在惠康生理研究实验室研究细菌毒素和对兔子进行试验时发明的，他将其进一步拓展，用统计学方法来测试大量动物，在一次试验中他用了 27 000 只老鼠。使用动物进行常规程序（如 LD50）的结果在于，传统上完全不同的场合，如实验室、诊所、农场、动物园和屠宰场，在知识转移和身体供应的网络中，变得彼此相关，这一点尚未经过严格的历史分析。另一个结果是，动物健康的基本知识成为人类医学科学人员的要求，进一步说明人类和动物医学是相互依赖的。从动物的繁殖和饲养，到动物在实验和生产中的应用，再到疫苗接种和诊断测试中不同物种之间的体液交换，整个 20 世纪的医学知识和实践可以看做是，历史上思想的和物质的、隐喻性的和文字性的物种间相互作用的例子。

结论：同一种医学，同一部历史？

19 世纪末 20 世纪初，人类和动物医学的主流声音认为，"再也不能把两种医学分支完全区分开来了。比较医学是未来医学的发展趋势，越早意识到这一点，对人和动物就越好"。再没人比威廉·奥斯勒爵士（Sir William Osler，1849—1919 年）更相信人类医学和动物医学是相互依赖的了，比如，比较病理学就证明了这一点，比较病理学便是从病理解剖学的研究重构了疾病解剖学的研究。然而，历史研究对人类医学与动物医学的相互依赖从未置喙，更不消说人类和动物医学的结合了。普遍认为，统一的医学理想致力于建立并用动物来"模拟"人类疾病的原因尚不完全清楚。即使如此，几乎没有研究谈及动物作为人类传染病模型的历史，相反，历史研究将注意力集中到了癌症以及建立基础 - 临床统一体的努力上。再一次，医学显然是物种间相互作用的场所，无论是在免疫抑制的小鼠（所谓的"裸鼠"）身上移植人类癌症易感性有机体，如肿瘤鼠（Oncomouse），还是培育转基因动物，特别是在 20 世纪晚期。尽管如此，到 20 世纪晚期，人类和动物医学，在学科、专业和机构方面，都被假设为相互独立的。例如，在实验室内，动物的健康和福祉已在动物医学专门知识的指导下委托给动物技术人员，使生物医学研究的科学家们能在超越物种概念的分子水平上追求他们的研究目标。20 世纪的动物医学的发展与其说是为了满足动物自身的需要，不如说是为了促进人类医学发展的仆役。伍兹令人信服地指出，一直以来，动物医学专业对追求动物健康的科学研究兴趣相对较少，其更倾向于用检疫和屠宰以控制口蹄疫，至少在英国是如此。这说明，在 20 世纪末，兽医已迅速采取人类医学的概念及物质实践，尤其是在捍卫他们的专业技能和农业生产中管理抗生素使用的权利时。

也许，在某种程度上，动物在医学史上的消失是由学术学科政治中科学、技术和医学史的人为断裂所致。尽管大家普遍认识到了这一点，但这种断裂很少被问题化。把医疗实践重新想象成不同物种之间的相遇，揭示了医学、科学和技术史学家对二者的区分，这种划分是困难又迂旧的，优点少，缺点多。在更为广泛的学术研究中，对动物研究的学术批判只是一部分，它已经转向了一种关于兴起、关系、相互渗透的共存、共同构成和相互整合的语言上，这也越来越多地反映在科学史上，但在医学史上仍反映较少。我们认为，这样的语言提供了一个重新思考医学史的平台，如果不颠覆原来的医学史，将医学史重新作为学术界内外一个重要的和富有成效的"声音"，这个过程能将动物医学和人类医学的历史重建为"一部历史"，甚至是一部科学、技术与医学的历史。

历史表明，公众意识长期以来一直能够想象人类和动物健康、疾病和医学之间的多重相关性。在写这篇文章的时候，经由医学技术的不当使用，比如抗生素，食物已经从维持我们的健康走向威胁我们的健康，食物生产地也越来越多地被视为疾病库的所在地，人类医学和动物医学之间生硬的划分再次被看做弊大于利。近几十年来，英国兽医专业在将动物健康作为一个对人类健康有直接影响的研究领域时，作为一个更广泛议程的一部分时，建立了与人类医学类似的兽医研究概况。例如，1989 年，20 世纪最具科研思维的英国兽医艾伦·贝茨（Alan Betts）辞去了皇家兽医学院（Royal Veterinary College）院长一职，转而参与建立比较临床科学基金（Comparative Clinical Science Foundation），志在"重新统一"人类医学和动物医学。在 2005 年，贝茨去世后的第二天，《英国医学杂志》（*British Medical Journal*）和《兽医记录》（*Veterinary Record*）史无前例地发表了基于"同一个世界，同一种医学（one world, one medicine）"理念的联合版。尽管资助范围足够广泛并且能够支持人类和动物健康研究的基金会十分有限（除了英国威康信托基金会和美国洛克菲勒基金会），但在 21 世纪，统一医学的理想在"同一种医学"和"同一个健康"的旗帜下获得了重生，历史在这些发展中发挥了作用。但迄今为止，医学史学家还没有在其中发挥作用。

当然，在推进我们的论点时，还有许多其他信息可供我们参考。我们本可以讨论一下 17 世纪 60 年代中期皇家学会罗伯特·波义耳（Robert Boyle，1627—1691 年）和理查德·洛尔（Richard Lower，1631—1691 年）的早期研究，当时他们把动物血液输给了人。这不仅仅是一种单纯的物质上和生物学的交换，它的目的是通过将一只温顺绵羊的血注入剑桥大学一名 22 岁的学生体内来改变病人的性格，而这名学生躁狂的大脑被认为"有点太热了"。在这里，我们看到了另一个例子，尽管短暂，医学是物种间的相互作用，而且还看到了人类和动物的物质和精神内在相互依赖的程度。19—20 世纪的皮肤移植和器官移植以及后来关于异种移植的争论中，也出现了类似的主题，而通过比较心理学、行为主义和行为学的动物行为研究的发展也证明了相同的主题。在这里，我们只是为医学史的未来指出了可能的方向，虽然我们希望看到这些方向能够被探明。

通过探索医学知识和医学实践是如何由阶级、种族、性别所告知和形成的，医学史领域开辟了新的思想领地，为理解和发展医学话语提供了新的干预手段。在写这篇文章时，批判和文化理论家已经将他们对"他者"的兴趣进一步拓展，将物种囊括在内，例如，询问我们的文化话语在多大程度上是由人类中心主义和人类例外主义所调和的。这个问题本身就是我们所处的生物医学和生命政治世界的产物，是一个医学史家应该关注的问题。前一代学者已经揭示了医学话语被性别化的程度，现在，我们也应该质疑这些同样的话语在大多程度上被物种化。我们提议，把医学看作是一个不同物种偶遇的场所，尽管我们承认这样的议程给分析术语学带来了困难。逃避本质主义和例外主义的人类概念化，不能通过将动物本质化或例外化来实现，物种分类亦是如此。差异和本质都是偶然的，只有通过历史语境的资料才能得出恰当的结论。因此，我们所说的物种间相互作用，不应被理解为超越历史的差异。正相反，我们认为的差异往往是历史的产物。

　　我们提醒读者，这不是一个有争议的观点。当代生物学承认物种受到历史进化的影响，历史研究也一再证明了心胸开阔的生物学家们一直接受的观点，即物种划分的分类是有目的的，并且分类随着目的的改变而改变。我们用种间的相互作用揭示出在历史情境中，差异和本质是如何共同构成过程的。我们完全赞同唐娜·哈拉维（Donna Haraway）的理论："情境性的历史，情境性的自然文化，身处其中的所有行动者都成为了'彼此共舞'中的自己，这既不是从头开始，亦不是无中生有，而是在因循着时而碰面、时而分离的模式，在此次邂逅之前和之外"，可见医学可以被视为这些过程发生的绝佳场所。只有通过这个角度来研究医学，我们才能充分地理解医学在塑造我们过去、现在和未来的角色中所扮演的角色。我们邀请医学史家、科学史家和技术史家加入这场舞会，并体悟到，舞者们在舞蹈中如何被重塑为了一个整体。

（苏静静　译）

参考书目

CREAGAR, ANGELA N. H., and WILLIAM CHESTER JORDAN (eds), *The Animal-Human Boundary* (Rochester, NY: University of Rochester Press, 2002).

DASTON, LORRAINE, and GREGG MITTMAN (eds), *Thinking with Animals: New Perspectives on Anthropomorphism* (New York: Columbia University Press, 2005).

FRANKLIN, ADRIAN, *Animals and Modern Cultures: A Sociology of Human-Animal Relations in Modernity* (London: Sage, 1999).

FUDGE, ERICA, RUTH GILBERT, and SUSAN WISEMAN (eds), *At the Borders of Being Human Beasts, Bodies and Natural Philosophy in the Early Modern Period* (Basingstoke: Palgrave, 2002).

HARAWAY, DONNA, *When Species Meet* (Minneapolis: University of Minnesota Press, 2008).

KALOF, LINDA (ed.), *A Cultural History of Animals*, 5 vols (New York: Berg, 2007).

Pemberton, Neil, and Michael Worboys, *Mad Dogs and Englishmen: Rabies in Britain, 1830–2000* (Basingstoke: Palgrave, 2007).

Rader, Karen, *Making Mice: Standardizing Animals for American Biomedical Research 1900–1955* (Princeton: Princeton University Press, 2004).

Schrepfer, Susan R., and Philip Scranton (eds), *Industrializing Organisms Introducing Evolutionary History* (New York: Routledge, 2004).

注释

(1.) John Berger, 'Why Look at Animals?', in *About Looking* (New York: Vintage, 1980), 24; and a critique in Jonathan Burt, 'John Berger's 'Why Look at Animals?' A Close Reading', *Worldviews*, 9 (2005), 202–18.

(2.) Ibid. 24.

(3.) Roy Porter, 'Man, Animals and Medicine at the Time of the Founding of the Royal Veterinary College', in A. R. Mitchell (ed.), *History of the Healing Professions: Parallels between Veterinary and Medical History* (Wallingford: CAB International, 1993), 19–30, 20.

(4.) Roger Cooter, 'After Death/After-"Life": The Social History of Medicine in Post-Postmodernity', *Social History of Medicine*, 20 (2007), 441–64.

(5.) Adrian Franklin, *Animals and Modern Cultures: A Sociology of Human—Animal Relations in Modernity* (London: Sage, 1999).

(6.) Matthew Calarco and Peter Atterton (eds), *Animal Philosophy: Essential Readings in Continental Thought* (London: Continuum, 2004).

(7.) Porter, 'Man, Animals and Medicine', 19.

(8.) G. Easton and M. Alder, 'One Medicine?', *British Medical Journal*, 331 (2005), 7527.

(9.) V. Nutton, 'Healers in the Medical Market Place: Towards a Social History of Graeco-Roman Medicine', in Andrew Wear (ed.), *Medicine and Society* (Cambridge: Cambridge University Press, 1992), 15–58, at 32.

(10.) Andrew Hunt Gordon and Calvin W. Schwabe, *The Quick and the Dead: Biomedical Theory in Ancient Egypt* (Leiden: Brill, 2004); Andrew H. Gordon, 'The Observation and Use of Animals in the Development of Scientific Thought in the Ancient World with Especial Reference to Egypt', in Linda Kalof (ed.), *A Cultural History of Animals in Antiquity* (Oxford and New York: Berg, 2007), 127–50.

(11.) Liliane Bodson, 'Veterinary Medicine', in S. Hornblower and A. Spawforth (eds), *The Oxford Classical Dictionary*, 3rd edn (Oxford: Oxford University Press, 1996), 1592–3, at 1592.

(12.) Ludwig Edelstein, 'The History of Anatomy in Antiquity', in Owsei Temkin and C. Lilian Tempkin (eds), *Ancient Medicine: Selected Papers of Ludwig Edelstein* (Baltimore: Johns Hopkins University Press, 1967), 247–301.

(13.) Wesley D. Smith, *The Hippocratic Tradition* (Ithaca: Cornell University, 1979).

(14.) Heinrich von Staden, *Herophilus* (Cambridge: Cambridge University Press, 1989), 139–53.

(15.) Nancy G. Siraisi, *Medieval and Early Renaissance Medicine: An Introduction to Knowledge and Practice* (Chicago: University of Chicago Press, 1990); Roger French, *Dissection and Vivisection in the European Renaissance* (Farnham: Ashgate, 1999).

(16.) Andrew Cunningham, *The Anatomist Anatomis'd: An Experimental Discipline in Enlightenment Europe* (Farnham: Ashgate, 2009); Andreas-Holger Maehle and Ulrich Tröhler, 'Animal Experimentation from Antiquity to the End of the Eighteenth Century: Attitudes and Arguments', in Nicolas A. Rupke (ed.), *Vivisection in Historical Perspective* (London: Routledge, 1990), 14–47.

(17.) R. French, *William Harvey's Natural Philosophy* (Cambridge: Cambridge University Press, 1994); Simon Chaplin, 'Nature Dissected, or Dissection Naturalized? The Case of John Hunter's Museum', *Museum and Society*, 6 (2008), 135–51; W. D. Ian Rolfe, 'William and John Hunter: Breaking the Great Chain of Being', in W. F. Bynum and Roy Porter (eds), *William Hunter and the Eighteenth-Century Medical World* (Cambridge: Cambridge University Press, 1985), 298–322.

(18.) Erica Fudge, *Brutal Reasoning: Animals, Rationality and Humanity in Early Modern England* (Ithaca: Cornell University Press, 2006), 178; Angela N. H. Creager and William Chester Jorden (eds), *The Animal/Human Boundary* (Rochester: University of Rochester Press, 2002); Erica Fudge, *Perceiving Animals: Human and Beasts in Early Modern English Culture* (Urbana/Chicago: University of Illinois Press, 2002); Erica Fudge, Ruth Gilbert, and Susan Wiseman (eds), *At the Borders of the Human: Beasts, Bodies and Natural Philosophy in the Early Modern Period* (Basingstoke: Palgrave, 2002).

(19.) Lise Wilkinson, *Animals and Disease: An Introduction to the History of Comparative Medicine* (Cambridge: Cambridge University Press, 1992), 1–15.

(20.) Gail Kern Paster, *Humoring the Body: Emotions and the Shakespearean Stage* (Chicago: University of Chicago Press, 2004).

(21.) Leon F. Whitney and George D. Whitney, *The Distemper Complex* (Jersey, NJ: T. F. H. Publications, 1953), 1–6.

(22.) Louise Hill Curth, *The Care of Brute Beasts: A Social and Cultural Study of Veterinary Medicine in Early Modern England* (Leiden: Brill, 2009).

(23.) Caroline C. Hannaway, 'Veterinary Medicine and Rural Health Care in Pre-

Revolutionary France', *Bulletin of the History of Medicine*, 51, (1977), 431–47.

(24.) N. D. Jewson, 'The Disappearance of the Sick-Man From Medical Cosmology', *Sociology*, 10 (1976), 224–44.

(25.) Abigail Woods and Stephen Matthews, '"Little, If at All, Removed from the Illiterate Farrier or Cow-Leech": The English Veterinary Surgeon, c.1860–1885, and the Campaign for Veterinary Reform', *Medical History*, 54 (2010), 29–54.

(26.) Anne Hardy, 'Animals, Disease, and Man: Making Connections', *Perspectives in Biology and Medicine*, 46 (2003), 200–15.

(27.) John M. Eyler, *Victorian Social Medicine: The Ideas and Methods of William Farr* (Baltimore: Johns Hopkins University Press, 1979).

(28.) Christopher Hamlin, *Public Health and Social Justice in the Age of Chadwick* (Cambridge: Cambridge University Press, 1998); Michael Sigsworth and Michael Worboys, 'The Public's View of Public Health in Mid-Victorian Britain', *Urban History*, 21 (1994), 237–50.

(29.) Robert G. W. Kirk and Neil Pemberton, *Leech* (London: Reaktion Books, forthcoming).

(30.) 'Special Correspondence: Paris: The Animals of Medicine', *British Medical Journal*, 2 (23 September 1911), 708.

(31.) Andrew Cunningham and Perry Williams (eds), *The Laboratory Revolution in Medicine* (Cambridge: Cambridge University Press, 1992).

(32.) E. M. Tansey, '"The Queen Has Been Dreadfully Shocked": Aspects of Teaching Experimental Physiology Using Animals in Britain, 1876–1986', *American Journal of Physiology Education*, 19 (1998), S18–33.

(33.) Richard. D. French, *Antivivisection and Medical Science in Victorian Society* (Princeton: Princeton University Press, 1975); A. Guerrini, *Experimenting with Humans and Animals: From Galen to Animal Rights* (Baltimore: Johns Hopkins University Press, 2003).

(34.) A. E. Clarke and J. H. Fujimura, *The Right Tools for the Job: At Work in the Twentieth-Century Life Sciences* (Princeton: Princeton University Press, 1992); K. Rader, *Making Mice: Standardizing Animals for American Biomedical Research 1900–1955* (Princeton: Princeton University Press, 2004).

(35.) R. E. Kohler, *Lords of the Fly: Drosophila Genetics and the Experimental Life* (Chicago: University of Chicago Press, 1994).

(36.) Claude Bernard, *An Introduction to the Study of Experimental Medicine*, trans. Henry Copley Green (New York: Dover, 1957).

(37.) W. F. Bynum, *Science and the Practice of Medicine in the Nineteenth Century* (Cambridge: Cambridge University Press, 1994), 104; William Coleman, 'The Cognitive Basis of the Discipline: Claude Bernard on Physiology', *Isis*, 76 (1985), 49–70, at 60.

(38.) Frederic L. Holmes, *Claude Bernard and Animal Chemistry: The Emergence of a Scientist* (Cambridge, MA: Harvard University Press, 1974).

(39.) Georges Canguilhem, *Knowledge of Life*, trans. Stefanos Geroulanos and Daniela Ginsberg (New York: Fordham University Press, 2008).

(40.) Christoph Gradmann, *Laboratory Disease: Robert Koch's Medical Bacteriology* (Baltimore: Johns Hopkins University Press, 2009).

(41.) Jonathan Simon and Christoph Gradmann (eds), *Evaluating and Standardizing Therapeutic Agents, 1890–1950* (Basingstoke: Palgrave, 2010).

(42.) Bruno Latour, *The Pasteurization of France*, (Cambridge, MA: Harvard University Press, 1993).

(43.) Gerald L. Geison, *The Private Science of Louis Pasteur* (Princeton: Princeton University Press, 1995), 177–256.

(44.) Bert Hansen, 'America's First Medical Breakthrough: How Popular Excitement about a French Rabies Cure in 1885 Raised New Expectations for Medical Progress', *American Historical Review*, 103 (1998), 373–418; Neil Pemberton and Michael Worboys, *Mad Dogs and Englishmen: Rabies in Britain, 1830–2000* (Basingstoke: Palgrave, 2007).

(45.) Christoph Gradmann, 'Locating Therapeutic Vaccines in Nineteenth-Century History', *Science in Context*, 21 (2008), 145–60; Jonathan Simon, 'Monitoring the Stable at the Pasteur Institute', *Science in Context*, 21 (2008), 181–200.

(46.) P. Chakrabarti, 'Beasts of Burden: Animals and Laboratory Research in Colonial India', *History of Science*, 48 (2010), 125–52.

(47.) Daniel Gilfoyle and Karen *Brown, Frontiers of Knowledge: Veterinary Science, Environment and the State in South Africa* (Saarbrücken: VDM Publishers, 2009).

(48.) W. F. Bynum, '"C'est un malade": Animal Models and Concepts bf Human Diseases', *Journal of the History of Medicine and Allied Sciences*, 45 (1990), 397–413.

(49.) Ibid. 401–2.

(50.) Rupke (ed.), *Vivisection in Historical Perspective*; Robert G. W. Kirk, 'A Brave New Animal for a Brave New World: The British Laboratory Animals Bureau and the Constitution of International Standards of Laboratory Animal Production and Use, circa 1947–1968', *Isis*, 101 (2010), 62–94.

(51.) Simon and Gradmann (eds), *Evaluating and Standardizing Therapeutic Agents.*

(52.) A. F. Bristow, T. Barrowcliffe, and D. R. Bangham, 'Standardization of Biological Medicines: The First Hundred Years, 1900-2000', *Notes and Records of the Royal Society*, 60 (2006), 271-89; P. M. H. Mazumdar, '"In the Silence of the Laboratory": The League of Nations Standardizes Syphilis Tests', *Social History of Medicine*, 16 (2003), 437-59.

(53.) E. M. Tansey, 'The Wellcome Physiological Research Laboratories 1894-1904: The Home Office, Pharmaceutical Firms, and Animal Experimentation', *Medical History*, 33 (1989), 1-41.

(54.) Robert G. W. Kirk, '"Wanted—Standard Guinea Pigs": Standardization and the Experimental Animal Market in Britain c.1919-1947', *Studies in History and Philosophy of Biological and Biomedical Sciences*, 39 (2008), 280-91.

(55.) J. H. Gaddum, 'John William Trevan, 1887-1956', *Biographical Memoirs of Fellows of the Royal Society*, 3 (1957), 282-6.

(56.) Adele E. Clarke, 'Research Materials and Reproductive Science in the United States, 1910-1940', in G. L. Geison (ed.), *Physiology in the American Context 1850-1940*, (Bethesda, MD: American Physiological Society, 1987), 323-50.

(57.) Robert G. W. Kirk, 'Between the Clinic and the Laboratory: Ethology and Pharmacology in the Work of Michael Robin Alexander Chance, c.1946-1964', *Medical History*, 53 (2009), 513-36.

(58.) W. Mills, 'Valedictory Address to the Graduates in Comparative Medicine and Veterinary Science,' *Journal of Comparative Medicine and Veterinary Archives*, 17 (1896), 25.

(59.) P. M. Teigen, 'William Osler and Comparative Medicine', *Canadian Veterinary Journal*, 25 (1984), 400-5.

(60.) Jean-Paul Gaudilliére and Ilana Löwy, 'Disciplining Cancer: Mice and the Practice of Genetic Purity', in Jean-Paul Gaudilliére and Ilana Löwy (eds), *The Invisible Industrialist: Manufacturers and the Production of Scientific Knowledge* (London: Macmillan, 1998); Rader, *Making Mice*.

(61.) Donna J. Haraway, *Modest Witness@Second Millenium: FemaleMan Meets OncoMouse: Feminism and Technoscience* (London: Routledge, 1997); Sarah Franklin, *Dolly Mixtures: The Remaking of Genealogy* (Durham, NC: Duke University Press, 2007).

(62.) Abigail Woods, *A Manufactured Plague: The History of Foot and Mouth Disease in Britain* (London: Earthscan, 2004).

(63.) Robert Bud, *Penicillin: Triumph and Tragedy* (Oxford: Oxford University Press, 2007).

(64.) Rhodri Hayward, '"Much Exaggerated": The End of the History of Medicine', *Journal of Contemporary History*, 40 (2005), 167–78.

(65.) C. Schrabe, 'Interactions between Human and Animal Medicine: Past, Present, and Future', in Mitchell (ed.), *History of the Healing Professions*, 119–33.

(66.) N. S. R. Maluf, 'History of Blood Transfusion', *Journal of the History of Medicine and Allied Sciences*, 9 (1954), 59–107, at 65.

(67.) Susan E. Lederer, 'Animal Parts/Human Bodies: Organic Transplantation in Early Twentieth-Century America', in Angela N. H. Creagar and William Chester Jordan (eds), *The Animal—Human Boundary* (Rochester, NY: University of Rochester Press, 2002), 305–29; Susan E. Lederer, *Flesh and Blood: Organ Transplantation and Blood Transfusion in 20th Century America* (New York: Oxford University Press, 2008).

(68.) Akira Mizuta Lippit, *Electric Animal Toward a Rhetoric of Wildlife* (Minneapolis: University of Minnesota Press, 2000); Nigel Rothfels, *Representing Animals* (Bloomington/ Indianapolis: Indiana University Press, 2002); Cary Wolfe, *Animal Rites: American Culture, the Discourse of Species, and Posthumanist Theory* (Chicago: University of Chicago Press, 2003); Cary Wolfe, *Zoontologies: The Question of the Animal* (Minneapolis: University of Minnesota Press, 2003); Animal Studies Group, *Killing Animals* (Urbana/ Chicago: University of Illinois Press, 2006); Rebecca Cassidy and Molly Mullin (eds), *Where the Wild Things Are Now: Domestication Reconsidered* (Oxford: Berg, 2007); Matthew Calarco, *Zoographies: The Question of the Animal from Heidegger to Derrida* (New York: Columbia University Press, 2008).

(69.) Donna J. Haraway, *When Species Meet* (Minneapolis: University of Minnesota Press, 2008), 25; *eadem*, 'Situated Knowledges: The Science Question in Feminism and the Privilege of Partial Perspective', in *eadem, Simians, Cyborgs and Women: The Reinvention of Nature* (London: Routledge, 1991), 183–201; *eadem, The Companion Species Manifesto: Dogs, People, and Significant Otherness* (Chicago: Prickly Paradigm Press, 2003).

第三十一章

另类医学史

罗伯塔·比文斯（Roberta Bivins）

历史学家、社会学家、人类学家、医生、媒体评论员和消费者都注意到，种类繁杂的各种治疗方法从 20 世纪 70 年代开始兴起，这些方法既没有生物医学科学的基础，也未得到生物医学科学的证实。也是从 20 世纪 70 年代开始，学者们一直在努力寻找合适的语言和方法来界定和理解这一体系和选项增多的现象。最初，人们的应对是因循了过去的套路：不论其文化起源或深层的认识论是什么，这些治疗体系及其产品都是用"它们不是什么"来定义的。许多早期的研究者因此把它们归类为"非传统"或"非正统"医学、"边缘医学""外围医学"，或者使用时间最久的（也许是因为更加灵活）"替代医学"（alternatiue medicine）。也有一些学者、许多评论家以及大多数的医学工作者将其当做"江湖游医"而不予理会。与此同时，消费者却纷纷慷慨解囊，按照自己的标签去购买这些商品和专业知识。

这一现象一度被认为是反文化的昙花一现或者一时的医学热潮，然而它并没退潮。生物医学专业人士公开的反对、患者需求的升高以及生物医学卫生保健系统迫切的经济需求，迫使专业人士重新考量这些所谓"边缘"医学对生物医学垄断地位的挑战。自20 世纪 90 年代开始，一些治疗体系已经被重新概念化为"补充医学"（complementary medicine），经由各种途径被纳入主流疗法的实践中，包括针灸、正脊疗法、顺势疗法、正骨疗法，有时也包括物理疗法和治疗性抚触，它们都成为了医疗主导地位的竞争者。

然而，并不是所有的医学从业者和消费者都希望放弃他们所选择的治疗方式的他异性，生物医学组织或者专业人士也并没有考虑将它们全然接纳。因此，许多医者和病者仍在坚持其医疗体系是"替代医学"。此外，来自全世界的医疗实践和体系日渐普及，可见医学多元主义的强势。显然，将原本根植于其他文化，或者在其他文化中完全"正统"的医学体系界定为"替代"或者是"补充"医学，与爱德华·萨义德（Edward Waefie Said）"东方主义"批判（orientalism）的学术传统可谓是相差无几。同样，不假思索地将对它们贴上"民族医学"的标签，充分体现了生物医学所谓的普遍性主张。

所以对此感兴趣的学者应该怎么做呢？我们以何之名来研究和讨论这个正在迅速扩张的寻求健康和治疗的集体现象呢？在本文中，我选择用"另类"（heterodox）一词，它捕捉到了"替代"的异质性含义，但并没有过于强调异质性，因此排除了"补充"。"另类"并未完全避免二分法的危险，它仍然暗示生物医学是"正统"的。从全球来看，生物医学最多只能是若干个正统医学中的一个。然而，在涉及不同信仰的层面来说，"另类"至少没有预设位次排序或者特定的地理分布，而是包括了来自所有文化的医学体系。

对于我所说的"生物医学"来说，研究者要想找到合适的词语来描述它并不是一件容易的事。最初，这套体系被冠以了"西方"或"科学"医学的名号。然而，这些词显然是有问题的。"传统的""正统的"和"规范的"等形容词都已被用过，但都无法涵盖生物医学实践在起源地之外的复杂性。一些学者试图将生物医学描述为"世界医学"（cosmopolitan）以避免这一争论，然而不幸地，这一吸引人的表达至少部分忽视了许多备受争议的医疗体系也都是"世界性的"。如同"另类"医学一样，"生物医学"至多是一个不完美的名称：它消弭了大量的异质性和历史实用主义。然而，它确实恰当地抓住了唯物主义认识论和相关科学对于生物医学系统的重要性。反过来，认识论也是历史争论（和有争议的历史）的核心，正是本章所关注的问题。

与其他医学史一样，另类医学史也充斥着争论，一边是从医学视角来书写的历史，另一边是将其作为社会现象来审视的历史。在某种程度上，这是因为两派学者的研究进路非常不同。总体来说，所谓生物医学的专业人员（以及最近许多主流医学史家）的目标是"拆穿"另类医学的实践和主张，将其医学从业者描述为庸医、骗子或者傻瓜。这些作者除了解释历史，也在有意识地解决医学多元主义的当下"问题"。因此，这些解释忽视了这种医疗实践兴起的社会、政治以及医学背景，也同样忽视了另类医学对病人或者医学整体的益处。另外，社会史和文化史研究另类医学主要是它们能提供珍贵的视角，不论是探讨正统医学的兴起方面还是大众所认知的健康、医学及身体。两个派别对彼此的工作都不算完全满意，事实上，这些团体普遍认同的是他们对那些不加批判地奉承他们的异端选择的医生和病人历史学家的蔑视。

至少在社会史出现之前，替代医学史也在努力地避免将替代医学与"庸医"混为一谈，而这种混为一谈的做法深受到正统医学对这些全球性的另类、却具有经济竞争力的体系的轻蔑和的敌视。有些讽刺的是，把庸医这个主题解释为医学和社会的编史学要好于跨文化或者替代医学方面类似的工作。这主要是因为庸医从根本上是正统医学的一部分，尽管这一部分是不被信任的、被蔑视的、有时甚至是危险的、甚至非法的：但正是由于人们对正统医学体系相对没有争议的普遍接受庸医才获得了自己的权威。当代社会史家的研究可能是被当前另类医学的流行激起的，但他们并不认为"替代"或者"补充"医学实践本身是有问题的或者虚假的，也不会主要考虑其生物医学有效性以评价它们。

另外两种自我保健也被归类为"替代""补充"或者另类医学的范畴，虽然这只是某些历史学家的想法，或者是仅适用于某些语境，但也进一步混淆这一领域的史学研究。草药治疗在医学编史学中的地位是模棱两可的。当然，一直到 19 世纪，它们都是西方药典的主要组成部分和主流疗法，而且仍然在全球非生物医学疗法中保持着重要的地位。然而，草药学在传统上被认为是欧美民间医学或传统医学的顶峰，当然，到了 19—20 世纪，经过改良和系统化的草药学已经是明确的替代医学系统的核心，包括汤姆森医学（Thomsonianism）、折衷医学（Eclecticism）以及广为流传和商业化的巴赫花精（Bach Flower Remedies，治疗或缓解紧张或激动）。同样地，如何对五花八门的医学"自助""自我保健"行为进行分类，以及是否表现为专卖药*（现称为"非处方药"patent medicine）、治疗设备、特殊饮食、食品添加剂，或者身体文化中健康相关的活动，还未达成共识。虽然常常根植于当时的医学正统中，这些疗法一旦被牢牢地掌握在患者顾客和商业供应商手中，它们的文化价值就会发生改变。

本章将概述另类医学的历史，但不会拘泥于各种庸医的细枝末节，虽然这些往往占据着替代医学史记载的主体（尤其是医学描述）。但本章并不会涉及自我处方、专卖药和非处方药，或者自我帮助及自我治疗的种种行为，尽管它们之间有着重要的联结，它们有待该亚领域的学者未来开展专门的研究。本章将主要关注欧洲、后哥伦布时代的美洲以及后殖民时期的澳大拉西亚和新西兰等地的另类医学，主要是因为在这些文化中，医学思想和专业发展的核心是自认、故意（满怀期望的）排外的正统医学，而且构成了医学消费主义的基础。

这也就引出了最后一个有待讨论的医学样式：跨文化医学（cross-cultural medicine）与"另类"和"生物医学"一样，其含义也有待厘清。对于那些专门研究或者主要研究生物医学的临床医生、医学研究员和学者来说，从社会学和人类学的角度，"跨文化医学"指的是用以帮助生物医学从业者更好地服务或理解某些患者的工具和方法，这些患者对于治疗的期望和经验受到了非生物医学治疗行为的影响，甚至是塑造。而对于历史学家来说，"跨文化医学"指的是跨越文化边界的医学知识，尤其是医学技艺、技术和实践。总的来说，这些医学上被跨越的（以及用历史来评估的）界限是从地理和文化两方面定义的，医学学术系统的交流已获得学界最多的关注。然而，至于"跨文化医学"的学者为什么不去研究医学知识是如何跨越大众医学知识和专业 / 生物医学知识之间严格的界限的，似乎并没有内生的原因。而且，历史学家现在也研究发达国家和发展中国家中的两种阈限，关于生物医学提出了有趣的见解，即在那些已有医学体系的文化中，是"替代"者和"正统"竞争者的角色。毫无疑问，研究生物医学全球传播的海量文献也被罩上了这顶大帽子，虽然更常见也更有说服力的是，把这类研究划分到"殖民科学/医学"的范畴下，这主要是因为研究者对帝国医学交流的政治社会动因和分支更感兴趣，也更擅长。与此同时，除了个别值得尊敬的研究，20 世纪的研究已经几乎完全归化了这种医学交流趋势。

不论界限在哪里，人类学家和人类学研究者是这个广阔的文化领域的先驱，而且他们的工作仍旧在主导着当代欧洲和美洲背景下人们对 CAM［常用作"补充和替代医学（complementary and alternative medicine）"的缩写，这个概念本身界定模糊但方便，包含了更流行的另类医学传统，如针灸、顺势疗法、自然疗法、正脊疗法］的理解以及对文化起源范围内的"民族医学"的理解。他们的工作为历史学家提供了非常珍贵但未经挖掘的资料，特别是研究跨文化医学以及替代和补充医学的历史学家，不论是对历史数据的收集还是理论视角的丰富。

本章接下来将勾勒另类医学的历史脉络，正如在过去二十年中它被一再书写的那样。这项研究将使用简短的案例研究，来探讨全球药物医学市场的兴起以及从探索时代（又译作：大航海时代，Age of Exploration）到启蒙运动结束之间的医学观念。之后将会探索明确的"替代"体系，例如，在 18 世纪晚期至 19 世纪兴起的麦斯麦术和顺势疗法以及 20 世纪部分"补充医学"与生物医学的融合。最后，本章将会把目光移到近年另类医学史学的发展，给未来的学者指出可能的研究方向。

另类的出现：调解者、市场和交流

目前，只有建构"西方"世界的"医学另类"史是可行的。只有在欧洲和北美，才对主流和边缘医学实践有足够深入的学术研究，以供述评。而且，在世界其他地区，是否适用所谓医学正统和医学另类的概念，还尚不清楚。在东亚、南亚以及拉丁美洲和非洲，有充足的证据证明存在着多元化的从业者和患者，但却鲜有线索提示生物医学在推动专业排他性和世界同质性。在本章所提及的三类医学另类中，只有一类能够因为或多或少在全球存在而被讨论，即跨文化医学。

考古学证据显示，医药商品以及最基础的医学知识传播，早于学术医学传统。这些传统在中国、印度次大陆和地中海世界的出现，也带来了医学思想和理论传播的证据。地中海地区不同文明之间的思想交流也是广为人知的，包括埃及、希腊、罗马之间。通过巴格达等文化十字路口，印度和伊斯兰世界之间也有着类似的交流。早在欧洲加入之前，盘根错节的印度洋贸易网络早已在促进各文化之间的医药商品和医学知识的交流。通过中国西藏和锡兰，商品和思想也流通于中国和日本，印度和中国之间。这些也都受到了学术关注。伴随着十字军东征时期，对欧洲文艺复兴影响深远的翻译和传播浪潮，基督世界和伊斯兰世界之间的交流也发挥了重要的作用。值得注意的是，在这些交流中，西方对非西方医学和科学知识的敌意也初现端倪。这些抱怨的基础在于根深蒂固的文化优越感，这似乎并不陌生，但这种自信是根植于宗教的：基督教被认为是真理的唯一来源，不论是在世俗世界还是神圣世界。至少，欧洲对一元论的偏好，在从信仰到科学的认识论转变中幸存了下来。

在近代早期，不同文化之间的接触急速扩张，跨越文化屏障的医学交流也随之增加，最主要是在欧洲。在这个时期的开端，医学学术体系（以及未系统化的世俗医学实践）有着相同的重要特征。古典西方医学（包括伊斯兰医学）、阿育吠陀和中医都能触及身体的物理和社会环境，体表、可见的膜、食欲、食物、排泄物以及体温和脉搏。身体的内部，至少活体，对于所有人来说都是神秘的。在世俗医学中，这些数据结合构成了对身体的成分的解释，而构成身体的成分被概念化为身体的液体或者虚无的液体，例如体液（humour）或气，与身体环境呈动态关系运行。所有的医学思想都有一个共通的部分，那就是宇宙的缩影：大宇宙中的真理会在小宇宙上反映出来。因此，尽管传播中有语言的障碍和信息的不完整，在这些文化中，任何一位医学从业者都可能从其他文化的同行中找到共通之处。

从16世纪到18世纪，有时也能找到这样的共通之处，主要是作为巩固新环境中欧洲人健康的工具。西班牙、法国和英国帝国为了得到药材而向新世界进发。在果阿，葡萄牙人为了得到土著居民的尊重而建立了医院，同时也学会了当地医生处理热带病的方法。在印度，法国和英国为争夺控制权而开战，但两个国家都在以极高的热情和（有时勉强的）尊重学习次大陆的学术传统和本地知识。荷兰人在八达维亚（印尼首都和最大商港雅加达的旧名）和日本出岛的前哨，仔细观察和报告着他们商业伙伴、贸易对象、奴隶及东道主的医学。反过来，他们同样也在被仔细地观察着，后来成为著名的"兰学"（译注：18—19世纪日本为了掌握西方科学技术，曾经努力学习荷兰语，当时他们把西方科学技术统称为"兰学"，即日本锁国时代，通过荷兰传入的西方科学文化知识叫做兰学）。欧洲天主教国家的耶稣会也在向国内报告他们传教工作的成果，打开了医学和其他知识交流的通道，尤其是与中国和东亚有关的部分。珍视这些交流的程度、建立的双边交通的规模以及这些交流的文化所提供的实践和知识的适应水平都根据不同的时间和空间而有巨大的差异。在很大程度上，非欧洲国家在这些交流中的观点仍有待探索。

欧洲对这些异域知识的态度更为人所知，针灸、艾灸和中医知识就是例证。更仔细地观察这些案例可以进一步解释跨文化医学交流的进程，从观察、审视和传播到接受、评估和适应。针灸是用针从体表扎入某个特定穴位，扎入不同的深度，以调节因失调引起的症状和疾病。这项操作是基于中医的人体经络图以及中医持有的"人体是一个物理液体和超凡液体循环的动态体系"这种观点。艾灸是基于同样的体系和原则，但具体行为是在相同的穴位上燃烧小艾草柱。在17世纪晚期，经由欧洲人在中国、日本和印尼群岛的公开报告和私人报告，这两种技术被传播回欧洲，受到了欧洲人广泛的关注。然而，这两种技术最初引起的反响是截然不同的。

沿着个人和专业网络，通过医学观察出版物、旅行者的故事，以及国内外有实验精神的欧洲人的亲身体验，艾灸以相同的方式传播到了外行人和医学专业人士那里。最初的报告会强调它对痛风的价值，而痛风通常累及那些有影响力的名门贵胄——富裕的中年男性；欧洲医学对于痛风治疗并没有令人满意的或者有效的治疗手段，仅有一些痛苦和危险的折衷措施，或者劝告患者以耐心去忍耐疼痛。最终，艾灸很容易就被类推为使用灼烧法的传统手段。因此，它很有吸引力地将异国文化融合起来。

相反，针灸的传播主要是通过医学途径，是经由两位在日本的荷兰传教士——威廉·登·赖恩（Wilhelm Ten Rhijne，1683 年）和昂热尔贝·肯普费（Engelbert Kaempfer，1712 年）所著的拉丁文论著进行传播的。不过，在肯普费关于针灸的记载被翻译成英语之前，它只在非专业的出版物中出现过，而且并不引人注目。这些专业的记载并未伴随着亲身经历者的报告，虽然这两个医生都描述了他们直接观察到的针灸效果，而且说明了这项技术相对温和，容易应用。直到 19 世纪早期，才集齐了使艾灸被欧洲医学接受的所有条件，包括多层次传播、私人和医学专业网络的交汇、病人的不满以及增加的（如果经常是迷惑的）熟悉度，促进了患者和医学从业者对针灸进行更加全面的研究。

艾灸和针灸在它们本土的环境中代表着医学知识、医学实践和特定物质文化的交融，而在西方变成了单纯的技术。支撑每种实践背后的知识和宇宙哲学被迅速剥离。那么，在跨文化传播的过程中，医学知识本身发生了什么变化？再次审视一下之前描述的两个例子将对此有所帮助。在中国和日本早期的记载中，关于中医解剖理论和脉诊有着或详细或简明的描述。试图去描述这一复杂系统的旅行者面临着许多障碍，尤其是在采集和翻译适当的文本方面。然而，当这些描述回到欧洲时，还有一个更大的障碍在等着他们：他们把中医理念和知识呈现给越来越多的医学受众，他们对身体及其由解剖产生的循环系统的解剖学理解越来越着迷。直到 19 世纪，关于健康和疾病的系统体液模型仍旧持续着，而在 18 世纪早期，高度物质化和解剖了的身体已逐渐成为关于身体功能和结构的唯一能被接受的基础。针灸和艾灸所依据的人体图谱在欧洲人看来几乎是故意违背解剖学（如果不是经验的话）事实。所以，无论如何，它最终都被丢弃了。尽管医学爱好者，如英国医生约翰·弗洛耶爵士（Sir John Floyer）（1649—1734 年）做出了最大的努力，即使对中国脉诊高度认可（它激起了人们的极大兴趣），其在解剖学基础上也失败了。至少直到 20 世纪，专家知识远没有实际经验易于传播。也许现在依旧如此：许多消费者认为中医理论迷人且令人满意，而这些理论知识以及他们的实践分支，却拒绝接受随机对照实验（RCTs）的评估，且未被接纳到"补充医学"针灸的范围内。当然，还有比针灸、艾灸以及复杂的知识、实践、物质文化体系更直接的"旅行医学"的例子，正如隆达·席宾格（Londa Schiebinger）以及其他人证明的那样，殖民者的生物学勘探是他们的日常。然而，虽然他们在积极地寻找这样的本土知识，但这些知识很少被认为是具有独特权威性的。

监管医学实践的边界

在前现代世界，患者和健康人群都有许多种治疗选择：患者可以找受过训练的治疗者，如牧师或者萨满，或者用非专业知识和传统医学，或者用祷告和巫术来自我治疗。他们可以选择本地或者远方，那些身康体健的幸运儿可以从类似的范围和来源获得维持健康状态的建议。然而，把这些方法称为"替代"疗法，忽视了他们同等的地位和社会权威，给某一种特定的治疗赋予了非历史的特权。总的来说，这些医学实践与当代生物医学在认识论上是同源的。

我们今天所理解的"替代医学"，只能在与既定的正统医学相关时才会出现。换句话说，其构建了我们当代对"替代医学"理解的系统，其本身的构建过程是它作为一种医疗机构的对立而出现的，这种医疗机构，早在 18 世纪晚期和 19 世纪早期，就已经宣布拥有关于身体和疾病的独特、专享和优越的知识，而随后，又宣布对艺术、科学和医学有合法的垄断。三个早期替代医学体系的创建者塞缪尔·托马斯（Samual Thomas，1769—1843年）、法朗兹·安东·麦斯麦（Franz Anton Mesmer，1734—1815 年）和塞缪尔·哈内曼（Samuel Hahnemann，1755—1843 年）对这种排他性主张的反应是非常具有启迪性的。塞缪尔·托马斯是一位未受过教育的先锋人物，他发展和提升了自己的植物医学学派，故意反对在新罕布什尔农村让他和他的家人失望了的医学正统以及在他眼里正统医学体现着的精英排他性。然而，麦斯麦和哈内曼都是受过专业训练的医生（而且是欧洲城里人），不像托马斯，他们最初认为自己要加入或者改革老牌医学系统，而不是成为其对立者。然而，他们分别"发现"了一种新的物理液体（动物磁力，梅斯梅尔本人认为这是和电、磁场甚至重力有一样规律的超凡物质）和一种新型治疗范式（similia similibus curentur，以毒攻毒，用量极小），这都被医疗机构所拒绝。直到那时，这些人和他们的信徒才把自己看成了托马斯一开始就把自己看成的那种人：反对傲慢统一的医学正统的人。类似地，经过一个世纪的抗争，"正规从业者"和"非正规从业者"之间这场医学史上最热的辩论，或者如占据主流地位的医学行业所谓的"科学家"和"宗派主义者"之间的斗争，铸就了两大阵营医学从业者的联盟和统一身份。

有趣的是，在 19 世纪，跨文化医学技术和体系很少被拉进这场斗争之中，至少在欧洲和北美是这样。这可能是因为跨文化实践仍然太不显眼，而不能构成盟友或者敌人。例如，关于针灸的研究发现，尽管针灸在英国的适用范围很广，但是它的从业者并不多。而且，这类"针灸师"大多数来自正式成员阶级，而不是宗派主义者。而中草药医学就是另一副画面了，而且只有在拥有大量华裔人口的澳大利亚和北美，才出现了不同的情况。到了 19 世纪晚期，澳大利亚和北美的大城市都因为有大量中国社区外的著名中医从业者而感到骄傲。初步调查显示，在这些地方确实有大量的敌意出现，而正统医学也将这些治疗师归类于庸医、骗子或者公共健康的威胁者——正如它们对其他医学流派做的那样。在澳大利亚，这种尝试获得了一些成功，但在北美，正统医学遭到了华裔社区、中医从业者及他们越来越多的非华裔客户的顽强的法律抵抗。

美国的中药学被冷战政治所冻结，19世纪繁荣的替代医学系统早已开始衰退。许多历史学家坚持认为"替代医学"从19世纪的流行和影响巅峰衰退下来是因为一个完全不同的医学权威和认识论的出现——科学的兴起。当然，它的提倡者把自己看做一种新系统的代表，它能够自我有意识地超越过去的暴躁争端。"科学医学"将要超越宗派主义，能够吸收任何体系里"优秀的"医学。正如亚伯拉罕·弗莱克斯纳（Abraham Flexner）所说：

> "在把医学放置到科学基础上之前，宗派主义当然是必不可少的。每一种都开始于对某些预想的打算。从逻辑的观点看，每个预想都和其他的预想一样好。对抗疗法和顺势疗法一样都是宗派的，但是现在对抗疗法已经归顺于现代医学，顺势疗法难道不应该随着同样的潮流进入一样的港湾中吗？因此，科学医学把所有的历史教义放在一边，它瞬间就能到达细节之处。所来之人都不会提及自己原本的姓名，不论是哈内曼、拉什还是某些更晚的先知。但所有人都必须接受严格的盘问。能产出优秀东西的会被接收，成为其中的一部分，成为这个永恒结构中的有机组成部分。"

在许多方面，21世纪早期的"补充医学"可以直接与这种"科学医学"的早期理想概念联系起来，即它会成为所有有真正治疗价值的知识和实践的港湾而不问其起源。思考现在所有被统称为"补充医学"的实践和体系所共有的特性是非常有意义的。其定位都是世俗的，而非基于信仰的。它们都被生物医学以同样的标尺职业化了：也就是说，它们发展出了职业协会，引入了自我规范，寻求正式规范，建立了特定的培训准则或教育机构以及都通过大量的职业期刊来交流。通过RCT，它们的每一方面接受生物科学的审查都相对容易。它们都广泛传播、流行、在实战中很成功，尤其是在治疗那些生物医学中最束手无策的慢性病方面。重要的是，所有的"补充"医学疗法和治疗师都愿意接受生物医学方法的领先地位——它们提供服务和手段以"补充"生物医学，而不是替代。

回溯跨越边界的医学：替代医学、补充医学和
跨文化医学的编史学

在编史学上，研究"跨文化"和"补充"医学代表着在医学实践和医学消费中，在更广泛的历史学学科中，新的学术问题与新的、或者说新近发现的趋势的交汇。在过去十年中，这些以及其他新的历史问题已经开始给关于直接"替代"的医学的研究重新塑形。然而，该主题的大多数处理方法仍然可以分为五大类。也许，研究替代医学史的最古老的方法是对特定"重要人物"的传记（或者，经常是圣徒传记）。哈内曼、麦斯麦、托马斯、玛丽·贝克·艾迪（Mary Baker Eddy，1821—1910年）、基督教科学派的创始人以及19世纪以来其他被他们的信徒和批评家为解释各自的系统而支持或否定的人。最近，历史学家开始争论起来，例如与罗纳德·纳姆德（Ronald Number）质疑艾伦·怀特（Ellen G. White，1827—1915年）的研究（怀特是一个治疗师，基督复临安息日会的创始人之一）；诺曼·盖维茨（Norman Gevitz）对安德鲁·泰勒·史迪尔（Andrew Taylor Still）的描写（史迪尔是正骨疗法的创始人）以及约翰·哈勒（John Haller）对塞缪尔·汤姆森的看法。这些书扩展了传统传记的框架，提供了使他们的研究对象出名的不同体系的社会史。创始人传记和人物传记也常常被包含进另类体系的社会史里。

对某一定义明确的"替代医学"体系的详细研究已经成为了文献中可观的一部分。它们常常围绕着关于正统和另类的辩论，正如菲利普·尼科尔斯（Phillip Nicholls）聚焦英国的开创性研究《顺势疗法和医学职业》（*Homeopathy and the Medical Profession*）以及两个差不多相似的美国案例的研究。直到最近，很多著作是由某一争议体系的支持者和反对者写的。自从社会史出现，许多主要的替代医学体系，例如顺势疗法、催眠术、脊椎按摩疗法、正骨疗法、自然疗法、基督教科学派、电疗法以及与颅相学类似的医学现象，重新受到了历史的关注。这种研究比先前的研究借鉴了更多的原始材料，主要依赖于基础文本、医学评论，有时候也会有其他的文本来源。流行语、新闻和杂志文章、广告、物质文化、当代小说和文学、患者和医生的日记及信件、法庭笔录和法律文件，当然还有专业文献等都被作为研究材料。在这个过程中，像艾莉森·温特（Alison Winter）和雷尼·斯科普林（Rennie Schoepflin）等作者已阐述了这些体系和科学、大众以及精英、宇宙论和更宽广的政治体系之间的联系。在这些研究中，很显然，替代医学实践体系以及其所代表的替代身体观，为我们观察一些重要的现象打开了窗户，例如生物医学的权威话语（部分）抹去了患者和经验，这对于塑形现代高度物质化的生物医学是至关重要的。同样，它们揭示出在身体的文化理解中，那些看不见的、神秘的和活动力论的模式始终存在，在非专业（尽管经常被否定）的健康与疾病模式中，宗教和道德的因素始终也存在。历史学家还尚

未涉足的一个方面是患者是如何看待这些体系的。最近有两本书"从下至上"探索了顺势疗法的历史，但这个领域仍然是未来的前沿领域。

要理解替代医学体系兴起和经历，另一种富有成效的历史是比较，虽然专著和更常见的论文集来审视多种体系。后者有三个主要的例子，都在 20 世纪 80 年代后期出版，主编分别是罗伊·波特（Roy Porter）和威廉·拜纳姆（William Bynum），罗杰·库特（Roger Cooter），以及诺曼·盖维茨（Norman Gevitz），通常被认为是开辟了社会史探索替代医学史领域的先河。虽然这些著作关注的是 18 世纪和 19 世纪的美国和英国，但历史学家从此不断拓展了替代医学的版图，将其编史学框架向前拓展至 16 世纪，向后拓展至 20 世纪。基思韦耶特 - 霍夫斯特拉（Marijke Gijswijt-Hofstra）、希拉里·马尔兰德（Hilary Marland）和汉斯·德·沃尔特（Hans de Waardt）的《西欧的疾病及替代治疗》（*Iuness and Healing Alternatives in Western Europe*）也更加关注巫术、宗教和民间信仰等替代医学，探索了疾病和治疗的手段被抛弃或不被抛弃的程度。比较这些作品是很有趣的，作者在人们明显重新对替代医学有了新的兴趣时书写了这些书，用的是在兴起之前替代医学体系的材料。例如，经典书籍《边缘医学》（*Marginal Medicine*），出版于 1976 年，提供了关于另类医学的社会学视角，指出在 20 世纪 70 年代，病人离开正统医学而寻求健康的行为是在被划分到"非正常行为的框架"下研究的。替代医学兴起的一个关键但很少被讨论的特点是医学正统——医学信仰、理论、事实和实践，是从医疗圈向普通大众传播的。虽然罗伊·波特等已经把它当做一个独立现象来研究，但很少有人从它在划分异端知识、方法、治疗和空间中所起的作用入手来研究它。

最近，从社会学、人类学和医学视角解释替代和补充医学的书籍已经出现，通常是用一两章解释现代对异端医学的热情的更长历史。在这些专著中，詹姆斯·沃顿（James Whorton）和汉斯·贝尔（Hans Baer）均探讨了北美洲的情况，也许是最全面的分析。他们也展示了书写替代医学史的全新的方法。两人都提出了 19 世纪替代医学兴起和 20 世纪明显衰落和再兴的假设。然而，沃顿是从历史学家的角度去分析研究对象，而贝尔是一个专业的社会学家。这种比较研究、专著和文集都给他们的读者提供了更开阔的视角，去理解这种跨越过正统界限寻找健康的总体原因和背景。他们通过职业化、社会建构、文化史和社会史的视角，关注不同时期、地点和机构空间的消费者和医学从业者。遗憾的是，经济史并未被充分研究，尤其是关于大体系的经济史研究，毫无疑问，更深入的研究会得到很好的结果。很少有综合性的研究，同时关注另类和正统实践（虽然许多作者会提出这是另类通常吸引病人的方式），或者并不关注两者之间的争斗，仅关注两者之间的相似之处。在生物医学化的欧洲，未来关于医学多元主义的学术研究无疑将探索这些方向。

机构史虽然较为少见，但也同样有启发性。从编史学角度来说，机构史与正统医学的机构史相平行，在机构圣徒传记和高度复杂的社会史之间有相似的划分。娜奥米·罗杰斯（Naomi Rogers）的《替代路径》（*An Alternative Path*）描述的是美国最后一所幸存的顺势疗法学校，属于后者，展示出从某种机构背景的知识中能够得到的非凡的分析力。约翰·哈勒对辛辛那提草药医学院也做过同样的工作。在第二卷《温和的医学》（*Kindly Medicine*）中，他采取了一个稍微不同的方法。他没有仅关注一个医学院，而是观察了许多医学院，研究生理医学主义（汤姆森植物医学的分支）的内在逻辑、与其他宗派主义体系的联系及其教育传统，以探索其发展轨迹。至今，仅有一小部分替代体系及其机构能够被归类为这个种类（当然也在于书籍长度）。对另类机构细节性的理解有助于我们对其他另类径路的理解：这些机构在哪里如何兴起和衰落？它们是何种机构？某些另类医学创立医院，或者药房、医学院、实验室、职业协会或者制药公司吗？他们服务于谁？哪些人在这些体系中工作？

历史学，还有人类学和社会学的期刊，包含着大量的关于异端医学兴起和不同体系、实践和市场的本土研究等方面的专刊和争论。有时候这些会被融入对地区、机构和正统医学的更大范围的研究里。其他一些研究也通过诸如性别和阶级等关键分析类别对异端医学进行了探讨。因此，我们研究了水疗法和顺势疗法对女性的独特吸引力，无论是作为消费者还是执业者，以及顺势疗法和正统医学在将女性接纳到医疗职业方面的争论中的紧张感所起的作用的研究。在这个方面，种族问题还未得到有效的探索。

我们可以看到，只有当医学社会史出现，替代医学史才从"庸医"的阴影中走出。医学专业领域发起的关于这些治疗方法相对效果的争论，歪曲了传统的历史分析，掩盖了庸医和医学另类的基础认识论的不同。相反，社会历史学家对消费者和市场的兴趣被越来越多对病人满意度低的医学处置和慢性病患病的经济学效应放大了。这一情况刷新了对医疗现象的学术兴趣，这些医疗现象被归于历史学的同时也被归于治疗学。

相似的是，随着"世界史"的首先出现和随后"全球史"的出现，医学史学家的注意力也要逐渐超越单一民族国家的界限。这在医学史及与之密切相关的科学技术史领域，这都不是全新的方法。这个持续存在的，如果被强烈质疑的，由享有这些领域中的某一个知识的医学从业者所提出的对普遍主义的主张，早就在某种程度上鼓励了在传统科学、技术、医学学可能被称为国际主义（但肯定不是"全球主义"）的理念。当然，威廉·麦克尼尔（William McNeil）的世界史奠基之作就是根植于对医学史重要现象的研究：《瘟疫与人》。关于医学和帝国关系的研究，不论是作为"帝国的工具"、帝国的道德辩护、或者检验殖民文化和人民的透镜，都为跨文化医学更细微的研究开工破土。编史学的重点从界限内的实践转向了无边界的过程，我们之前的案例研究，针灸、艾灸和总体来说的中医等方面的（西方）编史学上的转变可以为这种转型提供例证。

针灸通过 17 世纪在中国的 Deshima 医生和华耶稣会传教士的著作，首次出现在了欧洲的舞台上，针灸史以及其方法学和内含的身体模型，吸引了西方医学从业者和消费者的注意。到 19 世纪早期，针灸史融入了当地的习俗，描述通常包括一系列异域武术起源神话中的一个——要么引用在原始战斗中辨识战士的文身，要么引用并无疼痛地碰到了意外投放物的遭遇。中国半神话的历史，神秘而超自然的经络图以及精心设计的训练方式的描述（尤其是著名的用于展示针灸穴位知识的装满水银的塑像）经常出现。大多数叙述者会提及异域东方实践经验的例子以及在东亚的欧洲人"发现"并向国内同胞传播技术的过程。在这些描述中，针灸的现在和未来取决于欧洲对这项技术的有效性和操作方式的独立验证，而且针灸史仅是对这种努力的必要性进行了丰富多彩的阐释。

对箭头和文身的推测现在已经被考古学发现取代，这项"历史"中剩余的部分仍旧保持着权威性，至少直到竹幕时代的倒塌才添加了最后一章——"针刺麻醉"，正如曾经报道过 1972 年尼克松访华的记者所展示的那样，中医在被科学的欧洲发现之前和之后都保持停滞，这一假设仍旧存在。并且，"科学的宇宙真理是权衡任何医学实践的正确量尺"这个假设也一直存在。当鲁桂珍和李约瑟（Joseph Needham）撰写研究针灸的权威书籍《天针》（Celestial Lancets，1980 年）时，他们评定了针灸对"医学科学"（他们指的是生物医学）的贡献，通过现代生物医学研究的视角评价了针灸的治疗效果。鲁桂珍和李约瑟对针灸的研究从完整度和见解上来说是非常珍贵的，主要在于它记录了针灸和艾灸这种跨文化医学在中国以外的原始接受情况。然而，跨文化医学的历史学家现在使用的是不同的评价工具来回答不同的问题。使学者产生兴趣的现象总的来说不在技术、药物或者准备、或者医学知识本身的某方面（虽然这也许会证明一个巨大的漏洞），而是人群、实践和元素（有生命的和无生命的）的网络，它们在"旅行医学"周围合并。这些反过来阐释了大量对全球史和跨国史很重要的复杂文化过程。

结　论

各种神话一直困扰着异端医学史的写作：除了被与"庸医"混为一谈，"替代医学"史还一直在与被正统医学无情压迫的阴谋论进行斗争，与严格划分正统与异端的二分法相抗衡。20 世纪的"补充医学"史毫无疑问将会开始模糊掉这过于武断的边界。然而，对"替代医学"史和生物医学史的研究已经开始挑战这种二分法。近来的研究工作越来越多地强调了 19 世纪的医学正统（"峻猛医学"）与异端医学（从顺势疗法到正脊疗法到基督教科学派）之间的连续性，而非间断性。正如 2002 年唐·贝茨（Don Bates）所问的那样："为什么不把现代医学叫做'替代医学'呢？"

跨文化医学史研究也有属于它的数千年的神话，不论是知识得停滞，还是经验的纯粹性，这种神话在中医和阿育吠陀医学的研究中更加常见。随着源文化中对它们的历史学研究变得更加成熟，这些神话被粉碎了。任何医学体系都不会是静止不变的，真正孤立的也很少。然而，脱离了这些文化起源体系的病人和行医者仍然会坚称有着未曾改变的"四千年的古老传统"。这种观点的吸引力是什么？移植的医学体系比源文化和主体文化中的类似系统是更容易还是更难改变呢？

许多其他的方向也将证明是具有启迪性，也必将会带来累累硕果：很少有在疗法或者正统医学和自我治疗的文化之间的比较研究。研究者甚至很少跨国研究主要的替代医学和跨文化体系。而且，我们是否可以将"替代"或"另类医学"划入全球范围的分析类别来讨论，或者相反，我们是否必须把医学划分成其他类型，这是有重大意义的。多元主义不仅仅是医学市场的一种现象，而是其制度化和规范化的监管结构，就像在南亚和东亚部分地区一样，那么，也许"老牌医学"或"庸医"能更好地服务我们。

正如我之前所说，我们需要更多从病人角度以及通过实践棱镜来书写的另类医学史。初步的研究提示另类医学可以被看做是在例证连续性，而非间断性，当然，这是从医学信仰和医学体系角度来说，而非专业角度，而且是从医学消费者和更广阔的医学文化的角度。它代表着经验的、系统的（目前，常常会被淹没在垂死挣扎的"整体的"这个标签下）、实证的以及最重要的，兼收并蓄的医学。这绝不会是另类医学从业者的希望，他们大多数人寻求和生物医学正统完全一样的排他性和权威性特征。这也不是所有另类医学体系不可缺少的一部分。

相似地，另类医学体系可以给学者提供一条路径以探索"整体论"的含义以及"整体的"行医风格。正统医学在什么时候以及为什么放弃了整体论，或者像豪（Hau）所称的"综合的凝视"？研究替代医学、补充医学、跨文化医学——或就此而言，医学或生物医学主流历史学家是否需要一个更加批判性的方法以研究正统和另类医学从业者创造和定型的边界，以更综合地考虑宗教、自我救助以及追求健康行为的所有范畴？对于使用者和消费者，这些追寻健康的方法似乎运转起来更像一个连续的谱系，而不是各种不同的形态。这毫无疑问是历史学家必须尊重和探索的一个角度。

（米卓琳 苏静静 译）

参考书目

ALTER, JOSEPH S. (ed.), *Asian Medicine and Globalization* (Philadelphia: University of Pennsylvania Press, 2005).

BATES, DON (ed.), *Knowledge and the Scholarly Medical Traditions* (Cambridge: Cambridge University Press, 1995).

BIVINS, ROBERTA, *Alternative Medicine? A History* (Oxford: Oxford University Press, 2007).

CUNNINGHAM, ANDREW, and BRIDIE ANDREWS (eds), *Western Medicine as Contested Knowledge* (Manchester: Manchester University Press, 1997).

Dinges, Martin (ed.), *Patients in the History of Homoeopathy* (Sheffield: European Association for the History of Medicine and Health, 2002).

Ernst, Waltraud (ed.), *Plural Medicine, Tradition and Modernity, 1800–2000* (London: Routledge, 2002).

Gijswijt-Hofstra, Marijke, Hilary Marland, and Hans de Waardt (eds), *Illness and Healing Alternatives in Western Europe* (London: Routledge, 1997).

Martyr, Philippa, *Paradise of Quacks: An Alternative History of Medicine in Australia* (Sydney: Macleay Press, 2002).

Porter, Roy, *Quacks: Fakers and Charlatans in English Medicine* (Stroud: Tempus, 2000).

Rogers, Naomi, *An Alternative Path: The Making and Remaking of Hahnemann Medical College and Hospital of Philadelphia* (New Brunswick, NJ: Rutgers University Press, 1998).

Saks, Mike, *Alternative Medicine in Britain* (Oxford: Clarendon Press, 1992).

Schiebinger, Londa L., *Plants and Empire: Colonial Bioprospecting in the Atlantic World* (Cambridge, MA: Harvard University Press, 2004).

Whorton, James, *Nature Cures: The History of Alternative Medicine in America* (New York: Oxford University Press, 2002).

注释

(1.) Edward Said, *Orientalism* (New York: Pantheon, 1978).

(2.) For a flavour of this literature, see 'The Harveian Oration: Lord Moran On Quackery', *British Medical Journal*, 2 (4790) (25 October 1952), 936–7; 'The Flight from Science', *British Medical Journal*, 280 (6206) (5 January 1980), 1–2; James Harvey Young, *The Toadstool Millionaires: A Social History of Patent Medicines in America before Federal Regulation* (Princeton: Princeton University Press, 1961); *idem, The Medical Messiahs: A Social History of Health Quackery in Twentieth Century America* (Princeton: Princeton University Press, 1967).

(3.) Classic and still valuable collections and monographs in these veins include W. F. Bynum and Roy Porter (eds), *Medical Fringe and Medical Orthodoxy 1750–1850* (London: Croom Helm, 1987); Roger Cooter (ed.), *Studies in the History of Alternative Medicine* (Basingstoke: Macmillan Press, 1988); Norman Gevitz (ed.), *Other Healers: Unorthodox Medicine in America* (Baltimore: Johns Hopkins University Press, 1988); Phillip A. Nicholls, *Homeopathy and the Medical Profession* (London: Croom Helm, 1988).

(4.) T. J. Hinrichs offers an interesting perspective on the practitioner-historian in relation to the history of non-Western and cross-cultural medicine in 'New Geographies of Chinese Medicine', *Osiris*, 13 (1998), 287–35.

(5.) See, for example: Joseph S. Alter (ed.), *Asian Medicine and Globalization* (Philadelphia: University of Pennsylvania Press, 2005); Don Bates (ed.), *Knowledge and the Scholarly Medical Traditions* (Cambridge: Cambridge University Press, 1995); Roberta Bivins, *Acupuncture, Expertise and Cross-Cultural Medicine* (Basingstoke: Palgrave, 2000); *eadem, Alternative Medicine? A History* (Oxford: Oxford University Press, 2007); Mark Harrison, 'Medicine and Orientalism: Perspectives on Europe's Encounter with Indian Medical Systems', in Biswamoy Pati and Mark Harrison (eds), *Health, Medicine and Empire: Perspectives on Colonial India* (New Delhi: Orient Longman, 2001), 37–87; Charles Leslie and Allan Young, *Paths to Asian Medical Knowledge* (Berkeley: University of California Press, 1992); Lu Gwei-djen and Joseph Needham, *Celestial Lancets: A History and Rationale of Acupuncture and Moxa* (Cambridge: Cambridge University Press, 1980). For a lucid introduction to the complex transmissions pathways between the Graeco-Roman, Arabic-Islamic, and European medical traditions, see Lawrence Conrad, Michael Neve, Vivian Nutton, Roy Porter, and Andrew Wear, *The Western Medical Tradition* (Cambridge: Cambridge University Press, 1995).

(6.) David Arnold and Sumit Sarkar, 'In Search of Rational Remedies: Homoeopathy in Nineteenth-Century Bengal', in Waltraud Ernst (ed.), *Plural Medicine, Tradition and Modernity, 1800–2000* (London: Routledge, 2002), 40–57; Gary Hausman, 'Making Medicine Indigenous: Homeopathy in South India', *Social History of Medicine*, 15 (2002), 303–22; Christian Hochmuch, 'Patterns of Medical Culture in Colonial Bengal, 1835–1880', *Bulletin of the History of Medicine*, 80 (1) (2006), 39–72; Helen Lambert, 'Plural Traditions? Folk Therapeutics and "English" Medicine in Rajasthan', in Andrew Cunningham and Bridie Andrews (eds), *Western Medicine as Contested Knowledge* (Manchester: Manchester University Press, 1997), 191–211; Neshat Quaiser, 'Politics, Culture and Colonialism: Unani's Debate with Doctory', in Pati and Harrison (eds), *Health, Medicine and Empire*, 317–55.

(7.) Among the honourable exceptions are Bridie J. Andrews, 'Tuberculosis and the Assimilation of Germ Theory in China, 1895-1937', *Journal of the History of Medicine and Allied Sciences*, 52 (1) (1997), 114–57; *eadem*, 'From Case Records to Case Histories: The Modernisation of a Chinese Medical Genre, 1912-1949', in Elisabeth Hsu (ed.), *Innovations in Chinese Medicine* (Cambridge: Cambridge University Press, 2001), 324–36.

(8.) Waltraud Ernst, 'Plural Medicine, Tradition and Modernity: Historical and Contemporary Perspectives: Views from Below and from Above', in *idem* (ed.), *Plural Medicine*, 1–18.

(9.) M. N. Pearson, *The World of the Indian Ocean, 1500-1800: Studies in Economic Social and Cultural History* (Burlington: Ashgate, 2005); Roderich Ptak, 'China and the

Trade in Cloves, circa 960-1435', *Journal of the American Oriental Society*, 113 (1993), 1-13.

(10.) Christopher Beckwith, 'The Introduction of Greek Medicine into Tibet in the Seventh and Eighth Centuries', *Journal of the American Oriental Society*, 99 (1979), 297-313; Elisabeth Finckh, *Foundations of Tibetan Medicine*, vol. 1. (London: Watkins, 1978); Andrew Edmund Goble, Kenneth R. Robinson, and Haruko Wakabayashi (eds), *Tools of Culture: Japan's Cultural, Intellectual, Medical, and Technological Contacts in East Asia, 1000s-1500s* (Ann Arbor: Association for Asian Studies, 2009); Wai-ming Ng, 'The *I Ching* in Tokugawa Medical Thought', *East Asian Library Journal*, 8 (1998), 1-26; Miyasita Saburo, 'A Link in the Westward Transmission of Chinese Anatomy in the Late Middle Ages', *Isis*, 58 (1967), 486-90; G. R. Tibbetts, *A Study of the Arabic Texts Containing Material on South-East Asia* (Leiden: Brill, 1979); Paul Unschuld, *Medicine in China: A History of Ideas* (Berkeley: University of California Press, 1985).

(11.) Carole Hillenbrand, *The Crusades, Islamic Perspectives* (Edinburgh: Edinburgh University Press, 1999); Marcus Milwright, 'Balsam in the Medieval Mediterranean: A Case Study of Commodity and Information Exchange', *Journal of Mediterranean Archaeology*, 14 (1) (2001), 3-23; Piers D. Mitchell, *Medicine in the Crusades: Warfare, Wounds and the Medieval Surgeon* (Cambridge: Cambridge University Press, 2004); Carla Rahn Phillips, 'Spanish Medicine before the Eighteenth Century', *Journal of the History of Medicine and Allied Sciences*, 35 (1980), 75-80; Peter E. Pormann and Emilie Savage-Smith, *Medieval Islamic Medicine* (Edinburgh: Edinburgh University Press, 2007); A. I. Sabra, 'The Appropriation and Subsequent Naturalization of Greek Science in Medieval Islam: A Preliminary Statement', *History of Science*, 2 (1987), 223-43; Nancy G. Siraisi, *Medieval and Early Renaissance Medicine: An Introduction to Knowledge and Practice* (Chicago: University of Chicago Press, 1990).

(12.) Michael Adas, *Machines as the Measure of Men: Science, Technology, and Ideologies of Western Dominance* (Ithaca: Cornell University Press, 1989).

(13.) Bivins, *Alternative Medicine?* For an exploration of the interpretive differences between these systems, however, see Shigehisa Kuriyama, *The Expressiveness of the Body and the Divergence of Greek and Chinese Medicine* (New York: Zone Books, 1999).

(14.) 'A Catalogue of Such Foreign Plants as Are Worthy of Being Encouraged in the American Colonies, for the Purposes of Medicine, Agriculture, and Commerce', *Transactions of the American Philosophical Society*, 1 (Jan. 1, 1769-Jan. 1, 1771), 255-66; Jorge Canizares-Esguerra, 'Iberian Colonial Science', *Isis*, 96 (2005), 64-70; Ronald L. Numbers (ed.), *Medicine in the New World: New Spain, New France, and New England* (Knoxville: University of Tennessee Press, 1987).

(15.) David Arnold (ed.), *Warm Climates and Western Medicine: The Emergence of Tropical Medicine, 1500-1900* (Amsterdam: Editions Rodopi, 1996).

(16.) Interesting work has been done on this topic in relation to China and Japan; see H. Beukers, A. M. Luyendijk-Elshout, M. E. van Opstall, and F. Vos, *Red-Haired Medicine: Dutch-Japanese Medical Relations* (Amsterdam/Atlanta: Rodopi 1991). The Chinese context for such exchanges can be gathered from James Hevia, *Cherishing Men from Afar: Qing Guest Ritual and the Macartney Embassy of 1793* (Durham, NC: Duke University Press, 1995); David E. Mungello, *Curious Land: Jesuit Accommodation and the Origins of Sinology* (Honolulu: University of Hawaii Press, 1989); Hugh Shapiro, 'The Puzzle of Spermatorrhea in Republican China', *Positions*, 6 (3) (1998), 551–96.

(17.) Bivins, *Acupuncture; eadem, Alternative Medicine?*; and Harold Cook, *Matters of Exchange: Commerce, Medicine, and Science in the Dutch Golden Age* (New Haven, CT: Yale University Press, 2007).

(18.) Isaac Vossius, for example, enthused about acupuncture in 1685, but described it as 'that perforation of all parts of the body, which they do even of the very brain itself, transfixing it from one side of the head to the other with a metal bodkin a cubit in length or longer'.

(19.) There has been considerable contestation about some of them. See, for example: Edward Kajdański, 'Michael Boym's "Medicus Sinicus"', *T'oung Pao*, second series, 73 (4/5) (1987), 161–89.

(20.) On translation of Japanese specifically, see P. F. Kornicki, 'European Japanology at the End of the Seventeenth Century', *Bulletin of the School of Oriental and African Studies*, 56 (3) (1993), 502–24.

(21.) Londa L. Schiebinger *Plants and Empire: Colonial Bioprospecting in the Atlantic World* (Cambridge, MA: Harvard University Press, 2004); Londa Schiebinger and Claudia Swan (eds), *Colonial Botany: Science, Commerce, and Politics in the Early Modern World* (Philadephia: University of Pennsylvania Press, 2004).

(22.) James Whorton documents some of these alliances in *Nature Cures: The History of Alternative Medicine in America* (New York: Oxford University Press, 2002), and highlights the epistemological and conceptual continuities between many nineteenth-century 'alternatives'.

(23.) Philippa Martyr, *Paradise of Quacks: An Alternative History of Medicine in Australia* (Sydney: Macleay Press, 2002); Haiming Liu, 'The Resilience of Ethnic Culture: Chinese Herbalists in the American Medical Profession', *Journal of Asian American Studies*, 1 (2) (1998), 173–91.

(24.) See Liu, 'Chinese Herbalists', 186–7. As yet, there has been no comparative study (and no book-length account) of these cross-cultural medical communities.

(25.) Nicholls, *Homeopathy*; Abraham Flexner, *Medical Education in the United States and Canada* (New York: Carnegie Foundation, 1910), 156–7.

(26.) For the historian's perspective, see Norman Gevitz, *Andrew Taylor Still and the Social Origins of Osteopathy* (Basingstoke: Macmillan, 1988); John S. Haller, Jr., *The People's Doctors: Samuel Thomson and the American Botanical Movement, 1790–1860* (Carbondale: Southern Illinois University Press, 2000); Ronald L. Numbers, *Prophetess of Health: A Study of Ellen G White* (New York: Harper and Row, 1976).

(27.) Nicholls, *Homeopathy*; Martin Kaufman, *Homeopathy in America: The Rise and Fall of an American Heresy* (Baltimore: Johns Hopkins University Press, 1971); John S. Haller, Jr., *The History of American Homeopathy: The Academic Years, 1820–1935* (New York: Pharmaceutical Products Press, 2005).

(28.) Alison Winter, *Mesmerized: Powers of Mind in Victorian Britain* (Chicago: University of Chicago Press, 1998); Rennie Schoepflin, *Christian Science on Trial: Religious Healing in America* (Baltimore: Johns Hopkins University Press, 2003).

(29.) See also Carsten Timmermann, 'Constitutional Medicine, Neo-Romanticism and the Politics of Anti-Mechanism in Interwar Germany', *Bulletin of the History of Medicine*, 75 (2001), 717–39.

(30.) Martin Dinges (ed.), *Patients in the History of Homoeopathy* (Sheffield: European Association for the History of Medicine and Health, 2002); Anne Hilde van Baal, *In Search of a Cure: The Patients of the Ghent Homoeopathic Physician Gustave A. Van den Berghe (1837–1902)* (Rotterdam: Erasmus, 2008).

(31) . Bynum and Porter (eds), *Medical Fringe and Medical Orthodoxy*; Cooter (ed.), *Studies in the History of Alternative Medicine, 1750–1850*; Gevitz (ed.), *Other Healers*.

(32.) Marijke Gijswijt-Hofstra, Hilary Marland, and Hans de Waardt (eds), *Illness and Healing Alternatives in Western Europe* (London: Routledge, 1997); Robert Jütte, Motzi Eklöf, and Marie C. Nelson (eds), *Historical Aspects of Unconventional Medicine: Approaches, Concepts, Case Studies* (Sheffield: European Association for the History of Medicine and Health, 2001).

(33.) Julian Roebuck and Robert Quan, 'Health-Care Practices in the American Deep South', in Roy Wallis and Peter Morley (eds), *Marginal Medicine* (New York: Free Press, 1976), 141–61, at 141.

(34.) For a range of approaches, see Roy Porter (ed.), *The Popularization of Medicine 1650–1850* (London: Routledge, 1992).

(35.) Mike Saks, *Alternative Medicine in Britain* (Oxford: Clarendon Press: 1992); Sarah Cant and Ursula Sharma (eds), *Complementary and Alternative Medicine: Knowledge in Practice* (London: Free Association Books, 1996).

(36.) Whorton, *Nature Cures*; Hans Baer, *Biomedicine and Alternative Healing Systems in America: Issues of Class, Race, Ethnicity, and Gender* (Madison: University of Wisconsin Press, 2001).

(37.) Naomi Rogers, *An Alternative Path: The Making and Remaking of Hahnemann Medical College and Hospital of Philadelphia* (New Brunswick NJ: Rutgers University Press, 1998).

(38.) John S. Haller, Jr., *A Profile in Alternative Medicine: The Eclectic Medical College of Cincinnati, 1845–1942* (Kent, OH: Kent State University Press, 1999).

(39.) John S. Haller, Jr., *Kindly Medicine: Physio-Medicalism in America 1836–1911* (Kent, OH: Kent State University Press, 1998).

(40.) Anne Taylor Kirschmann, 'Adding Women to the Ranks, 1860–1890: A New View with a Homeopathic Lens', *Bulletin of the History of Medicine*, 73 (3) (1999), 429–46; Naomi Rogers, 'Women and Sectarian Medicine', in Rima D. Apple (ed.), *Women, Health, and Medicine in America: A Historical Handbook* (New York: Garland, 1990), 281–310.

(41.) William McNeill, *Plagues and Peoples* (New York: Doubleday, 1976).

(42.) Lu and Needham, *Celestial Lancets*. The 2002 Routledge edition of this volume includes an excellent historiographical introduction by Vivienne Lo, which analyses subsequent developments in the English- and Chinese-language literatures on acupuncture side by side. See also Hinrichs, 'New Geographies of Chinese Medicine'.

(43.) Don Bates, 'Why Not Call Modern Medicine "Alternative"?', *Annals of the American Academy of Political and Social Sciences*, 583 (2002), 12–28.

第三十二章

口述证词与医学史

凯特·费舍尔（Kate Fisher）

在 1991 年，保罗·汤普森（Paul Thompson）就曾慨叹医学史家对口述史的利用太少，并强烈呼吁在更多的学者中利用口述法。在英国，至少在最开始，主题与疾病和健康的口述史研究并不是医学史家所做的，而是被社会史、性别史、地方史的历史学家以及历史学界之外的图书馆、博物馆和缅怀团体的人员做的。1976 年，拉斐尔·萨缪尔（Raphael Samuel）提醒医学史家注意地方史团体工作的重要性，认为与卫生医务官（Medical Officer of Health）的报告相比，最近公开的杰利医生（Dr Jelley，1910—1930 年因违法堕胎而名誉扫地）系列手稿，更好地揭示了大众医学和家庭治疗疾病的方式。在 1991 年，南希·托姆斯（Nancy Tomes）更为丰富地记录了美国健康和医学口述史的发展轨迹。她揭示道，在意识到生物医学文化已经改变了 20 世纪的医疗实践之后，医学专业人士自 20 世纪 60 年代开始，很快认识到口述史对于记录这一转变具有的重要价值。

始自 20 世纪 90 年代，史学研究的面貌已然今非昔比。随着医学史开始回应社会史聚焦的趋势，文化史的兴起、对进步主义辉格史的批评以及揭示病人（和医生）健康观、疾病观的愿望，都抬高了学界对口述史方法学的兴趣。在英国，尤其惠康基金会是口述史坚实的拥趸，组织和资助了很多医学口述史的培训，导致很多学生投身到口述史的大潮中。1990 年，基金会启动了"惠康 20 世纪医学的见证"（Wellcome Witnesses to Twentieth Century Medicine）系列研讨会，旨在"将与某特殊事件或情况相关的人物聚在一起集体回忆，然后围绕回忆展开讨论、辩论甚至陈述分歧"。此后，已发表的 38 个研讨会的记录，涵盖的议题十分广泛，诸如母乳喂养的政治、1967 年口蹄疫的暴发、血友病的临床治疗、1945 年以来非洲的医学教育等。英国格拉斯哥大学医学史中心近期也启动了类似的系列见证研讨会。

接下来，我将梳理 1990 年以来推动口述史方法兴起的医史学学趋势。所有这些不同的进路将个体的经验和能动性引入历史的框架内，使我们对形塑医学史的国家和国际机构、专业、政府和组织的理解更具有人性化。口述史揭示了医学治疗背后的临床医生，以及病人群体或流行病学趋势背后的个人经验。不过，我认为口述史不应该只局限于呈现"个体的视角"，它应该把目标放在描绘和探索医学结构和人类经验之间的关系上。口述史并没有提供直接触及个体经验的途径，而是提供了一个可以通过不同文化讯息的对话和互动来理解个人经验的方式。此外，口述证词并不是对过去的记录，而是个体对过去的解读。因而历史学家需要对其进行诘问，探究人们为什么会以某种方式去记忆，什么被遗忘了或者是记错了，这些记忆对现在意味着什么。

一些历史学家会直接用缅怀（reminiscence）来解决当代医疗保健方面的问题。其中一些学者在疗养院颇有成果地发现缅怀具有一定治疗效果。另外一些学者通过访谈对病人的生活和疾病经验有更清晰的了解，进而来制定更好的治疗策略。例如桑吉夫·卡卡（Sanjiv Kakar）以生活故事访谈的方法制定了一种麻风病治疗策略，根据病人所处的社区的信仰、社会结构和经验做适当的调整。由于篇幅的限制，本章将不会对口述史的临床或治疗使用展开讨论。

专业的视角

早期很多医学口述史研究试图透过采访那些见证或参与重要突破或革新的医生、科学家和执业医生，来探讨生物医学的发展。这些对医学领域的个体访谈打破了传统的聚焦于学院或者组织（比如制药公司、专业的组织、政府部门）的做法，而是去探索构成这些组织群体的个体的行为和观点。这些口述史的研究使得结构框架背后的个体能动性进入了历史叙事中。正如南希·托姆斯（Nancy Tomes）评论道，"口述史的方法能够很好地揭示个体的情感、观念和应对"，她认为口述史能够使历史学家看到更熟悉和更可信的人类世界，同时超越描写生物医学成就的窠臼。

关于医学专业人士之间的互动和和各种健康提供者（比如内科医生、外科医生、药剂师、草药医生、医务传教士、护士、助产士、游医等）的日常临床经验，已经开展了很多有趣的研究。玛格丽特·斯卡姆（Margaret Shkimba）和凯伦·弗林（Karen Flynn）比较了在加拿大和英国的加勒比护士和英国护士的经验，强调不同国家具有不同的医疗文化和职业等级。艾伦·魏瑟（Alan Weisse）对 16 名心内科医生和研究者进行了访谈研究，很好地证明了口述访谈用来挖掘科学和临床进步背后人际互动的优势。出人意料的是，医疗实践很少被留档，因此这类资料在档案中是缺失的：相对更少的医生或专业人士会反思他们的工作。随着电话和近年来电子通讯的发展，书信往来已经逐渐消失。因为医院没有空间、时间或者金钱来收集、储存和编目大宗的临床记录，以致病案记录通常会被定期销毁。

尽管对于精英和专业人士的口述史访谈可能会流于自我吹捧，可能会存有疑虑，但在关于医学进步的口述史访谈中发现，医学专业人士的口述历史通常是自我批评和忧喜参半的，而远远不是胜利主义或者辉格史的叙事。主题为"降低围产期发病率和死亡率"的惠康见证者研讨会就发现，临床上医生并不情愿去根据科学的突破改变自己的临床实践，很大一部分原因是（儿科和产科之间的）专业竞争和对非英美实验室研究结果的不信任。罗纳德·拜尔（Ronald Bayer）和杰拉尔德·奥本海默（Gerald Oppenheimer）在美国对 76 名"第一代"艾滋病医生进行了访谈，借鉴阿里桑德罗·波特利（Alessandro Portelli）提出的方法，将讲述者的主观记忆和事件及经验的意义置于分析的中心。他们决定避免"圣徒传记"式的记叙，并不将口述史用来描绘临床或医学发展的轨迹。而是将口述访谈用来探讨医生对流行病的经验，不是简单地记录他们做了什么，而是探究他们认为自己在做什么，这对他们意味着什么，在应对艾滋病早期，他们用了哪些术语。格雷厄姆·史密斯（Graham Smith）对英国从 1945 年以来全科医生和会诊医生交流的历史进行了同样复杂的研究，他专门关注了病人转诊的政治以及行业关系中的竞争和张力。他不仅关注了当事人对这些关系的回忆，而且对他们回忆过程中的用语特征进行了分析，以此来阐明当事人之间的张力和共识以及彼此看待对方的态度。语言对于理解历史角色的集体身份，以及行业的接纳、排斥、尊重和等级关系是非常关键的。

通过对临床讲述者访谈后的修改进行分析，也是医学专业领域开展口述史研究的创新。索尔·贝尼森（Saul Benison）著名的病毒学史研究正是基于对汤姆·瑞沃（Tom Rivers）的采访，对专业竞争对手之间的竞争进行了剖析。贝尼森并未因为证人不可靠而弃之不用，相反，贝尼森用见证法去更好地理解瑞沃所扮演的角色、其专业身份以及 20 世纪病毒学的个人与制度动力学。对医疗专业人士的口述证词进行复杂性分析，还是相对比较少的。以"惠康见证"系列为例，大部分仍在专注于搜集关键人物，以对过去发生的事件给出一个共识性的和相对准确的版本，而不是试图去质疑当时发生的事件的动机。例如孕妇保健的转变文化缺乏听证研讨会就是助产士和产科医生间的矛盾和冲突的证据，可以推测是因为这些被选出来的医生是一些志趣相投的专业经营团队而不是交叉学科的孕妇保健人员。对于审视医学研究和发展背后复杂的互动和过程，见证研讨通常可以提供丰富、铆接的视角，但并不会深究参与者的不同记忆，或者记忆的矛盾之处之于以史鉴今的意义。

病人叙事

口述史研究可以将病人的经验变得有血有肉，这对历史学家来说无疑是一种特别有用的工具。口述史的早期倡导者强调这种方法可以倾听那些通常遗失在档案记录里的声音和经验。大部分口述史研究只是为了披露患者隐藏的声音，并将其视为不同于医学专业人士的视角。很多人认为，透过口述见证，我们可以在临床疾病分类之外去倾听病患个体的身体体验、揭示疾病之于个人的复杂影响。的确，一些口述史只不过是稍加编辑的病人回忆录而已。

在档案资料中，很难找到病人的存在（在临床病案或者病历文件里收集病人的录音），即使是为了研究目的，这种资料也往往不会被存档。例如，国家健康服务体系（NHS）有严格的规定，尤其是 1989 年《数据保护法案》（*Data Protection Act*）颁布以来，明确禁止以历史研究的目的将健康记录存档："如果这些记录不再是医疗保健目的所必需的，那么它们不应该被保留。"此外，口述史为临床环境之外倾听病人声音提供了渠道，弥补了医疗档案无法提供的疾病观和健康观。除了临床描述，口述史还详细地补充了个体的疾病体验和对他们自己症状、诊断和预后的理解。凯瑟琳·蒙哥马利·亨特（Kathryn Montgomery Hunter）曾探讨了病案的医疗叙事与病人的疾病叙事之间的差异。玛丽·乔·法斯通（Mary Jo Festle）对肺移植接受者的研究就是一个利用口述史来了解个人对治疗结果和经验的理解，并将其与医疗专业人士的理解进行了对比。她认为，"提供了自己对生命质量的定义，决定在哪些方面是健康的或者需要帮助，并为生活中最重要的方面予以重视"，这种见证为历史学家提供了经验的细节——日常常规、治疗的准确效果，疾病融入生活肌理的途径。萨沙·莱维特（Sarah Leavitt）对于家庭验孕影响的研究就是一个很好地例子，她利用口述访谈材料研究了一项从"革命性"而言貌似微不足道的医学技术，它戏剧性地影响了女人（和男人）与生殖健康的关系、他们对怀孕的理解和经验以及与医疗专业人员之间的互动。与之类似的，格伦·史密斯（Glenn Smith）、安妮·巴特林特（Annie Bartlett）和迈克尔·金（Michael King）提供了有力的叙事记录，呈现了 20 世纪 50 年代参与同性恋"治疗"的病人和治疗师的观点和经验。

用口述史方法开展医学史研究尤其有趣之处在于可以揭示外行人的疾病观，并与医学专业人士的疾病观形成比较。这类历史学家会用社会史的方法将医学史研究从狭隘的医生和病人的视域中剥离，置于更广阔的健康维护和疾病管理的社会和文化背景中。从而将家庭、工作场合和社区的健康放在分析的中心。在 1982 年，乔思林·康维尔（Jocelyn Cornwell）在贝斯纳绿地（Bethnal Green）对普通公众的健康态度和患病经验进行了研究，发现个人的叙述常常是自相矛盾的。被采访者最初对自己的生活会给出一个"公开"版本，而在采访过程中随着关系的深入，通常还会给出一个隐私版本，她对两个版本进行了比较。这些私人的叙事通常更少地支持医学理论或者实践。最近，露辛达·麦克雷·贝尔（Lucinda McCray Beier）用见证法对 1872—1959 年出生的 239 人进行了调查，以研究人们对健康服务巨大变革和 20 世纪生物医学的变化的应对。由此，揭示了工人阶级家庭是如何应对这种变化，个人是如何理解疾病和健康风险的，他们是如何对疾病解释做出回应，以及在有需要时，如何决定尝试何种疗法或医生的。对于细菌理论、消毒和卫生的家庭科学，或者通过隔离避免传染的"福音"，他们并没有立即皈依。贝尔指出，当面对医学需要时，生物医学成为了第一选择，而不是最后的选择，这主要是由于经济原因，尤其是 1948 年 NHS 建立以后，不过这一过程是逐渐形成的。艾力·海格特（Ali Haggett）调查了曾在 20 世纪 50—60 年代有抑郁、焦虑和压力经历的妇女：她们服用的药物，她们的自我感觉以及这种服药的经历又是如何融入其作为妻子或者母亲的角色中的。西蒙·盖斯特（Simon Guest）探索了 20 世纪 40—50 年代爱尔兰肺结核患者，记录了他们患病后的污名化以及采取的各种"家庭治疗"，甚至结核病疗养院中的治疗。

殖民历史学家也将口述史作为一种档案资料里无法找到的群体对于健康的观点的方法，以此还原土著人的想法和表现。一个例子是在殖民医学实践干预后健康轨迹不断变化的背景之下，朱丽叶·利文斯顿（Julie Livingston）对博茨瓦纳人健康体验的研究。在过去的 50 年里，已经看到了青春期年龄的下降以及一些和年龄相关的疾病开始提前发病，比如中风。她探讨了土著人对这些变化的反应以及是如何将自己的认识论与西方生物医学整合在一起的。比如，很多博茨瓦纳人并没有采用西方人所理解的生命周期的变化，即认为青春期提前与健康状况和营养的改善有关，很多波斯瓦纳人把这种变化视为殖民的医疗实践和新的方法使得人体和自然失去平衡的象征。青春期提前经常被解读为个体加速使用和耗竭"生命力"的征兆，这会使身体衰弱，破坏人体与自然节奏之间的和谐关系。口述史使我们得以掌握当地人对健康的解释，为窥见个体对身体及其运作的认识论经验打开了一扇新的窗口。

应用病人视角进行研究的典范，当属一些研究会用口述见证的方法去检视疾病经验与病人的社会认同和个人身份之间的关系。这种研究会审视长期的疾病经验以及疾病对病人生活、关系和生活轨迹广泛而复杂的影响。这种叙事也会强调医学与个体对疾病性质理解的不同之处，以阐释疾病在临床范畴之外的影响。比如，阿瑟·麦基弗（Arthur Mclvor）和罗纳德·约翰斯顿（Ronald Johnston）对矿工的职业健康的研究，集中关注了尘肺病、石棉肺、间皮瘤患者的长期患病体验，探讨了这类健康问题是如何影响个人的生活的："过早死、身体损伤、病情恶化、创伤、社会排挤和男子气概的丧失。"特别是，为了修正以往将工人视为工业化发展的"被动受害者"的职业病史，他们着重关注了矿工的心态和身份认同。他们阐述了矿工的自我认同对其疾病应对方式的影响，从而审视职业病对矿工的自我理解的影响。矿工对自己身体的理解与医生有很大的不同：矿工对疾病和疾病风险的应对反映了特殊的大男子主义文化，所谓男子气概，意味着躲避危险的工作是"不爷们的"。此外，这种观念和身份认同对患病体验也具有特别的影响，因为他们会发现自己被排除在男性主导的环境之外了，而不得不被拘在女人主导的家里。在该研究中，口述史跳出了仅关注病人体验的狭隘视角，而是更加深入地审视了疾病与健康身份形成的关联。温迪·瑞卡德（Wendy Rickard）对关于 HIV 和艾滋病的研究则是另一个典范，她探索了个体在诊断之后身份的重塑。这些问题也可以用来审视其他研究，比如 20 世纪 50 年代格伦·史密斯及其团队对英国的同性恋精神治疗进行了研究。在主要的医学和精神病学杂志上，通过访谈证实过去用药的错误，并且为未来总结经验教训。在 20 世纪，这项研究并没有被用来解决关于同性恋者改变性别身份的争论，尽管这在历史文献中占据了主导地位，也没有被用于探讨同性恋的医学理论和个体自我认知之间的复杂关系。

事实证明，对于那些对病人视角有研究兴趣的历史学家来说，精神卫生的历史是尤其丰富的。20 世纪 60 年代反精神病学运动（anti-psychiatry movement）之后，随着"疯人"之声的合法化，精神科医生的病案记录和其他临床的声音被作为专业人士施加统治和控制的机制，近年来，倾听"疯人"的声音已经成为精神病学史和精神病史的核心进路。聆听精神病院中沉默的声音存在着方法学问题，他们的生活主要是保存在医生所记录的文本中，是作为支持某种诊断和临床评估的证据，因此，历史学家们会主张运用口述史的方法去倾听那些由于病情太重或者失去理智而不被记录存档的人。这些历史学家运用口述史呈现了疯人院修正主义的历史。丽卡贝·菲多（Rebecca Fido）和史密斯·波茨（Maggie Potts）采访了精神病院中因智力缺陷而长期住院的病人，恰恰凸显了这类机构的历史仅间接记载在机构记录中，包括因创伤入院和创伤证明；被囚禁的恐惧与迷乱；对管理制度的情感的与社会的体验；提供的护理与治疗措施。这些材料能够让历史学家比较医学对单个病人精神状态的解释和病人自己的观点。正如一位病人所说的："被记录下来的都是不对的！他们这样做就是为了把我们锁起来，所以人们会认为我们的心理有问题！"与之相反的，戴安娜·吉廷斯（Diana Gittins）的研究挑战了精神病院与世隔绝和异化的刻板印象，而在相当一部分病人的记忆中，精神病院是一个富有社会互动、共情的机构。尽管有许多反复无常的实验性的治疗，她指出病人把精神病院看做一个友好的社区，幸福的天堂，而且回过头看，这似乎和他们自己自愿被拘谨的事实是相符的。

不过，将病人的声音、病人对疾病和健康经验的描述视为迥异于或者有别于临床医生的描述，是过于天真的。相较于临床医生的视角，病人看待疾病的视角并不能说是直接的，或者说独立的另一种观点。在这一点上，杰弗里·饶玛（Geoffrey Raume）的观点十分经典，不过是错误的，他认为经由口述史提供的病人经验可以摆脱"官方"医学解释的窠臼。殖民医学史学家更早地意识到了，用帕卡德（R. Packard）的话来说，"口述史不可能将土著人的声音复原为原始实体，而只是一种被形塑的知识形式，反映的不过是殖民时代的产物"。因此，口述史更好的定义应该是，使我们能够获得有关疾病的医学和其他声音之间的交汇点以及个人处理和理解医学诊断和临床分类的方式，有关其身体、疼痛和症状的信息由此向他们进行解释，他们自己的经验和周围其他人的观点与之连接在一起。病人面临各种各样的"修辞"，修辞支撑和构建着他们对疾病的体验，口述史家要想研究病人和从业者的叙述，则需要更加深入地探讨治疗叙事或疾病故事的复杂性。疾病的修辞无法简单地一分为二，所有的疾病叙事都反映了不同能动者（agent）之间的对话，每一种都试图整合不同的认识论观点以及观察和体验疾病的不同方式、有关身体及其机制的不同理论和理解。对这种相互作用的分析仍有很大的发展空间，也是未来口述史研究的一个重要领域。凯瑞·戴维（Kerry Davies）关于精神卫生史的研究独辟蹊径，她注意到病人视角为历史学家提供了一种途径，使人们可以将个人视为患者并通过与他人的观点和评估对话来理解自己的经验。她的口述史揭示了精神卫生系统是如何参与到"疾病定义的协商"中并形成一种可被接受的叙事的，以理解外行和精神病学关于"疯癫"的话语所呈现的疾病体验和治疗。她提出，透过病人不断变化的叙事框架，可以观察精神疾病的文化定义和医学定义的变迁以及医患关系的变化。

有关分娩史的文献提供了另外一个很好的例子。经由女性生孩子经历的口述史研究，可以倾听到妇女"真实的""被忽视的"声音。在女性主义历史学家看来，妇女的声音是透析西方世界分娩医学化造成成本提高的关键，风险评估、安全和镇痛，已经使妇女评判分娩过程是否顺利的其他标准变得模糊。然而，研究妇女分娩故事的文学学者越来越认识到，这种叙事并不是边缘化主体未经调和的版本，恰恰相反，妇女的分娩体验受到一系列相互矛盾的话语的深刻影响。正如苔丝·考斯莱特（Tess Cosslett）指出的，妇女的生育经验是她听到的以及她选择去相信的叙事共同塑造的。妇女如何在热论、文化实践和争论中体验分娩，将是一个十分有趣、方兴未艾的研究领域。安吉拉·戴维斯（Angela Davis）揭示出 20 世纪 50 年代妇女的生育常常是通过忽视她们在怀孕和生产过程的困难、并发症或不适来展示女性的主要方面的。未来的口述史项目可能会研究随着医学、家庭和媒体观念变化，女性态度所发生的转变，包括如何看待镇痛、分娩地点、助产人员以及恰当的医学干预。

伦理和数据保护

口述史学家们很早就认识到由于他们的方法学会引起复杂的伦理学问题，由此也使得口述史、民族志和社会学领域出现了各种详尽的行动指南。然而，很多医学史学者们发现他们仍然处在不同的伦理学规范的夹缝之中，一方面是医学研究规则，另一方面是对社会学研究来说合理的规则，包括口述史。事实上，在数据收集的伦理学方面，社会学方法和健康研究之间的张力已经日渐明显。最近，一个研究探讨了这一问题，对监管者予以了评判，"基于生物医学研究来安排对于社会科学意义很小，甚至毫无意义"，与此同时，另外有些人却在质疑她之前对性工作者的访谈是否经过了伦理审查委员会的批准。

对于英国医学史学者而言，NHS 伦理研究委员会的死板不变通已成为批评的靶心，要求所有涉及 NHS 工作人员或病人（过去的和现在的）、病案记录的研究或在 NHS 开展的研究都必须得到该委员会的许可。在美国，学术历史学者们也反对机构审查委员会（Institutional Review Boards，IRBs）对其研究项目的监管，"整个委员会都是由一些对人文研究的原则和程序一知半解的医学和行为科学家组成的"。2000 年初，尽管一致同意旨在保护研究受试者不受躯体和精神伤害的联邦法案并不涉及口试史研究，但是机构审查委员会对口述史研究的监管仍在继续。医学史家开展口述访谈受制于生物医学伦理规范的困难，主要集中在以下三个领域：第一，获得知情同意；第二，匿名以及隐私问题的协商问题；第三，谁可以使用数据以及在什么情况下可以使用数据。

潜在参与者必须对研究内容充分知情，且自愿决定是否参与研究，这一要求似乎是无可争辩和显而易见的。然而，有一些监管者希望研究者沿用正式的、设计完好的通知程序，将研究问题、研究目的、研究方法、研究过程和可能的结果一一告知受试者，而历史研究的受访者往往是高领人士，这种方式显然是不适用的。知情同意书可能会带有恐吓色彩的，复杂的文书需要有细节和仔细的解释，这要求参与者有较高的文字、语言能力以及社交信任。一些监管机构要求事先签署多份文件。然而，这些文件常常导致研究者与受访者之间的不信任，并且带有警告色彩，而非用于告知目的。在访谈前签署知情同意书，常常意味着参与者对于过程有了承诺，被剥夺了退出研究或协调参与条件的权利。此外，口述史的研究不同于定量数据的收集，提前无法提供全部的项目信息，因为随着研究项目的开展，关键的议题和假说的形成，可会发生变化。没有一个清晰的对问题的先期定义，对项目潜在风险或者结果缺乏全面的评估，因此，知情同意应该是一个逐步建立的过程。

这些困难影响了很多的项目，生命医学驱动的伦理委员会呈现出结构呆板和官僚化的状况，它通常不愿意支持其他获得知情同意的方法，使得一些口述史研究项目深受其苦。在 2000 年，某多中心研究伦理委员会（Research Ethics Committee，REC）提议，在招募老年参与者进行口述史项目、探索 20 世纪婚姻和性的经历时，全科医生应该使用作为潜在参与者的初始接触点，由他们提供关于项目的信息，讨论参与研究的优势，并在访谈之前见证知情同意书的签署。尽管这一设计的初衷是保护参与者，确保项目是合法的、值得被尊重的，在项目过程中以及项目之后，可以为受访者提供情感上的支持，然而事实上，全科医师会使受访者产生被剥夺感并处于弱势。最后，说服研究伦理委员会，让医疗专业人员作为历史研究的看门人是不合适的，毕竟历史研究不是为了现在或将来的健康利益，而且医生以这种方式参与研究，对潜在的受试者施加微妙的压力，迫使他们合作。

机构伦理委员会大多会假设所有的研究参与者是匿名的。签署知情同意书的要求意味着可能损害个体的匿名权，而造成不必要的困惑，多次困惑会使研究参与者感到警惕。此外，在很多情况下，匿名是不令人满意的、不合适的或者不可能的。当被访谈者是公众人物时，他的证据是被记录的，他的身份和地位无论如何都无法隐匿，在这种情况下，伦理学术委员会对保密的坚持是不合适的。虽然有些情况下，被采访者想让自己的证词被匿名使用，但也有很多受访者很为自己参与到口述史项目而自豪，并不希望自己的贡献被边缘化或没有被记录下来。保罗·温德林（Paul Weindling）提请注意历史学在通过找到纳粹医学实验的受害者来纪念他们并使他们重新获得尊严，与要求受害者所有个人数据保密的联邦议会政策之间的矛盾。口述史学家面临相似的困境。匿名使用口述证词相当于复制医学文书，将个人陈述分解为症状或诊断，而不是重新恢复病人的个体性、身份与人性。正如温迪·密金森（Wendy Mitchinson）所说的，"保护个体隐私的法律义务"使我们通过把他们的名字和面容从历史中删掉，将边缘写进历史中。

此外，按照生物医学研究的伦理原则，一旦研究完成且研究发现已经通过科学出版物发表，采访数据一般就要立即销毁。在医学研究中，这样的要求是为了保护参与者，避免他们的数据被挪为他用，可是对于历史学家来说，这完全是个诅咒，因为对于历史学家来说，创建档案资料正是最初开展口述史访谈的初衷，而且历史学家的专业信誉要取决于档案资料的可信度和有消息。在 2002 年，英国的凯瑞·戴维斯（Kerry Davies）被要求博士毕业之前销毁她对精神病人的访谈材料；在 2006 年，美国的凯瑟琳·斯特利（Kathryn Staley）被要求"加固柜子"（译注：相对于出柜而言），即销毁对某农村社区女同性恋、男同性恋和双性恋群体的访谈资料，来保护所有可能会被受访者提及的第三方。然而，在讨论这些紧张关系时，口述历史学家需要超越对监管机构的愤怒指责。监管机构缺乏对口述历史研究目的的了解，并且对人文和社会科学发展的道德实践守则的不熟悉，阻碍了他们的研究。相反，对于口述历史专业人士而言，参与监管机构合作以构建流动、灵活的道德框架以适应口述史研究独特的专业目标和道德问题，已变得越来越重要。

新的方向

越来越多口述史学家对于集体记忆和个体生活观之间的关系产生了兴趣。这些研究对于口述访谈的资料，不仅关注个体的经验，而且关注在历史的框架下他们所提供的文化回忆中个体是如何理解他们自己的生活的。这种对历史的集体和社会理解使历史学家能够更加深入地观察历史事件的社会构建，历史故事是如何体现个体的族群身份、阶级归属或者宗教信仰以及过去对现在的意义的。然而，在医学史，这一领域的工作做得很少。关于疾患的回忆还没有被分析，以洞见集体记忆，观察记忆的视角也没有被甄选出来作为理解社会意义的一个载体。不论是对疾病的体验，还是对健康和药物的态度，都没有成为理解社会、文化或者民族身份的机制。这类研究还有很多空间有待挖掘。健康和疾病故事在集体身份的建构中具有何种作用？对于历史的共同文化理解又有何种功能？这些身份是如何构建并反映在口述史证词中的呢？

在若干个研究领域，这种方法将是颇有洞见的视角。比如，1945 年以来，个人对英国 NHS 建立过程的记录以及他们对卫生保健的经验，在多大程度上能够体现 NHS 在英国国家身份中的地位？一些历史学家已经开始意识到 NHS 的方法已经成为英国价值观的象征，根据海伦·巴斯比（Helen Busby）的说法，聚焦在"团结一致、共担风险的历史"，口述史使历史学家能够证明、记录和分解这一关系。相似地，我们可能会探讨英国疾病和病痛故事的功能、美国工人阶级的故事以及健康问题在构建 20 世纪工人阶级文化身份中的作用。用口述史去探讨有关重要医学现象、意外和灾难的集体理解也是有所裨益的。例如，在美国塔斯克基梅毒试验中，参与者的经验是如何被用作集体理解种族主义、医学伦理和医学权力历史的隐喻的？这些故事是如何为历史学家研究北美对公共卫生权威的态度提供了证据？尤其是黑人社区的态度。

莱斯利·亚克（Lesley Diack）调查了 1964 年英国亚伯丁（英国苏格兰一郡）伤寒流行的集体理解，在这次流行中，500 人感染了伤寒，源头是从阿根廷进口的被污染的牛肉罐头。她对流行暴发原因的三大"迷思"尤其感兴趣，根据公众对这一事件的回忆和口述史资料，这则消息最初是由媒体报道的，但随后却被证明是错误的。在她看来，这些迷思持续存在，可见媒体有权力构建故事，而枉顾事实何为。当然，对于这些迷思来说，媒体造谣所造成的社会的欺骗更为严重。口述证词可能会揭示，为什么这些谣言被认为是可信的，它们所迎合和增强了亚伯丁人和其他居民的观念。相反，口述史可能会突出这种"虚假"故事的深层意义，以及它们是如何融入大社区对疾病、感染、传染、卫生、公共卫生等的观念中的。

学界对爱尔兰饥荒（Irish Famine）回忆进行一些有趣的研究，可见，社区对疾病或大规模死亡经验的记忆以及对历史的集体理解可以为今天提供资鉴。在相当长的时间里，爱尔兰饥荒史始终具有浓重的政治色彩，以至于许多历史学家对口述证据持怀疑态度，包括爱尔兰民俗委员会（Irish Folklore Commission）在 20 世纪 40 年代对数千名老年人进行的口述采访。然而，这种政治化也是利用这些资料揭示真相的关键。不应该只是把口述证词作为揭示真实经历的途径，它们在研究叙事、故事和回忆方面具有重要的意义，能够帮助理解饥荒在过去 150 年爱尔兰政治和文化认同中的重要性以及饥荒叙事在英格兰 - 爱尔兰政治中的作用。饥荒的口述史和民间记忆可以被解读为英国压迫故事的一部分。的确，饥荒的故事成为共和国派发声的工具，来挑动民族主义和革命热情，关于饥荒的记忆也由贫瘠乡下的常态转变成为关于阶级压迫和殖民迫害的政治传说。在解决医学史上历史记忆的争论方面，口述史可以做出重要的贡献。

医学史研究除了对记忆感兴趣，对遗忘的部分一样有兴趣。很多历史学家发现，尽管 1918 年西班牙流感对有生之年的西方人口造成了灾难性的影响，但是在英国和北美，记忆文化关于这场流感的回忆是缺失的。正如克洛斯比（Crosby）所提出的，这场流行病很少在口述史中被提到，事实上，在其他文化记忆的形式中也很少被提及，比如小说、传记、文学、博物馆或者回忆录中。正如尼尔·约翰逊（Niall Johnson）所揭示的，"在国家档案馆和我们的集体记忆中，地方史和国家史仅仅对其一笔带过，留下些许痕迹"，它的影响"被掩藏、淹没或融合在第一次世界大战的宏大叙事中"。然而，在别处，它并没有被遗忘。詹姆斯·艾丽斯（James G. Ellis）1996 年在坦桑尼亚实施了一项口述史研究，他发现关于 1918 年流感的记忆是内嵌于叙事传统中的。此外，他梳理出了非洲各个群体在流感后是如何发展新的风俗和仪式以维持健康的。讽刺的是，这些新发展出的风俗，在流感记忆的框架下，又形塑了殖民者与人类学家对"传统"部落风俗和部落划分的理解。人类学家把这些风俗作为一个研究所谓古代民族或部落群体的方法。经由口述证词中的记忆政治，可以揭示出疾病体验和流行病建构、框限以及组织社会生活的方式。口述史的使用不仅提供了历史经历的证据，也将一直是历史研究的对象。这种以往和记忆的情况还有待历史学家的审视。

结　论

20 世纪 90 年代，口述史家还在哀叹医学史研究缺乏对口述史方法的热情，近年来，一些医学历史已经因未能使用这种方法受到批评。如今口述史被广泛地应用于医学史的各个领域。然而，医学史家对将更新的口述史方纳入实践中仍然有所保留。医学史学家往往希望能够在医学叙事中加入人的声音，但是口述史的采访者，不论是病人还是临床医生，都不应该被简单视为信息库；相反地，他们应该被当做回溯性的观察者和参与者，纠缠在过去与当下的争论中。被调查者讲述故事的方式，会为事件和运动赋予意义，他们需要被放在分析的中心去思考。

（苏静静 译）

参考书目

Bayer, R., and G. M. Oppenheimer, *AIDS Doctors: Voices from the Epidemic: An Oral History* (Oxford and New York: Oxford University Press, 2002).

Beier, Lucinda McCray, *For Their Own Good: The Transformation of English Working-Class Health Culture, 1880–1970* (Columbus: Ohio State University Press, 2008).

Davies, Kerry, '"Silent and Censured Travellers"?: Patients' Narratives and Patients' Voices: Perspectives on the History of Mental Illness since 1948,' *Social History of Medicine*, 14 (2) (2001), 267–92.

Hunter, Kathryn Montgomery, *Doctors' Stories: The Narrative Structure of Medical knowledge* (Princeton: Princeton University Press, 1991).

McIvor, Arthur, and Ronald Johnston, *Miners' Lung: A History of Dust Disease in British Coal Mining* (Aldershot and Burlington, VT: Ashgate, 2007).

Ritchie, Donald A., *Oxford Handbook of Oral History* (Oxford: Oxford University Press, 2010).

Thompson, Paul, 'Oral History and the History of Medicine: A Review', *Social History of Medicine*, 4 (2) (1991), 371–83.

Tomes, Nancy, 'Oral History in the History of Medicine,' *Journal of American History*, 78 (2) (1991), 607–17.

注释

(1.) Paul Thompson, 'Oral History and the History of Medicine: A Review', *Social History of Medicine*, 4 (2) (1991), 371–83.

(2.) Ibid. 376.

(3.) Raphael Samuel, 'Local History and Oral History', *History Workshop Journal*, 1 (1976), 191–208, 201; *The Threepenny Doctor: Doctor Jelley of Hackney* (London: Centerprise, 1983). For similar examples of investigations of the health environments of working-class communities, see Jocelyn Cornwell, *Hard-Earned Lives: Accounts of Health and Illness from East London* (London: Tavistock, 1984); Waltham Forest Oral History Group, *'Touch Yer Collar, Never Swatter': Memories of Childhood Illness before the Health Service* (Walthamstow: The Workshop, 1984); Shirley Aucott, *Mothercraft and Maternity: Leicester's Maternity and Infant Welfare Services, 1900 to 1948* (Leicester: Leicestershire Museums, Arts and Records Service, 1997); Lucinda McCray Beier, *For Their Own Good: The Transformation of English Working-Class Health Culture, 1880–1970* (Columbus: Ohio State University Press, 2008).

(4.) Nancy Tomes, 'Oral History in the History of Medicine', *Journal of American History*, 78 (2) (1991), 607–17.

(5.) http://www.history.qmul.ac.uk/research/modbiomed/wellcome_witnesses, accessed 6 May 2011.

(6.) Raymond Harris and Sara Harris, 'Therapeutic Uses of Oral History Techniques in Medicine,' *International Journal of Aging and Human Development*, 12 (1) (1981), 27–34;

Joanna Bornat, 'Oral History as a Social Movement: Reminiscence and Older People', *Oral History*, 17 (2) (1989), 16–24; Philippe Denis and Nokhaya Makiwane, 'Stories of Love, Pain and Courage: AIDS Orphans and Memory Boxes,' *Oral History*, 31 (2) (2003), 66–74; S. Field, 'Beyond "Healing": Trauma, Oral History and Regeneration,' *Oral History*, 34 (2006), 31–42.

(7.) Michael Nutkiewicz, 'Diagnosis versus Dialogue: Oral Testimony and the Study of Pediatric Pain', *Oral History Review*, 35 (1) (2008), 11–21.

(8.) S. Kakar, 'Leprosy in India: The Intervention of Oral History,' *Oral History*, 23 (1) (1995), 37–45.

(9.) This point is made by Tomes, 'Oral History in the History of Medicine', 610.

(10.) Ibid. 608.

(11.) Kathryn Montgomery Hunter, *Doctors' Stories: The Narrative Structure of Medical Knowledge* (Princeton: Princeton University Press, 1991); Nicky Leap and Billie Hunter, *The Midwife's Tale: An Oral History from Handywoman to Professional Midwife* (London: Scarlet Press, 1993); Greg Wilkinson and Royal College of Psychiatrists, *Talking about Psychiatry* (London: Gaskell, 1993); J. Zalumas, *Caring in Crisis: An Oral History of Critical Care Nursing* (Philadelphia: University of Pennsylvania Press, 1995); S. Anderson, '"I Remember It Well": Oral History in the History of Pharmacy', *Social History of Medicine*, 10 (2) (1997), 331–43; D. Russell, 'An Oral History Project in Mental Health Nursing,' *Journal of Advanced Nursing*, 26 (1997), 489–95; G. Boschma, *The Rise of Mental Health Nursing: A History of Psychiatric Care in Dutch Asylums, 1890–1920* (Amsterdam: Amsterdam University Press, 2003); David Clark, *A Bit of Heaven for the Few?: An Oral History of the Hospice Movement in the United Kingdom* (Lancaster: Observatory Publications, 2005); Duncan Mitchell and Anne-Marie Rafferty, '"I Don't Think They Ever Really Wanted to Know Anything About Us": Oral History Interviews with Learning Disability Nurses,' *Oral History*, 33 (1) (2005), 77–87.

(12.) M. Shkimba and K. Flynn, '"In England We Did Nursing": The Immigrant Experiences of Caribbean and British Nurses in Great Britain and Canada', in Barbara E. Mortimer and Susan McGann (eds), *New Directions in the History of Nursing: International Perspectives* (London: Routledge, 2004), 141–57.

(13.) Allen B. Weisse, *Heart to Heart: The Twentieth Century Battle Against Cardiac Disease: An Oral History* (New Brunswick, NJ, and London: Rutgers University Press, 2002).

(14.) J. Drescher and J. P. Merlino, *American Psychiatry and Homosexuality: An Oral History* (London: Routledge, 2007); Chris Waters, 'Book Review: Jack Drescher and Joseph P. Merlino, eds, (2007) *American Psychiatry and Homosexuality: An Oral History*', *History of Psychiatry*, 20 (2) (2009), 252–4.

(15.) Tomes, 'Oral History in the History of Medicine,' 615.

(16.) E. M. Tansey and L. A. Reynolds, *Prenatal Corticosteroidsfor Reducing Morbidity and Mortality after Preterm Birth: The Transcript of a Witness Seminar Held by the Wellcome Trust Centre for the History of Medicine at University College London, London, on 15 June 2004* (London: Wellcome Trust Centre for the History of Medicine at UCL, 2005).

(17.) R. Bayer and G. M. Oppenheimer, *AIDS Doctors: Voices from the Epidemic: An Oral History* (Oxford and New York: Oxford University Press, 2002).

(18.) G. Smith and M. Nicolson, 'Re-Expressing the Division of British Medicine under the NHS: The Importance of Locality in General Practitioners' Oral Histories,' *Social Science and Medicine*, 64 (4) (2007), 938-48.

(19.) S. Benison, 'Oral History: Living Moments of Modern Medicine,' *Bulletin of the New York Academy of Medicine*, 36 (5) (1960), 344.

(20.) B. Lindsay, 'Review: Wellcome Witnesses to Twentieth Century Medicine: Volume 12, Maternal Care,' *Social History of Medicine*, 16 (1) (2003), 156-57.

(21.) Roy Porter, 'The Patient's View: Doing Medical History from Below,' *Theory and Society*, 14 (2) (1985), 175-98.

(22.) T. Atkins and R. Wilkinson, 'A Personal Experience of Polio', *Oral History*, 23 (1995), 82-4; J. K. Silver and D. J. Wilson, *Polio Voices: An Oral History from the American Polio Epidemics and Worldwide Eradication Efforts* (Westport: Praeger, 2007); Ann Shaw and Carole Reeves, *The Children of Craig-Y-Nos: Life in a Welsh Tuberculosis Sanatorium, 1922-1959* (London: Wellcome Trust Centre for the History of Medicine at UCL, 2009). Some interview projects have not been published, but collections of interviews have been archived.See, for example, the Papworth Oral History Proj ect at http://www.cambridgeshire.gov.uk/leisure/archives/projects/papworth/papworth6.htm

(23.) Department of Health, 'Research Involving the NHS: Retention of Records' (March 2007).

(24.) Simon Guest, 'Cure, Superstition, Infection and Reaction: Tuberculosis in Ireland, 1932-1957', *Oral History*, 32 (2004), 63-72.

(25.) Karen Hirsch, 'Culture and Disability: The Role of Oral History', *Oral History Review*, 22 (1) (1995), 1-27; Hunter, *Doctors' Stories*.

(26.) Mary Jo Festle, 'Qualifying the Quantifying: Assessing the Quality of Life of Lung Transplant Recipients', *Oral History Review*, 29 (1) (2002), 59-86, at 84.

(27.) S. A. Leavitt, 'A Private Little Revolution', *Bulletin of the History of Medicine*, 80 (2006), 317-45.

(28.) Glenn Smith, Annie Bartlett, and Michael King, 'Treatments of Homosexuality in Britain since the 1950s—an Oral History: The Experience of Patients', *British Medical Journal*, 328 (7437) (2004), 427-9.

(29.) Cornwell, *Hard-Earned Lives*.

(30.) Beier, *For Their Own Good*; Maureen Sutton, *We Didn't Know Aught: A Study of Sexuality, Superstition and Death in Women's Lives in Lincolnshire during the 1930s, '40s and '50s* (Stamford: P. Watkins, 1992).

(31.) Ali Haggett, 'Housewives, Neuroses and the Domestic Environment in Britain, 1945-70', in Mark Jackson (ed.), *Health and the Modern Home* (London: Routledge, 2007), 84-108.

(32.) Guest, 'Cure, Superstition, Infection and Reaction'.

(33.) R. M. Packard, 'Post-Colonial Medicine,' in Roger Cooter and John Pickstone (eds), *Medicine in the Twentieth Century* (Amsterdam: Harwood Academic, 2000), 97-112.

(34.) Julie Livingston, 'Pregnant Children and Half-Dead Adults: Modern Living and the Quickening Life Cycle in Botswana,' *Bulletin of the History of Medicine*, 77 (1) (2003), 133-62.

(35.) Arthur McIvor and Ronald Johnston, *Miners' Lung: A History of Dust Disease in British Coal Mining* (Aldershot, UK, and Burlington, VT: Ashgate, 2007), 238.

(36.) Ibid.

(37.) Wendy Rickard, 'HIV and AIDS Testimonies in the 1990s', in Joanna Bornat et al. (eds), *Oral History, Health and Welfare* (London/New York: Routledge, 2000), 227-48.

(38.) Smith, Bartlett, and King, 'Treatments of Homosexuality in Britain since the 1950s'.

(39.) Some historians have profitably scoured asylum records for patients' views. A. Beveridge, 'Voices of the Mad: Patients' Letters from the Royal Edinburgh Asylum, 1873-1908,' *Psychological Medicine*, 27 (4) (1997), 899-908; A. Beveridge, 'Life in the Asylum: Patients' Letters from Morningside, 1873-1908,' *History of Psychiatry*, 9 (36) (1998), 431-69; David Wright, *Mental Disability in Victorian England: TheEarlswood Asylum, 1847-1901* (Oxford: Oxford University Press, 2001); Joseph Melling and Bill Forsythe, *The Politics of Madness: The State, Insanity and Society in England, 1845-1914* (London and New York: Routledge, 2006); Akihito Suzuki, *Madness at Home: The Psychiatrist, the Patient, and the Family in England, 1820-1860* (Berkeley: University of California Press, 2006); L. Wannell, 'Patients' Relatives and Psychiatric Doctors: Letter Writing in the York Retreat, 1875-1910', *Social History of Medicine*, 20 (2) (2007), 297-313; Roy Porter, *A Social History of Madness: Stories of the Insane* (London: Weidenfeld and Nicolson, 1987).

(40.) On the methodological challenges posed by asylum records, see Michael MacDonald, 'Madness, Suicide and the Computer,' in Roy Porter and Andrew Wear (eds), *Problems and Methods in the History of Medicine* (London and New York: Croom Helm, 1987), 207-29.

(41.) Rebecca Fido and Maggie Potts, '"It's Not True What Was Written Down!" Experiences of Life in a Mental Handicap Institution', *Oral History*, 17 (2) (1989), 31-4.

(42.) Ibid. 34.

(43.) Diana Gittins, *Madness in Its Place: Narratives of Severalls Hospital, 1913-1997* (London: Routledge, 1998).

(44.) G. Reaume, '"Keep Your Labels off My Mind! Or Now I Am Going to Pretend I Am Crazy But Don't Be a Bit Alarmed": Psychiatric History from the Patients' Perspectives', *Canadian Bulletin of Medical History*, 11 (1) (1994), 397-424.

(45.) Packard, 'Post-Colonial Medicine', 97.

(46.) On the complex rhetorics that constitute disease narratives, see David Harley, 'Rhetoric and the Social Construction of Sickness and Healing,' *Social History of Medicine*, 12 (3) (1999), 407-35.

(47.) Kerry Davies, '"Silent and Censured Travellers"?: Patients' Narratives and Patients' Voices: Perspectives on the History of Mental Illness since 1948,' *Social History of Medicine*, 14 (2) (2001), 267-92.

(48.) D. Pollock, *Telling Bodies Performing Birth: Everyday Narratives of Childbirth* (New York: Columbia University Press, 1999); P. E. Klassen, *Blessed Events: Religion and Home Birth in America* (Princeton, NJ: Princeton University Press, 2001).

(49.) William Ray Arney and Jane Neill 'The Location of Pain in Childbirth: Natural Childbirth and the Transformation of Obstetrics,' *Sociology of Health and Illness*, 4 (1) (1982), 1-24; C. Carpenter, 'Tales Women Tell: The Function of Birth Experience Narratives,' *Canadian Folklore Canadien* 7 (1985), 21-34; C. G. Borst, *Catching Babies: The Professionalization of Childbirth, 1870-1920* (Cambridge, MA: Harvard University Press, 1995); M. Akrich and B. Pasveer, 'Embodiment and Disembodiment in Childbirth Narratives,' *Body and Society*, 10 (2004), 63-84.

(50.) Tess Cosslett, *Women Writing Childbirth: Modern Discourses of Motherhood* (Manchester: Manchester University Press, 1994).

(51.) Angela Davis, 'Oral History and the Creation of Collective Memories: Women's Experiences of Motherhood in Oxfordshire c. 1945-1970,' *University of Sussex Journal of Contemporary History*, 10 (2006), 1-10; Leap and Hunter, *Midwife's Tale*.

(52.) P. Ramcharan and J. R. Cutcliffe, 'Judging the Ethics of Qualitative Research:

Considering the "Ethics as Process" Model', *Health and Social Care in the Community*, 9 (6) (2001), 358–66; J. Katz, 'Ethical Escape Routes for Underground Ethnographers', *American Ethnologist*, 33 (4) (2006), 499–506.

(53.) Z. M. Schrag, 'How Talking Became Human Subjects Research: The Federal Regulation of the Social Sciences, 1965–1991,' *Journal of Policy History*, 21 (1) (2009), 3–37.

(54.) Mark Israel and Ian Hay, *Research Ethics for Social Scientists: Between Ethical Conduct and Regulatory Compliance* (Thousand Oaks, CA: Sage, 2006), 1; Rickard, 'HIV and AIDS Testimonies in the 1990s', 58–9.

(55.) Ramcharan and Cutcliffe, 'Judging the Ethics of Qualitative Research'.

(56.) L. Shopes, 'Institutional Review Boards Have a Chilling Effect on Oral History,' *Perspectives: American Historical Association Newsletter* (2000), at http://www.theaha.org/perspectives/issues/2000/0009/0009vie1.cfm

(57.) Robert Townsend and Meriam Belli, 'Oral History and IRBs: Caution Urged as Rule Interpretations Vary Widely', *Perspectives*, 42 (9) (December 2004), at http://www.historians.org/perspectives/issues/2004/0412/0412new4.cfm; Robert Townsend, with Carl Ashley, Meriam Belli, Richard E. Bond, and Elizabeth Fairhead, 'Oral History and Review Boards: Little Gain and More Pain', *Perspectives*, 44 (2) (February 2006), at http://www.historians.org/perspectives/issues/2006/0602/0602new1.cfm

(58.) R. Harris and E. Dyson, 'Recruitment of Frail Older People to Research: Lessons Learnt through Experience', *Journal of Advanced Nursing*, 36 (5) (2001), 643–51.

(59.) Meryl S. Brod and Richard I. Feinbloom, 'Feasibility and Efficacy of Verbal Consents', *Research on Aging*, 12 (3) (1990), 364–72; D. M. High and M. M. Doole, 'Ethical and Legal Issues in Conducting Research Involving Elderly Subjects', *Behavioral Sciences and the Law*, 13 (3) (1995), 319–35.

(60.) Roberta S. Gould, 'None of Anybody's Goddamn Business?: Oral History and the Communist Past', *Institutional Review Blog*, posted 29 September 2007.

(61.) Matt Bradley, 'Silenced for Their Own Protection: How the IRB Marginalizes Those It Feigns to Protect' (2008), available at http://www.acme-journal.org/vol6/MB.pdf

(62.) Paul Weindling, '"Jeder Mensch hat einen Name": Psychiatric Victims of Human Experimentation under National Socialism', *Die Psychiatrie* (forthcoming).

(63.) Geoffrey Raume, 'Portraits of People with Mental Disorders in English Canadian History', 31 *Canadian Bulletin of Medical History*, 17 (1&2) (2000), 93–125.

(64.) Franca Iacovetta and Wendy Mitchinson , 'Introduction: Social History and Case Files Research,' in *On the Case: Explorations in Social History* (Toronto: University of Toronto Press, 1998), 6.

(65.) Nancy Janovicek, 'Oral History and Ethical Practice: Towards Effective Policies and Procedures,' *Journal of Academic Ethics*, 4 (1) (2006), 157–74.

(66.) J. Bornat, 'A Second Take: Revisiting Interviews with a Different Purpose,' *Oral History*, 31 (2003), 47–53.

(67.) E. Taylor Atkins, 'Forum on IRBs: Oral History and IRBs: An Update from the 2006 HRPP Conference', *Perspectives*, March 2007, available at http://historians.org/Perspectives/issues/2007/0703/0703vie2.cfm

(68.) As well as oral histories, museums are an equally rich source of information to be analysed here. We might explore, for example, why so many medical museums have focused on displays of 'blood, guts and jars of preserved body parts' and frightening symbols of past medical practices, such as gruesome surgical tools. We might ask what these exhibits and their implicit contrasts between past and present tell us about curators' and audiences' understandings of the history of medicine and the significance of such stories for modern society. See, for example, K. Arnold, 'Time Heals: Making History in Medical Museums,' in Gaynor Kavanagh (ed.), *Making Histories in Museums* (London/New York: Continuum, 2005), 15–29. For an example of what this sort of history can do on a non-medical topic, see Lucy Noakes, 'Making Histories: Experiencing the Blitz in London's Museums in the 1990s', in Gordon Martel (ed.), *The World War Two Reader* (New York: Routledge, 2004), 422–34.

(69.) Helen Busby and Paul Martin, 'Biobanks, National Identity and Imagined Communities: The Case of UK Biobank,' *Science as Culture*, 15 (3) (2006), 237–51; Jacqueline Scott and Lilian Zac, 'Collective Memories in Britain and the United States,' *Public Opinion Quarterly*, 57 (3) (1993), 315–31, at 319.

(70.) R. Eyerman, *Cultural Trauma: Slavery and the Formation of African American Identity* (Cambridge: Cambridge University Press, 2001).

(71.) Heather Carmack, Benjamin Bates, and Lynn Harter, 'Narrative Constructions of Health Care Issues and Policies: The Case of President Clinton's Apology-by-Proxy for the Tuskegee Syphilis Experiment,' *Journal of Medical Humanities*, 29 (2) (2008), 89–109; S. M. Reverby, *Examining Tuskegee: The Infamous Syphilis Study and Its Legacy* (Chapel Hill: University of North Carolina Press, 2009).

(72.) L. Diack, 'Myths of a Beleaguered City: Aberdeen and the Typhoid Outbreak of 1964 Explored through Oral History', *Oral History*, 29 (2001), 62–72.

(73.) Roy Foster, *The Irish Story: Telling Tales and Making It Up in Ireland* (London and New York: Allen Lane Penguin, 2001), Cormac Ó Gráda, 'Famine, Trauma and Memory,' *Béaloideas*, 69 (2001), 121–43.

(74.) A. W. Crosby, *America's Forgotten Pandemic: The Influenza of 1918* (Cambridge: Cambridge University Press, 2003); Niall Johnson, *Britain and the 1918-19 Influenza Pandemic: A Dark Epilogue* (London: Routledge, 2006).

(75.) Johnson, *Britain and the 1918–19 Influenza Pandemic*, 163, 179.

(76.) Michelle Winslow and Graham Smith, 'Medical Ethics and Oral History', in Donald A. Ritchie (ed.), *Oxford Handbook of Oral History* (Oxford: Oxford University Press, 2010), 372–92.

第三十三章

医学电影与电视：
生物医学文化的另一种进路

蒂莫斯·伯恩（Timothy Boon）

对于 19 世纪来说，如果说现代医学是一个在黎明时分出生的孩子，那移动影像则是一个出生在黄昏时分的"孙儿"。20 世纪是医学发展的时期，同时，电影以及之后的电视也在快速发展。在与医学关系密切的体裁中，电影和电视的不同模式分别在不同的时期推动了生物医学在不同方向的发展。有时是来自于医学的"推力"，以期影响一般观众，有时则是来自电影和电视制作人的"拉力"，以期传达某种观点或讨论某个问题。显然，医学凌空一脚进入公共领域这一现象能够在很大程度上反映出 20 世纪生物医学的文化场所（cultural place）。因此，本章将关注由生物医学、相关移动图像媒体制作和普通大众构成的三角地，而普通大众时而作为电影的主题，时而作为病人，时而作为观众。本章将引用 19 世纪后期到 20 世纪 60 年代的例子——（主要是）英国。

医学电影和节目制作要花费大量的财力和人力，因此它们在哪个时间和地点出现成为把握生物医学概貌特别有趣的证据。通过理解它们如何被制作和使用，可以透析参与者的政治和社会态度。本章遵循现代医学的三分法，即基础医学、公共卫生和临床医学，依次来探讨战后前二十年中，电影作为工具在医学实验室、健康教育和公共卫生纪录片以及与医学相关的电视节目中的应用。医学的不同方面产生了不同的电影模式，宽泛地讲，基础医学、公共卫生和临床医学模式的动态图像文化分别是在 19 世纪 90 年代、20 世纪 10 年代和 20 世纪 50 年代依序诞生的，每种都是半独立地发展到相当的数量。所以，在接下来的三个主要部分中，笔者将对每种电影制作模式集中出现的 10 年进行梳理。

医学为更广泛地研究公众和精英科技话语之间的关系提供了肥沃的土壤，其中，所有的传播媒介都充当了科学与公众之间"传播媒介"的角色，在这一领域，视觉文化一直在医学史上扮演着重要的角色。一些关于静止图像研究的例子体现出该领域的发展。福克斯和劳伦斯的《医学摄像》（*Photographing Medicine*）提出了医学摄影的分类法，为学习和使用这些图像提供了颇有价值的概览。露德米拉·乔丹诺瓦（Ludmilla Jordanova）在《医学社会史》的文章中，回顾了这一工作，并在此基础上进一步提出了对整个领域有价值、发人深省的问题。罗伊·波特的《精明的身体》（*Bodies Politic*）关注了 18 世纪中医学映像，包括雕塑、插图和速写。最近，罗杰·库特（Roger Cooter）和克劳蒂娅·施泰因（Claudia Stein）对健康海报进行了广泛的研究。

另一个研究趋势是"医学与媒体"，其中，安妮·卡普夫（Anne Karpf）的《媒体中的医生》（*Doctoring the Media*）便是典范，她对英国的重要研究出版于 1988 年。卡普夫是一位记者，她将注意力集中在医疗报道上。关注媒体的一个风险可能是会将医学仅仅视为被报道的内容，从而因为报道媒介（报纸、杂志、广播、电影、电视）的不同而不同。娜奥米·罗杰斯和苏珊·莱德拉的研究也将重点放在媒体上，展示了该领域难以定义的困境，该文收载在库特和皮克斯通主编的《二十世纪的医学》（*Medicine in the Twentieth Century*）中。这里的"媒体"指的是生物医学表现中新闻报道之外的领域：小说、电影、电视、广播、油画。媒体应用的多样性表明，这一领域的研究仍不成熟。在拼凑不同表现形式时，医学中不同的领域和不同的时期有其独立且多样的联系，可靠的普及范围明显缩小。本文将主要关注医学影视制作中医生和管理者的关系以及影视导演和制片人的关系。

医学影像文化的研究。主流虚构故事片与医疗电视节目所涵盖的内容比本章的主要问题更为广泛，电影成为医学工具（实验室工作或健康教育电影的产物），在各种纪录片中都呈现了医学和公共卫生的主题。2005 年，《生命的迹象：医学和电影》（*Sings of Life：Medicine and Cinema*）中收录了十几篇内容十分丰富的文章，通过医疗电影的镜头探索问题，包括健康服务、伦理和残疾失能。2007 年，《医学的动态图景：美国电影电视中的医学、健康和身体》（*Medicine's Moving Pictures：Medicine，Health，and Bodies in American Film and Television*）收录了许多优秀成果，证明那些写关于医学电影和电视的人并非一个共享方法和思索的团体。布莱恩·格拉瑟（Brian Glasser）的《医学电影》收录了一系列颇有洞见的随笔，探讨了表现医生和医疗实践的故事片。性别和社会权力的问题，使护士成为利用故事片研究医学史的永恒主题。克尔斯滕·奥塞尔（Kirsten Ostherr）的《预防医学电影》（*Cinematic Prophylaxis*）同时关注了冷战时代科幻电影和世界卫生组织关于传染病的话语。约瑟夫·杜罗（Joseph Throw）的《扮演医生》（*Playing Doctor*）详细梳理了电视连续剧的发展，比如基尔代尔医生（Dr Kildare）系列以及后来的电视肥皂剧，包括《急诊室的故事》（*ER*）、《实习医生格雷》（*Grey's Anatomy*），《豪斯医生》（*House*）、《实习医生风云》（*Scrubs*）。但对"纪实"类电影而言，最好的一手资源通常是一般的参考书，如瑞秋·洛（Rchael Low）对 20 世纪 30 年代的两项研究。一些学者在更为凝重的研究问题间隙也带来更有价值的背景研究。其中包括克里斯托弗·劳伦斯（Christopher Lawrence）关于威廉·哈维诞辰三百周年纪念影片所写的论文，乔弗里·克劳瑟（Geoffrey Crothall）对英国清除贫民窟电影的分析，戴维·坎托斯（David Cantor）对癌症教育中使用电影的研究工作。其他更为扎实的工作包括，马丁·帕尼克（Martin Pernick）的《黑鹳》（*The Black Stork*，1996 年），针对一部影片及其制作背景进行示范性的研究。乌尔夫·施米特（Ulf Schmidt）的《医学电影，伦理与纳粹德国的安乐死》（*Medical Films，Ethics and Euthanasia in Nazi Germany*）是两次世界大战之间德国使用特定电影的一个令人心痛的描述。我自己的《真相的电影》（*Films of Facts*）将纪实电视和电影类型带到公众视野当中，这类影片在当时被定义为科学电影或电视，旨在对过去 60 年间所制作的许多电影和电视节目进行尽量全面的梳理。

　　然而在一般情况下，医学动态影像的研究集中在供应方；人们会讨论制作的背景和制片人的动机。但影片对于公众的影响，无论是观众还是患者，则常常被忽略掉。这项工作，无论好坏，都体现了一个悖论：对体裁的分析大多被寄希望于对广大公众产生的影响，而不愿意或无法触及它们在过去曾经对人们产生的影响。

把电影作为医学科学的工具

　　对 19 世纪来说，医学变革融合了诊断和医学科学的革命，并依赖于新技术的引入，这都是医学史学家所熟知的。可视化，即"将生理行为翻译成机器语言"，是学习当代医学的一个基本要素。现在大多数历史会将电影放映机的起源部分追溯为可视化文化，尤其是法国生理学家艾提内 - 尤勒斯·马瑞（Étienne-Jules Marey，1830—1904 年）对连续照片的研究。

　　1895 年，卢米埃尔兄弟（Lumière Brothers）首次演示了电影放映技术，之后医生们很快开始实验将其作为科学研究的工具，就如同发条装置、医疗电学、X 射线和镭一样。这是 19 世纪后期技术医学世界的经典表现，各地各种从业者开始选择这种新技术进行实验。在维也纳，路德维奇·布劳恩（Ludwig Braun）在 1898 年拍摄到了狗心脏的收缩；在柏林，保罗·舒斯特（Paul Schuster）提出对各种疾病状况进行研究，其中包括帕金森患者；纽约医生罗伯特·沃特金斯（Robert Watkins）制作了模拟血球的微电影，玛瑞（Marey）在他之前也开展了类似的实验。爱丁堡顾问、耳鼻喉外科医生约翰·玛辛塔尔创造了一个暂停运动下的青蛙腿弯曲的 X 射线图像，还有法国外科医生尤金 - 路易斯·多依博士（Dr Eugène-Louis Doyen）开始做显像技术的手术电影。对于医生和医学科学家而言，使用摄影技术（cinematography）便是在可视化文化中的延续，可视化技术在最初便对电影技术的诞生贡献良多。

汉纳·兰德克（Hannah Landecker）认为，摄影在科学领域中具有革命性的影响，特别是它将一些或快或慢而无法认识的现象变得可视化。纵观 20 世纪，科学摄影实验的宣传者经常会断言这一趋势的存在。然而，尽管许多有趣的实验都是通过摄影记录的，但在缺乏详细研究的情况下，将电影摄影机作为一个具有历史意义的医学科学仪器是很难的。临床研究者还会用在某些领域电影摄影机，例如在神经学中，有历史学家比较了英国和美国将电影摄影机用以记录和分析炮弹休克症、癫痫以及相关症状的情况。但在医学电影制作的这一方面，尚没有综合或系统的研究。

对于所有的实验医学电影来说，实验者往往也是相机操作者，而没有医学之外的协作者。这些电影都是由医生为医学讲座或科学会议制作的，主要目的是为了呈现给一般公众。但也有一些有趣的例外。例如，多依（Doyen）关于连体双胞胎分离手术的电影被复制，并出售给了一个游乐场怪胎展。玛辛塔尔（Macintyre）的蛙腿电影也曾在格拉斯哥哲学学会（Glasgow Philosophical Society）女士之夜上上映播出。不过，这些都是例外，诚然，这些实验小电影都是医学科学可视化工厂的产物，但却不是公共文化的一部分。

公共卫生

相比之下，公共卫生是生物医学公开面向公众的层面。在健康教育方面，电影是公共卫生的工具，因此，相当数量的健康教育影片被制作出来。这些电影除了表面上试图说服一般公众改变自己健康行为的功能，还具有推行公众健康观念的作用。在公共健康主题的纪实报告文学中，也可以看到这一分歧。

因此，健康教育电影的制作与第一种体裁（实验室电影）是不同的，无论是制作电影的人还是观看电影的人。政府（成立于 1919 年的卫生部）和大多数医生都认同健康教育的重要意义。在两次世界大战之间，这成为了预防医学的关键技术之一，正如首席医务官乔治·纽曼（George Newman）在 1925 年写的那样：

> "无论出于何种考虑，疾病预防都正在成为个人关注的问题，公共供给并不能使一些男人、女人或儿童每一天都感到很好。这正是源于对个人层面的忽视，在很多领域，个体性正在限制预防医学的实践和效果，正是个人层面强化了对加强公共教育的需求"。

公共教育应该是国家的直接任务，但在公私卫生体制融合的时代，这一原则没有被遵循。1920年，在政府部门进行内部讨论后，身处戈德斯金融斧（Geddes financial 'axe'）阴影下的官员们证实，健康教育不应该中央集约式地提供，而应该授权给城镇郊区和农村地区的医疗官员和志愿卫生协会。在这里，政府官员建立起了等级分明的传播模式，借助国家与公众之间受过教育的中介来沟通。正如纽曼（Newman）所说，"政府的行为是公众观点的结果，而公众的信息来源恰恰是受教育程度更高的个人和个体指数（individual exponents）"。

在两次世界大战之间，当地卫生部门的医疗官员制作了少量的健康教育电影，尽管卫生部并没有提供电影制作的资金支持。卫生官员作为公共部门中健康教育的主要参行动者，经常会付不起拍电影的费用，即便是负担得起，也是拍业余的电影，因此，医生再一次担任起了电影制作者的角色。例外的是，伯尔蒙西自治市议会（Bermondsey Borough Council）前后拍摄了大约18部电影，作为城市社会主义实验的一部分，还使用专用投影仪车在城镇街道上播放例如《优生活，用香皂》（*Where There's Life，There's Soap*）的拍摄成果。这部电影的特色是朗朗上口，专为儿童传唱设计，"我很愿意洗一洗，如果我是一条鱼，或者甚至是一只丑青蛙。唉！唉！我的习惯是，一头野猪的习惯"。大量地方政府制作的电影，是用来说明倡导某种观点的电影，有五成左右是由医疗人员为促进白喉免疫接种而拍摄的，在那个时候卫生部允许却不支持这种做法。《空床》是1934—1935年在堪布威尔制作的一部默片，是一个现存的例子。片中的公共卫生医生金·布朗（W.W. King-Brown）曾是伯尔蒙西的医疗官员，而在伦敦三区行医的盖伊·鲍斯菲尔德（Guy Bousfield）一直是白喉免疫接种的倡导者、实践者兼电影制作人。

很少有医疗官员会制作健康电影，大多数是由其他机构拍摄的，特别是志愿健康协会。它们都是致力于以各种方式提高公众卫生的私立部门组织，有些专门针对某些疾病，如性病或结核病，有些则关注人们的道德境界，改善他们的医疗服务和清洁情况，包括女演员奥尔伽·奈瑟索尔（Olga Nethersole）领导的人民健康联盟。优生学学会则关注遗传性状递减的现象。这些准政治组织，为妇女成为领导人提供了一个平台（在1928年以前妇女是没有投票权的），成为当时一度没落的贵族提高地位的平台，为包括医生在内的中产阶级专业人员提供了宣传自己的医学观点和追求上进的平台。在这些协会中，最活跃的参与者都致力于让私人医生提供健康教育，以健康宣传为目的，而非服务于国家事务。在两次世界大战之间，有38家这样的志愿团体，制作了多达180部电影。

英国社会卫生委员会（British Social Hygiene Council，BSHC）——唯一一个不断获得中央或地方政府大量资助的组织，在1919年和1939年，制作或参与制作了英国45部电影。他们的电影通常使用"道德故事"或通过虚构的故事来讲述道理（特点往往是关乎无辜、诱惑、犯罪、惩罚和赎罪的故事片），从而传达健康的意义。举例来说，《爱的测试》（*A Test for Love*，1937年）中的主人公贝蒂认为她的未婚夫吉姆因为另一个女人而抛弃了她，所以自甘堕落和不可靠的年轻男子乔治出去了，喝了很多酒，然后发生了一系列的象征性行为，乔治开车上路，并在他昂贵的美国车里诱奸了贝蒂。结果贝蒂感染了淋病，医生谨慎并简要地表示她该去诊所检查。在这次失足后，她和拘谨的姨妈住在一起，她向当地公共卫生委员会的一名成员汤普森夫人求助，汤普森夫人建议她接受公费诊所治疗性病的服务。贝蒂去了诊所接受治疗，并在一段时间后回归日常生活。她认为，她将不得不过着独身的生活。吉姆发现这一切之后，坚持认为他们应该结婚。

这种电影很可能重塑观影群体，培育特定的观众。去电影院看电影是 20 世纪 30 年代英国社会生活中非常重要的一环，正如杰弗里·理查兹（Jeffrey Richards）的研究所示，健康教育者也渴望能够吸引到一部分观众。1939 年，《健康教育年鉴》（*Health Education Yearbook*）中提出，"电影的价值已无需再强调，它是一种令人印象深刻的视觉媒介"，背离了"相信胶片的力量可以用来进行健康宣传"的普遍信念。布莱克本医疗官员艾伦·戴利（Allen Daley）评论说，"凡有电影上映，电影院里就到处都是观众，能容纳 3000 人"。事实上在这一时期，多达 350 部健康教育电影被制作和传播，即使是最便宜的电影也超越了个别地方卫生部门的预期，确保了投资者对自己能力的信心。然而，二战期间，健康教育电影走入困境，因为参与生产的人单纯地认为电影是宣传的强势媒体。他们判断电影成功的标准是票房，而没有办法通过民意调查，或后续就诊状况，或任何现在看来是公共卫生实践常识的技术来衡量。这些评判措施是后期才出现的。

在两次世界大战之间，健康教育影片是数量最多、最典型的广义医学电影。它们的存在反映了当时医学与公众之间的重要联系。在第二次世界大战的前 18 个月，卫生部依然保持了其与提供健康教育的安全距离，将健康电影的制作委托给了志愿健康协会的下属机构，即中央健康教育委员会。此后，这些电影的制作是在信息部的庇护下拍摄的，卫生部的这种安排在风格和运动内容上影响显著。许多电影，包括例如关于性病的《讨论主题》（*A Subject for Discussion*，1943 年），抛弃了道德故事的叙述方法。战后的健康教育电影的历史，到目前为止，也很少受到学术界的关注，所以其推广是困难的。然而，在 1945 年后，对这种"敬而远之"的健康教育组织有一个实质性的修订，有许多责任落在更名为健康教育委员会的组织和个人组织上。健康问题成为国家的重要问题，一些教育电影在国家的直接支持下进行，如霍尔姆斯（J. B. Holmes）在《住在 19 号的人》（*The People at No.19*，1949 年）用一个戏剧性的方式讲述了在战争年代一位携带性病但未被确诊的女人的故事。

然而，正如前文所讨论过的，两次世界大战之间的公共卫生政策为健康教育影片制作创造了比较有利的"生态位"（ecological niche），这个阶段的文化和经济也同样催生了其他的体裁。医学科学家们产生了新的理解，特别是营养科学，提供作为个人卫生思想替代品的健康教育。而在上世纪 20 年代，卫生部为国家缓慢扩张的谨慎反应是委托大众传播的外围，其他部门也采取了更多积极行动。帝国市场委员会（Empire Marketing Board,

EMB）和邮政部门（Post Office，GPO）都开始对扩大的公共关系运动进行投资，包括海报、电影和其他媒体。20 世纪 30 年代，大萧条来袭时，这种趋势已然成型，政府电影中对技术的应用创造了公共卫生纪录片的新类型，但也加剧了大萧条中的社会问题。第一部电影是由工业组织资助的，这是资助电影制作的早期例子。从 1930 年代中期开始，燃气行业开创了一种微妙的商业策略，在他们的公共关系中使用纪录片。为了应对其在国内燃油供应的主要竞争对手——电力行业，燃气行业促使自身成为现代性的化身，奋起还击，借助电影实现自己作为现代工业的社会意识，如《住房问题》（1935 年）和《够吃吗？》（1936 年）。通过在营养方面有声望的电影，包括《丰富的世界》（1943 年），电视新闻报道，如《特殊的查询》（1952—1957 年），还有电视纪录片，包括《地平线》，这些电影在动态影像文化中建立起了一个生命力强劲的流派，这一结论仍有待商榷。

战后前二十年的医学电视

第二次世界大战时期医疗服务组织发生了转变，而建于 1948 年的国民健康服务（NHS）则与开始加速发展的新型诊断、治疗和护理技术相结合。20 世纪 50 年代和随后几十年的相对繁荣有助于提高寿命，也导致英国人口经历了一个疾病转型的过渡期，退行性疾病逐渐取代了感染性疾病成为主要致死原因。这种繁荣也使电视从战前作为一个在首都仅有少数牌照持有人所享受的奢侈品服务，转变为服务于全国的电视观众。至 1955 年，英国有 4 500 000 个家庭拥有电视机，到 1964 年当 BBC2 频道开播时，这个数目已增加了 4 倍。这种现象的一个副作用是创建一个新的关于临床医学的通信线路，以医生为主导独立于医疗，面向公众。这不是第一个非小说类临床医学电影，有医院筹款电影，如《古代治愈室》，两次战争期间还有少数在战时的临床主题影片，包括《战时的整形手术》，但这些都是罕见的例外。如果本章的范围扩大到包括针对医疗观众的技术和训练影片，那么更多的内容会被包括，例如《麻醉技术》系列影片（现实主义电影单元，1944—1945 年），但这些历史工作已趋于零。

在第二次世界大战之前，科学和医学以不同的方式在广播中有所建树。当电视在战时间隔后，即 1946 年开始再次普及时，它继续在与广播的关系中保持了几年作为"小弟"的地位。只有当 1950 年 10 月，电视得到全方位支持时，作为一个掌控者，它才开始克服这个卑微的地位。在外界看来，50 年代是电视开始成为代表多数事物的自然传媒方式的 10 年，因为可以接触到观众。但很明显的是，在电视中，决定医学和健康是如何表现的主要是广播机构和个人广播机构，其次才是医生。这是因为英国广播公司清醒地认识到，包括医学在内的严肃内容，被认为是值得的涵盖的。这些内容，包括政治、宗教、艺术、时事等。

那些非小说类电视在 20 世纪 50 年代面临着扩张的严酷考验，它们服务于增加的观众，寻求开发新广播来应对传媒的特定属性。他们特别关注的是，几乎所有的广播都是直播，因此他们崇拜传媒的即时性。在覆盖长期的临床医学和公共卫生层面，被视为 50 年代早期的纪录片戏剧形式，在亚历山德拉宫的工作室进行现场演出，并插入一些之前拍摄的外景。这些戏剧包括《挽救生命》（1951 年）、《危险药品》（1952 年），《家庭医生》（1952 年），《她娴熟的技艺》（关于教学医院和护理，1953），《大爆发》（关于口蹄疫，1953 年），《门后：医生的候诊室》（1954 年）和《医疗卫生人员》（关于天花暴发，1954 年）。运用纪录片喜剧方法，显示叙事情节结构内的医学实践，将医学的覆盖领域作为一种社会现象的倾向，而不是作为一个科学的倾向。医学更可能出现在下述情境中：多样零散的直播，以工作室为基础的科学新闻杂志节目，包括《科学新闻》和《科学前沿》。由于电视纪录片的完成需要更长时间，更高构造，所以它在广播之前完成是时间表上非常偶然的特点。这些包括，联合国支持的系列：《在 1954—1955 年：世界是我们》、《世界护士》（关于世界卫生组织护理服务）、《世界人口》，还有《无形的敌人》（关于世界卫生组织病毒学计划）。英国的医疗服务也是一个重要的广播电影纪录片《对国家的召唤》（1958 年）的主题。由理查德·考斯编写并制作，是对英国国民医疗服务（NHS）成立十年来进行的一个 75 分钟的介绍。

然而，戏剧性地改变了医学在电视上的呈现的电视剧系列始于《你的生命在他们手中》，该剧在 1958 年的春天播出。对于制度结构，如此例中的 BBC，和具象的形式在医学公共文化方面产生特定的结果的关系来说，这是一个关键的例子。上述纪录片都是由于 1955 年关闭的英国广播公司制作的。最广泛的科学输出来自"电视谈话"部门，该部门专门从事以工作室为基础的杂志和新闻节目制作。然而，BBC 的一个新的内部的竞争对手在 50 年代中期出现了——对外广播（OB）部门开始做节目，而不再仅仅为其他部门提供服务。鼓励生产商开发类型的转播计划的部分原因是，在该地区转播设备的数量增加，使他们能更好地覆盖体育比赛。因为这些比赛主要在周末举办，而设备是在平日使用。该部门开始集中"建设对外广播"项目，正如参与者们描述的那样：对外广播，不仅将发生的新闻传入用户家里，如加冕典礼，而且为电视节目工作室提供真实场馆进行特定的报道活动。对外广播的制作人奥布里·辛格和比尔·邓卡夫在科学和医学电视发展部门成为关键人物。转播的重大突破系列是辛格制作的《聚焦研究》，在广播级摄像机的实验台之外进行直播，还有由邓卡夫制作的《你的生命在他们手中》，走进了许许多多的医院。

《你的生命在他们手中》标志着计划制定者和医疗机构之间关系的重大时刻。凯莉·拉福林分析了议会的响映和皇家学院的外科医生，尤其是英国医学协会（BMA）对这个系列的负面反应。在英国广播公司的"疾病教育"的一篇社论中，英国医学杂志声称：

"疾病的治疗首先是医生和病人之间的一个高度个体化的问题，医院现在属于国家所有，因此，卫生部可以允许国内的广播组织进入公共病房，但对医患关系而言，电视摄像机的干预是不正当的。"

一位医生在给《英国医学杂志》写信抱怨说，一个病人从电视节目中了解到自己所患的癌症情况，而事实是，医生一直在隐瞒他。英国医学协会将"对疾病教育"一词位置的选择放在电视上呈现还是置于健康教育（被媒体视为可接受的主题）进行了对比。作者的抱怨是，临床问题应该是私人问题，对卫生部的责怪持续在与国民健康服务对抗的医疗行业运动中进行。这些都是关于医疗权威的侵蚀的争论。正如拉福林所表明的，这些反应与全盛时期的英国医学协会媒体关系模型一致，该模型关注伦敦报业和医学政治，它可能被视为英国医学协会贸易联盟一方。在几年内，该协会走向了一种以促进医学科学方面为中心的公共关系形式，并以更友好的态度对待电视，我认为部分原因在于《你的生命在他们手中》。

把真正的患者纳入节目中并不是完全没有听说过的，但它仍然是不寻常的，他们出现在现场直播的电视中肯定是非常新颖的。资深电视节目制作人诺曼·斯沃洛对电视直播表示兴奋："观众看到的东西是真正在传播时刻发生的事，没有人真的知道会发生什么"。他给出关于摄像机的具体评论，"在工作中的外科医生对真正的病人进行了真正的手术"，他的观点是，将这样一系列直播传递出去，比提前录制效果更好，因为当突发事件戏剧性地发生时，增添了身临其境的真实感。只能看昨天或上周发生的事情只是现场直播的一个可怜的替代品，在第一系列中，10 部节目中里有 3 部追踪了手术进展。虽然这些节目是现场直播的，但这些序列是提前拍摄并在适当的时候被制作成节目的。

医学电视节目与外行人的关系表现在 3 个方面：征召出镜患者、患者实际表现和一般观众的接受度。英国广播公司的档案文件表明，在第一季《你的生命在他们手中》系列的第九期节目中，来自利兹总医院（LGI）的《机械生存》，虽然内容相当广泛，但对征集患者则保持沉默，这其中有道德问题，但他们实际上已经上升到生死层面了：该计划旨在包括透析和心脏手术的系列，然而，为 1958 年 3 月拍摄的两位患者在一周内死亡了，所以该镜头被认为是不恰当的。利兹总医院和英国广播公司都希望把行动的手术镜头包括进去，但阻止这一切发生的是技术问题而不是患者的问题。一位咨询师说，他有病人在病房等待手术，是可以进行拍摄的，但操作梅尔罗斯心肺机的技术人员因患者的肺炎无法进行正常操作，因此，你看到的只是实物模拟。被采访的患者是高度配合的，他们会紧张又恭敬地、简要地直接回答问题，而外科医生能言善辩，大部分话都是他们说的。你可能会说，这些病人对电视的新技术就像对高科技医学一样焦虑。医生和外科医生，相比之下，似乎更有信心且熟悉二者。在所有这些当中，患者是实验性手术技术的对象，正如他们在 150 年前的巴黎医学中所扮演的角色。在这个系列的情景中，可以了解大量观众的反应，因为不仅项目研究通过观众研究部门完成，而且英国广播公司也进行了一个扩展分析，关于"这一系列引发了大众的评论，在医疗和新闻媒体和其他地方，不都是有利的"。一组选定的观众被要求提供数据来回答诸如"这个系列是否让更多（或更少）的观众对某种特定疾病感到担忧？""这个系列改变了观众对全科医生、医院和省级医院设施的态度吗？"以及"对于解决医疗问题而言，电视剧到底该走多远？"此类的问题。

观众问题

本章的目的是勾勒生物医学、相关动态图像媒体制作和普通大众构成的三角区域。然而，对于最后这类，可以说的内容由于现存的工作缺乏所以对这方面的讨论，受到限制，包括我自己的研究。我们已经看到，实验室医疗电影的意外爆发已扩展到公共领域；我们已经注意到，直到20世纪40年代，健康教育电影的支持者对观众人数的记录感到满意；我们已经看到，随着社会调查在社会各方面的扩大，战后——至少在20世纪50年代，寻求电视观众的意见已然寻常。然而，关于生物医学电影在反映人们如何思考自身健康和医学的影响方面所做的历史工作仍微乎其微。我们可能会问为什么会这样。也许这一工作的跨学科性质使作者们有所警惕，而不至于与主流的医学史和电影研究相去甚远。然而，如果关于科学史的争论起作用的话，那就不能站在医学史的观点看问题，因为它们共享了"自下而上的历史"，至少从罗伊·波特的《患者和医生》和大卫·阿姆斯特朗兹三年前关于医患关系的医学社会学论文开始，更不用说朱尔森在1976年发表的有影响力的论文了。也许作者们认为研究医疗媒体的历史和研究公众态度的医学史是一样的。这一论题建立在消费者和他们所消费的媒体之间，迈克尔·德·瑟提奥指出，在20世纪80年代，这种误解表明"同化"必然意味着与"所吸收的东西"类似，而不是"做了类似的东西"让它成为它自己，挪用它或使它再次变形。再次挪用的工作和对生物医学的影响尚未产生。

对于医学电影和电视研究，就发掘其潜力而言，重要的是要研究观众。在历史的基础上考虑所有的参与者，尊重所有的历史行动者，以一种与自"历史自下"开始以来的社会历史发展相一致的方式，而不是给予生产者特权。此外，它承诺通过行动询问关于接受、同化和抵抗的问题来了解生物医学知识。它可以让我们看到扩张着的生物医学对日常生活行为和它发生在更广阔的文化中的影响。但我们应该谨慎行事。如果我们研究学习观众的动机是回顾性评价一个电影的效果，那么我们就是在寻求了解当时没有问过、因此也不可能知道的东西。还有一个风险就是观众体验可能很难捕捉，无论是在硬数据还是可用的分析工具上。在生产方面，资源是丰富的，而在消费方面，资源是脆弱的、消散的或有问题的。但最近关于阅读历史的研究以及技术历史和社会学中出现的对使用和不使用的研究，强烈地表明，这些担忧可能不是不可克服的。

结　论

我所讨论的个别电影和电视节目使人们对生物医学文化有了深刻的认识。但从研究医学电影和电视的视角来看生物医学，能得到怎样的结论呢？生物医学以及动态图像媒体如何反应医生、患者与社会其他群体的关系呢？

在电影摄影机作为医学仪器的同时，电影也保存了19世纪末实验医学和生理学的精神。他们是典型的、易激动的、年轻的、电子医学的、热衷于实验室的技术，通过一种可行形式，将生理和病理可视化。患者几乎没有这种特色，而且的确许多受试者是动物，其中一些，如青蛙的腿，甚至都不是活体。如果他们的制造商希望在出版形式以外仍有观众，那么这些电影的目标观众就是其他研究人员。当然，偶尔"泄露到"公共领域是有趣的。正如电影史学家汤姆·古宁所强调的，早期的电影娱乐是以惊奇审美为主导的，很容易通过X射线下弯曲的青蛙腿和分离连体双胞胎来取悦观众。但这些电影对生物医学的公共文化影响是边缘化的。后来，也许从1960年的电影《露出眼睛》开始，电影开始被列入历史纪录片、新闻简报和生物医学成就的范围。医疗和电影的努力，在实验室和临床都需要注重细节和存疑态度，来探讨电影对医学的显著作用及其原因。

健康教育片浓缩了公共卫生的电影声音。它们披着主流虚构电影的外衣，因此也增强了尊重权威的层次模型，无论是基于阶级或专业，因为它们通常反映了私有部门对制造商、医疗和技术的定位。在他们的视角下，医生总是被特别尊敬地对待，而向观众建议的主题位置是对医疗权威的尊重，在纽曼的政策沟通层次中被分级。我们其实并不知道观众对这些电影的真实反应，我们所知的仅仅是有多少人看了电影。对不同国家的卫生教育影片的比较工作正在进行。但相比之下，战后健康教育的研究，到目前为止依然没有得到发展，早期公共卫生纪录片揭示了生物医学的支持者希望找到在公共领域人们对健康辩论的影响。这再次表明，普通群众代表了尊重和恭敬，但在我们看到的健康教育电影中，社会问题的无辜受害者比粗心的病毒携带者更多。

在《你的生命在他们手中》，我们看到的是一个英国的医疗机构还不适应在英国国民健康保险制度的实施而带来的医疗政策的巨大变化。如果这些方案不能带来医生和民众之间关系的革命，那么通常情况下，它们肯定会揭示社会的一个关键的变化。患者仍保持恭敬，但他们的身影正在显现、他们的声音正在传播，观众们对节目、健康、医学和医疗实践的观点也得以表达。在20世纪50年代，BBC第一次作为媒体组织，有了强大到足以改变英国公共医疗文化的力量。媒体运用这一影响力表明了以前医生和病人之间的私人关系。

医疗卫生报道的历史可以看做是战后纪录片历史的一部分，而与电影相关的纪录片直到现在才开始受到认真的分析。在电视研究方面，有更多的工作有待完成，尤其是约翰·卡奈尔对早期电视的系列研究。然而，为了获得清晰的框架，很有必要从医学史的角度来探究电视和电影，从而进一步理解电视类型和生物医学文化之间的相互作用。但临床电影制作中也存在显著缺陷，尤其是电影制作需要记录、训练和告知医生。从电影史方面来看这一跨学科领域，将有可能获得更多关于战后纪录片的洞见，这些纪录片在 50 年代越来越面向专业观众，也研究得更为深入。再次强调，如果想梳理出更完整的影响医学电影发展的因素，那么需要专业培训、政治和文化的媒体敏感性研究来与之相配合。

总之，本章讨论的 3 种医学电影和电视的模式代表了生物医学的不同方面。他们的共同之处在于对医学专业知识和权威的信心，他们对独立电影和电视节目的制作和播出负有责任。观众至少在这期间保留了对医学和医生的尊重。至于这个认识是否反映了真实情况，只有再进行大量额外工作才能证实。

致　谢

本文是在 2010 年 7 月达勒姆 SSHM 年会上发表的主题演讲，我向第一个提供这一论点的组织者表示感谢。本文引用了我之前发表的作品，包括我的毕业论文《两次世界大战之间英国电影和公共卫生》（*Films and the Contestation of Public Health in Interwar Britain*），还有《英国健康教育电影：生产、类别和观众》（*Health Education Films in Britain*，1919—1939；*Production, Genres and Audiences*），收录于哈珀和穆尔主编的《生命的迹象：电影与医学》（*Signs of Life：Cinema and Medicine*，伦敦：壁花出版社，2005，45-57）中。

（陈雪扬 译　苏静静 校）

参考书目

BONAH, CHRISTIAN, and ANJA LAUKÖTTER, 'Moving Pictures and Medicine in the First Half of the 20th Century: Some Notes on International Historical Developments and the Potential of Medical Film Research (Essay Review)', *Gesnerus*, 66 (1) (2009), 121-46.

BOON, TIMOTHY, *Films of Fact: A History of Science in Documentary Films and Television* (London: Wallflower Press, 2008).

———, 'Lay Disease Narratives, Tuberculosis and Health Education Films', in Flurin Condrau and M. Worboys (eds), *Tuberculosis Then and Now: Perspectives on the History of an Infectious Disease* (Montreal: McGill-Queens University Press, 2010).

CARTWRIGHT, LISA, '"Experiments of Destruction": Cinematic Inscriptions of Physiology', *Representations*, 40 (1992), 129-52.

HARPER, GRAEME, and ANDREW MOOR (eds), *Signs of Life: Cinema and Medicine* (London: Wallflower Press, 2005).

KARPF, ANNE, *Doctoring the Media: The Reporting of Health and Medicine* (London: Routledge, 1988).

KUHN, ANNETTE, *Cinema, Censorship and Sexuality, 1909-1925* (London: Routledge, 1988).

LEBAS, ELIZABETH, '"When Every Street Became a Cinema": The Film Work of the Bermondsey Borough Council's Public Health Department', *History Workshop Journal*, 39 (1995), 42-66.

LOUGHLIN, KELLY, '"Your Life in Their Hands": The Context of a Medical-Media Controversy', *Media History*, 6 (2) (2000), 177-88.

PERNICK, MARTIN S., *The Black Stork: Eugenics and the Death of 'Defective' Babies in American Medicine and Motion Pictures since 1915* (New York: Oxford University Press, 1999).

REAGAN, LESLIE J., NANCY TOMES, and PAULA A. TREICHLER (eds), *Medicine's Moving Pictures: Medicine, Health, and Bodies in American Film and Television* (Rochester, NY: University of Rochester Press, 2007).

注释

(1.) Roy Porter, *Bodies Politic: Disease, Death and Doctors in Britain, 1650-1900* (London: Reaktion Books, 2001); Sander Gilman, *Health and Illness: Images of Difference* (London, Reaktion Books: 1995); Roger Cooter and Claudia Stein, 'Coming into Focus: Posters, Power, and Visual Culture in the History of Medicine', *Medizinhistorisches Journal*, 42 (2007), 180-209.

(2.) Anne Karpf, *Doctoring the Media: The Reporting of Health and Medicine* (London: Routledge, 1988).

(3.) Susan E. Lederer and Naomi Rogers, 'Media', in Roger Cooter and John Pickstone (eds), *Medicine in the Twentieth Century* (Amsterdam: Harwood Academic, 2002), 487-502.

(4.) Michael Shortland (ed.), *Medicine and Film: A Checklist, Survey and Research Resource*, Research publication no. 9 (Oxford: Wellcome Unit for the History of Medicine, 1989), initiated research in this field.

(5.) G. Harper and A. Moor (eds), *Signs of Life: Cinema and Medicine* (London: Wallflower Press, 2005).

(6.) Leslie J. Reagan, Nancy Tomes, and Paula A. Treichler (eds), *Medicine's Moving Pictures: Medicine, Health, and Bodies in American Film and Television* (Rochester, NY: University of Rochester Press, 2007). See my review in *Medical History*, 53 (2009), 295–7.

(7.) Brian Glasser, *Medicinema—Doctors in Film* (Oxford: Radcliffe, 2010).

(8.) For a recent example, see R. Wall and A. M. Rafferty, 'Film Review: Nurse Edith Cavell', *Medical Humanities*, 35 (2009), 127–8.

(9.) Kirsten Ostherr, *Cinematic Prophylaxis: Globalization and Contagion in the Discourse of World Health* (Durham, NC: Duke University Press, 2005).

(10.) Joseph Turow, *Playing Doctor: Television, Storytelling, and Medical Power* (Ann Arbor: University of Michigan Press, 2010).

(11.) Rachael Low, *Documentary and Educational Films ofthe1930s* (London: Allen and Unwin, 1979); *eadem, Films of Comment and Persuasion of the 1930s* (London: Allen and Unwin, 1979); Frances Thorpe and Nicholas Pronay, *British Official Films in the Second World War* (Oxford: Clio Press, 1980). The BFI database, while patchy, is an indispensable data source: http://ftvdb.bfi.org.uk/searches.php

(12.) Rima Apple and Michael Apple, 'Screening science', *Isis*, 84 (1993), 750–74; Christopher Lawrence, 'Cinema Vérité?: The Image of William Harvey's Experiments in 1928', in N. Rupke (ed.), *Vivisection in Historical Perspective* (London: Croom Helm, 1987), 295–313; Geoffrey Crothall, 'Images of Regeneration: Film Propaganda and the British Slum Clearance Campaign, 1933–1938', *Historical Journal of Film, Radio and Television*, 19 (1999), 339–58; David Cantor, 'Uncertain Enthusiasm: The American Cancer Society, Public Education, and the Problems of the Movie, 1921–1960', *Bulletin of the History of Medicine*, 81 (2007), 39–69; Michael Clark, '"A Bill of Divorcement": Theatrical and Cinematic Portrayals of Mental and Marital Breakdown in a Dysfunctional Upper-Middle Class Family, 1921–1932', in Mark Jackson (ed.), *Health and the Modern Home* (London: Routledge, 2007), 21–41.

(13.) Martin S. Pernick, *The Black Stork: Eugenics and the Death of 'Defective' Babies in American Medicine and Motion Pictures since 1915* (New York: Oxford University Press, 1999).

(14.) Ulf Schmidt, *Medical Films, Ethics and Euthanasia in Nazi Germany: The History of Medical Research and Teaching Films of the Reich Office for Educational Films/Reich Institute for Films in Science and Education, 1933-1945* (Husum: Matthiesen Verlag, 2002).

(15.) Medicine is not a particular focus, except where contemporaries defined it as science.

(16.) Ian Christie, *The Last Machine: Early Cinema and the Birth of the Modern World* (London: BBC Educational Developments, 1994); Virgilio Tosi, *Cinema before Cinema: The Origins of Scientific Cinematography*, trans. Sergio Angelini (London: British Universities Film and Video Council, 2005); J. W. Douard, 'E-J Marey's Visual Rhetoric and the Graphical Decomposition of the Body', *Studies in the History and Philosophy of Science Part A* 26 (1995), 175–204.

(17.) Lisa Cartwright, '"Experiments of Destruction": Cinematic Inscriptions of Physiology', *Representations*, 40 (1992), 129–52; *eadem, Screening the Body: Tracing Medicine's Visual Culture* (Minneapolis: University of Minnesota Press, 1995); Luke McKernan, *Who's Who of Victorian Cinema: A Worldwide Survey*, available at http://www.victorian-cinema.net/watkins.htm; M. Essex-Lopresti, 'Centenary of the Medical Film', *The Lancet*, 349 (1997), 819–20.

(18.) Hannah Landecker, 'Microcinematography and the History of Science and Film', *Isis*, 97 (2006), 121–32, 123.

(19.) Cartwright, *Screening the Body*, 54–60.

(20.) Christie, *The Last Machine*, 100.

(21.) Cartwright, 'Experiments of Destruction', 132.

(22.) George Newman, *Public Education in Health*, 2nd edn (London: HMSO, 1925), 4.

(23.) Ibid. 17–18.

(24.) Timothy Boon, 'Films and the Contestation of Public Health in Interwar Britain', unpublished PhD thesis, University of London, 1999, Chapter 4.

(25.) Elizabeth Lebas, '"When Every Street Became a Cinema": The Film Work of the Bermondsey Borough Council's Public Health Department', *History Workshop Journal*, 39 (1995), 42–66.

(26.) Boon, 'Films and the Contestation of Public Health', 187–90.

(27.) T. Boon, 'The Nation's Health', in D. Brunton (ed.), *Medicine and Society in Europe, 1500–1930: Study Guide 2* (Milton Keynes: Open University, 2004), 66–70. Annette Kuhn's account of the sub-genre of VD films provides valuable analysis: Annette Kuhn, *Cinema, Censorship and Sexuality, 1909–1925* (London: Routledge, 1988).

(28.) J. Richards, *The Age of the Dream Palace* (London: Routledge, 1984); Central Council for Health Education (ed.), *Health Education Year Book* (London: Central Council for Health Education, 1939), 111; W. Allen Daley, 'The Organisation of Propaganda in the Interests of Public Health', *Public Health* (September 1924), 305–13. For discussion of costs of production, see Boon, 'Films and the Contestation of Public Health', 177–8.

(29.) One American exception to this rule is quoted by Lederer and Rogers, 'Media'.

(30.) Mariel Grant, *Propaganda and the Role of the State in Inter-War Britain* (Oxford: Oxford University Press, 1994).

(31.) For a detailed account of this film and its context, see Timothy Boon, *Films of Fact: A History of Science in Documentary Films and Television* (London: Wallflower Press, 2008), Chapter 3.

(32.) Ibid. Chapters 4, 5, 6, and 7.

(33.) Thorpe and Pronay, *British Official Films*, 173.

(34.) Ralph Desmarais, '"Promoting Science": The BBC, Scientists, and the British Public, 1930–1945', MSc dissertation, University of London, 2004.

(35.) Elaine Bell, 'The Origins of British Television Documentary: The BBC 1946-55', in J. Corner (ed.), *Documentary and the Mass Media* (London: Edward Arnold, 1986), 65–80, 68–9.

(36.) Boon, *Films of Fact*, 213–14.

(37.) Kelly Loughlin, '"Your Life in Their Hands": The Context of a Medical-Media Controversy', *Media History*, 6 (2) (2000), 177–88, at 178.

(38.) Anon, 'Disease Education by the BBC', *British Medical Journal* (1 March 1958), 510–11.

(39.) Norman Swallow, *Factual Television* (London: Focal Press, 1966), 147–8.

(40.) BBC WAC file T14/1,833.

(41.) Ivan Waddington, 'The Role of the Hospital in the Development of Modern Medicine: A Sociological Analysis', *Sociology*, 1 (1973), 11–224.

(42.) *An Enquiry into the Effects of the Television Series 'Your Life in Their Hands' Broadcast between February and April, 1958*, November 1958, BBC WAC, S322/207.

(43.) R. Porter (ed.), *Patients and Practitioners: Lay Perceptions of Medicine in Pre-Industrial Society* (Cambridge: Cambridge University Press, 1985); D. Armstrong, 'The Doctor-Patient Relationship: 1930–1980', in P. Wright and A. Treacher (eds), *The Problem of Medical Knowledge: Examining the Social Construction of Medicine* (Edinburgh: Edinburgh University Press, 1982), 109–22; N. Jewson, 'Disappearance of the Sick-Man from Medical Cosmologies, 1770–1870', *Sociology*, 10 (1976), 225–44.

(44.) Michel de Certeau, *The Practice of Everyday Life* (Berkeley: University of California Press, 1984), 166.

(45.) For one approach, see T. Boon, 'Lay Disease Narratives, Tuberculosis and Health Education Films', in Flurin Condrau and M. Worboys (eds), *Tuberculosis Then and Now: Perspectives on the History of an Infectious Disease* (Montreal: McGill-Queens University

Press, 2010), 24–48.

(46.) Nelly Oudshoorn and Trevor Pinch (eds), *How Users Matter: The Co-Construction of Users and Technologies* (Cambridge, MA: MIT Press, 2003); Jonathan Rose, *The Intellectual Life of the British Working Classes* (New Haven, CT: Yale University Press, 2001).

(47.) Tom Gunning, 'An Aesthetic of Astonishment: Early Film and the (In)credulous Spectator', in L. Braudy and M. Cohen (eds), *Film Theory and Criticism: Introductory Readings* (New York: Oxford University Press, 2004), 862–76.

(48.) Christian Bonah and Anja Laukötter, 'Moving Pictures and Medicine in the First Half of the 20th Century: Some Notes on International Historical Developments and the Potential of Medical Film Research (Essay Review)', *Gesnerus*, 66 (1) (2009), 121–46.

(49.) Patrick Russell and James Taylor (eds), *Shadows of Progress: Documentary Film in Post-War Britain* (London: BFI/Palgrave, 2010).

(50.) J. Corner (ed.), *Popular Television in Britain: Studies in Cultural History* (London: British Film Institute, 1991).